海南苗族医药志

Records of Miao Folk Medicine in Hainan

中国热带农业科学院热带生物技术研究所 编

中国科学技术出版社
·北京·

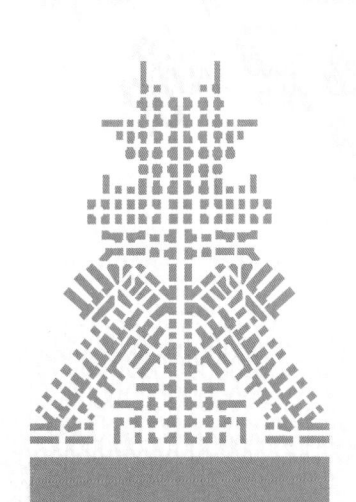

图书在版编目（CIP）数据

海南苗族医药志/中国热带农业科学院热带生物技术研究所编. -- 北京：中国科学技术出版社，2022.12
ISBN 978-7-5046-9744-8

Ⅰ.①海… Ⅱ.①中… Ⅲ.①苗族—民族医学—医学史—海南 Ⅳ.①K291.6

中国版本图书馆CIP数据核字（2022）第173328号

策划编辑	李　洁　卢紫晔
责任编辑	李　洁
封面设计	孙雪骊　谭　璐
正文设计	中文天地
责任校对	吕传新
责任印制	徐　飞

出　版	中国科学技术出版社
发　行	中国科学技术出版社有限公司发行部
地　址	北京市海淀区中关村南大街16号
邮　编	100081
发行电话	010-62173865
传　真	010-62173081
网　址	http://www.cspbooks.com.cn

开　本	787mm×1092mm　1/16
字　数	874千字
印　张	35
版　次	2022年12月第1版
印　次	2022年12月第1次印刷
印　刷	北京博海升彩色印刷有限公司
书　号	ISBN 978-7-5046-9744-8 / K·338
定　价	398.00元

（凡购买本社图书，如有缺页、倒页、脱页者，本社发行部负责调换）

《海南苗族医药志》编委会

主　任　彭家典（苗）

副主任　盘明海（苗）

成　员（排名不分先后）

　　戴好富　梅文莉（女）　盘明海（苗）　段瑞军　刘寿柏　黄圣卓

　　王　颖（女）　韩麟正　胡　莲（女、苗）　王辉山（黎）　吕　妍（女、苗）

　　朱　菊（女、苗）　刘　杰　管舒婧（女、苗）　郭洪华　伍君之　王　昊

　　曾　军　陈惠琴（女）　董文化　蔡彩虹（女）　陈美西（女）　李　薇（女）

　　丁旭坡　盖翠娟（女）　王雅丽（女）　马乃杰　夏立军　周小华

　　廖国强（苗）　李文辉（苗）

民间医药传承人（排名不分先后）

　　盘文才（苗）　黄德清（苗）　谭玉兰（女、苗）　廖萍杏（女、苗）

　　邓开金（女、苗）　邓开美（女、苗）　陈敬新（苗）　盘文球（苗）

　　马亚金（女、苗）　黄香花（女、苗）　李仁光（苗）　陈学贵（苗）

　　盆其才（苗）　盘启深（苗）　盆玉妹（女、苗）　邓玉凤（女、苗）

　　曾启财（苗）　陈文才（苗）　蒋明清（苗）　陈高祥（苗）　陈玉梅（女、苗）

　　盘德雄（苗）　马玉兰（女、苗）　陈高明（苗）　盆明芳（苗）

　　盆玉金（女、苗）　邓桂连（女、苗）　邓春花（女、苗）　邓家洁（女、苗）

　　邓家萍（女、苗）　邓家红（女、苗）　邓金香（女、苗）　邓妹连（女、苗）

　　黄福蓉（苗）　蒋志全（苗）　邓伯英（女、苗）　陈开轩（苗）

　　李文胜（苗）　盆升权（苗）　邓明华（苗）　盘明深（苗）

主　编　戴好富　梅文莉（女）　盘明海（苗）

副主编　段瑞军　刘寿柏　黄圣卓　王辉山（黎）　韩麟正　王　颖（女）

统筹单位 海南省民族宗教事务委员会

编著单位 中国热带农业科学院热带生物技术研究所

海南上岛苗族传统技艺研究院

海南苗药科技有限公司

海南大学

国家中药材产业技术体系海口综合试验站

海南省黎药资源天然产物研究与利用重点实验室

序 一

民族医药是中华民族文化的瑰宝，也是我国传统中医药宝库的重要组成部分。苗族在顽强不屈的发展历程中积累了大量与疾病作斗争的宝贵医疗经验。"千年苗医，万年苗药"，藏在山林深处的各种珍贵药材，是大自然对苗族人民的馈赠，依山而居的苗族人也因此创造了丰富而独特的苗族医药学，不仅在民间有着广泛的应用，也在历史的变迁中焕发出勃勃生机。

海南苗族是海南岛第二大少数民族，于明代中后期从广西等地迁来，至今已有400多年的历史。海南地处热带北缘，四面环海，独特的气候条件和相对封闭的地理环境促成了生物资源的多样性，被誉为天然的"物种基因库"和"自然博物馆"。跨越海峡而来的苗族人在这里传承并发展了苗族医药，使得苗族医药在海南特殊的生态环境及复杂多样的自然条件下生根发芽、开花结果。但由于海南苗族没有本民族文字，且久居深山，与外界沟通交流不够，所以其医药文化虽偶有见诸书报，但一直以来缺少系统挖掘整理，无法体现其完整的本来面貌，海南苗族医药面临着传承与发展的困境。

《海南苗族医药志》是第一本由官方组织整理与编纂的介绍海南苗族医药的书籍。该书的第一部分介绍了海南苗族常用的药用植物，从植物形态、化学成分、药理作用、苗族民间应用和分布等几个方面，对116科350种药用植物进行了描述；第二部分则收集了海南苗族的民间验方，所记载的158个验方均由苗族医药传承人无偿提供。纵览本书能了解到许多具有浓厚的民族特色的医药知识，从记录的植物数量也可以看出海南苗族在植物的药用方面积累了丰富的经验，有其独到之处。此书的出版，不仅是对海南苗族民间医药的一次全面、系统挖掘整理，也是弘扬中华优秀传统文化、传承发展传统中医药的文化自觉与文化自信的落实之举。

海南岛热带雨林植物种类众多，期待科技工作者以此为契机，积极投身海南苗药的研究与开发工作，将散落于大山深处的苗药开发成造福人类的现代药物，同时为海南苗族医药文化的传播、传承作出贡献。

孙汉董 中国科学院院士
中国科学院昆明植物研究所 研究员
2022年10月

序 二

　　海南苗族徙自广西，散居山谷，刀耕火种，历经沧桑四百余年，繁衍至今九万余人。海南四面环海，古时虫媒猖獗，瘴疠流行。一旦染瘴受病，苗人就地取材，遍尝百草，潜心实践，锐意探索，日积月累，自成一体。盖因苗族有语言无文字，传统知识靠口耳相传，故苗医药知识绝少记载，仅只言片语见于《海南岛苗族》。时日飞逝，苗医年老者一旦去世，知识亦随身而去。青壮者则背井离乡，谋生于城邦，苗医断代，传承乏人，苗医药有失传之虞。视此情景，苗人乡贤盘君明海惕然忧之！多次登门，邀吾挖掘整理苗医苗药，其情也真，其意也切，故吾虽自忖不才，亦勉为从命。

　　庚子年春，吾组建苗医药调查组，遍访苗村医药师，广为采拾。苗家境内，椰风和畅，槟榔飘香，芳草鲜美，屋舍俨然。民安耕凿，勤俭持家，一派祥和。顾而乐之，不知炎荒瘴疠之可虞也。调查组一行披星戴月，深入密林。参天乔木，路边小草，凡苗家入药，必究其详。采集标本，分门别类，摄影存照，手自笔录，历时一年有余。苗人性情恭顺，热情好客，未语先笑。上山寻药，披荆斩棘，饥餐渴饮，不辞辛苦。若有所问，知无不言，言无不尽。近二岁以来，承其襄助，调查极为顺利，庆幸之余，感佩不已！

　　辛丑年秋，所访素材堆积如山。全体同人夙兴夜寐，刻刻相催。悉心采辑，手自裁定，务求精益求精，中间历经修改，不知凡几。壬寅年春，书始纂就，统共整理苗药350种，经典验方158条。是役也，吾与梅盘二君实总其成，而分其任者则博士段君瑞军、刘君寿柏、黄君圣卓、省博馆长王君辉山也。

　　车马旅店、出版所费，皆由海南省民宗委鼎力支持，谨致谢忱！居中协调，统筹兼顾，彭君家典与有劳焉。付梓之际，不敢忘发此举、成此举者之功也，于是乎言。

戴好富

中国热带农业科学院热带生物技术研究所　研究员

2022年10月

前　　言

中医药学，以中国哲学"天人合一"的整体观念为统领，以"阴阳五行学说"为基础理论，形成了"辨证论治"的施治原则，成为中国传统哲学思想在实际生活层面系统、显性、保持完整的学科体系。2010年6月20日，习近平总书记在出席澳大利亚皇家墨尔本理工大学中医孔子学院授牌仪式时，语重心长地谈道："中医药学凝聚着深邃的哲学智慧和中华民族几千年的健康养生理念及其实践经验，是中国古代科学的瑰宝，也是打开中华文明宝库的钥匙。深入研究和科学总结中医药学对丰富世界医学事业、推进生命科学研究具有积极意义。"

中国苗族肇始于炎黄二帝时期，其形成与发展的历史始终与中华民族总体进程一脉相承，自身的文化虽然带有鲜明的本民族的特征，但在基本体系方面，与中华传统农耕文明血脉相依、同生共存。反映在中国苗族的医药文化方面，更是根脉相系，彼此兼收并蓄、长短互补。

海南苗族在中国苗族众多个分支中具有一定的特殊性。明代万历年间（1573—1620），1万多名苗族士兵被朝廷派驻琼崖，至今已有400多年。在社会历史变迁过程中，海南苗族相对于中国其他地区的苗族同胞，命运更加多舛，直到中华人民共和国成立才获得新生。之前的相当长的历史时期，海南苗族像散落的星辰，没有一寸土地，被迫以"游耕"的方式，生息于海南的每一座大山上，劳作于每一条大河旁。在这样的历史背景下，海南苗族的苗医苗药，在赓续中华中医传统的同时，更在长期的生产、生活中形成了自己独有的文化个性。

第一，鲜明的地域性

海南苗族长期生活在海南岛的热带雨林地处山区，在病理诊断、药材选用、施治方案、诊治专长等方面，都体现出鲜明的热带雨林特色。比如：在诊疗认知方面，海南苗族医药依托的是"上古朴素象形医学"。苗族人民认为，人与自然同为一体，人可通过效仿自然规律和动植物生长形态取药治病。如木棉树皮拥有极强的自愈能力，是跌打损伤的理想药材之一；鸡血藤红色的浆液，可用于补血；螃蟹足肢敏捷，可用于治疗骨折；自然界存在冷热相克的现象，可取近水药材为冷药，旱坡药材为热药等。海南热带丛林中、蜿蜒河流旁，随处可见的草木花叶、野生动物，海南苗族长期与它们共荣共存，逐渐了解了它们的本身所具备的药性和治疗机理。所以，身边就是药库，随手即可施治，一些偏方和治疗方式具备独特的疗效，常常令人叹为观止。

第二，鲜明的实用性

首先，苗族民间用药，一般采用生药鲜药，其中又以热带藤蔓植物使用较多，现采现用，立方用药灵活，注重实效，遵循"主辅原则"。一般不讲究药物的剂量，全凭经验用手抓取，药物的配伍主要视患者体质强弱、病情深浅的不同，对药物功效进行分类配伍，亦可根据病情发展追加多味药材。

其次，"小单方治大病"。历史上海南苗族"游耕"的生产方式、不断迁徙的生活状态，加之外部环境的相对单一性，客观上使海南苗药具有收放自如、随抓随用、简单快速的特点。云贵湘等地民间有"三千苗药，八百单方"之说，海南苗药亦如此，热带雨林丰富的药材资源，却从未造成苗医用药的冗杂，每个药方所列的药物，有一方一病和一方一药的特点，单方使用较多，约占比例为四成，复方一般是二至五味为主，极少十味以上的大复方。

再次，海南苗医用药具有制作简单便捷、随做随用的特点，制作方式有切片（段）煎煮、砂（陶）锅煲汤、白酒冲炒、药臼捣烂、酒水浸泡、炭火加热、米糊黏合、叶子包裹、甘蔗固定、麻绳包扎等，常用制作工具有杵、锤、药臼、砍刀、切刀、药罐、筛盘、炮制锅等。在治疗方法方面，海南苗医治疗方法常以内服、外敷为主。此外，还有解毒术、刮痧、拔火罐、火灸法、接骨术、滚蛋疗法、熏蒸疗法和药浴疗法等。

第三，鲜明的独特性

历史上，海南苗族长期在琼崖的热带雨林中迁徙，与其他生活环境中的各族同胞相比，他们更了解大山的一草一木、一山一水。所以，面对一些特殊性疾病，积累出一些别具一格的辨识与施治方法，堪称"独门绝技"。例如，海南苗族医药尤擅"解毒术"。在过去，热带雨林人迹罕至、瘴气盛行、毒虫肆虐，海南苗族同胞在这种特殊环境里生活与生存不知有多么艰辛与艰险，凭着海南苗族先辈的勇敢顽强与智慧，他们具备了许多知人所未知、能人所未能的辨别和应对能力。海南苗族苗药的多种用药和治疗方法都以排毒、解毒、以毒攻毒为目的。对病症分类有毒疮、无名中毒、蛊毒、蛇毒、虫毒、箭毒、植物中毒等，如可通过观察身体某个部位如指甲、毛发等细微变化，判断中毒的类型和严重程度，一般采用解药内服和外用配合解毒。

第四，鲜明的兼容性

首先，海南苗族和中国其他地区的苗族同胞一样，在文化根脉方面与中华民族传统文化紧密相连。所以，中医药文化中许多诊疗施治的观念与方法在海南苗族方面都得到继承和发扬。例如，在"诊断方法"方面与传统中医类似，常用望、号、问、触四诊。望，即看病人的各部位，观察病人神态、形态；号，即号脉；问，即询问病人的疾病史、疾病的各种表现；触，即用手触摸病人的相关部位，观察其反应以确定病情。在此基础上，还会根据发病季节、病人性别、年龄等情况来确定治疗方法。苗医的诊法虽然简单但却实用，利于传授。苗医还有许多有关诊断方法的歌诀和手抄本经书，如《从人书》（海南苗族民间治病常用经书），书中绘有各种人物图像，图旁注明各种病症，如肚子痛、鼻孔流血、大便不通、骨折、头痛等以及治疗病症的穴位，每图一症。

其次，苗族没有文字，由于过去能识汉字的人较少，使用医药经验不能用文字记载下来，全靠"言传身教"。苗族人民对于医药的观念比较开明，苗医世代相传，传承不分男女老幼，有时亦可传外族人。正是这种开放的胸怀，让海南苗族苗药始终在各种兼收并蓄、取长补短、去伪存真的过程中发展，逐渐呈现出依托实证、淡化理论、去医存药的趋势。

另外，因为海南苗族长期分散居住，各个村寨相隔甚远，所以早期海南苗药呈现出"巫医同源"的特征，基本上每一个苗族村寨都有一两个苗医。大约在19世纪初，基督教传入海南苗族。当时，传教士在苗族村寨开展注射疫苗、种牛痘和发放奎宁丸防治疟疾等行医活动，主观上是一种文化渗透，客观上也让勤劳智慧的海南苗族同胞掌握了一些西医西药的知识与技能，对海南苗族苗药的发展，也起到了一定的借鉴作用。

总而言之，勤劳、忠勇、良善的海南苗族作为中华民族共同体中的一个生机勃勃的枝叶，尽管长期面对生活中的许多严峻挑战，但为了健康的体魄、生产和繁衍，积极探索和积累了丰富的防病治病知识。在长期与疾病作斗争中，继承中华文明阴阳辨证的哲学，以冷热为医药的两纲，选取数百种植物用于治疗各种疾病，并通过不断实践和探索，掌握了各种药物的配方、验方及其使用方法，形成了独特的海南苗族医药。海南苗族医药是中华民族医药宝库的重要组成部分，是海南民族文化的璀璨瑰宝，凝聚着海南苗族人民的博大智慧。至今，苗医苗药依然在保障人民群众生命安全和身体健康方面，发挥着独特而重要的作用。

《海南苗族医药志》是海南省第一部苗族医药官方著作，本书以图文并茂的形式全面系统地对苗族医药的常用药用植物、传统处方和技术理论进行了整理、阐述和研究。本书编撰团队多年以来，在全省范围内组织了大规模的苗族医药调研，在苗族民间广泛收集苗族医药资料，为苗医药学的研究和传承，也为该书的编纂奠定了坚实的基础。

《海南苗族医药志》的出版发行，是海南民族文化史上的一件大事。希望从事苗族医药保护、研究和开发的各位同人，以此为契机，弘扬苗族医药传统文化、凝聚正能量，把苗族医药和民族地区经济发展结合起来，建成独具特色的支柱产业，为建设海南自由贸易港和健康中国贡献力量。

彭家典

海南省民族宗教事务委员会　副主任

2022年8月

Preface

Traditional Chinese Medicine (TCM), guided by the concept of "Harmony between Nature and Human" of the ancient Chinese philosophy, and based on the doctrine of "Yin and Yang, and Five Elements", has formed the principle of dialectical treatment, and has become the most systematic, dominant and complete discipline system of traditional Chinese philosophy in real life.

On June 20, 2010, on the award ceremony of the Confucius Institute of Traditional Chinese Medicine at the Royal Melbourne University of Technology, CPC General Secretary Xi Jinping said earnestly, "Traditional Chinese Medicine embodies the profound Chinese philosophical wisdom, the philosophy of health preservation and its experiences of thousands of years. It is not only the treasure of ancient Chinese science, but also the key to opening the treasure house of Chinese civilization. In-depth scientific study of Traditional Chinese Medicine is significan cantt for enriching the world medical cause and promoting life science research."

The Miao nationality in China originated in the period of the Chinese Emperor Yan and Huang, and the history of its formation and development has always been in line with the overall process of the Chinese nation. Although its culture possesses unique characteristics, in terms of the basic system, it coexists with the Chinese traditional farming civilization and both depend on each other. From the medical culture of the Miao nationality in China, it is obvious that the culture of the Miao nationality and the Chinese culture are closely related, they learned from each other and supplemented each other in the long history.

The Hainan Miao nationality is a unique one among more than many branches of the Miao nationality in China. During the Wanli period of the Ming Dynasty (1573–1620), more than 10,000 Miao soldiers were sent to Hainan and deployed in Qiongya by the central government, which means it has the history of more than 400 years. In the process of social and historical changes, the Miao nationality in Hainan has suffered more hardship than that of the Miao nationality in other parts of China. They didn't get a new life until the founding of the People's Republic of China. Over a long period of history, the Miao nationality in Hainan was just like scattered stars, they did not own land, and was forced to continuously move from mountains to mountains and cross from rivers to rivers so as to keep alive. Under this historical background, the medicine of the Miao nationality in Hainan has formed its own unique characteristics in their long-term production and life, while maintaining the core of Traditional Chinese Medicine, which lie in the following points.

Firstly, it has distinct regionality.The Miao nationality in Hainan has been living in the mountainous region of the tropical area. Given on that, its medicine embodies the distinct characteristics of tropical rainforest in terms of pathological diagnosis, selection and use of medicinal materials, treatment scheme, and treatment expertise. For example, in terms of diagnosis and treatment, the Miao medicine is based on "the ancient pictographic medicine". The Miao nationality hold that man is an integral part of nature, and thus human can use medicine to treat diseases according to the law of nature and the shapes of animals and plants. For example, *Bombax ceiba* Linnaeus bark has a very strong self-healing ability, which is one of the ideal herbs for treating all kinds of injuries; *Caulis Spatholobi* can secrete one kind of red serous fluid can be used for enriching human blood; Crab legs are flexible and can be used to treat fractures. Meanwhile, according to the law of nature that cold can restrict hot, the Miao nationality use the herbs growing by rivers as cold medicine and those on xerocline as hot medicine. There are abundant plants, flowers and wild animals in the tropical jungles and winding rivers of Hainan Island, the Miao nationality in Hainan has been living with them for a long time therefore they gradually got to know their medicinal values, curative effects as well as the treatment mechanism. As a result, they owned a medical storehouse, from which herbs can be easily available to treat diseases, and some folk remedies and therapy are extraordinarily effective.

Secondly, it possesses distinct practicality.To be the starter, the Miao folk medicine generally uses fresh herbs, and most of them are tropical vines. Following the principle of "one main herb supplemented by other herbs", their remedies pay much attention to actual effect, their dose is determined by experiences, and the ingredients of the remedies are usually decided by patient's physical health, their state of illness, and the efficacy of herbs, and the ingredients of the remedy can be increased according to the development of the disease.

What is more, "Single-herb folk prescriptions cure serious diseases". In history, the Hainan Miao nationality adopted normadic cultivation, under which they always moved from one place to another, their living style and the single natural environment of the island objectively enable them to easily gather the herbs according to their prescriptions. For this reason, in Yunnan, Guizhou, Hunan and other provinces, there is an old saying, "There are thousands of Miao medicines, and there are hundreds of single-herb folk prescriptions", so it is with the Hainan Miao medicine. There are abundant medicinal resources in the tropical rain forests, but they have never led to disorder and complexity of the Miao medicines.The characteristics of the prescriptions lie in that one prescription contains one single herb and one single herb cures a specific disease. Meanwhile single-herb prescriptions are usually adopted, which account for 40% of the total prescriptions; the compound prescriptions usually contain 3-5 ingredients, few of them contain more than 10 ingredients.

Lastly, the Hainan Miao medicines are easy to make and thus they are always available to people when they are needed. Their precessing methods are composed of the following: slicing (sectioning) and decocting, making soup with sand (pottery) pots, frying with wine, grinding to powder with mortars, making medicinal wine, heating with charcoal, making paste with rice, packaging with leaves, fixing with sugarcanes, wrapping with hemp ropes, etc. The widely used processing tools include pestles, hammers, medicine mortars, machetes, cutters, medicine jars, sieve plates, processing pots and so on. In terms of usage of the medicine, they can be both taken orally and applied externally. Meanwhile, the Miao doctors have invented the therapies such as detoxification, scrapping, cupping, moxibustion, osteosynthesis, egg rolling therapy, fumigation therapy and medicine bath therapy.

Thirdly, it owns distinct uniqueness. In history, the Miao nationality in Hainan lived a normadic life in the tropical rain forest of Qiongya. Compared with other ethnic groups in this area, they had a better understanding of the nature and wildlife. Therefore, for some intractable disease, they have developed unique as well as effective diagnostic approaches and therapies. For example, the Hainan Miao doctors are especially expert at detoxication. In the past, tropical rain forest area was inaccessible to people due to the harsh environment, therefore in this area miasma prevailed, and poisonous insects were rampant. It can be imagined that how difficult for the Hainan Miao nationality to survive in such a special environment. With the bravery, tenacity and wisdom, the ancestors the Hainan Miao nationality gained unique knowledge about the nature and developed special skills in dealing with difficulties. Among the Hainan Miao medicines, most of them focus on detoxification, detoxification, in this aspect, the Hainan Miao nationality sometimes combat poison with poison. They classified this kind of diseases into poison sore, nameless poisoning, demagogic venom, snake venom, insect venom, arrow venom, plant poison, etc. For example, they determined the type and severity of poisoning by observing subtle changes in certain parts of the patient's body, such as fingernails, hair, etc. When curing them, antidotes were taken orally, and some antidotes were applied externally.

Fourthly, it has distinct compatibility. First of all, like the Miao nationality in other parts of China, the Miao nationality in Hainan shares the same cultural roots with the Chinese nation. Therefore, on one hand. they have inherited the Traditional Chinese Medicine in the medical philosophy, diagnosis and treatment; on the other hand, they have fully developed the Traditional Chinese Medicine in many aspects. For example, when it comes to the diagnostic methods, they are look, feel,question and touch, which are quite similar to those of the traditional Chinese medicine—— look, listen, question and feel the pulse. "Look" means taking a look at various parts of the patient, observing the patient's facial expression and mental state; "Feel" signifies feeling the patient's pulse; "Question" stands for asking something about the history of the patient's disease and their feeling; "Touch" means pressing the relevant parts of the patient's body and observing their reaction so as to determine their condition. Apart from the above methods, The Miao doctors also take the factors into consideration such as the season, the patient's gender, their age and so on so as to determine appropriate treatments. Although the Miao doctor's diagnostic methods are simple, they are practical and effective and easy to be taught. In this aspect, the Hainan Miao nationality have plenty of rhymes and manuscripts on diagnostic methods, such as the "Cong Ren Shu" (The medicine classics of the Miao nationality in Hainan), in which figures are painted with pictures showing different diseases, such as stomachache, nostril bleeding, constipation, fracture, parturition, headache, and they also indicate the acupoints for the treatment of diseases, each picture is in correspondence with a specific disease.

Furthermore, the Miao medicine is taught by words and deeds. The Hainan Miao nationality do not have their own words, and in the past few of them could read Chinese characters, therefore their experiences in using medicine could not be recorded in words. Meanwhile they were open-minded, in particular in medicine and marriage. The Miao medicine is inherited from generation to generation, in this aspect, everybody is equal, no matter they are men or women, young or old, and even they can be taught to foreigners. It is the open mind of the Hainan Miao nationality that makes their medicine develop continuosly by absorbing the strengths of other medicines to offset its weakness, leaning from each other, and sifting the true from the false. This process results in a new trend of the Miao medicine, that is paying attention to experiences rather than theories, and thinking hightly of medicines rather than treatments.

In addition, the Miao nationality in Hainan has lived scattered for a long time, and the villages are far apart, so the initial Miao medicine in Hainan shares the same origin as witchcraft. Every Miao village had one or two Miao doctors. At the beginning of the 19th century, Christianity was introduced into the Miao nationality in Hainan. At that time, missionaries carried out medical activities such as vaccination, vaccination and distribution of quinine pills to prevent and cure malaria in the Miao villages, which subjectively was a cultural infiltration and objectively enabled the Miao nationality in Hainan to master some knowledge and skills of western medicine, which also contributed to the development of the Miao medicine in Hainan.

In a word, the Hainan Miao nationality are hardworking, loyal, and kind-hearted, they are part of the Chinese family, although they have faced many severe challenges in their life, in order to maintain their health, reproduction and production, they have energetically explore the nature and accumulated rich knowledge on disease prevention and treatments. In the long-term struggle against diseases, the Hainan Miao nationality has inherited the dialectics of ancient Chinese philosophy, such as Yin and Yang, they treated cold and heat as the two principles of medicine, under their guidance, they collected hundreds of plants as the medicine to treat various diseases, and through continuous practice and exploration, they have mastered the formula, prescription and usage of various herbs, and they created the unique Miao medicine in Hainan. The Hainan Miao medicine is an important part of the Chinese medicine treasure house and the bright treasure of Hainan national culture, which embodies the broad wisdom of the Hainan Miao nationality. Until now, it still plays a unique and important role in protecting people's safety and health.

"The Annals of the Hainan Miao Medicine" is the first official publication on the Miao medicine in Hainan Province. With pictures and illustrations, this book is to comprehensively and systematically expound the commonly used medicinal plants, traditional prescriptions and technical theories of Miao medicine. Over the past few years, the compilation team of this book has made a large-scale investigation of the Hainan Miao medicine in the whole province, and widely collected abudant materials, which laid a solid foundation for the research and inheritance of the Miao medicine as well as for the compilation of the book.

The publication and distribution of "The Annals of the Hainan Miao Medicine" is a significant event in the history of Hainan national culture. It is hoped that colleagues engaging in the protection, research and development of the Miao medicine will take this opportunity to carry forward the traditional culture of the Miao medicine, gather positive energy, combine Miao medicine with the economic development of ethnic minority areas, and build a unique pillar industry so as to contribute to the construction of Hainan's Free Trade Port and a healthy China.

Ethnic and Religious Affairs Commission of Hainan Province
Vice director Peng Jiadian
August, 2022

目录
CONTENTS

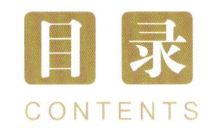

绪　论 001

第一部分　海南苗族药用植物 005

石松科
　　垂穗石松 007

卷柏科
　　翠云草 008

莲座蕨科
　　尖齿观音座莲 010

海金沙科
　　海金沙 011

蚌壳蕨科
　　金毛狗 012

桫椤科
　　白桫椤 014

凤尾蕨科
　　凤尾草 015
　　半边旗 018

蹄盖蕨科
　　食用双盖蕨 019

金星蕨科
　　单叶新月蕨 021
　　干旱毛蕨 021

铁角蕨科
　　巢蕨 022
　　石生铁角蕨 023

乌毛蕨科
　　乌毛蕨 024

肾蕨科
　　肾蕨 026

水龙骨科
　　槲蕨 027
　　栎叶槲蕨 029
　　崖姜蕨 030

买麻藤科
　　小叶买麻藤 031

木兰科
　　海南木莲 033
　　香港木兰 033

番荔枝科
　　山椒子 034
　　皂帽花 036
　　瓜馥木 037
　　假鹰爪 038
　　暗罗 040

樟科
　　山鸡椒 041
　　潺槁木姜子 043
　　假柿木姜子 045
　　毛黄肉楠 046
　　海南山胡椒 047
　　黄樟 048
　　阴香 050
　　油果樟 051

毛茛科
　　威灵仙 052

木通科
　　野木瓜..................................053
防己科
　　海南地不容..........................055
　　小叶地不容..........................056
　　粪箕笃..................................058
　　古山龙..................................059
　　苍白秤钩风..........................060
　　毛叶轮环藤..........................062
　　青牛胆..................................063
　　中华青牛胆..........................065
　　细圆藤..................................067
　　崖藤......................................068
马兜铃科
　　南粤马兜铃..........................069
胡椒科
　　假蒟......................................070
金粟兰科
　　海南草珊瑚..........................072
白花菜科
　　斑果藤..................................074
辣木科
　　辣木......................................075
景天科
　　落地生根..............................078
商陆科
　　垂序商陆..............................080
蓼科
　　水蓼......................................081
　　杠板归..................................083
　　火炭母..................................085

苋科
　　青葙......................................086
　　锦绣苋..................................088
　　凹头苋..................................089
落葵科
　　落葵......................................090
酢浆草科
　　酢浆草..................................091
柳叶菜科
　　草龙......................................094
瑞香科
　　土沉香..................................095
　　了哥王..................................097
　　海南荛花..............................099
紫茉莉科
　　紫茉莉..................................100
山龙眼科
　　山龙眼..................................101
五桠果科
　　锡叶藤..................................102
　　大花五桠果..........................103
海桐花科
　　台琼海桐..............................104
葫芦科
　　冬瓜......................................105
　　茅瓜......................................107
秋海棠科
　　短茎秋海棠..........................108
　　歪叶秋海棠..........................108

番木瓜科
　　番木瓜..109

仙人掌科
　　仙人掌..111

山茶科
　　油茶..112

水东哥科
　　水东哥..114

钩枝藤科
　　钩枝藤..115

桃金娘科
　　桉..116
　　番石榴..118
　　桃金娘..119
　　棒花蒲桃..121
　　方枝蒲桃..121
　　乌墨..122
　　黑嘴蒲桃..123

野牡丹科
　　谷木..124
　　酸脚杆..125
　　野牡丹..125
　　毛稔..127
　　星毛金锦香..128

使君子科
　　使君子..129

金丝桃科
　　地耳草..130
　　黄牛木..131

藤黄科
　　红厚壳..133
　　岭南山竹子..134

椴树科
　　破布叶..136

梧桐科
　　假苹婆..137
　　海南苹婆..138

锦葵科
　　长毛黄葵..138
　　地桃花..139
　　梵天花..141

大戟科
　　木奶果..141
　　黑面神..143
　　山地五月茶..145
　　飞扬草..146
　　千根草..147
　　金刚纂..149
　　黄桐..150
　　银柴..152
　　蓖麻..152
　　水柳..154
　　白背叶..156
　　锈毛野桐..158
　　毛果算盘子..159
　　红背山麻杆..160
　　羽脉山麻杆..162
　　海南叶下珠..163
　　叶下珠..164
　　红叶下珠..165
　　水油甘..166
　　珠子草..167
　　中平树..169
　　白饭树..170

鼠刺科
　　大叶鼠刺..172

绣球花科
　　海南常山......173
蔷薇科
　　腺叶桂樱......173
　　蛇泡筋......174
　　红毛悬钩子......175
　　浅裂锈毛莓......177
毒鼠子科
　　毒鼠子......177
含羞草科
　　含羞草......179
苏木科
　　苏木......180
　　酸豆......182
蝶形花科
　　白花鱼藤......183
　　美丽鸡血藤......184
　　木豆......186
　　扁豆......188
　　降香黄檀......189
　　斜叶黄檀......190
　　葫芦茶......191
　　大叶千斤拔......193
　　排钱树......194
　　猫尾草......196
　　海南崖豆藤......198
　　葛麻姆......199
榆科
　　山黄麻......200
桑科
　　鹊肾树......201
　　粗叶榕......203
　　对叶榕......204

舶梨榕......206
　　黄毛榕......207
　　水同木......208
　　桑树......209
荨麻科
　　吐烟花......211
　　苎麻......212
茶茱萸科
　　琼榄......214
铁青树科
　　赤苍藤......215
桑寄生科
　　广寄生......216
　　瘤果槲寄生......217
鼠李科
　　毛咀签......218
胡颓子科
　　角花胡颓子......219
葡萄科
　　火筒树......221
　　光叶蛇葡萄......222
　　白粉藤......223
　　乌蔹莓......224
　　三叶崖爬藤......226
芸香科
　　九里香......227
　　簕欓花椒......229
　　三桠苦......230
　　楝叶吴萸......231
　　小芸木......233
　　大管......234
　　山橘树......235
　　山小橘......236

海南黄皮……………………238
　　假黄皮………………………239
　　山油柑………………………241
苦木科
　　鸦胆子………………………242
橄榄科
　　乌榄…………………………244
楝科
　　楝……………………………245
无患子科
　　倒地铃………………………247
　　异木患………………………249
　　赤才…………………………249
　　龙眼…………………………251
漆树科
　　杧果…………………………252
　　岭南酸枣……………………254
五加科
　　幌伞枫………………………255
　　虎刺楤木……………………256
　　鹅掌柴………………………257
　　鹅掌藤………………………259
伞形科
　　刺芹…………………………261
　　积雪草………………………262
柿树科
　　毛柿…………………………264
紫金牛科
　　鲫鱼胆………………………265
　　顶花杜茎山…………………266
　　矮紫金牛……………………267
　　走马胎………………………268

　　铜盆花………………………269
　　罗伞树………………………270
　　纽子果………………………271
　　白花酸藤果…………………272
　　酸藤子………………………274
木樨科
　　青藤仔………………………275
夹竹桃科
　　腰骨藤………………………276
　　络石…………………………278
　　倒吊笔………………………280
　　仔榄树………………………281
　　药用狗牙花…………………283
　　尖蕾狗牙花…………………284
萝藦科
　　眼树莲………………………285
　　天星藤………………………286
　　南山藤………………………287
　　铁草鞋………………………289
茜草科
　　山石榴………………………289
　　乌檀…………………………291
　　巴戟天………………………293
　　鸡眼藤………………………294
　　粗叶木………………………296
　　鸡屎树………………………297
　　粗毛玉叶金花………………298
　　玉叶金花……………………299
　　头九节………………………300
　　九节…………………………301
　　海南九节……………………302
　　蔓九节………………………303
　　鸡矢藤………………………305
　　中华耳草……………………306
　　保亭耳草……………………307
　　广花耳草……………………308

白花蛇舌草..........309
　　细叶亚婆潮..........310

忍冬科
　　华南忍冬..........311
　　接骨草..........312

菊科
　　藿香蓟..........314
　　艾纳香..........315
　　六棱菊..........317
　　假臭草..........318
　　小蓬草..........320
　　鬼针草..........321
　　地胆草..........323
　　白花地胆草..........324
　　一点红..........326
　　田基黄..........328
　　飞机草..........329
　　白苞蒿..........330
　　五月艾..........332
　　金钮扣..........333
　　马兰..........335
　　苍耳..........336
　　翅果菊..........338
　　毒根斑鸠菊..........339
　　茄叶斑鸠菊..........341
　　红凤菜..........342
　　平卧菊三七..........343
　　狗头七..........345

白花丹科
　　白花丹..........346

车前科
　　大车前..........348

桔梗科
　　铜锤玉带草..........350

茄科
　　苦蘵..........351
　　黄果茄..........352
　　野茄..........354
　　白花曼陀罗..........355

旋花科
　　番薯..........357
　　菟丝子..........358

玄参科
　　野甘草..........360
　　毛麝香..........362

苦苣苔科
　　椭圆线柱苣苔..........363
　　烟叶唇柱苣苔..........364

紫葳科
　　木蝴蝶..........365

爵床科
　　小驳骨..........367
　　黑叶小驳骨..........369
　　狭叶叉柱花..........370
　　碗花草..........371

马鞭草科
　　马缨丹..........372
　　马鞭草..........373
　　蔓荆..........375
　　黄荆..........377
　　牡荆..........378
　　赪桐..........380
　　海南赪桐..........381
　　大青..........382
　　臭牡丹..........383
　　长叶紫珠..........385
　　尖尾枫..........386
　　裸花紫珠..........388

红紫珠..................390
唇形科
　　水珍珠菜..................391
　　紫苏..................392
　　肾茶..................393
　　广防风..................395
　　益母草..................396
　　藿香..................398
　　绉面草..................400
　　半枝莲..................401
水鳖科
　　海菜花..................403
鸭跖草科
　　密花杜若..................403
凤梨科
　　凤梨..................404
芭蕉科
　　大蕉..................406
姜科
　　光果姜..................407
　　闭鞘姜..................407
　　海南山姜..................409
　　益智..................410
　　长柄豆蔻..................412
　　海南假砂仁..................412
　　莪术..................413
竹芋科
　　少花柊叶..................415
百合科
　　山菅..................415
　　小花吊兰..................417
　　蜘蛛抱蛋..................418
　　天门冬..................419

延龄草科
　　海南重楼..................420
菝葜科
　　肖菝葜..................421
天南星科
　　海芋..................422
　　金钱蒲..................424
　　麒麟叶..................426
　　狮子尾..................427
　　海南藤芋..................428
　　石柑子..................428
　　百足藤..................430
石蒜科
　　文殊兰..................431
鸢尾科
　　红葱..................432
百部科
　　细花百部..................433
　　大百部..................435
龙舌兰科
　　虎尾兰..................436
　　长花龙血树..................438
　　朱蕉..................439
棕榈科
　　桄榔..................440
　　黄藤..................442
　　白藤..................442
　　槟榔..................443
　　矮琼棕..................445
　　穗花轴榈..................446
露兜树科
　　小露兜..................447

仙茅科
　　光叶仙茅..................................447
　　仙茅......................................448

兰科
　　纯色万代兰................................450
　　绿花带唇兰................................451
　　大叶寄树兰................................451
　　火焰兰....................................452
　　美花石斛..................................453
　　血叶兰....................................454

莎草科
　　单穗水蜈蚣................................455

禾本科
　　玉蜀黍....................................456

　　牛筋草....................................458
　　香茅......................................459
　　白茅......................................460
　　淡竹叶....................................462
　　芦苇......................................464
　　薏苡......................................465

第二部分　海南苗族医药民间验方 467

第三部分　海南苗族民间医药传承人..........487

第四部分　海南苗族药材、制药和工具.......507

《海南苗族医药志》苗语简介 531

后　记..533

绪　论

一、海南苗族溯源

海南苗族于明代万历年间（1573—1620）从广西等地迁来，至今已有400多年。主要分布在琼中、保亭、陵水、白沙、乐东、昌江6个自治县和三亚市、五指山市、东方市、儋州市、万宁市、琼海市、屯昌、定安、澄迈9个市、县。据第七次全国人口普查，全国苗族人口为1106.8万人。海南省苗族人口总计8.77万人，占全省人口总数的0.87%，海南苗族人口分布最多的三个市、县依次为琼中黎族苗族自治县1.43万人，占全省苗族人口的16.34%；琼海市1.14万人，占全省苗族人口的12.95%，屯昌县0.93万人，占全省苗族人口的10.55%。

二、海南苗医的治疗技术

海南苗族是众多苗族支系中极具南国风情的一支。长期生活在海南岛的热带雨林山区，面对生活中的许多严峻挑战，为了健康的体魄、劳动和繁衍，苗族人民探索和积累了丰富的防病治病方法。在长期与疾病的斗争中，苗族人民懂得中华文明阴阳辨证的哲学，以冷热为医药的两纲，选取数百种植物和动物用于治疗各种疾病，并通过不断实践和探索，掌握了各种药物的配方、验方及其使用方法，形成了独特的海南苗族医药。

1. 诊断方法

诊断方法与中医有所类似，常用望、号、问、触四诊。望，即看患者的各部位，观察其神态、形态；号，即号脉；问，即询问疾病史、疾病的各种表现；触，即用手触摸患者的相关部位，观察其反应以确定病情。在此基础上，还会根据发病季节、患者性别、年龄等情况来确定治疗方法。苗医的诊法虽然简单，但却实用，也利于传授。苗医还有许多有关诊断方法的歌诀和手抄本经书，如《从人书》（海南苗族民间治病常用经书），书中绘有各种人物图像，图旁注明各种病症，如肚子痛、鼻孔流血、大便不通、骨折、头痛等以及治疗病症的穴位，每图一症。

2. 用药制作

海南苗医用药具有制作简单便捷、随做随用的特点，制作方式有切片（段）煎煮、砂（陶）锅煲汤、白酒冲炒、药臼捣烂、酒水浸泡、炭火加热、米糊黏合、叶子包裹、甘蔗固定、麻绳包扎等，常用制作工具有杵、锤、药臼、砍刀、切刀、药罐、筛盘、炮制锅等。

3. 治疗方法

苗医治疗方法常以内服、外敷为主。此外，还有解毒术、刮痧、拔火罐、火灸法、接骨术、滚蛋疗法、熏蒸疗法和药浴疗法等。

（1）解毒术

由于热带雨林瘴气盛行、毒虫肆虐，使得海南苗药对解"毒"应用有独到之处，多种用药和治疗方法以排毒、解毒、以毒攻毒为目的。对病症分类有毒疮、无名中毒、蛊毒、蛇毒、虫毒、箭毒、植物中毒等，可通过观察身体某个部位，如指甲、毛发等的细微变化，判断中毒的类型和严重程度，一般采用解药内服和外敷配合解毒。

（2）内服

用草药煎汤内服，治疗肚痛、腹泻、发烧、痢疾、高血压、肝胆肾胃等疾病；用酒浸药内服治疗风湿及内伤外伤等。

（3）外敷

将新鲜草药捣烂、敷于患处，治疗刀枪伤、跌打损伤、风湿、烧伤、蛇咬、皮肤病、脓疮等；用酒浸药外擦、拍打、按摩治疗风湿及内伤外伤等。

（4）刮痧

刮痧有两种方法：一是用汤匙刮患者颈部及胸、背部皮肤至通红，然后涂上一些祛风药物；二是用手捏，俗称"捏痧""捉风"。用水烟筒里的水（现在多用清凉油）涂在患者胸前、后背、颈部、眉间或印堂、太阳穴、肩部等相关穴位，然后捏至通红，将患者体内的"风"提出。刮痧一般用于风热感冒、肌肉疼痛等病症的治疗。

（5）火灸

火灸法又称"爆灯火"，用灯心草心，沾一点熊油或蓖麻油、花生油，点着火后，灼患者身体的相关穴位。火灸法可以治疗"天吊风""地吊风""鲤鱼上滩""女人血山崩""黄面肚胀""惊风""羊癫疯""大便不通"、肚痛、牙痛、头痛等疾病。该法在苗族民间广为流传，家家户户几乎都掌握。

（6）接骨术

苗族的接骨术是一种非常神奇的治疗方法。不用动手术，对受伤部位稍作调整后用草药包扎，少则一星期，多则两三个月便能愈合。对于一般性骨折，一个月左右即可痊愈，粉碎性骨折，两三个月后便可将骨头接好。

（7）拔火罐

苗医将点燃的纸放进竹筒、牛角罐等工具内，将杯子倒扣在疼痛部位，杯口吸在皮肤上，适时拔掉，此法与中医疗法一样。用于治疗风湿骨痛、关节炎、头痛、腹痛、腰背痛等病症。

（8）滚蛋疗法

有滚生蛋和滚熟蛋两种。滚生蛋：取生蛋一只洗净晾干，然后用此蛋在前额、胸、背、腹部、手足心等处来回或顺时针滚动，至鸡蛋发热为止，主治热病。滚熟蛋：主治冷病，用治冷病的单药或具有安神作用的金、银首饰与鸡蛋同煮；蛋熟后将蛋取出，稍候片刻，然后用热蛋在患者前额、额角、背部、胸腹部不断滚动，使热力和药力透过皮肤入内，达到治疗冷病的目的。

（9）熏蒸疗法

有全身熏蒸和局部熏蒸两种。全身熏蒸法：在土坎边上挖一个深洞，洞上架数根粗木棍，木棍下面置一口锅，放入药物，加适量水烧开产生蒸气后，将火撤去；在木棍上铺一些松枝，四周用席或布围住，让患者裸坐其中，头露出外，让药液蒸气熏蒸患者至全身汗出为止，主治全身风湿麻木、疼痛、皮肤病等。局部熏蒸法：用药罐将药煎好后，从火上取下，将患处直接放于药罐口，或将药液连渣倒入盆中，以药液热气熏蒸患处，主治局部疾患。另外，用口鼻对着药罐口熏蒸，可治疗咳嗽、鼻塞不通等。

（10）药浴疗法

常用于皮肤病、肿痛、感染炎症、瘫痪、感冒发烧等症状，取鲜药煮水后，男左女右、自上而下，浸泡、擦洗全身，使皮肤红润、毛孔扩张，从而使药物进入体内，达到去污解毒、除湿止痒、疏通气血等作用。

第一部分

海南苗族药用植物

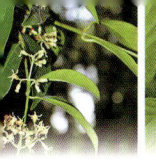

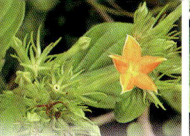

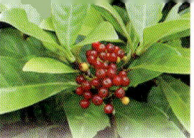

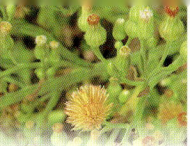

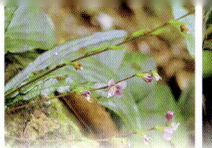

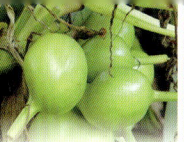

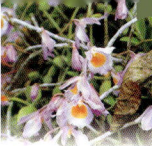

垂穗石松

苗语 gumz nzaiz rorngz nguav [kum³³ dzai³³ zɔŋ³³ ŋwa:⁵³] 甘然茸蔴（鹿茸草）

【来源】 石松科垂穗石松属植物，垂穗石松 *Palhinhaea cernua* (L.) Franco & Vasc.

【形态特征】 草本。主茎光滑无毛，多回不等位二叉分枝。主茎上的叶螺旋状排列，稀疏，钻形至线形，全缘；侧枝多回不等位二叉分枝；侧枝及小枝上的叶螺旋状排列，密集，钻形至线形，无柄，全缘，表面有纵沟。孢子囊穗单生小枝顶端，短圆柱形，成熟时通常下垂，淡黄色，无柄；孢子叶卵状菱形，覆瓦状排列，先端急尖，尾状，边缘具不规则锯齿；孢子囊生于孢子叶腋，内藏，圆肾形，黄色。

【分布】 除非洲外，在全球热带、亚热带地区均有分布。在我国，分布于浙江、江西、福建、台湾、湖南、广东、香港、广西、海南、四川、重庆、贵州、云南等地。在海南，分布于三亚、乐东、东方、五指山、保亭、陵水、万宁、儋州、澄迈、琼海等。

【化学成分】

（1）三萜类化合物：3β,14α,21β-trihydroxyserratane，3α,14α,21β,24-tetrahydroxyserratane，3α,14α,21α,24-tetrahydroxyserratane[1]，3β,21α-diacetoxyserratan-14β-ol，3β,21β,29-trihydroxyserrat-14-en-24-oic acid-3β-yl-(7′-hydroxycinnamate)[2]，3β,14α,15α,21α-tetrahydroxyserrat-14-en-21-acetyl-3-(4′-hydroxybenzoate)[3]，3β,21β,29-trihoxyserrat-14-en-24-oic acid[4]，3α,21β,30-trihydroxyserrat-14-en-16-one，3β,14α,15α,21β,29-pentahydroxyserrat-14-en-24-oic acid 3β（4-hydroxy benzoate）[5]，3β,21β,24,29-tetrahydroxy-16-oxoserrat-14-ene[6]等。

（2）生物碱类化合物 cermizines A~D，cernuine *N*-oxide，lycocernuine *N*-oxide[7]，lycopalhine A[8]，isopalhinine A[9]，palhicerines A~F[10]，palcernuine[11]等。

【药理活性】 抗肿瘤活性[12]、抗炎活性[13]、酶抑制活性[4, 14]等。

【苗族民间应用】 全草干燥后粉碎加猪肝，可用于老人明目。

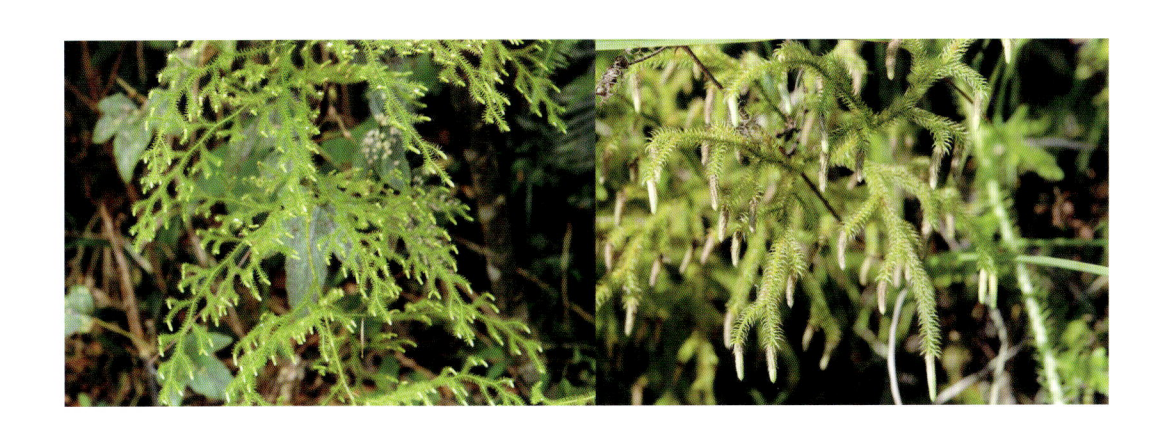

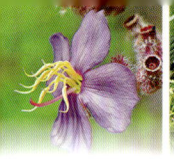

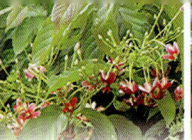

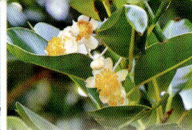

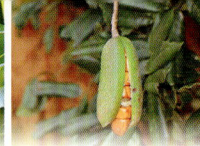

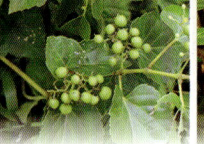

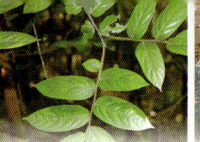

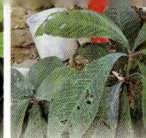

参考文献

[1] Wei J J, Wang W Q, Song W B, et al. Fitoterapia, 2018, 127: 151.

[2] Nguyen V T, To D C, Tran M H, et al. Bioorganic & Medicinal Chemistry, 2015, 23(13): 3126.

[3] Yan J, Zhou Z Y, Zhang M, et al. Planta Medica, 2012, 78(12): 1387.

[4] Zhang Z Z, ElSohly H N, Jacob M R, et al. Journal Natural Products, 2002, 65(7): 979.

[5] Yan J, Sun L R, Zhang X M, et al. Chemical & Pharmaceutical Bulletin, 2009, 57(12): 1381.

[6] Li J, Xu P S, Tan L H, et al. Fitoterapia, 2017, 119: 45.

[7] Morita H, Hirasawa Y, Shinzato T, et al. Tetrahedron, 2004, 60(33): 7015.

[8] Dong L B, Jing Y, He J, et al. Chemical Communications, 2015, 43(52): 9038.

[9] Dong L B, Gao X, Liu F, et al. Organic Letters, 2013, 15(14): 3570.

[10] Tang Y, Xiong J, Zou Y, et al. Phytochemistry, 2016: 130: 131.

[11] Tang Y, Xiong J, Zou Y, et al. Chinese Chemical Letters, 2016, 27(6): 969.

[12] Yan J, Zhou Z Y, Zhang M, et al. Planta Medica, 2012, 78(12): 1387.

[13] Jiao R H, Ge H M, Shi D H, et al. Journal Natural Products, 2006, 69(7): 1089.

[14] Chuong N N, Trung B H, Luan T C, et al. Neuroscience Letters, 2014, 42: 575.

翠云草

【苗语】zais quans kiaoj mengs [tsai^{35} gwan^{35} kʰja:u^{51} me:ŋ^{35}] 崽冠巧萌（鸡冠蕨青）

【来源】卷柏科卷柏属植物，翠云草 *Selaginella uncinata* (Desv.) Spring

【形态特征】草本。主茎先直立而后攀援状。根托自主茎分叉处下方生出；根少分叉，被毛。主茎自近基部羽状分枝，禾秆色，茎圆柱状，具沟槽，无毛，主茎先端鞭形；侧枝5~8对，2回羽状分枝，无毛，背腹压扁。叶全部交互排列，二形。孢子叶穗紧密，四棱柱形，单生于小枝末端；孢子叶一形，卵状三角形，边缘全缘；大孢子灰白色或暗褐色；小孢子淡黄色。

【分布】在我国，分布于安徽、福建、广东、广西、贵州、湖北、湖南、江西、陕西、四川、重庆、陕西、香港、云南、浙江、海南等地。在海南，分布于陵水、万宁、定安、琼海、海口等。

【化学成分】

（1）黄酮及色原酮类化合物：5,7-dihydroxyl-2,6,8-trimethylchromone、uncinoside A、uncinoside B[1]、穗花杉双黄酮、罗波斯塔双黄酮、罗波斯塔-4′-甲醚和2″,3″-二氢-4′-甲氧基穗花杉双黄酮[2]、(2S,2″S)-2,3,2″,3″-tetrahydrorobustaflavone-4‴-methyl ether、(2S)-2,3-

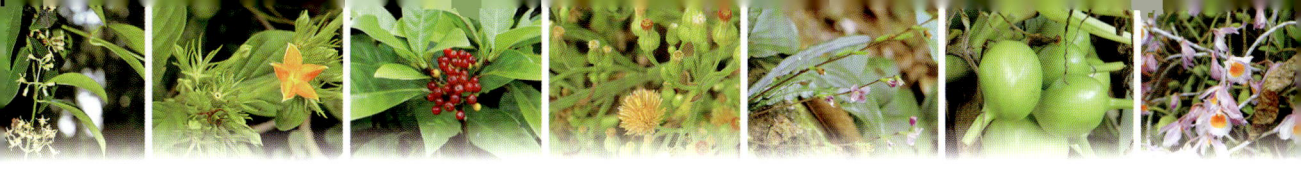

dihydrorobustaflavone-4′-methyl ether[3]、(2″S)-2″,3″-dihydroamentoflavone-4′-methyl ether、amentoflavone[4]、2,3-二氢-7-甲氧基扁柏双黄酮、芹菜素[5]、5,7,4′-三羟基-6-C-[α-L-鼠李糖（1→2）]-β-D-葡糖黄酮碳苷[6]、翠云草黄酮 G[7]、uncinataflavone[8]等。

（2）酚性化合物：3,5-二甲氧基-4-羟基-苯乙酮、阿魏酸[2]、D-1-O-甲基肌醇、岩白菜素[6]、对羟基桂皮酸、对羟基苯乙酮、香草醛、香草酸、丁香酸、对羟基苯甲酸[9]等。

（3）甾体皂苷类化合物：(3β,7β,12β,25R)-spirost-5-ene-3,7,12-triol-3-O-α-L-rhamnopyranosyl-(1→2)-O-[α-L-rhamnopyra nosyl-(1→4)]-O-β-D-glucopyranoside、(1α,3β,25R)-spirost-5-ene-2-diol-3-O-α-L-rhamnopyranosyl-(1→2)-O-[α-L-rhamnopyranosyl-(1→4)]-O-β-D-glucopyranoside[10]等。

（4）脂肪酸酯类化合物：(10E,12Z,14E)-9,16-二羰基-10,12,14-三烯-十八碳酸、金色酰胺醇乙酸酯、(2E)-2-壬烯二酸、软脂酸单甘油酯[11]等。

【药理活性】 抗病毒活性[1, 12]、抗氧化活性[3-4, 13-14]、抗肿瘤活性[15, 16]、平喘、祛痰止咳活性[16-19]、抗菌活性[20]等。

【苗族民间应用】 全草入药，可用于消化道疾病。

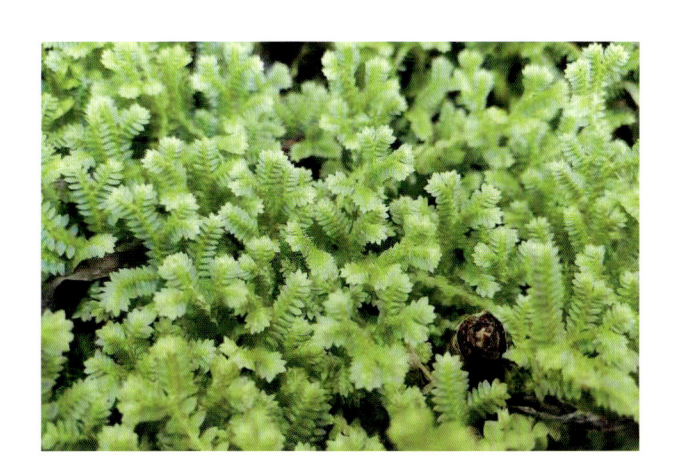

参考文献

[1] Ma L Y，Ma S C，Wei F，et al. Chemical & Pharmaceutical Bulletin，2003，51（11）：1264.

[2] 范晓磊. 湖北中医学院硕士学位论文，2007.

[3] Zheng J X，Wang N L，Liu H W，et al. Journal of Asian Natural Products Research，2008，10（10）：945.

[4] Zheng J X，Zheng Y，Zhi H，et al. Molecules，2011，16（8）：6206.

[5] 郑俊霞，郑扬，张磊，等. 时珍国医国药，2012，23（12）：3006.

[6] 王艳坤，刘惠莉. 广东化工，2013，40（15）：43.

[7] 邹辉，盛习锋，谭桂山，等. 中国中药杂志，2016，41（15）：2830.

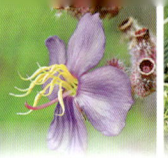

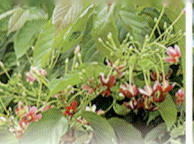

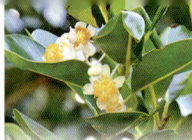

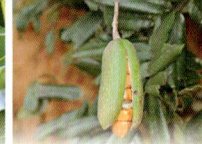

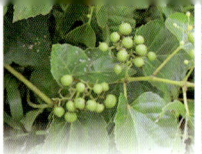

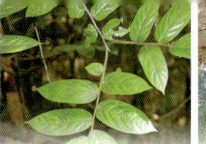

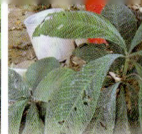

[8] Zou H, Xu K P, Li F S, et al. Journal of Asian Natural Products Research, 2013, 15（4）：408.

[9] 郑俊霞，王乃利，陈海峰，等. 中国药物化学杂志, 2007, 17（5）：302.

[10] Zheng J X, Zheng Y, Zhi H, et al. Fitoterapia, 2013, 88：25.

[11] 郑俊霞，郑扬，张磊，等. 中成药, 2013, 35（4）：750.

[12] 江海燕，吴思超，朱家杰，等. 暨南大学学报：自然科学版, 2008, 29（5）：500.

[13] 郑俊霞，王乃利，罗群会，等. 第九届全国中药和天然药物学术研讨会, 2007：589.

[14] 黎莉. 湖北中医学院博士学位论文, 2008.

[15] 孙颖桢. 湖北中医学院硕士学位论文, 2008.

[16] 孙颖桢，陈科力，刘震. 中国药师, 2010, 13（2）：163.

[17] 应华忠，王德军，徐孝平，等. 江西科学, 2004, 22（5）：379.

[18] 俞冰. 实验动物与比较医学, 2011, 31（4）：280.

[19] 乔家法，俞冰. 浙江中医药大学学报, 2012, 32（5）：563.

[20] 吴颖瑞，龚庆芳，方宏，等. 西北农林科技大学学报：自然科学版, 2013, 41（1）：25.

尖齿观音座莲

【苗语】maz dheiz kiaox gins [ma³³ ʔdei³³ kʰja:u³¹ kin³⁵] 玛蒂巧苈（马蹄蕨小）

【来源】莲座蕨科观音座莲属植物，尖齿观音座莲 *Angiopteris acutidentata* Ching

【形态特征】大型蕨类。叶柄灰褐色，光滑无毛，有宽沟及棱。叶草质，二回羽状，叶背中肋基部有稀疏的褐色鳞片；叶轴灰褐而带暗绿色，有阔沟；羽轴下面深稻秆色；羽片为长圆状倒卵形，小羽片16~18对，具短柄；叶脉两面均明显，先端稍向上弯，纤细，单一或从基部分叉，平展。孢子囊群椭圆形，贴近叶缘，有孢子囊5~10个。

【分布】仅在我国海南省有分布。海南特有种，分布于保亭。

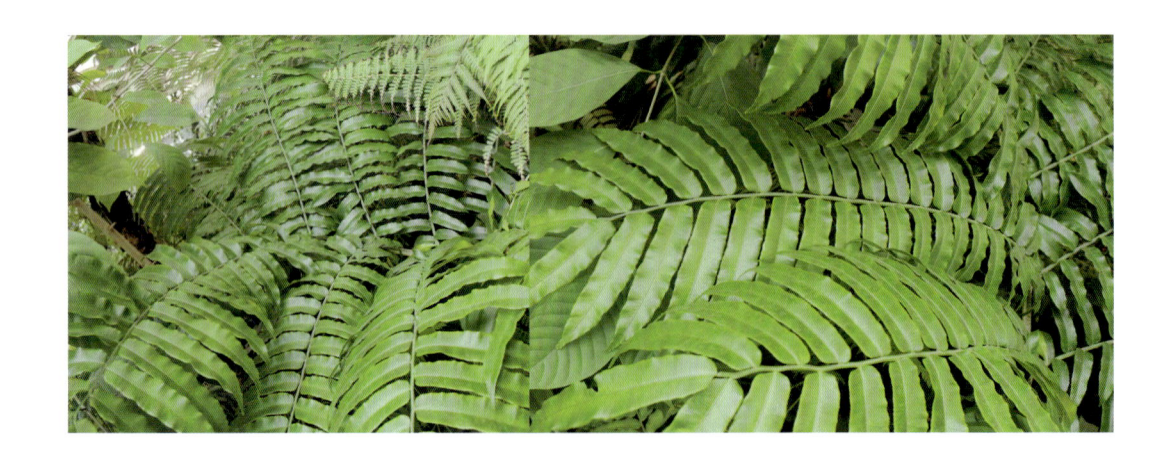

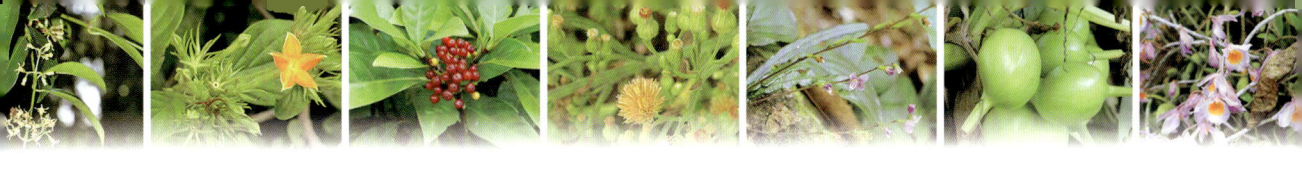

【苗族民间应用】块根入药，块根中淀粉可食用，也可用于消化道疾病。

海金沙

苗 语 noc gongz saans meiq [no:⁴² ko:ŋ³³ sa:n³⁵ mei¹¹] 喏公散美（鸟公筋藤）

【来源】海金沙科海金沙属植物，海金沙 *Lygodium japonicum* (Thunb.) Sw.

【形态特征】多年生攀援草质藤本。叶轴上面有2条狭边，羽片多数；不育羽片尖三角形，长宽几相等，二回羽状，叶缘有不规则的浅圆锯齿；能育羽片卵状三角形，长宽几相等，二回羽状，二回小羽片3~4对，卵状三角形，羽状深裂。孢子囊穗长度远超过小羽片的中央不育部分，暗褐色，无毛。

【分布】在日本、斯里兰卡、印度尼西亚、菲律宾、印度以及澳大利亚地区有分布。在我国，分布于长江以南地区。在海南，分布于三亚、乐东、东方、昌江、五指山、陵水、万宁、琼中、儋州、澄迈等。

【化学成分】

（1）黄酮类化合物：田蓟苷、山奈酚-7-O-α-L-吡喃鼠李糖苷、山奈酚[1]、山奈酚-3-O-β-D-吡喃葡萄糖苷、金合欢素、香叶木素-7-O-芸香糖苷、山奈酚3-O-芸香糖苷[2]、蒙花苷、香叶木苷[3]、新西兰牡荆苷、小麦黄素7-O-β-D-吡喃葡萄糖苷[4]、山奈酚-3-O-α-L-吡喃鼠李糖-7-O-α-L-吡喃鼠李糖苷[5]、芹菜素[6]等。

（2）酚酸及糖苷类化合物：对香豆酸[1]、咖啡酸、原儿茶酸[4]、苯甲酸[3,6]、香草酸[3]、3,4-二羟基苯甲酸4-O-(4'-O-甲基)-β-D-吡喃葡萄糖苷[7]、1-O-(E)-咖啡酰-β-D-龙胆二糖苷[8]等。

（3）三萜类化合物：木栓酮22-羟基何柏烷、2α-羟基乌苏酸[5]等。

（4）甾体类化合物：β-谷甾醇[1]、(24R)-stigmastan-3β,5α,6β-triol-3-O-β-D-glucopyranoside[8]、

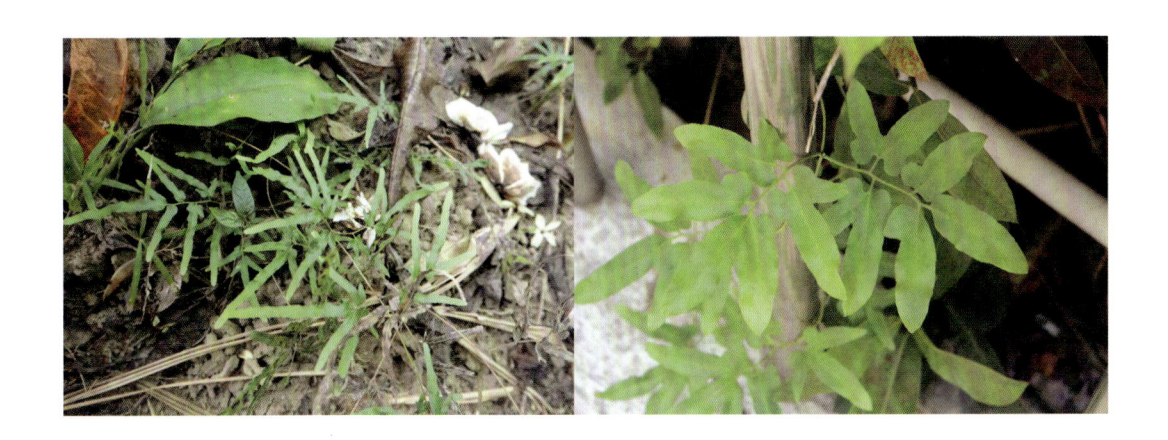

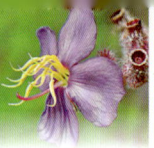

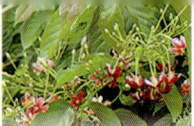

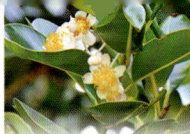

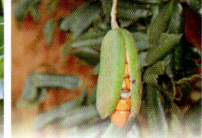

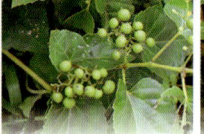

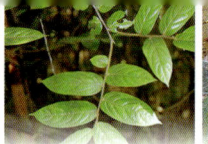

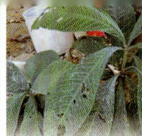

罗汉松甾酮C[6]、胡萝卜苷[5]等。

（5）挥发油类：海金沙中挥发油含量大于1%的成分有油酸甲酯、正二十四烷、反角鲨烯、α-油酸单甘油酯和油酸二羟基乙酯，其中后两者的含量分别达到了47.82%和42.77%[9]。

【药理活性】利胆活性[10]、防治结石活性[11-12]、抗氧化活性[13-14]、抗菌活性[3, 15]、抑制雄性激素和促进毛发生长[16]等。

【苗族民间应用】全草入药，用于眼疾。

参考文献

[1] 张雷红, 殷志琦, 叶文才, 等. 中国中药杂志, 2005, 30（19）: 1522.

[2] Zhang L H, Yin Z Q, Ye W C. Biochemical Systematics & Ecology, 2006, 34（12）: 885.

[3] 张雷红, 殷志琦, 范春林, 等. 中国天然药物, 2006, 4（2）: 154.

[4] 张雷红, 范春林, 叶文才, 等. 中药材, 2008, 31（2）: 224.

[5] 朱邻遐, 张国刚, 王胜超, 等. 中国药物化学杂志, 2008, 18（4）: 291.

[6] 陈丽娟, 董淑华, 潘春媛, 等. 沈阳药科大学学报, 2010, 27（4）: 279.

[7] Ye W, Fan C, Zhang L, et al. Fitoterapia, 2007, 78: 600.

[8] 张雷红, 范春林, 张现涛, 等. 中国药科大学学报, 2006, 37（6）: 491.

[9] 欧阳玉祝, 许秋雁, 吕程丽. 应用化工, 2010, 39（3）: 444.

[10] 刘家驳, 陈漪禾, 王静, 等. 安徽医学, 1987, 8（1）: 34.

[11] 王润霞, 王秀芳, 谢安建, 等. 通化师范学院学报, 2010, 31（4）: 1.

[12] 欧阳健明, 周娜. 中草药, 2004, 35（5）: 579.

[13] Li X L, Zhou A G, Han Y. Carbohydrate Polymers, 2006, 66（1）: 34.

[14] 贠永光, 李康, 李坤平, 等. 安徽农业科学, 2009, 37（19）: 8989.

[15] 欧阳玉祝, 唐赛燕, 秦海琼, 等. 中国野生植物资源, 2009, 28（3）: 41.

[16] Matsuda H, Yamazaki M, Naruto S, et al. Biological & Pharmaceutical Bulletin, 2002, 25（5）: 622.

金毛狗

【苗 语】saz loz kiaox [sa³³ lo:³³ kʰja:u³¹] 莎罗巧（沙罗蕨）

【来源】蚌壳蕨科蚌壳蕨属植物，金毛狗 *Cibotium barometz* (L.) Sm.

【形态特征】多年生草本。根状茎顶端生出一丛大叶。叶柄棕褐色，基部被有一大丛垫状的金黄色茸毛；叶革质或厚纸质，两面光滑，或小羽轴两面略被短褐毛；叶片广卵状三

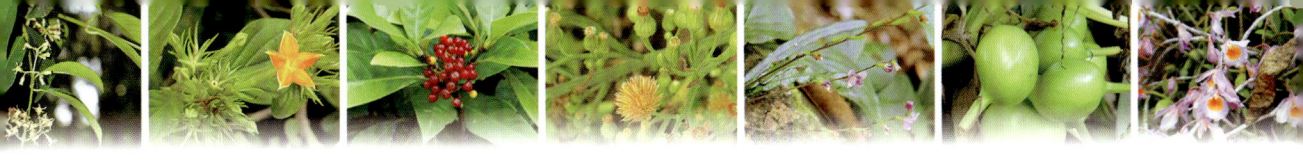

角形，三回羽裂。孢子囊群生于末回能育裂片 1~5 对的下部小脉顶端；囊群盖棕褐色，横长圆形，两瓣状；孢子为三角状的四面形，透明。

【分布】在印度、缅甸、泰国、印度尼西亚有分布。在我国，分布于西南、华南、福建、台湾、浙江、江西、湖南等地。在海南，分布于乐东、昌江、白沙、五指山等。

【化学成分】

（1）倍半萜类化合物：蕨素 R、金粉蕨素-2′-O-β-D-阿罗糖苷、蕨素 Y、异组织蕨素 A[1-3]、金粉蕨素、金粉蕨素-2′-O-β-D-葡萄糖苷[1-7]、cibotinoside[6] 等。

（2）三萜类化合物：24-亚甲基环木菠萝烷醇[5]、齐墩果酸、熊果酸[8] 等。

（3）甾体化合物：β-谷甾醇、胡萝卜苷[4, 5, 8-10]、(24R)-豆甾-4-烯-3-酮[5]、β-谷甾醇-3-O-(6′-正十六酰氧基)-β-D-葡萄糖苷[11] 等。

（4）黄酮类化合物：山柰酚[1-3, 9]。

（5）糖苷类化合物：cibotiumbarosides A-B、corchoionoside C、cibotiglycerol、soya-cerebroside Ⅱ[12]、正丁基-β-D-吡喃果糖苷[10, 13] 等。

（6）芳香族化合物：绵马酚、香草醛、丁香醛、对羟基苯甲酸、香荚兰乙酮[1-3]、金毛狗脊苷[6]、原儿茶醛[6, 7, 9, 10, 14]、原儿茶酸[4, 7, 10, 14]、咖啡酸[7, 10, 14]、对乙酰氨基苯酚[9] 等。

（7）吡喃酮类化合物：3-羟基-γ-吡喃酮、kojic acid[7, 14]、2-甲基-3-羟基-γ-吡喃酮、2-甲基-3,5-二羟基-γ-吡喃[14] 等。

【药理活性】止血活性[15]、抑制血小板聚集活性[16]、抑菌活性[17]、防治骨质疏松活性[12]、抗肿瘤活性[18]、保肝活性[19]、镇痛活性[20] 等。

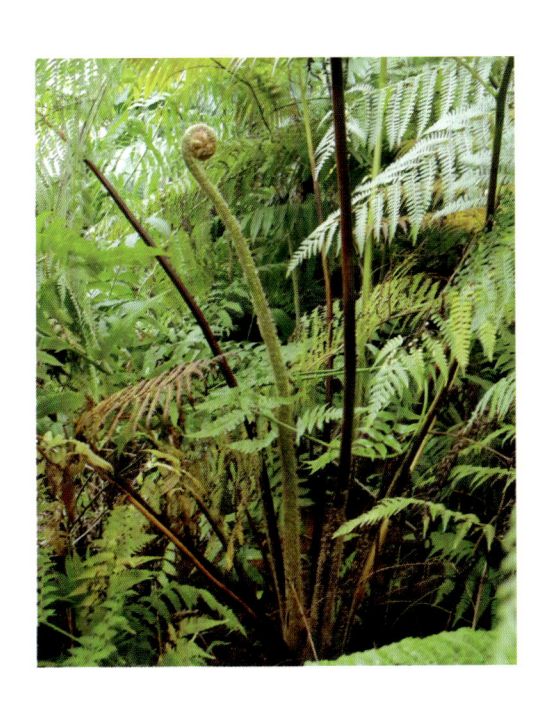

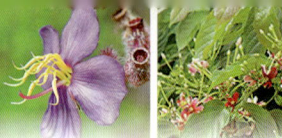

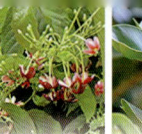

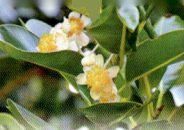

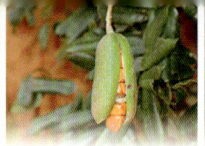

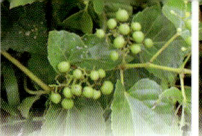

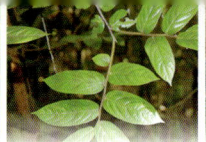

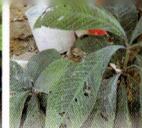

【苗族民间应用】根状茎用于脚无名肿，可煮水洗脚。

参考文献

［1］Murakami T，Satake T，Ninomiya K，et al. Phytochemistry，1980，19（8）：1743.

［2］Saito K，Nagao T，Matoba M，et al. Phytochemistry，1989，28（6）：1605.

［3］Thomas L. New Phytologist，1985，99（4）：571.

［4］张春玲，王喆星. 中国药物化学杂志，2001，4（5）：33.

［5］吴琦，杨秀伟，杨世海，等. 天然产物研究与开发，2007，4（2）：240.

［6］Wu Q，Yang X W. Journal of Ethnopharmacology，2009，125（3）：417.

［7］许枬，步显坤，贾天柱. 药用植物化学与中药有效成分分析研讨会论文集（上），2008：210.

［8］郑守军. 昆明医学院硕士学位论文，2008.

［9］许重远，晏媛，陈振德，等. 解放军药学学报，2004，20（5）：337.

［10］程启厚，杨中林，胡永美. 药学进展，2003，27（5）：298.

［11］白桐菲，许械丹，贾天柱. 山西中医学院学报，2008，4（1）：41.

［12］Cuong N X，Minh C V，Kiem P V，et al. Journal of Natural Products，2009，72（9）：1673.

［13］吴琦. 吉林农业大学硕士学位论文，2006.

［14］许枬，步显坤，周翎，等. 中国实验方剂学杂志，2011，17（8）：71.

［15］周汝俊. 中国中西医结合杂志，1985，5（8）：483.

［16］Li J，Jia T Z，Du G L，et al. Chinese Traditional and Herbal Drugs，2000，31（9）：678.

［17］蔡建秀，吴文杰，葛清秀. 亚热带植物科学，2004，4（1）：22.

［18］唐华贵，谢宛玉，曹建国，等. 医药论坛杂志，2008，29（15）：4.

［19］严奉祥，朱炳阳，郑兴，等. 中南医学科学杂志，2002，30（1）：4.

［20］鞠成国，曹翠香，史琳，等. 中成药，2005，27（11）：1279.

白桫椤

【苗语】saz loz kiaox gins ［sa³³ lo:³³ kʰja:u³¹ kin³⁵］ 莎罗巧荬（沙罗蕨小）

【来源】桫椤科白桫椤属植物，白桫椤 *Sphaeropteris brunoniana* (Hook.) R. M. Tryon

【形态特征】大型蕨类。叶柄禾秆色，常被白粉，上面有宽沟，沟的两个外侧各有一条由气囊体连成的灰白色纹线；鳞片薄，灰白色，边缘有黑色刺毛。叶纸质，大，三回羽状深裂，叶轴光滑，浅禾秆色，被白粉。孢子囊群位于裂片叶缘与主脉之间，7~9 对；无囊群盖；隔丝发达与孢子囊近等长或长过于孢子囊。

【分布】在不丹、尼泊尔、印度、孟加拉国、缅甸和越南等国有分布。在我国，分布于西

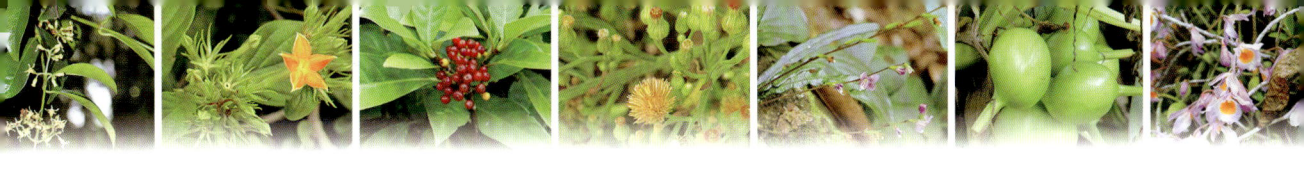

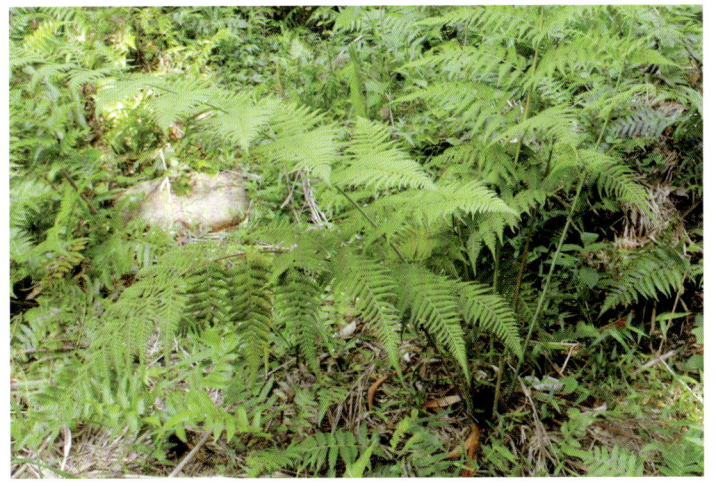

藏、云南、海南。在海南，分布于乐东、陵水、万宁等。

【苗族民间应用】叶入药，外伤止血。

凤尾草

苗语 gemz ndiv mborngc vongz dheiv [ke:m³³ di:⁵³ bɔŋ⁴² vo:ŋ³³ ʔdei⁵³] 金底蹦瓮蒂（野生凤凰尾）

【来源】凤尾蕨科凤尾蕨属植物，凤尾草 *Pteris multifida* Poir.

【形态特征】多年生草本。根状茎短而直立，先端被黑褐色鳞片。叶多数，密而簇生，明显二型；不育叶柄禾秆色或暗褐色而有禾秆色的边，稍有光泽，光滑；叶片卵状长圆形，缘有不整齐的尖锯齿；能育叶，有较长的柄，羽片4~6对，狭线形，仅不育部分具锯齿，其余均全缘。孢子囊群线形，沿叶缘连续延伸；囊群盖线形，灰棕色或棕色，膜质，全缘，宿存。

【分布】在越南、菲律宾、日本有分布。在我国分布较广，分布于河北、山东、河南、陕西、四川、贵州、广西、广东、福建、台湾、浙江、江苏、安徽、江西、湖南、湖北、云南、海南等地。在海南各地常见。

【化学成分】

（1）黄酮类化合物：芹菜素[1]、木樨草素[1]、槲皮素、木香素Ⅲ[2-5]、圣草酚[6]、6,7-dihydroxy-3′-methoxy-4′,5′-methylenedioxyisoflavone-6-*O*-β-D-xylopyranosyl-(1→6)-β-D-glucopyranoside[7]、(2*S*)-5,7,3′,5′-tetrahydroxyflavanone[8]、芹菜素 7-*O*-β-D-新橙皮苷[9]、野漆树苷、木忍冬苷[10]、5,7-二羟基-色原酮[11]等。

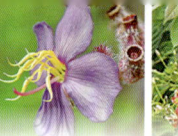

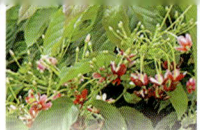

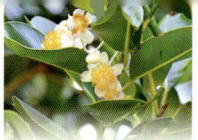

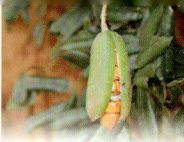

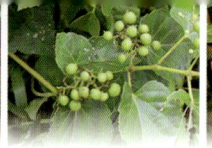

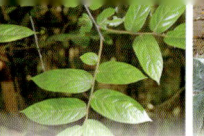

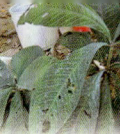

（2）倍半萜类化合物：pterosin C[6]、pteroside C[8]、(2S,3S)-蕨素 C[9]、(2S,3S)-蕨素 Q[11]、pterosin C-3-O-β-D-glucoside[12]、pterosin B[13]、3β-caffeoxyl-1β,8α-dihydroxy-yeudesm-4(15)-ene[14-15]、multifidoside A~C[16]、(2R)-pterosin P、(2S)-pterosin P[17]、bimutipterosins A~B[18]、乙酰蕨素 B[19]、2R,3R-13-hydroxy-pterosin L 3-O-β-D-glucopyranoside[20]、(2R,3S)-pterosin C[21] 等。

（3）二萜类化合物：2β,16β,18-trihydroxy-ent-kaurane[6]、大叶凤尾苷 A[11]、cassipourol[13]、ludongnin[14]、pterokaurane M1~M3[15]、2β,16α-dihydroxy-ent-kaurane[17]、creticoside A[21]、16-hydroxy-kaurane-2-β-D-glucopyranoside[22]、2β,13β,14β,15α-trihydroxy-ent-kaur-16-ene[23]、creticoside A、pterokaurane M1、pterokaurane R[24] 等。

（4）苯丙素类化合物：7-甲氧基鬼灯擎素、licoagrochalcone D、eusiderin[2-5, 14]、multifidoside A-B[7]、咖啡酸[8]、阿魏酸[9]、东莨菪素[11]、肉苁蓉苷 F[23] 等。

【**药理活性**】抗肿瘤活性[24]、抗氧化活性[25]、抗菌活性[26]、抗良性前列腺相关疾病[27]、抗突变活性[28]、降血脂活性[29]、降糖活性[30] 等。

【**苗族民间应用**】全草入药，煮水用于治疗痢疾。

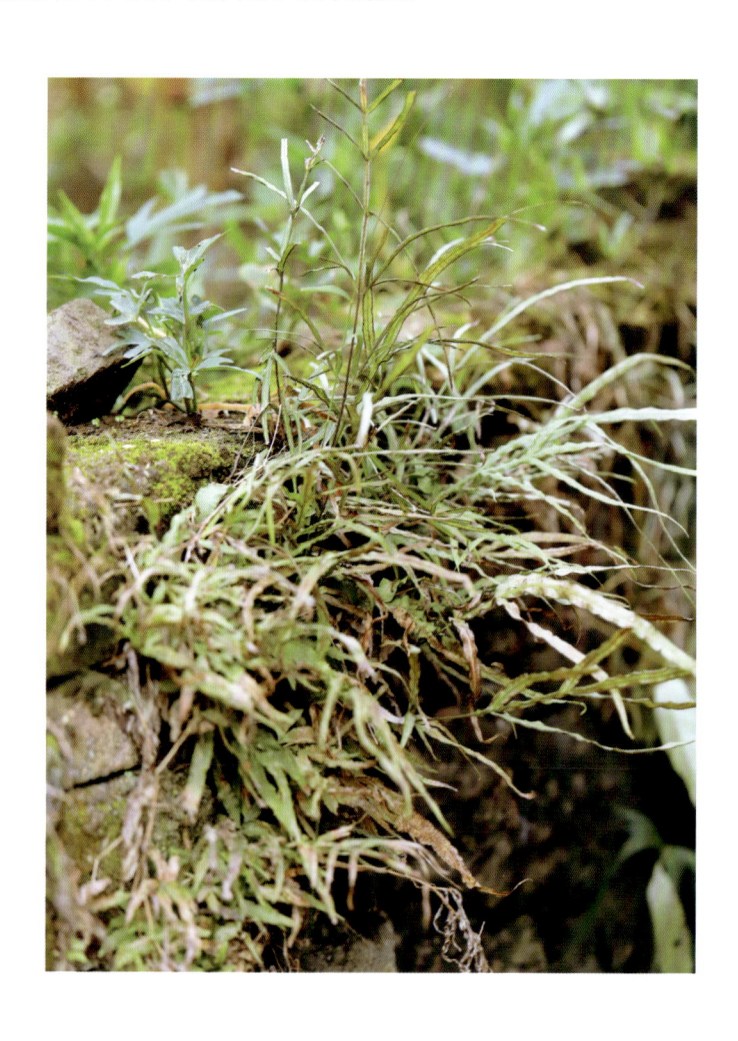

参考文献

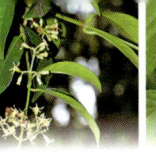

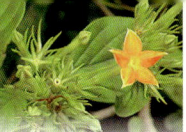

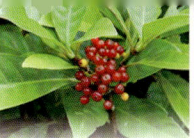

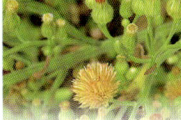

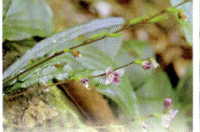

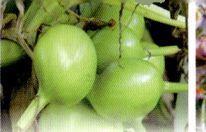

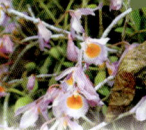

[1] Lu H, Hu J, Zhang L X, et al. Planta Medica, 1999, 65（6）：586.

[2] 胡浩斌，郑旭东. 天然产物研究与开发，2004，16（5）：379.

[3] 胡浩斌，郑旭东. 天然产物研究与开发，2005，17（2）：169.

[4] 胡浩斌，郑旭东. 西北植物学报，2005，25（4）：781.

[5] Hu H B, Zheng X D, Hong C. Journal of the Chinese Chemical Society, 2013, 53（2）：459.

[6] 秦波，朱大元，蒋山好，等. 中国天然药物，2006，4（6）：428.

[7] Zheng X D, Hu H B, Hu H S. Indian Journal of Chemistry, 2008, 39（37）：773.

[8] Harinantenaina L, Matsunami K, Otsuka H. Journal of Natural Medicines, 2008, 62（4）：452.

[9] 欧阳丹薇，杨培明，孔德云. 中国医药工业杂志，2008，39（12）：898.

[10] 舒积成，张锐，张维，等. 中成药，2012，34（6）：11226.

[11] 苗得足，高峰，鞠建刚. 今日健康，2014，13（3）：208.

[12] 王文蜀，王志骞，周亚伟. 中药材，2008，31（8）：1165.

[13] 姚学军，孟素蕊，王喆. 中成药，2014，36（8）：1782.

[14] Hu H B, Jian Y F, Zheng X D, et al. Indian Journal of Chemistry, 2006, 37（39）：1274.

[15] Hu H B, Zheng X D, Hu H S, et al. Chemistry of Natural Compounds, 2009, 45（1）：45.

[16] Ge X, Ye G, Li P, et al. Journal of Natural Products, 2008, 71（2）：2271.

[17] Ouyang D W, Ni X, Xu H Y, et al. Planta Medica, 2010, 76（16）：1896.

[18] Liu J, Shu J, Rui Z, et al. Fitoterapia, 2011, 82（8）：1181.

[19] 舒积成，潘景行，张锐，等. 中成药，2011，33（12）：2104.

[20] Shu J, Liu J, Zhong Y, et al. Phytochemistry Letters, 2012, 5（2）：276.

[21] Wang Y S, Li F Y, Huang R, et al. Chemistry of Natural Compounds, 2013, 49（4）：629.

[22] 刘清飞，秦明珠. 中草药，2002，33（2）：113.

[23] Ni G, Fu N J, Zhang D, et al. Journal of Asian Natural Products Research, 2015, 17（5）：423.

[24] Jung K, Ji S, Won O, et al. Molecules, 2016, 22（1）：27.

[25] Wang T C, Ti M C, Lo S C, et al. Fitoterapia, 2007, 78（3）：248.

[26] 余有贵，赵良忠，段林东，等. 邵阳高等专科学校学报，2001，14（3）：199.

[27] 代光成，王瑞涛，唐维，等. 中华实验外科杂志，2013，30（12）：2506.

[28] Lee H, Lin J Y. Mutation Research, 1988, 204（2）：229.

[29] Wang T C, Lin C C, Lee H I, et al. Pharmaceutical Biology, 2010, 48（2）：221.

[30] 杨亚雯，杨坤，张梦如，等. 徐州医学院学报，2011，31（2）：109.

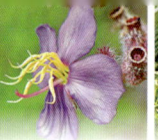

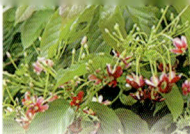

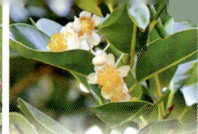

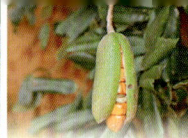

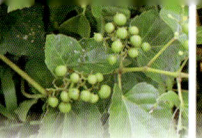

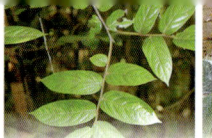

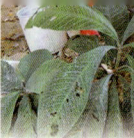

半边旗

苗语 noc gongz saans kiaoj [no:⁴² ko:ŋ³³ sa:n³⁵ kʰja:u⁵¹] 弩公散巧（鸟公筋蕨）

【来源】凤尾蕨科凤尾蕨属植物，半边旗 *Pteris semipinnata* L.

【形态特征】多年生蕨类植物。根状茎长而横走，先端及叶柄基部被褐色钻形鳞片。叶片草质，簇生，近一型，无毛；叶柄有四棱，连同叶轴均为栗红色或黑棕色，有光泽，光滑；叶轴及羽轴腹面纵沟的两侧有小齿；能育长圆披针形叶片，二回半边深裂；顶生羽片阔披针形至长三角形；侧生羽片 4~7 对，对生或近对生；不育叶与能育叶同形，裂片有尖锯齿；羽轴下面隆起，上面有纵沟，纵沟两旁有啮蚀状的浅灰色狭翅状的边；侧脉明显，斜上，往往二次分叉，小脉通常伸达锯齿的基部。孢子囊群线形，生于裂片边缘的边脉上，囊群盖同形，黄棕色，膜质，全缘。

【分布】在日本、菲律宾、越南、老挝、泰国、缅甸、马来西亚、斯里兰卡、印度有分布。在我国，分布于台湾、福建、江西、广东、广西、湖南、贵州、四川、云南、海南等地。在海南，分布于昌江、保亭、万宁、琼中、儋州、临高、琼海等。

【化学成分】

（1）二萜类化合物：11α-羟基-15-氧-16-烯-对映贝壳杉烷-19-酸[1]、7α,11α-二羟基-15-氧-16-亚甲基-对映贝壳杉烷-19,6β-内酯[2]、7β-hydroxy-11β,16β-epoxy-ent-kauran-19-oic acid[3]、6β,11α-dihydroxy-15-oxo-ent-16-en-19-oic-aicd[4]等。

（2）倍半萜类化合物：3-羟基-6-羟甲基-2,5,7-三甲基-1-茚酮[1]、1,3-dihydroxy-5-hydroxymethyl-6-hydroxyethyl-2,7-dimethyl-1H-indan-l-ol[3]、(2*R*)-pterosin B、(2*S*,3*S*)-pterosin C[5]、semmipterosin A、(2*R*)-12-*O*-β-D-glucopyranosylnopterosin B[6]等。

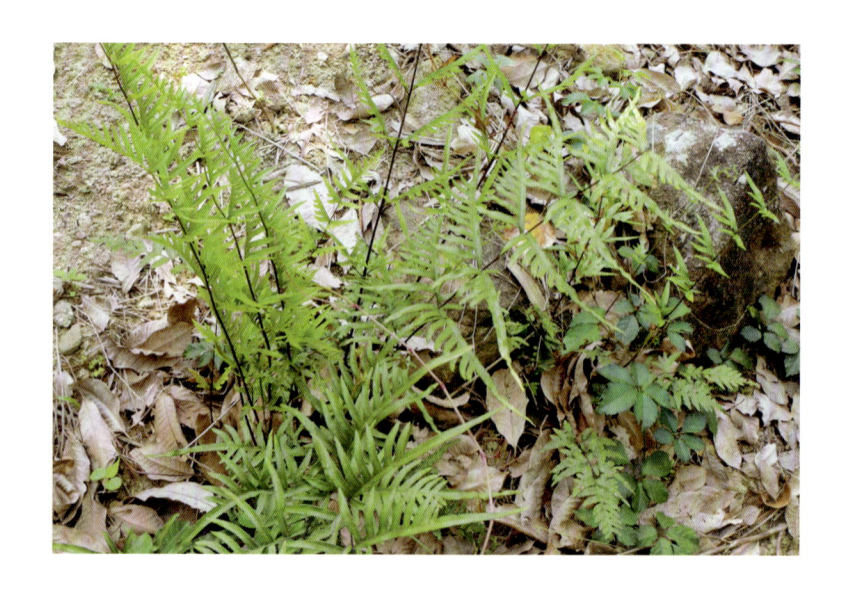

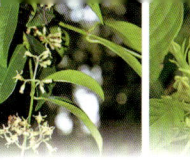

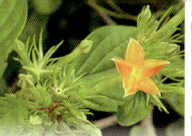

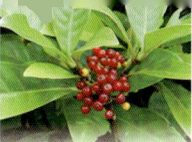

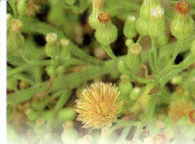

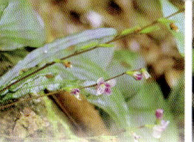

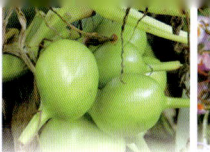

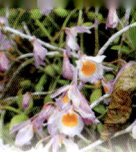

（3）黄酮类化合物：芹菜素、木樨草素葡萄糖苷[7]、芹菜素-7-O-β-D-龙胆二糖苷、木樨草素-7-O-β-D-龙胆二糖苷、槲皮素-3-O-β-D-吡喃葡萄糖苷、芦丁[8]等。

（4）其他类化合物：β-谷甾醇、β-胡萝卜苷、表没食子儿茶素、岩白菜素、原儿茶酸、反式咖啡酸、没食子酸[8]等。

【药理活性】抗肿瘤活性[2,9]、抗炎活性[10]等。

【苗族民间应用】全草入药，煮水洗用于妇科炎症；泡水喝用于腹泻。

参考文献

[1] 张晓，崔燎，田中信寿，等. 中国药学杂志，1997，32（1）：39.

[2] 张晓，李金华，何承伟，等. 中国药学杂志，1999，34（8）：8.

[3] Zhan Z J，Zhang F Y，Li C P，et al. Journal of Chemical Research，2009，33（3）：149.

[4] Bai R，Zhou Y，Deng S，et al. Journal of Asian Natural Products Research，2013，15（10）：1107.

[5] Shi L M，Bai H B. Journal of Chemical Research，2010，34（4）：206.

[6] Zhan Z J，Ying Y M，Zhang F Y，et al. Helvetica Chimica Acta，2010，93（3）：550.

[7] 吕应年，蒋桂香，吴科锋，等. 化学世界，2007，4：205.

[8] 李慧，杨宝，黄芬，等. 中草药，2018，49（1）：95.

[9] 叶华，梁念慈，郑学宝. 天然产物研究与开发，2014，26（12）：2082.

[10] 叶华，李立，吴科峰，等. 中国实验方剂学杂志，2014，22（20）：112.

食用双盖蕨

苗语 kiaox petq [kʰja:u³¹ pʰe:t¹¹] 巧匹（蕨矮）

【来源】蹄盖蕨科双盖蕨属植物，食用双盖蕨 *Diplazium esculentum* (Retz.) Sm.

【形态特征】多年生草本。根状茎直立，密被褐色鳞片；鳞片狭披针形，边缘有细齿。叶簇生；坚草质，无毛；叶轴平滑，无毛；羽轴上面有浅沟，光滑或偶被浅褐色短毛；能育叶叶柄褐禾秆色，基部疏被鳞片；叶片三角形或阔披针形，羽片12~16对，互生，下部的有柄，阔披针形，上部的近无柄，线状披针形，边缘有齿或浅羽裂；不育叶羽片8~10对，互生，近无柄，狭披针形，边缘有锯齿或浅羽裂；叶脉羽状，8~10对，下部2~3对通常联结。孢子囊群多数，线形，稍弯曲，几生于全部小脉上，达叶缘；囊群盖线形，膜质，黄褐色，全缘。孢子表面具大颗粒状或小瘤状纹饰。

【分布】在亚洲热带、亚热带，大洋洲的波利尼西亚群岛有分布。在我国，分布于海南、广东、香港、广西、江西、福建、台湾、安徽、云南、四川等地。在海南，分布于三亚、乐东、东方、昌江、白沙、五指山、陵水、万宁、儋州、澄迈等。

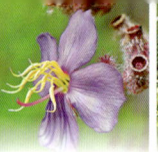

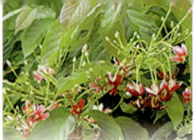

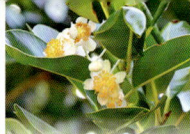

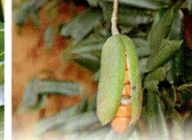

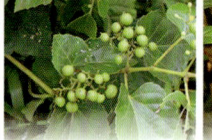

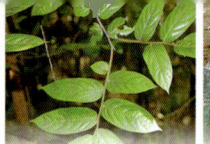

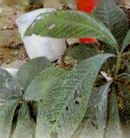

【化学成分】

（1）黄酮类化合物：黄酮醇 3-*O*-葡萄糖苷[1]、eriodictyol 5-*O*-methyl ether 7-*O*-β-D-xylosylgalactoside[2]、芦丁[3]、槲皮素、山柰酚、杨梅素[4]等。

（2）酚性化合物：(2*R*)-3-(4′-hydroxyphenyl)lactic acid、反式肉桂酸[3]、原儿茶酸[3, 5]、丁香酸[5]等。

（3）甾体类化合物：amarasterone A1、makisterone C、ponastrone A[3]等。

（4）挥发油：食用双盖蕨嫩叶中含有25种挥发性成分，总含量达到99.8%，其主要成分是 β-蒎烯（17.2%）、α-蒎烯（10.5%）、氧化石竹烯（7.5%）、桧烯（6.1%）、1,8-桉叶油素（5.8%）[6]。

【药理活性】 抗氧化活性[7]。

【苗族民间应用】 嫩叶，具有清热解毒的功效，作为特种蔬菜食用。

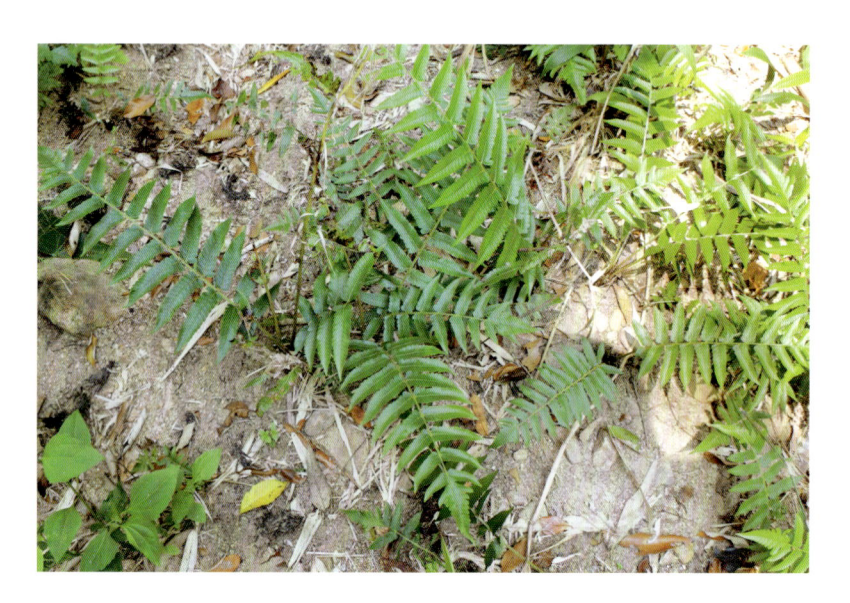

参考文献

[1] Umikalsom Y, Grayer-Barkmeijer R J, Harborne J B. Biochemical Systematics & Ecology, 1994, 22(6): 587.

[2] Srivastava S K, Srivastava S D, Saksena V K, et al. Phytochemistry, 1981, 20(4): 862.

[3] Watanabe M, Miyashita T, Devkota H P. Biochemical Systematics & Ecology, 2021, 94: 104211.

[4] Chao P Y, Lin S Y, Lin K H, et al. Nutrients, 2014, 6(5): 2115.

[5] Yadav S R, Srivastava K K. Indian Journal of Plant Physiology, 1992, 35(3): 275.

[6] Essien E E, Ascrizzi R, Flamini G, et al. Chemistry of Natural Compounds, 2019, 55(5): 958.

[7] Hayati I N, Suhaimi A, Bakar N F. Asian Food Science Journal, 2018, 6(2): 1.

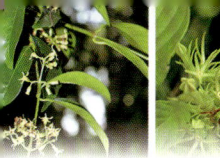

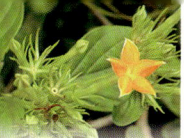

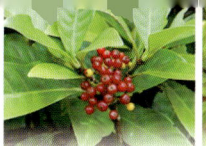

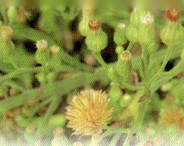

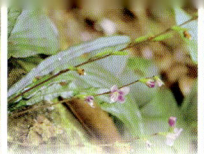

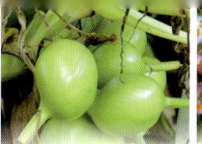

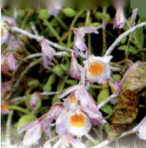

单叶新月蕨

苗语 gemz ndiv ndoiz caatq [ke:m³³ di:⁵³ do:i³³ tsʰa:t¹¹] 金底堆擦（野生薯擦）

【来源】金星蕨科新月蕨属植物，单叶新月蕨 *Pronephrium simplex* (Hook.) Holtt.

【形态特征】多年生草本。根状茎细长横走，先端疏被深棕色的披针形鳞片和钩状短毛。单叶，二型；不育叶的柄禾秆色，基部偶鳞片，向上密被钩状短毛，间有针状长毛；叶片椭圆状披针形，长渐尖头，基部对称，深心脏形，两侧呈圆耳状，边缘全缘或浅波状；叶脉上面可见，向上并行；叶两面被短毛，叶轴和叶脉上的毛更密，间有长毛。能育叶远高于不育叶，具长柄；叶片披针形，长渐尖头，基部心脏形，全缘，叶脉上面可见，向上并行；叶两面被短毛，叶轴和叶脉上的毛更密，间有长毛。孢子囊群生于小脉上，初为圆形，无盖，成熟时布满整个羽片下面。

【分布】在越南和日本有分布。在我国，分布于云南、广东、福建、香港、海南、台湾等地。在海南，分布于三亚、乐东、东方、昌江、五指山、保亭、陵水、万宁、儋州、琼海等。

【苗族民间应用】全草入药，煮水含或漱口用于舌头长疱。

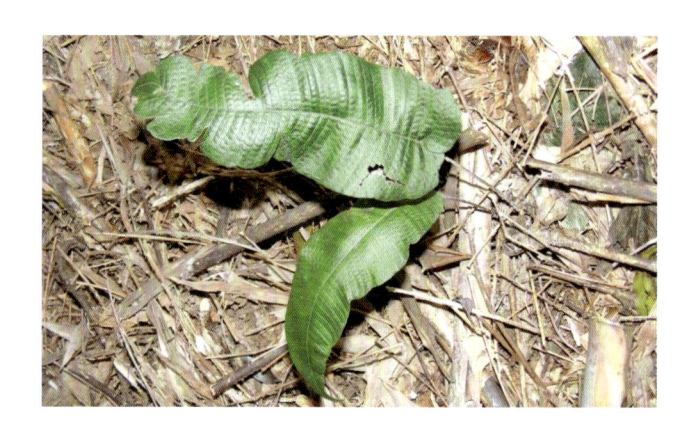

干旱毛蕨

苗语 qiais sat kiaox [gjai³⁵ sat⁴⁴ kʰja:u³¹] 延噻巧（菜断蕨）

【来源】金星蕨科毛蕨属植物，干旱毛蕨 *Cyclosorus aridus* (Don) Tagawa

【形态特征】多年生草本。根状茎横走，黑褐色，疏被棕色的披针形鳞片。叶远生，近草质，上面近光滑，下面沿叶脉疏生短毛，并有腺体；叶柄基部黑褐色，疏被棕色的披针

021

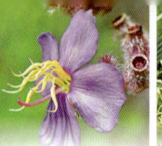

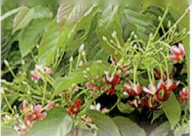

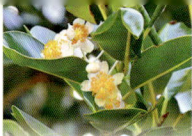

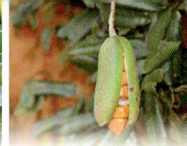

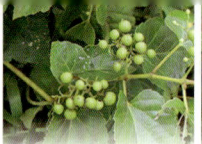

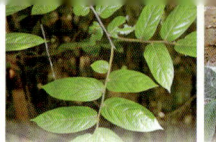

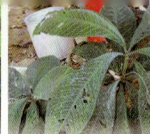

形鳞片，向上渐变为禾秆色，近光滑；叶片阔披针形，渐尖头，基部渐变狭，二回羽裂；羽片约 36 对，下部 6~10 对逐渐缩小成小耳片，近对生，中部羽片互生，披针形，渐尖头，基部上侧平截，稍突出，下侧斜出，羽裂达 1/3；裂片 25~30 对，三角形，骤尖头或尖头，全缘，由浅的倒三角形缺刻分开；叶脉两面清晰，每裂片 9~10 对。孢子囊群生侧脉中部稍上处，每裂片 6~8 对；囊群盖小，膜质，鳞片状，淡棕色，无毛，宿存。

【分布】在尼泊尔、印度、越南、菲律宾、印度尼西亚、马来西亚、澳大利亚有分布。在我国，分布于浙江、福建、江西、安徽、湖南、四川、西藏、海南、广西、云南等地。在海南，分布于乐东、东方、五指山、琼中等。

【苗族民间应用】全草入药，用米水捣烂包于患处，用于甲状腺肿、淋巴瘤、脖子肿大。

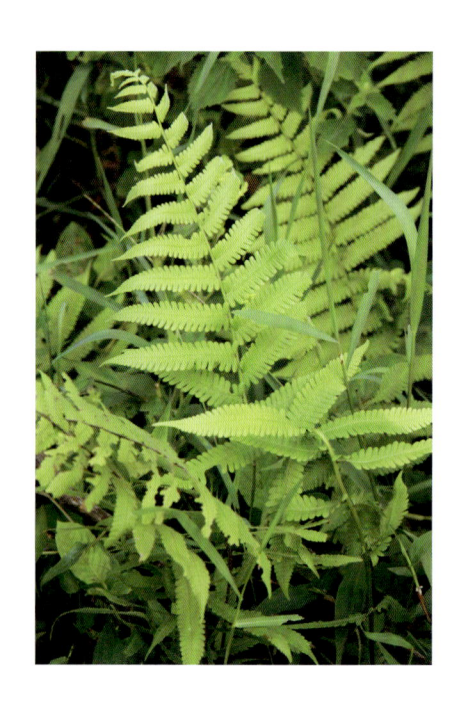

巢蕨

【苗语】zais ndaats kiaoj / noc gongz saans kiaoj [tsai³⁵ da:t³⁵ kʰja:u⁵¹ / no:⁴² ko:ŋ³³ sa:n³⁵ kʰja:u⁵¹] 崽苔巧 / 弩公散巧（鸡翅蕨 / 鸟公筋蕨）

【来源】铁角蕨科巢蕨属植物，巢蕨 *Neottopteris nidus* (L.) Sm.

【形态特征】多年生草本。根状茎直立，粗短，木质，深棕色，先端密被鳞片；鳞片蓬松，线形，先端纤维状并卷曲，边缘有几条卷曲的长纤毛，膜质，深棕色，有光泽。叶簇生；柄浅禾秆色，木质，干后下面为半圆形隆起，上面有阔纵沟，表面平滑而不皱缩，

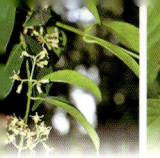

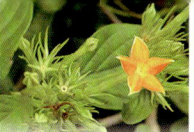

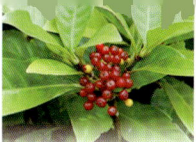

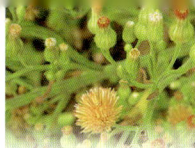

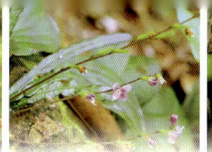

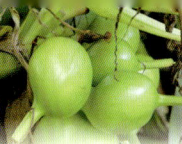

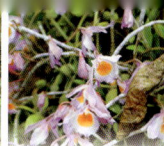

两侧无翅，基部密被线形棕色鳞片，向上光滑；叶片厚纸质或薄革质，阔披针形，叶边全缘；主脉下面几全部隆起为半圆形，上面下部有阔纵沟，向上部稍隆起，表面光滑，暗禾秆色；小脉两面均稍隆起，分叉或单一，平行。孢子囊群线形，生于小脉的上侧约1/2处；囊群盖线形，浅棕色，厚膜质，全缘，宿存。

【分布】在斯里兰卡、印度、缅甸、柬埔寨、越南、日本、菲律宾、马来西亚、印度尼西亚、大洋洲热带地区有分布。在我国，分布于台湾、广东、海南、广西、贵州、云南、西藏等地。在海南，分布于三亚、乐东、东方、昌江、五指山、保亭、陵水、万宁、琼中、儋州等。

【苗族民间应用】全草入药，与黄桐树皮配伍用于便秘。

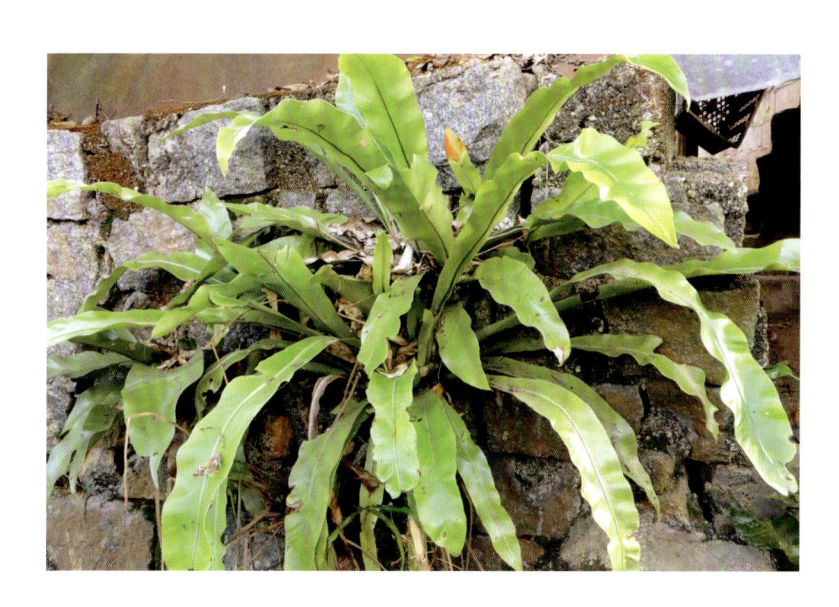

石生铁角蕨

苗语 qiaq giongs kiaoj [gja:¹¹ kjo:ŋ³⁵ kʰja:u⁵¹] 哑窘巧（铁角蕨）

【来源】铁角蕨科铁角蕨属植物，石生铁角蕨 *Asplenium saxicola* Rosenst.

【形态特征】多年生草本。根状茎短直，密被膜质、褐色鳞片。叶革质，下面棕色，两面均呈沟脊状，近簇生；叶柄灰禾秆色，基部密被膜质、褐色鳞片，上面有浅沟；叶片阔披针形，裂片少数，分离，顶生一片常呈三叉状，向下为一回羽状；羽片5~12对，下部的对生，向上互生，有长柄；基部羽片稍大，菱形，渐尖，基部为略不对称的圆楔形，边缘有不规则的小圆齿牙或片裂，向上各对羽片略小，与基部同形；叶脉两面隆起，主脉不显著，侧脉扇状分叉，不达边；叶轴灰禾秆色，上面有浅沟。孢子囊群狭线形，深

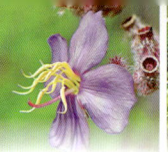

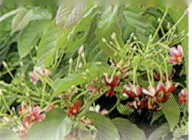

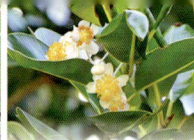

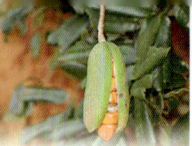

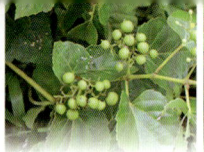

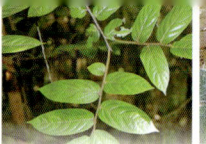

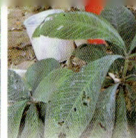

棕色，单生于小脉一侧，偶有不完全的双生，几达叶边，扇状不整齐排列；囊群盖狭线形，棕色，厚膜质，全缘。

【分布】广泛分布于温带、热带、亚热带地区。在我国，分布于山西、陕西、甘肃、新疆、江苏、安徽、浙江、江西、福建、台湾、河南、湖北、湖南、广东、广西、海南、四川、贵州、云南及西藏。在海南，分布于东方、昌江、保亭等。

【苗族民间应用】全草入药，用于咽喉炎。

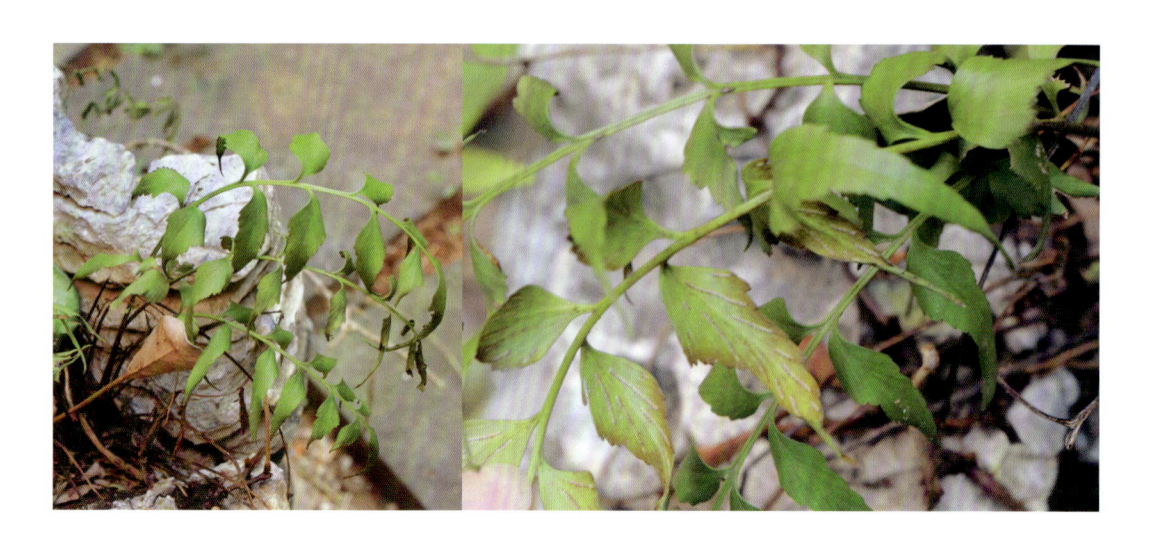

乌毛蕨

苗语 seiz kiaox [sei³³ kʰja:u³¹] 谁巧（疮蕨）

【来源】乌毛蕨科乌毛蕨属植物，乌毛蕨 *Blechnum orientale* L.

【形态特征】多年生草本。根状茎直立，粗短，木质，黑褐色，先端及叶柄下部密被鳞片；鳞片狭披针形，先端纤维状，全缘，中部深棕色或褐棕色，边缘棕色，有光泽。叶簇生于根状茎顶端；柄坚硬，基部往往为黑褐色，向上为棕禾秆色或棕绿色，无毛；叶片近革质，卵状披针形，一回羽状；羽片多数，二形，互生，无柄，下部羽片不育，极度缩小为圆耳形，向上羽片突然伸长，仅线形或线状披针形的羽片能育，通常羽片上部不育；叶脉上面明显，主脉两面均隆起，上面有纵沟，小脉分离，单一或二叉。孢子囊群线形，连续，紧靠主脉两侧，与主脉平行；囊群盖线形，宿存。

【分布】在印度、斯里兰卡、东南亚、日本、波利尼西亚有分布。在我国，分布于广东、广西、海南、台湾、福建、西藏、四川、云南、贵州、湖南、江西、浙江。在海南，分布于乐东、昌江、白沙、五指山、保亭、陵水、万宁、儋州、澄迈、文昌等。

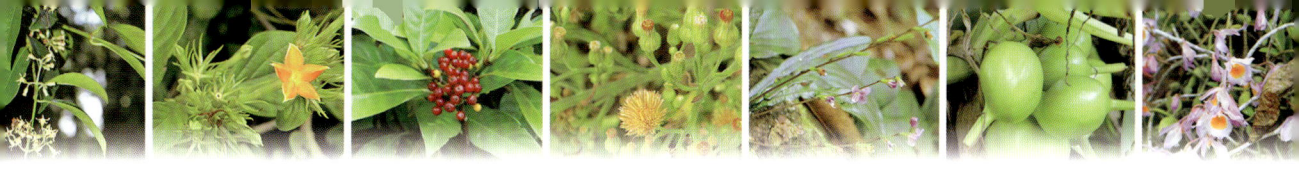

【化学成分】

（1）甾体类化合物：5-胆甾烯醇、24α-乙基-5-胆甾烯醇、24α-乙基-5,22-胆甾二烯醇、24α-甲基-5-胆甾烯醇、24β-甲基-5-胆甾烯醇、24-甲基-5,22-胆甾二烯醇[1]等。

（2）黄酮类化合物：quercetin-3,7-digalactoside、kaempferol-3,7-digalactoside、quercetin-7,4′-digalactoside、luteolin-7-glucuronide、apigenin-7-glucuronide、isorhamnetin-3-glucoside、apigenin-7,4′-glucuronide、quercetin-3-glucuronide、quercetin-3,4′-diglucoside、kaempferol-3,7-diglucoside、quercetin-3,4′-dimetylether-3-glucoside、acacetin-7-galactoside、kaempferol-3,7-diglucuronide、genkwanin-4′-glucuronide[2]等。

（3）酚性化合物：绿原酸[3]等。

【药理活性】 抗氧化活性[4]、抗菌活性[5-6]等。

【苗族民间应用】 嫩叶入药，捣烂外敷用于拔毒。

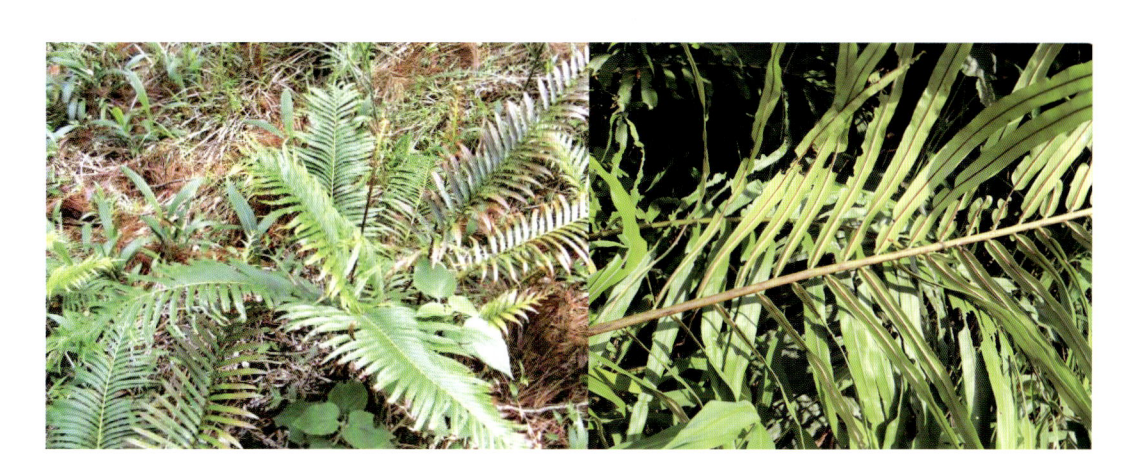

参考文献

[1] Chiu P L, Patterson G W, Salt T A. Phytochemistry, 1988, 27（3）: 819.

[2] Yusuf U K. American Fern Journal, 1994, 84（2）: 69.

[3] Bohm B A. Phytochemistry, 1968, 7（10）: 1825.

[4] Naik D J, Ramappa P T, Maddappa K, et al. International Journal of Biological & Pharmaceutical Research, 2013, 4（2）: 105.

[5] Thomas T. The Indian Fern Journal, 2010, 27: 73.

[6] Deepa J, Parashurama T R, Krishnappa M, International Journal of Pharma and Bio Sciences, 2013, 4（4）: 475.

肾蕨

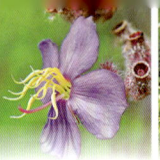

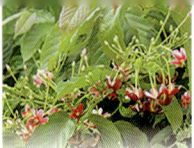

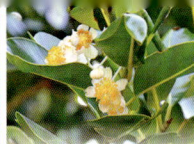

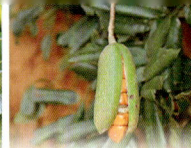

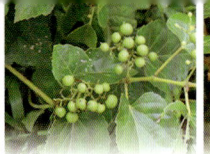

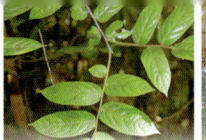

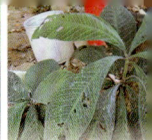

苗 语 maz laus kiaoj [ma³³ lau³⁵ kʰja:u⁵¹] 玛捞巧（马掘蕨）

【来源】肾蕨科肾蕨属植物，肾蕨 *Nephrolepis auriculata* (L.) Trimen

【形态特征】多年生草本。根状茎直立，被蓬松的淡棕色长钻形鳞片，下部有粗铁丝状的匍匐茎，匍匐茎棕褐色，疏被鳞片，有纤细的褐棕色须根；匍匐茎上生有近圆形的块茎，密被与根状茎上同样的鳞片。叶簇生，柄暗褐色，上面有纵沟，下面圆形，密被淡棕色线形鳞片；叶片纸质或草质，光滑，线状披针形或狭披针形，叶轴两侧被纤维状鳞片，一回羽状，羽状多数，45~120 对，互生，常密集而呈覆瓦状排列，披针形；叶脉明显，侧脉纤细，在下部分叉，小脉直达叶边附近，顶端具纺锤形水囊。孢子囊群成一行位于主脉两侧，肾形，少有近圆形，生于每组侧脉的上侧小脉顶端；囊群盖肾形，褐棕色，边缘色较淡，无毛。

【分布】广泛分布于热带及亚热带地区。在我国，分布于浙江、福建、台湾、湖南、广东、海南、广西、贵州、云南和西藏。在海南，分布于乐东、东方、昌江、五指山、保亭、琼中、儋州、琼海等。

【化学成分】

（1）甾体类化合物：β-谷甾醇、β-谷甾醇棕榈酸酯、环鸦片甾烯醇[1]、24-乙基胆甾醇、24-甲基胆甾醇、24-乙基胆甾-5,22-二烯醇、胆甾醇、24-甲基胆甾-5,22-二烯醇[2]等。

（2）黄酮类化合物：山柰酚-3-*O*-β-葡萄糖苷、槲皮素-3-*O*-β-鼠李糖苷[3]等。

（3）三萜类化合物：何帕烯、羊齿-9(11)-烯[1]、齐墩果酸[4]等。

（4）其他类化合物：软脂酸单甘油酯[3]、肉豆蔻酸十八烷基酯、正三十烷醇[4]等。

【苗族民间应用】叶入药，与米水一起捣烂外敷用于皮疹。

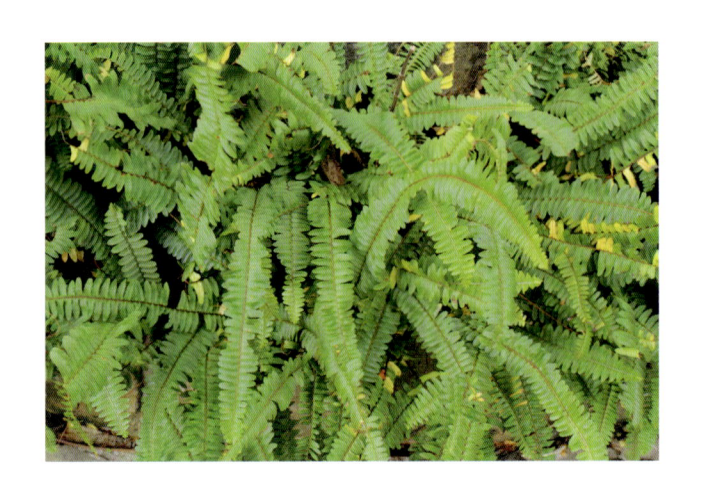

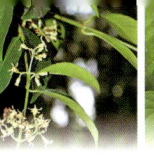

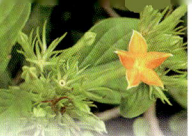

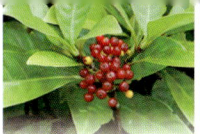

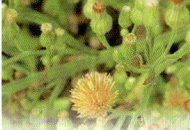

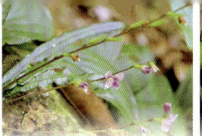

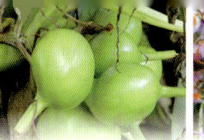

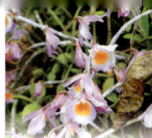

参考文献

[1] 国家中医药管理局《中华本草》编委会. 中华本草（2），1999：215.

[2] Chiu P L，Patterson G W，Salt T A. Phytochemistry，1988，27（3）：819.

[3] 王恒山，王光荣，谭明雄，等. 广西植物，2004，24（2）：155.

[4] 梁志远，杨小生，朱海燕，等. 广西植物，2008，28（3）：420.

槲蕨

【苗语】noc gongz domv / mborngc vongz dheiv loq［no:⁴² ko:ŋ³³ to:m⁵³ / bɔŋ⁴² vo:ŋ³³ ʔdei⁵³ lo:¹¹］弩公苓 / 蹦瓮蒂芦（鸟公巢 / 凤凰尾大）

【来源】水龙骨科槲蕨属植物，槲蕨 *Drynaria roosii* Nakaike

【形态特征】多年生草本。常附生于岩石、树干上。根状茎密被鳞片；鳞片斜升，盾状，边缘有齿。叶二型，基生不育叶圆形，基部心形，浅裂至叶片宽度的1/3，边缘全缘，黄绿色或枯棕色，厚干膜质，下面有疏短毛；能育叶叶柄具明显的狭翅；叶深羽裂，裂片7~13对，互生，披针形，边缘有不明显的疏钝齿，顶端急尖或钝；叶脉两面均明显。孢子囊群圆形，椭圆形，沿叶裂片背面中肋两侧各排列成2~4行，混生有大量腺毛。

【分布】在越南、老挝、柬埔寨、泰国、印度有分布。在我国，分布于长江以南地区。在海南，分布于昌江等地。

【化学成分】

（1）黄酮类化合物：北美圣草素[1-2, 5]、柚皮苷[2-3, 5-6, 11]、北美圣草素-7-*O*-β-D-吡喃葡萄糖苷[2]、新北美圣草苷[2, 5]、紫云英苷、阿福豆苷[1, 5]、2′,4′-二羟基二氢查耳酮[2]、木樨草素-7-*O*-β-D-葡萄糖醛酸苷[3-4]、山柰酚[4]、柚皮素[4, 10]、金鱼草素-6-新橙皮糖苷[5]、柚皮素-7-*O*-β-D-葡萄糖苷[5-6]、木樨草素-7-*O*-β-D-新橙皮糖苷[6]、木樨草素-7-*O*-β-D-葡萄糖苷[7]、苦参酮、leachianone A[8]、4β-羧甲基-表阿夫儿茶素甲酯[9]、(−)-表阿夫儿茶素[9, 12]、4α-羧甲基-(+)-表儿茶素甲酯、(+)-阿夫儿茶素-6-*C*-β-葡萄糖苷[10]、drynaether A[11]等。

（2）三萜类化合物：东北贯众醇乙酸酯、东北贯众醇、isoglaucanone[13]、环劳顿酮、何帕-21-烯、里白醇[14]、羊齿-9(11)-烯[13-15]、环劳顿醇[14-15]等。

（3）苯丙素及木脂素类化合物：落叶松脂素 4′-*O*-β-D-吡喃葡萄糖苷[2]、对羟基反式肉桂酸[3]、(*E*)-4-*O*-β-D-吡喃葡萄糖基反式咖啡酸[3, 16]、反式咖啡酸、二氢异阿魏酸[16]等。

（4）甾体类化合物：β-胡萝卜苷[2]、5-豆甾烯-3-醇、5-豆甾烯-3-酮[14]等。

（5）其他类化合物：3,4-二羟基苯甲酸、5-羟甲基糠醛[3]、2-呋喃甲酸、邻苯二

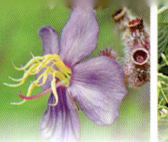

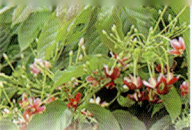

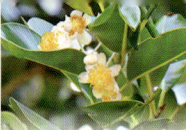

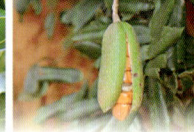

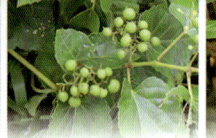

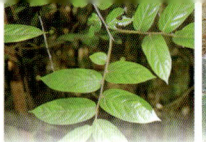

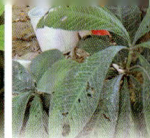

酚[17]等。

【药理活性】 抗骨质疏松活性[16]、促进骨折愈合活性[18]、抗炎活性[19]、促进牙齿生长活性[20]、降血脂活性[21]、防治中毒性耳聋[22]、肾保护活性[23]等。

【苗族民间应用】 根状茎入药，用米水捣烂外敷，用于带状疱疹。

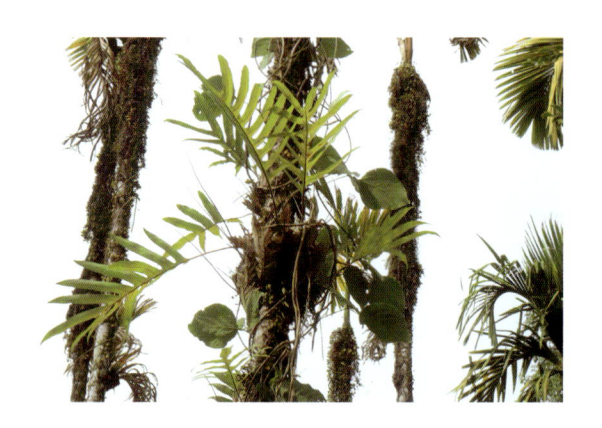

参考文献

［1］高颖，王新峦，王乃利，等. 中国药物化学杂志，2008，18（4）：51.

［2］梁永红，叶敏，韩健，等. 中草药，2011，42（1）：25.

［3］尚振苹，赵庆春，谭菁菁，等. 实用药物与临床，2010，13（4）：262.

［4］陈宏斌，张东. 陕西中医学院学报，2012，35（5）：96.

［5］高颖. 沈阳：沈阳药科大学硕士学位论文，2008.

［6］Wang X L, Wang N L, Zhang Y, et al. Chemical & Pharmaceutical Bulletin, 2008, 56（1）：46.

［7］高颖，房德敏. 中草药，2009，40（2）：323.

［8］Wang X L, Wang N L, Gao H, et al. Natural Product Research, 2010, 24（13）：1206.

［9］Chang E J, Lee W J, Cho S H, et al. Archives of Pharmacal Research, 2003, 26（8）：620.

［10］Liang Y H, Ye M, Yang W Z, et al. Phytochemistry, 2011, 72（14–15）：1876.

［11］Trinh P T N, Tri M D, Hien D C, et al. Natural Product Research, 2016, 30（7）：761.

［12］吴新安，赵毅民. 中国中药杂志，2005，30（6）：443.

［13］Liang Y, Wang W, Yu S, et al. Fitoterapia, 2010, 81（8）：988.

［14］周铜水，周荣汉. 中草药，1994，25（4）：175.

［15］刘振丽，吕爱平. 中国中药杂志，1999，24（4）：222.

［16］王新峦，王乃利，黄文秀，等. 沈阳药科大学学报，2008，25（1）：24.

［17］隋洪飞. 内蒙古中医药，2015，34（5）：142.

［18］贺旭峰，祝涛. 中医正骨，2013，25（11）：67.

［19］殷方明，肖涟波，张昀. 中国骨伤，2015，28（2）：182.

［20］许彦枝，高永博，郭晶洁，等. 中国医院药学杂志，2007，27（10）：1377.

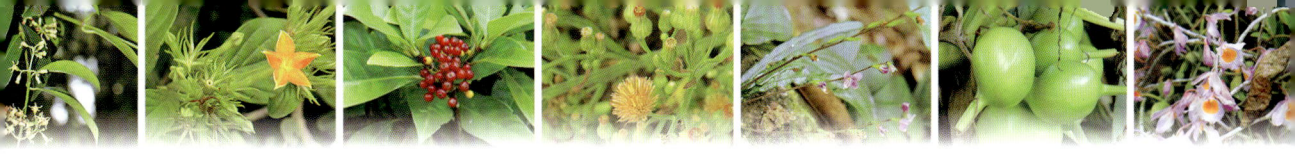

[21] 肖翔龙, 张恒波. 中国现代药物应用, 2018, 12 (16): 220.

[22] 戴小牛, 童素琴, 贾淑萍, 等. 东南大学学报 (医学版), 2000, 19 (4): 248.

[23] 蒋文功, 出蒲照国, 方敬爱, 等. 中国中西医结合肾病杂志, 2006, 7 (2): 75.

栎叶槲蕨

【苗语】munz eis kiaoj [mun³³ ei³⁵ kʰja:u⁵¹] 门诶巧（人医蕨）

【来源】水龙骨科槲蕨属植物, 栎叶槲蕨 *Drynaria quercifolia* (L.) Sm.

【形态特征】多年生草本。根状茎横走, 分枝, 粗壮, 肉质; 幼嫩部分密被蓬松的鳞片; 鳞片披针形, 深棕色, 盾状着生, 边缘有许多密集的小齿。不育叶基生, 革质, 两面无毛, 棕色, 阔卵形, 基部心脏形而有耳, 无柄, 边缘浅裂至深裂, 裂片顶端钝圆, 全缘; 侧脉粗壮, 两面隆起。能育叶革质, 两面无毛, 长圆形, 羽状深裂, 叶轴两侧具翅; 裂片阔披针形, 顶端渐尖, 向基部渐狭; 叶柄粗壮, 棕色, 无毛, 具狭翅, 基部被鳞片。孢子囊群圆形或椭圆形, 在每对侧脉之间有两行。

【分布】在斯里兰卡、印度、尼泊尔、不丹、孟加拉国、缅甸、马来西亚、斐济等国家有分布和中南半岛国家有分布。在我国, 分布于海南。在海南, 分布于三亚、东方、昌江、陵水、儋州、定安等。

【化学成分】

（1）三萜类化合物: 根茎中含木栓酮、表木栓醇、β-香树素[1]、乙酰基羽扇醇[2]等。

（2）甾体类化合物: β-谷甾醇、β-谷甾醇 3-β-D-吡喃葡萄糖苷[1]等。

（3）酚性化合物: 柑橘苷[1]、3,4-二羟基苯甲酸[2]等。

【药理活性】抗菌活性[2]、抗氧化活性[3]、抗炎活性[3]、镇痛活性[4]、肝脏保护活性[5]、抗肿瘤活性[6]、降血糖和降血脂活性[7]、促进伤口愈合活性[8]、抗尿结石活性[9]、抗生育活性[10]、改善关节炎活性[11]等。

【苗族民间应用】全草入药, 外用于缓解关节疼痛。

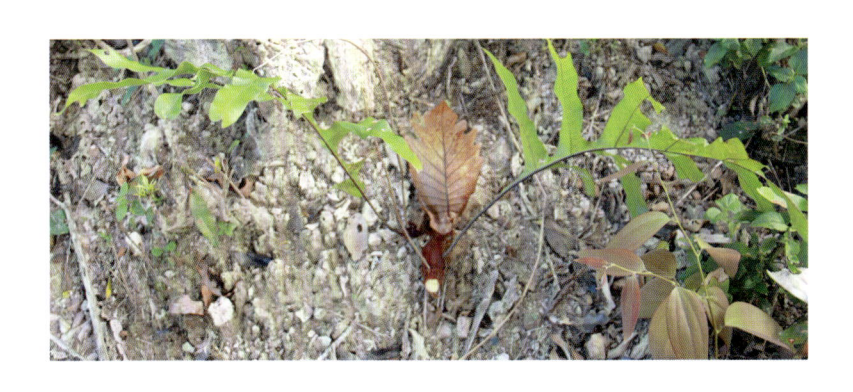

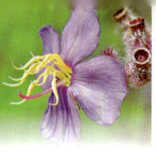

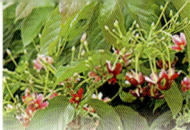

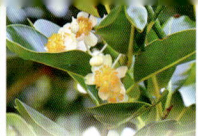

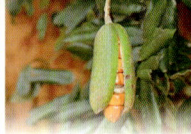

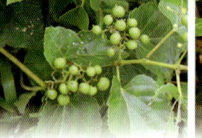

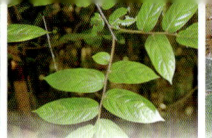

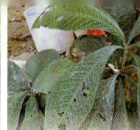

参考文献

[1] Ramesh N, Viswanathan M B, Saraswathy A, et al. Fitoterapia, 2001, 72 (8): 934.

[2] Khan A, Haque E, Rahman M, et al. Daru Journal of Pharmaceutical Sciences, 2007, 15 (4): 205.

[3] Das B, Choudhury MD, Dey A, et al. International Journal of Pharmacy and Pharmaceutical Sciences, 2014, 6 (6): 43.

[4] Mohanta M C, Ganguly A, Begum F, et al. Journal of Pharmacy Research, 2015, 8 (1): 41.

[5] Kamboj P, Kalia A N. British Journal of Pharmaceutical Research, 2013, 3 (4): 563.

[6] Soni D, Jagan Mohan K, Sai Goud A, et al. Journal of Pharmacy Research, 2012, 5 (1): 117.

[7] Rajimol E K, Mohammed S P, Latheef N, et al. International Journal of Pharmaceutical Sciences Review & Resear, 2014, 25 (1): 118.

[8] Padhy R, Dash S K, Patra S, et al. Journal of Pharmacy and Biological Sciences, 2014, 9 (5): 38.

[9] Mazumder P B, Mazumder B, Choudhury MD, et al. Assam University Journal of Science & Technology, 2011, 7 (1): 79.

[10] Das B, Dey A, Das Talukdar A, et al. Journal of Ethnopharmacology, 2014, 153 (2): 424.

[11] Saravanan S, Mutheeswaran S, Saravanan M, et al. Food & Chemical Toxicology, 2013, 51 (1): 356.

崖姜蕨

【苗语】noc gongz domv [no:⁴² ko:ŋ³³ to:m⁵³] 弩公苓（鸟公巢）

【来源】水龙骨科连珠蕨属植物，崖姜蕨 *Pseudodrynaria coronans* (Wall. ex Mett.) Ching

【形态特征】多年生草本。根状茎横卧，肉质，密被蓬松的长鳞片，有被茸毛的线状根混生于鳞片间，根状茎盘结成为大块的垫状物，由此生出一丛无柄而略开展的叶，形成一个圆而中空的高冠，形体极似巢蕨。鳞片钻状长线形，深锈色，边缘有睫毛。叶硬革质，两面均无毛，裂片常从关节处脱落；叶长圆状倒披针形，中部较宽，顶端渐尖，向下渐变狭，至下约1/4处狭缩成翅，至基部又渐扩张成膨大的圆心脏形；基部叶有宽缺刻或浅裂的边缘，基部以上叶为羽状深裂，再向上几乎深裂到叶轴；裂片多数，被缺刻所分开，披针形；叶脉粗而明显，达边缘；叶片下半部通常不育。孢子囊群位于小脉交叉处，4~6个生于侧脉之间，略偏近下脉，在主脉与叶缘间排成一长行，圆球形或长圆形，分离，但成熟后常多少汇合成一连贯的囊群线。

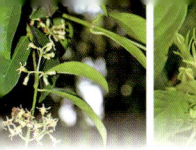

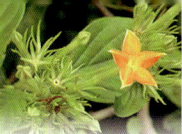

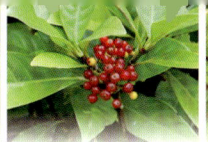

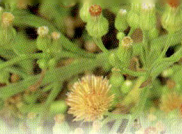

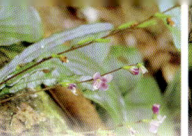

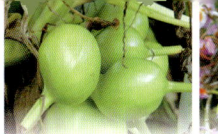

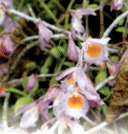

【分布】在越南、缅甸、老挝、印度、尼泊尔、马来西亚、日本、泰国等国有分布。在我国，分布于澳门、福建、台湾、广东、广西、海南、贵州、云南、西藏等地。在海南，分布于东方、昌江、保亭等。

【化学成分】柚皮苷[1]。

【苗族民间应用】全草入药，用于跌打损伤、骨质增生、骨裂、接骨。

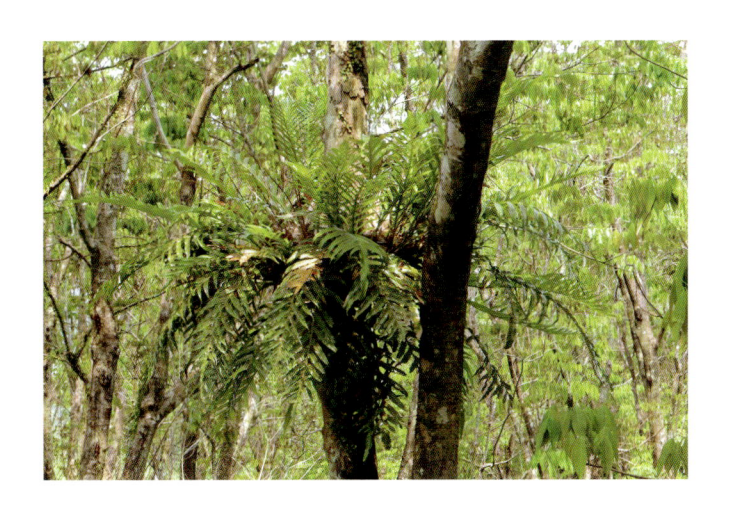

参考文献

[1] 杜迎翔，李焱，周铜水，等. 化工时刊，2002，16（10）：41.

小叶买麻藤

苗语 dhang mayv meiq [ʔdaŋ⁴⁴ ma:i⁵³ mei¹¹] 当麦美（笃卖藤）

【来源】买麻藤科买麻藤属植物，小叶买麻藤 *Gnetum parvifolium* (Warb.) C. Y. Cheng ex chun

【形态特征】藤本。茎枝圆形；皮土棕色或灰褐色；皮孔较明显。叶革质，椭圆形、窄长椭圆形或长倒卵形，先端急尖或渐尖而钝，稀钝圆，基部宽楔形或微圆；侧脉细，在叶面不明显，在叶背隆起，长短不等，不达叶缘；小脉在叶背形成明显细网；叶柄较细短。雄球花序不分枝或一次分枝，分枝三出或成两对；雄球花穗具5~10轮环状总苞，每轮总苞内具雄花40~70朵；雄花基部有不显著的棕色短毛；花穗上端有不育雌花10~12朵；雌球花序多生于老枝上，一次三出分枝；雌球花穗细长，每轮总苞内有雌花5~8朵，雌花基部有不明显的棕色短毛。种子长椭圆形或窄矩圆状倒卵圆形，先端常有小尖头，种脐近圆形，熟后假种皮红色。

【分布】在越南、老挝有分布。在我国，分布于福建、贵州、广东、广西、湖南和海南等。在海南，分布于三亚、昌江、万宁、澄迈、琼海等。

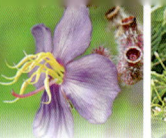

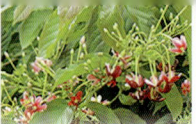

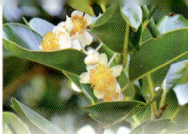

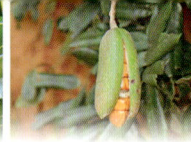

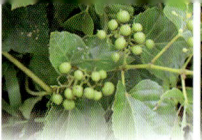

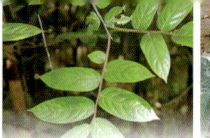

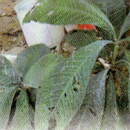

【化学成分】

（1）芪类化合物：resveratrol、isorhapontigenin、isorhapontigenin-3-O-β-D-glucopyranoside、gnetulin[1-2]、(−)ε-viniferin、shegansu B、gnetuhainin E、gentol[2]等。

（2）黄酮类化合物：homoeriodictyol[2]、gnetifolin B[3]、apigenin、chrysoderol[4]等。

（3）生物碱类化合物：消旋去甲基乌药碱盐酸盐[5]、(±)-N-Methylhigenamine、trigonelline、(±)-8-(p-Hydroxybenzyl)-2,3,10,11-tetrahydroxyprotoberine pentaaceate、higenamine、(−)-N-Methylhigenamine-N-oxide[6]等。

【药理活性】 抗炎活性[7]、心血管活性[8]、抗蛇毒活性[9]、肝脏保护活性[10]等。

【苗族民间应用】 茎叶入药，用于治疗骨折。

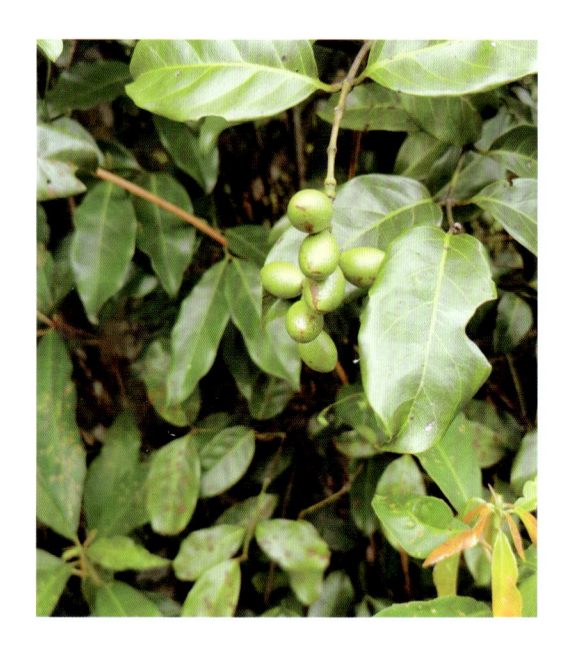

参考文献

[1] Tanaka T, Iliya I, Ito T, et al. Chemical & Pharmaceutical Bulletin, 2001, 49（7）：858.

[2] 王健伟, 梁敬钰, 李丽. 中国天然药物, 2006, 4（6）：432.

[3] Lin M, Li J B, Li S Z, et al. Phytochemistry, 1992, 31（2）：633.

[4] 周祝, 徐婷婷, 胡昌奇. 中草药, 2002, 33（3）：212.

[5] 福建医药研究所药物研究二室等. 药学学报, 1980, 15（7）：434.

[6] Xu Q, Lin M. Journal of Natural Products, 1999, 62（7）：1025.

[7] 王健伟, 梁敬钰. 海峡药学, 2006, 18（2）：15.

[8] 叶聚荣, 林大杰, 郑幼兰, 等. 福建医药杂志, 1980, 3：30.

[9] 洪庚辛, 滕忠, 韦宝伟, 等. 中草药, 1983, 14（4）：26.

[10] 中国医学科学研究所. 中草药现代研究（第三卷）. 1997：156.

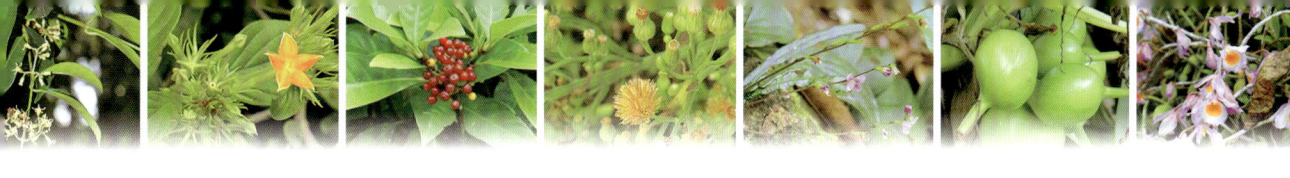

海南木莲

【苗 语】moc qinz [mo:⁴² gin³³] 末仟（木莲）

【来源】木兰科木莲属植物，海南木莲 *Manglietia fordiana* var. *hainanensis* (Dandy) N. H. Xia

【形态特征】乔木。树皮淡灰褐色；芽、小枝多少残留红褐色平伏短柔毛。叶薄革质，倒卵形，狭倒卵形、狭椭圆状倒卵形，边缘波状起伏，先端急尖或渐尖，基部楔形，沿叶柄稍下延，上面深绿色，下面较淡，疏生红褐色平伏微毛；侧脉每边 12~16 条；叶柄细弱，基部稍膨大；托叶痕半圆形。佛焰苞状苞片薄革质，阔圆形，顶端开裂；花被片 9，每轮 3 片，外轮薄革质，外面绿色，内 2 轮钝白色，带肉质。聚合果褐色，卵圆形或椭圆状卵圆形。种子红色，稍扁。

【分布】海南特有种，分布于乐东、白沙、五指山、陵水、万宁等。

【苗族民间应用】叶入药，用于刀伤。

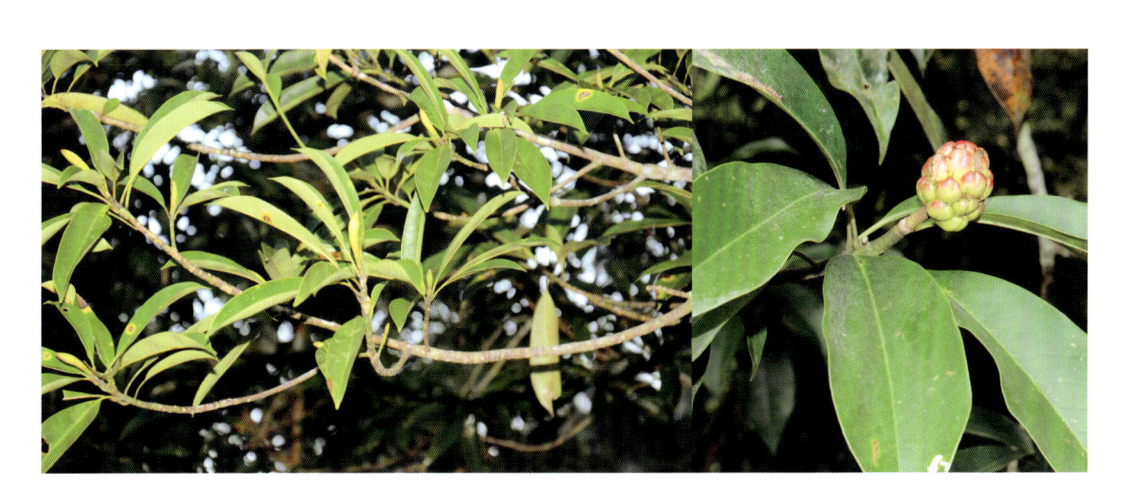

香港木兰

【苗 语】moc lonz [mo:⁴² lo:n³³] 末兰（木兰）

【来源】木兰科木兰属植物，香港木兰 *Magnolia championii* Benth.

【形态特征】灌木或小乔木。嫩枝绿色，被淡褐色长毛。叶革质，椭圆形，狭长圆状椭圆形或狭倒卵状椭圆形，先端常渐尖或尾状渐尖，基部稍下延，楔形或狭楔形，上面深绿色，叶下面淡绿色，叶背基部被淡褐色长毛；中脉被淡褐色长毛；侧脉每边 8~12 条，直至近叶缘开叉弯曲向上环结；叶柄内面被淡褐色长毛；托叶痕几达叶柄顶端。花直

033

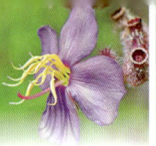

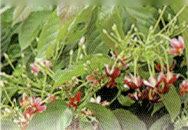

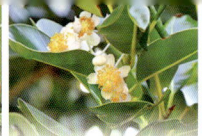

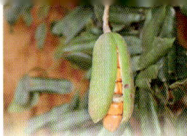

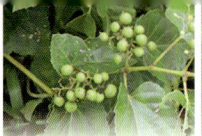

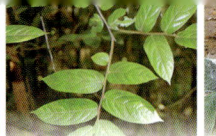

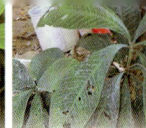

立，极芳香；花梗被淡黄色长毛；花被片9，外轮3片淡绿色，长圆状椭圆形，内2轮白色，倒卵形，肉质，顶端有时凹缺。聚合果；蓇葖具喙。种子狭长圆体形或不规则卵圆形。

【分布】在越南有分布。在我国，分布于海南、广东、香港、广西等地。在海南，分布于三亚、乐东、保亭、万宁等。

【苗族民间应用】叶入药，用于外伤。

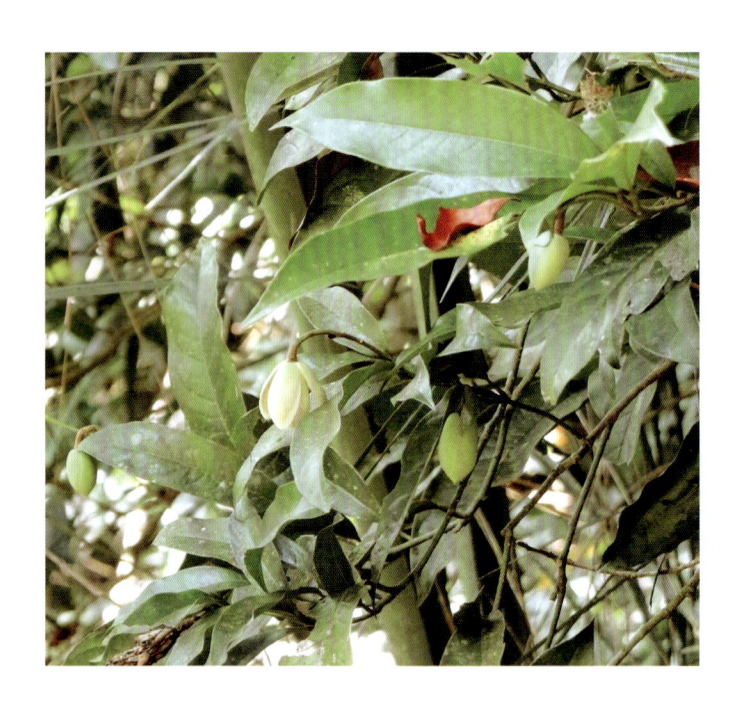

山椒子

苗语 dhang zyuj meiq [ʔdaŋ⁴⁴ tsi:u⁵¹ mei¹¹] 当究美（笃照藤）

【来源】番荔枝科紫玉盘属植物，山椒子 *Uvaria grandiflora* Roxb.

【形态特征】攀援灌木。全株密被黄褐色星状柔毛至绒毛。叶纸质或近革质，长圆状倒卵形，顶端急尖或短渐尖，有时有尾尖，基部浅心形；侧脉每边10~17条，在叶面扁平，在叶背凸起；叶柄粗壮。花单生，与叶对生，紫红色或深红色；花梗短；苞片2，卵圆形；萼片膜质，宽卵圆形，顶端钝或急尖；花瓣卵圆形或长圆状卵圆形，内轮比外轮稍大些，两面被微毛。果呈长圆柱状，顶端有尖头。种子卵圆形，扁平，种脐圆形。

【分布】在印度、缅甸、泰国、越南、马来西亚、菲律宾和印度尼西亚有分布。在我国，分布于广东、海南。在海南，分布于三亚、乐东、东方、昌江、白沙、儋州、定安等。

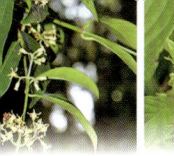

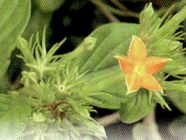

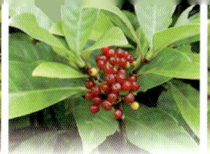

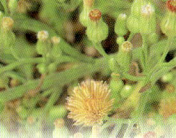

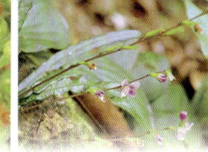

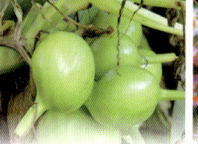

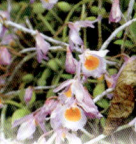

【化学成分】

（1）多氧取代的环已烯：(−)-3-O-debenzoylzeylenone、pipoxide chlorohydrin、(−)-zeylenone、[1]、uvarigranones A~D、uvarigranol J [2]、(−)-zeylenol [1, 3]、grandiflorone、grandifloracin [4]、uvarigranol A~I [5-7] 等。

（2）番荔枝内酯类：大花紫玉盘素、大花紫玉盘脂素、大花紫玉盘素 A-F [7] 等。

（3）生物碱类：velutinam [1]、N-(p-hydroxyphenethyl)-p-coumaramide、aristololactam AI$_a$ [8] 等。

【药理活性】 抗肿瘤活性 [1, 3]、抗炎活性 [3]、抗氧化活性 [9] 等。

【苗族民间应用】 茎皮、枝叶入药，茎皮煮水用于肠炎；枝叶捣烂外敷用于外伤消炎。

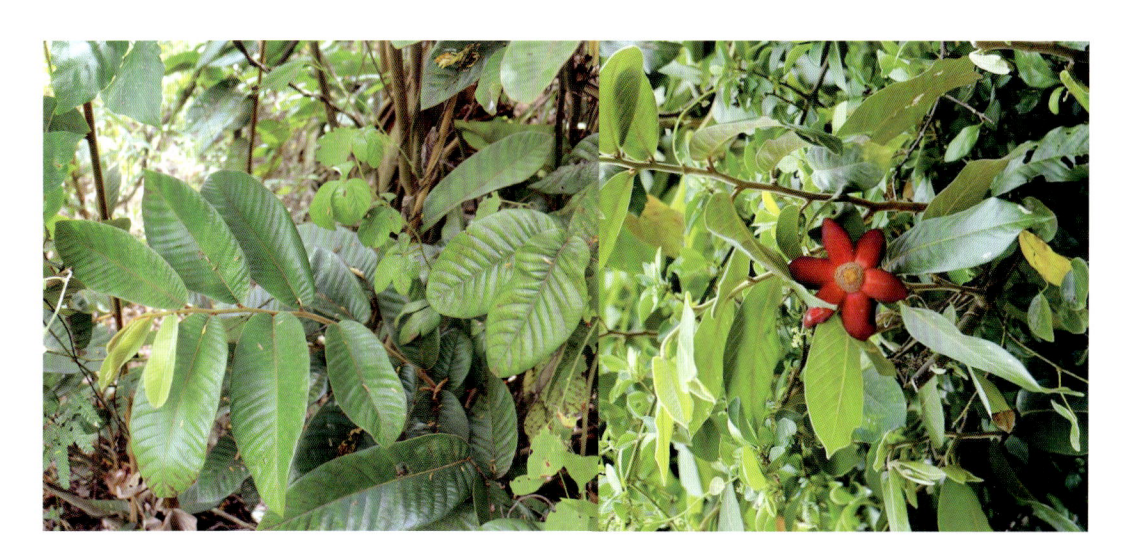

参考文献

[1] Ho D V, Kodama T, Le H T B, et al. Bioorganic & Medicinal Chemistry Letters，2015，25（16）：3246.

[2] Liao Y, Zou Z, Jian G, et al. Journal of Chinese Pharmaceutical Sciences，2000，9（4）：170.

[3] Seangphakdee P, Pompimon W, Meepowpan P, et al. Scienceasia，2013，39（6）：610.

[4] Liao Y H, Xu L Z, Yang S L, et al. Phytochemistry，1997，45（4）：729.

[5] Pan X P, Yu D Q. Chinese Chemical Letters，1995，6（4）：305.

[6] Pan X P, Yu D Q, Lee K H. Chinese Chemical Letters，1996，7（3）：241.

[7] 潘锡平. 中国协和医科大学博士学位论文，1996.

[8] 廖永红，徐丽珍，杨世林，等. 中草药，1996，27（9）：524.

[9] Aminimoghadamfarouj N, Nematollahi A, Wiart C. Journal of Pharmacy Research，2011（4）：944.

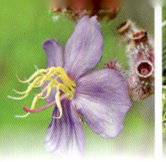

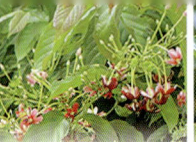

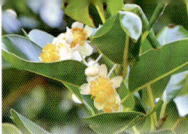

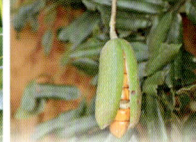

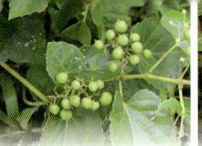

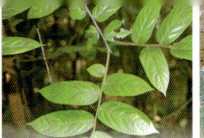

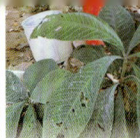

皂帽花

【苗语】zi mbiat meiq ranz [tɕi⁴⁴ bjat⁴⁴ mei¹¹ zan³³] 积家美然（扳机藤中）

【来源】番荔枝科皂帽花属植物，皂帽花 *Dasymaschalon trichophorum* Merr.

【形态特征】灌木。幼枝密被长柔毛。叶纸质，长圆形至阔长圆形，顶端急尖而钝头，基部圆形或浅心形，上面中脉被疏长柔毛，下面灰绿色，密被长柔毛；侧脉每边10~14条，上面扁平，下面凸起，网脉不明显；叶柄极短，密被长柔毛。花红色，单朵腋生；花梗细，密被长柔毛；小苞片宿存，阔卵形或长圆状卵圆形，被长柔毛；萼片阔卵形至卵状披针形，两面被疏长柔毛，宿存；花瓣厚，披针形，外面被紧贴灰色的柔毛，内面无毛。果念珠状，无毛或近无毛；果节圆球状，顶端急尖或有小尖头。

【分布】在我国，分布于广东、广西、海南。在海南，分布于三亚、东方、昌江、白沙、五指山、保亭、陵水、琼中等。

【化学成分】

（1）黄酮类化合物：5-methoxydasytrichone、柚皮素、二氢山柰酚[1]、dasytrichone[1-2]等。

（2）酚性化合物：3,4,5-trimethoxyphenol-β-D-glucopyranoside、白藜芦醇[1]等。

（3）生物碱类化合物：*N*-反式-咖啡酰基对羟基苯乙胺[1]、10-amino-3,6-dihydroxy-2,4-dimethoxyphenanthrene-1-carboxylicacidlactam oldhamactam[3]等。

（4）挥发油：皂帽花果实中挥发油的主要成分为橙花叔醇（19.887%）、石竹烯（16.714%）和β-月桂烯（9.29%）[4]。

【药理活性】抗肿瘤活性[2,4]等。

【苗族民间应用】茎叶入药，用于骨折。

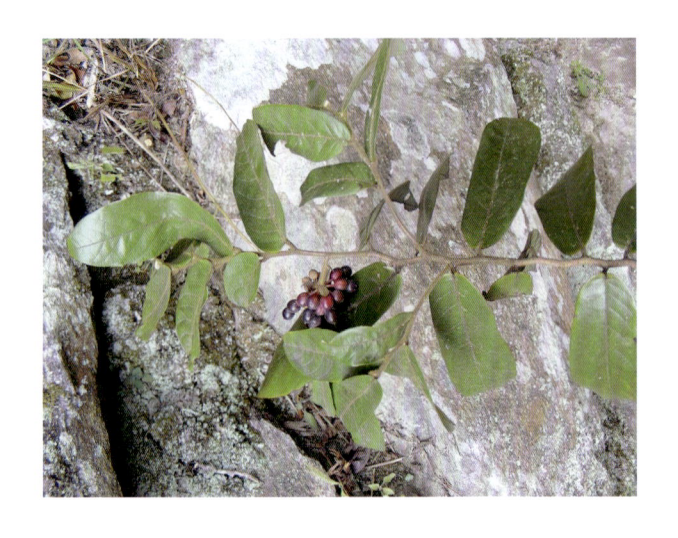

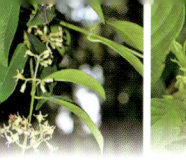

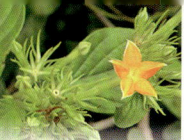

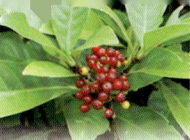

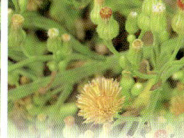

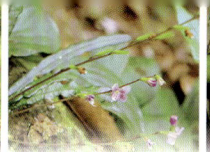

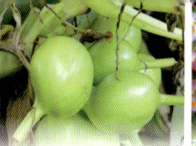

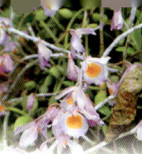

参考文献

[1] 周晓磊，史宁，白皎，等. 中国药学杂志，2013，48（11）：863.

[2] Liu Y L, Ho D K, Cassady J M, et al. Natural Product Letters, 1992, 1（3）：161.

[3] 周晓磊，吴久鸿，白皎，等. 中国天然药物，2013，11（1）：81.

[4] 李小宝，陈光英，宋小平，等. 中药材，2013，36（11）：1786.

瓜馥木

苗语 zi mbiat meiq loq [tɕi⁴⁴ bjat⁴⁴ mei¹¹ lo:¹¹] 积家美芦（扳机藤大）

【来源】番荔枝科瓜馥木属植物，瓜馥木 *Fissistigma oldhamii* (Hemsl.) Merr.

【形态特征】攀援灌木。小枝被黄褐色柔毛。叶革质，倒卵状椭圆形或长圆形，顶端圆形或微凹，有时急尖，基部阔楔形或圆形，叶面无毛，叶背被短柔毛，老渐无毛；侧脉每边16~20条，上面扁平，下面凸起；叶柄被短柔毛。伞花序；萼片阔三角形，顶端急尖；花瓣2轮。果圆球状，密被黄棕色绒毛。种子圆形。

【分布】在越南有分布。在我国，分布于浙江、江西、福建、台湾、湖南、广东、广西、云南、海南等。在海南，分布于三亚、乐东、昌江、白沙、五指山、万宁、琼中、儋州、琼海等。

【化学成分】

（1）生物碱类化合物：菲类生物碱：1,2,3-三甲氧基氧化阿朴菲生物碱、calycinine[1]、anolobine[2]、荷叶碱[3]、番荔枝碱[3-4]、甲氧番荔枝碱[1-4]、瓜馥木碱甲[5]、isoboldine[6]、1,2-亚甲二氧基-*N*-甲氧酰基-阿朴菲生物碱[7]、fissistigamide A~B[8]。吗啡烷类生物碱：瓜馥木碱乙[9]、*N*-nor-2,3,6-trimethoxymorphinandien-7-one[10]。小檗碱类生物碱：小檗

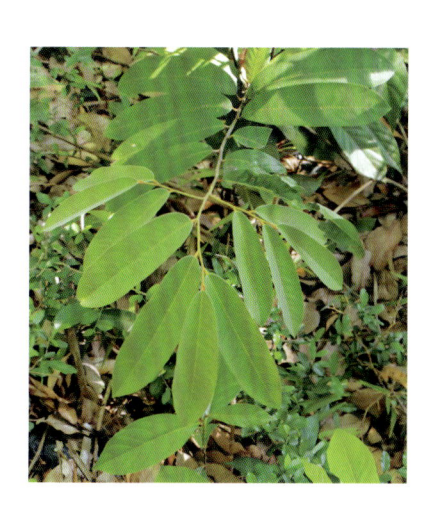

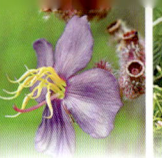

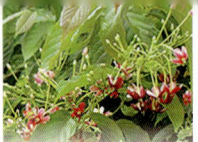

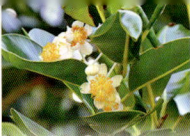

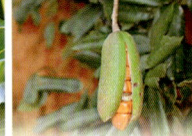

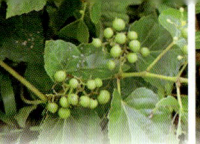

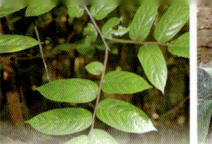

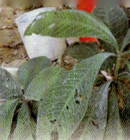

碱[11]。酰胺类生物碱：马兜铃内酰胺 A Ⅲa[1-4]、N-*trans*-feruloildopamina[3]、马兜铃内酰胺 AⅡ[1, 6]、aristololactam GⅠ~GⅡ[8]、fissoldhimine[12]、7′-(3′,4′-dihydroxyphenyl)-N-[(4-methoxyphenyl)ethyl]propenamide[13, 14]。

（2）倍半萜类化合物：dysodensiols G~H、dysodensiol E[6, 15]、isodauc-6-ene-10β,14-diol、aromadendrane-4α,10α-diol[15]等。

【药理活性】 镇痛活性[5]、抗炎活性[1, 8, 15]、免疫抑制活性[13]、心血管保护活性[16]等。

【苗族民间应用】 枝叶入药，用于骨伤；茎秆还可以用于煮凉茶。

参考文献

[1] Zhang Y, Zhong X, Zheng Z, et al. Bioorganic & Medicinal Chemistry, 2007, 15（2）：988.

[2] 钟圣海, 付艳辉, 周学明, 等. 中国中药杂志, 2016, 41（15）：2838.

[3] 周学明. 海南师范大学博士学位论文, 2017.

[4] 钟圣海. 海南师范大学硕士学位论文, 2016.

[5] 张洁, 余世平, 舒坤, 等. 黑龙江畜牧兽医, 2015, 6：205.

[6] 郑宗平, 梁敬钰, 胡立宏. 中国天然药物, 2005, 3（3）：151.

[7] 傅春燕, 尹文清, 周中流. 中药材, 2007, 30（4）：409.

[8] Ge Y W, Zhu S, Shang M Y, et al. Phytochemistry, 2013, 86：201.

[9] 徐昌瑞, 谢平, 朱英, 等. 中药通报, 1982（3）：30.

[10] Wu J, Cheng Y, Chiu N, et al. Planta Medica, 1993, 59（2）：179.

[11] 傅春燕. 广西师范大学硕士学位论文, 2007.

[12] Wu J, Cheng Y, Kuo S, et al. Chemical & Pharmaceutical Bulletin, 1994, 42（10）：2202.

[13] Hu X, Zhong X, Zhang X, et al. Life Sciences, 2007, 81（25-26）：1677.

[14] 金晨, 张凌, 陈佳倩, 等. 中成药, 2020, 42（10）：2699.

[15] Zhou X M, Zheng C J, Zhang Y Q, et al. Planta Medica, 2017, 83（3-4）：217.

[16] 陈奇, 林炳流, 陈芝喜, 等. 中国药理学报, 1985, 6（1）：48.

假鹰爪

苗 语 zi mbiat meiq gins [tɕi⁴⁴ bjat⁴⁴ mei¹¹ kin³⁵]积家美荩（扳机藤小）

【来源】 番荔枝科假鹰爪属植物，假鹰爪 *Desmos chinensis* Lour.

【形态特征】 直立或攀援灌木。除花外，全株无毛；枝皮粗糙，有纵条纹，有灰白色凸起的皮孔。叶薄纸质或膜质，长圆形或椭圆形，少数为阔卵形，顶端钝或急尖，基部圆形或稍偏斜。花黄白色，单朵与叶对生或互生；花梗无毛；萼片卵圆形，外面被微柔毛；

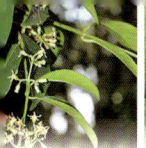

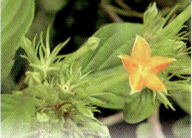

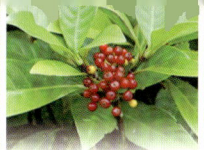

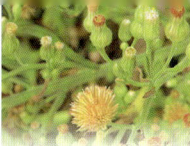

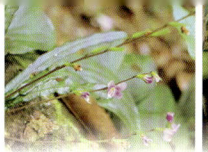

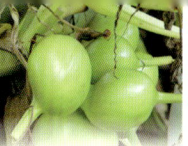

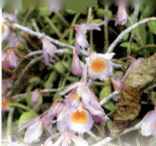

外轮花瓣比内轮花瓣大，长圆形或长圆状披针形，顶端钝，两面被微柔毛，内轮花瓣长圆状披针形，两面被微毛；花托凸起，顶端平坦或略凹陷。果念珠状。内有种子1~7颗，种子为球状。

【分布】在印度、老挝、柬埔寨、越南、马来西亚、新加坡、菲律宾和印度尼西亚等国有分布。在我国，分布于广东、海南、广西、云南和贵州等。在海南，分布于乐东、东方、昌江、白沙、五指山、保亭、陵水、万宁、琼中、儋州、琼海、文昌等。

【化学成分】

（1）黄酮类化合物：unonal[1-2]、isounonal[2-3]、negletein[4]、eucryphin、mosloflavone[5]、5,7-dihydroxy flavane[6]、desmosflavans A、pinocembrin、chrysin[7]、isounonal-7-methylether[8]、desmosflavanone Ⅱ[9]、desmethoxymatteucinol-7-methylether[10]、desmethoxymatteucinol[1, 11]、5,6-dihydroxy-7-methoxy-dihydroflavone[12]、5-methoxy-7-hydroxyflavavone[13]、desmal[14]、2′,4′-dihydroxy-3′-(2,6-dihydroxybenzyl)-6′-methoxychalcone[6, 15]、saiyutones A~D[16]等。

（2）生物碱类化合物：3,9,11-三甲氧基-1,2-亚甲二氧基氧化阿朴菲、oxoanolobin[17]等。

（3）其他类成分：β-谷甾醇、豆甾醇[1, 8]、尿囊酸、琥珀酸、硬脂酸[2]、苯甲酸[3]等。

【药理活性】抗肿瘤活性[7-8]、免疫抑制活性[12]等。

【苗族民间应用】叶、花入药，叶作酒饼；花煮水喝用于咽炎、尿酸高。

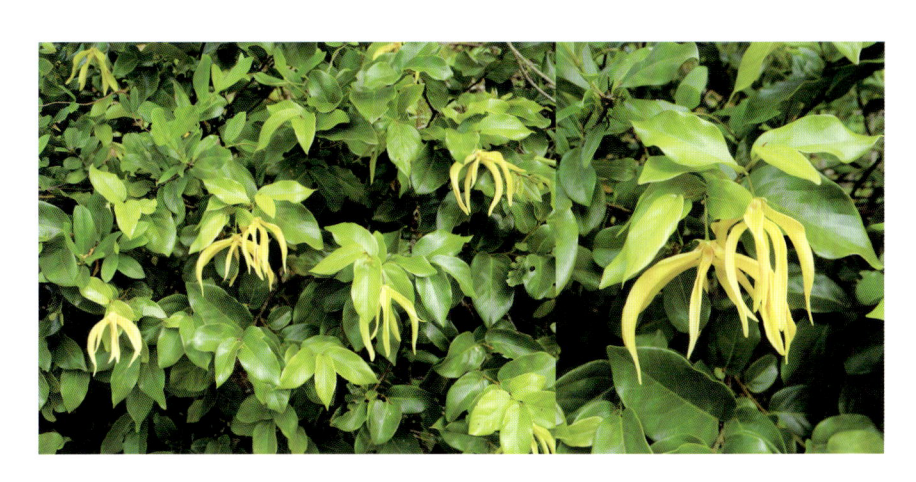

参考文献

[1] 吴久鸿, 廖时萱, 梁华清, 等. 药学学报, 1994, 29（8）: 621.

[2] 鞠建华, 余竞光. 中国中药杂志, 1999, 24（7）: 418.

[3] 廖时萱, 韩公羽, 张蕴茹, 等. 药学学报, 1989, 24: 110.

[4] 郝小燕, 商立坚, 郝小江. 云南植物研究, 1993, 15（3）: 295.

[5] 施敏锋, 潘勤, 闵知大. 中国药科大学学报, 2003, 34（6）: 503.

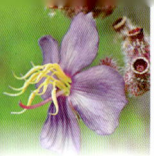

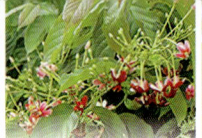

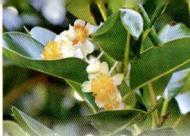

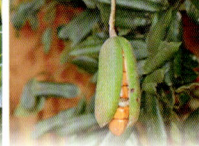

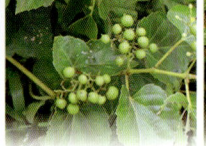

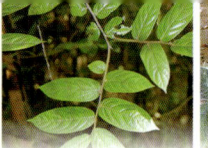

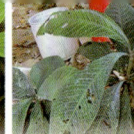

［6］谢红刚，邹忠梅，徐丽珍. 国外医药·植物药分册，2006，21（1）：14.

［7］Bajgai S P, Prachyawarakorn V, Mahidol C, et al. Phytochemistry, 2011, 72（16）：2062.

［8］Tuntipaleepun M, Chakthong S, Ponglimanont C, et al. Chinese Chemical Letters, 2012, 23（8）：587.

［9］吴久鸿，廖时萱，梁华清，等. 第二军医大学学报，1995，16（1）：69.

［10］吴久鸿，蓝传青，毛士龙，等. 中草药，2000，31（8）：567.

［11］赵晶. 云南植物研究，1992，14（1）：97.

［12］Kiem P V, Minh C V, Huong H T, et al. Archives of Pharmacal Research, 2005, 28（12）：1345.

［13］Qais N, Rahman M M, Jabbar A, et al. Fitoterapia, 1996, 67（5）：476.

［14］Kakeya H, Imotoa M, Tabata Y, et al. FEBS Letters, 1993, 320（2）：169.

［15］Mukhlesur Rahman M, Qais N, Rashid M A. Fitoterapia, 2003, 74（5）：511.

［16］Rittiwong T, Mutarapat T, Ponglimanont C, et al. Tetrahedron, 2011, 67（30）：5444.

［17］刘雪婷，张琼，梁敬钰，等. 中国天然药物，2004，2（4）：205.

暗罗

【苗语】om loz meiq [o:m⁴⁴ lo:³³ mei¹¹] 暗芦美（暗芦藤）

【来源】番荔枝科暗罗属植物，暗罗 *Polyalthia suberosa* (Roxb.) Thw.

【形态特征】小乔木。树皮老时栓皮状，灰色，有明显的深纵裂。枝常有白色凸起的皮孔；小枝纤细，被微柔毛。叶纸质，椭圆状长圆形，或倒披针状长圆形，顶端略钝或短渐尖，基部略钝而稍偏斜，叶面无毛，叶背幼时疏被柔毛，随后渐无毛；侧脉每边8~10条，纤细，下面略明显；叶柄被微柔毛。花淡黄色，1~2朵与叶对生；花梗被紧贴的疏柔毛，中部以下有小苞片；萼片卵状三角形，外面被疏柔毛；外轮花瓣与萼片同形，但较长，内轮花瓣较短，外面被柔毛，内面无毛。果近圆球状，被短柔毛，成熟时红色；果柄被短柔毛。

【分布】在印度、斯里兰卡、缅甸、泰国、越南、老挝、马来西亚、新加坡和菲律宾等国有分布。在我国，分布于广东、广西、海南。在海南，分布于三亚、乐东、昌江、五指山、保亭、陵水、万宁、琼中、儋州、临高、澄迈、定安、海口等。

【化学成分】

（1）三萜类化合物：suberosol[1]等。

（2）呋喃衍生物：1-(2-furyl)pentacosa-16,18-diyne、23-(2-furyl)tricosa-5,7-diynoic acid[2]等。

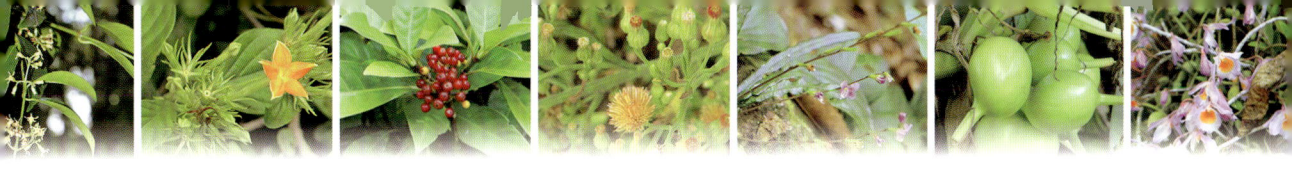

（3）生物碱类化合物：*N-trans*-feruloyltyramine、*N-trans*-coumaroyltyramine、kalasinamide[2-3]、1-carbamoylpyrrolidin-2-one、tetrahydropalmatine[4]等。

（4）其他类化合物：4-(4-methoxyphenyl)-butane-2-ol、4-(4-methoxyphenyl)-butane-2-*O*-β-D-glucopyranoside[5]等。

【药理活性】抗HIV活性[1-2]、抗炎活性[6]、镇痛活性[6]、通便活性[7]等。

【苗族民间应用】枝叶入药，煮水喝用于解毒。

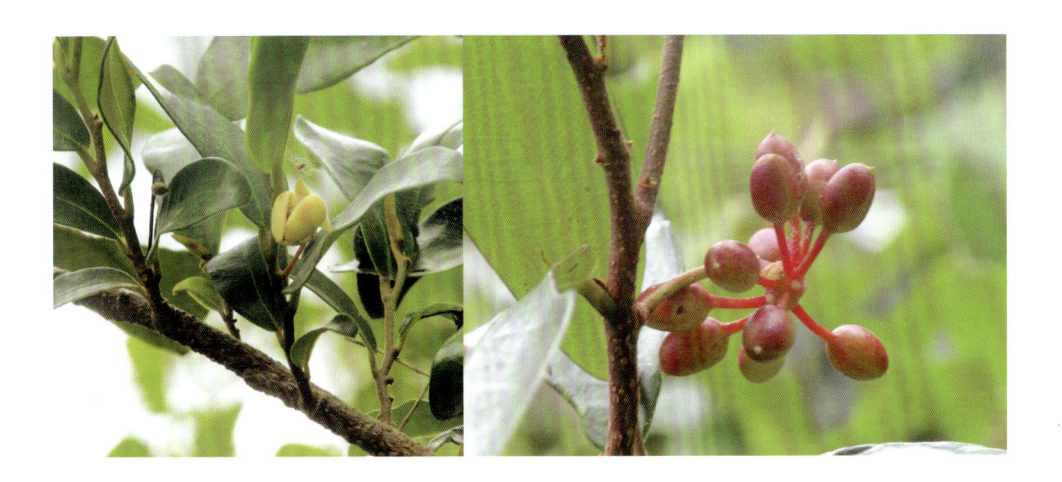

参考文献

［1］Li H Y，Sun N J，Kashiwada Y，et al. Journal of Natural Products，1993，56（7）：1130.

［2］Tuchinda P，Pohmakotr M，Reutrakul V，et al. Planta Medica，2001，67（6）：572.

［3］Tuchinda P，Pohmakotr M，Munyoo B，et al. Phytochemistry，2000，53（8）：1079.

［4］Sahai M，Srivastava A，Jamal P，et al. Indian Journal of Chemistry Section B，1996，35B（31）：510.

［5］Begum A S，Singh A P，Singh M，et al. Journal of the Indian Chemical Society，2004，81（1）：71.

［6］Rahman S，Yasmen N，Tajmim A，et al. Evidence-Based Complementary and Alternative Medicine，2018，2018：1.

［7］Aziz M A，Yasmen N，Akter M I. Journal of Research in Pharmacy，2020，24（5）：617.

山鸡椒

苗 语 ga zomz qiang / duungq mbiaat qiang [ka⁴⁴ tso:m³³ gjaŋ⁴⁴ / tu:ŋ¹¹ bja:t⁴⁴ gjaŋ⁴⁴] 嘎窘秧 / 短家秧（家罩树 / 姜辣树）

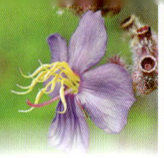

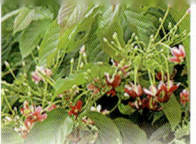

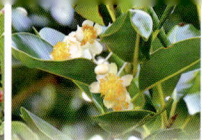

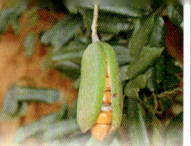

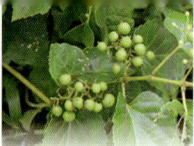

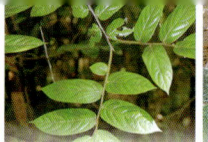

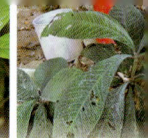

【来源】樟科木姜子属植物，山鸡椒 Litsea cubeba (Lour.) Pers.

【形态特征】灌木或小乔木。幼树树皮黄绿色，老树树皮灰褐色；小枝细长，绿色，无毛；枝、叶具芳香味；顶芽圆锥形，外面具柔毛；花先叶开放或与叶同时开放。叶互生，纸质，披针形或长圆形，先端渐尖，基部楔形，上面深绿色，下面粉绿色，两面均无毛，侧脉每边 6~10 条，纤细；叶柄纤细，无毛。伞形花序单生或簇生，总梗细长；苞片边缘有睫毛；花被裂片 6，宽卵形。果近球形，无毛，幼时绿色，成熟时黑色；果梗先端稍增粗。

【分布】在东南亚各国有分布。在我国，分布于广东、广西、海南、福建、台湾、浙江、江苏、安徽、湖南、湖北、江西、贵州、四川、云南、西藏。在海南，分布于三亚、乐东、昌江、白沙、五指山、保亭、万宁、琼中、儋州、澄迈、琼海等。

【化学成分】

（1）生物碱类化合物：阿朴菲类生物碱：nilsonirine、muricinine、norlirioferine、异紫堇定碱、牛心果碱、去甲异波尔定[1]、芒籽香碱[2]、六驳碱、N-甲基六驳碱[2-3]、isodomesticine、lorisocorydine[3]、木兰箭毒碱、(−)-oblongine、竹叶椒碱[4]、(+)-N-(methoxycarbonyl)-N-norisocorydione、(+)-8-methoxyl-isolaurenine N-oxide[5]、(−)-litcubinine、(−)-litcubine[6]、(+)-N-(methoxycarbonyl)-N-norglaucine[5, 7]、oxonantenine[8]等；其他类生物碱：N-反式阿魏酰-3-甲氧基酪胺[2, 9]、N-顺式阿魏酰-3-甲氧基酪胺[2]、N-反式香豆酰酪胺[9-10]、山鸡椒胺甲[10]、N-反式芥子酸酪胺[11]等。

（2）黄酮类化合物：槲皮素、木樨草素、芹菜素-7-O-β-D-葡萄糖苷、木樨草素-7-O-β-D-葡萄糖苷[10]、灰叶素[11]等。

（3）其他类化合物：木脂素、脂肪酸、甾体等[2, 8]。

【药理活性】抗肿瘤活性[5]、抑制血小板聚集[12]、改善心肌缺血[13]、改善脑血栓[14]、改善关节炎[15]、平喘抗过敏活性[16-17]、抗氧化活性[18]、镇痛活性[19]、抗菌活性[20]等。

【苗族民间应用】枝叶入药，煮水用于感冒发热。

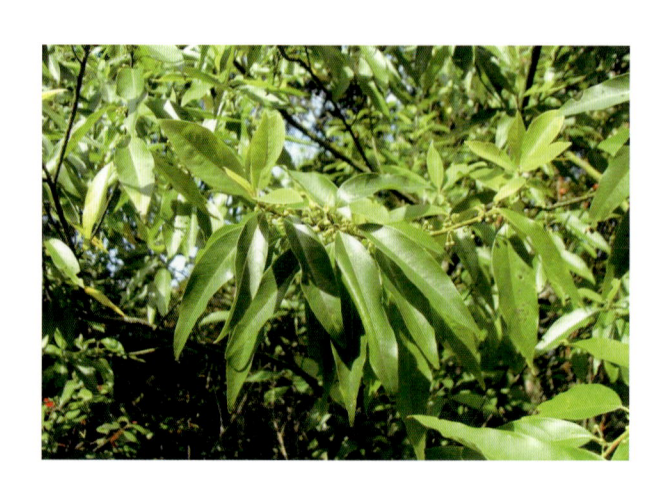

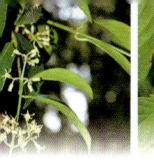

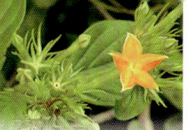

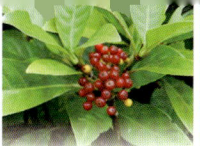

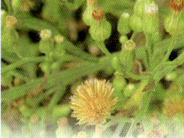

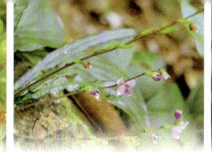

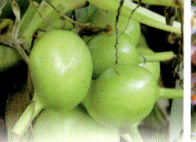

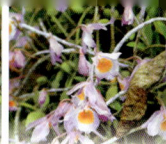

参考文献

[1] Feng T, Xu Y, Cai X H, et al. Planta Medica, 2009, 75（1）: 76.

[2] 朱超兰, 杨培明. 中国医药工业杂志, 2007, 38（8）: 558.

[3] Lee S S, Chen C K, Chen I S, et al. Journal of the Chinese Chemical Society, 2013, 39（5）: 453.

[4] Lee S S, Lin Y J, Chen C K, et al. Journal of Natural Products, 1993, 56（11）: 1971.

[5] Zhang W, Hu J F, Lv W W, et al. Molecules, 2012, 17（11）: 12950.

[6] Lee S S, Chen C K, Huang F M, et al. Journal of Natural Products, 1996, 59（1）: 80.

[7] Feng T, Zhang R T, Tan Q G, et al. Zeitschrift Für Naturforschung B, 2009, 64（7）: 871.

[8] Yu Y, Jiang J, Qimei L B, et al. Molecules, 2010, 15（10）: 7075.

[9] 陈湛娟, 毕和平, 范超君, 等. 林产化学与工业, 2013, 33（4）: 133.

[10] 陈佳, 朱超兰, 许海燕, 等. 中国医药工业杂志, 2010, 41（7）: 504.

[11] 张娅南, 王飞. 吉林医药学院学报, 2009, 30（2）: 26.

[12] 曾庆其, 王文瑜. 中成药研究, 1983, 12: 24.

[13] 陈修, 胡卓伟, 汤显良, 等. 药学学报, 1983, 18（5）: 388.

[14] 杨遇正, 张祥义, 吕如棣. 中国中西医结合杂志, 1984, 4（12）: 740.

[15] 张佩蓉, 狄洪震. 中国血液流变学杂志, 2008, 18（3）: 328.

[16] 殷志勇, 王秋娟, 贾莹. 中国临床药理学与治疗学, 2006, 11（2）: 197.

[17] 钱伯初, 龚维桂, 陈珏, 等. 药学学报, 1980, 15（10）: 584.

[18] 余伯良. 林产化学与工业, 1998, 18（2）: 21.

[19] 汤杰, 万进, 施春阳, 等. 中南药学, 2008, 6（3）: 301.

[20] 单秀娟, 万力, 董晓娜. 中国真菌学杂志, 2007, 2（4）: 253.

潺槁木姜子

苗语 seiz qiang [sei³³ gjaŋ⁴⁴] 谁秧（疮树）

【来源】樟科木姜子属植物, 潺槁木姜子 *Litsea glutinosa* (Lour.) C. B. Rob.

【形态特征】常绿小乔木或乔木。树皮灰色或灰褐色。叶互生, 倒卵形、倒卵状长圆形或椭圆状披针形, 先端钝或圆, 基部楔形, 钝或近圆, 革质, 羽状脉, 侧脉每边 8~12 条; 叶柄长有灰黄色绒毛。伞形花序生于小枝上部叶腋, 单生或几个生于短枝上; 每一花序有花数朵; 花被不完全或缺。果球形。

【分布】在越南、菲律宾、印度有分布。在我国, 分布于广东、广西、福建、云南、海南。在海南, 分布于三亚、乐东、东方、昌江、白沙、保亭、陵水、万宁、儋州、澄迈、定安、文昌等。

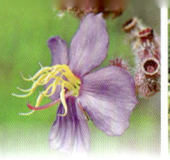

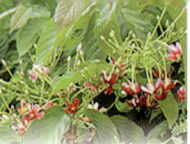

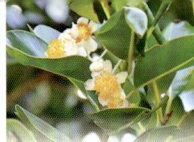

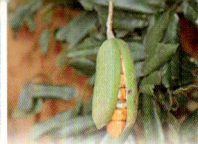

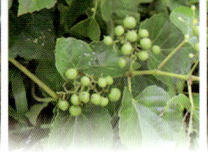

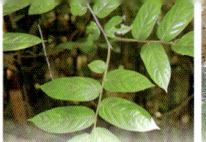

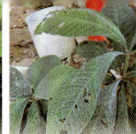

【化学成分】

（1）黄酮类化合物：山奈酚-3-O-β-D-半乳糖苷、山奈酚-3-α-L-鼠李糖苷、槲皮素-3-α-L-阿拉伯糖苷、芦丁、槲皮素-3-O-β-D-鼠李糖苷[1]、表儿茶素[2]等。

（2）生物碱类化合物：1,2-dihydro-6,8-dimethoxy-7-1-(3,5-dimethoxy-4-hydroxyphenyl)-N^1,N^2-bis-[2-(4-hydroxyphenyl)ethyl]-2,3-naphthalene dicarboxamide[3, 5]、litseglutine A-B、laurolitsine[4]、boldine[4, 8]、pallidine、criptodorine[6]、N-methylactinodaphnine[7]等。

（3）丁烯酸内酯类化合物：litsealactone C、litsealactone D、litsealactone G[8]等。

（4）木脂素类化合物：litseasins A~C[10]、(−)-lyoniresinol、(7′R,8S,8′R)-nudiposide、(−)-isolariciresinol-9′-O-β-D-xylopyranoside[11]等。

（5）酚性化合物：丁香酸、2,4-二甲氧基苯酚[1]、phloroglucinol[6]、eusmoside C[8]、litseaglutinan A[11]等。

（6）其他类化合物：pubinernoid A、滨藜叶分药花苷[3, 5]、euodionoside G、epicatechin[5]、aripuanin、blumenol A[6]、apocynoside I~II、euodionoside A[9]等。

【药理活性】 抗菌活性[8, 12, 16]、镇痛活性[13]、肝脏保护活性[14]、抗肿瘤活性[11, 16]、降血糖活性[6, 15]、降血脂活性[15]、抗氧化活性、驱虫活性[16]等。

【苗族民间应用】 叶入药，叶热敷胸部治疗胸部疼痛。

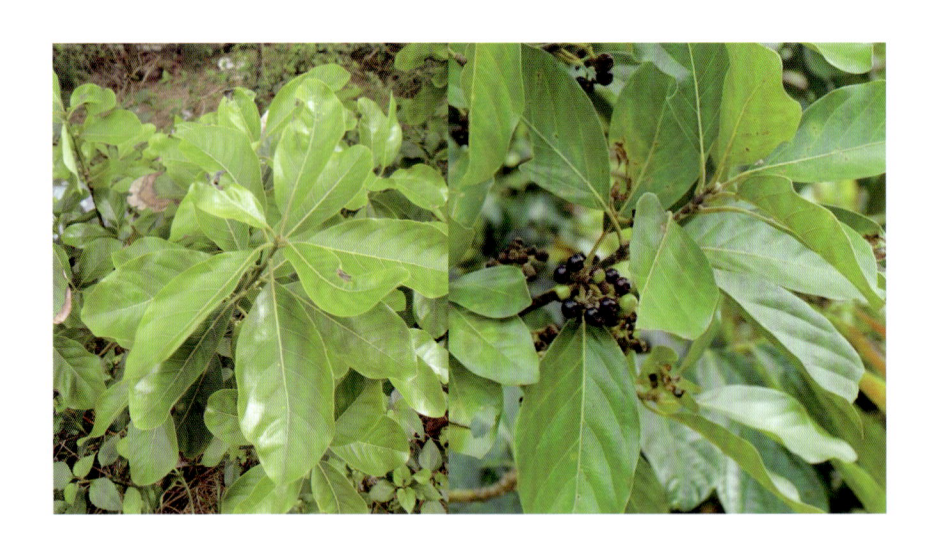

参考文献

[1] 汪云松, 黄荣, 李良, 等. 中草药, 2008, 39 (10): 1466.

[2] Wang Y S, Huang R, Lu H, et al. Bioscience, Biotechnology, & Biochemistry, 2010, 74 (3): 652.

[3] 孔得刚. 山东中医药大学硕士学位论文, 2015.

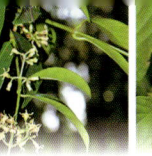

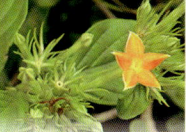

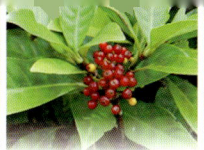

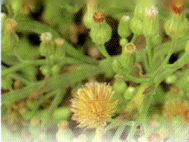

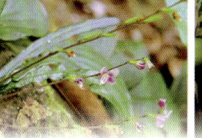

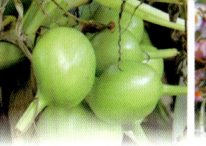

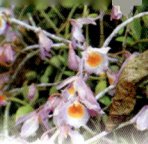

［4］Yang J H，Li L，Wang Y S，et al. Helvetica Chimica Acta，2005，88（9）：2523.

［5］徐有伟，周洪雷，任冬梅，等. 山东大学学报（医学版），2016，54（3）：45.

［6］Thao T，Ninh P T，Loc T V，et al. Chemistry of Natural Compounds，2019，55（1）：186.

［7］Chi P N，Sykes M J，Claudie D J，et al. Australian Journal of Chemistry，2016，69（2）：145.

［8］Agrawal N，Pareek D，Dobhal S，et al. Chemistry & Biodiversity，2013，10（3）：394.

［9］Wang Y S，Liao Z，Zhu H K，et al. Chemistry of Natural Compounds，2012，48（2）：346.

［10］Wu Y，Jin Y，Dong L，et al. Phytochemistry Letters，2017，20：259.

［11］Pan J Y，Si Z，Wu J，et al. Helvetica Chimica Acta，2010，93（5）：951.

［12］Pradeepa K，Krishna V，Venkatesh，et al. Pharmacognosy Journal，2011，3（21）：72.

［13］Pradeepa K，Krishna V，Venkatesh，et al. Asian Journal of Pharmaceutical & Clinical Research，2013，6（1）：182.

［14］Ghosh N，Chaki R，Pal M，et al. Oriental Pharmacy and Experimental Medicine，2016，16（2）：139.

［15］Zhang X P，Jin Y，Wu Y N，et al. Scientific Reports，2018，8（1）：12646.

［16］Shahria N，Karmakar U K，Shill C，et al. Journal of Pharmacy Research，2017，11（6）：617.

假柿木姜子

苗语 gengs daij qiang [ke:ŋ³⁵ tai⁵¹ gjaŋ⁴⁴] 庚棣秧（蛆虫树）

【来源】樟科木姜子属植物，假柿木姜子 *Litsea monopetala* (Roxb.) Pers.

【形态特征】乔木。树皮灰色或灰褐色。小枝淡绿色，密被锈色短柔毛。顶芽圆锥形，密被锈色短柔毛。叶互生，宽卵形、倒卵形至卵状长圆形，先端通常钝或圆，基部圆或急尖，薄革质，幼叶上面沿中脉有锈色短柔毛，老时渐脱落变无毛，下面密被锈色短柔毛。羽状脉，每边 8~12 条；叶柄密被锈色短柔毛。伞形花序簇生叶腋，总梗极短；每一伞形花序具花 4~6 朵或更多；苞片膜质；花梗有锈色柔毛；雄花花被片 5~6，披针形，黄白色；雌花较小，花被裂片长圆形。果长卵形；果托浅碟状。

【分布】在缅甸、泰国、柬埔寨、老挝、越南、菲律宾、马来西亚、新加坡、文莱、印度尼西亚、东帝汶、印度及巴基斯坦等国有分布。在我国，分布于广东、广西、贵州、云南、海南等。在海南，分布于三亚、乐东、昌江、白沙、五指山、保亭、万宁、琼中、儋州、澄迈、文昌等。

【化学成分】

挥发油：花挥发油的主要成分为 α-caryophyllene alcohol（13.9%）、pentacosane（11.4%）、caryophyllene oxide（9.5%）、humulene oxide（9.5%）和 tricosane（8.1%）；其果中挥发油

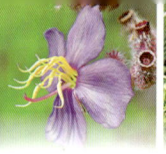

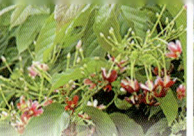

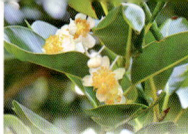

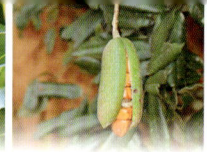

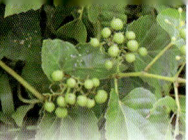

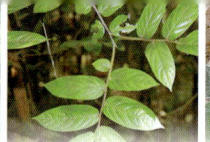

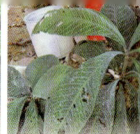

主要成分为癸醛（26.7%）、壬醇（16.8%）和癸酸（15.5%）；树皮挥发油主要由醛、醇和酸组成，其中以十四烷醇（30.2%）、十三烷醇（11.3%）、肉豆蔻酸（10.5%）和十三烷醇（9.4%）为主[1]。

【药理活性】抗氧化活性[2-3]、镇痛活性、止泻活性[3]、抗菌活性[4-5]、溶血活性[5]等。

【苗族民间应用】叶入药，捣烂用于外伤消炎。

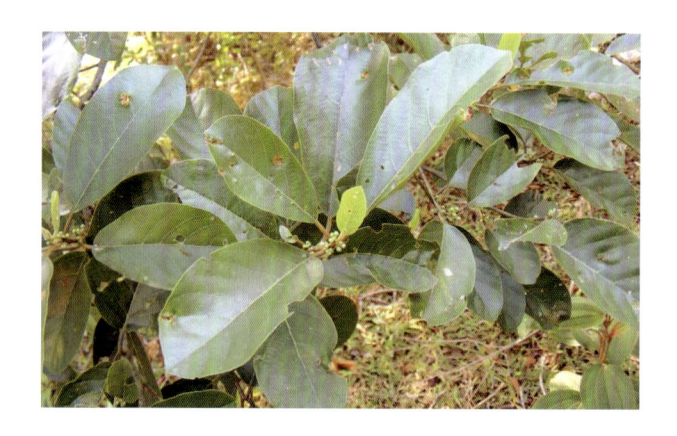

参考文献

[1] Choudhury S N，Ghosh A C，Choudhury M，et al. Journal of Essential Oil Research，1997，9（6）：635.

[2] Arfan M，Amin H，A Kosińska，et al. Polish Journal of Food & Nutrition Sciences，2008，58（2）：229.

[3] Ferdous M R，Ashrafudoulla M，Hossain M S，et al. Clinical Pharmacology & Biopharmaceutics，2018，7（3）：1.

[4] Ahmmad A，Islam T M，Sultana I，et al. IOSR Journal of Pharmacy，2012，2（3）：398.

[5] Hasan M F，Iqbal M A，Uddin M S. European Journal of Medicinal Plants，2016，12（4）：1.

毛黄肉楠

【苗语】nhauz nhix forngs [ŋau³³ ɲi³¹ fɔːŋ³⁵] 幺意疯（牛二疯）

【来源】樟科黄肉楠属植物，毛黄肉楠 *Actinodaphne pilosa* (Lour.) Merr.

【形态特征】乔木或灌木。树皮灰色或灰白色；小枝粗壮，幼时密被锈色绒毛；顶卵圆形，密被锈色绒毛。叶革质，互生或3~5片轮生状，倒卵形或有时椭圆形，先端突尖，基部楔形，幼时两面密生锈色绒毛，老叶上面光亮、无毛，下面有锈色绒毛；羽状脉，

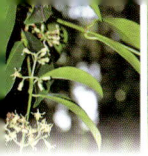

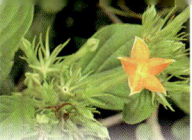

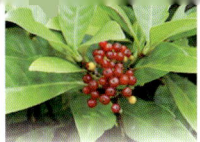

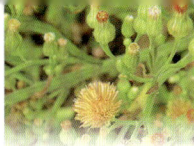

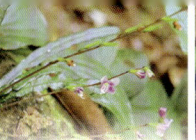

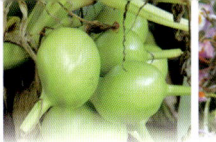

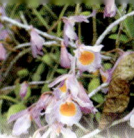

侧脉每边 5~10 条，先端略弧曲；叶柄粗壮，被锈色绒毛。伞形花序组成圆锥状花序，腋生或枝侧生；苞片宽卵圆形，外面密被锈色绒毛，早落；伞形花序梗被锈色绒毛，有花 5 朵；花梗被锈色绒毛；雄花：花被裂片 6；雌花：花被裂片 6。果球形；果梗被柔毛。

【分布】在越南、老挝有分布。在我国，分布于广东、广西、海南。在海南，分布于三亚、乐东、昌江、白沙、五指山、万宁、琼中、澄迈、琼海等。

【化学成分】

挥发油：广东产毛黄肉楠叶挥发油的主要成分为喇叭茶烯、萘，1,2,3,4,4α,5,6,8α-八氢-7-甲基-4-亚甲基-1-1（1-甲基乙基），(1α,4αα,8αα)、大根香叶烯 D、trans-石竹烯和蓝桉醇等[1]。越南产毛黄肉楠叶中挥发油的主要成分为 α-蒎烯、(Z)-β-辛烯、(E)-β-辛烯、β-石竹烯、大根香叶烯 D、双环大牻牛儿烯、桉油烯醇[2]等。

【药理活性】抗菌活性、灭蚊活性[2]等。

【苗族民间应用】叶入药，煮水用于头疼。

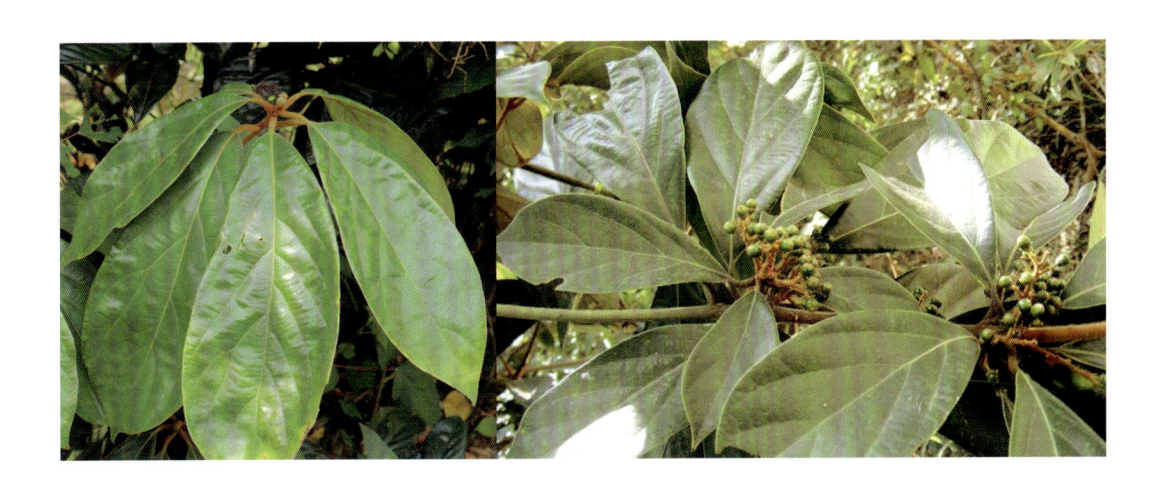

参考文献

[1]冯志坚，李文锋，陈秀娜，等. 广东林业科技，2009，25（3）：25.

[2]Chung N T, Le T H, Hung N H, et al. Natural Product Communications，2020，15（4）：1.

海南山胡椒

苗语 duungq qiang [tuːŋ¹¹ gjaŋ⁴⁴] 短秧（姜树）

【来源】樟科山胡椒属植物，海南山胡椒 Lindera robusta（C.K.Allen）H.B.Cui

【形态特征】乔木。树皮灰褐色，有纵裂；枝条黑褐色，有纵条纹及皮孔，幼枝粗壮。叶

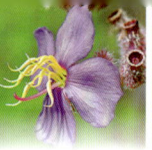

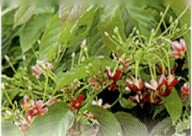

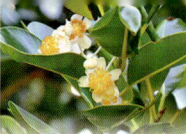

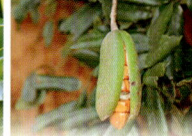

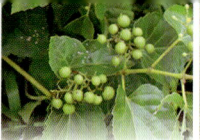

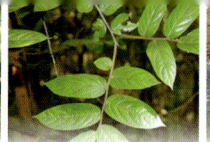

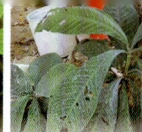

革质，互生，长圆形，先端渐尖，基部楔形，上面绿色，下面苍白绿色，两面无毛，边缘稍下卷；羽状脉，每边 4~5 条；叶柄无毛。伞形花序 2~5 生于短枝顶端；总梗无毛；花梗密被白色或淡棕色柔毛。雄花：花被片长圆形，先端圆，两面被白色柔毛，密布透明圆腺点；雌花：花被片长椭圆形，先端渐尖。果球形，熟后红色。

【分布】海南特有种，分布于乐东、白沙、五指山、陵水、琼中等。

【苗族民间应用】叶入药，用于祛痰止咳。

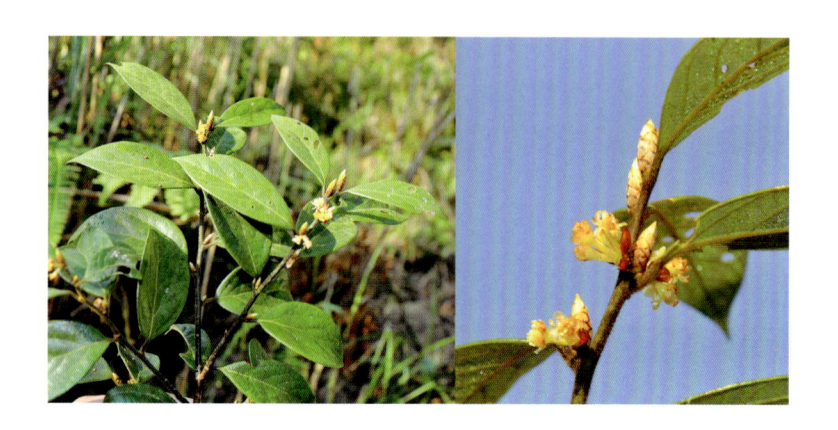

黄樟

苗语 gaz saangs gins [ka³³ sa:ŋ³⁵ kin³⁵] 嘎裳荩（家樟小）

【来源】樟科樟属植物，黄樟 Cinnamomum parthenoxylon (Jack) Meisner

【形态特征】乔木。树干通直；树皮暗灰褐色，上部为灰黄色，深纵裂，小片剥落；内皮带红色，具有樟脑气味。枝条圆柱形，绿褐色；小枝具棱角，灰绿色，无毛。芽卵形，被绢状毛。叶互生，革质，通常为椭圆状卵形或长椭圆状卵形，先端通常急尖或短渐尖，基部楔形或阔楔形，上面深绿色，下面色稍浅，两面无毛或仅下面腺窝具毛簇；羽状脉，侧脉每边 4~5 条；叶柄无毛。圆锥花序于枝条上部腋生或近顶生，总梗无毛；花小，绿带黄色；花梗纤细，无毛；花被外面无毛，内面被短柔毛，花被筒倒锥形，花被裂片宽长椭圆形，先端钝形。果球形，熟后黑色。

【分布】在巴基斯坦、印度、马来西亚、印度尼西亚等国有分布。在我国，分布于广东、广西、福建、江西、湖南、贵州、四川、云南、海南。在海南，分布于乐东、昌江、白沙、五指山、陵水、万宁、琼中、儋州、澄迈、屯昌、琼海等。

【化学成分】

（1）苯丙素类化合物：3-(3,4-methylenedioxyphenyl)-1,2-propanediol、dehydroxycubebin、hinokinin、cubebin、safrole[1]、scopoletin[3]等。

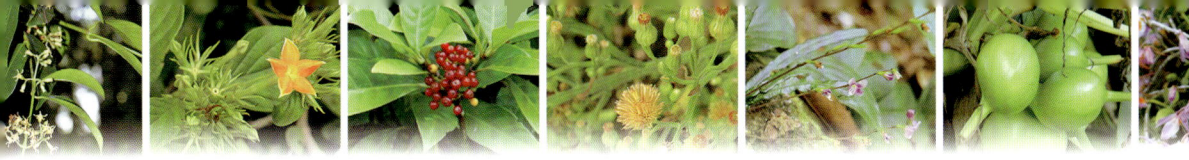

（2）黄酮类化合物：山奈酚-3-O-α-L-鼠李糖苷、小麦黄素、槲皮素-3-O-α-L-鼠李糖苷[2]、芦丁、isorhoifolin、表儿茶素、nicotiflorin[3]等。

（3）挥发油：叶、树干和树根含挥发油，根据枝叶精油主成分不同，将黄樟划分不同化学型[4]。吴航[5]等以广东省紫金县野生黄樟种群为研究对象，发现7种化学类型：芳樟醇、柠檬醛、松油醇、1,8-桉叶油素、樟脑、丁香酚甲醚、橙花叔醇。国颖[6]研究来自江西省龙南种源的黄樟枝叶精油成分，将其归纳为5种化学型：桉叶油素型、芳樟醇型、反式-橙花叔醇型、樟脑型、杂樟型。

（4）其他类化合物：对羟基苯甲醛、1,2,4-三羟基苯酚、胡萝卜苷、β-谷甾醇[2]、blumenol A、hexadecanoic acid methyl ester、12-hexadecenoic acid methyl ester、对羟基苯甲酸[3]等。

【药理活性】抗肿瘤活性[1,8]、抗氧化活性[3,8]、保肝活性[3]、降血糖活性[7]、抗菌活性[8]等。

【苗族民间应用】叶入药，用于外伤消炎。

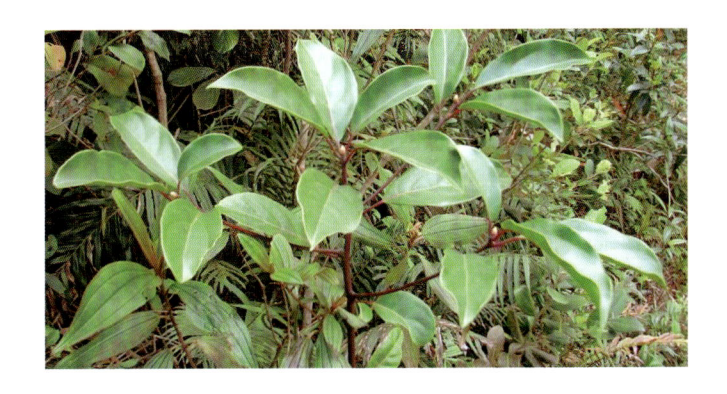

参考文献

[1] Adfa M, Rahmad R, Ninomiya M, et al. Bioorganic & Medicinal Chemistry Letters, 2016, 26: 761.

[2] Wei X, Li G H, Wang X L, et al. Biochemical Systematics & Ecology, 2017, 70: 95.

[3] Pardede A, Adfa M, Juliari Kusnanda A, et al. Medicinal Chemistry Research, 2017, 26: 2074.

[4] 肖祖飞, 钟丽萍, 张北红, 等. 南方林业科学, 2020, 48（2）: 62.

[5] 吴航, 王建军, 刘驰, 等. 植物资源与环境, 1992, 1（4）: 45.

[6] 国颖. 江西农业大学硕士学位论文, 2016.

[7] Jia Q, Liu X, Wu X, et al. Phytomedicine, 2009, 16（8）: 744.

[8] Tangjitjaroenkun J, Tangchitcharoenkhul R, Yahayo W, et al. Journal of Herbmed Pharmacology, 2020, 9（3）: 223.

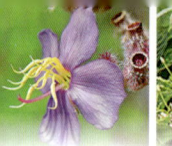

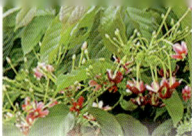

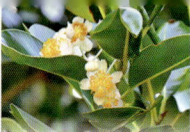

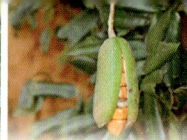

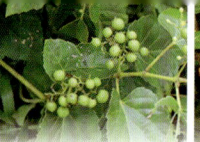

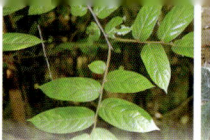

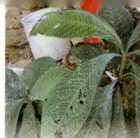

阴香

苗语 daz gui qiang [ta³³ kui⁴⁴ gjaŋ⁴⁴] 打贵秧（什贵树）

【来源】 樟科樟属植物，阴香 *Cinnamomum burmannii* (Nees & T. Nees) Blume

【形态特征】 乔木。树皮光滑，灰褐色至黑褐色；内皮红色，味似肉桂。枝条纤细，绿色或褐绿色，具纵向细条纹，无毛。叶互生或近对生，稀对生，革质，卵圆形、长圆形至披针形，先端短渐尖，基部宽楔形，叶面绿色，叶背粉绿色，两面无毛；离基三出脉，向叶端消失；叶柄近无毛。圆锥花序腋生或近顶生，少花，疏散，密被灰白微柔毛；花绿白色；花梗纤细，被灰白微柔毛；花被内外两面密被灰白微柔毛，花被筒短小，倒锥形，花被裂片长圆状卵圆形，先端锐尖。果卵球形。

【分布】 在印度、缅甸、越南、印度尼西亚和菲律宾等有分布。在我国，分布于广东、海南、广西、云南和福建。在海南，分布于三亚、乐东、东方、昌江、白沙、五指山、保亭、陵水、万宁、琼中、儋州、临高、澄迈等。

【化学成分】

（1）黄酮类化合物：(−)-(2*R*,3*R*)-4′-hydroxy-5,7,3′-trimethoxyflavan-3-ol [1]、kaempferol-3-*O*-(2″,4″-di-E-p-coumaroyl)-α-L-rhamnopyranoside [2] 等。

（2）木脂素类化合物：2,6-dimethoxy-1,4-benzoquinone、*trans*-cinnamyl 3-phenylpropionate、(+)-pinoresinol、(+)-syringaresinol、(+)-medioresinol [1]、isoanwulignan [2] 等。

（3）简单苯丙素类化合物：cinnamyl acetate、*trans*-cinnamaldehyde、cinnamyl alcohol、cinnamic acid、sinapaldehyde、*trans*-ferulaldehyde [1] 等。

（4）挥发油：广西产阴香叶挥发油主要成分为石竹烯、桉油精、愈创醇、(+)-α-萜品醇、(−)-β-蒎烯、γ-桉叶醇、异愈创木醇、(Z)-橙花叔醇等 [3]；广东产阴香叶挥发油主要成分为右旋龙脑、桉树脑、石竹烯、桉叶油醇、石竹烯氧化物、β-荜澄茄烯、异橙花叔醇 [4] 等。

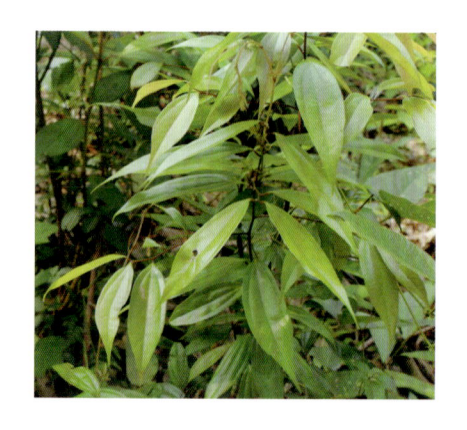

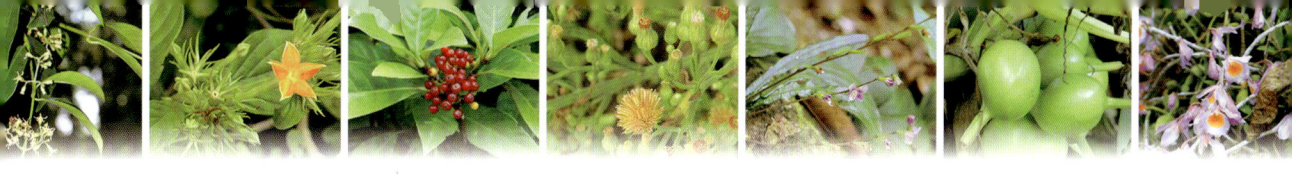

（5）其他类化合物：coumarin、syringaldehyde[1]、对羟基苯甲酸、reticuol、α-tocopheryl quinone、aristophyll C[2]等。

【药理活性】酶抑制活性[1]、抗氧化活性[3,8]、抗菌活性[5]、抗炎活性[6]、降血糖活性[7]等。

【苗族民间应用】茎、叶、根入药，茎、叶用于胃痛；根泡酒用于风湿。

参考文献

[1] Subehan, Kadota S, Tezuka Y, et al. Planta Medica, 2008, 74（12）：1474.

[2] Chia Y C, Yeh H C, Yeh Y T, et al. Chemistry of Natural Compounds, 2011, 47（2）：220.

[3] 邓超澄, 霍丽妮, 李培源, 等. 中国实验方剂学杂志, 2010, 16（17）：105.

[4] 伍观娣, 连辉明, 张春花, 等. 林业与环境科学, 2020, 36（6）：88.

[5] Shan B, Cai Y, Brooks J, et al. Journal of Agricultural and Food Chemistry, 2007, 55（14）：5484.

[6] Choi E M, Hwang J K. Fitoterapia, 2005, 76（2）：194.

[7] Saifudin A, Kadota S, Tezuka Y. Journal of Natural Medicines, 2013, 67（2）：264.

[8] Huang S, Pan Y, Gan D, et al. Medicinal Chemistry Research, 2011, 20（4）：475.

油果樟

苗语 gaz saangs loq [ka33 sa:ŋ35 lo:11] 嘎裳芦（家樟大）

【来源】樟科油果樟属植物，油果樟 *Syndiclis chinensis* Allen

【形态特征】乔木。小枝带褐色，有条纹和皮孔，幼时有锈色小绒毛，后变无毛。叶对生或互生，革质，幼叶下面有微柔毛，老时下面无毛或渐变无毛，卵形或椭圆形，先端渐尖、急尖或钝形，基部常不对称，下面苍白色，两面有小浅窝；中脉淡褐色，侧脉每边3~5条；叶柄长，淡褐色。圆锥花序腋生，被锈色绒毛，少花；总梗短；花绿黄色，有锈色绒毛；花梗短。果陀螺形，无毛。

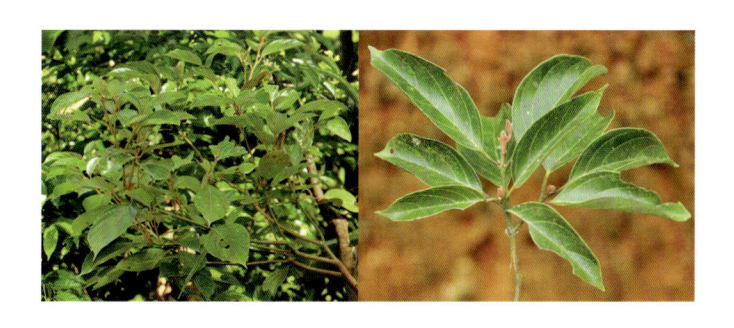

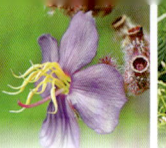

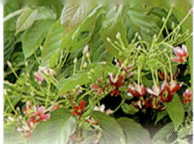

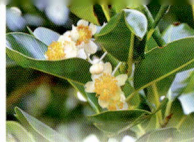

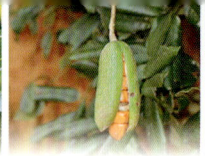

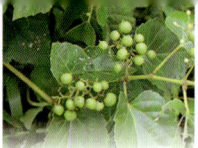

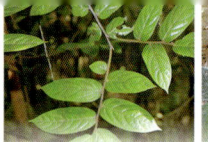

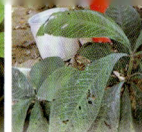

【分布】仅在我国海南省有分布。海南特有种，分布于保亭、万宁等。

【苗族民间应用】心材入药，泡酒用于提神、兴奋药。

威灵仙

苗语 vaiz laengz dens meiq / dhang raangz meiq gins [vai³³ lɛŋ³³ te:n³⁵ mei¹¹ / ʔdaŋ⁴⁴ za:ŋ³³ mei¹¹] 崴灵典美 / 当阳美苬（威灵山藤 / 当阳藤小）

【来源】毛茛科铁线莲属植物，威灵仙 *Clematis chinensis* Osbeck

【形态特征】藤本。茎、小枝近无毛或疏生短柔毛。奇数羽状复叶，常5小叶；小叶片纸质，卵形至卵状披针形，或为线状披针形、卵圆形，顶端常锐尖至渐尖，基部圆形、宽楔形至浅心形，全缘，两面近无毛，或疏生短柔毛。圆锥状聚伞花序，多花，腋生或顶生；萼片4~5，白色，长圆形或长圆状倒卵形，顶端常凸尖，外面边缘密生绒毛或中间有短柔毛。瘦果扁，3~7个，卵形至宽椭圆形，有柔毛，具宿存花柱。

【分布】越南及日本有分布。在我国，分布于东南部、中部至西南部地区。在海南，分布于东方、昌江等。

【化学成分】

（1）三萜皂苷类化合物：prosaponin CP_{2a}~CP_{3a}[1]、clematichinenoside A~B[2]、clematochinenoside G[3]、huzhangoside D[4]、clematiganoside A、hederacholichiside F[5]等。

（2）木脂素类化合物：(+)-syringaresinol、(−)-syringaresinol-4′-O-β-D-glucopyranoside[6]、pinoresinol、epipinoresinol[7]、liriodendrin、syringaresinol[8]、clemaphenol A[9]等。

（3）酚性化合物：clematichmenol[6]、hyuganoside IIIa、1-O-caffeoyl-β-D-glucopyranose、1-O-p-coumaroyl-D-glucopyranose[8]等。

（4）其他类化合物：salicifoliol[7]、scopolin、lanicepsides E[8]、oleanonic acid、tormentic acid、corosolic acid、7-hydroxy-α-terpineol、5-hydroxymethyl-2-furaldehyde[9]等。

【药理活性】抗肿瘤活性[8]、镇痛活性[10]、抗炎活性[11]、促进细胞凋亡[12]、软骨保护

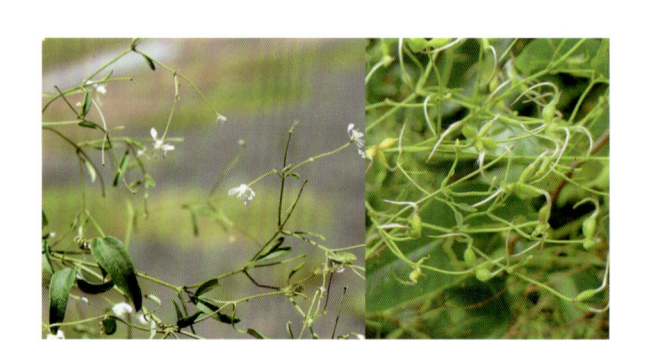

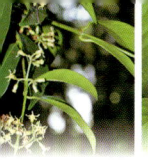

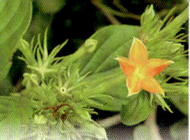

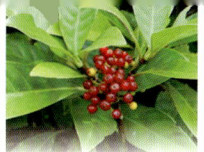

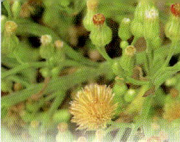

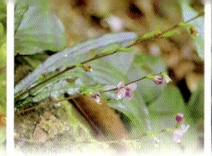

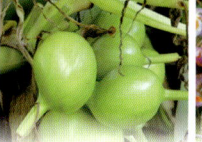

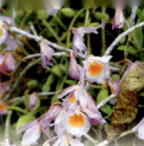

活性[13]、抗氧化活性[14]、免疫调节活性[15]等。

【苗族民间应用】根入药，煮水用于小孩头癣。

参考文献

[1] Kizu H, Tomimori T. Chemical & Pharmaceutical Bulletin, 1982, 30（3）：859.

[2] Shao B, Qin G, Xu R, et al. Phytochemistry, 1995, 38（6）：1473.

[3] Fu Q, Zan K, Zhao M, et al. Journal of Natural Products, 2010, 73（7）：1234.

[4] Feng S, He Q, Xiao P, et al. Phytochemical Analysis, 2010, 19（1）：40.

[5] Feng S, Zheng C, Chaudhary M I, et al. Biochemical Systematics and Ecology, 2010, 38（5）：1018.

[6] Shao B P, Wang P, Qin G W, et al. Natural Product Research, 1996, 8（2）：127.

[7] 赵阳，梁丽珍，李厚金，等. 中山大学学报：自然科学版, 2012, 51（3）：68.

[8] Sun Y, Liu Y, Sun Y P, et al. Phytochemistry Letters, 2020, 37：95.

[9] 何明，张静华，胡昌奇. 药学学报, 2001, 36（4）：278.

[10] 苗明三，于舒雁，魏荣瑞. 时珍国医国药, 2014, 25（8）：1836.

[11] Xiong Y, Ma Y, Kodithuwakku N D, et al. International Immunopharmacology, 2019, 75：105563.

[12] Ding H, Rong H, Chen X, et al. Molecules, 2016, 21（6）：683.

[13] Wu W, Gao X, Xu X, et al. Cytotechnology, 2013, 65（2）：287.

[14] Yan S M, Zhang X, Zheng H L, et al. Free Radical Biology and Medicine, 2014, 78：190.

[15] Mouokeu R S. Journal of Complementary and Integrative Medicine, 2015, 12（4）：267.

野木瓜

【苗语】gemz mouz guas [ke:m33 mou33 kwa:35] 金某瓜（野木瓜）

【来源】木通科野木瓜属植物，野木瓜 *Stauntonia chinensis* DC.

【形态特征】木质藤本。嫩茎绿色，具线纹；老茎皮厚，粗糙，浅灰褐色，纵裂。掌状复叶；小叶5~7片；小叶革质，长圆形、椭圆形或长圆状披针形，先端渐尖，基部钝、圆形或楔形，上面深绿色，下面浅绿色；中脉在上面凹入，侧脉和网脉在两面均明显凸起。雌雄同株，通常3~4朵组成伞房状的总状花序；总花梗纤细，基部为大型的芽鳞片；苞片和小苞片线状披针形；雄花：萼片外面淡黄色或乳白色，内面紫红色，外轮的披针形，内轮的线状披针形，花瓣6枚，舌状顶端稍呈紫红色；雌花：萼片与雄花的相似但稍大；花瓣与雄花的相似。果长圆形。种子近三角形，压扁；种皮深褐色至近黑色。

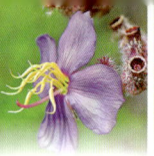

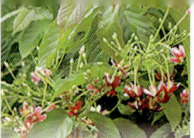

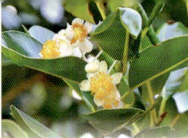

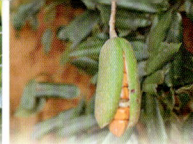

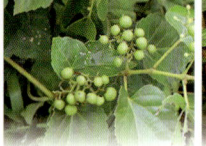

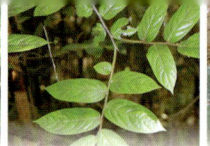

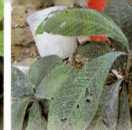

【分布】在我国，分布于湖南、贵州、云南、安徽、浙江、江西、福建、广东、广西、海南、贵州、云南、香港。在海南，分布于三亚、陵水、万宁、琼中等。

【化学成分】

（1）三萜及皂苷类化合物：yemuoside YM_{10}、yemuoside YM_{12}、yemuoside YM_{21}~YM_{25}、akebia saponin D[1]、yemuoside YM_8~YM_9[2]、stauntoside[3]、yemuoside YM_{17}-YM_{20}、nipponoside D[4]、stauntoside C1、scabiosaponin E、sieboldianoside B、kizutasaponin K_{12}[5]等。

（2）木脂素类化合物：yemuoside YM_1[6]、yemuoside YM_2、yemuoside YM_6[7]等。

（3）黄酮类化合物：6-羟基木樨草素-7-β-D-葡萄糖苷、皂草黄苷[8]等。

（4）酚性化合物：苏式-1-(4-羟基-3-甲氧基苯基)-1,2,3-丙三醇、赤式-1-(4-羟基-3,5-二甲氧基苯基)-1,2,3-丙三醇[9]等。

【药理活性】降血糖活性[10]、抗肿瘤活性[14]、镇痛活性[12]、促进神经细胞生长活性[13]、肝脏保护活性[14]、抗炎活性[15]、抗感染活性[16]等。

【苗族民间应用】枝叶入药，用于舒筋活血。

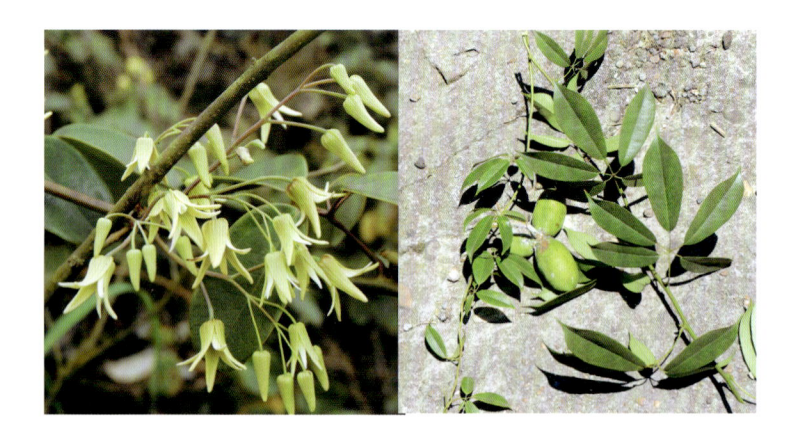

参考文献

[1] Hao G, Zhao W, Lei Y, et al. Magnetic Resonance in Chemistry, 2011, 46（7）: 630.

[2] Wang H B, Yu D Q, Liang X T, et al. Journal of Natural Products, 1990, 53（2）: 313.

[3] Wang D, Zhou G P, Yang Y S, et al. Chinese Chemical Letters, 2009, 20（7）: 833.

[4] Gao H, Wang Z, Yao Z H, et al. Helvetica Chimica Acta, 2008, 91（3）: 451.

[5] Wang D, Tian J, Zhou G P, et al. Journal of Asian Natural Products Research, 2010, 12（2）: 150.

[6] Wang H B, Yu D Q, Liang X T, et al. Journal of Natural Products, 1992, 55（2）: 214.

[7] Wang H B, Yu D Q, Liang X T, et al. Journal of Natural Products, 2004, 52（2）: 342.

[8] 王淮滨, 于德泉, 梁晓天, 等. 中草药, 1992, 23（11）: 567.

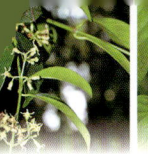

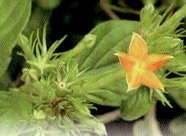

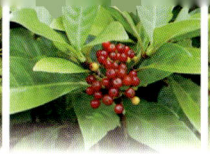

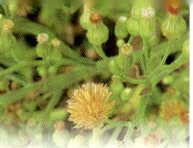

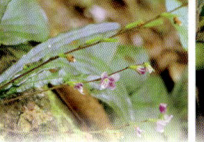

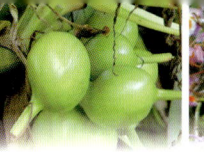

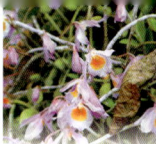

[9] 杨磊，高昊，王乃利，等. 中国药物化学杂志，2007，17（4）：242.

[10] Hu X, Wang S, Xu J, et al. International Journal of Molecular Sciences, 2014, 15（6）: 10446.

[11] 叶文博，李兴玉，武宗祎，等. 上海师范大学学报，2007，36（1）：65.

[12] 陈素，刘向明，张凡，等. 中国中西医结合杂志，2006，26：39.

[13] 张秀璋，叶文博，周丽娜. 上海师范大学学报，2008，39（2）：189.

[14] Yang J J, Xiong Q M, Zhang J, et al. International Journal of Biomedical Science, 2014, 10（1）: 16.

[15] 张伦，杨光忠，欧泽亮，等. 华中师范大学学报（自然科学版），2013，47（3）：348.

[16] 金李芬，邱顺华，钱民章. 辽宁中医药大学学报，2013，15（5）：36.

海南地不容

【苗 语】duungq gonv mbauv diq [tu:ŋ¹¹ ko:n⁵³ bau⁵³ ti:¹¹] 短共苞荻（姜根苞红）

【来源】防己科千金藤属植物，海南地不容 Stephania hainanensis H. S. Lo & Y. Tsoong

【形态特征】藤本。老枝梢木质化；枝、叶含淡黄色或白色液汁；全株无毛；枝有沟槽。叶薄纸质，三角状圆形，长和宽约相等，顶端短渐尖，基部圆至近截平，边缘浅波状，或疏生角状粗齿，或近全缘；掌状脉通常 10~11 条，网状小脉上有清晰的小乳突；叶柄通常与叶近等长或稍短。雄花：花序为复伞形聚伞花序，常几个生于短枝上；小聚伞花序有花 3~5 朵；小苞片狭披针形，萼片黄绿，通常 6，外轮匙状楔形，内轮稍宽；花瓣常 3，橙黄色；雌花：花序紧密呈头状，总梗上端明显膨大；萼片 1，近卵形；花瓣 2，肉质，阔卵形至贝壳状，比萼片稍大。核果红色，阔倒卵圆形；果梗稍肉质。

【分布】海南特有种，分布于乐东、东方、昌江、琼中等。

【化学成分】

（1）生物碱类化合物：脱氢克班宁、巴马亭、L-紫堇单酚碱、异斯库米碱[1]、克班宁、L-四氢巴马亭、氧代克班宁[1, 3]、2-羟基-1-甲氧基阿朴菲、紫堇定、异紫堇定、去甲异紫堇定、牛心果碱、蝙蝠葛任碱、鹅掌楸碱、青风藤碱、橙黄胡椒酰胺[2]、荷包牡丹碱[2-3]、去甲基荷包牡丹碱、去甲基克班宁、氧化克班宁、四氢小檗碱、千金藤素、粉防己碱、白屈菜红碱、木兰花碱、蝙蝠葛碱、盐酸小檗胺、盐酸青藤碱[3]等。

（2）其他类化合物：赤酮甾醇、(24R)-5α-豆甾-7,22(E)-二烯-3α-醇[2]等。

【药理活性】抗炎活性[3-4]、镇痛活性[4]、抗肿瘤活性[5-6]、镇静活性[7]等。

【苗族民间应用】块根入药，与其他中药材配合形成复方，用于肺炎及其他炎症、肝癌、肺癌、由多次堕胎引起的不孕不育。

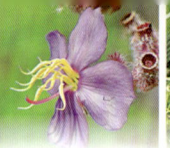

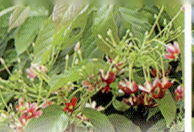

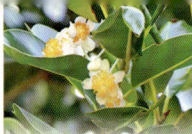

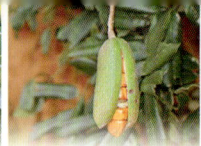

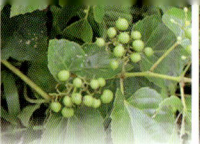

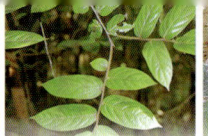

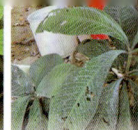

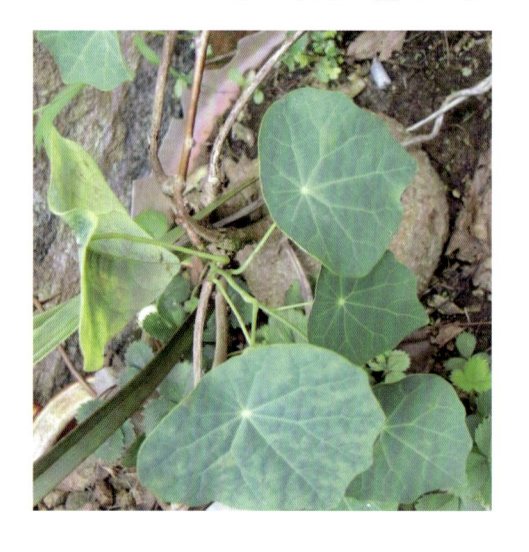

参考文献

[1] 方圣鼎, 徐学健, 陈嬿, 等. 中草药, 1987, 18（4）: 2.

[2] 连敬杰, 刘凡凡, 范冬立, 等. 沈阳药科大学学报, 2019, 36（3）: 202.

[3] He J Y, Liu Y, Kang Y, et al. Phytochemical Analysis, 2016, 27: 206.

[4] 储美娜, 朱毅, 董志, 等. 中国热带医学, 2011, 11（6）: 719.

[5] Wang Z W, Liu H, Ye G T, et al. Asian Pacific Journal of Tropical Biomedicine, 2020, 10（5）: 224.

[6] 于蕾, 姜春艳, 宋冬雪, 等. 辽宁中医杂志, 2020, 47（2）: 145.

[7] 金国章, 王月娥, 胥彬. 药学学报, 1964, 11（11）: 754.

小叶地不容

苗 语 duungq gonv mbauv mengs [tu:ŋ¹¹ ko:n⁵³ bau⁵³ me:ŋ³⁵] 短共苞萌（姜根苞青）

【来源】防己科千金藤属植物，小叶地不容 *Stephania succifera* H. S. Lo & Y. Tsoong

【形态特征】藤本。全株无毛；枝、叶含红色液汁；块根球状，硕大，浮露地面，外皮褐色，粗糙，内面淡褐黄色。叶纸质，近圆形至三角状圆形，长、宽近相等，顶端骤尖，钝头，具小凸尖，基部截平或微凹，两面密生微小乳突或腹面的小乳突不明显；掌状脉约10条。雌雄异株，雄株：复伞形聚伞花序，生于短枝上；伞梗末端稍弯拱，有几个线形小苞片；萼片6，2轮，外轮倒披针状匙形，内轮较阔，背面有小乳突；花瓣3，紫色，贝壳状，基部两侧内折，比萼片稍短。果序为稍紧密的复伞形聚伞状；核果的果核倒卵圆形，背部有4列短而扁的钩刺状凸起。

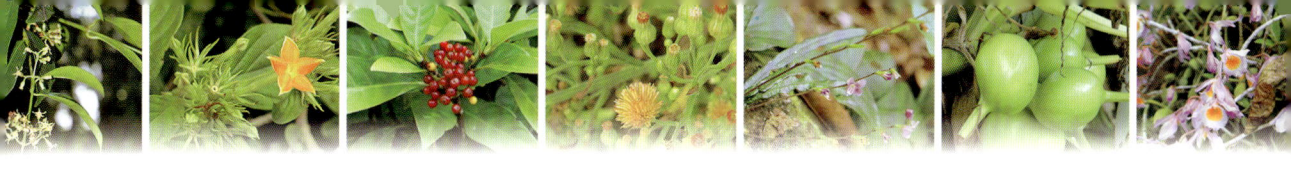

【分布】海南特有种，分布于三亚、昌江、白沙、琼中等。

【化学成分】

生物碱类化合物：schefferine[1]、asimilobine[1, 7, 8]、氧化克班宁[1, 4]、克班宁、去氢克班宁[1-3, 7]、L-四氢巴马亭[1-2, 7]、巴马亭[2, 4, 7]、去氢紫堇单酚碱、紫堇单酚碱[2, 4]、克班宁硝酸盐、phanostenine、离木明碱、corypalmine[2]、7-oxodehydrocaaverine、7-氧代克班宁、马兜铃内酰胺I[3]、demethylaristofolin C、corynoxidine[4]、(−)-sukhodianine-β-N-oxide[4, 7]、cepharanone D、N-formyl-asimilobine、N-formyl-annonain[5]、N-formyl-asimilobine-2-O-β-D-glucoside[6] promucosine、(−)-sukhodianine、4-hydroxycrebanine、(+)-stepharine[7]、manshurienine C、secocrebanine、norcrebanine、liriodenine、asimilobine-2-O-β-D-glucopyranoside[8]等。

【药理活性】细胞毒活性[3]、抗菌活性[4-6, 8]等。

【苗族民间应用】块根入药，用于风湿、胃病等；与黄荆茎叶等配伍用于半身不遂。

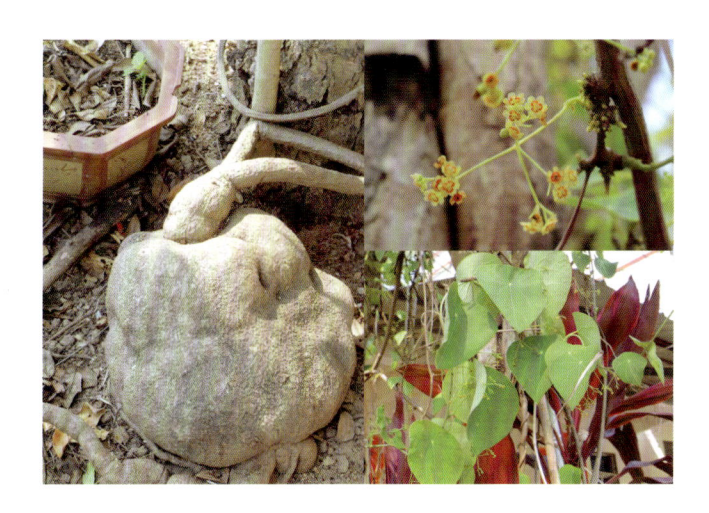

参考文献

[1] Wang S T, Tian L L, He J Y, et al. Phytochemical Analysis, 2022, 33（2）：239.

[2] 陈嬿, 方圣鼎, 矶具, 等. 植物学报, 1989, 31（7）：544.

[3] 杨德兰, 梅文莉, 戴好富. 中国药物化学杂志, 2010, 20（3）：206.

[4] Yang D L, Mei W L, Zeng Y B, et al. Journal of Asian Natural Products Research, 2013, 15（3）：315.

[5] Yang D L, Mei W L, Wang H, et al. Zeitschrift Für Naturforschung B, 2010, 65（6）：7571.

[6] Zeng Y B, Wei D J, Dong W H, et al. Archives of Pharmacal Research, 2014, 40（4）：429.

[7] 何嘉泳, 窦孝天, 方媛, 等. 中药材, 2017, 40（6）：1335.

[8] Wang S T, Qian W Q, He P, et al. Phytochemistry Letters, 2019, 34：99.

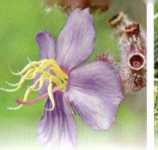

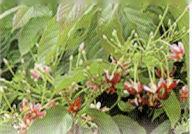

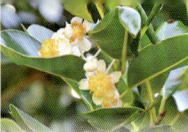

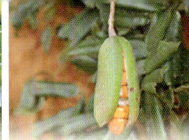

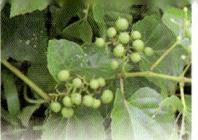

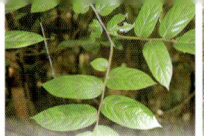

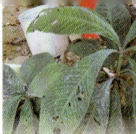

粪箕笃

【苗语】meiz dhauv dems [mei^{33} ʔdau^{53} te:m^{35}] 美斗典（藤斗尖）

【来源】防己科千金藤属植物，粪箕笃 *Stephania longa* Lour.

【形态特征】草质藤本。除花序外全株无毛；枝纤细，有条纹。叶纸质，三角状卵形，顶端钝，有小凸尖；基部近截平或微圆，很少微凹；上面深绿色，下面淡绿色；掌状脉10~11条；叶柄基部常扭曲。复伞形聚伞花序腋生；雄花序较纤细，被短硬毛；雄花：萼片常8，2轮，楔形或倒卵形；花瓣常4，绿黄色，通常近圆形；雌花：萼片和花瓣常4。核果红色；果核背部有两行小横肋。

【分布】在我国，分布于云南、广西、广东、海南、福建和台湾。在海南，分布于三亚、乐东、昌江、白沙、五指山、万宁、琼中、儋州、澄迈、屯昌、琼海、海口等。

【化学成分】

（1）生物碱类化合物：粪箕笃碱[1]、stephaboline[1, 4, 5]、粪箕笃酮碱[2, 5]、stephabyssine[3-5]、prostephabyssine[3, 5, 7]、longetherine[4]、stephalonines A~I、isoprostephabyssine、isolonganone、isostephaboline、stephisoferuline、*N*-methylstephuline[5]、cephatonine[5, 7]、stephalonines J~K、protostephanine、dehydrostephanine、(−)-stephanine、(−)-isolaureline、*R*-roemeroline、(+)-pronuciferine、(+)-lirioferine、(+)-norlirioferine[6]等。

（2）其他类化合物：阿魏酸-对羟基苯乙醇酯、对-香豆酸-对羟基苯乙醇酯、桂皮酸、β-谷甾醇和胡萝卜苷[7]等。

【药理活性】利尿活性、抗菌活性、镇静活性、镇痛活性[8]、治疗前列腺增生[9]等。

【苗族民间应用】全草入药，用于眼疾。

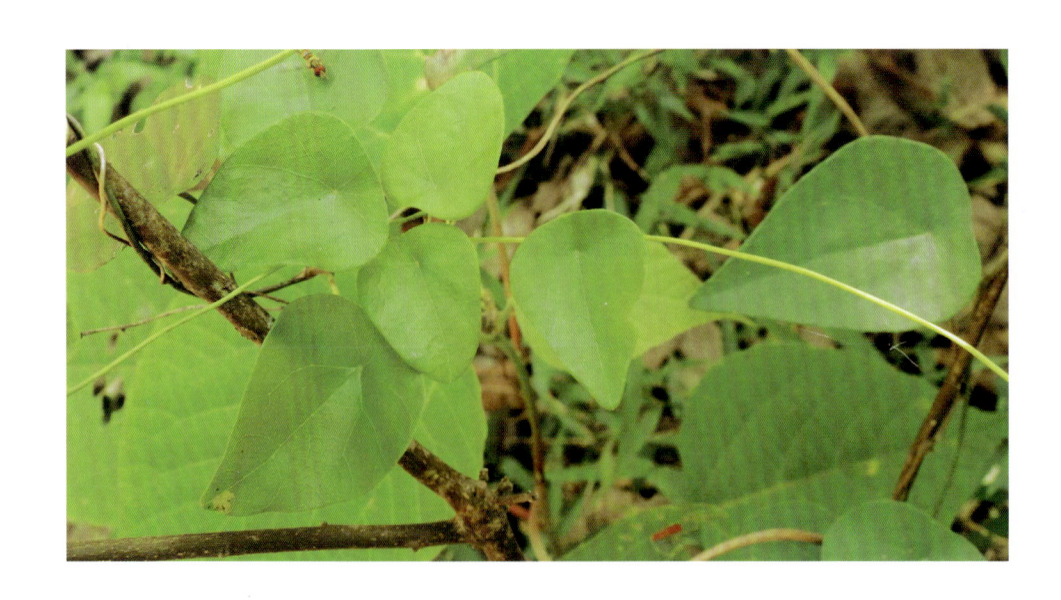

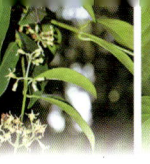

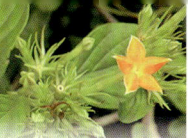

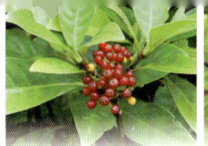

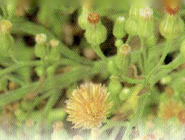

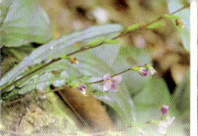

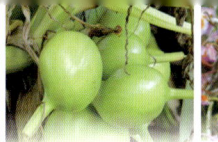

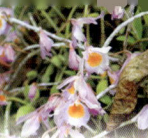

参考文献

[1] 劳爱娜, 高耀良, 唐宗俭, 等. 药学学报, 1980, 15 (11): 696.

[2] 劳爱娜, 唐宗俭, 徐任生. 药学学报, 1981, 16 (12): 940.

[3] 劳爱娜, 高耀良, 唐宗俭, 等. 化学学报, 1982, 40 (11): 1038.

[4] Deng J Z, Zhao S X. Phytochemistry, 1993, 33 (4): 941.

[5] Hua Z, Yue J M. Journal of Natural Products, 2005, 68 (8): 1201.

[6] Zhang H, Wang F D, Yue J M. Chinese Journal of Chemistry, 2010, 24 (6): 781.

[7] 邓京振, 赵守训. 中国药科大学学报, 1993, 24 (2): 73.

[8] 林启云, 谢金鲜. 广西中医药, 2001, 24 (3): 43.

[9] 岳赟, 庄锡伟, 曾旺焕, 等. 江西医药, 2016, 51 (7): 633.

古山龙

【苗语】guv saanq lorngz [ku⁵³ sa:n¹¹ lɔŋ³³] 顾散龙（过山龙）

【来源】防己科古山龙属植物，古山龙 *Arcangelisia gusanlung* H. S. Lo

【形态特征】木质藤本。茎和老枝灰色或暗灰色，有不规则的纵皱纹；木材鲜黄色；小枝圆柱状，有整齐的直线纹，无毛。叶片革质，阔卵形至阔卵状近圆形，先端常骤尖，基部近截平或微圆，两面无毛；掌状脉 5 出；叶柄稍纤细，有直线纹，两端均肿胀。雄花：圆锥花序，常生于老枝叶痕之上，分枝较短，近无毛；花被 3 轮，每轮 3 片，外轮近卵形，边缘啮蚀状，中轮长圆状椭圆形，内轮舟状。果序生于老茎上；果近球形，稍扁，成熟时黄色，最后变黑色；果核扁球形，被锈色长毛。

【分布】马来半岛、中南半岛有分布。在我国，分布于云南、海南。在海南，分布于三亚、昌江、白沙、保亭、万宁等。

【化学成分】

（1）生物碱类化合物：gusanlungs A~E [1-2, 4]、8-oxythalifendine、8-oxyberberrubine [2]、8-oxyberberine [2, 4]、thalifoine、*N*-methylcorydaldine、*N-trans*-coumaroyltyramine [3]、berberine、thalifendine、palmatine、stephabine、jatrorrhizine、corydaline、tetrahydrothalifendine [4] 等。

（2）木脂素类化合物：丁香脂素、(2*R*,3*S*,4*S*)-3*R*-[(β-D-glucopyranosyl)oxy]lyoniresinol、(2*S*,3*R*,4*R*)-3*R*-[(β-D-glucopyranosyl)oxy]lyoniresinol [3] 等。

（3）紫罗兰酮类化合物：gusanlungionosides A~D [3] 等。

（4）其他类化合物：对羟基苯甲醇 [3] 等。

【药理活性】酶抑制活性 [3]、细胞毒活性 [4]、保肝活性 [5]、抗炎活性、镇痛活性、解热

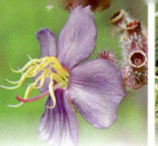

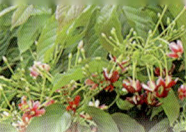

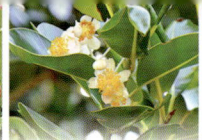

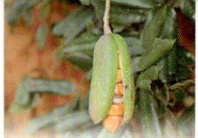

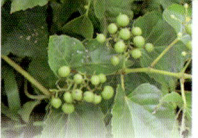

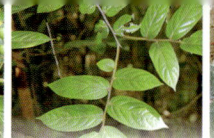

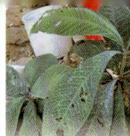

活性、镇咳祛痰活性、止泻活性[6]等。

【苗族民间应用】茎入药，用于退热，消炎。

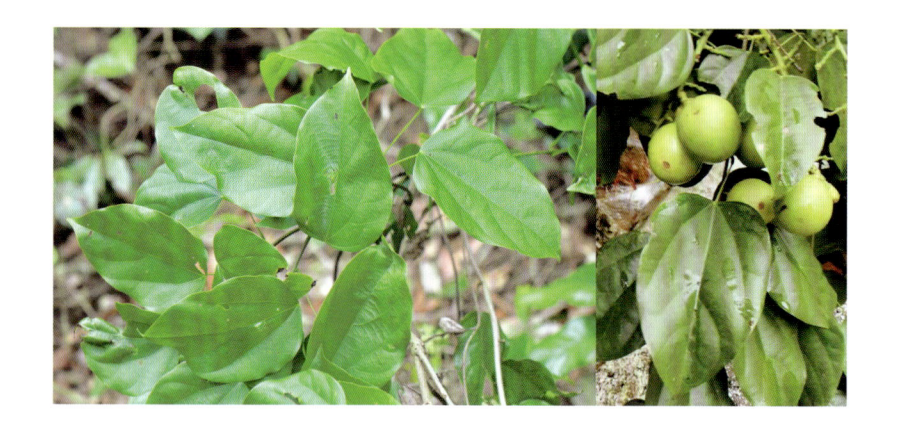

参考文献

[1] Zhang J S, Chen Z L. Planta Medica, 1991, 57（5）：457.

[2] Zhang J S, Men-Olivier L L, Massiot G. Phytochemistry, 1995, 39（2）：439.

[3] Yu L L, Hu W C, Ding G, et al. Journal of Natural Products, 2011, 74（5）：1009.

[4] Yu L L, Li R T, Ai Y B, et al. Molecules, 2014, 19（9）：13332.

[5] 李颖, 马妮, 顾健, 等. 中药药理与临床, 2019, 35（2）：101.

[6] Hu H Z, Dong Z, Zhu Y, et al. Chinese Herbal Medicines, 2013, 5（2）：109.

苍白秤钩风

苗语 meiq dhauv glunz [mei¹¹ ʔdau⁵³ klun³³] 美斗仑（藤斗圆）

【来源】防己科秤钩风属植物，苍白秤钩风 *Diploclisia glaucescens* (Bl.) Diels

【形态特征】木质藤本。当年生枝草黄色，有条纹，老枝红褐色或黑褐色，有许多纵裂的皮孔，均无毛。叶革质，叶背常有白霜，三角状扁圆形或菱状扁圆形，有时近菱形或阔卵形，顶端短尖或钝而具小凸尖，基部近截平至浅心形，有时近圆形或骤短尖，边缘具明显或不明显的波状圆齿；常掌状脉5；叶柄自基生至明显盾状着生。圆锥花序狭长，常簇生于老茎和老枝上；花淡黄色，微香；雄花：萼片外轮椭圆形，内轮阔椭圆形或阔椭圆状倒卵形，均有黑色网状斑纹；花瓣倒卵形或菱形，顶端短尖或凹头；雌花：萼片和花瓣与雄花的相似，但花瓣顶端明显2裂。核果长圆状狭倒卵圆形，下部微弯，熟后黄红色。

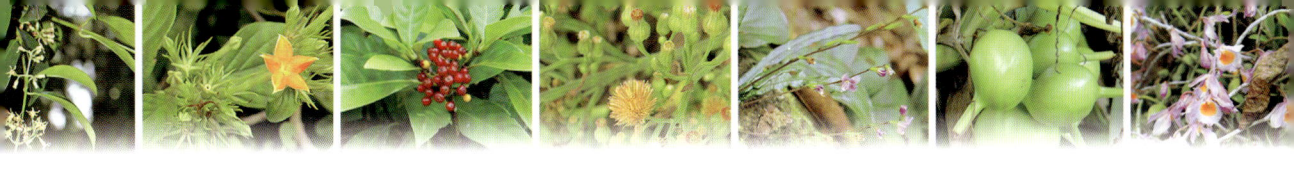

【分布】在亚洲热带地区分布广泛。在我国，分布于云南、广西、广东、海南。在海南，分布于三亚、乐东、昌江、白沙、五指山、万宁、琼中、儋州等。

【化学成分】

（1）生物碱类化合物：reticuline、N-降荷叶碱、acutumine、2,3-二羟基-9,10-二甲氧基四氢原小檗碱、千金藤啶碱[1]、diploclidine[2]等。

（2）木脂素类化合物：左旋丁香脂素、(7S,8R,8′R)-5,5′-2甲氧基落叶松树脂醇、(7S,8R)-二聚松柏醇[3]等。

（3）甾体类化合物：paristerone、makisterone C、capitasterone[4]、calonysterone、stachysterones B-C、20-hydroxyecdysone[5]、3-deoxy-1β,20-dihydroxyecdysone[6]、20-hydroxyecdysone、2-deoxy-20-hydroxyecdysone、makisterone C[7]、paristerone、ecdysterone、capitasterone[8]、24-epi-makisterone A、makisterone A、pterosterone[9]等。

（4）三萜类化合物：商陆酸-3-O-β-D-葡萄糖-28-O-β-D-葡萄糖苷、商陆酸-3-O-β-D葡萄糖醛酸苷、商陆酸-3-O-β-D葡萄糖苷[10]、serjanic acid、phytolaccagenic acid、3-O-β-D-glucopyranosylphytolaccagenic acid[11]、3-O-β-D-xylopyranosyl(1→2)-β-D-glucopyranosyl-28-O-β-D-glucopyranosyl oleanolic acid[12]等。

（5）其他类化合物：1,5-二羟基-3-甲基-蒽醌[10]、十一碳酸、三十碳酸[13]等。

【药理活性】抗炎活性[8]、免疫增强活性[10]、酶抑制活性[13]等。

【苗族民间应用】茎叶入药，用于腹痛。

参考文献

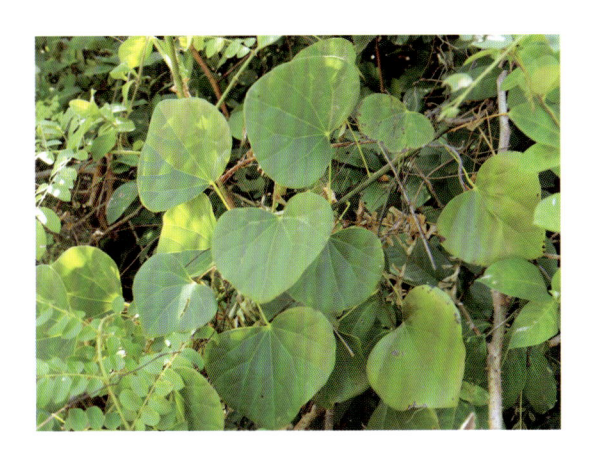

[1] 王恩军，马云保，张雪梅，等. 中国中药杂志，2008，33（21）：2503.

[2] Jayasinghe L, Jayasooriya C P, Hara N, et al. Tetrahedron Letters, 2003, 44: 8769.

[3] 黄孝春，郭跃伟，王峥涛，等. 天然产物研究与开发，2002，14（4）：9.

[4] 黄孝春，郭跃伟，周文亮，等. 天然产物研究与开发，2003，15（2）：93.

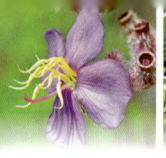

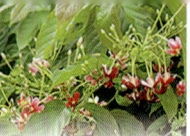

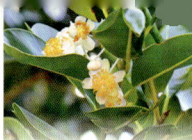

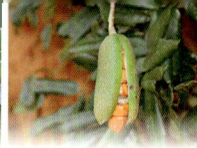

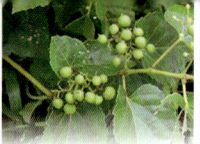

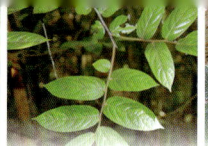

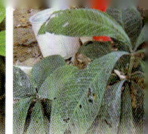

[5] 卯霞, 陆伟东, 胡疆. 药学服务与研究, 2013, 13（1）: 60.

[6] Jayasinghe L, Jayasooriya C P, Oyama K, et al. Steroids, 2002, 67（7）: 555.

[7] Jayasinghe L, Kumarihamy B, Arundathie B, et al. Steroids, 2003, 68（5）: 447.

[8] Lei F, Li J, Jie Z, et al. Molecules, 2017, 22（8）: 1310.

[9] Miller R W, Clardy J, Kozlowski J, et al. Planta Medica, 1985, 51（1）: 40.

[10] 黄孝春, 郭跃伟, 王峥涛, 等. 中草药, 2003, 34（2）: 101.

[11] Bandara B, Jayasinghe U, Karunaratne V, et al. Planta Medica, 1990, 56（3）: 290.

[12] Jayasinghe U, Jayasooriya C P, Fujimoto Y. Fitoterapia, 2002, 73（5）: 406.

[13] 杨叶坤, 高诚伟, 邱明华, 等. 云南植物研究, 1999, 21（2）: 137.

毛叶轮环藤

苗语 giauv nhauz ndangz [kjau⁵³ ŋau³³ daŋ³³] 俏饶糖（九牛藤）

【来源】防己科轮环藤属植物，毛叶轮环藤 *Cyclea barbata* Miers

【形态特征】藤本。主根稍肉质；嫩枝被糙硬毛。叶纸质或近膜质，三角状卵形或三角状阔卵形，顶端短渐尖或钝而具小凸尖，基部微凹或近截平，两面被伸展长毛，上面较稀疏或有时近无毛，缘毛甚密；掌状脉9~12条；叶柄被硬毛，明显盾状着生。花序腋生或生于老茎上；雄花：花序为圆锥花序，被长柔毛，花密集成头状，间断着生于花序分枝上；雄花有明显的梗；萼杯状，被硬毛，花冠合瓣，杯状，顶部近截平；雌花：花序下垂，总状圆锥花序；雌花无花梗；萼片2，倒卵形至菱形，外面被疏毛；花瓣2，与萼片对生，无毛。核果斜倒卵圆形至近圆球形，熟后红色，被柔毛；果核背部两侧各有3列乳头状小瘤体。

【分布】在越南、老挝、柬埔寨、缅甸、泰国、马来西亚、印度尼西亚有分布。在我国，分布于广东、海南。在海南，分布于三亚、东方、白沙、保亭、万宁、儋州等。

【化学成分】

（1）生物碱类化合物：异谷树碱、粉防己碱[1]、左旋箭毒碱[1,2]、高阿洛莫林碱[1,3]、(−)-2′-norlimacine、(−)-repandine、(+)-cycleanorine、(+)-daphnandrine、(+)-coclaurine[2]、(+)-tetrandrine、(−)-limacine、(−)-cycleapeltine[3]、木兰花碱[4]、dauricumidine、promucosine、*N*-acetylstepharine、*N*-formylstepharine[5]、oxypalmatine、8-oxyberberine、gusanlung B[5-6]等。

（2）甾体类化合物：坡那甾酮A、shidasterone、cycleasterone A[5-6]等。

（3）苯丙素类化合物：threo-2,3-bis（4-hydroxy-3,5-dimethoxyphenyl）-3-ethoxypropan-l-ol、3,4,5-trimethoxycinnamyl alcohol、7-*O*-ethylguaiacylglycerol、丁香树脂醇、fragransin B2、 eritro-1-(3,4,5-trimetoxifenil)-1,2-propanodiol[5]等。

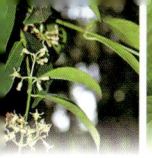

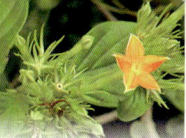

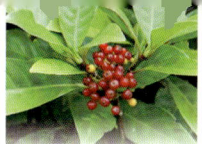

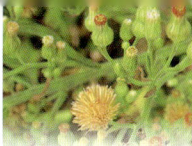

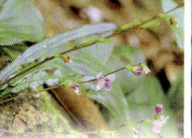

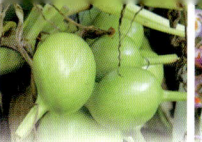

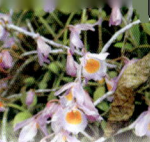

（4）其他类化合物：(6R,7E,9S)-9-hydroxy-4,7-megastigmadien-3-one、zanthopyranone、3,4,5-三甲氧基苯酚[5]等。

【药理活性】肌松活性[1,7]、细胞毒活性、抗疟活性[3]、肝脏保护活性[6]、抗炎活性[8]等。

【苗族民间应用】根入药，用于腹痛；捣烂兑水喝，用于肠胃绞痛。

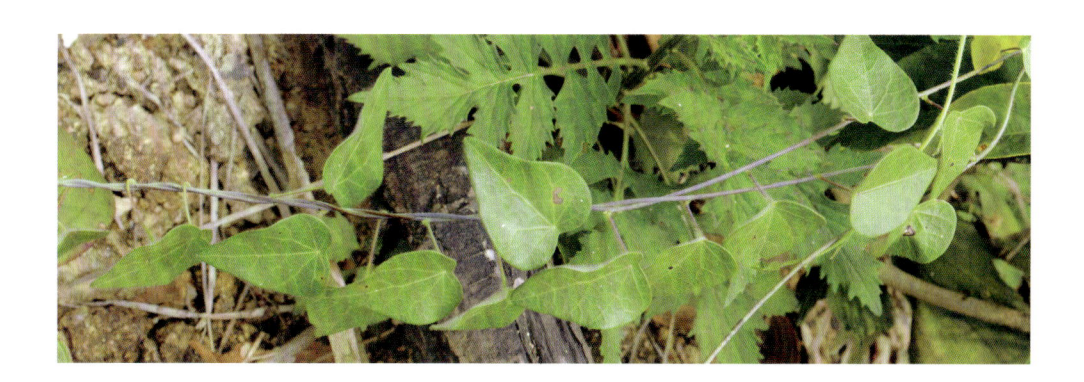

参考文献

[1] 唐宗俭，劳爱娜，陈嬿，等. 药学学报，1980，15（8）：506.

[2] Guinaudeau H，Lin L Z，Ruangrungsi N，et al. Journal of Natural Products，1993，56（11）：1989.

[3] Lin L Z，Shieh H L，Angerhofer C K，et al. Journal of Natural Products，1993，56（1）：22.

[4] Verpoorte R，Beek T，Siwon H，et al. Pharmaceutisch Weekblad Scientific Edition，1982，4（4）：87.

[5] 张琦. 广西中医药大学硕士学位论文，2018.

[6] Wang X J，Zhang Q，PengY U，et al. Journal of Asian Natural Products Research，2019，21（3）：217.

[7] 唐希灿，金国章，冯洁，等. 药学学报，1980，15（9）：513.

[8] 何华美，李新芳，张敏. 中药药理与临床，1997，13（1）：13.

青牛胆

【苗语】ngongz dhaamv mengs meiq [ŋo:ŋ³³ ʔda:m⁵³ me:ŋ³⁵ mei¹¹] 秾胆萌美（牛胆青藤）

【来源】防己科青牛胆属植物，青牛胆 *Tinospora sagittata* (Oliv.) Gagnep.

【形态特征】藤本。具连珠状块根，黄色；枝纤细，有条纹，常被柔毛。叶纸质至薄革

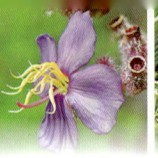

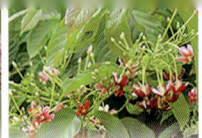

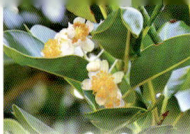

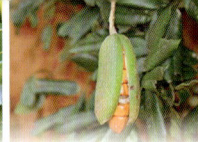

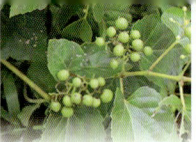

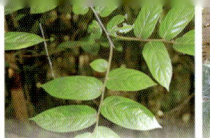

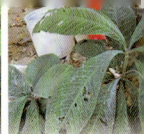

质，常披针状箭形，先端渐尖，有时尾状，基部弯缺常很深，后裂片圆、钝或短尖，常向后伸，通常仅在脉上被短硬毛；掌状脉5条；叶柄有条纹，被柔毛或近无毛。常数个花序簇生形成聚伞花序或分枝成疏花的圆锥状花序，腋生；总梗、分枝和花梗均丝状；小苞片2，紧贴花萼；雄花：萼片常6，最外面的小，常卵形或披针形，里面较大，阔卵形至倒卵形，或阔椭圆形至椭圆形；花瓣6，肉质，常有爪，瓣片近圆形或阔倒卵形，基部边缘常反折；雌花：萼片与雄花相似；花瓣楔形。核果熟后红色，近球形；果核近半球形。

【分布】在越南有分布。在我国，分布于湖北、陕西、四川、西藏、贵州、湖南、江西、福建、广东、广西、海南等。在海南，分布于保亭、万宁等。

【化学成分】

（1）生物碱类化合物：药根碱[1, 3-6]、巴马亭[1-6]、尖防己碱[3]、木兰碱、蝙蝠葛仁碱[4]、四氢巴马亭、四氢药根碱、neoechinulin A、echinuline、N-反式阿魏酸酪酰胺[6]等。

（2）二萜类化合物：非洲防己苦素[1]、去氧黄藤苦素[4]、古伦宾、异古伦宾[4-5]、金果榄苷[2-5]、tinospinosides A~C、tinophylloloside[7]、tinospinosides D~E、tinospin E[8]、tinosporins A~B、fibaruretin B[9]、tinocallones A、fibaruretins G~I[10]、tinosporins C~D[11]、bistinospinosides A~B[12]、euphorbia factor L$_3$、lathyrane、euphorbia factor L$_2$、euphorbia factor L$_8$[13]等。

（3）其他类化合物：20β-羟基蜕皮素[3-4]、2-deoxy-20-hydroxyecdysone、2-deoxy-20-hydroxyecdysone 3-O-β-D-glucopyranoside[4]等。

【药理活性】抗炎活性[2, 7, 10]、镇痛活性[2]、抗菌活性[5, 13]、抗肿瘤活性[6, 10]、降血糖活性[11-12]等。

【苗族民间应用】块根入药，开水泡用于治疗胃病。

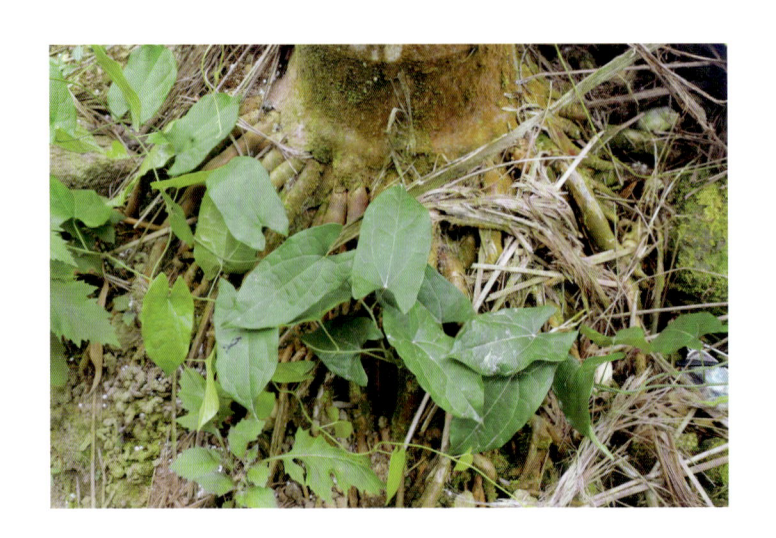

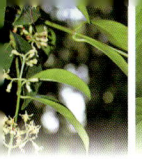

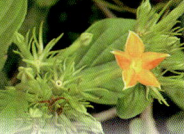

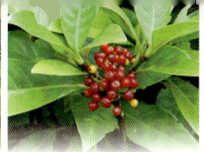

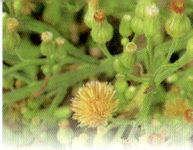

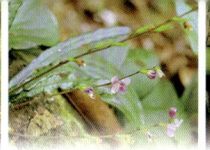

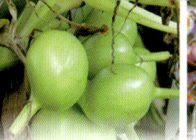

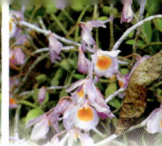

参考文献

[1] 杨兵. 四川大学硕士学位论文, 2007.

[2] Liu X, Hu Z, Shi Q, et al. Archives of Pharmacal Research, 2010, 33（7）: 981.

[3] 王世平, 吴艳俊, 李玲, 等. 贵阳医学院学报, 2011, 36（1）: 9.

[4] 史琪荣. 第二军医大学博士学位论文, 2007.

[5] 袁胜浩, 方建敏, 涂青梅, 等. 中国药学杂志, 2010, 45（10）: 733.

[6] 孙雅婷, 王傲莉, 李达翃, 等. 中草药, 2015, 46（9）: 1287.

[7] Li W, Huang C, Li S, et al. Planta Medica, 2011, 78（1）: 82.

[8] Li W, Huang C, Ma F H, et al. Chemical & Pharmaceutical Bulletin, 2012, 60（10）: 1324.

[9] Qin N B, Wang A L, Li D H, et al. Phytochemistry Letters, 2015, 12: 173.

[10] Zhang G, Ma H R, Hu S, et al. Fitoterapia, 2016, 110: 59.

[11] Li G H, Ding W B, Wan F H, et al. Molecules, 2016, 21（9）: 1250.

[12] Li W, Huang C, Liu Q, et al. Journal of Natural Products, 2017, 80（9）: 2478.

中华青牛胆

苗语 vongz dhaamz meiq [vo:ŋ³³ ʔda:m³³ mei¹¹] 噙胆美（黄胆藤）

【来源】 防己科青牛胆属植物，中华青牛胆 *Tinospora sinensis* (Lour.) Merr.

【形态特征】 藤本。枝稍肉质，嫩枝绿色，有条纹，被柔毛；皮孔凸起，通常4裂。叶纸质，阔卵状近圆形，很少阔卵形，顶端骤尖，基部深心形至浅心形，弯缺有时很宽，后裂片通常圆，全缘，两面被短柔毛；掌状脉5条；叶柄被短柔毛。总状花序先叶抽出；雄花：花序单生或有时几个簇生；萼片6，2轮，外轮小，长圆形或近椭圆形，内轮阔卵形；花瓣6，近菱形，具爪。雌花：花序单生；萼片和花瓣与雄花同。核果红色，近球形；果核半卵球形背面有棱脊和许多小疣状凸起。

【分布】 在斯里兰卡、印度和中南半岛有分布。在我国，分布于广东、广西、云南、海南。在海南，分布于三亚、昌江、白沙、保亭、陵水、琼中、澄迈等。

【化学成分】

（1）生物碱类化合物：药根碱、palmatrubin[1]、巴马亭[1-2]、*p*-香豆酰-多巴胺[3]、银钩花胺酰 B、*N*-反式-阿魏酰酪胺、*N*-反式-咖啡酰酪胺、克罗酰胺 K、顺式-克罗酰胺 K[4]、*trans-N*-feruloyl-3′-*O*-methyldopamine[5]、uridine[6]等。

（2）二萜类化合物：1-deacetyltinosposide A[2]、tinosineside A[2,6]、tinosposinensides A-C[7]、tinosinenosides A~F、2-deacetoxytinosinenoside D[8]等。

（3）苯丙素类化合物：(−)-pinoresinol 4-*O*-β-D-glucopyranoside、8′-epitanegool syringin[2]、

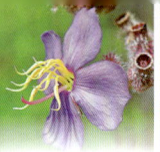

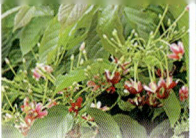

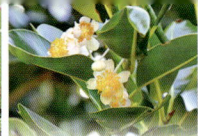

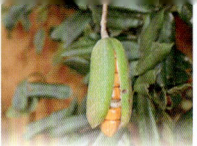

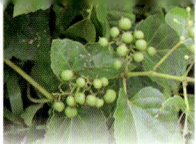

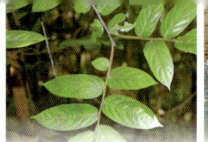

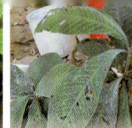

中华青牛胆木脂苷C-D、(+)-丁香脂素[4]、异莨菪亭[5]、tinosposides A-B、tanegoside、(+)-pinoresinol monomethyl ether O-β-D-glucopyranoside[9]、lirioresino-β-dimethyl ether[10]等。

（4）黄酮类化合物：异鼠李素[3]、芦丁、槲皮素、山柰酚、木樨草素、杨梅素、杨梅素-3-O-β-D-葡萄糖苷、槲皮素-3-O-α-L-鼠李糖苷[11]等。

（5）其他类化合物：齐墩果酸、熊果酸、对羟基苯甲酸[3]、香草乙酮[5]、tinosposinoside、cordifolioside C、salidroside[6]、tinosinenside[7]、icariside D1[9]、丹皮酚[11]等。

【药理活性】抗利什曼原虫[1]、肿瘤细胞毒活性[8]、降血糖活性[12]、抗炎活性[13-14]、免疫调节活性[13]、镇痛活性[14]、抗辐射活性[15]、肝脏保护活性[16]、降尿酸活性[17]、抗菌活性[18]、抗结核活性[19]、抗疲劳活性、耐缺氧活性[20]等。

【苗族民间应用】茎入药，捣烂外敷关节等，用于舒筋活络、口眼歪斜；与菟丝子茎、猪蹄等配伍用于跌打损伤。

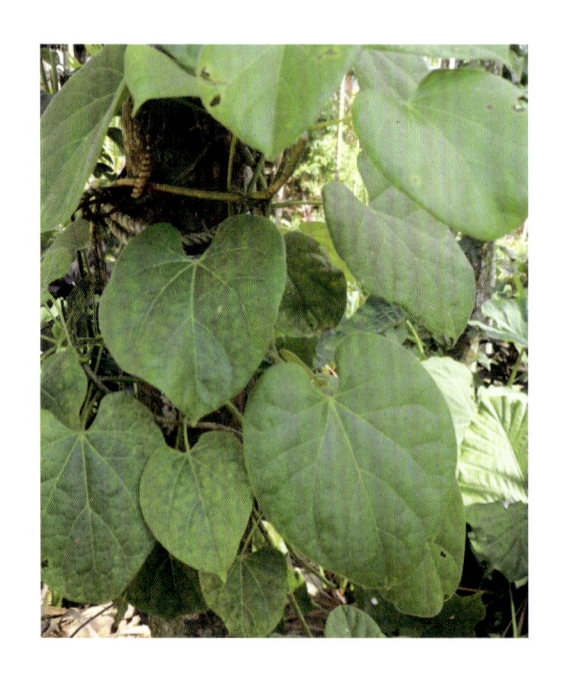

参考文献

[1] Maurya R, Gupta P, Chand K, et al. Natural Product Research, 2009, 23 (12): 1134.

[2] Dong L P, Chen C X, Ni W, et al. Natural Product Research, 2010, 24 (1): 13.

[3] 芦永昌, 钱帅, 赵英, 等. 中药材, 2016, 39 (12): 2775.

[4] 蒋欢, 黄诚伟, 廖海兵, 等. 中草药, 2018, 49 (10): 2336.

[5] 杨光忠, 李庆庆, 徐晓诗, 等. 中南民族大学学报（自然科学版）, 2019, 38 (4): 547.

[6] Parveen A, Ali Z, Fantoukh O, et al. Natural Product Research, 2021, 35 (21): 3955.

[7] Li W, Wei K, Fu H W, et al. Journal of Natural Products, 2007, 70 (12): 1971.

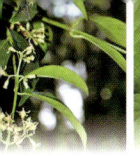

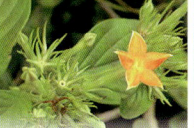

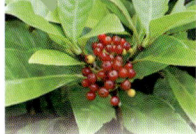

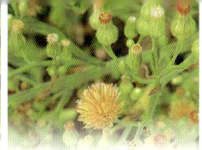

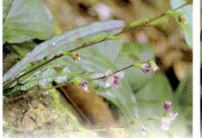

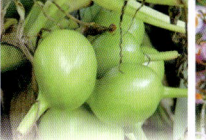

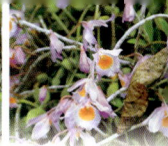

[8] Jiang H, Zhang G J, Liu Y F, et al. Journal of Natural Products, 2017, 80（4）：975.

[9] Li W, Koike K, Liu L, et al. Chemical & Pharmaceutical Bulletin, 2004, 52（5）：638.

[10] Maurya R, Gupta P, Chand K, et al. Natural Product Research, 2009, 23（12）：1134.

[11] 史生辉, 钱帅, 王庶, 等. 中成药, 2017, 39（9）：1866.

[12] Gupta P, Sharma U, Gupta P K, et al. Chronicles of Young Scientists, 2012, 3（3）：199.

[13] Manjrekar P N, Jolly C I, Narayanan S. Fitoterapia, 2000, 71（3）：254.

[14] 吴凤荣, 曾聪彦, 戴卫波, 等. 中华中医药学刊, 2016, 34（7）：1775.

[15] 段伟, 毕良文, 李文辉. 中国辐射卫生, 2008, 17（2）：138.

[16] Chavan T, Khadke S, Harke S, et al. Journal of Pharmacy Research, 2013, 6（1）：123.

[17] 张柯媛, 刘喜华, 覃艺群, 等. 山东医药, 2017, 57（7）：13.

[18] Lu Y C, Bai X, Zeng Q Y, et al. Chemistry of Natural Compounds, 2018, 54（3）：538.

[19] Badavenkatappa S G, Peraman R. Natural Product Research, 2021, 35（22）：4669.

[20] 杨凤雯, 韦秋菊, 刘雪婷, 等. 右江医学, 2020, 48（1）：23.

细圆藤

【苗语】meiz dhauv gins [mei³³ ʔdau⁵³ kin³⁵] 美斗茋（藤斗小）

【来源】防己科细圆藤属植物，细圆藤 *Pericampylus glaucus* (Lam.) Merr.

【形态特征】木质藤本。小枝通常被灰黄色绒毛，有条纹；老枝无毛。叶纸质至薄革质，三角状卵形至三角状近圆形，很少卵状椭圆形，顶端钝或圆，很少短尖，有小凸尖，基部常近截平至心形，边缘有圆齿或近全缘，两面被绒毛或上面被疏柔毛至近无毛；掌状脉5条；叶柄常生叶片基部，被绒毛。聚伞花序伞房状，被绒毛；雄花：萼片背面多少被毛，最外轮的狭，中轮倒披针形，内轮稍阔；花瓣6，楔形或匙形，边缘内卷；雌花：萼片和花瓣与雄花相似。核果熟后红色或紫色。

【分布】在东南亚地区分布广泛。在我国，分布于长江以南地区。在海南，分布于三亚、乐东、昌江、白沙、五指山、保亭、陵水、万宁、儋州、临高、澄迈、琼海等。

【化学成分】

（1）三萜类化合物：表木栓醇、白桦脂酸[1]、hopenone-B、hopenol-B、22-hydroxy-hopan-3-one、erythrodiol 3-palmitate、5β,24-cyclofriedelan-3-one[2]等。

（2）生物碱类化合物：periglaucines A-D、norruffscine[3]等。

（3）其他类化合物：蜂蜜酸、棕榈酸、硬脂酸、胡萝卜苷[1]等。

【药理活性】抗病毒活性[3]、肿瘤细胞毒活性[2, 4]、抗炎活性[4]、抗阿米巴虫感染[5]、降血糖活性[6]等。

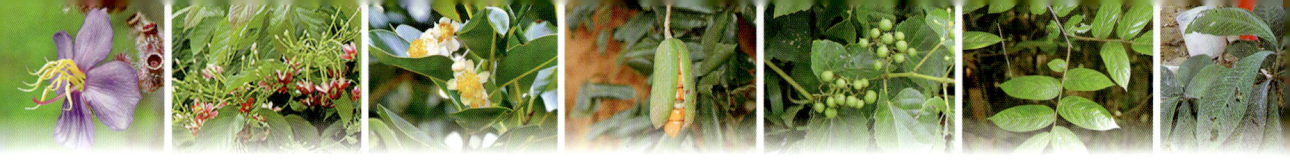

【苗族民间应用】全株入药，配伍粪箕笃、黄牛木，用于眼痛、白内障。

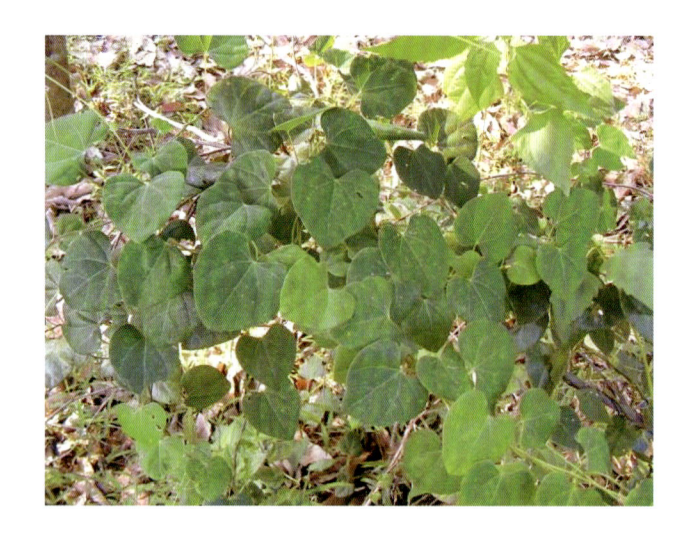

参考文献

[1] 梁培瑜，周琦，周法兴. 中国中药杂志，1998，23（1）：39.

[2] 赵卫权，崔承彬. 中国药物化学杂志，2009，19（3）：195.

[3] Yan M H, Cheng P, Jiang Z Y, et al. Journal of Natural Products, 2008, 71（5）：760.

[4] Shipton F N, Khoo T J, Hossan M S, et al. Journal of Ethnopharmacology, 2017, 198：91.

[5] Mahboob T, Azlan A M, Shilpton F, et al. Experimental Parasitology, 2017, 183：160.

[6] Kifayatullah M, Rahim H, Jan N U, et al. Sains Malaysiana, 2019, 48（5）：1075.

崖藤

苗语 ngaiz ndangz [ŋai³³ daŋ³³] 哎藤（崖藤）

【来源】防己科崖藤属植物，崖藤 *Albertisia laurifolia* Yamamoto

【形态特征】木质藤本。嫩枝被绒毛；老枝无毛，灰色。叶近革质，椭圆形至卵状椭圆形，先端短渐尖或急尖，基部钝或微圆，两面无毛或下面沿中脉和侧脉散生微柔毛；侧脉每边3~5条；叶柄无毛。雄花序为聚伞花序，有花3~5朵；总花梗和花梗均被绒毛；萼片3轮，背面被绒毛，外轮钻形，最短，中轮线状披针形，较长，内轮合生成坛状，最长；花瓣6，2轮，外轮菱形，边内折，背面中肋附近被硬毛，内轮近楔形，无毛。核果椭圆形，被绒毛；果核稍木质，椭圆形，表面微有皱纹。

【分布】在越南有分布。在我国，分布于广西、海南、云南。在海南，分布于乐东、昌

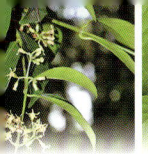

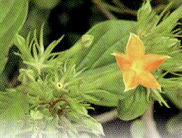

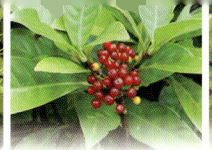

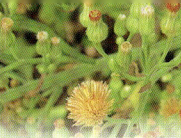

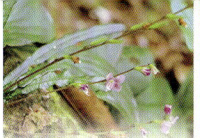

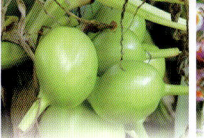

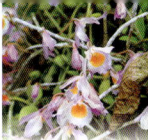

江、白沙、五指山、保亭、陵水、万宁等。

【化学成分】

生物碱类化合物：daphnoline、cocsuline、cocsoline、apateline[1]、aromoline[1-2]等。

【药理活性】抗肿瘤活性[2]、肌肉松弛活性[3]等。

【苗族民间应用】茎入药，用于坐骨神经痛。

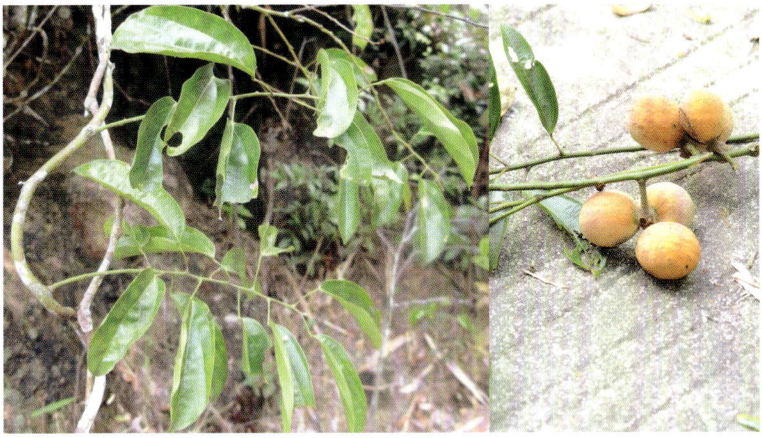

【参考文献】

[1] 薛智, 吴昀, 张佩玲, 等. 植物学报, 1985, 27（6）: 630.

[2] 张庆英, 梁鸿, 蔡少青, 等. 中草药, 2005, 36（11）: 1627.

[3] 海南医专（海南医药研究所）. 海南卫生, 1981, 1: 38.

南粤马兜铃

【苗语】dhang luc ndoiz meiq [ʔdaŋ⁴⁴ lu:⁴² do:i³³ mei¹¹] 当芦堆美（筜露薯藤）

【来源】马兜铃科马兜铃属植物，南粤马兜铃 *Aristolochia howii* Merr. et Chun

【形态特征】藤本。块根长圆形或卵形，常数个相连；老茎有纵裂纹及增厚的木栓层；小枝平滑或稍具纵棱，嫩时密被棕色长柔毛，以后渐脱落。叶革质，叶形多样，顶端短尖至渐尖，中部以下渐狭，基部狭心形，两侧裂片下垂或稍内弯，下面密被微柔毛；叶脉两面均明显，侧脉每边 7~12 条，近边缘彼此连接；叶柄常弯扭，密被棕色长柔毛。花单生或 2 朵聚生，生于叶腋或老茎；花梗纤细，常向下弯垂，疏被长柔毛；小苞片着生于花梗近基部，钻形，极小，密被长柔毛；花初呈粉红色，后呈暗褐色；花被管中部急弯，具纵脉纹，外面被棕色长柔毛；檐部扩展呈盘状，边缘浅 3 裂，裂片阔卵形。蒴果长圆

069

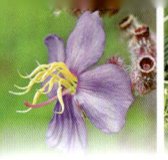

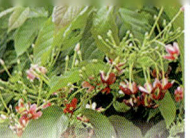

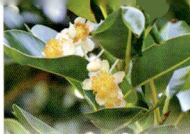

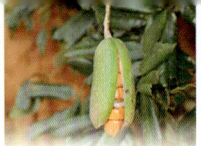

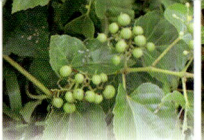

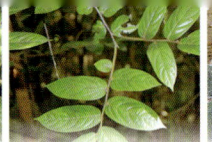

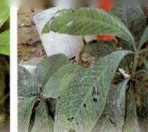

状，成熟时 6 瓣开裂。种子卵形，灰褐色。

【分布】海南特有种，分布于三亚、东方、昌江、白沙、万宁、琼中、定安、琼海等。

【苗族民间应用】块根入药，煮水用于咳嗽、腹痛。

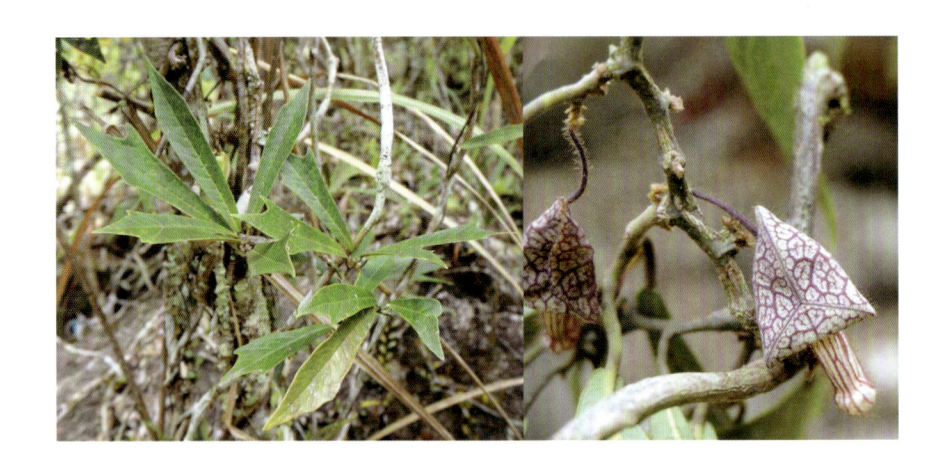

假蒟

苗语 gap laus [kap⁴⁴ lau³⁵] 旮捞（合掘）

【来源】胡椒科胡椒属植物，假蒟 *Piper sarmentosum* Roxb.

【形态特征】多年生草本。茎匍匐，逐节生根；小枝近直立，无毛或幼时被短柔毛。叶近膜质，有细腺点，下部叶阔卵形或近圆形，顶端短尖，基部常心形；上部叶小，卵形或卵状披针形，基部常浅心形、圆形、截平；叶脉 7 条；叶柄被短柔毛；叶鞘长约为叶柄的 1/2。花单性，雌雄异株，聚集成与叶对生的穗状花序；雄花序：总花梗与花序等长或略短，被短柔毛；花序轴被毛；苞片扁圆形，近无柄，盾状；雌花序：总花梗与雄花序相同，花序轴无毛；苞片近圆形，盾状。浆果近球形，具 4 角棱，无毛，基部嵌生于花序轴中并与其合生。

【分布】在越南、菲律宾、马来西亚、印度尼西亚、印度有分布。在我国，分布于南部地区。在海南，分布于乐东、昌江、白沙、五指山、保亭、陵水、万宁、儋州、澄迈等。

【化学成分】

（1）生物碱类化合物：N-isobutyl-2E,4E-hexadecadienamide、N-2′-methylbutyl-2E,4E-decadienamide[1]、brachystamide、1-piperettyl pyrrolidine[2]、guineensine、sarmentine[2-3]、sarmentamides A~C[3]、N-(3′,4′,5′-trimethoxy-*cis*-cinnamoyl) pyrrolidine[4]、1-nitrosoimino-2,4,5-trimethoxybenzene[5]、langkamide、piplartine[6]、pipercallosine、pipercallosidine[7]、 chaplupyrrolidones A~B[8]、brachyamide B、piperyline[9]、piperumbellactam A[10]等。

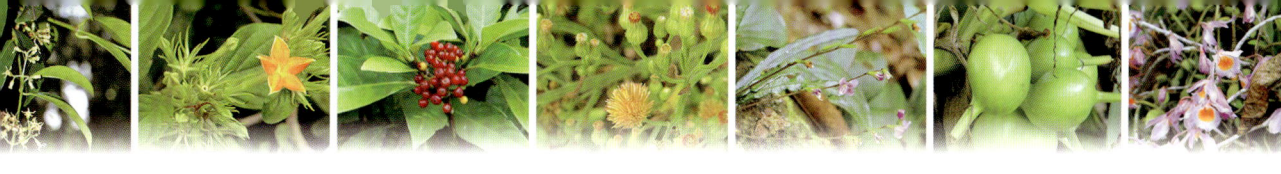

（2）苯丙素类化合物：(+)-asarinin[2, 4]、sesamin[2-3, 7]、horsfieldin[3]、γ-asarone[4]、3,4,5-trimethoxycinnamic acid[6]等。

（3）黄酮类化合物：sarmentosumins A~D、isochamanetin、7-methoxychamanetin、dichamanetin、7-methoxydichamanetin、pinocembrin、7-methoxy-isochamanetin[7]等。

（4）其他类化合物：methyl piperate、β-谷甾醇、豆甾醇[2]、aromatic alkcne[3]、benzoic acid[7]、6,7-dimethoxy-4-hydroxy-1-naphthoic acid[10]等。

【药理活性】抗炎活性[1, 12]、抗疟原虫活性[2-3]、抗结核活性[2]、抗菌活性[3, 9]、肿瘤细胞毒活性[5, 7]、缺氧诱导因子-2抑制活性[6]、降血糖活性[8]、神经肌肉阻断活性[11]、镇痛活性[12]、抗氧化活性[13]、抗阿米巴虫感染[14]、促进骨折愈合的活性[15]、抗骨质疏松活性[16]、预防动脉粥样硬化[17]、神经保护活性[18]、降血压活性[19]、降血脂活性[20]、胃损伤保护活性[21]、抗抑郁活性[22]等。

【苗族民间应用】全草入药，用于风湿。

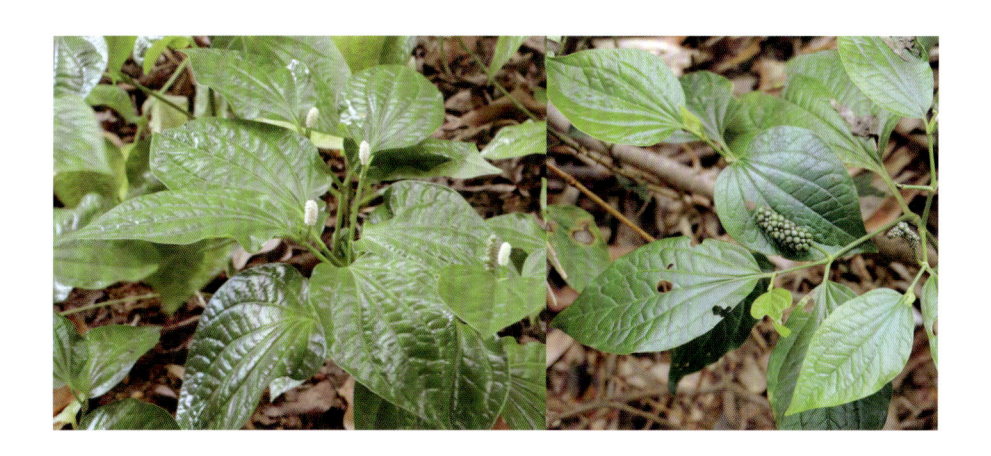

参考文献

[1] Stöhr J R, Xiao P G, Bauer R. Planta Medica, 1999, 65（2）：175.

[2] Rukachaisirikul T, Siriwattanakit P, Sukcharoenphol K, et al. Journal of Ethnopharmacology, 2004, 93（2-3）：173.

[3] Tuntiwachwuttikul P, Phansa P, Pootaeng-On Y, et al. Chemical & Pharmaceutical Bulletin, 2006, 54（2）：149.

[4] Sim K M, Mak C N, Ho L P. Journal of Asian Natural Products Research, 2009, 11（8）：757.

[5] Ee G, Lim C M, Lim C K, et al. Natural Product Research, 2009, 23（15）：1416.

[6] Bokesch H R, Gardelia R S, Rabe D C, et al. Chemical & Pharmaceutical Bulletin, 2011, 59（9）：1178.

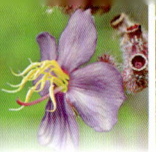

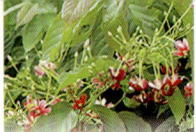

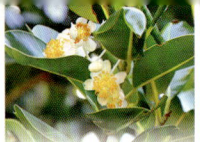

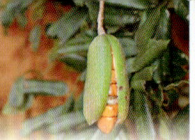

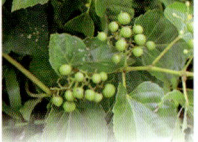

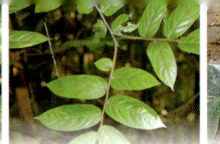

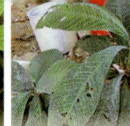

[7] Pan L, Matthew S, Lantvit D D, et al. Journal of Natural Products, 2011, 74（10）: 2193.

[8] Damsud T, Adisakwattana S, Phuwapraisirisan P. Phytochemistry Letters, 2013, 6（3）: 350.

[9] Shi Y N, Liu F F, Jacob M, et al. Planta Medica, 2016, 83（1-2）: 143.

[10] 李清，瞿发林，谭兴起，等. 中成药, 2020, 42（7）: 1799.

[11] Ridtitid W, Rattanaprom W, Thaina P, et al. Journal of Ethnopharmacology, 1998, 61（2）: 135.

[12] Zakaria Z A, Patahuddin H, Mohamad A S, et al. Journal of Ethnopharmacology, 2010, 128（1）: 42.

[13] Subramaniam V, Adenan M I, Ahmad A R, et al. Malaysian Journal of Nutrition, 2003, 9（1）: 41.

[14] Sawangjaroen N Y, Sawangjaroen K, Poonpanan P. Journal of Ethnopharmacology, 2004, 91（2-3）: 357.

[15] Abdalla E M, Haji S F, Srijit D, et al. Clinics, 2011, 66（5）: 865.

[16] Ramli E, Soelaiman I N, Othman F, et al. Iranian Journal of Medical Sciences, 2012, 37（1）: 39.

[17] Amran A A, Zakaria Z, Othman F, et al. Lipids in Health and Disease, 2011, 10（1）: 1.

[18] Khan M, Elhussein S, Khan M M, et al. APCBEE Procedia, 2012, 2（6）: 199.

[19] Mohd Zainudin M, Zakaria Z, Megat Mohd Nordin NA, et al. BMC Complementary and Alternative Medicine, 2015, 15: 54.

[20] Kumar S R, Ramli E, Nasir N, et al. Molecules, 2021, 26（13）: 3985.

[21] Azlina MFN, Qodriyah HMS, Akmal MN, et al. Archives of Medical Science, 2016, 15（1）: 223.

[22] Li Q, Qu F L, Gao Y, et al. Journal of Ethnopharmacology, 2017, 199: 9.

海南草珊瑚

苗语 gemz ndiv gaz mbauq / gemz ndiv dip dungv nguav [ke:m33 di:53 ka33 bau11 / ke:m33 di:53 tip44 tuŋ53 ŋwa:53] 金底嘎苞 / 金底蒂苓蒛（野生家苞 / 野生接骨草）

【来源】金粟兰科草珊瑚属植物，海南草珊瑚 *Sarcandra glabra* subsp. *brachystachys* (Blume) Verdcourt

【形态特征】半灌木。茎直立，无毛。叶纸质，椭圆形、宽椭圆形至长圆形，顶端急尖至短渐尖，基部宽楔形，边缘除近基部外具钝锯齿，齿尖有一腺体；侧脉 5~7 对；叶柄基部合生成一鞘；托叶钻形。穗状花序顶生，分枝少，对生；苞片三角形或卵圆形。核果卵形，幼时绿色，熟时橙红色。

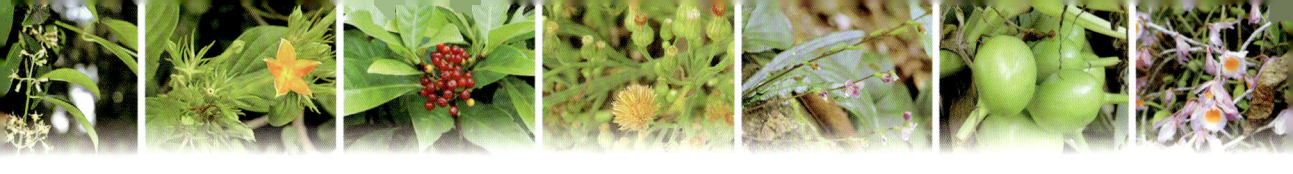

【分布】在越南、老挝、泰国北部有分布。在我国，分布于海南、广西和云南。在海南，分布于乐东、东方、昌江、五指山、保亭、儋州、琼中等。

【化学成分】

（1）黄酮类化合物：2′,3′-二羟基-4′,6′-二甲氧基查耳酮、2′-羟基-4′,6′-二甲氧基查耳酮、cardamonin[1]、sarcandrones A~B、pinostrobin[2]、sarcandrones C~D、7-hydroxy-5-methoxyflavanone、kaempfcrol、kaempferol 3-O-glucoside[3]等。

（2）倍半萜类化合物：sarcanolides A~B[4]等。

（3）其他类化合物：棕榈酸、花生酸、硬脂酸、大黄素、大黄酚[1]、isofraxidin[2]等。

【药理活性】抗病毒活性[2]、抗类风湿性关节炎活性[5-6]等。

【苗族民间应用】茎叶入药，用于外伤消炎。

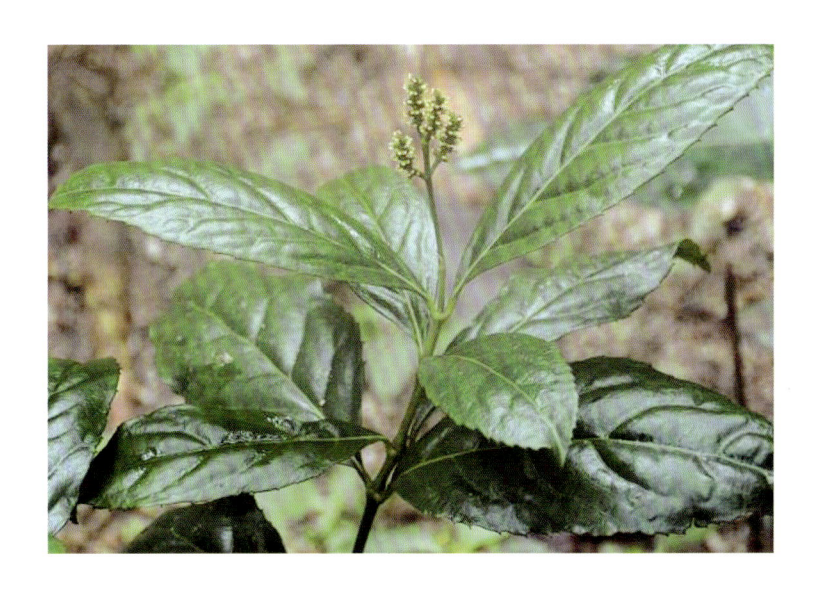

参考文献

[1] 曹聪梅，许利嘉，陈葵，等. 中国中药，2009，34（8）：1009.

[2] Cao C M，Peng Y，Xu L J，et al. Chemical & Pharmaceutical Bulletin，2009，57（7）：743.

[3] Cao C M，Xu L J，Peng Y，et al. Chemical & Pharmaceutical Bulletin，2011，58（10）：1395.

[4] He X F，Zhang S，Zhu R X，et al. Tetrahedron，2011，67（18）：3170.

[5] 曾肆，谭谦，童妍. 中国实验方剂学，2018，24（2）：146.

[6] 童妍，罗伦才，季小平，等. 中华中医药学刊，2017，35（4）：1020.

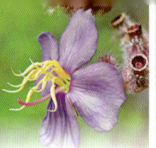

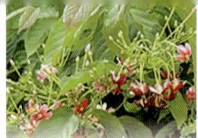

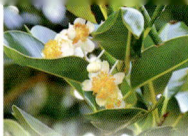

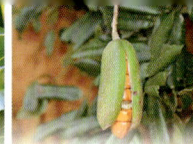

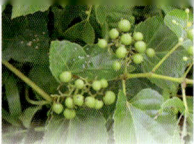

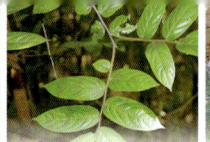

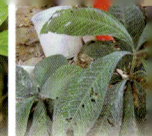

斑果藤

苗语 meiq mbuv [mei¹¹ bu:⁵³] 美怀（藤蓝）

【来源】白花菜科斑果藤属植物，斑果藤 *Stixis suaveolens* (Roxb.) Pierre

【形态特征】木质大藤本。小枝圆柱形，被短柔毛。叶革质，形状变化大，常为长圆形或长圆状披针形，顶端近圆形或骤然渐尖，具尖头，基部急尖至近圆形，两面无毛；在中脉上及附近密被水泡状小凸起；叶柄有水泡状凸起，近顶端膨呈膝状关节。总状花序腋生，有时分枝或成圆锥花序，序轴被短柔毛；苞片线形至卵形，早落，被毛；花淡黄色，芳香；萼片常6片，基部合生成短筒，椭圆状长圆形，顶端急尖至钝形，两面密被绒毛；花瓣无。核果椭圆形，成熟时橘黄色，表面有淡黄色疣状斑点。种1粒，椭圆形。

【分布】在尼泊尔、不丹、印度、孟加拉国、缅甸、泰国、老挝、越南及柬埔寨有分布。在我国，分布于广东、海南和云南。在海南，分布于三亚、东方、昌江、白沙、琼中、陵水、万宁、文昌等。

【化学成分】

（1）苯丙素类化合物：(±)-5-methoxylariciresinol、coniferin、syringin、Z-coniferin、dihydrosyringin、(+)-dehydroconiferyl alcohol、(7S,8R,8R′)-5,5′-dimethoxylariciresinol[1]、(+)-lyoniresinol 3α-O-β-D-glucopyranoside、(−)-lyoniresinol 3α-O-β-D-glucopyranoside、(−)-5′-methoxyisolariciresinol 3α-O-β-D-glucopyranoside、sargentodoside D[2]等。

（2）生物碱类化合物：stixilamides A~B[3]、1H-indole-3-acetonitrile4-O-β-D-glucopyranoside、α-adenosine、β-adenosine[4]等。

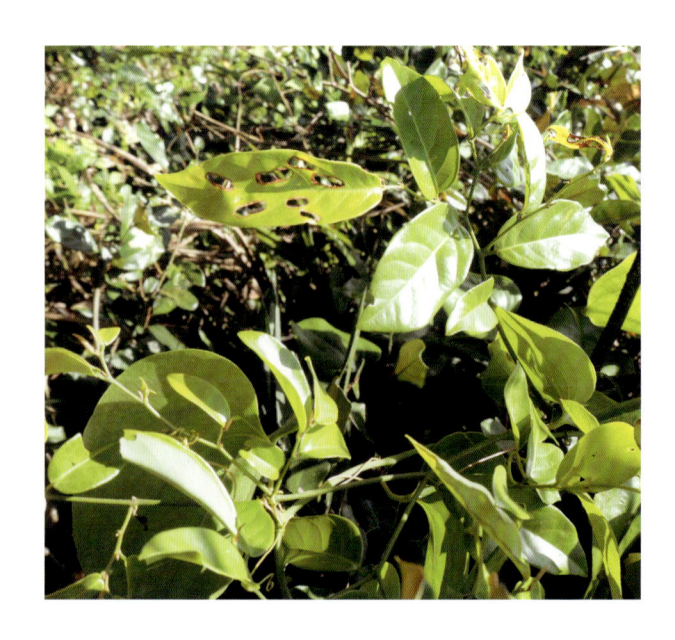

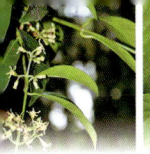

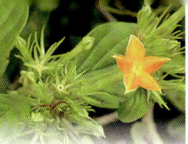

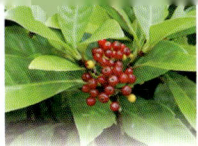

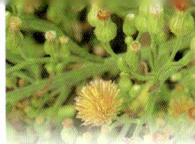

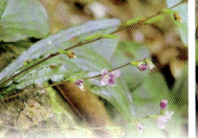

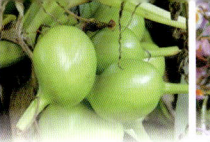

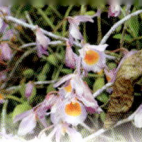

（3）其他类化合物：1-O-syrinoyl-β-D-glucopyranoside、2,6-dimethoxy-p-hydroquinone 1-O-β-D-glucopyranoside、icariside B5[4]等。

【苗族民间应用】叶入药，外用于缓解无名疼痛。

参考文献

[1] Anh N Q, Yen T T, Hang N T, et al. Vietnam Journal of Chemistry, 2019, 57（3）：311.

[2] Anh N Q, Yen T T, Hang N T, et al. Vietnam Journal of Chemistry, 2019, 57（3）：304.

[3] Anh N Q, Yen T T, Hang N T, et al. Natural Product Research, 2019, 35（8）：1.

[4] Anh N Q, Yen T T, Hang N T, et al. Vietnam Journal of Chemistry, 2019, 57（5）：558.

辣木

【苗语】gaz mbox qiang [ka^{33} bo:^{31} gjaŋ^{44}] 嘎婆秧（家婆树）

【来源】辣木科辣木属植物，辣木 *Moringa oleifera* Lam.

【形态特征】乔木。枝有皮孔及叶痕；小枝被短柔毛。叶常为3回羽状复叶，羽片基部具腺体；腺体常脱落；叶柄基部鞘状；羽片4~6对；小叶3~9片，薄纸质，卵形，椭圆形或长圆形，通常顶端的1片较大，叶背苍白色，无毛；叶脉不明显；小叶柄纤弱，基部具腺体，有毛。花序广展；苞片小，线形；花白色，芳香；萼片线状披针形，有短柔毛；花瓣匙形。蒴果细长，3瓣裂。种子近球形，有3棱，每棱有膜质的翅。

【分布】原产于印度，现广泛种植在热带地区，在我国广东、海南、台湾等有栽培。海南各地常见栽培。

【化学成分】

（1）黄酮类化合物：异鼠李素[1]、槲皮素-3-O-葡萄糖苷[1-3]、山柰酚-3-O-葡糖糖苷[3]、杨梅黄酮-3-O-葡萄糖苷[4]、大豆黄素、金雀异黄素[5]、槲皮素-3-O-鼠李糖苷[6]、槲皮苷、异槲皮苷[7]、橙皮素、柚皮苷、牡荆素[8]、木樨草苷、芹菜素-7-O-葡萄糖苷[9]、山柰酚、槲皮素[5, 8-9, 11]、杨梅素[5, 10]、原花青素[12-13]等。

（2）多酚类化合物：鞣花酸[3]、丁香酸、龙胆酸[5]、香草酸、对羟基苯甲酸、邻苯三酚、邻苯二酚[8]、原儿茶酸[8-9]、没食子酸[5, 9, 11]、香草醛[11]、鞣质[12]等。

（3）苯丙素类化合物：芥子酸[5]、3,4,5-三甲氧基肉桂酸、邻香豆酸、异阿魏酸、3,4,5-三甲氧基肉桂酸、香豆素、菊苣酸[8]、对香豆酸[5, 8]、肉桂酸[8-9]、4-O-咖啡酰奎宁酸、咖啡酸[9]、绿原酸[4, 8, 11]、5-咖啡酰奎宁酸[14]等。

（4）生物碱类化合物：4-氨基苯甲酸、玉米素[8]、辣木米宁[15-16]、niaziminin B、niazimin A[15]、辣木米辛[16]、甲基 4-(α-L-鼠李糖吡喃糖氧基) 苄基氨基甲酸甲酯、吡

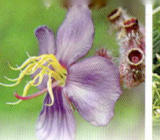

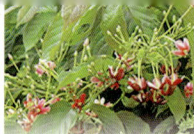

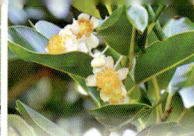

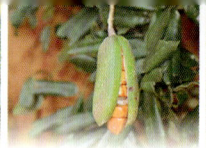

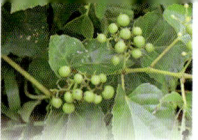

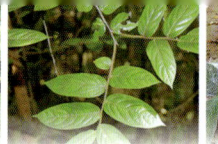

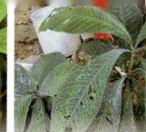

咯酰胺 4″-O-α-L-鼠李吡喃糖苷[17]、4-(α-L-鼠李糖氧基)苯基乙腈[17-18]、辣木宁[19]、N-α-L-鼠李糖吡喃长春花胺[20]、4′-羟基苯乙酰胺-α-L-吡喃鼠李糖苷[21]等。

（5）异硫氰酸酯类化合物：4-(4′-O-乙酰基-α-L-鼠李糖氧基)苄基异硫氰酸酯[16, 18]、4-(3′-O-乙酰基-α-L-鼠李糖氧基)苄基异硫氰酸酯[18]、异硫氰酸苄酯[22]等。

（6）木脂素类化合物：落叶松树脂醇、3-(α,4-二羟基-3-甲氧基苯甲基)-4-(羟基-3-甲氧基苯甲基)四氢呋喃、(7S,8R)-二氢去氢二愈创木基醇、麦迪奥脂素、二乙基松脂、松脂醇、楝叶吴茰素 B、愈创木基甘油-β-O-4′-二氢松柏醇[23]等。

（7）三萜类化合物：三环蛇麻二醇、9α-羟基-2β-甲氧基丁烷、3β-羟基-齐墩果-11,13(18)-二烯-28-羧酸、齐墩果酸[23]等。

（8）其他类化合物：有机酸及其酯类化合物[24]。

【**药理活性**】抗肿瘤活性[1-2, 15]、抗氧化活性[2, 5, 9-10, 11]、肝脏保护活性[8]、抗炎活性[22]、降血糖活性[25]、降尿酸活性[26]、调节血脂活性[27]、镇痛活性[28]等。

【**苗族民间应用**】花、种子、茎叶入药，花或茎叶煮茶用于降血压、降血脂和降血糖；种子用于解酒；嫩叶可作蔬菜食用。

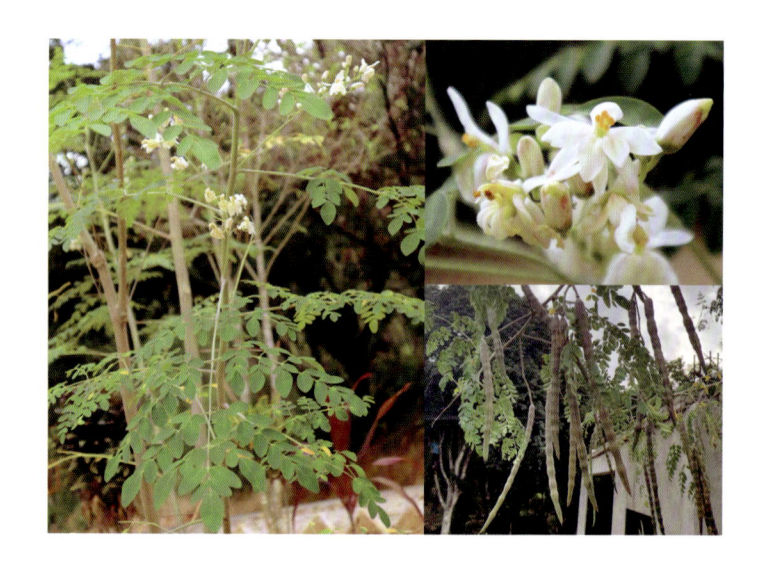

参考文献

[1] Tiloke C, Phulukdaree A, Chuturgoon A A. BMC Complementary and Alternative Medicine, 2013, 13（1）：226.

[2] Maiyo F C, Moodley R, Singh M. Anti-Cancer Agents in Medicinal Chemistry, 2016, 16（5）：648.

[3] Goyal B R, Agrawal B B, Goyal R K, et al. Natural Product Radiance, 2007, 6（4）：347.

[4] 郭妍. 昆明：昆明理工大学硕士学位论文, 2018.

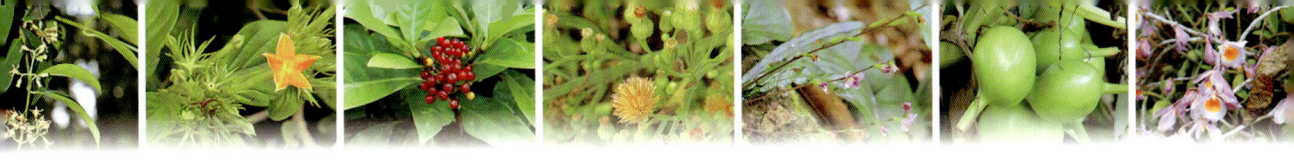

[5] Leone A, Spada A, Battezzati A, et al. International Journal of Molecular Sciences, 2015, 16(6): 12791.

[6] Pollini L, Tringaniello C, Ianni F, et al. Antioxidants, 2020, 9(4): 277.

[7] Ganiyu O, Ademiluyi A O, Ademosun A O, et al. Biochemistry Research International, 2015, 2015:1.

[8] Azim S A A, Abdelrahem M T, Said M M, et al. African Journal of Traditional Complementary & Alternative Medicines, 2017, 14(2): 206.

[9] Bennour N, Mighri H, Eljani H, et al. South African Journal of Botany, 2020, 129: 181.

[10] Sinha M, Das D K, Bhattacharjee S, et al. Journal of Medicinal Food, 2011, 14(10): 1167.

[11] Singh B N, Singh B R, Singh R L, et al. Food & Chemical Toxicology, 2009, 47(6): 1109.

[12] Agrawal N D, Nirala S K, Shukla S, et al. Pharmaceutical Biology, 2015, 53(10): 1465.

[13] Sadek K M. Andrologia, 2014, 46(9): 1047.

[14] Lakshminarayana R, Raju M, Krishnakantha T P, et al. Journal of Agricultural and Food Chemistry, 2005, 53(8): 2838.

[15] Ruckmani K, Kavimani S, Jayakar B, et al. Ancient Science of Life, 1998, 17(3): 220.

[16] Murakami A, Kitazono Y, Jiwajinda S, et al. Planta Medica, 1998, 64(4): 319.

[17] Sahakitpichan P, Mahidol C, Disadee W, et al. Phytochemistry, 2011, 72(8): 791.

[18] Waterman C, Cheng D M, Rojas-Silva P, et al. Phytochemistry, 2014, 103: 114.

[19] Faizi S, Siddiqui B S, Saleem R, et al. Journal of the Chemical Society Perkin Transactions, 1992(23): 3237.

[20] Panda S, Kar A, Sharma P, et al. Bioorganic & Medicinal Chemistry Letters, 2013, 23(4): 959.

[21] Fantoukh O I, Albadry M A, Parveen A, et al. Phytomedicine, 2019, 60: 153010.

[22] Park E J, Cheenpracha S, Chang L C, et al. Nutrition & Cancer-an International Journal, 2011, 63(6): 971.

[23] 储春霞, 黄圣卓, 梅文莉, 等. 中草药, 2019, 50(21): 5198.

[24] Rodríguez-Pérez C, Mendiola J A, Quirantes-Piné R, et al. Journal of Supercritical Fluids, 2016, 116: 90.

[25] Yassa H D, Tohamy A F. Acta Histochemica, 2014, 116(5): 844.

[26] 梁文娟, 和劲松, 田洋, 等. 安徽农业科学, 2017, 45(17): 108.

[27] Helmy S A, Morsy N F S, Elaby S M, et al. Journal of Medicinal Food, 2017, 20(8): 755.

[28] Sulaiman M R, Zakaria Z A, Bujarimin A S, et al. Pharmaceutical Biology, 2008, 46(12): 838.

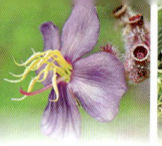

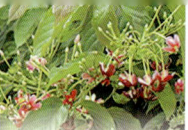

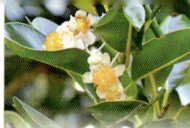

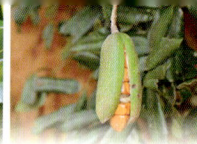

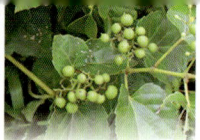

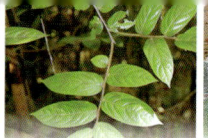

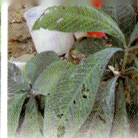

落地生根

苗语 nguaz nomz mbeu [ŋwa³³ no:m³³ be:u⁴⁴] 蕨秾标（草叶生）

【来源】 景天科落地生根属植物，落地生根 *Bryophyllum pinnatum* (L.) Oken

【形态特征】 多年生草本。茎单生，有分枝，褐色。羽状复叶，小叶长圆形至椭圆形，肉质，先端钝，边缘有圆齿，圆齿底部容易生芽，芽长大后落地即成一新植物。圆锥花序顶生；花下垂；花萼圆柱形；花冠高脚碟形，基部稍膨大，向上成管状，裂片4，卵状披针形，淡红色或紫红色。蓇葖包在花萼及花冠内。种子小。

【分布】 原产于非洲。在我国广东、广西、云南、福建、台湾、海南有栽培或逸生。海南各地常见。

【化学成分】

（1）黄酮类化合物：槲皮素-3-α-L-鼠李糖基-β-D-木糖苷[1]、山柰酚、芦丁[2]、槲皮素-3-O-β-D-木糖基-(1→4)-α-L-鼠李糖苷[3]、槲皮苷[2-3]、槲皮素-3-鼠李糖苷[4]等。

（2）甾体类化合物：落地生根素A、落地生根素B、布沙迪苷元-3-乙酸酯[5-6]、布沙迪苷元-1,3,5-原乙酸酯[7]、豆甾-4,20(21),22-三烯-3-酮、Ψ-蒲公英甾醇、落地生根甾醇[8]等。

（3）生物碱类化合物：1-乙氨基-7-己-1-炔-5′-酮-菲[9]。

（4）其他类化合物：落地生根苷[2]、顺式乌头酸、对香豆酸、阿魏酸、丁香酸、咖啡酸、对羟基苯甲酸、柠檬酸、枸橼酸、苹果酸、琥珀酸、延胡索酸[10-11]等。

【药理活性】 抗肿瘤活性[5-7]、抗炎活性、镇痛活性[8]、抗菌活性[9]、免疫调节活性[12]、免疫抑制活性[13]、降血压活性[14]、降血糖活性、降血脂活性[15]、抑制中枢神经系统的

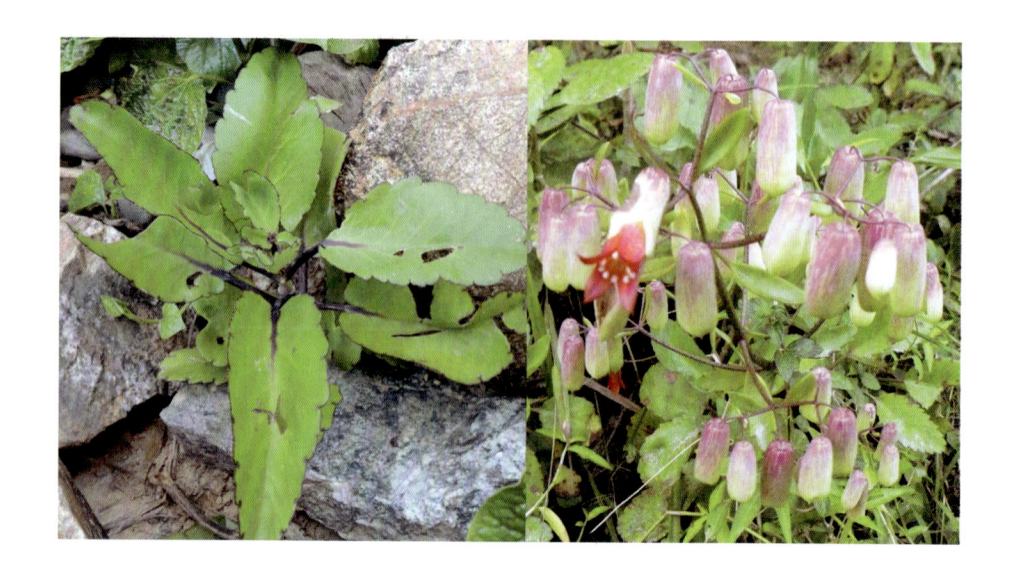

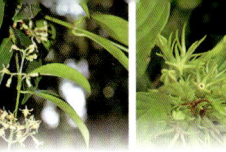

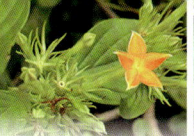

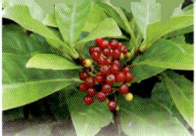

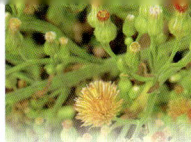

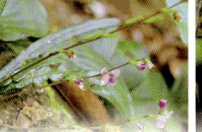

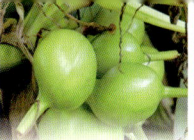

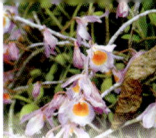

活性[16]、抗氧化活性[17]、抗溃疡活性[18]、止咳平喘活性[19]、排石活性[20]、肌肉松弛活性[21]、镇静、改善睡眠质量活性[22]等。

【苗族民间应用】 茎、叶入药，捣烂外敷用于烧伤、烫伤、骨折。

参考文献

［1］曹宏，夏杰，徐殿胜，等．中药材，2005，28（11）：988.

［2］叶艳影，杨友剑，夏明钰，等．中草药，2013，44（19）：2642.

［3］苗抗立，唐志杰．中草药，1997，28（3）：140.

［4］黄彬，杨小丽．海南医学，2000，11（4）：53.

［5］Yamagashi T，Yan X Z，Wu R Y，et al. Chemical & Pharmaceutical Bulletin，1988，36（4）：1615.

［6］Yamagishi T，Haruna M，Yan X Z，et al. Journal of Natural Products，1989，52（5）：1071.

［7］严秀珍，李国雄，山岸乔，等．上海医科大学学报，1992，19（3）：206.

［8］Afzal M，Gupta G，Kazmi I，et al. Fitoterapia，2012，83（5）：853.

［9］Donatus E O，Fred U N. Journal of Chemistry，2012，8（3）：1456.

［10］Okwu D E，Josiah. African Journal of Biotechnology，2006，5（4）：357.

［11］南京药学院《中草药学》编写组．中草药学，1976：382.

［12］徐庆荣，胡学梅，邱世翠，等．中国临床药理学与治疗学，2002，7（4）：317.

［13］Rossi-Bergmann B，Costa S S，Borges M，et al. Phytotherapy Research，2010，8（7）：399.

［14］Ojewole JAO. American Journal of Hypertension，2002，15（4）：34A.

［15］Ogbonnia S O，Odimegwu J I，Enwuru V N. African Journal of Biotechnology，2008，77（15）：2535.

［16］Pal S，Sen T，Chaudhuri AKN. Journal of Pharmacy and Pharmacology，2010，51（3）：313.

［17］刘德胜，韩景田，吕志华，等．安徽农业科学，2011，39（32）：19747.

［18］谢延华，黎惠金，肖智青，等．新中医，2013，45（1）：162.

［19］Salami E O，Ozolua R I，Okpo S O，et al. Asian Pacific Journal of Tropical Medicine，2013，6（6）：421.

［20］Shukla A B，Mandavia D R，Barvaliya M J，et al. Avicenna Journal of Phytomedicine，2014，4（3）：151.

［21］Betschart C，von Mandach U，Seifert B，et al. Phytomedicine，2013，20（3）：351.

［22］Lambrigger-Steiner C，Simões-Wüst AP，Kuck A，et al. Phytomedicine，2014，21（5）：753.

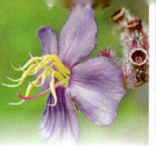

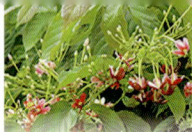

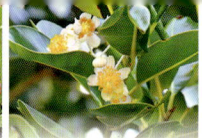

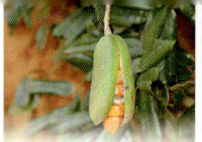

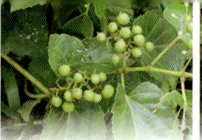

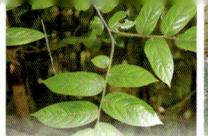

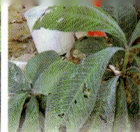

垂序商陆

【苗语】qaamz dhiv [ga:m³³ ʔdi⁵³] 坎蒂（蓝靛汁）

【来源】商陆科商陆属植物，垂序商陆 *Phytolacca americana* L.

【形态特征】多年生草本。茎直立，圆柱形，有时带紫红色。叶片椭圆状卵形或卵状披针形，顶端急尖，基部楔形。总状花序顶生或与叶对生，花较稀少；花白色，微带红晕；花被片5。果序下垂；浆果扁球形，熟时紫黑色。种子肾圆形。

【分布】原产北美。我国河北、陕西、山东、江苏、浙江、江西、福建、河南、湖北、广东、四川、云南、海南等省区有栽培。

【化学成分】

（1）三萜类化合物：商陆皂苷 N-1、商陆皂苷 N-2、商陆皂苷 N-3、商陆皂苷 N-4、商陆皂苷 N-5[1]、esculentoside B、phytolaccoside E、esculentoside S、esculentoside L1、esculentoside G[2]等。

（2）黄酮类化合物：山奈酚 3-*O*-β-D-吡喃葡萄糖苷、山奈酚 3-*O*-α-L-吡喃鼠李糖(1→2)-β-D-吡喃葡萄糖苷、山奈酚 3-*O*-二葡萄糖苷、槲皮素 3-*O*-葡萄糖苷[3]。

（3）酚酸类化合物：对羟基苯甲酸、香草酸、芥子酸、香豆酸、阿魏酸、咖啡酸[3]等。

（4）其他类化合物：americanol A、isoamericanol A[2]、刺桐碱、棕榈酸单甘油酯[3]等。

【药理活性】抗氧化活性[4-5]、抗菌活性、酪氨酸酶抑制活性[5]等。

【苗族民间应用】块根入药，用于滋补身体。

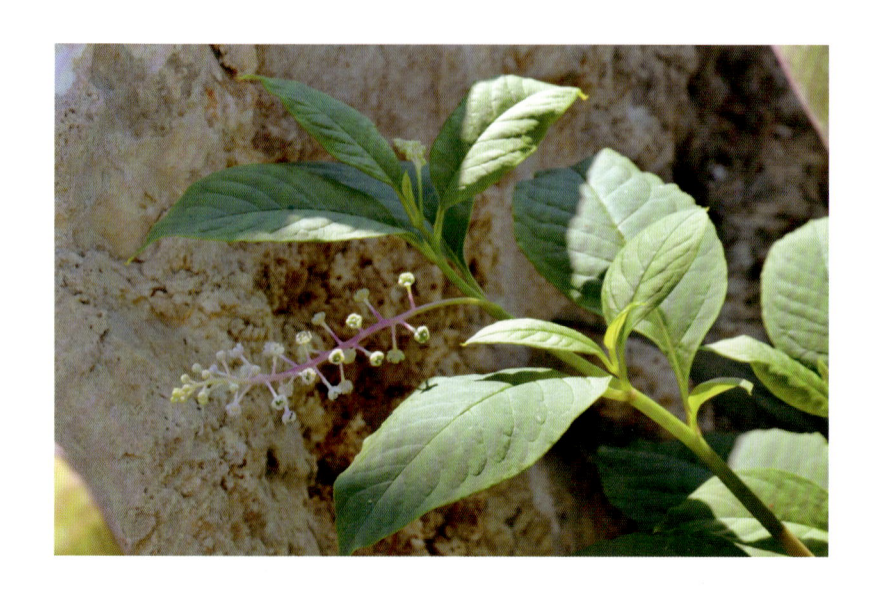

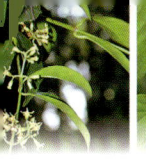

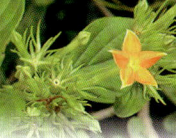

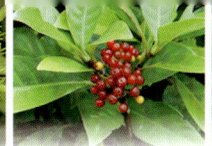

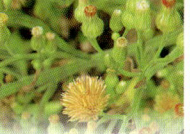

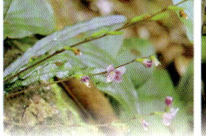

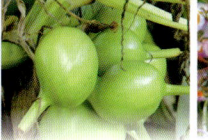

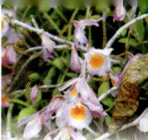

参考文献

[1] Wang L, Bai L, Nagasawa T, et al. Journal of Natural Products, 2008, 71(1): 35.

[2] Takahashi H, Namikawa Y, Tanaka M, et al. Chemical & Pharmaceutical Bulletin, 2001, 49(2): 246.

[3] Bylka W, Matławska I, Acta Poloniae Pharmaceutica, 2001, 58(1): 69.

[4] 谢娟平, 李超. 食品工业, 2011, 32(8): 79.

[5] Boo H O, Park J H, Woo S H, et al. Korean Journal of Crop Science, 2015, 60(3): 366.

水蓼

【苗语】nguaz liux loq [ŋwa³³ liu³¹ lo:¹¹] 蔴柳芦（草柳大）

【来源】蓼科蓼属植物，水蓼 *Polygonum hydropiper* L.

【形态特征】一年生草本。茎直立，多分枝，无毛，节部膨大。叶披针形或椭圆状披针形，顶端渐尖，基部楔形，边缘全缘，具缘毛，两面无毛，被褐色小点，有时沿中脉具短硬伏毛，具辛辣味；托叶鞘筒状，膜质，褐色，疏生短硬伏毛，顶端截形，具短缘毛。总状花序呈穗状，顶生或腋生，通常下垂，花稀疏；苞片漏斗状，绿色，边缘膜质，疏生短缘毛，每苞内具花3~5；花被常5深裂，绿色，上部白色或淡红色，被黄褐色透明腺点，花被片椭圆形。瘦果卵形，双凸镜状或具3棱，密被小点，黑褐色。

【分布】在朝鲜、日本、印度尼西亚、印度、欧洲及北美洲有分布。在我国，分布于南北各省区。在海南，分布于三亚、乐东、万宁、儋州、定安、澄迈等。

【化学成分】

（1）黄酮类化合物：槲皮苷、黄芩素-7-*O*-葡萄糖苷、黄芩素、6-羟基木樨草素[1]、7,4′-二甲基槲皮素、异槲皮苷[2]、槲皮素-3-硫酸酯、异鼠李素-3,7-硫酸酯[3]、percicarin[4]、(+)-儿茶素[5]、槲皮素、山奈酚、异鼠李素[6]、pinostrobin、onysilin、polygochalcone[7]等。

（2）倍半萜类化合物：水蓼二醛、异水蓼二醛、水蓼醛酸、异水蓼醇醛、水蓼酮[8]、水蓼醇醛、八氢三甲基萘甲醇[9]、密叶辛木素[10]、polygonumate、dendocarbin L、futronolide、7-ketoisodrimenin[11]、(−)-clovane-2,9-diol[12]、polygonolic acid、polygonumate[13]等。

（3）三萜类化合物：蒲公英萜酮、木栓烷醇、乌索酸、齐墩果酸[12]等。

（4）挥发油：β-石竹烯、α-蒎烯、γ-松油烯、香柠檬烯、荜草烯、红没药烯等[6,14]等。

（5）其他类化合物：hydropiperoside、没食子酸[15]、polygonolide[16]、hydropiperosides A~B、vanicosides A~B、vanicoside E[17]、vanicoside F、pinosylvin[18]、aniba dimer A、鞣花酸[19]等。

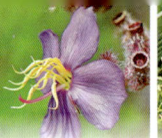

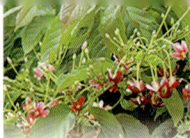

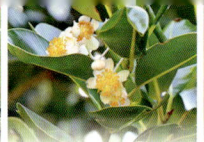

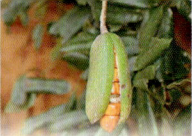

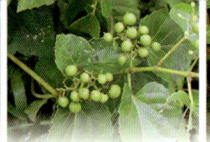

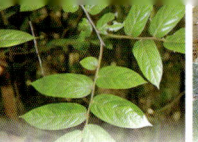

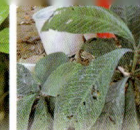

【**药理活性**】抗氧化活性[1-2, 17]、抗补体活性[8]、抗菌活性[10, 13]、酶抑制活性[11]、抗炎活性[15]、抗生育活性[15]、抗锥虫活性[18]、抗乙肝病毒活性[20]、抗老年痴呆活性[21]、胃黏膜损伤的保护活性[22]、抗肿瘤活性[23-24]、止血活性[24]、神经保护活性[25]、止痛活性[26]等。

【**苗族民间应用**】全草入药，用于消炎；酿酒及酒饼制作原料之一。

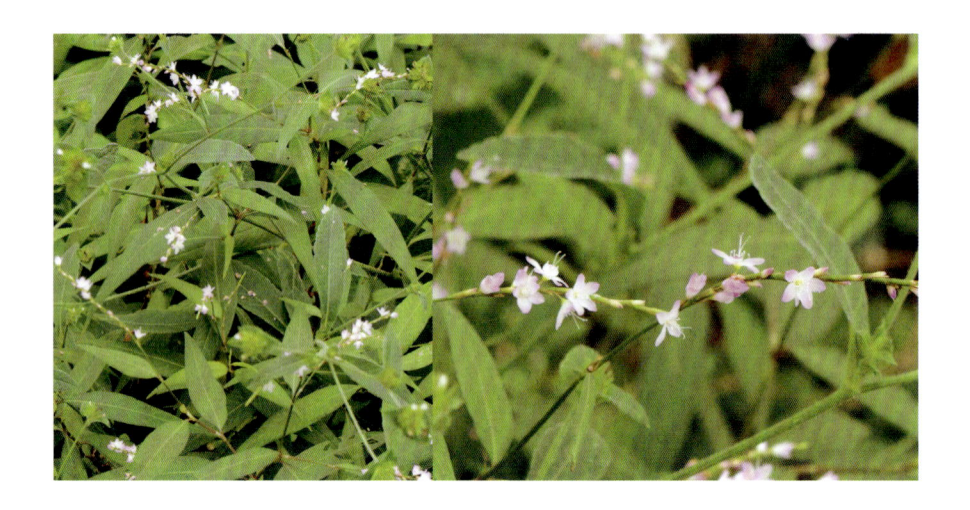

参考文献

[1] Peng Z F, Strack D, Baumert A, et al. Phytochemistry, 2003, 62（2）：219.

[2] Haraguchi H, Hashimoto K, Yagi A. Journal of Agricultural & Food Chemistry, 1992, 40（8）：1349.

[3] Yagi A, Uemura T, Okamura N, et al. Phytochemistry, 1994, 35（4）：885.

[4] Haraguchi H, Ohmi I, Sakai S, et al. Journal of Natural Products, 1996, 59（4）：443.

[5] Ono K, Nakao M, Toyota M, et al. Phytochemistry, 1998, 49（7）：1935.

[6] 张国英, 曾韬. 林产化学与工业, 25（3）：21.

[7] Kurkina A V, Ryazanova T K, Kurkin V A. Chemistry of Natural Compounds, 2013, 49（5）：830.

[8] Fukuyama Y, Sato T, Miura I, et al. Phytochemistry, 1985, 24（7）：1521.

[9] Asakawa Y, Takemoto T. Experientia, 1979, 35：1420.

[10] Duraipandiyan V, Indwar F, Ignacimuthu S. Pharmaceutical Biology, 2010, 48（2）：187.

[11] Sultana R, Hossain R, Adhikari A, et al. Planta Medica, 2011, 77（16）：1848.

[12] 黄健, 侯朋艺, 吴立军, 等. 沈阳药科大学学报, 2012, 29（1）：22.

[13] Sultana Rajia, Nath R K, Khatun R. Asian-Australasian Journal of Bioscience and Biotechnology, 2017, 2（3）：204.

[14] 姚祖凤, 周亮成, 刘家欣. 天然产物研究与开发, 1999, 11（2）：37.

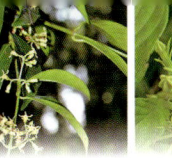

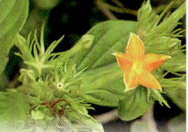

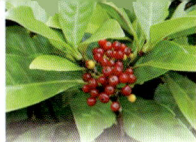

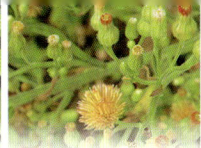

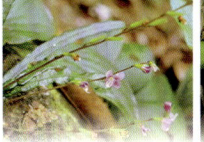

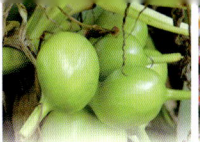

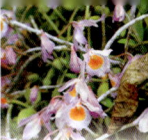

［15］Fukuyama Y，Sato T，Miura I，et al. Phytochemistry，1983，22（2）：549.

［16］Furuta T，Fukuyama Y，Asakawa Y. Phytochemistry，1986，25（2）：517.

［17］Van Kiem P，Nhiem N X，Cuong N X，et al. Archives of pharmacal research，2008，31（11）：1477.

［18］Xiao H，Ravu R R，Tekwani B L，et al. Natural Product Research，2017，31（17）：2053.

［19］李梦云，马养民，乔珂，等. 中成药，2017，39（4）：769.

［20］李明，刘笑甫，张可锋. 中国民族民间医药，2014，23（13）：2.

［21］Muhammad A，Muhammad J，Farhat U，et al. Frontiers in Pharmacology，2017，8：697.

［22］任守忠，苏文琴，朱宏锐，等. 中国药房，2018，29（7）：955.

［23］Ayaz M，Sadiq A，Wadood A，et al. Steroids，2018，141：30.

［24］Tong X，Li X，Ayaz M，et al. Frontiers in Pharmacology，2021，11：580069.

［25］Rahman E，Goni S A，Rahman M T，et al. Fitoterapia，2002，73（7–8）：704.

［26］国家中医药管理局《中华本草》编委会. 中华本草（2），1999，664.

杠板归

苗语 qiais mbaek [gjai35 bɛk44] 苒呸（菜白）

【来源】蓼科蓼属植物，杠板归 *Polygonum perfoliatum* L.

【形态特征】一年生草本。茎攀援，多分枝，具纵棱，沿棱具稀疏的倒生皮刺。叶薄纸质，三角形，顶端钝或微尖，基部截形或微心形，上面无毛，下面沿叶脉疏生皮刺；叶柄具倒生皮刺，盾状着生于叶片的近基部；托叶鞘叶状，草质，绿色，圆形或近圆形，穿叶。总状花序呈短穗状，不分枝顶生或腋生；苞片卵圆形，每苞片内具花2~4朵；花被5深裂，白色或淡红色，花被片椭圆形，果时增大，呈肉质，深蓝色。瘦果球形，熟后黑色。

【分布】在朝鲜、日本、印度尼西亚、菲律宾、印度、俄罗斯有分布。在我国，分布于南北各省区。在海南，分布于白沙、五指山、万宁、澄迈、海口等。

【化学成分】

（1）黄酮类化合物：3,4-dihydro-5-hydroxy-7-methoxy-4-(4′-methoxyphenyl)coumarin、3,4-dihydro-5,7-dihydroxy-4-(4′-methoxyphenyl)coumarin[1]、槲皮素、槲皮素-3-O-β-D-葡萄糖苷[3]、山奈酚、芦丁[2]、异鼠李素、金丝桃苷[5]、quercetin-3-O-β-D-glucuronide-6″-methyl ester[6]等。

（2）苯丙素类化合物：helonioside B、2′,6′-diacetyl-3,6-diferuloylsucrose、vanicosides A-B[3]、反式-对羟基肉桂酸甲酯[4]、咖啡酸乙酯[5]、helonioside A、vanicoside C[6]、8-oxo-pinoresinol[7]等。

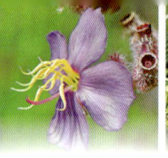

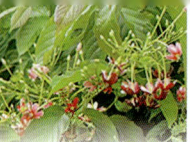

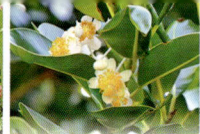

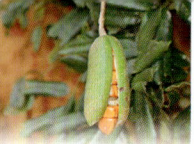

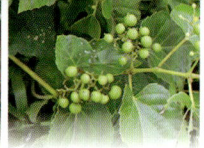

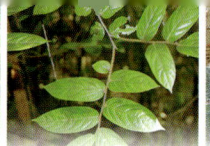

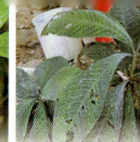

（3）醌类化合物：大黄素、大黄素甲醚、芦荟大黄素[4]、α-tocopherolquinone[6]等。

（4）三萜类化合物：cucurbitacin IIa、cucurbitacin U、saikosaponin M[6]等。

（5）甾体类化合物：β-谷甾醇[4]、(24S)-24-ethylcholesta-3β,5α,6α-triol[6]等。

（6）其他类化合物：原儿茶酸、没食子酸、鞣花酸、1-O-没食子酰基-β-D-葡萄糖、黏酸二甲酯-2-O-没食子酰基[5]等。

【药理活性】抗炎活性、抗菌活性[8]、止咳化痰活性[9]、肝脏保护活性[10]、抗肝纤维化活性[11]、抗流感病毒活性[12]、抗肿瘤活性[13]、创伤治愈活性[14]等。

【苗族民间应用】全草入药，煮水用于皮肤瘙痒。

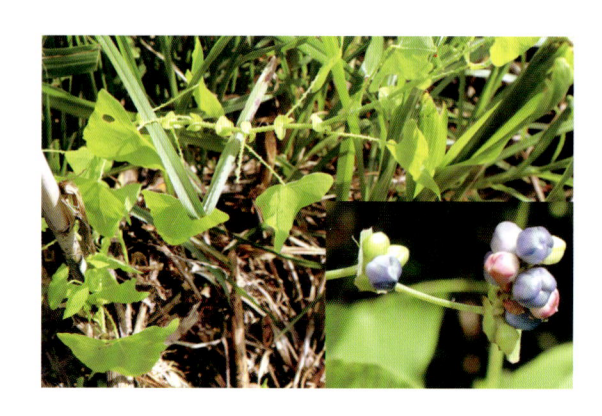

参考文献

[1] Sun X, Sneden A T. Planta Medica, 1999, 65（7）：671.

[2] 张荣林，孙晓翠，李文欣，等. 沈阳药科大学学报, 2008, 25（2）：105.

[3] Sun X, Zimmermann M L, Campagne J M, et al. Journal of Natural Products, 2000, 63（8）：1094.

[4] 王定勇，卢江红. 亚热带植物科学, 2004, 33（2）：10.

[5] 汪琼，陈立，田瑛，等. 军事医学科学院院刊, 2009, 33（3）：254.

[6] 李红芳，马青云，刘玉清，等. 应用与环境生物学报, 2009, 15（5）：615.

[7] Wang K W, Zhu J R, Shen L Q. Natural Product Research, 2013, 27（6）：568.

[8] 黄鹤飞，张长城，袁丁，等. 安徽医药, 2008, 12（7）：595.

[9] 隆万玉，李玉山. 临床合理用药杂志, 2010, 3（18）：34.

[10] 蔡小玲，张小玲，张可锋. 中国药房, 2010, 21（43）：4059.

[11] 曹庆生，李志超，白波，等. 现代中西医结合, 2011, 20（32）：4067.

[12] 王遥，廖尚辉，栗昀，等. 新中医, 2017, 49（11）：1.

[13] 周琳，杜金城，杜钢军. 药物评价研究, 2019, 42（10）：1935.

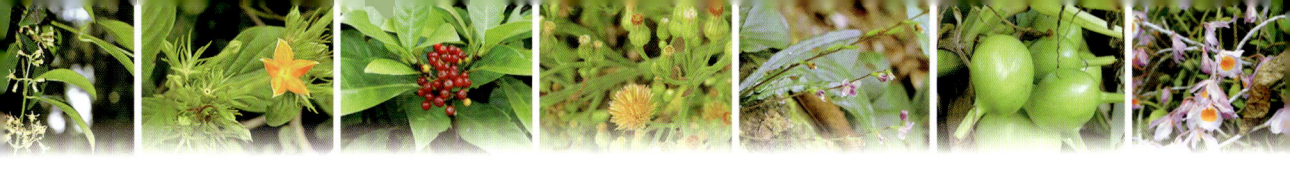

[14] 杜金城，肖浩，杜钢军. 河南大学学报（医学版），2020，39（6）：381.

火炭母

苗语 dhoux buv caanj meiq / cunq duyq / fut ndork nguav [ʔdou³¹ ʔbu:⁵³ tsʰa:n⁵¹ mei¹¹ tsʰun¹¹ tu:i¹¹ / fut⁴⁴ dɔk⁴⁴ ŋwa:⁵³] 抖吥产美 / 蠢怼 / 敷多蔴（火烧炭藤 / 芽酸 / 发炎草）

【来源】蓼科蓼属植物，火炭母 *Polygonum chinense* L.

【形态特征】多年生草本。茎基部近木质；具根状茎；茎直立或蜿蜒，具纵棱，多分枝。叶互生；下部叶具叶柄，常具叶耳，上部叶近无柄或抱茎；托叶鞘膜质，无毛，具脉纹，顶端斜截形；叶卵形或长圆卵形，顶端短渐尖，基部截形或宽心形，全缘，两面无毛，有时下面沿叶脉疏生短柔毛，下面有褐色小点。花序由数个头状花序排成圆锥状或伞房花序，顶生或腋生，花序轴被腺毛；苞片宽卵形，膜质，无毛，每苞内具1~3朵花；花被5深裂，白色或淡红色，裂片卵形，果时增大，呈肉质，蓝黑色。瘦果宽卵形，具3棱，黑色。

【分布】在日本、菲律宾、马来西亚、印度有分布。在我国，分布较广，分布于华东、华中、华南、西南及西北的陕西、甘肃。在海南，分布于三亚、乐东、东方、昌江、白沙、五指山、保亭、陵水、万宁、琼中、澄迈等。

【化学成分】

（1）黄酮类化合物：槲皮苷[1, 4]、异槲皮苷、柚皮素[1]、槲皮素[2, 4]、芹菜素、异鼠李素、木樨草素、广寄生苷[2]、山奈酚[3]、金丝桃苷[4]等。

（2）酚性化合物：丁香酸、3,3′-二甲基鞣花酸、原儿茶酸[2]、咖啡酸[2, 5]、没食子酸、没食子酸甲酯[2, 4, 5]、对羟基苯甲酯[3]、3-甲氧基-4-鼠李糖鞣花酸[4]、鞣花酸[3, 5]、3,3′-di-*O*-methylellagic acid、4,4′-di-*O*-methylellagic acid、brevifolin、ethyl gallate[5]等。

（3）香豆素类化合物：(3*S*,4*S*,11*S*) 15-ethyl chebulate、chebulic acid、12,13-diethyl chebulate、11-methy,12,13-diethyl chebulate[5]等。

（4）生物碱类化合物：squamosamide、*N*-*E*-feruloyl tyramine、lyciumamide B[5]等。

（5）甾体类化合物：β-谷甾醇[3-4]、3,6-二酮-4-烯豆甾烷、3,6-二酮豆甾烷[6]等。

（6）其他类化合物：正三十二烷醇、lapathoside C、vanicoside B[5]等。

【药理活性】抗补体活性[5]、抗炎止痛活性[7]、抗氧化活性[8]、抗菌活性[9]、保肝活性[10]、抗病毒活性[11]等。

【苗族民间应用】全草或叶入药，煮水用于治疗阴道炎、眼睛发热、感冒发热、腹泻；叶与鱼一起蒸用于化痰。

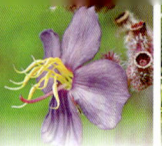

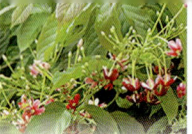

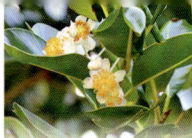

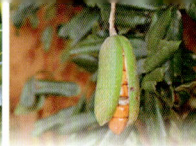

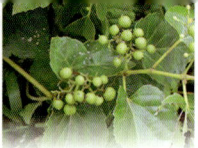

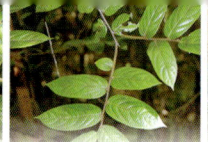

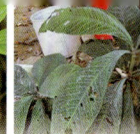

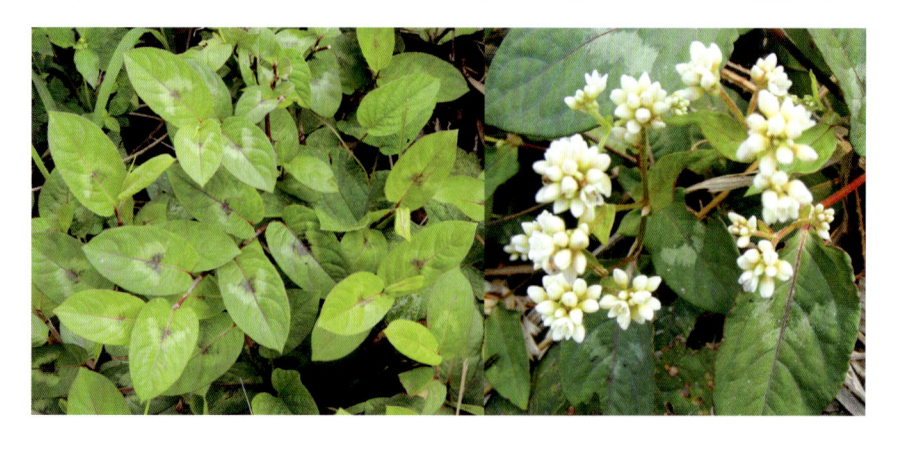

参考文献

[1] 王永刚, 谢仕伟, 苏薇薇. 中药材, 2005, 28 (11): 35.

[2] 谢贤强, 吴萍, 林立东, 等. 热带亚热带植物学报, 2007, 15 (5): 450.

[3] 叶青美. 暨南大学硕士学位论文, 2011.

[4] 任恒春, 万定荣, 谷婧, 等. 天然产物研究与开发, 2012, 24 (10): 1387.

[5] Zheng H C, Lu Y, Chen D F. Bioorganic & Medicinal Chemistry Letters, 2018, 28 (9): 1495.

[6] Tsai P L, Wang J P, Chang C W, et al. Phytochemistry, 1998, 49 (6): 1663.

[7] 蔡家驹, 曾聪彦, 梅全喜. 时珍国医国药, 2017, 28 (1): 100.

[8] 王呈文, 余文森. 安徽农业科学, 2016, 44 (12): 139.

[9] 欧阳蒲月, 朱翠霞, 陈功锡, 等. 化学与生物工程, 2012, 29 (4): 37.

[10] 高雅, 朱华. 华西药学杂志, 2012, 27 (3): 283.

[11] 梅全喜, 高玉桥, 钟希文, 等. 中药材, 2011, 34 (11): 1760.

青葙

苗语 vorms mblauz ngiac [vɔm³⁵ blau³³ ŋja:⁴²] 碗趴捞呀（水禾磨）

【来源】苋科青葙属植物, 青葙 *Celosia argentea* L.

【形态特征】一年生草本。全体无毛；茎直立, 有分枝, 绿色或红色, 具显明条纹。叶片矩圆披针形、披针形或披针状条形, 绿色常带红色, 顶端急尖或渐尖, 具小芒尖, 基部渐狭；叶柄有或无。花多数, 在茎端或枝端成单一、无分枝的塔状或圆柱状穗状花序；苞片及小苞片披针形, 白色, 光亮, 顶端渐尖, 延长成细芒；花被片矩圆状披针形, 初为白色顶端带红色, 或全部粉红色, 后成白色, 顶端渐尖, 具1中脉, 在背面凸起。胞果卵形, 包裹在宿存花被片内。种子凸透镜状肾形。

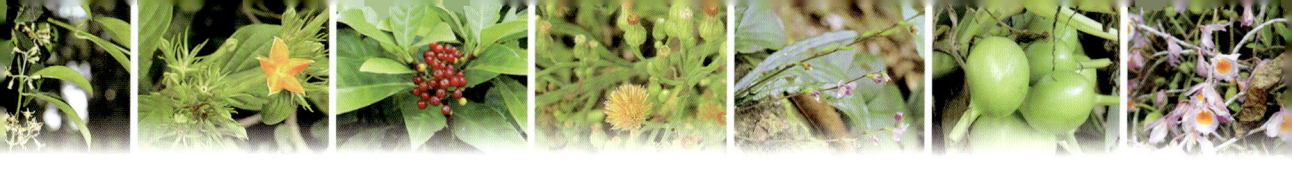

【分布】在不丹、柬埔寨、日本、韩国、印度、老挝、马来西亚、缅甸、尼泊尔、菲律宾、俄罗斯、锡金、泰国、越南以及热带非洲有分布。我国各地均有分布。在海南，分布于三亚、乐东、东方、昌江、白沙、保亭、陵水、万宁、琼中、儋州、临高、定安等。

【化学成分】

（1）生物碱类化合物：indican[1]、moroidin[2,3]、celogentins A~C[3]、celogentins D~H、celogentin J[4]、celogentin K[5]、celogenamide A[6]、celogentin L、lyciumin A[7]等。

（2）三萜及其苷类化合物：齐墩果酸[8]、celosin A、celosin K、celosin M、chikusetsusaponin IV、4-hydroxyl-phenylacetonitrile 4-O-β-D-apiofuranosyl-(1→6)-β-D-glucopyranoside[9]、celosins H~J[9-10]、celosin I、celosin II[11]等。

（3）黄酮类化合物：槲皮素-3-O-β-D-葡萄糖苷、异鼠李素-3-O-β-D-葡萄糖苷、鼠李素-3-O-β-D-葡萄糖苷、isorhamnetin-3-O-α-L-rhamnopyranosyl-(1→2)-β-D-glucopyranoside[12]等。

（4）其他类化合物：(3Z)-hexenyl-1-O-β-glucopyranoside、citrusin C[1]、棕榈酸、豆甾醇、4-O-β-D-glucopyranosyl-2-hydroxy-6-methoxyacetophenone、eugenyl-O-β-D-glucopyranoside、豆甾醇-3-O-β-D-葡萄糖苷[12]、3,4-二羟基苯甲醛、对羟基苯甲酸、3,4-二羟基苯甲酸[13]等。

【药理活性】抗有丝分裂活性[2-4]、神经保护活性[9]、保肝活性[11]、抗肿瘤转移活性、免疫调节活性[14]、降血糖活性[15]、抗菌活性[16]、抗炎活性[17]、对心肌梗死具有保护活性[18]、抗肿瘤活性[19]等。

【苗族民间应用】根入药，煮水用于感冒、咽喉发炎。

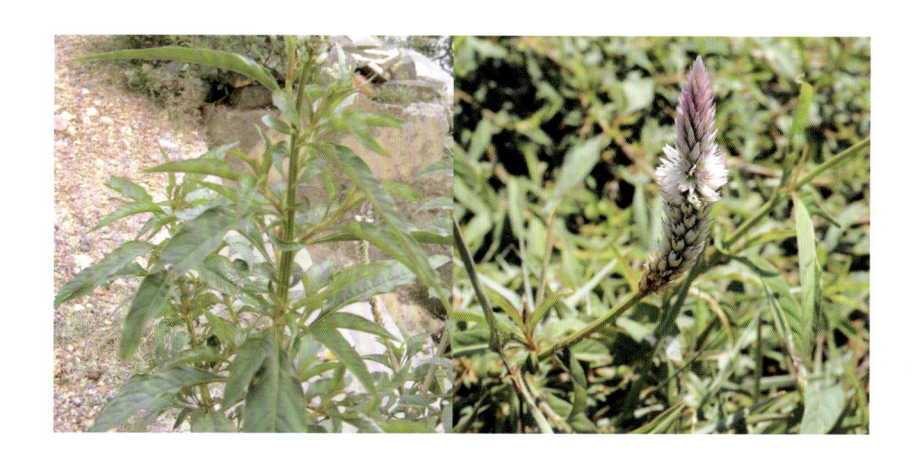

参考文献

[1] Sawabe A, Obata T, Nochika Y, et al. Journal of Japan Oil Chemists' Society, 1998, 47（1）: 25.

[2] Morita H, Shimbo K, Shigemori H, et al. Bioorganic & Medicinal Chemistry Letters, 2000, 10（5）: 468.

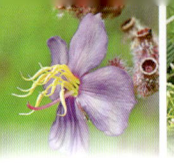

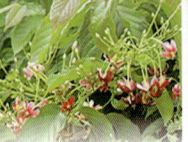

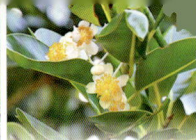

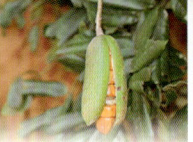

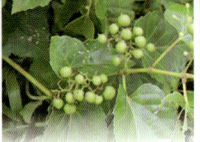

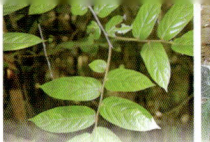

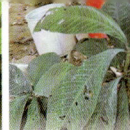

[3] Kobayashi J, Suzuki H, Shimbo K, et al. Journal of Organic Chemistry, 2002, 33(20): 6626.

[4] Suzuki H, Morita H, Iwasaki S, et al. Tetrahedron, 2003, 59(28): 5307.

[5] Suzuki H, Morita H, Shiro M, et al. Tetrahedron, 2004, 60(11): 2489.

[6] Morita H, Suzuki H, Kobayashi J. Journal of Natural Products, 2004, 67(9): 1628.

[7] Liu F J, Zhu Z H, Jiang Y, et al. Chinese Journal of Natural Medicines, 2018, 16(1): 63.

[8] 薛芊, 郭美丽, 张戈. 药学服务与研究, 2006, 6(5): 345.

[9] Guo J, Shen S, Zhang X, et al. Food & Function, 2021, 12(1): 83.

[10] Pang X, Yan H X, Wang Z F, et al. Journal of Asian Natural Products Research, 2014, 16(3): 240.

[11] Wu Q B, Yan W, Lin L, et al. Natural Product Letters, 2013, 27(15): 1353.

[12] Shen S, Xie L H. Journal of Asian Natural Products Research, 2010, 12(9): 821.

[13] 付宏征, 孟宪纾, 李石生, 等. 中草药, 1992, 23(7): 344.

[14] Hayakawa Y, Fujii H, Hase K, et al. Biological & Pharmaceutical Bulletin, 1998, 21(11): 1154.

[15] Vetrichelvan T, Jegadeesan M, Devi B. Biological & Pharmaceutical Bulletin, 2002, 25(4): 526.

[16] Gnanamani A, Priya K S, Radhakrishnan N, et al. Journal of Ethnopharmacology, 2003, 86(1): 59.

[17] Adegbaju O D, Otunola G A, Afolayan A J. BMC Complementary Medicine and Therapies, 2020, 20(3): 7204.

[18] 彭晖, 奚群英, 徐长福, 等. 重庆医学, 2019, 48(18): 3077.

[19] Rub R, Shaikh N, Siddiqui A, et al. Pharmacognosy Research, 2015, 8(2): 97.

锦绣苋

苗语 qiais henc diq [giai³⁵ xe:n⁴² ti:¹¹] 宴现抵（菜苋红）

【来源】苋科莲子草属植物，锦绣苋 *Alternanthera bettzickiana* (Regel) G. Nicholson

【形态特征】多年生草本。茎直立或基部匍匐，多分枝，上部四棱形，下部圆柱形，两侧各有一纵沟，在顶端及节部有贴生柔毛。叶片矩圆形、矩圆倒卵形或匙形，顶端急尖或圆钝，有凸尖，基部渐狭，边缘皱波状，绿色或红色，杂以红色或黄色斑纹。头状花序顶生或腋生，2~5个丛生，无总花梗；苞片及小苞片卵状披针形，顶端渐尖，无毛或脊部有长柔毛；花被片卵状矩圆形，白色，外面2片凹形，中间1片较短，稍凹或近扁平，内面2片极凹，稍短且较窄。

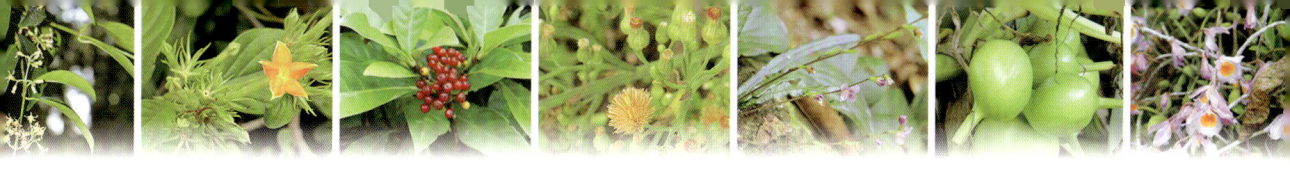

【分布】原产于巴西，我国各地均有栽培。海南各地常见栽培。

【苗族民间应用】全草入药，煮水用于降血压。

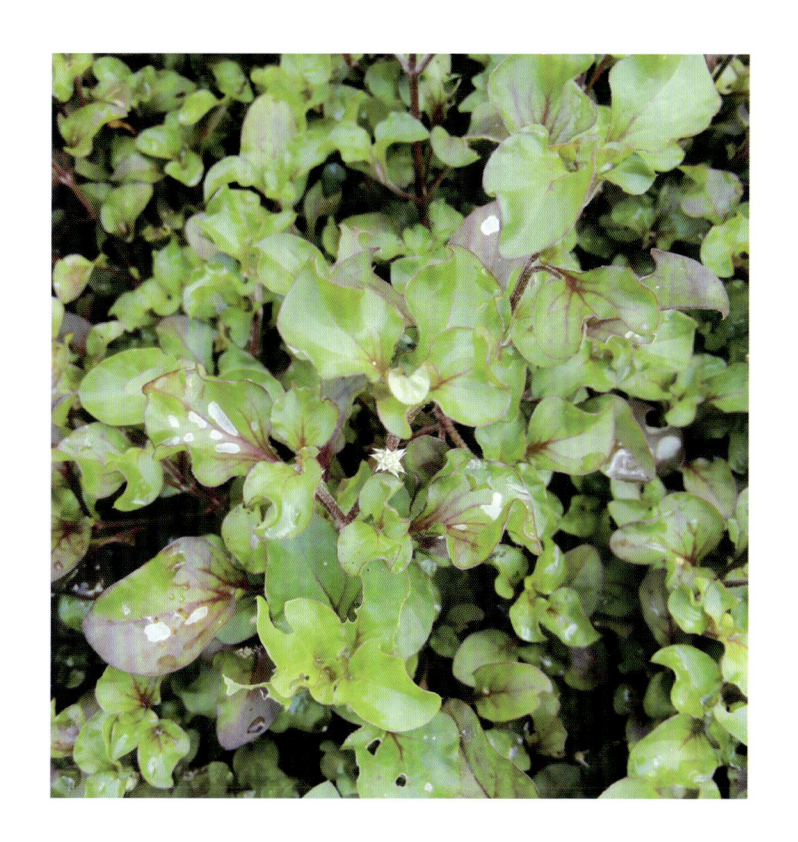

凹头苋

【苗语】qiais henc nzimv [giai^{35} xe:n^{42} dzim^{53}] 莳现芹（菜苋刺）

【来源】苋科苋属植物，凹头苋 *Amaranthus blitum* L.

【形态特征】一年生草本。全株无毛。茎伏卧而上升，从基部分枝，淡绿色或紫红色。叶片卵形或菱状卵形，顶端凹缺，有1芒尖，或不显，基部宽楔形，全缘或稍呈波状。花成腋生花簇，直至下部叶腋，生在茎端和枝端者成直立穗状花序或圆锥花序；苞片及小苞片矩圆形；花被宿存，花被片矩圆形或披针形，淡绿色，顶端急尖，边缘内曲，背部有1隆起中脉。胞果扁卵形，不裂。种子环形，黑色至黑褐色，边缘具环状边。

【分布】在老挝、尼泊尔、越南、日本、欧洲、非洲北部及南美洲国家有分布。在我国，分布于南北各省区。在海南，分布于乐东等。

【苗族民间应用】全草入药，与一点红配伍用于肠炎、腹泻。

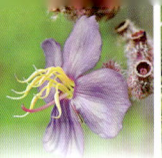

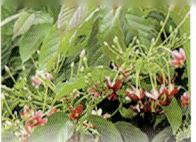

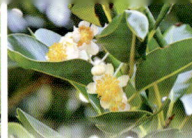

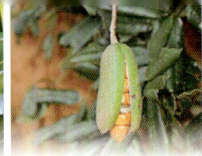

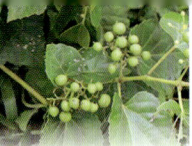

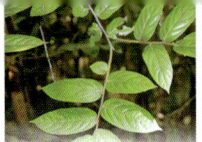

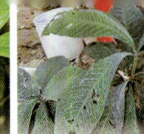

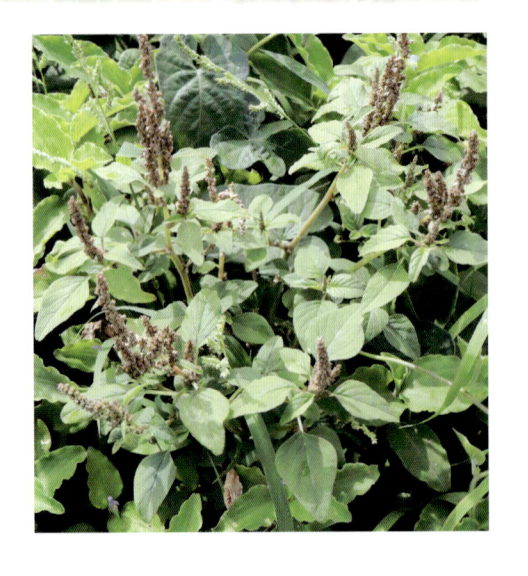

落葵

苗语 dhang blangv [ʔdaŋ⁴⁴ plaŋ⁵³] 当莸（笪敲）

【来源】落葵科落葵属植物，落葵 *Basella alba* L.

【形态特征】一年生缠绕草本。茎长可达数米，无毛，肉质，绿色或略带紫红色。叶片卵形或近圆形，顶端渐尖，基部微心形或圆形，下延成柄，全缘，背面叶脉微凸起；叶柄上有凹槽。穗状花序腋生；苞片极小，早落；小苞片2，萼状，长圆形，宿存；花被片淡红色或淡紫色，卵状长圆形，全缘，顶端钝圆，内折，下部白色，连合成筒，宿存。果实球形，红色至深红色或黑色。

【分布】原产于亚洲热带地区，我国各地均有栽培。在海南，分布于三亚、乐东、五指

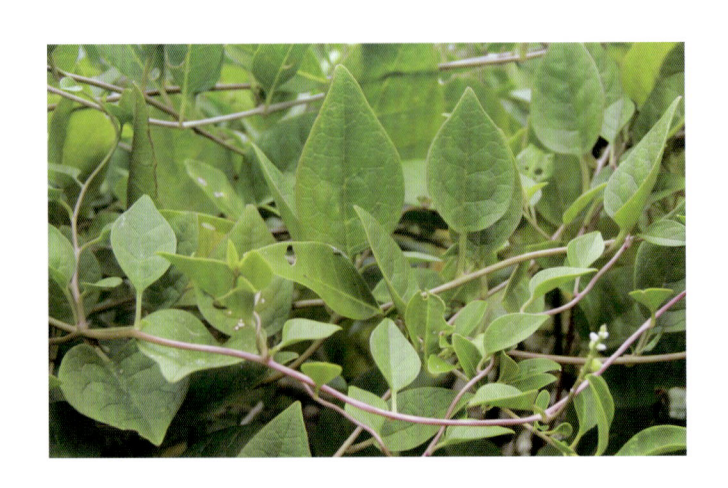

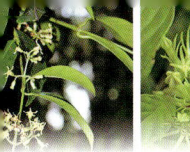

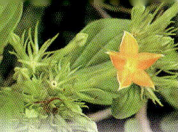

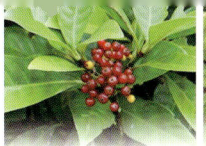

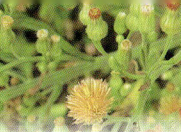

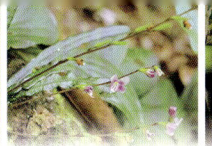

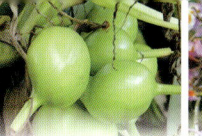

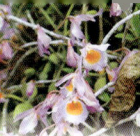

山、保亭、万宁、琼中、儋州、海口等。

【化学成分】

没食子酸、水杨酸、阿魏酸[1]、vitexin、vitexin-2″-O-arabinofranoside[2]等。

【药理活性】抗肿瘤活性、抗血管生成活性[1]、对糖尿病肾病的保护活性[3]、抗氧化应激活性[4]、抗氧化活性[5]、抗菌活性[6]、抗炎活性、解热活性[7]、对胃溃疡的保护活性[8]、抗糖尿病活性[9]、肝脏保护活性[10]等。

【苗族民间应用】全草入药，煮水用于小孩内热。

参考文献

[1] Kumar B R, Anupam A, Manchikanti P, et al. Journal of Food Science & Technology, 2018, 55（5）：1.

[2] Aboshi T, Ishiguri S, Shiono Y, et al. Bioscience Biotechnology & Biochemistry, 2018, 82（1）：9.

[3] Kumari R, Goldar W A, Mondal S, et al. Advances in Traditional Medicine, 2021, 21（1）：111.

[4] Bamidele O, Okeke N C, Adedeji T G, et al. Chinese Herbal Medicines, 2020, 12（2）：163.

[5] Arokoyo D S, Oyeyipo I P, Du P S, et al. Pharmacognosy Research, 2018, 10（1）：31.

[6] Morombaye S M, Kangogo M, Revathi G, et al. Advances in Microbiology, 2018, 8（10）：790.

[7] 李育浩，吴清和，李茹柳，等. 中药材，1992，15（6）：32.

[8] Jaiswal S K, Rao C V. Oriental Pharmacy and Experimental Medicine, 2016, 16（4）：339.

[9] Shantha T R, Patchaimal P, Reddy M, et al. Ancient Science of Life, 2016, 36（1）：35.

[10] Das S, Bandyopadhyay S, Ramasamy A, et al. Natural Product Research, 2014, 29（11）：1059.

酢浆草

苗语 nguaz liux duyq / cunq duyq [ŋwa³³ liu³¹ tu:i¹¹ / tsʰun¹¹ tu:i¹¹] 蔴溜怼/蠢怼（草柳酸/芽酸）

【来源】酢浆草科酢浆草属，酢浆草 *Oxalis corniculata* L.

【形态特征】草本。全株被柔毛。茎细弱，多分枝，直立或匍匐，匍匐茎节上生根。叶基生或茎上互生；托叶小，长圆形或卵形，边缘被密长柔毛；叶柄基部具关节；小叶3，无柄，倒心形，先端凹入，基部宽楔形。花单生或数朵集为伞形花序状，腋生；小苞片2，披针形，膜质；萼片5，披针形或长圆状披针形，背面和边缘被柔毛，宿存；花瓣5，黄色，长圆状倒卵形。蒴果长圆柱形，五棱。种子长卵形，褐色或红棕色，具横向肋状网纹。

【分布】在热带至温带地区均有分布，在我国大部分省区有分布。在海南，分布于三亚、乐东、昌江、白沙、五指山、保亭、万宁、儋州、澄迈等。

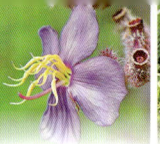

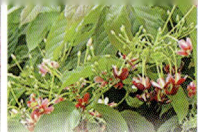

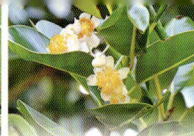

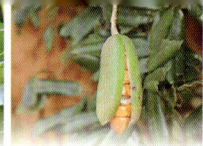

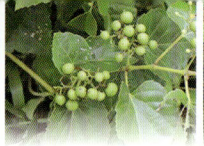

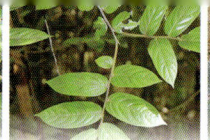

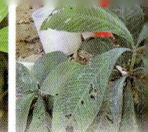

【化学成分】

（1）黄酮类化合物：槲皮素[1]、木樨草苷、corniculatin A、木樨草素[2]、芹菜素[3]、5-羟基-6,7,8,4′-四甲氧基黄酮、5,7,4′-三羟基-6,8-二甲氧基黄酮[4]、5-羟基7,8-二甲氧基黄酮、5-羟基-3′,4′,6,7,8-五甲氧基黄酮、芹菜素-7-O-β-D-葡萄糖苷[5]、香叶木苷、杨梅素-3-O-α-L-吡喃鼠李糖苷[6]、异荭草素[7]、异当药黄素、山奈酚-3-O-α-L-吡喃鼠李糖苷、金圣草素-7-O-β-D-吡喃葡萄糖苷、蒙花苷[8]、5-羟基-3,6,7,4′-四甲氧基黄酮、牡荆素[9]、quercetin-3-(caffeoyldiglucoside)-7-glucoside、kaempferol-3-O-sophorotioside[10]等。

（2）酚酸类化合物：没食子酸[2]、对羟基肉桂酸[2,6]、芥子酸、3-O-咖啡酰基奎宁酸、对羟基苯甲酸[10]、咖啡酸[2,10]、水杨酸、水杨酸乙酯[5]、对羟基苯甲醛、原儿茶醛[6]、leonuriside A、lcariside F2[8]等。

（3）生物碱类化合物：N-甲基羟胺、1-核糖醇基-2,3-二酮-1,2,3,4-四氢-6,7-二甲基喹喔啉、鸟苷、7,8-二甲基异咯嗪、腺嘌呤[6]、腺苷、尿苷[8]等。

（4）其他类化合物：胡萝卜苷[2,6]、桦木醇[5]、大黄酸、2,2′-氧代双(1,4)-二叔丁苯、1,3,5-三甲氧基苯[6]、p-coumaroylhexose、phytofluene[10]等。

【药理活性】降血压活性[3]、降血糖活性、降血脂活性[11]、心肌保护活性[12]、增强记忆力[13]、抗焦虑活性[14]、抗癫痫活性[15]、止泻活性[16]、抗胃溃疡活性[17]、抗胃肠功能亢进[18]、保肝活性[19]、肾脏保护活性[20]、抗尿路感染[21]、肺损伤保护活性[22]、促进成骨细胞的增殖分化[23]、抗菌活性[24]、抗炎活性[25]、抗氧化活性[26]、抗肿瘤活性[27]等。

【苗族民间应用】全草入药，煮水用于喉咙痛，有利尿、降血压的功效。

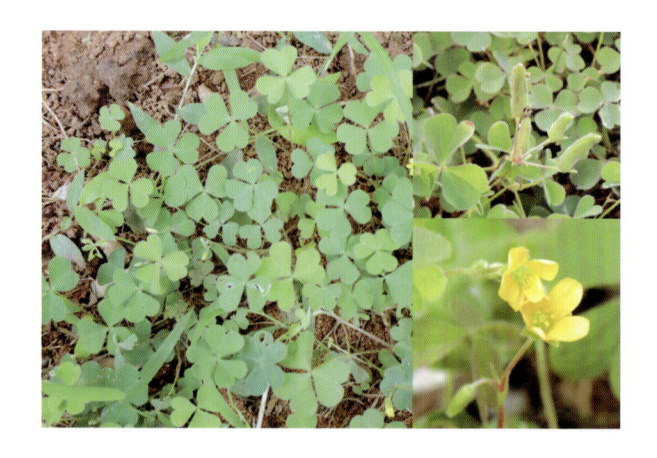

参考文献

[1] 吴高兵, 陈华, 姚志云. 中国民族医药杂志, 2014, 20（1）: 25.

[2] Ibrahim M, Hussain I, Imran M, et al. Revista Brasileira de Farmacognosia, 2013, 23（4）: 630.

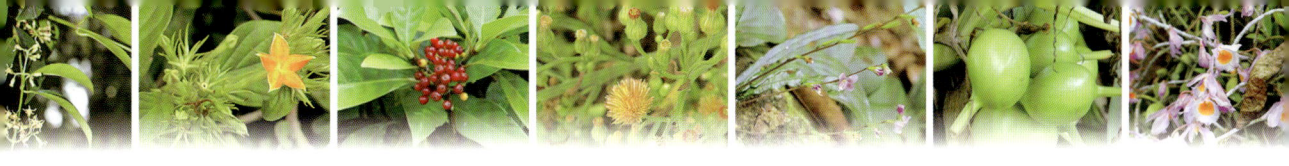

［3］Mondal S，Talukdar P，Mondal T K. World Scientific News，2018，110：42.

［4］Rehman A，Rehman A，Ahmad I. International Journal of Analytical Chemistry，2015，2015：842468.

［5］Ibrahim M，Imran M，Ali B，et al. Journal Chemical Society of Pakistan，2012，34（5）：1260.

［6］张宝，彭潇，何燕玲，等．中药材，2018，41（8）：1883.

［7］Mizokami H，Tomita-Yokotani K，Yoshitama K. Journal of Plant Research，2008，121（1）：133.

［8］马雪，李小双，李银，等．中药材，2020，43（4）：853.

［9］Liu Y，Nielsen M N，Dan S，et al. Phytochemistry，2015，119（2）：62.

［10］Zeb A，Imran M. Food Bioscience，2019，32：100472.

［11］Agila K N，Kavitha R. Journal of Natural Sciences Research，2012，2（7）：9.

［12］Abhilash P A，Nisha P，Prathapan A，et al. Experimental & Toxicologic Pathology，2011，63（6）：535.

［13］Das M，Gohain K. International Journal of Scientific & Engineering Research，2018，9（3）：922.

［14］Sai S T，Santosh P，Lahkar M，et al. International Journal of Pharma and Bio Sciences，2011，2（3）：281.

［15］Kumar KKS，Rajkapoor B. International Journal of Phytopharmacology，2010，1（2）：87.

［16］Pierre W，Evelyne N，Telesphore B N，et al. Cameroon Journal of Experimental Biology，2005，1（1）：46.

［17］Sakat S S，Tupe P，Juvekar A. Indian Journal of Pharmaceutical Sciences，2012，74（1）：48.

［18］郭美仙，张倩茹，施贵荣，等．云南中医中药杂志，2014，35（10）：73.

［19］Verma S，Mathur K，Kumar S，et al. Global Journal of Pharmaceutical Education and Research｜January-December，2015，4（1-2）：52.

［20］Khan M R，Zehra H. Experimental and Toxicologic Pathology，2013，65（3）：327.

［21］Das P，Kumar K，Nambiraj A，et al. Recent Patents on Drug Delivery & Formulation，2018，12（3）：170.

［22］Ahmad B，Khan M R，Shah N A. Toxicology and Industrial Health，2015，31（12）：1243.

［23］刘晓艳，董莉，刘亭，等．中国实验方剂学杂志，2015，21（1）：117.

［24］Mukherjee S，Koley H，Barman S，et al. Journal of Medicinal Food，2013，16（9）：801.

［25］Sakat S，Juvekar A R，Gambhire M N. International Journal of Pharmacy and Pharmaceutical Sciences，2010，2（1）：146.

［26］Tibuhwa D D. Journal of Applied Biosciences，2017，116：11590.

［27］Salahuddin H，Mansoor Q，Batool R，et al. Cellular and Molecular Biology，2016，62（5）：60.

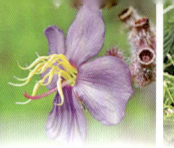

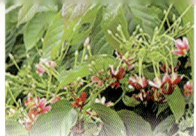

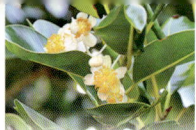

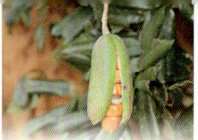

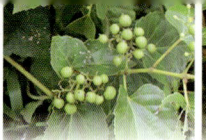

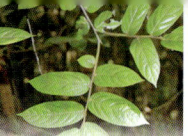

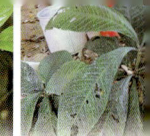

草龙

【苗 语】mbiaat deus nguav [bja:t⁴⁴ te:u³⁵ ŋwa:⁵³] 家涠蔴（辣椒草）

【来源】柳叶菜科丁香蓼属植物，草龙 *Ludwigia hyssopifolia* (G. Don) Exell

【形态特征】草本。茎基部常木质化，常三棱形或四棱形，多分枝，幼枝及花序被微柔毛。叶披针形至线形，先端渐狭或锐尖，基部狭楔形；侧脉每侧 9~16 条，背面脉上疏被短毛；托叶三角形，或无。花腋生；萼片 4，卵状披针形，常有 3 条纵脉，无毛或被短柔毛；花瓣 4，黄色，倒卵形或近椭圆形，先端钝圆，基部楔形。蒴果幼时近四棱形，熟时近圆柱状，被微柔毛。种子近椭圆状，两端多少锐尖，淡褐色，表面有纵横条纹。

【分布】在印度、斯里兰卡、缅甸、中南半岛、马来半岛、菲律宾、密克罗尼西亚、澳大利亚、非洲热带地区有分布。在我国，分布于台湾、广东、香港、海南、广西、云南。在海南，分布于三亚、乐东、东方、白沙、五指山、万宁、琼中、儋州、屯昌、琼海等。

【化学成分】

（1）苯丙素类化合物：trans-*p*-hydroxycinnamic acid、trans-*p*-hydroxy-ethyl cinnamate、scopoletin[1] 等。

（2）三萜类化合物：人参皂苷 Rb1[2]、齐墩果酸、熊果酸[3] 等。

（3）其他化合物：ozoroalide、de-*O*-methyllasiodiplodin、syringaldehyde、vanillin[1]、没食子酸乙酯[1,3]、山柰酚[2]、棕榈酸、异香草醛、β-谷甾醇、2,4,6-三羟基苯甲酸[3]、没食子酸[4] 等。

【药理活性】抗肿瘤活性[1]、抗菌活性[4]、保肝活性[5]、抗炎活性、镇痛活性、利尿活性[6]、止泻活性[7] 等。

【苗族民间应用】茎叶入药，用于山蚂蟥咬伤。

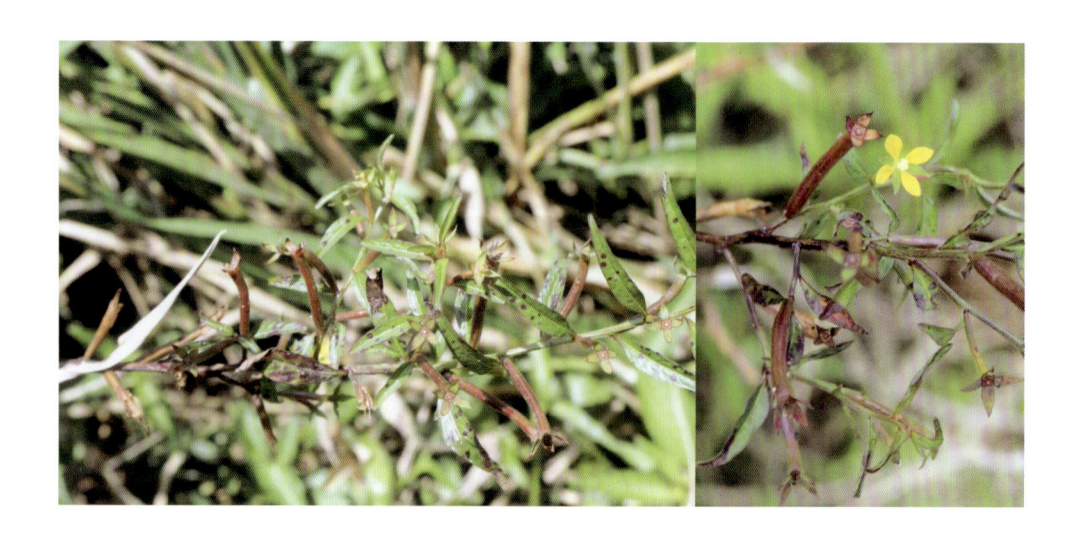

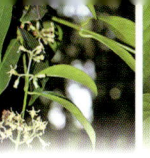

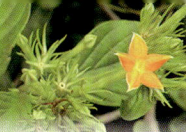

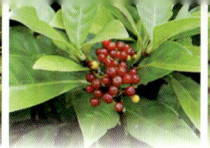

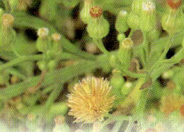

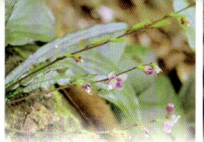

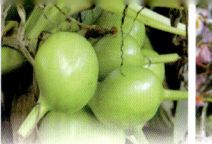

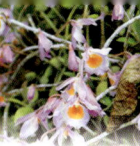

参考文献

[1] Zhang J Y, Liu C, Wei J H, et al. Natural Product Communications, 2019, 14(9): 1.

[2] 韦建华, 卢汝梅, 周媛媛. 时珍国医国药, 2011, 22(2): 321.

[3] 卢汝梅, 周媛媛, 韦建华. 中草药, 2009, 40(9): 1372.

[4] 韦建华, 卢汝梅, 周媛媛. 时珍国医国药, 2011, 22(6): 1449.

[5] Praneetha P, Reddy Y N, Kumar B R. Pharmacognosy Magazine, 2018, 14(59): 546.

[6] Kundu J K, Das B, Kundu J, et al. Archives of Medical and Biomedical Research, 2014, 1(4): 139.

[7] Shaphiullah M, Bachar S C, Kundu J K, et al. Pakistan Journal of Pharmaceutical Sciences, 2003, 16(1): 7.

土沉香

【苗语】huungd qiang [xu:ŋ¹¹ gjaŋ⁴⁴] 哼秧（檀香树）

【来源】瑞香科沉香属植物，土沉香 *Aquilaria sinensis* (Lour.) Spreng.

【形态特征】乔木。树皮暗灰色，近平滑。小枝具皱纹，幼时被疏柔毛，后逐渐脱落，无毛或近无毛。叶革质，圆形、椭圆形至长圆形，有时近倒卵形，先端锐尖或急尖而具短尖头，基部宽楔形；侧脉每边 15~20 条；叶柄被毛。花芳香，黄绿色，多朵组成伞形花序；花梗密被黄灰色短柔毛；萼筒浅钟状，5 裂，裂片卵形；花瓣 10，鳞片状，密被毛。蒴果卵球形，幼时绿色，顶端具短尖头，基部渐狭，密被黄色短柔毛，2 瓣裂。种子褐色，卵球形，疏被柔毛，基部具有附属体，上端宽扁，下端成柄状。

【分布】在我国，分布于广东、海南、广西、福建等。在海南，分布于三亚、乐东、东方、昌江、保亭、陵水、万宁、琼中、琼海、文昌等。

【化学成分】

（1）2-(2-苯乙基)色酮类化合物：5-羟基-6-甲氧基-2-[2-(3-羟基-4-甲氧基苯基)乙基]色酮、6-甲氧基-2-[2-(3-羟基-4-甲氧基苯基)乙基]色酮、5,6-环氧-7β-羟基-8β-甲氧基-2-(2-苯乙基)色酮、6,7-二甲氧基-2-(2-苯乙基)色酮、8-羟基-2-(2-苯乙基)色酮、(5R,6R,7S,8R)-5,6,7,8-四氢-5,6,7,8-四羟基-2-(2-苯乙基)-4氢-色酮、(5R,6R,7S,8R)-2-(苯乙基)-6,7,8-三羟基-5,6,7,8-四氢-5-[2-(2-苯乙基)色酮基-6-氧代]色酮、沉香四醇、5α,6β,7β,8α-四羟基-5,6,7,8-四氢-2-[2-(4-甲氧基苯)乙基]色酮、6α,7α,8β-三羟基-5α-甲氧基-5,6,7,8-四氢-2-[2-(4-甲氧基苯)乙基]色酮、6-羟基-5-甲氧基-2-[2-(3-羟基-4-甲氧基苯)乙基]色酮、6-羟基-7-甲氧基-2-[2-(3-羟基-4-甲氧基苯)乙基]色酮、6-羟基-2-[2-(3-羟基-4-甲氧基苯)乙基]色酮、(5α,6α,7α,8β)-2-[2-(3-羟基-4-甲氧基苯)乙基]-5,6,7-

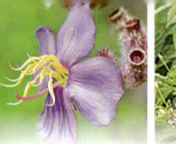

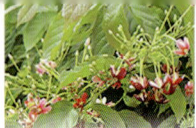

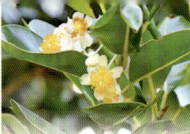

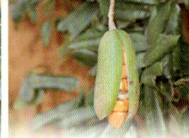

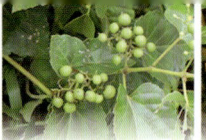

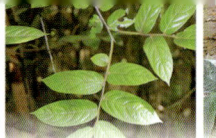

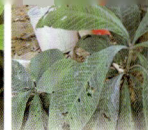

三羟基-5,6,7,8-四氢-8-{6-甲氧基-2-[2-(4-羟基-3-甲氧基苯)乙基]色酮-7-氧}色酮、(5α,6α,7α,8β)-2-[2-(3-羟基-4-甲氧基苯)乙基]-5,6,7-三羟基-5,6,7,8-四氢-8-{6-甲氧基-2-[2-(3-羟基-4-甲氧基苯)乙基]色酮-7-氧}色酮、(5α,6β,7α,8β)-2-[2-(3-羟基-4-甲氧基苯)乙基]-5,6,7-三羟基-5,6,7,8-四氢-8-[2-(2-苯乙基)色酮-7-氧]色酮、(5α,6α,7α,8β)-2-[2-(4-甲氧基苯)乙基]-5,6,7-三羟基-5,6,7,8-四氢-8-{6-甲氧基-2-[2-(4-羟基-3-甲氧基苯)乙基]色酮-7-氧}色酮、sindichromones M~N[1-2]等。

（2）倍半萜类化合物：9β-hydroxy-selina-4,11-dien-14-al、9β-hydroxy-selina-3,11-dien-14-al、9β-hydroxy-selina-3,11-dien-12-al、1,5;8,12-二环氧-愈创木-12-酮、4-*epi*-15-hydroxy-acorenone、12,15-dioxo-α-selinen、奇楠醇 A~E、呋喃白木香醇、奇楠内酯、奇楠愈创木酮、4-表-10-羟基菖蒲螺烯酮、4-表-15-羟基菖蒲螺次酮、α-缬草油醇、4-羟基白木香醇、7-*H*-9(10)-烯-11,12-环氧-8-氧艾里莫芬烷、7-*H*-9(10)-烯-11,12-环氧-8-氧艾里莫芬烷、neopetasane、顺式-7-羟基菖蒲烯、selina-3,11-dien-9,15-diol[1-2]等。

（3）其他类化合物：syringin、(+)-丁香树脂酚、3-hydroxy-3-phenylpropanoic ester、3-hydroxy-3-(4-methoxyphenyl)propanoic ester、顺式-对羟基肉桂酸甲酯、4′-甲氧基肉桂酸、5-羟基-7,4′-二甲氧基黄酮、3-羟基-4-甲氧基-苯丙酸甲基酯、姜油酮、对甲氧基苯丙酸、正三十二烷醇、(20*R*)-24-ethylcholest-4-en-3-one、麦角-4,6,8(14),22-四烯-3-酮、豆甾醇[1-2]等。

【**药理活性**】抗菌活性、乙酰胆碱酯酶抑制活性、抗肿瘤活性、镇静活性、镇痛活性、神经保护活性、抗炎活性、免疫抑制活性[1-2]等。

【**苗族民间应用**】叶入药，用于骨折止痛；含树脂芯材烟熏，用于外伤引起的后遗症。

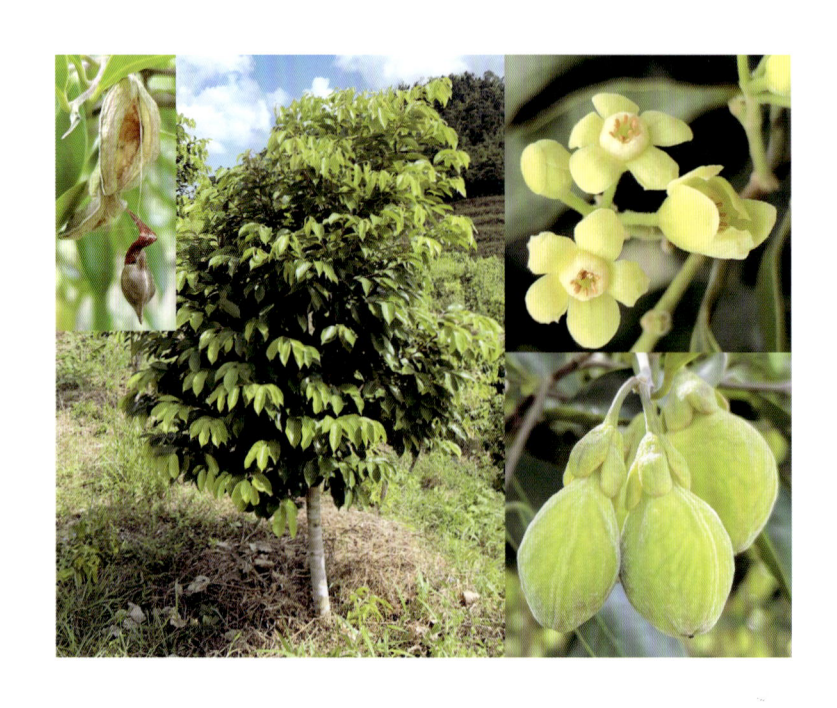

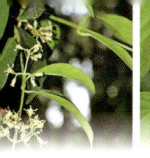

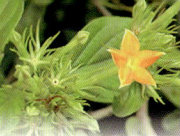

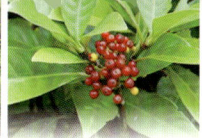

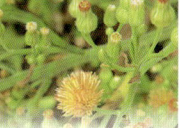

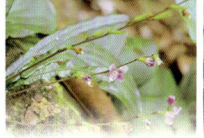

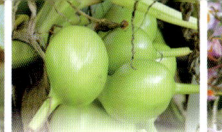

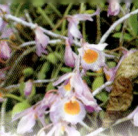

参考文献

[1] 戴好富. 沉香的现代研究. 2017.

[2] Li W，Chen H Q，Wang H，et al. Natural Product Reports，2021，38（3）：528.

了哥王

苗 语 ang gos vangz ［aŋ⁴⁴ ko:³⁵ vaŋ³³］ 昂哥汪（鹦鹉黄）

【来源】瑞香科荛花属植物，了哥王 *Wikstroemia indica* (L.) C. A. Mey.

【形态特征】灌木。小枝红褐色，无毛。叶对生，纸质至近革质，倒卵形、椭圆状长圆形或披针形，先端钝或急尖，基部楔形，无毛，侧脉细密，极倾斜。花黄绿色；数朵组成顶生头状总状花序；花序梗无毛；花萼近无毛，裂片4，宽卵形至长圆形，顶端尖或钝；无花瓣。核果椭圆形，成熟时红色至暗紫色。

【分布】在越南、印度、菲律宾有分布。在我国，分布于广东、海南、广西、福建、台湾、湖南、四川、贵州、云南、浙江等。在海南，分布于三亚、乐东、东方、昌江、万宁、儋州、临高、琼海、海口等。

【化学成分】

（1）黄酮类化合物：芫花素[1-4]、槲皮素、杨梅素、山柰酚[3-4, 11]、genkwanol A、daphnodorin B[5]、neochamaejasmin A、daphnodorin M[6]、sikokianin B、sikokianin C[7-8]、槲皮苷、芫花苷[9]、黄花夹竹桃黄酮[10]、狼毒素 A、芹菜素[12]等。

（2）香豆素类化合物：西瑞香素[1, 3, 4, 5]、6′-羟基-7-O-7′-双香豆素[1]、伞形花内酯[1, 10]、西瑞香素-7-O-β-D-葡萄糖苷[9, 11]、daphnogitin、结香素[10]、wikstrocoumarin[12]等。

（3）木脂素类化合物：(+)-nortrachelogenin[4-5]、(+)-medioresinol[10]、罗汉松脂素、牛蒡子苷元[12]、wikstronin A、wikstronin B、(+)-matairesinol、trachelogenin、wikstresinol、acetylwikstresinol、bis-5′,5′-(+)-matairesinol、bis-5,5′-(+)-matairesinol、bis-5′,5′-nortrachelogenin、bis-5,5′-nortrachelogenin、ficusal、balanophonin、diospyrosin[13]、wikstromol[14]等。

（4）倍半萜类化合物：indicanone[8]、原莪术醇[15]、wikstronones A~E[16]等。

（5）甾体类化合物：胡萝卜苷、β-谷甾醇[1]、豆甾醇[10]、豆甾烷-4-烯-3β,6α-二醇[15]、16-妊娠双烯醇酮[17]等。

（6）其他化合物：对羟基苯甲酸甲酯、2,4,6-三羟基苯甲酸甲酯[2]、伞形香青酰胺、大黄素甲醚[9]、芦荟大黄素、正十八烷醇[11]、大黄酚[12]等。

【药理活性】抗菌活性、抗有丝分裂活性、抗病毒活性[5]、抗疟活性[7]、抗炎活性[8, 16]、

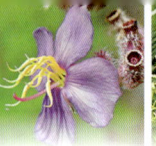

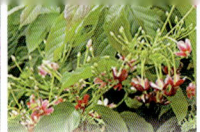

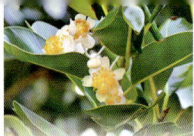

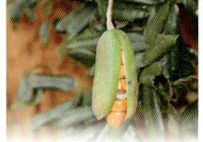

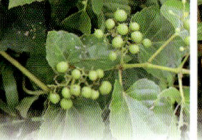

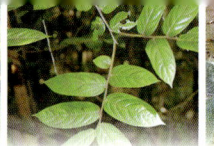

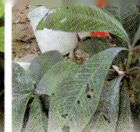

抗肿瘤活性[12]、细胞损伤保护活性[18]等。

【苗族民间应用】茎叶煮水，用于眼镜王蛇咬伤。

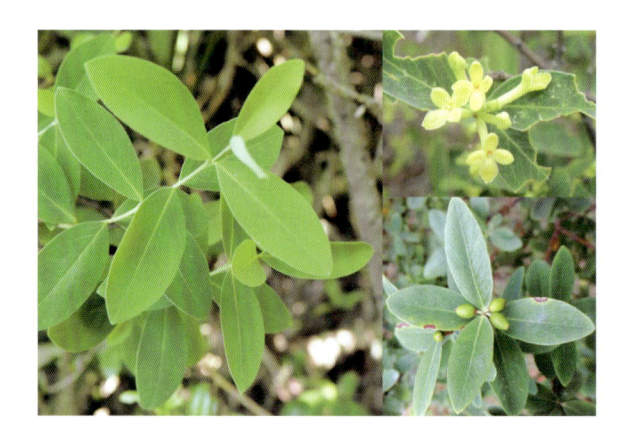

参考文献

[1] 耿立冬，张村，肖永庆. 中国中药杂志，2006，31（1）：43.

[2] 黄伟欢，薛珺一，李药兰，等. 中药材，2008，31（8）：1174.

[3] 陈定双，黄运东，王定勇. 亚热带植物科学，2008，37（4）：26.

[4] 张立，刘慧琼，肖玥，等. 亚太传统医药，2012，8（8）：41.

[5] Hu K，Kobayashi H，Dong A，et al. Planta Medica，2000，66（6）：564.

[6] Zhang X，Wang G，Huang W，et al. Natural Product Communications，2011，6（8）：1111.

[7] Nunome S，Ishiyama A，Kobayashi M，et al. Planta Medica，2004，70（1）：76.

[8] Wang L Y，Unehara T，Kitanaka S. Chemical & Pharmaceutical Bulletin，2005，53（1）：137.

[9] 耿立冬，张村，肖永庆. 中国中药杂志，2006，31（10）：817.

[10] 幺焕开，仲英，尹俊亭. 中草药，2007，38（5）：669.

[11] 幺焕开，张文婷，高艺桑，等. 中药材，2010，33（7）：1093.

[12] Sun L X，Chen Y，Liu L X，et al. Chemistry of Natural Compounds，2012，48（3）：493.

[13] Chang H，Wang Y，Gao X，et al. Fitoterapia，2017，121：31.

[14] Yao H，Zhang X，Zhang N，et al. Journal of Natural Medicines，2021，75（1）：178.

[15] 国光梅，汪冶，李玮，等. 科学技术与工程，2014（21）：188.

[16] Liu Z，Dong M，Chang H，et al. Bioorganic Chemistry，2020，99：103785.

[17] 佟立今，孙立新，孙丽霞，等. 中国药物化学杂志，2015，25（1）：50.

[18] Yao H，Yuan Z，Wei G，et al. Molecular Medicine Reports，2017，16（6）：9197.

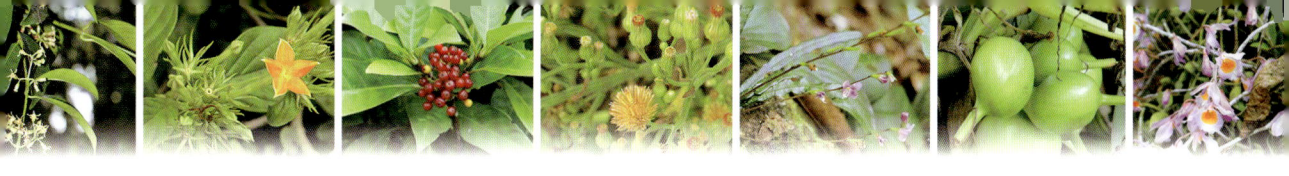

海南荛花

苗 语 gemz dhang ngayc meiq [ke:m³³ ʔdaŋ⁴⁴ ŋa:i⁴² mei¹¹] 金当矮美（野笃矮藤）

【来源】 瑞香科荛花属植物，海南荛花 *Wikstroemia hainanensis* Merr.

【形态特征】 灌木。小枝圆柱形，棕褐色，幼枝被紧贴的微柔毛，老枝无毛。叶对生，纸质，卵形、长圆形至长圆状披针形，先端渐尖，基部楔形或近圆形，上面深绿色，下面淡绿色，无毛；侧脉每边 8~12 条，纤细，明显；叶柄近无毛。总状花序近头状，由花 3~7 组成，顶生；花序梗被短柔毛；花黄色，无毛；花萼筒短，裂片 4，椭圆状卵形，先端钝。果椭圆形，成熟时红色。

【分布】 海南特有种，分布于乐东、东方、昌江、白沙、万宁等。

【化学成分】

（1）苯丙素类化合物：wikstrone、wikstroemol、wikstroemone、(+)-松脂素、肉桂酸、(+)-皮树脂醇、(+)-丁香脂素、(–)-落叶松树脂醇、7-羟基香豆素、西瑞香素[1]等。

（2）其他化合物：β-谷甾醇、常春藤皂苷元[1]等。

【苗族民间应用】 叶、根入药。叶捣烂敷用于接骨；根与猪尾同煮，用于腰肌劳损。

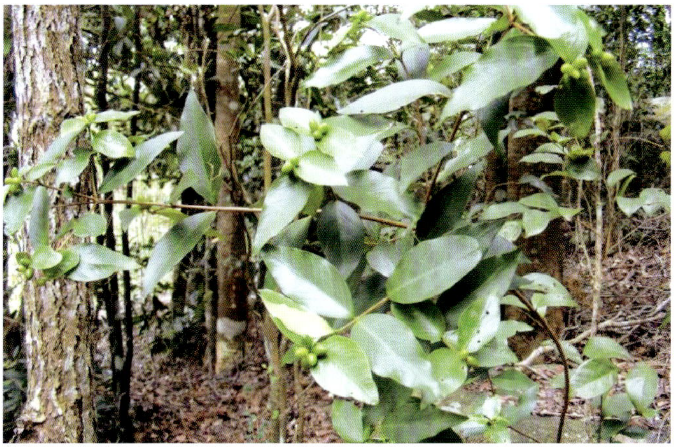

参考文献

[1] Liao S G, Wu Y, Yue J M. Helvetica Chimica Acta, 2006, 89（1）: 73.

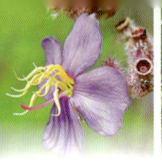

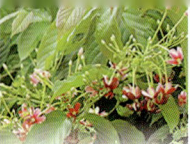

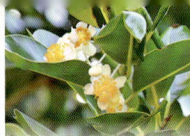

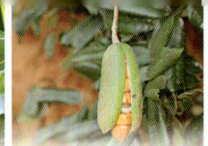

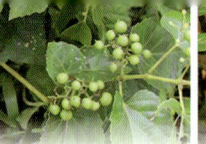

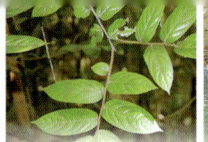

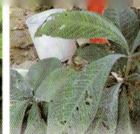

紫茉莉

苗 语 moz liz nguav / mbaz hox fangz [mo:³³ li:³³ ŋwa:⁵³ / ba³³ xo:³¹ faŋ³³] 茉莉蔴 / 趴胡芳（茉莉草 / 喇叭花）

【来源】紫茉莉科紫茉莉属植物，紫茉莉 *Mirabilis jalapa* L.

【形态特征】一年生草本。根肥粗，倒圆锥形，黑色或黑褐色。茎直立，圆柱形，多分枝，无毛或疏生细柔毛，节梢膨大。叶片卵形或卵状三角形，顶端渐尖，基部截形或心形，全缘，两面均无毛，脉隆起；叶柄有或无。花常数朵簇生枝端；总苞钟形，5裂，裂片三角状卵形，顶端渐尖，无毛，具脉纹，宿存；花被颜色多样，高脚碟状，5浅裂；花有香气。瘦果球形，黑色，表面具皱纹。

【分布】原产于热带美洲，我国南北各地有栽培或逸生。海南各地常见栽培。

【化学成分】

（1）黄酮类化合物：mirabijalones C~D、boeravinone F[1]、mirabijalones A[1-2]、boeravinone E、9-O-methyl-4-hydroxyboeravinone B[3]、boeravinone C[1,2,4]、boeravinone B[3-4]、mirabijalones S~W[4]、4′-hydroxy-2,3-dihydroflavone 7-β-D-glucopyranoside[5]、2-(3′,4′-dihydroxy phenyl)-3,5,7-trihydroxychromen 4-one[6]等。

（2）三萜类化合物：astragalosides Ⅱ、astragaloside Ⅲ、astragaloside Ⅳ、astragaloside Ⅵ[5]等。

（3）其他化合物：豆甾醇、大黄酚、二十三碳酸单甘油酯、尿囊素[2]、β-谷甾酸、flazin、gingerglycolipid A、3,4-dihydroxybenzaldehyd、对羟基苯甲醛、3,4-二羟基苯甲醛[5]等。

【药理活性】抗HIV活性[1]、肿瘤细胞毒活性[3]、心脏保护活性[6]、抗菌活性[7]、降血糖活性[8]、抗痉挛活性[9]、抗过敏活性、平喘活性[10]、抑制前列腺细胞增殖[11]、抗炎

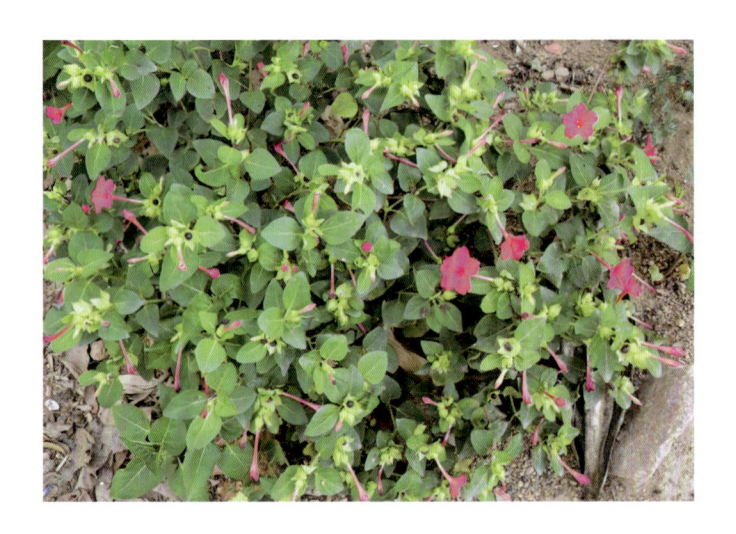

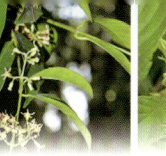

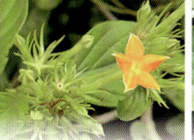

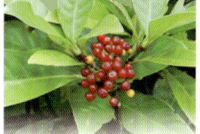

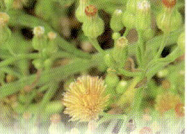

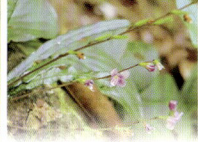

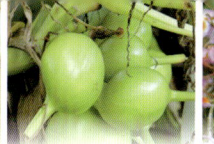

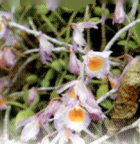

活性[12]、肝损伤保护活性[13]、镇痛活性[14]、促进伤口愈合活性[15]、促进胶原蛋白功能化[16]、利尿活性[17]等。

【苗族民间应用】全草入药，用于前列腺炎。

参考文献

[1] Wang Y F, Chen J J, Yang Y, et al. Helvetica Chimica Acta，2002，85（8）：2342.

[2] 邝嘉乐，张德志. 广东药学院学报，2007，23（1）：1.

[3] Xu J J, Qing C, Lv Y, et al. Chemistry of Natural Compounds，2010，46（5）：792.

[4] Sharathna P, Alisha V, Sasikumar P, et al. Phytochemistry Letters，2021，44：178.

[5] 来国防，罗士德，曹建新，等. 中国中药杂志，2008，33（1）：42.

[6] Shil D, Dash S, Laoo D, et al. Asian Journal of Chemistry，2018，30（7）：1579.

[7] Kusamba C, Byamana K, Mbuyi W M. Journal of Ethnopharmacology，1991，35（2）：197.

[8] 李娟好，李明亚，张德志，等. 广东药学院学报，2006，22（3）：299.

[9] Aoki K, Cortés A R, del Carmen Ramírez M, et al. Journal of Ethnopharmacology，2008，116（1）：96.

[10] Maxia A, Sanna C, Salve B, et al. Natural Product Research，2010，24（18）：1681.

[11] 王峻，陈铭，谢建兴，等. 广州中医药大学学报，2011，28（2）：167.

[12] Singh M, Kumar V, Singh I, et al. Pharmacognosy Research，2010，2（6）：364.

[13] 罗爱莲，程胜邦，沈磊，等. 大理大学学报，2016，1（10）：5.

[14] Walker CIB, Trevisan G, Rossato M F, et al. Journal of Ethnopharmacology，2013，149（3）：685.

[15] Puspasari P, Saputri F C. International Journal of Applied Pharmaceutics，2018，10（1）：155.

[16] 李慧，蒋丹丹，章漳，等. 日用化学工业，2019，49（8）：526.

[17] Yakubu M T, Oyagoke A M, Quadri L A, et al. Journal of Medicinal Plants for Economic Development，2019，3（1）：1.

山龙眼

【苗语】gemz lorngz ngaanx [keːm³³ lɔŋ³³ ŋaːn³¹] 金龙俺（野龙眼）

【来源】山龙眼科山龙眼属植物，山龙眼 *Helicia formosana* Hemsl.

【形态特征】乔木。树皮红褐色；嫩枝和花序均密被锈色短绒毛。叶薄革质或纸质，长椭圆形或卵状长圆形，稀倒卵状披针形，顶端渐尖或急尖，基部楔形，边缘具尖齿，上面无毛，下面沿中脉和侧脉具毛，毛逐渐脱落；侧脉8~12对。总状花序常生于小枝已落叶腋部；花粉色或淡黄色；花梗常双生，基部贴生；苞片三角形；小苞片披针形；花被管被疏毛；腺体4枚，卵球形，稀基部合生。果球形，顶端具钝尖，熟后黄褐色。

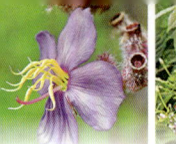

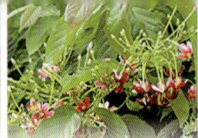

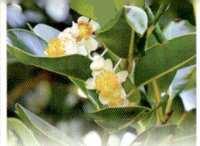

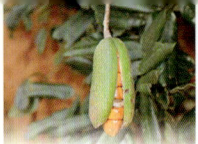

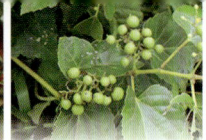

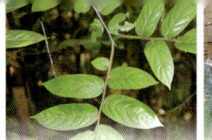

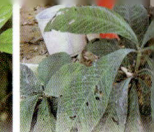

【分布】在越南有分布。在我国，分布于广西、海南、台湾等。在海南，分布于乐东、东方、昌江、白沙、保亭、陵水、琼海等。

【苗族民间应用】果实入药，配伍海南毒鼠子根或果实用于壮阳。

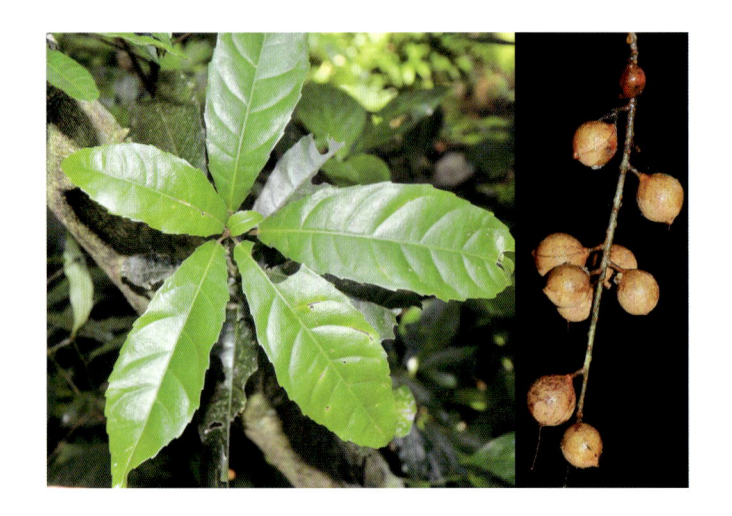

锡叶藤

【苗 语】souz naz qiorngz [sou³³ na³³ gjɔŋ³³] 叟那空（黑蚁脉）

【来源】五桠果科锡叶藤属植物，锡叶藤 *Tetracera sarmentosa* (L.) Vahl

【形态特征】常绿木质藤本。多分枝，幼嫩时被毛，老枝秃净。叶革质，全缘或上半部有小钝齿，矩圆形，先端常钝或圆，基部阔楔形或近圆形，常不等侧，两面初时被刚毛，后脱落；侧脉 10~15 对；叶柄有毛。多数花组成圆锥花序，顶生，花序被贴生柔毛，花序轴常为"之"字形；苞片 1 枚，线状披针形，被柔毛；小苞片线形；花小；萼片 5 枚，离生，宿存，广卵形，先端钝，无毛或偶有疏毛，边缘有睫毛；花瓣常 3 枚，白色，卵圆形。果成熟时黄红色，有残存花柱。种子 1 粒，黑色，基部有黄色流苏状的假种皮。

【分布】在泰国、缅甸、柬埔寨、老挝、越南、印度、斯里兰卡、马来西亚及印度尼西亚有分布。在我国，分布于广东、广西、海南。海南各地常见。

【化学成分】

（1）黄酮类化合物：良姜素、良姜素-3-甲醚、汉黄芩素、双氢汉黄芩素[1]、鼠李柠檬素、异鼠李素、柚皮素、鼠李素、山奈酚、(+)-紫杉叶素、槲皮素、银锻苷[2]、原花色素 A2[3] 等。

（2）酚性化合物：香草酸、丁香酸、阿魏酸、对香豆酸、没食子酸、没食子酸甲酯、

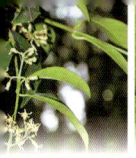

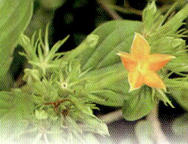

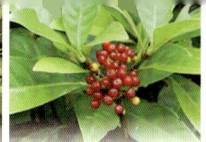

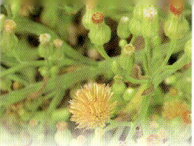

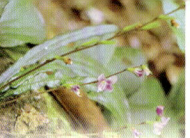

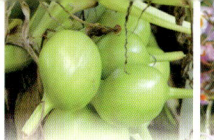

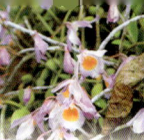

3-甲氧基没食子酸、原儿茶酸甲酯、根皮苯乙酮等[3]。

（3）其他类化合物：β-谷甾醇、硬脂酸[1]、桦木酸、胡萝卜苷[1,3]、羽扇豆醇[3]。

【药理活性】神经保护活性、抗氧化活性[4]、溶栓活性、镇痛活性、抗炎活性、抗抑郁活性、抗焦虑活性[5]等。

【苗族民间应用】茎叶入药，与美丽崖豆藤茎叶、广花耳草茎叶煮水，用于小孩腹泻。

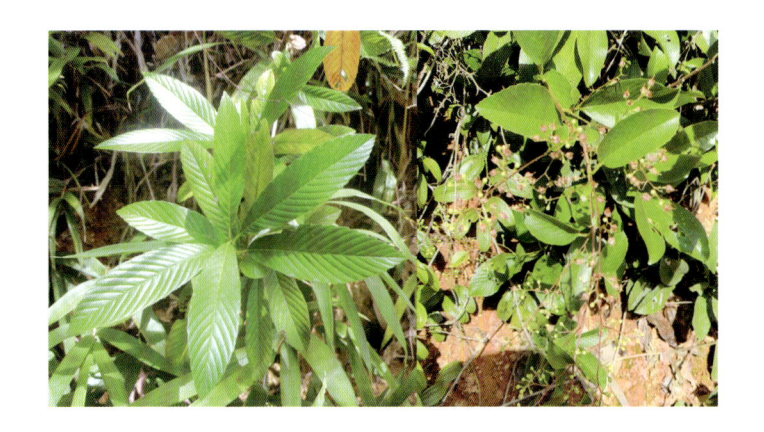

参考文献

[1] 纳智，李朝明，郑惠兰，等. 云南植物研究，2001，23（3）：400.

[2] 周兴栋，程淼，余绍福，等. 中草药，2015，46（2）：185.

[3] 周兴栋，余绍福，程淼，等. 暨南大学学报：自然科学与医学版，2015，36（4）：302.

[4] Uddin Mazumdar M M，Islam M A，Hosen M T，et al. Cogent Biology，2017，3（1）：1300990.

[5] Uddin MMN，Kabir MSH，Hasan M，et al. Journal of Basic and Clinical Physiology and Pharmacology，2018，29（1）：81.

大花五桠果

苗语 dhang porngj qiang [ʔdaŋ⁴⁴ pʰɔŋ⁵¹ gjaŋ⁴⁴] 当捧秧（笃捧树）

【来源】五桠果科五桠果属植物，大花五桠果 *Dillenia turbinata* Finet et Gagnep.

【形态特征】乔木。嫩枝有褐色绒毛；老枝秃净。叶革质，倒卵形或长倒卵形，先端常圆形或钝，基部楔形，不等侧，边缘有锯齿，幼嫩时两面被柔毛，老叶叶面无毛，叶背被褐色柔毛；侧脉16~27对，在叶背明显凸起；叶柄有翅且被褐色柔毛，基部稍膨大。总状花序顶生，花3~5朵；花序柄有褐色长绒毛；花梗被毛；无苞片及小苞片；花大，有香气；萼片厚肉质，卵形，大小不相等，被褐毛；花瓣薄，常为黄色，倒卵形，先端圆，

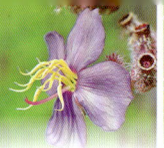

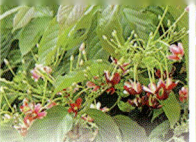

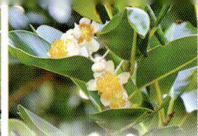

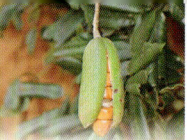

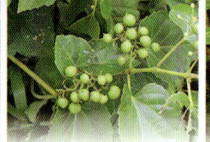

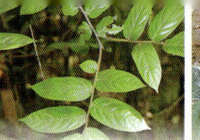

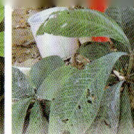

基部狭窄。果实近于圆球形，熟后暗红色。种子倒卵形。

【分布】在我国，分布于广东、海南、广西、云南。在海南，分布于三亚、白沙、万宁、琼中等。

【苗族民间应用】茎叶入药，用于外伤消炎。

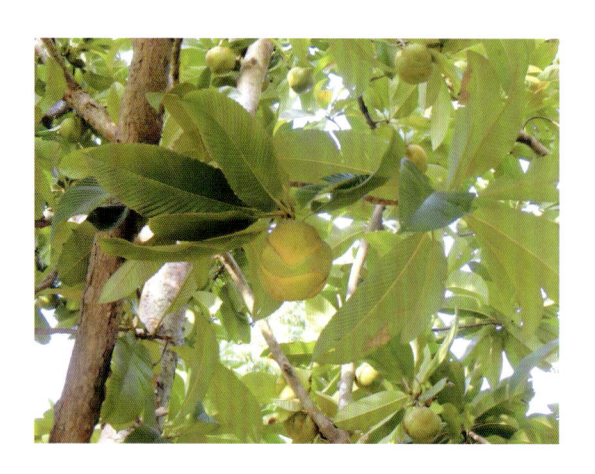

台琼海桐

【苗语】koiz ndorngz raangs [khoːi³³ dɔŋ³³ zaːŋ³⁵] 开桐壤（开桐苗）

【来源】海桐花科海桐花属植物，台琼海桐 *Pittosporum pentandrum* var. *formosanum* (Hayata) Z. Y. Zhang & Turland

【形态特征】常绿小乔木或灌木。嫩枝被锈色柔毛，老枝无毛。叶簇生于枝顶，成假轮生状，幼嫩时纸质，两面被柔毛，以后变革质，无毛，倒卵形或矩圆状倒卵形；先端钝，或急尖，有时圆形，基部下延，窄楔形；上面深绿色，下面浅绿色，全缘或有波状皱褶；侧脉7~10对，在近边缘处相结合。多数伞房花序组成圆锥花序，顶生，密被锈褐色柔毛；苞片披针形，早落；小苞片卵状披针形，无毛或仅有睫毛；花淡黄色，有芳香；萼片分离，或基部稍连合，长卵形，先端钝，有睫毛。蒴果扁球形，无毛，2片裂开，果片薄木质。种子约10粒，不规则多角形。

【分布】在越南有分布。在我国，分布于广东、广西、海南、台湾。在海南，分布于三亚、乐东、东方、昌江、五指山、万宁、儋州、文昌等。

【化学成分】

挥发油：台琼海桐叶中挥发性成分主要为绿醇（43.99%）、石竹烯（6.87%）、棕榈酸乙酯（4.74%）等[1]；台琼海桐蒴果皮油的主要成分包括柠檬烯（24.27%）、γ-榄香烯

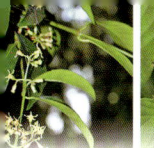

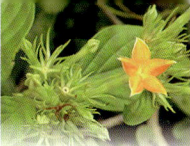

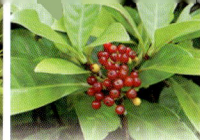

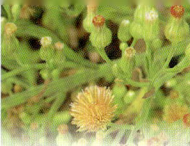

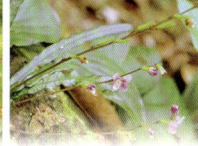

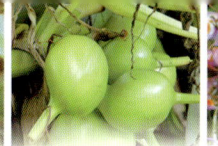

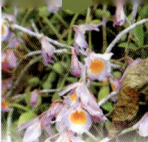

（8.30%）、β-榄香烯（17.13%）、α-榄香烯（16.02%）、长叶龙脑（15.52%）等[2]；果籽油的主要成分为棕榈油酸（34.83%）、反油酸（26.63%）、14-甲基-十五烷酸（17.08%）、十八烷酸（1.88%）、十四烷酸（1.61%）等[2]。

【苗族民间应用】枝叶入药，捣烂热敷于患处，用于无名肿痛。

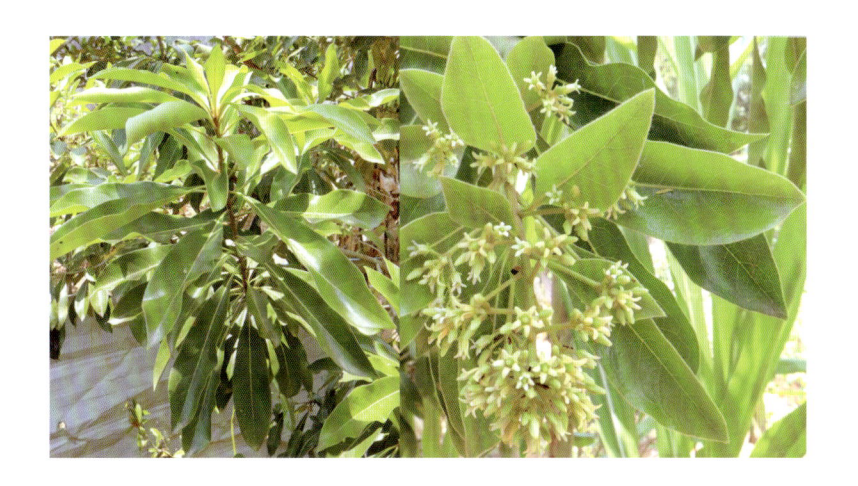

【参考文献】

［1］陈炳超，刘红星，崔亚飞，等. 时珍国医国药，2012，23（8）：1935.

［2］陈炳超，钟晓. 广西植物，2015（3）：419.

冬瓜

【苗 语】nzorp mbuv [dzɔp⁴⁴ bu:⁵³] 昼吥（冬瓜）

【来源】葫芦科冬瓜属植物，冬瓜 *Benincasa hispida* (Thunb.) Cogn

【形态特征】一年攀援草本。茎、叶柄、卷须被硬毛及长柔毛，有棱沟。叶片肾状近圆形，叶面深绿色，有疏柔毛，老后变近无毛，叶背灰白色，有粗硬毛，5~7浅裂或有时中裂，裂片宽三角形或卵形，先端急尖，边缘有小齿，基部深心形，弯缺张开。卷须2~3歧。雌雄同株。雄花：单生；花梗密被短刚毛和长柔毛；苞片卵形或宽长圆形，先端急尖，有短柔毛；花萼筒密生长柔毛，裂片披针形，有锯齿，反折；花冠黄色，辐状，裂片宽倒卵形，两面有稀疏的柔毛，先端钝圆，具5脉；雌花：单生；花梗密生硬毛和长柔毛。果实长圆柱状或近球状，有硬毛和白霜。种子卵形，白色或淡黄色，压扁。

【分布】在热带、亚热带地区广泛栽培，我国各地有栽培。海南各地常见栽培。

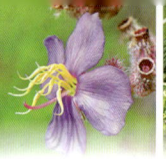

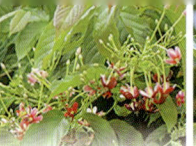

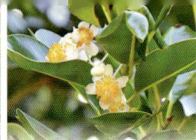

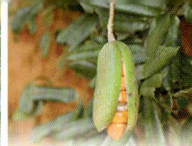

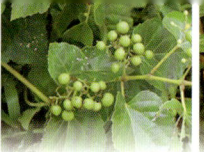

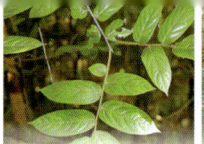

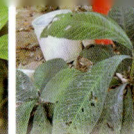

【化学成分】

（1）脂肪酸类化合物：亚油酸、油酸、硬脂酸、棕榈酸、十八碳三烯酸[1]等。

（2）甾体类化合物：β-谷甾醇[1]、豆甾醇、菜油甾醇、24-乙基胆甾-7-烯醇、24-乙基胆甾-7,25-二烯醇、24-乙基胆甾-7,22,25-三烯醇、24-乙基胆甾-7,22-二烯醇、24α-乙基-5α-胆甾-8,22-二烯醇[2]、α-菠菜甾醇、α-spinasterol 3-O-β-D-glucopyranoside[3]等。

（3）三萜类化合物：西米杜鹃醇、葫芦素 B、羽扇豆醇、isomultiflorenol、5,24-葫芦二烯醇[2]、multiflorenol、isomultiflorenyl acetate[3]等。

（4）其他类化合物：腺嘌呤、葫芦巴碱[2]、arbutin、nicotinic acid、(+)-pinonesinol[3]等。

【药理活性】 抗氧化活性[2, 4-5]、抗补体活性[3]、抗菌活性[6]、治疗慢性细菌性前列腺炎[7]、抗炎及镇痛活性[8]等。

【苗族民间应用】 果入药，炖白鸭用于神经衰弱。

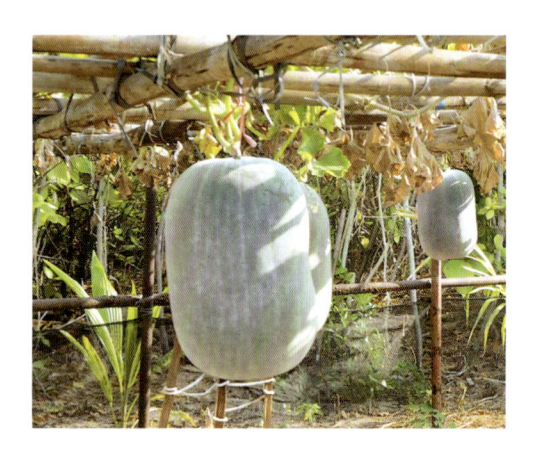

参考文献

［1］Sew C C，Zaini NAM，Anwar F，et al. Pakistan Journal of Botany，2010，42（5）：3247.

［2］杨静，郑艳青，刘静，等. 中药材，2014（9）：1696.

［3］Han X，Liu C，Liu Y，et al. Journal of Agricultural and Food Chemistry，2013，61（51）：12692.

［4］Samad N B，Debnath T，Jin H L，et al. Journal of Food Biochemistry，2013，37（4）：388.

［5］Al–Snafi A E. International Journal of Pharma Sciences and Research，2013，4（12）：165.

［6］李嘉. 河南农业大学硕士学位论文，2017.

［7］刘静. 中国海洋大学博士学位论文，2014.

［8］Gill N S，Dhiman K，Bajwa J，et al. IJP–International Journal of Pharmacology，2010，6（5）：652.

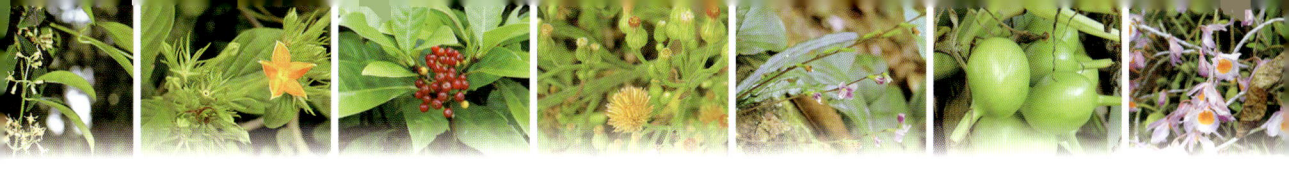

茅瓜

苗语 qaans nguav [ga:n³⁵ ŋwa:⁵³] 坎蔴（茅草草）

【来源】葫芦科茅瓜属植物，茅瓜 *Solena heterophylla* Lour.

【形态特征】攀援草本。块根纺锤状；茎、枝柔弱，无毛，具沟纹。叶柄纤细，初时被淡黄色短柔毛，后渐脱落；叶片薄革质，多型，变异极大，先端钝或渐尖，上面深绿色，背面灰绿色，基部心形，弯缺半圆形，边缘全缘或有疏齿。卷须纤细，不分叉。雌雄异株。雄花：10~20朵生于花序梗顶端，呈伞房状花序；花极小；花梗纤细；花萼筒钟状，裂片近钻形；花冠黄色，外面被短柔毛，裂片三角形，顶端急尖。雌花：单生于叶腋；花梗被微柔毛。果实熟后红褐色，长圆状或近球形，表面近平滑。种子多数，灰白色，近圆球形或倒卵形，表面光滑无毛。

【分布】在越南、印度、印度尼西亚有分布。在我国，分布于云南、贵州、四川、广东、广西、海南、西藏、福建、江西、台湾等。在海南，分布于三亚、乐东、昌江、白沙、五指山、万宁、澄迈等。

【药理活性】钙离子通道阻断活性[1]等。

【苗族民间应用】藤蔓入药，用于痔疮；果可食用。

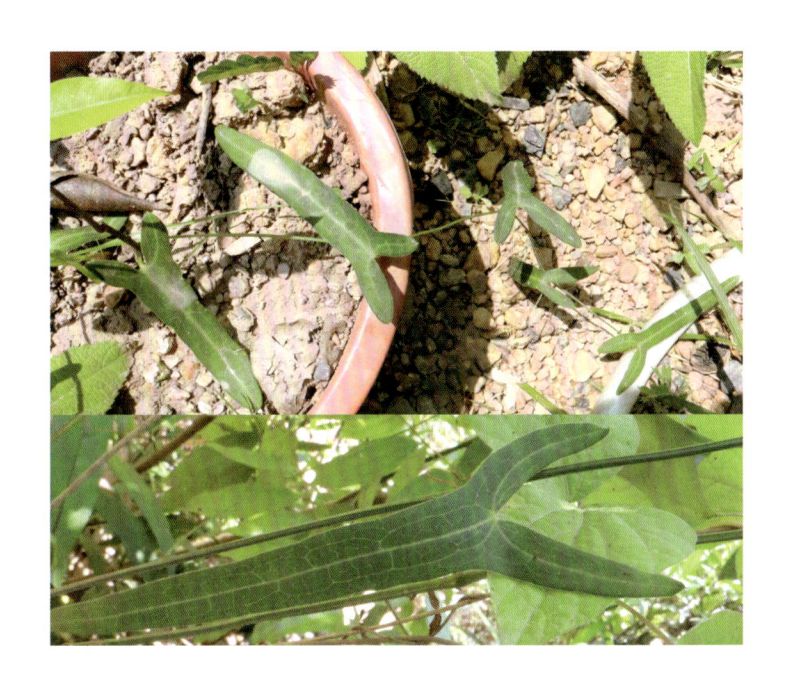

参考文献

[1] Janbaz K H, Akhtar T, Saqib F, et al. Journal of Translational Medicine, 2015, 13（1）：1.

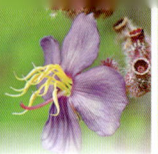

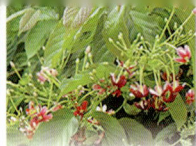

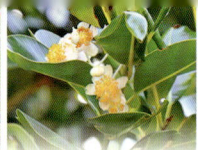

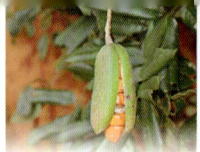

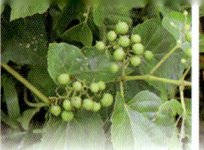

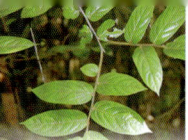

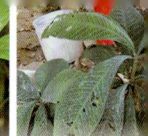

短茎秋海棠

【苗 语】koiz ndorngz paengv [kʰo:i³³ dɔŋ³³ pʰɛŋ⁵³] 开桐捧（开桐胖）

【来源】秋海棠科秋海棠属植物，短茎秋海棠 *Begonia handelii* Irmsch.

【形态特征】多年生草本。根状茎圆柱形；常有匍匐枝；有残存褐色的鳞片。叶通常基生，叶片两侧不相等，轮廓宽卵形，先端急尖或短渐尖，基部偏斜，心形，边缘有大小不等的浅齿，幼时常带短芒，上面为褐绿色，下面为深绿色，两面均无毛或近无毛；掌状脉7条，窄侧2条，宽侧4条；叶柄疏被短卷曲毛；托叶膜质，披针形，先端渐尖，早落。花葶有棱，被褐色疏毛；花大，极香，白色，通常4朵组成伞房状聚伞花序；花序梗，被疏毛；苞片膜质，卵状披针形；花梗被毛；小苞片披针形，先端渐尖。雄花：花被片4片，两轮。雌花：花被片4片，2轮。蒴果无翅。种子小，多数。

【分布】在越南、老挝、缅甸、泰国有分布。在我国，分布于广东、广西、海南、云南。在海南，分布于五指山、琼中、澄迈、白沙等。

【苗族民间应用】全草入药，用于骨折、骨裂。

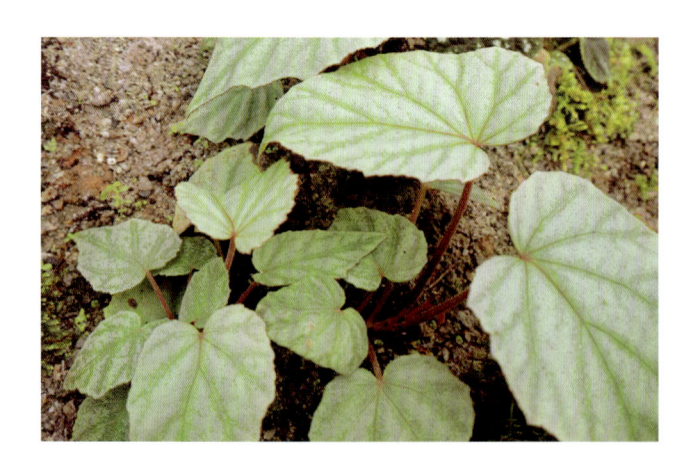

歪叶秋海棠

【苗 语】mbeng noj diq [be:ŋ⁴⁴ no:⁵¹ ti:¹¹] 崩喏滴（崖谷红）

【来源】秋海棠科秋海棠属植物，歪叶秋海棠 *Begonia augustinei* Hemsl.

【形态特征】多年生草本。根状茎长圆柱状，扭曲，节密，有残存褐色鳞片和多数纤维状根。叶均基生，有长柄；叶片两侧极不相等，卵形至宽卵形，先端渐尖，基部两侧极偏，

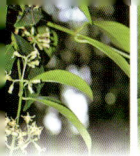

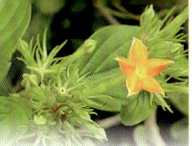

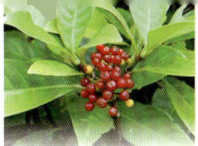

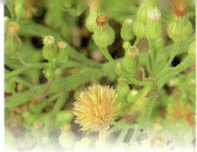

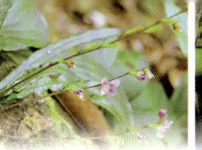

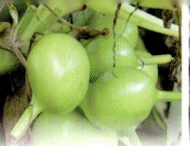

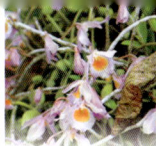

心形至深心形，边缘有大小不等的三角形浅齿，并常有三角形浅裂，先端急尖，上面褐绿色，密被硬毛，下面淡绿色，沿脉被长毛；掌状脉 7~8 条；叶柄密被褐色长毛；托叶膜质，卵形，先端急尖。花葶有棱，被毛或近无毛；花淡粉色，通常 4 朵，呈聚伞状，疏被长毛；苞片长圆形，先端急尖；雄花：花梗疏被卷曲毛；花被片 4，2 轮。蒴果无毛，长圆形至椭圆形，具不等 3 翅。种子小，多数。

【分布】在我国，分布于海南、云南。在海南，分布于保亭、白沙等。

【苗族民间应用】全草入药，用于骨折、骨裂。

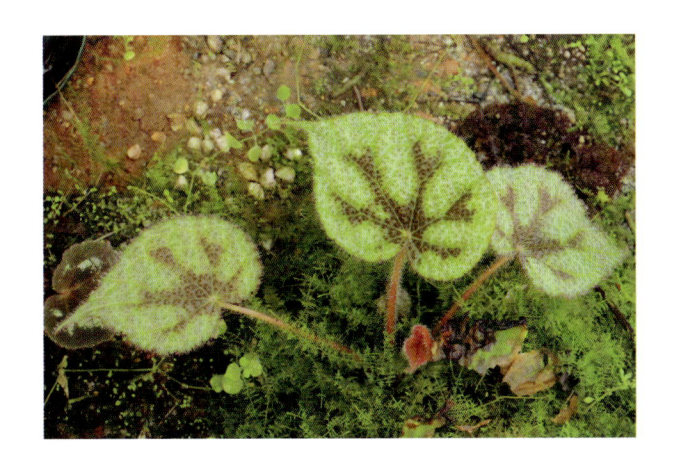

番木瓜

苗语 mouz guas gorngs [mon³³ kwa:³⁵ kɔŋ³⁵] 牟瓜公（木瓜公）

【来源】番木瓜科番木瓜属植物，番木瓜 *Carica papaya* L.

【形态特征】常绿小乔木。具乳汁；茎常不分枝，具托叶痕。叶大，聚生于茎顶端，近盾形，通常 5~9 深裂，每裂片再为羽状分裂；叶柄中空。花单性或两性；植株有雄株、雌株及两性株。雄花：排列成圆锥花序，下垂；花无梗；萼片基部连合；花冠乳黄色，裂片 5，披针形；雌花：单生或由数朵排列成伞房花序，着生叶腋内，具短梗或近无梗，萼片 5；花冠裂片 5，分离，乳黄色或黄白色，长圆形或披针形；两性花：花冠裂片长圆形。浆果肉质，成熟时橙黄色或黄色，形状多样。种子多数，卵球形，成熟时黑色。

【分布】原产于热带美洲，现热带和较温暖的亚热带地区普遍种植。我国华南地区，以及云南、台湾等省常见栽培。海南各地常见栽培。

【化学成分】

（1）生物碱类化合物：番木瓜碱、去氢番木瓜碱Ⅰ、去氢番木瓜碱Ⅱ[1]、伪番木瓜

109

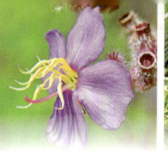

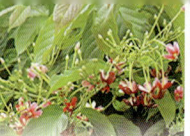

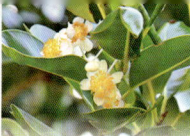

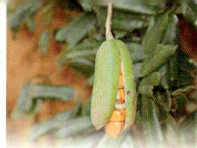

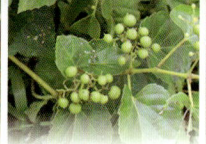

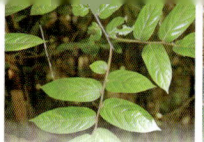

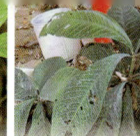

碱[1-2]等。

（2）糖类化合物：Gal-β(1→6)-α-Glc(1→2)-β-Fru、Fru-β-(2→4)-α-Glc(1→4)-β-Glc[3]等。

（3）糖苷类化合物：乙基 α-D-果糖苷、乙基 β-D-果糖苷、苄基 β-D-葡萄糖苷、2-O-β-D-葡萄糖苷-3,6-二羟乙基-5-苯基-1,4-二氧乙基-2-醇[4]等。

【药理活性】 抗菌活性、抗氧化活性[5]、改善骨髓造血功能[6]、肝脏保护活性[7]、驱虫活性[8]、降血压活性[9]、抗肿瘤活性[10]等。

【苗族民间应用】 雄性树小果，配伍蜂蜜腌制后用于胃病。

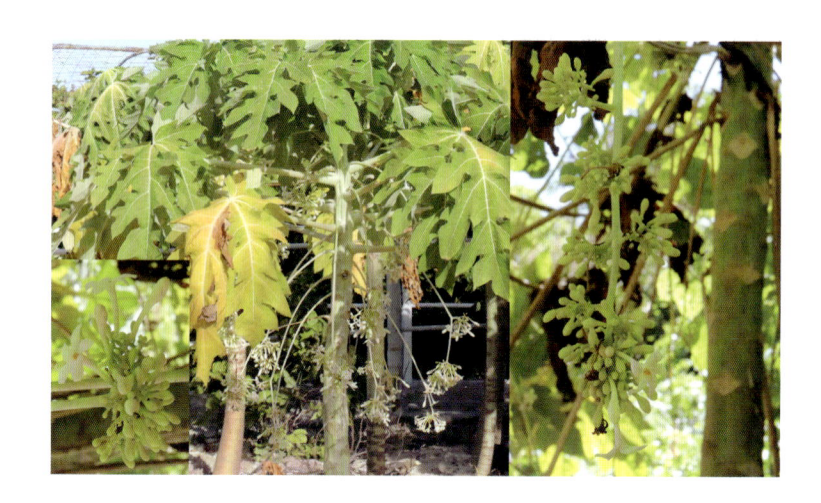

参考文献

[1] 汪修意. 暨南大学硕士学位论文，2014.

[2] Khuzhaev V U，Aripova S F. Chemistry of Natural Compounds，2000，36（4）：418.

[3] 潘慧芳，胡长鹰. 食品与发酵工业，2009，35（11）：148.

[4] 黄娟娟，胡长鹰，潘慧芳. 食品科学，2011，32（13）：89.

[5] Osato J A，Santiago L A，Remo G M，et al. Life Sciences，1993，53（17）：1383.

[6] Tham C S，Chakravarthi S，Haleagrahara N，et al. Experimental and Therapeutic Medicine，2013，5（2）：648.

[7] Rajkapoor B，Jayakar B，Kavimani S，et al. Biological & Pharmaceutical Bulletin，2002，25（12）：1645.

[8] Bi S，Goyal P K. ISCA Journal of Biological Sciences，2012，1（1）：2.

[9] Eno A E，Owo O I，Itam E H，et al. Phytotherapy Research，2000，14（4）：235.

[10] Li Z Y，Wang Y，Shen W T，et al. Asian Pacific Journal of Tropical Medicine，2012，5（3）：231.

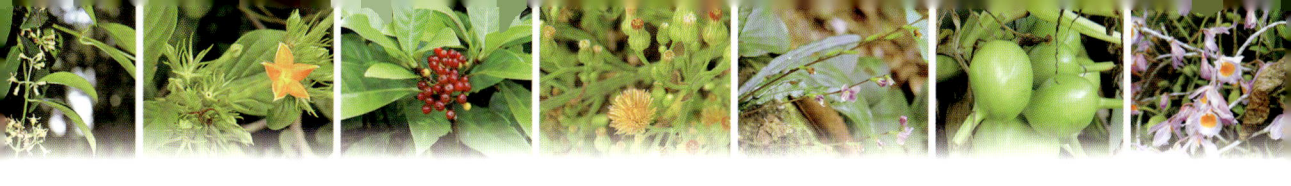

仙人掌

【苗语】dens munz saangv [te:n³⁵ mun³³ sa:ŋ⁵³] 典门裳（仙人掌）

【来源】仙人掌科仙人掌属植物，仙人掌 *Opuntia dillenii* (Ker Gawl.) Haw.

【形态特征】肉质灌木。上部分枝宽倒卵形、倒卵状椭圆形或近圆形，先端圆形，边缘常不规则波状，基部楔形或渐狭，绿色至蓝绿色，无毛。小窠疏生，每小窠具 1~20 根刺，密生短绵毛和倒刺刚毛；刺黄色，钻形，内弯，基部扁，坚硬；倒刺刚毛暗褐色，多少宿存；短绵毛灰色，宿存。叶钻形，绿色，早落。花辐状；花托倒卵形，顶端截形并凹陷，绿色，疏生小窠；萼状花被片宽倒卵形至狭倒卵形，先端急尖或圆形，具小尖头，黄色，具绿色中肋；瓣状花被片倒卵形或匙状倒卵形，先端圆形、截形或微凹。浆果倒卵球形，顶端凹陷，表面平滑无毛，紫红色，每侧具 5~10 个突起的小窠。种子多数，扁圆形，无毛，淡黄褐色。

【分布】原产于中美洲，我国南方常见栽培，广东、广西、海南、云南、四川等地常见有逸为野生。海南各地常见栽培。

【化学成分】

（1）黄酮类化合物：山柰酚、3-*O*-甲基山柰酚、槲皮素、3-*O*-甲基槲皮素、香橙素、3-*O*-甲基槲皮素-3′-*O*-β-D-吡喃葡萄糖苷、芦丁[1]等。

（2）生物碱类化合物：橙黄胡椒酰胺乙酸酯、(−)-neoechinulin A、echinuline[1]。

（3）木脂素类化合物：留兰香木脂素 B、liriodendrin、(−)-lyoniresinol、开环异落叶松脂醇[1]、(−)-丁香脂素-4-*O*-β-D-吡喃葡萄糖苷[2]等。

（4）甾体类化合物：opuntisterol、opuntisteroside、β-谷甾醇、西托糖苷、7-oxositosterol、6β-hydroxystigmast-4-ene-3-one[3]等。

（5）三萜类化合物：2-hydroxydiplopterol[1]、蒲公英赛醇、无羁萜[3]等。

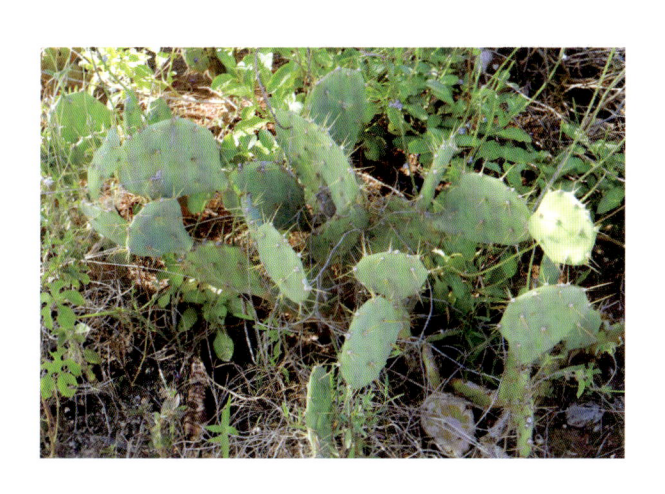

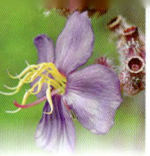

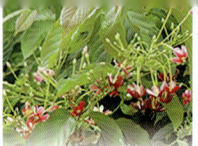

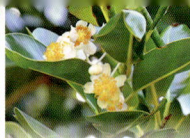

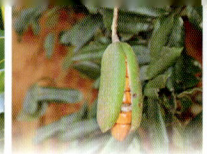

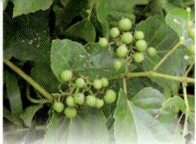

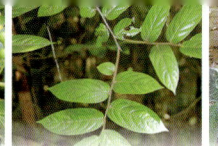

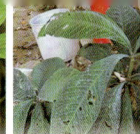

（6）其他类化合物：对羟基苯甲酸甲酯、对羟基苯甲酸、E-咖啡酸十八烷醇酯[1]、$6R^*$-9,10-dihydroxy-4-megastigmen-3-one、琥珀酸、(E)-阿魏酸甲酯、D-酒石酸[2]、methyl linoleate、eucomic acid[3] 等。

【药理活性】镇痛活性、抗炎活性[4]等。

【苗族民间应用】茎入药，捣烂外敷用于腰痛。

参考文献

[1] 吴琼, 华会明, 李占林. 中国药物化学杂志, 2013（2）：120.

[2] 王政, 丘鹰昆. 中草药, 2012, 43（9）：1688.

[3] Jiang J, Li Y, Chen Z, et al. Steroids, 2006, 71（13–14）：1073.

[4] Loro J F, Del Rio I, Perez-Santana L. Journal of Ethnopharmacology, 1999, 67（2）：213.

油茶

苗语 gemz zaz rouz / rouz zaz [ke:m33 tsa:33 zou33 / zou33 tsa:33] 金喳油 / 油喳（野茶油 / 油茶）

【来源】山茶科山茶属植物，油茶 *Camellia oleifera* Abel

【形态特征】灌木或乔木。嫩枝具粗毛。叶革质，椭圆形，长圆形或倒卵形，先端尖而有钝头，有时渐尖或钝，基部楔形，上面深绿色，发亮，下面浅绿色，边缘有细锯齿或钝齿；叶面中脉有粗毛或柔毛；叶柄有粗毛。花顶生；苞片与萼片同数，约10片，阔卵形，背面柔毛，花后脱落；花瓣白色，5~7片，背面常有丝毛，倒卵形，先端凹入或2裂，基部狭窄。蒴果球形或卵圆形，3片或2片裂开，果片木质。种子1~6粒。

【分布】在我国长江流域至华南各地广泛栽培。在海南，分布于乐东、昌江、白沙、万宁、澄迈、屯昌、定安、保亭等。

【化学成分】

（1）三萜及其皂苷类化合物：oleiferosides A~H[1]、gordonsaponin H、camelliasaponin B₁[2]、3-O-β-D-葡萄糖(1→2)[β-D-木糖(1→2)-α-L-阿拉伯糖(1→3)]-β-D-葡萄糖醛酸-15α,16α,28-三羟基-22α-当归酰氧基齐墩果-12-烯[3-4]、camelliasaponin B₁[5]、22α-当归酰基-玉蕊醇 A₁、21β,22α-二当归酰基-玉蕊醇 R₁、21β,22α-二当归酰基-玉蕊皂苷元 C[6]、21β,22α-二当归酰基山茶皂苷元 E、油茶根素Ⅰ~Ⅳ、油茶皂苷Ⅰ~Ⅴ[7]、oleiferasaponins B₁~B₂[8]、oleiferasaponins D₁~D₅[9]、oleiferosides I~M[10]、oleiferosides N~O[11]、oleiferosides P~T[12]、oleiferosides U~V[13]、oleiferoside W[14]等。

（2）黄酮类化合物：黄芩新素Ⅱ[3]、槲皮素、槲皮素-3-O-β-D-葡萄糖苷、槲皮素-3-O-β-D-半乳糖苷[4]、4',5,7-三羟基二氢黄酮[15]、儿茶素、表儿茶素[16]、山柰酚-3-

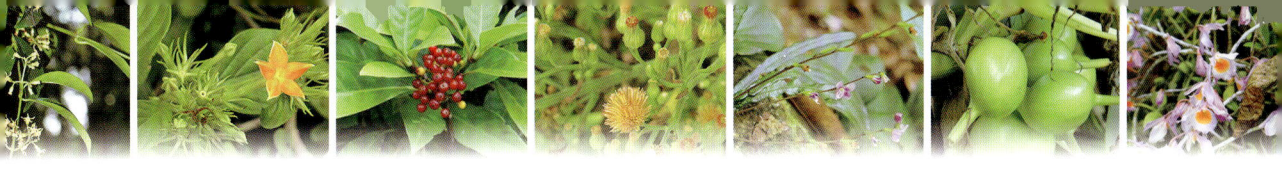

O-β-D-葡萄糖（1→2)-β-D-木糖（1→6)-α-L-鼠李糖苷[17-18]、山奈酚-3-O-β-D-葡萄糖(1→4)-α-L-鼠李糖-7-O-α-L-鼠李糖苷[18-19]、山奈酚-3-O-α-L-鼠李糖（l→6)-β-D-葡萄糖-7-O-β-D-葡萄糖苷[19]、bimolecular kaempferol[20]等。

（3）木脂素类化合物：α-铁杉脂素、丁香脂素、杜仲树脂酚、3′,4-O-dimethylcedrusin[3]等。

（4）其他化合物：麦角甾-4,6,8(14),22-四烯-3-酮、大黄素、ω-羟基大黄素[15]、没食子酸[16]等。

【药理活性】抗肿瘤活性[1, 5, 8, 11-14]、抗氧化活性[17]、保护受损细胞[19]、抗炎活性、镇痛活性[20]、抗菌活性[21]、抗生育活性[22]、降血脂活性[23]、降血糖活性[24]、抗凝血、抗血栓活性[25]等。

【苗族民间应用】籽仁油入药，外用于跌打损伤、烧伤烫伤、淡化疤痕等；妇女妊娠期间食用可以加快身体恢复；外用于婴儿皮肤过敏或尿布疹；与蜂蜜配伍内用于便秘。

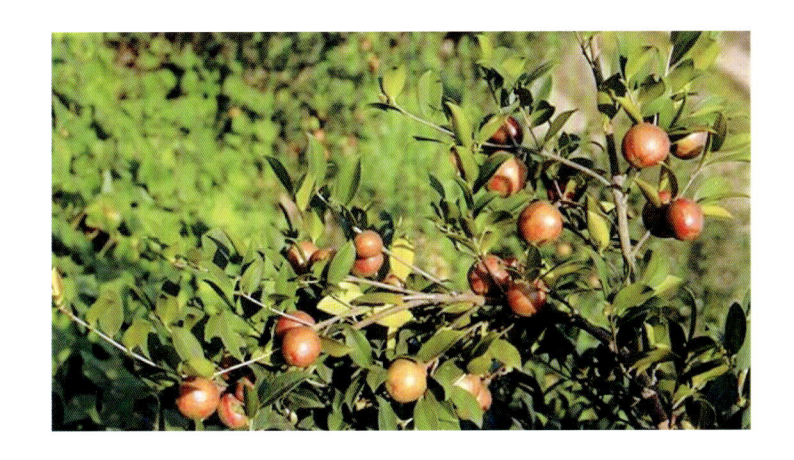

参考文献

[1] Li X, Zhao J, Peng C, et al. Planta Medica, 2014, 80（07）：590.

[2] 焦玉兰, 付辉政, 周国平, 等. 中草药, 2016, 47（15）：2592.

[3] 鄢庆伟. 南昌大学硕士学位论文, 2016.

[4] Yan Q W, Fu H Z, Luo Y H, et al. Natural Product Research, 2016, 30（13）：1484.

[5] Zong J, Wang R, Bao G, et al. Fitoterapia, 2015, 104：7.

[6] 佟小静, 陈重, 李夏, 等. 中草药, 2011, 42（10）：1936.

[7] 佟小静. 苏州大学硕士学位论文, 2011.

[8] Zhou H, Wang C Z, Ye J Z, et al. Phytochemistry Letters, 2014, 8：46.

[9] Fu H Z, Wan K H, Yan Q W, et al. Journal of Asian Natural Products Research, 2018, 20（5）：412.

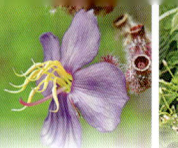

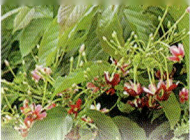

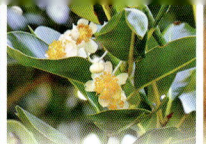

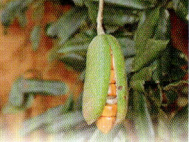

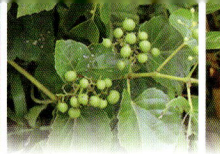

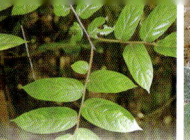

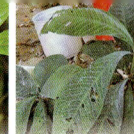

［10］Li X，Zhao J P，Li X R，et al. Helvetica Chimica Acta，2015，98（4）：496.

［11］Yang P，Li X，Liu Y L，et al. Journal of Asian Natural Products Research，2015，17（8）：800.

［12］Wu J，Zhao J，Liu Y，et al. Phytochemistry Letters，2015，13：379.

［13］Zhang Z Y，Wu J P，Gao B B，et al. Journal of Asian Natural Products Research，2016，18（7）：669.

［14］Wu J P，Kang N X，Zhang M Y，et al. Journal of Asian Natural Products Research，2018，20（8）：793.

［15］王玲琼，徐巧林，董丽梅，等. 热带亚热带植物学报，2017，25（1）：81.

［16］郭会琴，熊晶晶，颜流水，等. 理化检验（化学分册），2015，51（11）：1493.

［17］高进勇，高永平，余炎炎，等. 食品工业科技，2017，38（15）：35.

［18］刘晓慧. 浙江大学博士学位论文，2014.

［19］陈力. 南昌大学硕士学位论文，2011.

［20］Ye Y，Guo Y，Luo Y T. International Journal of Molecular Sciences，2012，13（10）：12401.

［21］邹莉，张世鹰，赖琼玮，等. 中医药导报，2015，21（24）：29.

［22］Li J，Wang Z X，Shi D Z. Toxicology and Industrial Health，2010，26（10）：691.

［23］唐琦，严家俊. 广东化工，2016，32（1）：36.

［24］张伟云，洪珠凤，陈全成，等. 海峡药学，2017，29（1）：21.

［25］钱海兵，王祥培. 安徽农业科学，2010，38（21）：11136.

水东哥

苗语 dhang mbaanc qiang ［ʔdaŋ⁴⁴ ba:n⁴² gjaŋ⁴⁴］ 当扳秧（笃反锁树）

【来源】水东哥科水东哥属植物，水东哥 *Saurauia tristyla* DC.

【形态特征】灌木或小乔木。小枝淡红色，被鳞片。叶纸质或薄革质，倒卵状椭圆形顶端短渐尖，基部阔楔形，叶缘具刺状锯齿；侧脉10~26对，腹面侧脉间常具1行刺毛；叶柄具刺毛，有绒毛或无。聚伞花序，1~4枚簇生于叶腋或老枝落叶叶腋，被绒毛和刺毛；分枝处具苞片2~3枚，苞片卵形；花柄基部具2枚近对生小苞片，小苞片披针形或卵形；花粉红色或白色，小；萼片阔卵形或椭圆形；花瓣卵形，顶部反卷。果球形，白色，绿色或淡黄色。

【分布】在印度、马来西亚等有分布。在我国，分布于广西、云南、贵州、广东、海南等。在海南，分布于乐东、白沙、保亭、琼中、昌江、儋州等。

【化学成分】

香豆素类化合物：补骨脂素[1]。

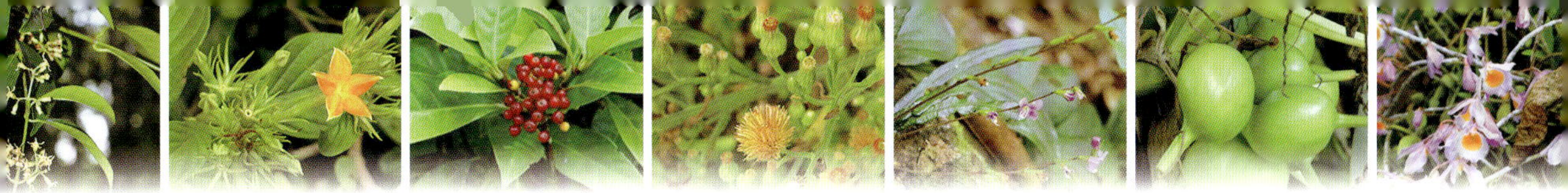

【苗族民间应用】叶、树皮入药，叶用于骨折；树皮煮水，用于胃痛。

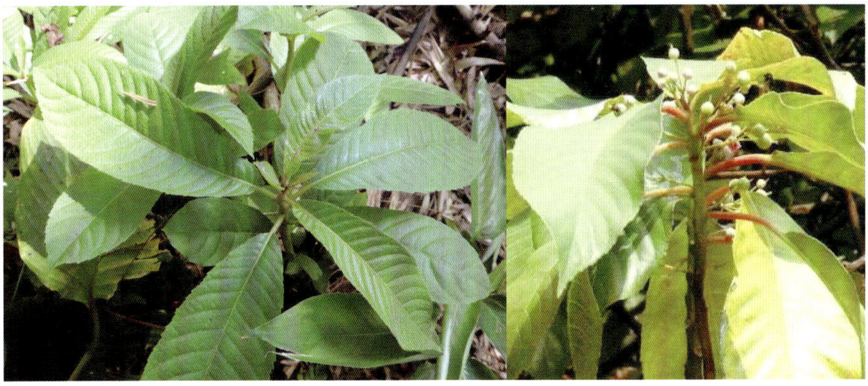

参考文献

［1］彭维，苏薇薇，杨立伟，等. 中药材，2003，26（7）：492.

钩枝藤

苗语 fanz gis guyngz meiq / nomz ndaov dims [fan³³ ki:³⁵ kwi:ŋ³³ mei¹¹ / no:m³³ da:u⁵³ tim³⁵] 番积精美 / 秾稻叮（簸箕陇藤 / 叶长心）

【来源】钩枝藤科钩枝藤属，钩枝藤 *Ancistrocladus tectorius* (Lour.) Merr.

【形态特征】攀援灌木。枝具环形内弯的钩，无毛。叶常聚集于茎顶，革质，长圆形、倒卵长圆形至倒披针形，先端圆或圆钝，基部渐窄而下延，全缘，两面无毛；中脉在下面明显凸起；叶柄常无；托叶小，早落。花由几朵或多数，二歧状分枝排列成圆锥状的穗状花序，顶生或侧生；小苞片卵形，先端急尖，边缘薄，流苏状，内面基部增厚呈褐色；花小；无梗；萼片5，基部合生呈短筒，裂片长椭圆形，顶端圆，边有小缘毛；花瓣基部合生，质厚，斜椭圆形，先端急尖，常内卷。坚果红色，倒圆锥形，与萼筒合生；萼裂片增大成翅状，不等大，顶端圆，有较明显的脉纹。种子近球形。

【分布】在泰国、越南、缅甸、柬埔寨、老挝、印度等有分布。在我国，分布于海南。在海南，分布于三亚、乐东、东方、昌江、白沙、五指山、陵水、万宁、琼中、儋州等。

【化学成分】

（1）生物碱类化合物：ancistrocyclinones A~B[1]、ancistrocline、hamatine、ancistrocladine、ancistrobertsoine B、ancistrobertsonine D、ancistrobrevine、7-*epi*-ancistrobrevine D、ancistrobertsonine C、ancistrotectorine、*N*-methylphylline[2]、ancistectorine A₁、*N*-methylancistectorine A$_1$、ancistectorine A$_2$、5-*epi*-ancistectorine A$_2$、ancistectorine A$_3$[3]等。

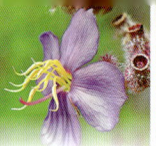

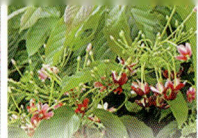

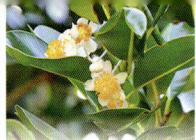

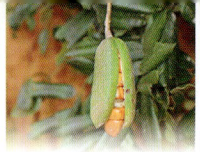

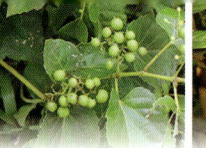

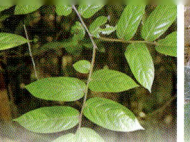

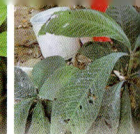

（2）其他类化合物：丁香脂素、松脂醇、浙贝素、丁香酸甲酯[2]等。

【药理活性】抗肿瘤活性[1]、抗疟原虫活性[2-3]、抗菌活性[2]等。

【民间应用】茎叶入药，用于腹痛。

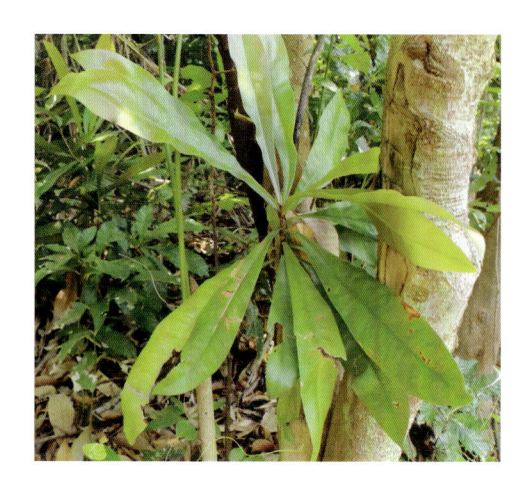

参考文献

[1] Seupel R，Hemberger Y，Feineis D，et al. Organic & Biomolecular Chemistry，2018，16（9）：1581.

[2] 蔡彩虹. 海南大学硕士学位论文，2013.

[3] Bringmann G，Zhang G，Ölschläger T，et al. Phytochemistry，2013，91：220.

桉

苗语 doys yoc anj [tɔi³⁵ jo⁴² an⁵¹] 朵哟桉（小叶桉）

【来源】桃金娘科桉属植物，桉 *Eucalyptus robusta* Smith

【形态特征】乔木。树皮深褐色，有不规则斜裂沟。嫩枝有棱。幼叶对生，叶片厚革质，卵形，有柄；成熟叶互生，卵状披针形，厚革质，不等侧，两面均有腺点；侧脉多而明显。4~8朵花组成伞形花序，腋生或多枝集成顶生或腋生圆锥花序；总梗压扁；花白色；萼管半球形或倒圆锥形，先端截平；花瓣与萼片合生成帽状体，先端收缩成喙。蒴果卵状壶形，上半部略收缩，口稍扩大，果瓣3~4片，深藏于萼管内。

【分布】原产于澳大利亚。在我国四川、云南、贵州、广东、广西、海南有引种栽培。

【化学成分】

（1）间苯三酚类衍生物：euglobals R1~R2、euglobal G12、euglobal G10、euglobal

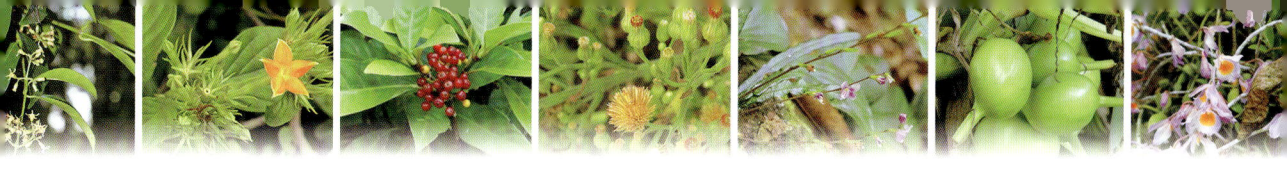

T1、euglobal Ib、euglobal BI-1、robustadials A~B、euglobal IIb[1]、robustasides A~E、globuluside[2]、eucarobustols A~I[3]、eucalrobusones A~I[4]、eucalrobusones J~P[5]、eucalyptusdimers A~C[6]、eucalrobusones Q~Z、7R-eucalrobusone[7]、teucalyprobusals A~F、eucalyprobusones B~F[8]等。

（2）黄酮类化合物：(−)-2S-8-甲基-5,7,4′-三羟基二氢黄酮-7-O-β-D-吡喃葡萄糖苷、山柰酚-3-O-α-L-阿拉伯糖苷、番石榴苷、三叶豆苷、金丝桃苷[9]等。

【药理活性】降血糖活性[3]、抗肿瘤活性[4]、抗菌活性[5, 7]、抗炎活性[6]、乙酰胆碱酯酶抑制活性[8]、抗疟活性[10]、杀虫活性[11]等。

【苗族民间应用】叶入药，配伍杧果叶、地胆草根、鬼针草全草一起煮水用于感冒。

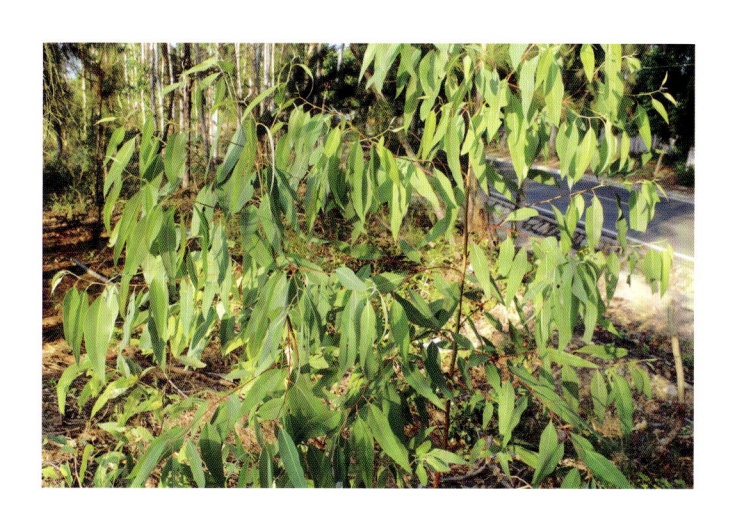

参考文献

[1] Jian Y Q, Wang Y, Huang X J, et al. Journal of Asian Natural Products Research, 2012, 14（9）: 831.

[2] Guo Q Y, Huang X J, Zhao B X, et al. Natural Product Communications, 2014, 9（2）: 209.

[3] Yu Y, Gan L S, Yang S P, et al. Journal of Natural Products, 2016, 79（5）: 1365.

[4] Shang Z C, Yang M H, Jian K L, et al. Chemistry–A European Journal, 2016, 22（33）: 11778.

[5] Shang Z C, Yang M H, Liu R H, et al. Scientific Reports, 2016, 6（1）: 1.

[6] Qin X J, Feng M Y, Liu H, et al. Organic Letters, 2018, 20（16）: 5066.

[7] Shang Z C, Han C, Xu J L, et al. Phytochemistry, 2019, 163: 111.

[8] Liu H, He X Z, Feng M Y, et al. Bioorganic Chemistry, 2020, 103: 104127.

[9] 管希锋, 郭倩仪, 黄晓君, 等. 中国中药杂志, 2015, 40（24）: 4868.

[10] 秦国伟, 田英, 顾浩明, 等. 中国药学杂志, 1984, 19（9）: 42.

[11] 赵宇宁, 张皓冰. 中国寄生虫学与寄生虫病杂志, 2016, 34（3）: 266.

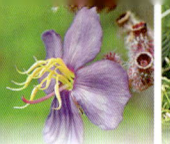

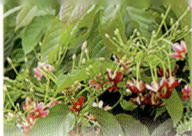

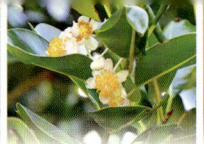

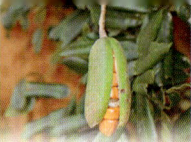

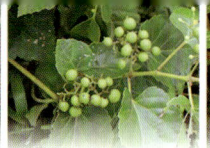

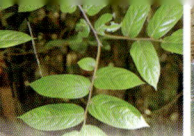

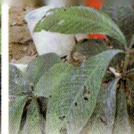

番石榴

苗语 mbaz gov qiang [ba^{33} ko:^{53} gjaŋ^{44}] 趴过秧（石榴树）

【来源】桃金娘科番石榴属植物，番石榴 *Psidium guajava* L.

【形态特征】乔木。树皮平滑，灰色，片状剥落。嫩枝有棱，被毛。叶片革质，长圆形至椭圆形，先端急尖或钝，基部近于圆形，上面稍粗糙，下面有毛；侧脉 12~15 对。花单生或 2~3 朵排成聚伞花序；萼管钟形，有毛，萼帽近圆形，不规则裂开；花瓣白色。浆果球形、卵圆形或梨形，顶端有宿存萼片。种子多数。

【分布】原产于南美洲热带地区。在我国广东、广西、海南、福建、台湾、贵州、云南、四川等有栽培。在海南，分布于三亚、乐东、昌江、白沙、万宁、琼中、儋州、澄迈、琼海、三沙等。

【化学成分】

（1）混源萜类化合物：psidials A~C[1]、guadial A、psiguadials C~D[2]、guajavadimer A、psiguajanone C、psiguajanone D、psiguajadial D、guapsidial A、4,5-diepipsidial A、guajadial、psiguadials A~B、psiguadial D、guajavadial A、guajavadial C、guadial B、psiguadiol[3]、psiguajadial G、guajadial C、psiguajadial E[4]等。

（2）黄酮类化合物：槲皮素、槲皮素-3-*O*-α-D-阿拉伯糖苷、槲皮素-3-*O*-α-D-核糖苷、槲皮素-3-*O*-β-D-半乳糖苷、槲皮素-3-*O*-α-D-葡萄糖苷、槲皮素-3-*O*-α-D-木糖苷[5]、槲皮素-3-*O*-β-D-吡喃木糖苷、槲皮素-3-*O*-α-L-吡喃阿拉伯糖苷、槲皮素-3-*O*-α-L-呋喃阿拉伯糖苷[6]等。

（3）三萜类化合物：熊果醇、2α,3β,6β,23-四羟基乌苏酸-12,20(30)-双烯-28-*O*-β-D-葡萄糖苷、nigaichigoside F1、积雪草苷 C、2α,3β,6β,19α,23-五羟基乌苏酸-12,18-双烯-28-*O*-β-D-葡萄糖苷、2α,3β,19α,23-四羟基乌苏酸等[7]。

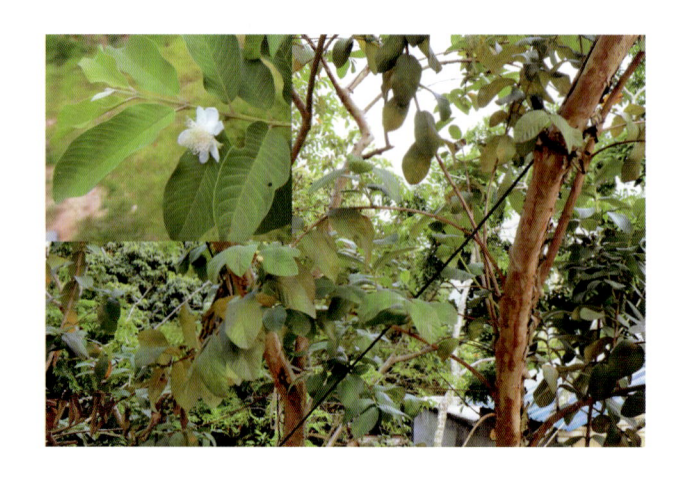

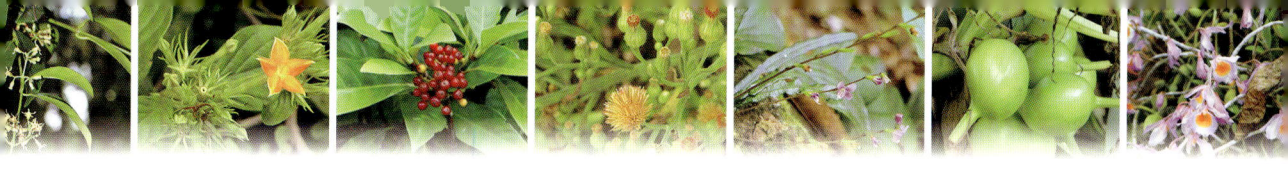

（4）其他类化合物：α-生育酚、托可醌、植物醇、(6R,10R)-6,10,14-三甲基-2-十五烷酮[3]等。

【药理活性】PTP1B 抑制活性[1]、抗肿瘤活性[2-3, 7]、抗菌活性[3]、抗氧化活性[5]等。

【苗族民间应用】叶、小果入药，叶或小果煮水用于腹泻、消化不良。

【参考文献】

[1] Fu H Z, Luo Y M, Li C J, et al. Organic Letters, 2010, 12（4）：656.

[2] Shao M, Wang Y, Jian Y Q, et al. Organic Letters, 2012, 14（20）：5262.

[3] 刘晓聪，林冬梅，刘敏，等. 中国中药杂志, 2021, 46（15）：3877.

[4] 陈欣怡，黄积武，李创军，等. 药学研究, 2021, 40（7）：432.

[5] 赵玉静，李建宽，张鑫，等. 中国中药杂志, 2018, 4：760.

[6] 任善亮，吴茂，徐露林，等. 天然产物研究与开发, 2019, 31（6）：1001.

[7] 彭财英，黄应正，刘建群，等. 药学学报, 2017, 52（11）：1731.

桃金娘

【苗语】bhiouv nimv qiang [pjou⁵³ nim⁵³ gjaŋ⁴⁴] 标腻秧（果捻树）

【来源】桃金娘科桃金娘属植物，桃金娘 *Rhodomyrtus tomentosa* (Ait.) Hassk.

【形态特征】灌木。嫩枝有灰白色柔毛。叶对生，革质，叶片椭圆形或倒卵形，先端圆或钝，常微凹入，有时稍尖，基部阔楔形，上面初时有毛，后变无毛，下面有灰色茸毛；离基三出脉，直达先端且相结合；中脉有侧脉 4~6 对。花有长梗，常单生，紫红色；萼管倒卵形，有灰茸毛；裂片 5，近圆形，宿存；花瓣 5，倒卵形。浆果卵状壶形，熟时紫黑色。种子多数。

【分布】在越南、老挝、柬埔寨、缅甸、泰国、菲律宾、日本、印度、斯里兰卡、马来西亚及印度尼西亚等有分布。在我国，分布于台湾、福建、广东、广西、云南、贵州、湖南、海南等。在海南，分布于三亚、乐东、东方、昌江、白沙、五指山、保亭、陵水、万宁、琼中、儋州、澄迈、琼海等。

【化学成分】

（1）黄酮类化合物：杨梅素、杨梅苷、杨梅素-3-O-α-L-呋喃阿拉伯糖苷[1]、delphinidin-3-O-glucoside、petunidin-3-O-glucoside、malvidin-3-O-glucoside、cyanidin-3-O-glucoside、pelargonidin-3-glucoside[2]、laricitrin、vitexin、dihydromyricetin[3]等。

（2）间苯三酚类化合物：tomentones A~D、rhodomyrtosone R、rhodomyrtosone U、rhodomyrtosone V、rhodomyrtosone C、tomentosone A、rhodomyrtone、rhodomyrtosone B、 rhodomyrtosone J、rhodomyrtosone M、rhodomyrtosone O、rhodomyrtosone S、rhodomyrtosone I、rhodomyrtosone K、rhodomyrtosone N、rhodomyrtosone P、endoperoxide G3[4-5]等。

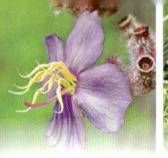

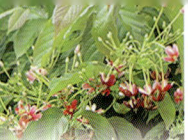

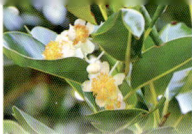

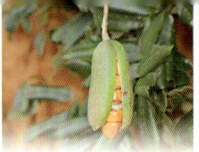

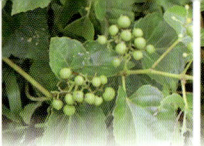

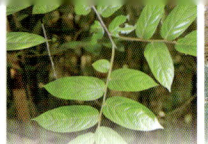

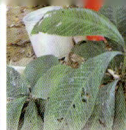

（3）混源萜类化合物：rhodomyrtials A~B[6]等。

（4）三萜类化合物：羽扇豆醇、桦木素、无羁萜、蒲公英萜醇、α-香树脂醇、β-香树脂醇、香树脂酮醇、betulin-3-acetate、白桦脂酸、熊果酸、白桦酮酸、齐墩果酸、3β-acetoxy-11α,12α-epoxyoleanan-28,13β-olide、3β-acetoxy-12-oxo-oleanan-28,13β-olide、3β-acetoxy-12α-hydroxyoleanan-28,13β-olide[7-8]等。

（5）酚性化合物：桃金娘酚 A、piceatannol 4′-O-(6″-O-galloyl)-β-D-glucopyranoside、白皮杉醇、piceatannol glucoside、scirpusin B、没食子酸[1]等。

【药理活性】抗菌活性[5]、抗炎活性[6,10]、抗氧化活性[9]等。

【苗族民间应用】根入药，用于小孩腹泻。

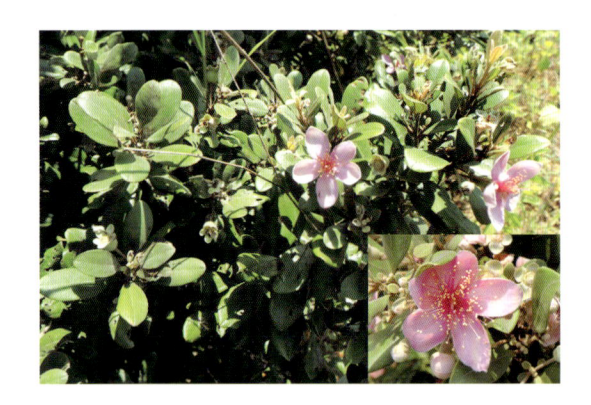

参考文献

[1] 于欢，胡雪纯，张冬丽，等. 中草药，2021，52（5）：1252.

[2] Cui C, Zhang S, You L, et al. Food Chemistry, 2013, 139 (1-4)：1.

[3] Wu P, Ma G, Li N, et al. Food Chemistry, 2015, 173：194.

[4] 刘杰. 暨南大学硕士学位论文，2016.

[5] 李盼盼. 西南林业大学硕士学位论文，2018.

[6] Zhang Y L, Chen C, Wang X B, et al. Organic Letters, 2016, 18 (16)：4068.

[7] Hui W H, Li M M, Luk K. Phytochemistry, 1975, 14 (3)：833.

[8] Hui W H, Li M M. Phytochemistry, 1976, 15 (11)：1741.

[9] 杨为海，刘遂飞，邹明宏，等. 热带作物学报，2014，35（6）：1157.

[10] Zhuang L, Chen L F, Zhang Y B, et al. Journal of Agricultural and Food Chemistry, 2017, 65 (17)：3481.

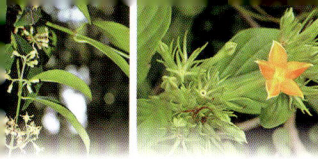

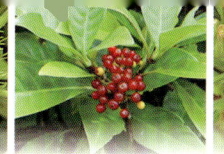

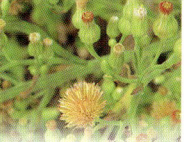

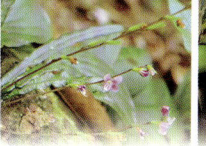

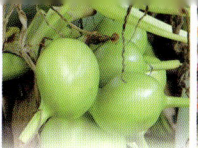

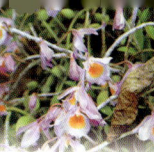

棒花蒲桃

【苗语】saz rorngz qiang [sa³³ zɔŋ³³ gjaŋ⁴⁴] 沙榕秧（沙榕树）

【来源】桃金娘科蒲桃属植物，棒花蒲桃 *Syzygium claviflorum* (Roxb.) Wall.

【形态特征】灌木至小乔木。小枝圆形。叶片薄革质，狭长圆形至椭圆形，先端略尖或钝，基部阔楔形或略钝，上面绿色，下面浅绿色；侧脉18~25对。聚伞花序或伞形花序腋生及生于无叶老枝上，有花3~9朵；花白色，花梗与萼管相接；萼管棒状，表面有多数浅直沟，先端稍扩大，萼齿短，短半圆形；花瓣圆形。果实长椭圆形或长壶形。

【分布】在马来西亚、印度、缅甸、泰国、越南等有分布。在我国，分布于广东、海南。在海南，分布于乐东、昌江、五指山、保亭、陵水、万宁等。

【苗族民间应用】果入药，味酸，食用开胃。

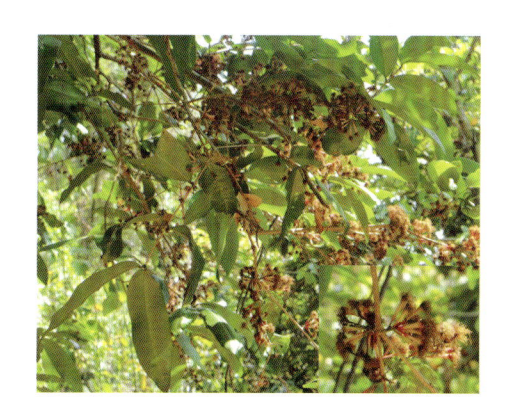

方枝蒲桃

【苗语】qiais giay qiang gins [gjai³⁵ kja:i⁴⁴ gjaŋ⁴⁴ kin³⁵] 荋垓秧荩（白菜树小）

【来源】桃金娘科蒲桃属植物，方枝蒲桃 *Syzygium tephrodes* (Hance) Merr. et Perry.

【形态特征】灌木至小乔木。小枝有4棱；老枝圆形，灰褐色。叶片革质，细小，卵状披针形，先端钝而渐尖，或钝而略尖，基部微心形；侧脉12~16对，在叶面明显；叶柄极短。圆锥花序顶生；总梗有棱，灰白色；花白色，有香气；萼管窄倒圆锥形，灰白色；萼齿4，近圆形；花瓣连合，圆形。果实卵圆形，灰白色，上部较狭，顶部有宿存萼齿。

【分布】仅在我国海南省有分布。海南特有种，分布于三亚、乐东、保亭、陵水、万宁、琼中、儋州、澄迈、琼海、文昌等。

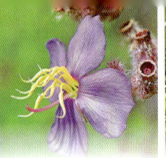

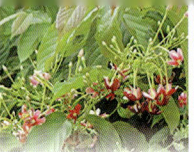

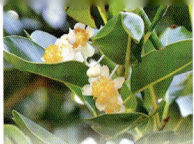

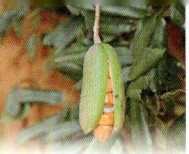

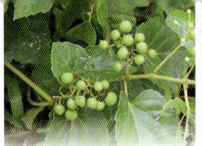

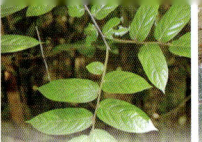

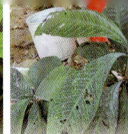

【苗族民间应用】枝、叶同时入药，用于骨折、感冒咳嗽。

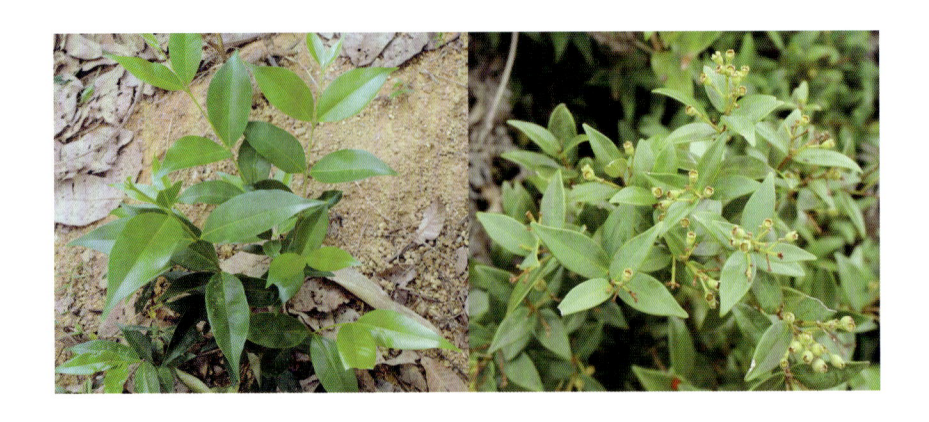

乌墨

苗语 ang qiaus qiang / us mak qiang [aŋ⁴⁴ gjau³⁵ gjaŋ⁴⁴ / u³⁵ mak⁴⁴ gjaŋ⁴⁴] 昂巧秧 / 乌抹秧（昂石树 / 乌墨树）

【来源】桃金娘科蒲桃属植物，乌墨 *Syzygium cumini* (L.) Skeels

【形态特征】乔木。叶片革质，阔椭圆形至狭椭圆形，先端圆或钝，有一个短的尖头，基部阔楔形，稀为圆形，两面多腺点；侧脉多而密，近边缘处结合成边脉。圆锥花序常腋生或生于花枝上；具短花梗；花白色，3~5朵簇生；萼管倒圆锥形，萼齿不明显；花瓣4，卵圆形。果实卵圆形或壶形，上部有宿存萼筒。种子1颗。

【分布】在马来西亚、印度、印度尼西亚、澳大利亚等有分布。在我国，分布于台湾、福建、广东、广西、云南、海南等。在海南，分布于三亚、东方、昌江、保亭、陵水、万宁、琼中、儋州、临高、澄迈、屯昌、文昌等。

【化学成分】

（1）黄酮类化合物：myricetin-3-*O*-glucuronide、myricetin-3-*O*-galactoside、myricetin-3-*O*-glucoside、myricetin-3-*O*-rhamnoside、syringetin-3-*O*-galactoside、syringetin-3-*O*-gluco-side、myricetin、laricitrin、syringetin[1-2]、蛇葡萄素[3]等。

（2）三萜类化合物：无羁萜、*epi*-friedelanol、2α-hydroxybetulinic acid、arjunolic acid、2α,3α,24-trihydroxy-olean-12-en-28-oic acid[3]等。

（3）挥发油：α-蒎烯、β-杜松烯、α-古芸烯、丁香烯、α-蛇麻烯、β-芹子烯、异长叶烯-5-酮、韦得醇[4]等。

（4）其他类化合物：(24*S*)-stigmast-5-en-3β-ol、caffeic acid、ferulic acids、gallic acid、 ellagic acid[1]等。

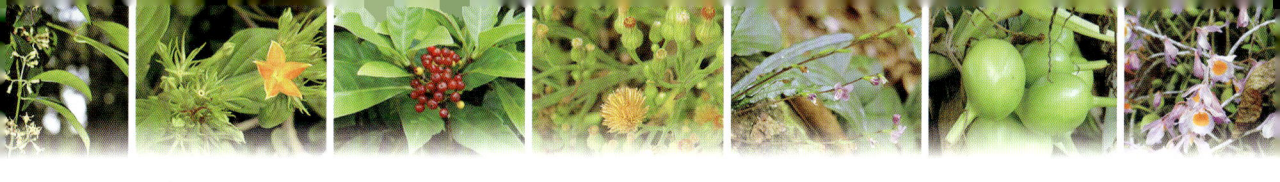

【药理活性】抗菌活性、抗炎活性[1]、α-葡萄糖苷酶抑制活性[1,5]、抗氧化活性[1,6]等。

【苗族民间应用】叶入药，用于外伤消炎。

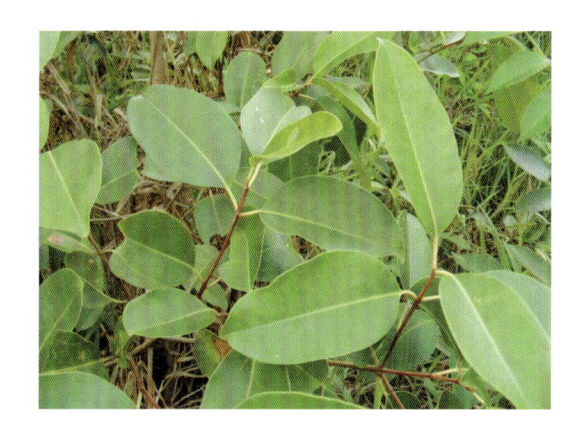

参考文献

[1] Chhikara N，Kaur R，Jaglan S，et al. Food & Function，2018，9（12）：6096.

[2] Ayyanar M，Subash-Babu P. Asian Pacific Journal of Tropical Biomedicine，2012，2（3）：240.

[3] 李石飞，黄年旭，郝小江，等. 云南植物研究，2009，31（5）：469.

[4] 刘艳清，汪洪武，蔡璇. 中成药，2014，36（5）：1091.

[5] 张富东，李玲，牛艳芬，等. 中国执业药师，2014，11（12）：30.

[6] Banerjee A，Dasgupta N，De B. Food Chemistry，2005，90（4）：727.

黑嘴蒲桃

苗语 qiais giay qiang loq / ang qiaus qiang [gjai³⁵ kja:i⁴⁴ gjaŋ⁴⁴ lo:¹¹ / aŋ⁴⁴ gjau³⁵ gjaŋ⁴⁴] 莐垓秧芦/昂巧秧（白菜树大/昂石树）

【来源】桃金娘科蒲桃属植物，黑嘴蒲桃 *Syzygium bullockii* (Hance) Merr. et Perry

【形态特征】灌木。嫩枝稍压扁。叶片革质，椭圆形至卵状长圆形，先端渐尖，尖头钝，基部圆形或微心形，上面绿色，光亮，下面稍浅；侧脉多数，近边缘处相结合成边脉；叶柄极短。圆锥花序顶生，多分枝，多花；总梗短；花梗极短；苞片细小，花后脱落；花小；萼管倒圆锥形，萼齿4~5，波状；花瓣4~5，连成帽状体。果实椭圆形。种子通常1~2粒。

【分布】在越南有分布。在我国，分布于广东、广西、海南。在海南，分布于三亚、乐

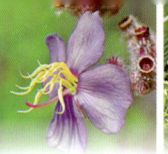

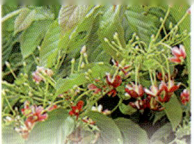

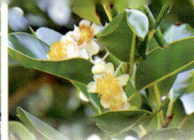

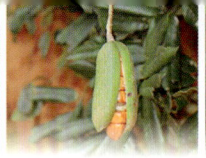

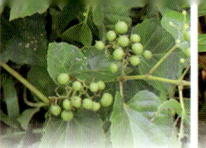

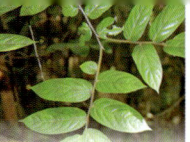

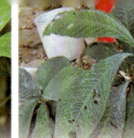

东、保亭、陵水、万宁、澄迈、琼海、文昌等。

【苗族民间应用】嫩叶入药，捣烂外敷，用于无名肿毒；果熟后可食。

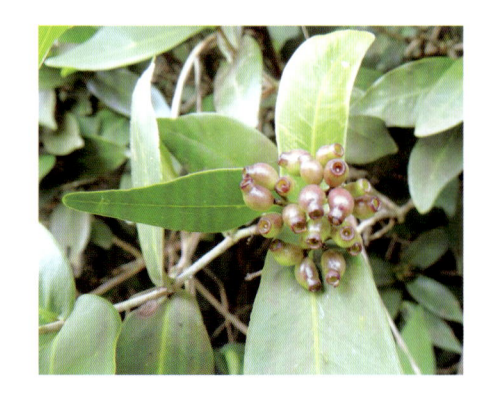

谷木

【苗语】goorps moc qiang [kɔ:p³⁵ mo:⁴² gjaŋ⁴⁴] 谷陌秧（谷木树）

【来源】野牡丹科谷木属植物，谷木 *Memecylon ligustrifolium* Champ.

【形态特征】灌木或小乔木。小枝圆柱形或不明显的四棱形，分枝多。叶片革质，椭圆形至卵形，或卵状披针形，顶端渐尖，钝头，基部楔形，全缘，两面无毛，粗糙；中脉叶背隆起。聚伞花序，腋生或生于落叶的叶腋；苞片卵形；花梗基部及节上具髯毛；花萼半球形，边缘浅波状4齿；花瓣白色、淡黄绿色、紫色，半圆形，顶端圆形，边缘薄。浆果状核果球形，密布小瘤状凸起，顶端具环状宿存萼檐。

【分布】在我国，分布于云南、广西、广东、福建、海南、香港。在海南，分布于三亚、乐东、东方、昌江、白沙、五指山、陵水、万宁、琼中、定安等。

【苗族民间应用】枝叶入药，外用于骨折。

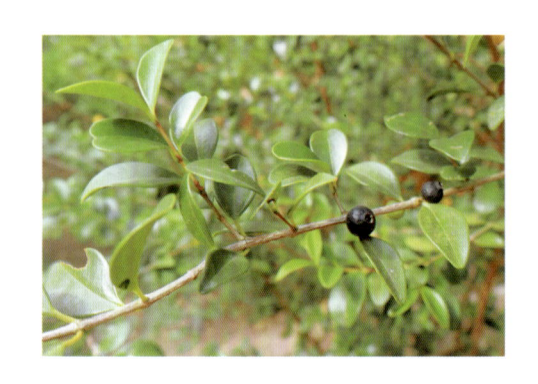

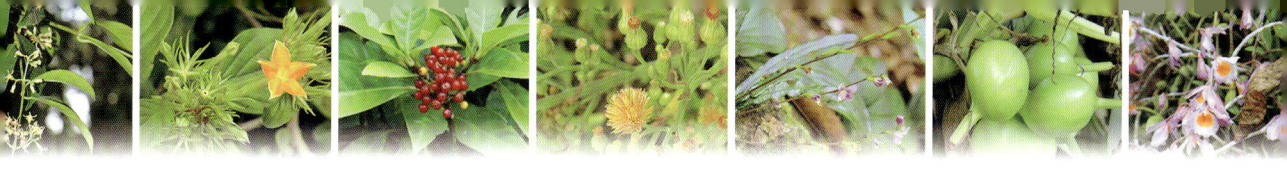

酸脚杆

【苗语】 gengs mblanj meiq [ke:ŋ³⁵ blan⁵¹ mei¹¹] 庚办美（裸奔藤）

【来源】 野牡丹科酸脚杆属植物，酸脚杆 *Medinilla lanceata* (Nayar) C. Chen

【形态特征】 大灌木或小乔木。小枝钝四棱形，以后圆柱形。叶片纸质，披针形至卵状披针形，顶端尾状渐尖，基部圆形或钝，边缘具疏细浅锯齿或近全缘，两面无毛或仅背面被微柔毛；基出 3 或 5 脉，5 脉时外侧 2 脉细且近叶缘，叶面中脉下凹，侧脉不明显，背面基出脉、侧脉隆起；具叶柄，有时略被柔毛。圆锥花序由聚伞花序组成，着生于老茎或根茎的节上，被微柔毛；苞片极小，卵形；花梗被微柔毛；花萼钟形，被微柔毛，边缘浅波状；花瓣 4，顶端钝或圆形。果坛形，密布小凸起，被微柔毛。种子短楔形，具小凸起。

【分布】 海南特有种。在海南，分布于白沙、琼中等。

【苗族民间应用】 枝、叶煮水用于中暑、风寒。

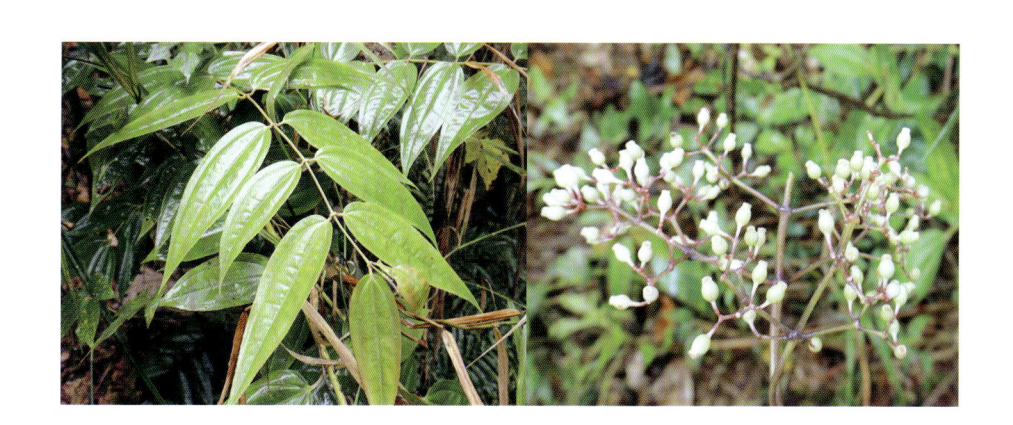

野牡丹

【苗语】 ang zaanj vangz [aŋ⁴⁴ tsa:n⁵¹ vaŋ³³] 昂赞汪（昂盏黄）

【来源】 野牡丹科野牡丹属植物，野牡丹 *Melastoma malabathricum* L.

【形态特征】 灌木。茎钝四棱形或近圆柱形；多分枝，密被糙伏毛。叶片坚纸质，披针形、卵状披针形或近椭圆形，顶端渐尖，基部圆形或近楔形，全缘，两面密被糙伏毛；基出 5 脉，在叶背凸起；叶柄密被糙伏毛。伞房花序生于分枝顶端，近头状，有花数朵，基部具叶状总苞 2；苞片狭披针形至钻形，密被糙伏毛；花梗密被糙伏毛；花萼宿存，

125

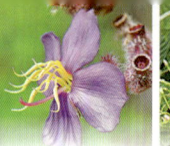

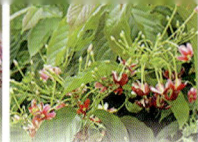

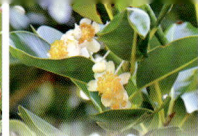

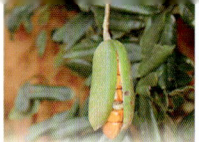

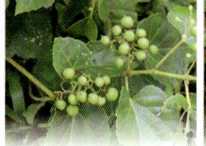

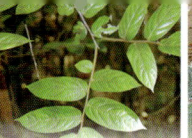

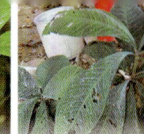

密被糙伏毛，裂片广披针形，顶端渐尖，具细尖头；花瓣粉红色至红色，倒卵形，顶端圆形。蒴果坛状球形，顶端平截。

【分布】在中南半岛国家，澳大利亚、菲律宾有分布。在我国，分布于云南、贵州、广东、海南、福建、台湾。在海南，分布于三亚、乐东、东方、昌江、白沙、五指山、陵水、万宁、琼中、定安等。

【化学成分】

（1）黄酮类化合物：原花青素 B2、helichrysoside[1]、柚皮素、山柰酚、山柰酚-3-O-β-D-葡萄糖苷、山柰酚-3-O-(2″,6″-O-二-肉桂酰)葡萄糖苷[2]、芹菜素、木樨草素、芹菜素-4′-O-β-D-葡萄糖苷[3]、槲皮素、槲皮苷[4]等。

（2）酚性化合物：栗木鞣花素[1]、苯甲酸、没食子酸、没食子酸甲酯[3]等。

（3）生物碱类化合物：auranamide、patriscabratine[4]等。

（4）三萜类化合物：α-香树脂醇[4]等。

【药理活性】降血压活性[1]、抗氧化活性[2]、抗菌活性[5]、促凝血活性[6-7]、抗凝血活性[7]、抗炎活性[8]、镇痛活性、免疫调节活性[9]、抗氧化活性[10]、抗溃疡活性[11]、降血糖活性、降血脂活性[12]等。

【苗族民间应用】树皮入药，用于牙疼、牙龈出血。

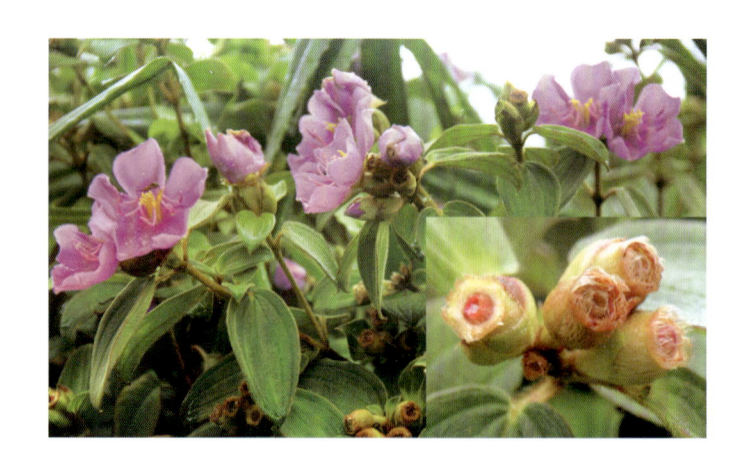

参考文献

[1] Cheng J T, Hsu F L, Chen H F. Planta Medica, 1993, 59 (5)：405.

[2] Susanti D, Sirat H M, Ahmad F, et al. Food Chemistry, 2007, 103 (3)：710.

[3] 郭智勇，赵爱华，贾伟. 天然产物研究与开发, 2009, 21 (2)：322.

[4] Sirat H M, Susanti D, Ahmad F, et al. Journal of Natural Medicines, 2010, 64 (4)：492.

[5] 苏燕评，周孙英，刘剑秋. 植物资源与环境学报, 2005, 14 (1)：56.

[6] 刘惠，沈毅华，刘文. 广东医学院学报, 2012, 30 (5)：482.

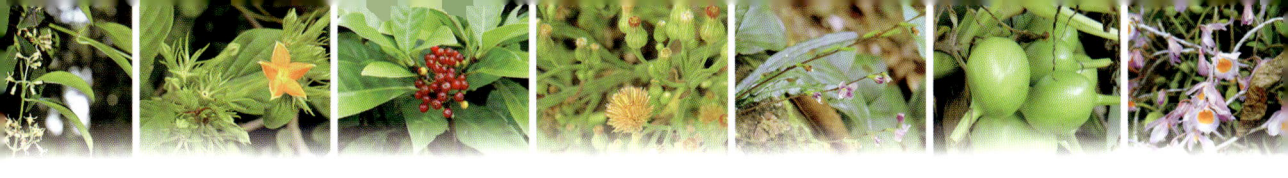

［7］周毅，黄智艺，杨夏敏，等. 现代医学，2012，40（3）：263.

［8］Ataa N S M，Abd Gani S S，Halmi M I E，et al. Indian Journal of Public Health Research & Development，2019，10（11）：2312.

［9］梁春玲，周玖瑶，吴俊标，等. 中国药师，2012，15（11）：1547.

［10］赵鑫，张冬青，黄荣林，等. 药物评价研究，2014，37（4）：317.

［11］Zainulddin W N W，Zabidi Z，Kamisan F H，et al. Pakistan Journal of Pharmaceutical Sciences，2016，29（1）：35.

［12］Balamurugan K，Nishanthini A，Mohan V R. Asian Pacific Journal of Tropical Biomedicine，2014，4（Suppl 1）：S442.

毛稔

苗语 ang zaanj bhieis ［aŋ^{44} tsa:n^{51} pjei^{35}］昂赞荫（昂盏毛）

【来源】野牡丹科野牡丹属植物，毛稔 *Melastoma sanguineum* Sims

【形态特征】灌木。茎、小枝、叶柄、花梗及花萼均被长粗毛。叶片坚纸质，卵状披针形至披针形，顶端长渐尖或渐尖，基部钝或圆形，全缘；基出 5 脉，两面被糙伏毛，背面隆起。伞房花序，顶生，常有花 1 朵；苞片戟形，膜质，顶端渐尖，背面被短糙伏毛，具缘毛；花萼管裂片 5~7，三角形至三角状披针形；花瓣粉红色或紫红色，5~7 枚，广倒卵形，上部略偏斜，顶端微凹。果杯状球形，为宿存萼所包；宿存萼密被红色长硬毛。

【分布】在印度、马来西亚、印度尼西亚等有分布。在我国，分布于广西、广东、海南等。在海南，分布于三亚、乐东、东方、昌江、白沙、五指山、保亭、陵水、万宁、琼中、澄迈、定安、琼海等。

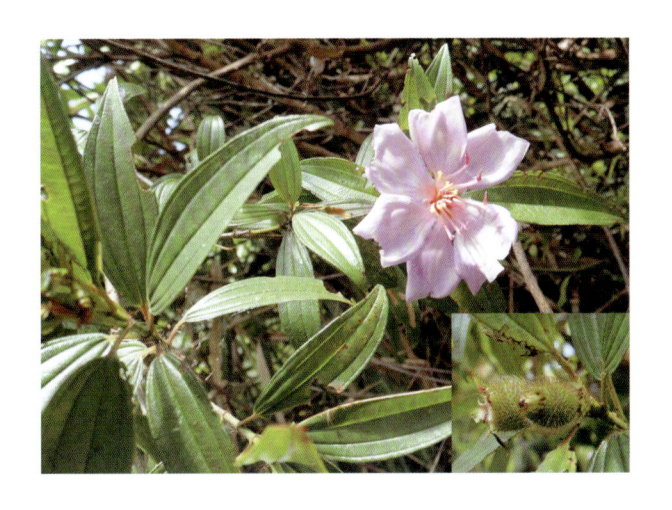

127

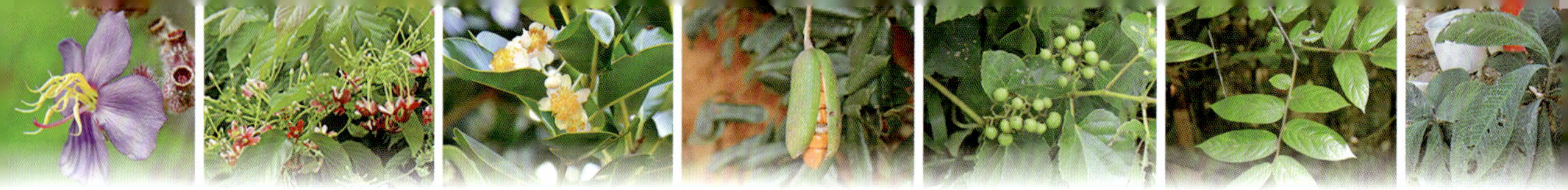

【化学成分】

（1）黄酮类化合物：表儿茶素没食子酸酯、(+)-表儿茶素、pigallocatechin[1]、芦丁、槲皮素[1-2]、2″,4″-O-diacetylquercitrin、紫云英苷、阿福豆苷、异槲皮苷、槲皮苷[2]等。

（2）酚性化合物：3,4-二羟基苯甲酸、绿原酸[1]等。

【药理活性】抗氧化活性[1]、醛糖还原酶抑制活性[2]等。

【苗族民间应用】根入药，煮水洗用于妇科炎症。

参考文献

[1] Zhao C N, Zhang J J, Li Y, et al. Molecules, 2018, 23（10）：2498.

[2] Lee I S, Kim I S, Lee Y M, et al. Chemical & Pharmaceutical Bulletin, 2013, 61（6）：662.

星毛金锦香

苗语 ang zaanj umv [aŋ⁴⁴ tsa:n⁵¹ um⁵³] 昂赞蒽（昂盏灰）

【来源】野牡丹科金锦香属植物，星毛金锦香 *Osbeckia stellata* Ham. ex D. Don: C. B. Clarke

【形态特征】灌木。茎四棱形，稀六棱形，被糙伏毛。叶对生或有时3枚轮生，叶片坚纸质，卵形至卵状披针形，顶端渐尖，基部钝或圆形，全缘，具缘毛，两面被糙伏毛、微柔毛和透明腺点；基出5脉；叶柄密被糙伏毛。圆锥花序由稀疏的聚伞花序组成，顶生；花萼外面被毛，裂片4，长三角形或卵状三角形；花瓣深红色至紫色，卵形。蒴果长卵形，为宿存萼所包；宿存萼长坛状，中上部缢缩，被毛。

【分布】越南、老挝、柬埔寨、泰国、不丹、尼泊尔、印度有分布。在我国，分布于福建、广东、广西、海南、贵州、湖北、湖南、江西、四川、台湾和西藏。在海南有分布记录。

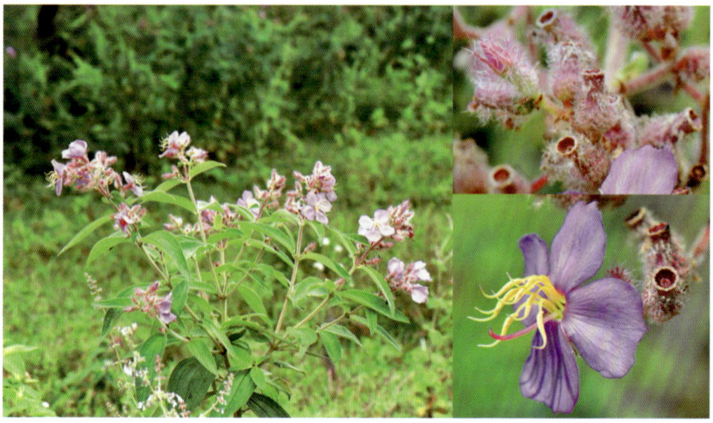

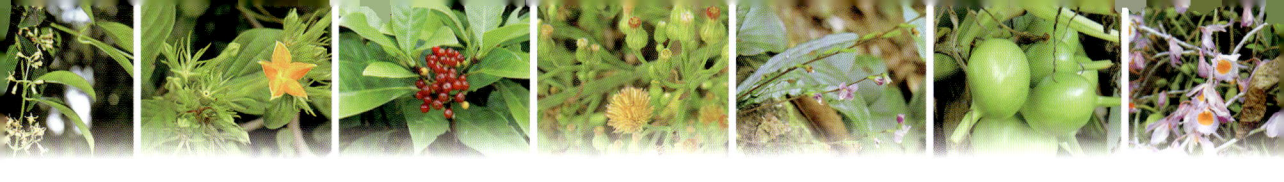

【**药理活性**】抗炎活性[1]。
【**苗族民间应用**】叶入药，作为刀伤药；也用于染料，可把布料染成黑色。

参考文献

[1] Yang Y，Moh S H，Yu T，et al. Journal of Ethnopharmacology，2012，143（3）：876.

使君子

苗语 dhang ngaus meiq gins　[ʔdaŋ^{44} ŋau^{35} mei^{11} kin^{35}]　当熬美茛（笃钩藤小）
【**来源**】使君子科使君子属，使君子　*Quisqualis indica* L.
【**形态特征**】攀援灌木。小枝被棕黄色短柔毛。叶对生或近对生，叶片膜质，卵形或椭圆形，先端短渐尖，基部钝圆，表面无毛，背面有时疏被棕色柔毛，侧脉7~8对；叶柄无关节，幼时密生锈色柔毛。顶生穗状花序，组成伞房花序式；苞片卵形至线状披针形，被毛；萼管被黄色柔毛，先端具广展、外弯、小的萼齿5枚；花瓣5，先端钝圆，初为白色，后转淡红色。果卵形，短尖，无毛，具明显的锐棱角5条，成熟时外果皮脆薄，呈青黑色或栗色。种子1粒，白色，圆柱状纺锤形。
【**分布**】在印度、缅甸、菲律宾有分布。在我国，分布于长江以南各地区。在海南，分布于三亚、东方、万宁、澄迈、琼海、海口等。
【**化学成分**】

（1）三萜类化合物：熊果甲酯、白桦脂酸[1]等。

（2）甾体类化合物：豆甾醇[1]、赤酮甾醇[1-2]、豆甾醇-4,25-二烯-3-酮、赤酮甾醇-3-吡喃葡萄糖苷[2]等。

（3）酚性化合物：没食子酸乙酯、没食子酸、苯甲酸[1]、3,3′-二甲基鞣花酸、3,3′,4′-三甲基鞣花酸、3,3′,4′-三甲基鞣花酸4-吡喃葡萄糖苷、3-甲基鞣花酸-4′-吡喃木糖苷、

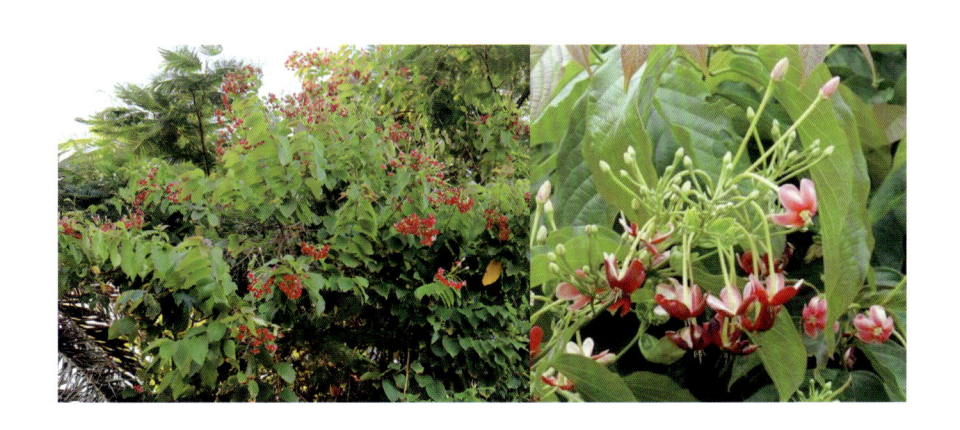

129

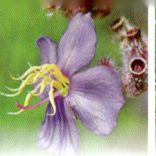

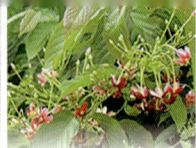

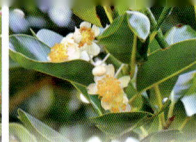

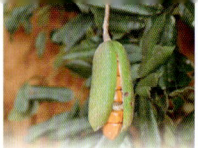

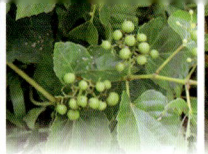

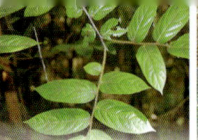

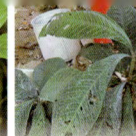

3-甲基鞣花酸-3′-吡喃木糖苷、短叶苏木酚[2]等。

（4）脂肪酸类化合物：单硬脂酸甘油酯、单棕榈酸甘油酯、1-亚油酸-棕榈酸-甘油酯[1]等。

（5）其他化合物：丁二酸、蔗糖[1]等。

【药理活性】抗肿瘤活性[1]等。

【苗族民间应用】叶入药，与米一起捣烂做成米饼或米团用于小孩驱虫。

参考文献

[1]黄文强. 西北农林科技大学硕士论文，2006.

[2]张悦，徐怀双，范冬立，等. 沈阳药科大学学报，2015，32（7）：515.

地耳草

苗语 nguaz vangz [ŋwa³³ vaŋ³³] 蔴汪（草黄）

【来源】金丝桃科金丝桃属植物，地耳草 *Hypericum japonicum* Thunb. ex Murray

【形态特征】多年生草本。茎单一或多少簇生，基部生根，具纵棱4，散布淡色腺点。叶无柄，叶片硬纸质，形状多样，先端近锐尖至圆形，基部心形抱茎至截形，全缘，腹面绿色，背面淡绿色或有时带苍白色；侧脉1~7对；透明腺点散生。花序由花1~30朵组成，成两歧状或呈单歧状；苞片及小苞片线形、披针形至叶状；萼片狭长圆形、披针形、椭圆形，先端锐尖至钝形，全缘，透明腺点散生；花瓣白色、淡黄至橙黄色，椭圆形或长圆形，先端钝形，无腺点，宿存。蒴果短圆柱形至圆球形。种子淡黄色，圆柱形，两端锐尖，被细蜂窝纹。

【分布】在日本、朝鲜、尼泊尔、印度、斯里兰卡、缅甸、印度尼西亚、澳大利亚、新西兰、美国有分布。在我国，分布于长江以南、辽宁、山东。在海南，分布于三亚、乐东、白沙、五指山、陵水、万宁、儋州、澄迈、海口等。

【化学成分】

（1）间苯三酚类化合物：地耳草素 A~D[1]、hyperjaponicols A~D[2]、hyperjapones I~F[3]、japonicols A~H[4]、hyperjapones A~E[5]等。

（2）黄酮类化合物：山柰酚、槲皮素、5,7,3′,4′-四羟基-3-甲氧基黄酮、槲皮苷、异槲皮苷、槲皮素-7-O-鼠李糖苷、3,5,7,3′,5′-五羟基二氢黄酮醇[6]、hyperjaponols F~G[8]等。

（3）𠮿酮类化合物：jacarelhyperols A~B[7]、hyperjaponol A~E[8]等。

（4）吡喃酮类化合物：hyperjaponol H[8]、japopyrones A~B[9]等。

（5）其他类化合物：豆甾醇、豆甾醇3-O-β-D-葡萄糖苷[10]等。

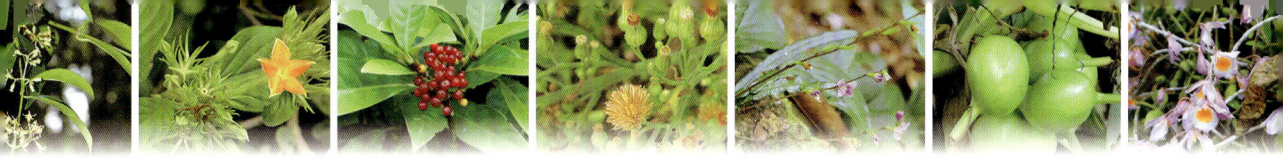

【**药理活性**】抗疟活性[1]、保肝活性[3]、抗病毒活性[11]、免疫调节活性[12]等。

【**苗族民间应用**】全草入药，用于肝炎、小儿疳积；捣碎热敷用于白内障。

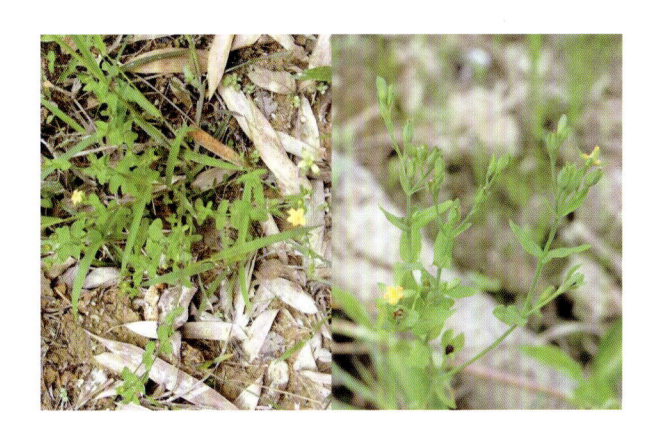

参考文献

［1］顾国明，冯淑珍，王小燕．化学学报，1988，46（3）：246．

［2］Li Y P，Hu K，Yang X W，et al. Journal of Natural Products，2018，81（4）：1098．

［3］Li Y P，Yang X W，Xia F，et al. Tetrahedron Letters，2016，57（52）：5868．

［4］Hu L，Liu Y，Wang Y，et al. RSC Advances，2018，8（43）：24101．

［5］Yang X，Li Y，Su J，et al. Organic Letters，2016，18（8）：1876．

［6］傅芃，李廷钊，柳润辉，等．中国天然药物，2004，2（5）：283．

［7］Ishiguro K，Nagata S，Oku H，et al. Planta Medica，2002，68（3）：258．

［8］Zhu W，Qiu J，Zeng Y R，et al. Phytochemistry，2019，164（5）：33．

［9］Hu L，Wang Z，Zhang J，et al. Molecules，2016，21（4）：515．

［10］张琳，金媛媛，田景奎．中国药学杂志，2007，42（5）：341．

［11］刘妮，胡溪柳，孟以蓉．中药材，2008，31（7）：1022．

［12］周小玲，柯美珍，宋志军．广西医科大学学报，2001，18（2）：211．

黄牛木

苗语 horngz nhuix qiang [xɔŋ³³ ȵui³¹ gjaŋ⁴⁴] 红蕊秧（红蕊树）

【**来源**】金丝桃科黄牛木属植物，黄牛木 *Cratoxylum cochinchinense* (Lour.) Bl.

【**形态特征**】灌木或小乔木。全株无毛；树干下部有簇生的长枝刺；树皮灰黄色或灰褐色，平滑或有细条纹；枝条对生，幼枝略扁，淡红色。叶片硬纸质，椭圆形至长椭圆形

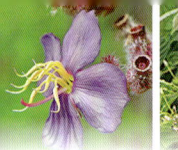

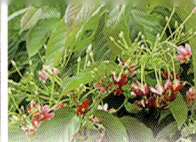

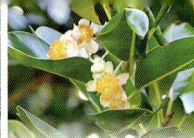

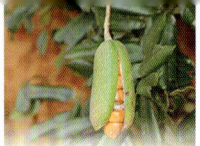

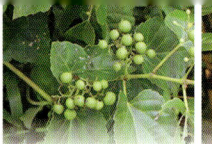

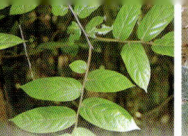

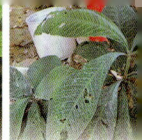

或披针形，先端锐尖或渐尖，基部钝形至楔形，腹面绿色，背面粉绿色，有透明腺点及黑点；中脉在下面凸起，侧脉每边 8~12 条，两面凸起。聚伞花序腋生、腋外生、顶生，有花 1~3 朵，具梗；萼片椭圆形，先端圆形，有黑色纵腺纹，果时增大，宿存；花瓣粉红、深红至红黄色，倒卵形，先端圆形，基部楔形，脉间有黑腺纹。蒴果椭圆形，棕色，被宿存花萼。种子每室含 5~8 粒，倒卵形，基部具爪，不对称，一侧具翅。

【分布】在缅甸、泰国、越南、马来西亚、印度尼西亚、菲律宾有分布。在我国，分布于广东、广西、云南、海南。在海南，分布于乐东、东方、昌江、五指山、万宁、儋州等。

【化学成分】

（1）𠮿酮类化合物：cochinchinones A~B[1,3]、cochinchinones C~D[1]、pruniflorone N、pruniflorone M、6-deoxyisojacareubin、1,7-dihydroxyxanthone、5′-demethoxycadesin G[2]、cratoxylumxanthones B~D、cochinxanthone D、garcinone A、curdatricusxanthone E[3]、cochinchinones E~G[4]、5-O-methylcelebixanthone[5]、3-O-β-D-葡萄糖基-8-羟基-1,2-二甲氧基𠮿酮、7-O-β-D-葡萄糖基-3,8-二羟基-1,2-二甲氧基𠮿酮[6]等。

（2）黄酮类化合物：儿茶素、表儿茶素、原矢车菊素 B-2、epicatechin-(6′→8)-epicatechin、2α,3α-epoxy-5,7,3′,4′-tetrahydroxyflavan-(4β→8)-epicatechin[6]等。

（3）木脂素类化合物：(−)-5′-methoxyisolariciresinol-3α-O-β-D-glucopyranoside、(−)-lyoniresinol-3α-O-β-D-glucopyranoside、异落叶松脂醇-9-O-β-D-葡萄糖[6]等。

（4）酚性化合物：3-O-β-D-葡萄糖基-2′,5,6′-三羟基二苯甲酮、3-O-β-D-葡萄糖基-2′,4,6′-三羟基二苯甲酮、3-O-β-D-葡萄糖基-2′,4,4′,6′-四羟基二苯甲酮、2,6-二甲氧基-4-羟基-苯酚-1-O-β-D-吡喃葡萄糖、2,4-二甲氧基-苯酚-1-O-β-D-吡喃葡萄糖[6]等。

【药理活性】抗氧化活性[1,3]、细胞毒活性[2,4,5,7]、抗菌活性[4]等。

【苗族民间应用】叶入药，配伍番石榴叶用于治疗腹泻、便血。

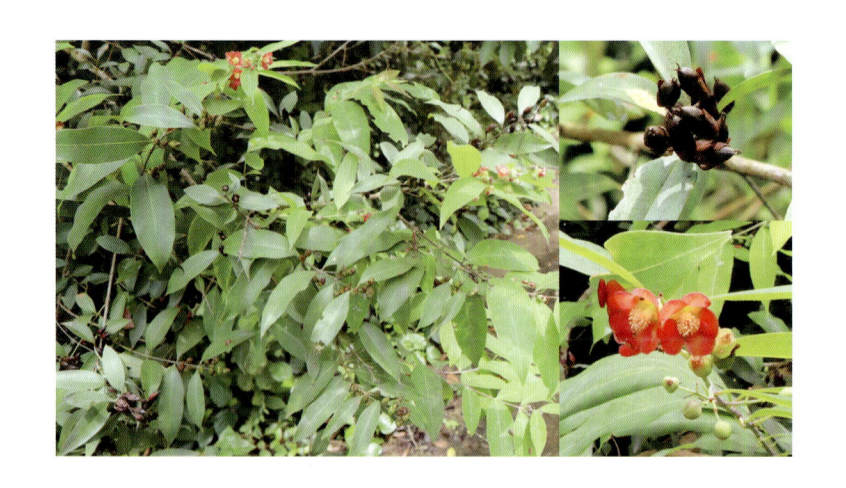

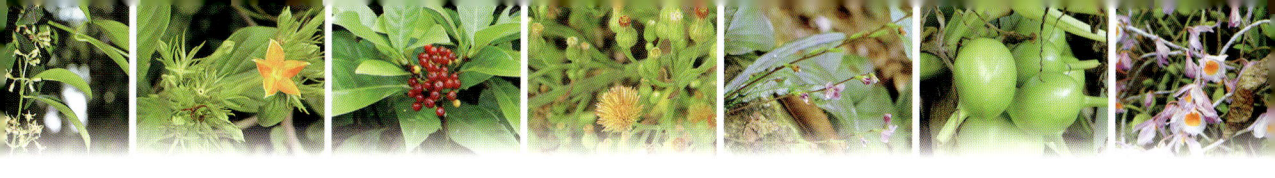

参考文献

[1] Mahabusarakam W，Nuangnaowarat W，Taylor W C. Phytochemistry，2006，67（5）：470.

[2] Thu Z M，Aung H T，Sein M M，et al. Natural Product Communications，2017，12（11）：1759.

[3] Udomchotphruet S，Phuwapraisirisan P，Sichaem J，et al. Phytochemistry，2012，73：148.

[4] Mahabusarakam W，Rattanaburi S，Phongpaichit S，et al. Phytochemistry Letters，2008，1（4）：211.

[5] Laphookhieo S，Syers J K，Kiattansakul R，et al. Chemical & Pharmaceutical Bulletin，2006，54（5）：745.

[6] 于海洋. 沈阳药科大学硕士学位论文，2009.

[7] 靳三林. 沈阳药科大学博士学位论文，2008.

红厚壳

【苗语】nguix ndos qiang [ŋui³¹ do:³⁵ gjaŋ⁴⁴] 媚陀秧（蜂胶树）

【来源】藤黄科红厚壳属植物，红厚壳 *Calophyllum inophyllum* L.

【形态特征】乔木。树皮厚，灰褐色或暗褐色，有纵裂缝，创伤处常渗出透明树脂。幼枝具纵条纹。叶片厚革质，宽椭圆形或倒卵状椭圆形，顶端圆或微缺，基部钝圆或宽楔形；中脉在下面隆起，侧脉多数，两面隆起。总状花序或圆锥花序近顶生，有花7~11朵；花两性，白色，微香；花萼裂片4枚，外小，内大；花瓣4，倒披针形，顶端近平截或浑圆，内弯。果圆球形，成熟时黄色。

【分布】在东南亚、南亚、大洋洲国家，马达加斯加岛有分布。在我国，分布于广东、台湾、海南。在海南，分布于三亚、乐东、东方、万宁、琼中、澄迈、文昌、海口等。

【化学成分】

（1）𠮿酮类化合物：1,2,3-三羟基-5-甲氧基𠮿酮、3,5-二羟基-1-甲氧基𠮿酮、1,7-二羟基-3-甲氧基𠮿酮[1]、1,5-二羟基𠮿酮、caloxanthone A、caloxanthone B、macluraxanthone[2]、6-羟基-2,3-二甲氧基𠮿酮、1,3,7-三羟基𠮿酮、1,3,7-三羟基-8-甲氧基𠮿酮、7-羟基-1,3-二甲氧基𠮿酮、1,3,6-三羟基-5,7-二甲氧基𠮿酮、2-羟基-1-甲氧基𠮿酮、2-羟基-1,8-二甲氧基酮、1,3,5-三羟基-2-甲氧基𠮿酮、4-羟基𠮿酮、1,3,5-三羟基𠮿酮[3]等。

（2）香豆素类化合物：12-甲氧基红厚壳素 P[1]、inophyllums A~E、inophyllums G₁~G₂、inophyllum P[4]、calohpyllic acid、calophylloide[4, 6]等。

（3）其他化合物：伪蒲公英甾醇[3]、calophinophyllins A~B[5]等。

【药理活性】抗肿瘤活性[1-3]、抗HIV-1活性[4]、抗菌活性[6]等。

133

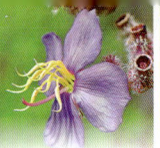

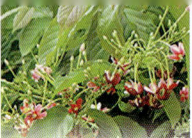

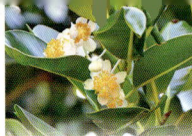

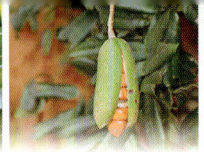

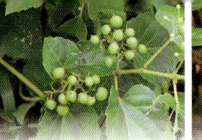

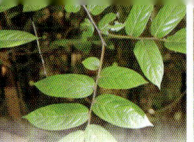

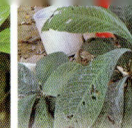

【苗族民间应用】种子油入药，外用于跌打损伤、烧伤烫伤、溃疡红肿、蚊虫叮咬、皮肤感染等。

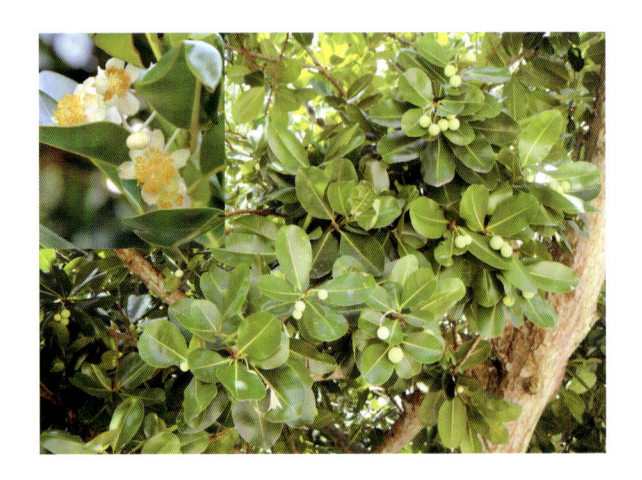

参考文献

［1］曾艳波，梅文莉，张兴，等. 中国药物化学杂志，2012，22（6）：511.

［2］Iinuma M，Tosa H，Tanaka T，et al. Phytochemistry，1994，35（2）：527.

［3］魏代静，曾艳波，梅文莉，等. 热带亚热带植物学报，2011，19（4）：355.

［4］Patil A D，Freyer A J，Eggleston D S，et al. Journal of Medicinal Chemistry，1993，36（26）：4131.

［5］Tip-Pyang S，Sichaem J. Chemistry of Natural Compounds，2021，57（2）：265.

［6］Yimdjo M C，Azebaze A G，Nkengfack A E，et al. Phytochemistry，2004，65：2789.

岭南山竹子

【苗语】lauz mungc qiang [lau³³ muŋ⁴² gjaŋ⁴⁴] 佬蒙秧（楼蒙树）

【来源】藤黄科山竹子属植物，岭南山竹子 *Garcinia oblongifolia* Champ. ex Benth.

【形态特征】乔木或灌木。树皮深灰色；老枝通常具断环纹。叶片近革质，长圆形，倒卵状长圆形至倒披针形，顶端急尖或钝，基部楔形；中脉在上面微隆起，侧脉10~18对。雌雄异株；花小，单生或聚伞花序；雄花：萼片等大，近圆形；花瓣橙黄色或淡黄色，倒卵状长圆形；雌花：萼片、花瓣与雄花相似。浆果卵球形或圆球形，基部萼片宿存，顶端具柱头。

【分布】在越南有分布。在我国，分布于广东、广西、海南和香港。在海南，分布于三

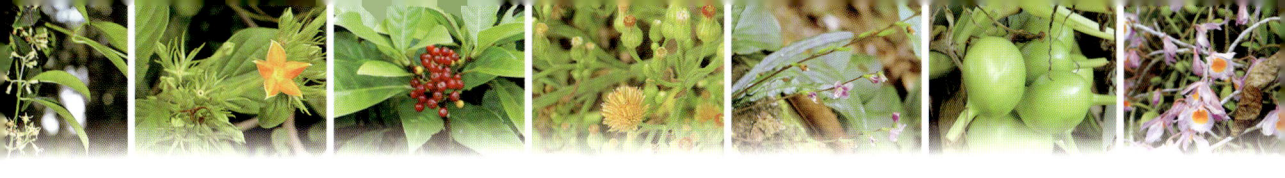

亚、乐东、东方、昌江、白沙、保亭、万宁、儋州、琼海、澄迈、文昌等。

【化学成分】

（1）𠮿酮类化合物：oblongixanthones A~H[1-3]、euxanthone、nigrolineaxanthone T、parvifolixanthone B、leiaxanthone[1]、isocowanin、cowanin、cowanol、rubraxanthone、cowagarcione E[3]等。

（2）苯甲酮类化合物：oblongifolins A~Z[1,2,4]、cambogin、guttiferone B、cambogi-nol[5]等。

（3）其他类化合物：槲皮素、二氢槲皮素、齐墩果酸、2-羟基丁二酸甲酯[6]等。

【药理活性】 抑制癌细胞迁移活性[2]、抗糖尿病活性[3]、抗病毒活性[4]、抗炎活性[7]、抗氧化活性[8]等。

【苗族民间应用】 嫩叶入药，与山螺同煮用于高血压。

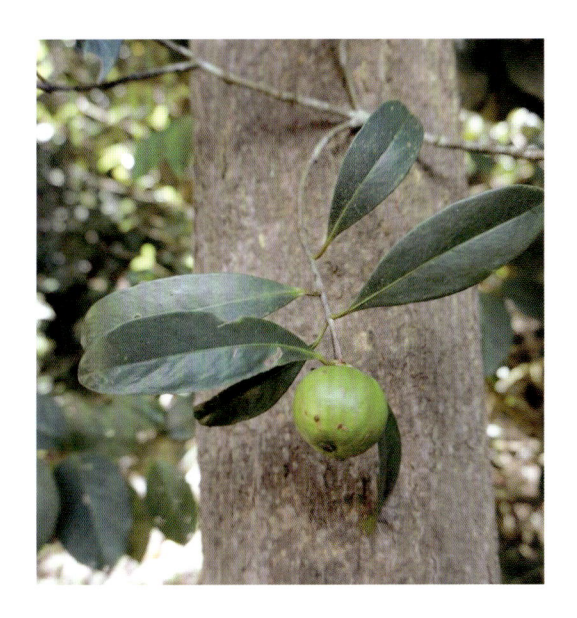

参考文献

[1] Huang S X, Feng C, Zhou Y, et al. Journal of Natural Products, 2009, 72（1）: 130.

[2] Zhang H, Zheng D, Ding Z J, et al. Scientific Reports, 2016, 6（1）: 1.

[3] Trinh BTD, Quach TTT, Bui D N, et al. Fitoterapia, 2017, 118: 126.

[4] Zhang H, Tao L, Fu W W, et al. Journal of Natural Products, 2014, 77（4）: 1037.

[5] Hamed W, Brajeul S, Mahuteau-Betzer F, et al. Journal of Natural Products, 2006, 69（5）: 774.

[6] 余辅松, 邓华, 赵李妮, 等. 时珍国医国药, 2018, 29（1）: 7.

[7] 黄雷, 刘美琼, 张小曼, 等. 中国药房, 2020, 31（14）: 1719.

[8] 赵李妮, 杨先会, 马炳炳, 等. 时珍国医国药, 2015, 26（8）: 1843.

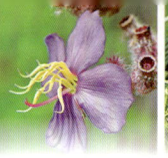

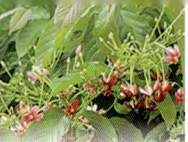

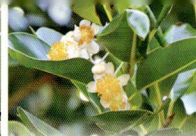

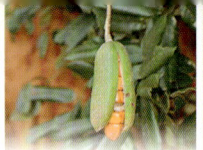

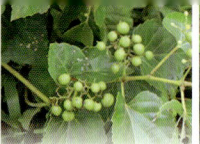

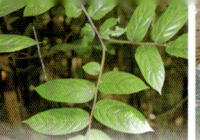

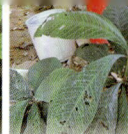

破布叶

苗语 baz nhayc roorts [ba³³ ŋa:i⁴² zɔ:t³⁵] 吧哎哟（破烂布）

【来源】 椴树科破布叶属植物，破布叶 *Microcos paniculata* L.

【形态特征】 灌木或小乔木。树皮粗糙；嫩枝有毛。叶薄革质，卵状长圆形，先端渐尖，基部圆形，两面初时疏被柔毛，后变秃净，边缘有细钝齿；基出3脉；叶柄被毛；托叶线状披针形。圆锥花序顶生，被柔毛；苞片披针形；花柄短小；萼片长圆形，外面有毛；花瓣长圆形，下半部有毛。核果近球形或倒卵形。

【分布】 在中南半岛国家，马来西亚、印度尼西亚有分布。在我国，分布于广东、广西、海南、云南。在海南，分布于三亚、乐东、东方、昌江、白沙、保亭、万宁、琼中、儋州、澄迈、文昌等。

【化学成分】

（1）黄酮类化合物：5,6,8,4′-tetrahydroxylflavone-7-*O*-rhamnoside、isorhamnetin、kaempferol、quercetin[1]、isovitexin、violanthin、kaempferol-3-*O*-β-D-glucopyranoside、isorhamnetin-3-*O*-β-D-glucopyranoside、vitexin、isoviolanthin[2]等。

（2）生物碱类化合物：microgrewiapines A~C、microcosamine A[3]、microcosamine B[4]等。

（3）其他化合物：香豆酸、阿魏酸、脱落酸[5]、香草酸、丁香酸、咖啡酸甲酯、β-谷甾醇、豆甾醇[6]等。

【药理活性】 杀虫活性[4]、抗氧化活性[7]、抗炎活性[8-9]等。

【苗族民间应用】 枝叶入药，与九节配伍止泻止吐，用于腹泻。

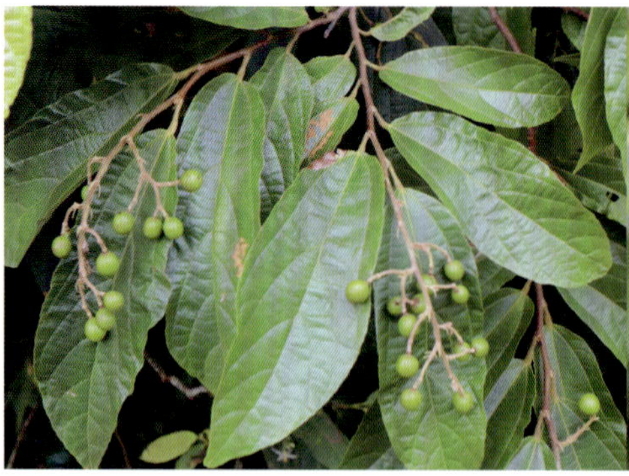

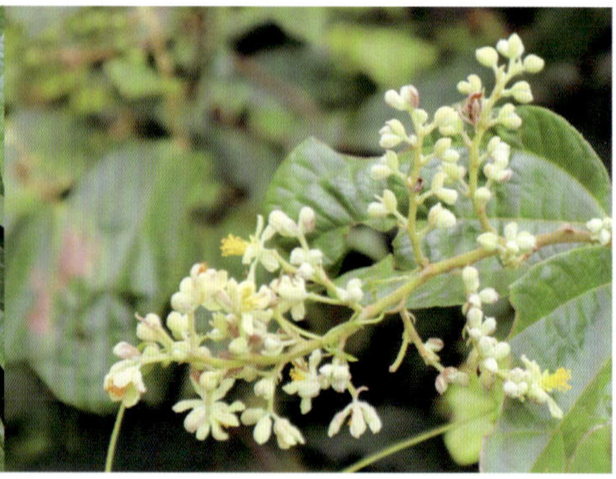

参考文献

[1] 罗集鹏. 中药材，1990，13（3）：33.

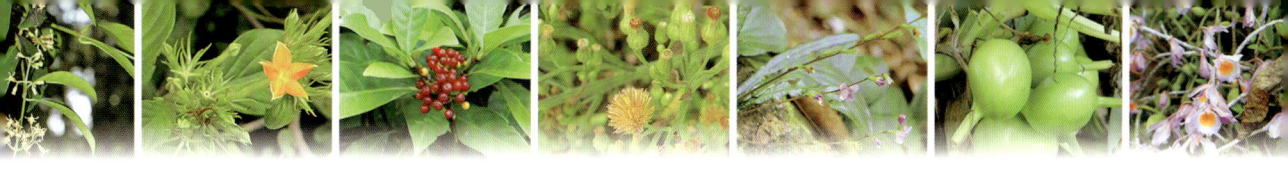

［2］冯世秀，刘梅芳，魏孝义，等. 热带亚热带植物学报，2008，16（1）：51.

［3］Still P C, Yi B, González-Cestari T F, et al. Journal of Natural Products, 2013, 76（2）: 243.

［4］Feng S X, Lin L D, Xu H H, et al. Journal of Asian Natural Products Research, 2008, 10（12）: 1155.

［5］杨茵，李硕果，叶文才，等. 时珍国医国药，2010，21（11）：2790.

［6］胡姈，李军，屠鹏飞. 中草药，2012，43（5）：844.

［7］Fan H, Yang G Z, Zheng T, et al. Molecules, 2010, 15（8）: 5547.

［8］Li K, He Z, Wang X, et al. Free Radical Biology and Medicine, 2018, 124: 163.

［9］Aziz M A. Journal of Integrative Medicine, 2015, 13（3）: 17.

假苹婆

【苗语】 gemz ndiv dins munz qaamz ［ke:m³³ di:⁵³ tin³⁵ mun³³ ga:m³³］ 金底殿门坎（野生仙人蓝靛）

【来源】梧桐科苹婆属植物，假苹婆 *Sterculia lanceolata* Cav.

【形态特征】乔木。小枝幼时被毛。叶椭圆形、披针形或椭圆状披针形，顶端急尖，基部钝形或近圆形，上面无毛，下面近无毛；侧脉每边 7~9 条，在近叶缘不明显连结。圆锥花序腋生，密集且多分枝；花淡红色；萼片 5 枚，基部合生，向外开展，矩圆状披针形或矩圆状椭圆形，顶端钝或略有小尖突，外面被短柔毛，边缘有缘毛。蓇葖果鲜红色，长卵形或长椭圆形，顶端有喙，基部渐狭，密被短柔毛；每果有种子 2~4 粒。种子黑褐色，椭圆状卵形。

【分布】在缅甸、泰国、越南、老挝有分布。在我国，分布于广东、广西、海南、云南、贵州和四川。在海南，分布于三亚、乐东、东方、昌江、白沙、五指山、保亭、万宁、儋州、琼海等。

【药理活性】抗氧化活性[1-2]等。

【苗族民间应用】根入药，用于老鼠疮。

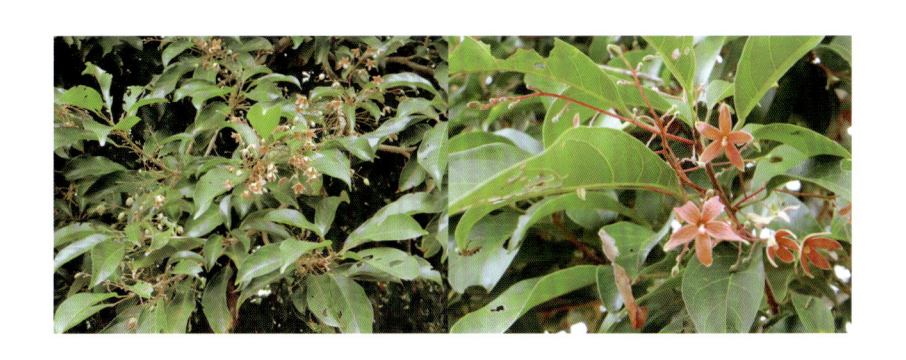

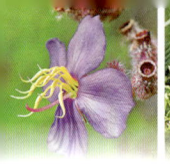

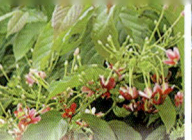

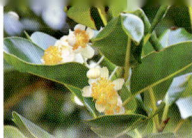

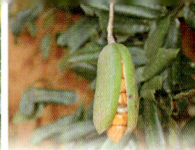

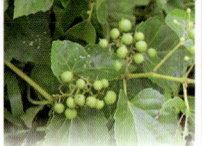

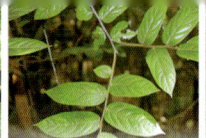

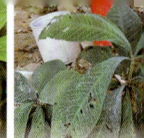

参考文献

［1］许建本，苏秀芳，莫耀芳. 食品工业科技，2018，39（23）：199.

［2］许丹妮，苏秀芳，秦兰清. 广东化工，2019，46（6）：38.

海南苹婆

【苗语】langz guaans qiang [laŋ³³ kwa:n³⁵ gjaŋ⁴⁴] 郎冠秧（郎官树）
【来源】梧桐科苹婆属植物，海南苹婆 *Sterculia hainanensis* Merr. et Chun
【形态特征】灌木或小乔木。小枝无毛或仅在幼嫩部分略被星状短柔毛。叶长矩圆形或条状披针形，顶端钝或近渐尖，基部急尖或钝，两面均无毛；侧脉13~18对，远离叶缘明显地弯拱连结。花红色，排成总状花序；雄花萼5裂，萼片矩圆形或矩圆状椭圆形，外面被稀疏的星状毛；雌花略大。蓇葖果长椭圆形，红色，顶端有喙，外面密被短茸毛。种子椭圆形，黑褐色。
【分布】在我国，分布于海南、广东、广西。在海南，分布于三亚、乐东、东方、白沙、保亭、陵水、万宁、儋州等。
【苗族民间应用】枝叶入药，用于骨折。

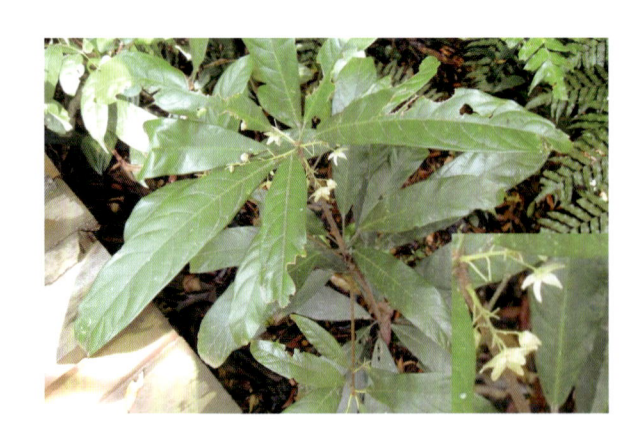

长毛黄葵

【苗语】mbuy diq loq [bu:i⁴⁴ ti:¹¹ lo:¹¹] 普滴芦（布红大）
【来源】锦葵科秋葵属植物，长毛黄葵 *Abelmoschus crinitus* Wall.

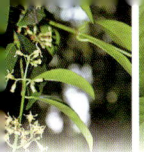

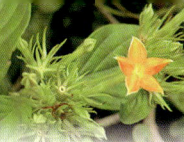

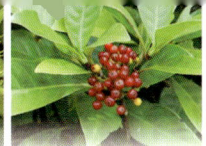

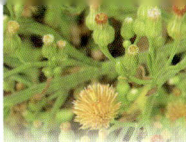

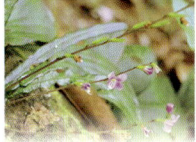

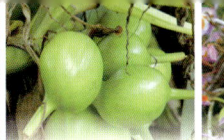

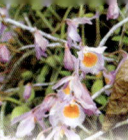

【形态特征】多年生草本。全株密被黄色长硬毛。茎下部的叶圆形，具 5 浅裂；茎中部的叶心形，具粗齿，茎上部的叶箭形；托叶线形。3~9 朵花排列成总状花序，顶生、腋生；小苞片 15~20，线形；萼佛焰苞状，较长于小苞片；花黄色。蒴果近球形。种子多数，肾形，具乳突状脉纹。

【分布】在东南亚洲热带地区有分布。在我国，分布于云南、广东、广西、海南、贵州。在海南，分布于三亚、乐东、东方、琼中、儋州、屯昌、海口等。

【苗族民间应用】根入药，煮水用于肾炎。

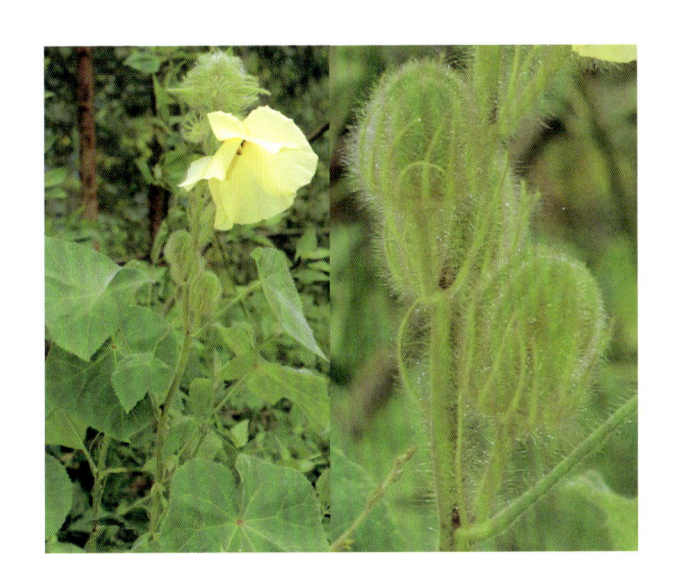

地桃花

【苗 语】geng nhungq nguav [ke:ŋ⁴⁴ n̪uŋ¹¹ ŋwa:⁵³] 庚泳蔴（虫毛草）

【来源】锦葵科梵天花属植物，地桃花 *Urena lobata* L.

【形态特征】小灌木。小枝被星状绒毛。茎下部叶近圆形，先端浅 3 裂，基部圆形或近心形，边缘具锯齿；中部叶卵形，上部叶长圆形至披针形，叶面被柔毛，叶背被灰白色星状绒毛；叶柄被灰白色星状毛；托叶线形，早落。花腋生，单生或丛生，淡红色；花梗被绵毛；小苞片 5，基部合生，被星状柔毛；花萼杯状，裂片 5，被星状柔毛；花瓣 5，倒卵形，外被星状柔毛。果扁球形，分果爿被星状短柔毛和钩刺，不开裂。种子倒卵状三棱形或肾形，无毛。

【分布】在世界热带地区广泛分布。在我国，分布于长江以南地区。在海南，分布于乐东、东方、昌江、白沙、五指山、保亭、万宁、琼中、儋州等。

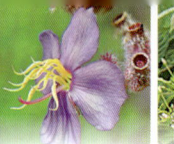

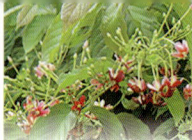

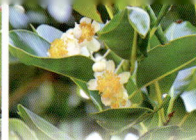

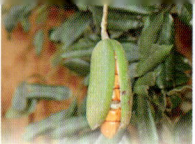

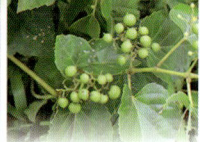

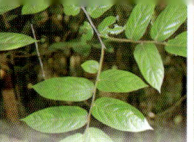

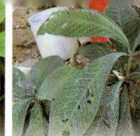

【化学成分】

（1）降倍半萜类化合物：urenalobasides A~E、laurosides B~C、inamoside、3-oxo-α-ionyl-9-O-β-D-apiofuranosyl-(1→6)-β-D-glucopyranoside、guettardionoside、bridelionoside A、(6S,9S)-roseoside、vomifoliol-9-O-β-D-glucopyranoside[1]等。

（2）黄酮类化合物：槲皮素-3-O-β-D-吡喃葡萄糖-(1→2)-β-D-吡喃半乳糖苷、山奈酚-4′-O-β-D-呋喃芹糖-3-O-β-D-吡喃葡萄糖-7-O-α-L-吡喃鼠李糖苷、槲皮素-3-O-β-D-吡喃葡萄糖-7-O-α-L-吡喃鼠李糖苷、槲皮素-3-O-β-D-吡喃葡萄糖-(1→2)-β-D-吡喃葡萄糖苷、山奈酚-3-O-β-D-葡萄糖-(1→2)-β-D-吡喃葡萄糖苷[2]等。

（3）木脂素类化合物：urenalignosides A~D、rourinoside、(7S,7′S,8R,8′R)-icariol A$_2$-9-O-β-D-glucopyranoside、lyoniresinol-9′-O-β-D-glucopyranoside、(−)-isolariciresinol 4-O-β-D-glucopyranoside、cedrusin-4′-O-β-D-glucopyranoside[3]、(−)-Trachelogenin[4]等。

（4）其他类化合物：clematoside-S[4]、ceplignan-4-O-β-D-glucoside[5]等。

【药理活性】 抗菌活性[4,6]、抗炎活性[1,3]、降血糖活性[7]、缓解焦虑[8]等。

【苗族民间应用】 枝叶入药，用于肾炎水肿。

参考文献

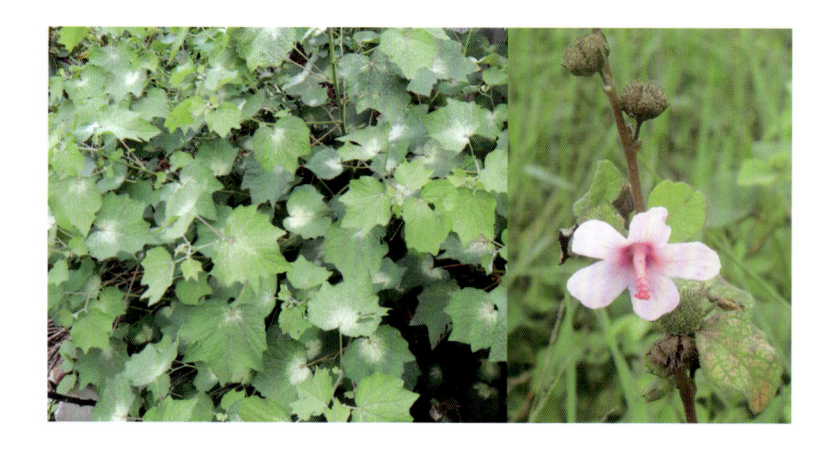

[1] Su C, Qi B, Wang J, et al. Fitoterapia, 2018, 127: 123.

[2] 苏聪, 杨万青, 蒋丹, 等. 中草药, 2015, 46 (14): 2034.

[3] Luo Y, Su C, Ding N, et al. Molecules, 2019, 24 (15): 2850.

[4] Gao X L, Liao Y, Wang J, et al. International Journal of Molecular Sciences, 2015, 16 (3): 4731.

[5] Jia L, Bi Y F, Jing L L, et al. Journal of Asian Natural Products Research, 2010, 12 (11): 962.

[6] Yang Y, Huang Z, Zou X, et al. African Journal of Traditional, Complementary and Alternative Medicines, 2017, 14 (1): 73.

[7] Purnomo Y, Makdasari J, Fatahillah F I. Journal of Basic and Clinical Physiology and Pharmacology,

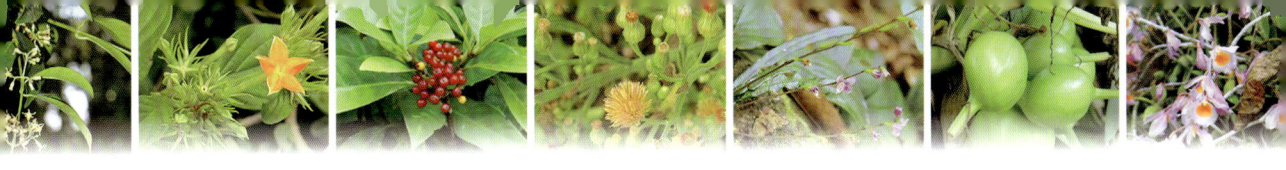

2021，32（4）：889.

[8] Islam M T, Riaz T A, Ayatollahi S A, et al. Clinical Phytoscience，2021，7（1）：1.

梵天花

苗语 geng nhungq gins / glov dau hanz [ke:ŋ⁴⁴ ɳuŋ¹¹ kin³⁵ / klo:⁵³ tau⁴⁴ xan³³] 庚泳荥 / 各罗叨憨（虫毛草 / 狗腿痕）

【来源】锦葵科梵天花属植物，梵天花 *Urena procumbens* L.

【形态特征】灌木。小枝被星状绒毛。下部叶掌状3~5深裂，裂片菱形或倒卵形，呈葫芦状，先端钝，基部圆形至近心形，具锯齿，两面均被星状短硬毛；叶柄被绒毛；托叶钻形，早落。花单生或近簇生；苞基部合生，疏被星状毛；萼卵形，尖头，被星状毛；花冠淡红色。果球形，具刺和长硬毛，刺端有倒钩。种子平滑无毛。

【分布】在我国，分布于广东、海南、广西、福建、湖南、浙江、台湾等。在海南，分布于保亭、万宁、琼中、澄迈等。

【苗族民间应用】茎叶入药，煮水喝用于肾炎，尿路感染。

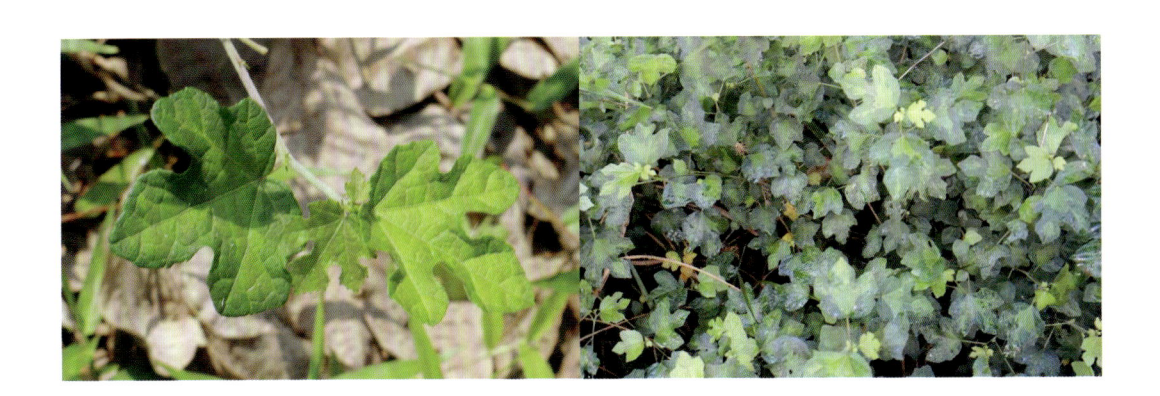

木奶果

苗语 qiang bec gins / saz dhay meiq [gjaŋ⁴⁴ ʔbe:⁴² kin³⁵ / sa³³ ʔda:i⁴⁴ mei¹¹] 秧呗荥 / 莎带美（树白小 / 沙带藤）

【来源】大戟科木奶果属植物，木奶果 *Baccaurea ramiflora* Lour.

【形态特征】乔木。树皮灰褐色；小枝被糙硬毛，后变无毛。叶片纸质，倒卵状长圆形、

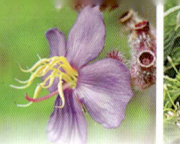

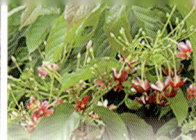

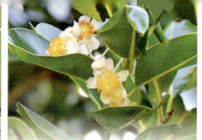

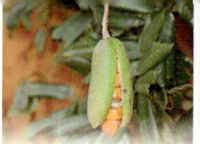

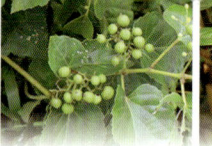

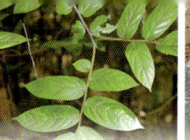

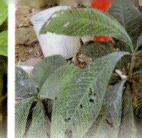

倒披针形或长圆形，顶端短渐尖至急尖，基部楔形，全缘或浅波状，上面绿色，下面黄绿色，两面均无毛；侧脉每边 5~7 条，下面凸起。花小，雌雄异株，无花瓣；总状圆锥花序腋生或茎生，被疏短柔毛；苞片卵形或卵状披针形，棕黄色；雄花：外面被疏短柔毛；雌花：萼片长圆状披针形，外面被短柔毛。浆果状蒴果卵状或近圆球状，黄色后变紫红色，不开裂。内有种子 1~3 粒；种子扁椭圆形或近圆形。

【分布】在印度、缅甸、泰国、越南、老挝、柬埔寨、马来西亚有分布。在我国，分布于海南、广东、广西。在海南，分布于三亚、乐东、东方、昌江、白沙、保亭、陵水、万宁、儋州、澄迈等。

【化学成分】

（1）倍半萜类化合物：表二氢羟基马桑毒素[1]、picrotoximaesin、ramifloside、sapidolide A[2]等。

（2）降倍半萜类化合物：blumenol B[3]、icariside B$_5$[3-4]等。

（3）甾体类化合物：(24S)-24-ethylcholesta-3β,5α,6β-triol、stigmast-4-en-6β-ol-3-one、7-oxo-β-sitosterol、7α-methoxy-sigmast-5-en-3β-ol、β-谷甾醇、胡萝卜苷[5]等。

（4）酚性化合物：4′-O-(6-O-vanilloyl)-β-D-glucopyranosyl tachioside D、6′-O-vanilloylpicraquassioside D、6′-O-vanilloylicariside B$_5$[3]、6′-O-vanilloylisotachioside[3-4]、(−)-表儿茶素、bis（8-catechinyl）methane、tuberonic acid glucoside methyl ester、erigeside B、aviculin、6′-O-vanilloyltachioside[4]等。

（5）其他类型化合物：(2S,3S,4R)-2-[(2R)-2-hydroxytetracosanoylamino]-1,3,4-octadecanetriol、aralia cerebroside[5]等。

【药理活性】抗氧化活性[3-4, 6-7]、神经保护活性[7]等。

【苗族民间应用】果实可食用，生津止渴，有助于改善产后消瘦；可用于泡果酒。

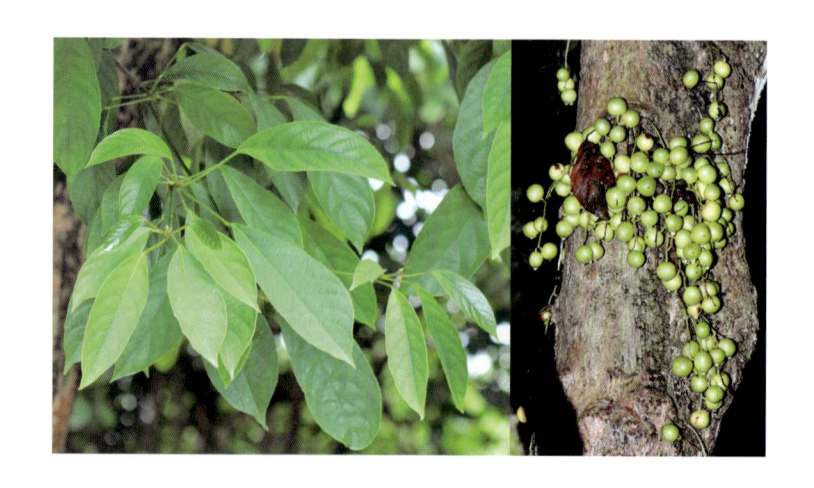

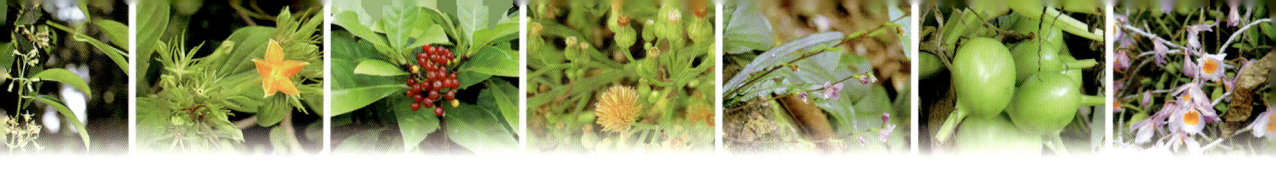

参考文献

[1] 徐静，管华诗，林强．中草药，2007，38（10）：1450.

[2] Pan Z H，Ning D S，Huang S S，et al. Natural Product Research，2015，29（14）：1323.

[3] Yang X W，He H P，Ma Y L，et al. Planta Medica，2010，76（1）：88.

[4] Yang X W，Wang J S，Ma Y L，et al. Planta Medica，2007，73（13）：1415.

[5] 宁德生，吴云飞，吕仕洪，等．广西植物，2014，34（2）：160.

[6] Uddin M S，Hossain M S，Al Mamun A，et al. Asian Pacific Journal of Tropical Medicine，2018，11（7）：443.

[7] 郑晓燕，盛占武，谢学历，等．热带作物学报，2018，39（1）：174.

黑面神

苗语 gaz dhort gins [ka³³ ʔdɔt⁴⁴ kin³⁵] 嘎多芪（家凸小）

【来源】大戟科黑面神属植物，黑面神 *Breynia fruticosa* (L.) Hook. f.

【形态特征】灌木。茎皮灰褐色；枝条上部常呈扁压状，紫红色；小枝绿色；全株均无毛。叶片革质，卵形、阔卵形或菱状卵形，两端钝或急尖，上面深绿色，下面粉绿色，具有小斑点；侧脉每边 3~5 条；托叶三角状披针形。花小，单生或 2~4 朵簇生于叶腋内，雌花位于小枝上部，雄花位于小枝的下部，有时生于不同的小枝上；雄花：花萼陀螺状，顶端 6 齿裂；雌花：花萼钟状，6 浅裂顶端近截形，中间有突尖，结果时约增大 1 倍，上部辐射张开呈盘状。蒴果圆球状，有宿存的花萼。

【分布】在越南有分布。在我国，分布于浙江、福建、广东、海南、广西、四川、贵州、云南。在海南，分布于三亚、乐东、东方、昌江、白沙、五指山、万宁、琼中、儋州、澄迈、琼海等。

【化学成分】

（1）倍半萜类化合物：vomifoliol[1]、breynin C、breynin G、epibreynins E~H[2]、breynin B、breynin D、epibreynin B[2-3]、epibreynin D[2-4]等。

（2）黄酮类化合物：8-羟基木樨草素-8-鼠李糖苷[1]、kaempferol-3-O-β-D-glucopyranoside、quercetin-3-O-β-D-glucopyranoside、kaempferol-7-O-α-L-rhamnopyranoside、tiliroside、3-acetyl-(−)-epicatechin 7-O-β-glucopyranoside[4]、3-acetyl-(−)-epicatechin 7-O-β-glucopyranoside、3-acetyl-(−)-epicatechin 7-O-(6-isobutanoyloxyl)-β-glucopyranoside[5]、(−)-表儿茶素[6]、木樨草素、槲皮素、山柰酚[4,7]、银椴苷[7]等。

（3）木脂素类化合物：(+)-南烛木树脂酚、(+)-异落叶松脂素、(+)-nortrachelogenin、icariol A$_2$[7]、9,9′-dihydroxy-3,4-methylenedioxy-3′-methoxy[7-O-4′,8-5′]neolignan、

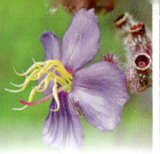

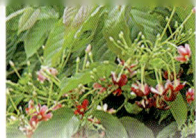

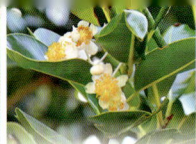

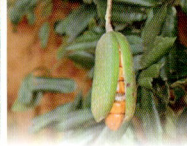

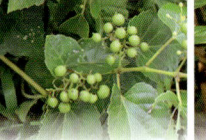

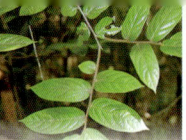

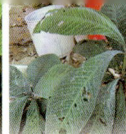

(–)-machicendiol[8]等。

（4）三萜类化合物：无羁萜、木栓醇、羽扇烯酮、算盘子二醇[6]、breynceanothanolic acid、zizyberanalic acid、isoceanothic acid[9]等。

（5）甾体类化合物：β-谷甾醇、豆甾烷-3β,6β-二醇、β-sitosterylglucoside-6′-octadecanoate[6]、fruticosides A~G[9]等。

【药理活性】抗炎活性[3]、酪氨酸酶抑制活性[4]、抗肿瘤活性[9]、免疫抑制活性[10]、抗菌活性[11]、抗慢性皮炎-湿疹[12]等。

【苗族民间应用】叶入药，用于痢疾、腹泻。

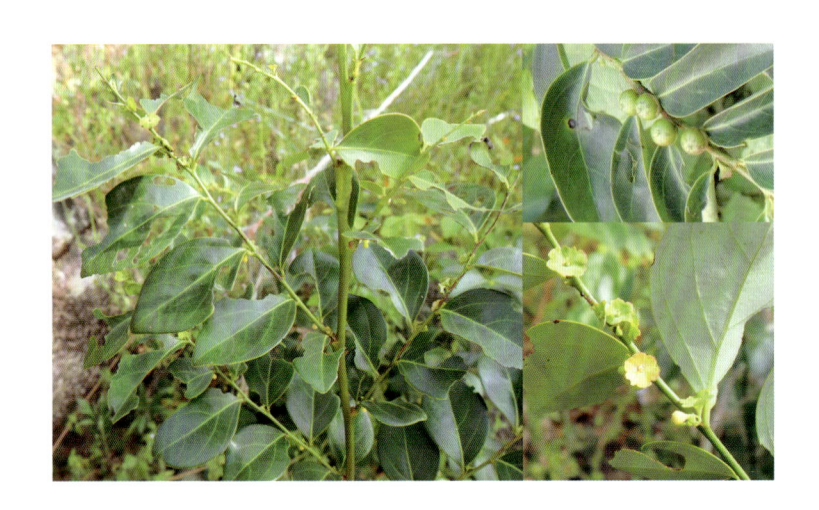

参考文献

[1] 毛华丽，占扎君，钱捷. 中草药，2009，40（S1）：100.

[2] Meng D H, Chen W L, Zhao W M. Journal of Natural Products, 2007, 70（5）: 824.

[3] He X L, Lv J J, Wang X, et al. Journal of Ethnopharmacology, 2019, 239: 111894.

[4] Peng W W, Wang Z Q, Ji M Y, et al. Phytochemistry Letters, 2017, 22: 1.

[5] Meng D H, Wu J, Zhao W M. Phytochemistry, 2010, 71（2-3）: 325.

[6] 林理根，柯昌强，叶阳. 中草药，2013，44（22）：3119.

[7] 彭伟文，何文生，纪梦颖，等. 中国药房，2017，28（36）：5144.

[8] Li Y P, Dong L B, Chen D Z, et al. Phytochemistry Letters, 2013, 6（2）: 281.

[9] Liu Y P, Cai X H, Feng T, et al. Journal of Natural Products, 2011, 74（5）: 1161.

[10] 彭伟文，戴卫波，梅全喜，等. 中华中医药学刊，2013，31（11）：2423.

[11] 彭伟文，王英晶，陆丹倩，等. 中华中医药学刊，2014，32（12）：2937.

[12] 彭伟文，王英晶，王书芹，等. 时珍国医国药，2014，25（12）：2954.

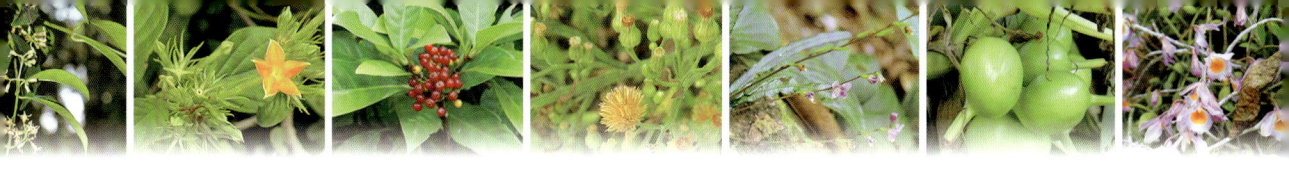

山地五月茶

苗语 dhyu vat [ʔdi:u⁴⁴ vat⁴⁴] 丢呱（钓摇）

【来源】大戟科五月茶属植物，山地五月茶 *Antidesma montanum* Bl.

【形态特征】乔木。除幼枝、叶脉、叶柄、花序和花萼基部被短柔毛或疏柔毛外，其余无毛。叶片纸质，叶形多样，顶端具长或短的尾状尖，或渐尖有小尖头，基部急尖或钝；侧脉每边 7~9 条，在叶背凸起；托叶线形。总状花序顶生或腋生，分枝或不分枝；雄花：花梗极短；花萼浅杯状，3~5 裂，裂片宽卵形，顶端钝，边缘具有不规则的齿；雌花：花萼杯状，3~5 裂，裂片长圆状三角形。核果卵圆形。

【分布】在缅甸、越南、老挝、柬埔寨、马来西亚、印度尼西亚有分布。在我国，分布于广东、海南、广西、贵州、云南、西藏。在海南，分布于三亚、乐东、东方、昌江、白沙、陵水、万宁、儋州、琼中、澄迈、琼海、文昌等。

【化学成分】
（1）挥发性成分：挥发油的主要成分为十六烷酸、(E)-9-十八烯酸、亚油酸[1]等。
（2）黄酮类化合物：穗花杉双黄酮[2]等。

【药理活性】抗癌活性[2]、抗炎活性[3]等。

【苗族民间应用】根、叶入药，叶捣烂外敷用于跌打损伤；根泡酒擦患处用于散瘀止痛。

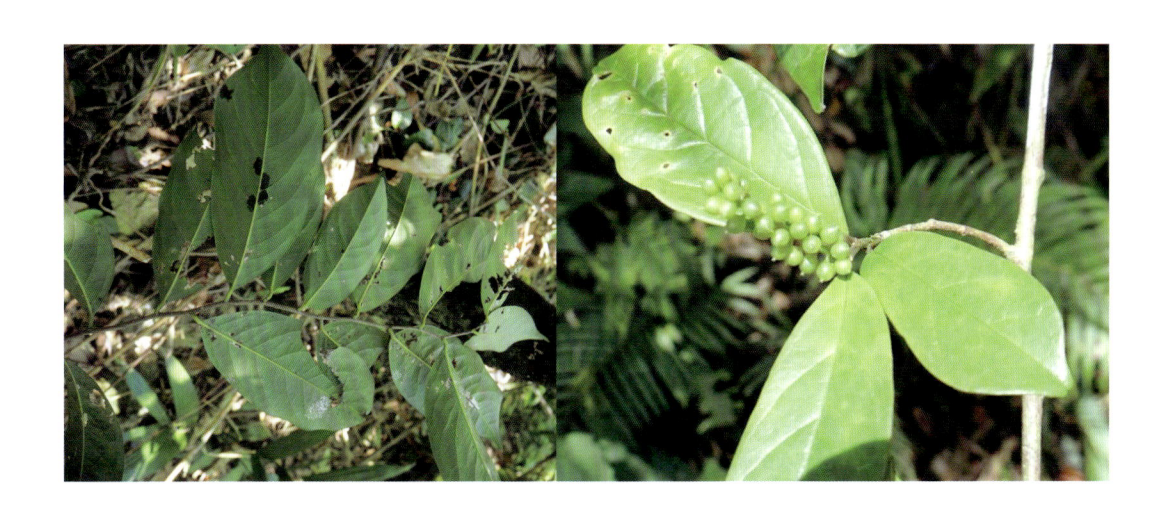

参考文献

[1] 周丹，艾朝辉，李娟，等. 时珍国医国药，2012，23（1）：65.

[2] 马伏宁，黄东梅，宋顺，等. 热带作物学报，2020，41（8）：1693.

[3] 韩丽，刘月丽，王小蒙，等. 时珍国医国药，2012，23（6）：1391.

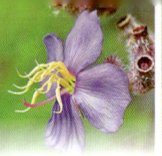

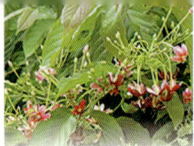

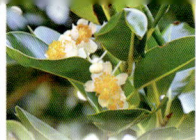

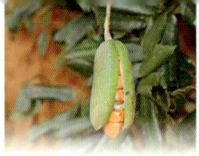

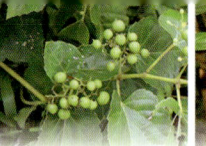

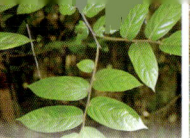

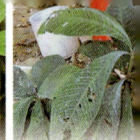

飞扬草

苗语 nguaz gov [ŋwa³³ ko:⁵³] 蕨过（草垂）

【**来源**】大戟科大戟属植物，飞扬草 *Euphorbia hirta* L.

【**形态特征**】一年生草本。茎自中部向上分枝或不分枝，被褐色或黄褐色粗硬毛。叶对生，披针状长圆形、长椭圆状卵形或卵状披针形，中上部有细齿，中下部较少或全缘，下面有时具紫斑，两面被柔毛；叶柄极短。花序多数，于叶腋处密集成头状，无梗或具极短梗，被柔毛；总苞钟状，被柔毛，边缘5裂，裂片三角状卵形，腺体4，近杯状，边缘具白色倒三角形附属物；雄花数枚；雌花1，具短梗，伸出总苞。蒴果三棱状，被短柔毛。种子近圆形，具4棱。

【**分布**】在全球热带和亚热带地区广泛分布。在我国，分布于江西、湖南、福建、台湾、广东、广西、海南、四川、贵州和云南等。在海南，分布于三亚、乐东、昌江、白沙、保亭、万宁、临高、澄迈等。

【**化学成分**】

（1）黄酮类化合物：杨梅苷[1-4]、槲皮苷[2-6]、isoquercitrin[3]、阿福豆苷[4, 7]、euphorbianin[6]、槲皮素、山奈酚、杨梅素[7]等。

（2）酚性化合物：没食子酸[2, 7]、原儿茶酸[7]、3,4-di-*O*-galloylquinic acid、2,4,6-tri-*O*-galloyl-β-D-glucose[2-3]、euphorbins A~B、terchebin、老鹳草素[3]等。

（3）三萜类化合物：3β-hydroxy-urs-12-ene、3β-hydroxy-urs-12-ene-28-oic acid[8]、蒲公英赛醇、β-香树脂醇[9]、24-methylenecycloartenol、cycloartenol、euphorbol hexacosonate、β-amyrin acetate[10]等。

（4）二萜类化合物：12-deoxy-4β-hydroxyphorbol-13-dedocanoate-20-aceate、tinyatoxin、

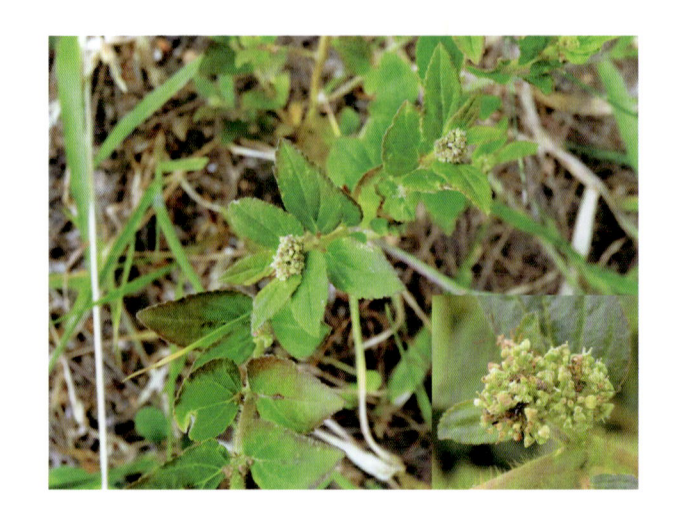

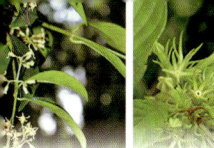

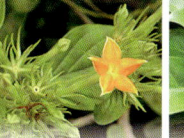

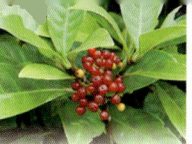

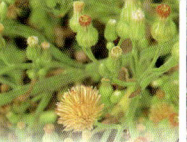

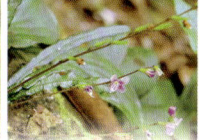

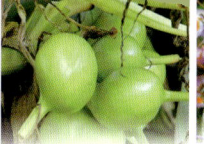

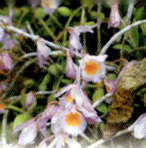

12-deoxy-4β-hydroxyphorbol、ingenol triacetate[10]等。

【药理活性】抗氧化活性[1]、抗疟活性[4]、止泻活性[5]、抗过敏活性[11]、抗炎活性、解热镇痛活性[12]、抗病毒活性[13]、抗菌活性、抗肿瘤活性[14]、降血糖活性[15]、利尿活性[16]等。

【苗族民间应用】全草入药，配伍杠板归煮水用于皮肤湿疹、皮炎等；鲜汁外用治皮肤癣。

参考文献

[1] Kandalkar A, Patel A, Darade S, et al. Asian Journal of Pharmaceutical and Clinical Research, 2010, 3 (3): 234.

[2] 陈玲. 中国中药杂志, 1991, 18 (1): 38.

[3] Yoshida T, Chen L, Shingu T, et al. Chemical & Pharmaceutical Bulletin, 1988, 36 (8): 2940.

[4] Liu Y, Murakami N, Ji H, et al. Pharmaceutical Biology, 2007, 45 (4): 278.

[5] Galvez J, Zarzuelo A, Crespo M E, et al. Planta Medica, 1993, 59 (4): 333.

[6] Aquiland M, Khan I Z. Global Journal of Pure and Applied Sciences, 1999, 5 (3): 371.

[7] Lin Y L, Hsu S Y. (Taiwan) Chung-hua Yao Hsueh Tsa Chih, 1988, 40 (1): 49.

[8] Mallavadhani U V, Narasimhan K. Natural Product Research, 2009, 23 (7): 644.

[9] Gupta D R, Garg S K. Bulletin of the Chemical Society of Japan, 1966, 39 (11): 2532.

[10] Baslas R K, Agarwal R. Current Science, 1980, 49 (8): 311.

[11] Youssouf M S, Kaiser P, Tahir M, et al. Fitoterapia 2007, 78 (7-8): 535.

[12] Lanhers M C, Fleurentin J, Dorfman P, et al. Planta Medica, 1991, 57 (3): 225.

[13] Gyuris A, Szlavik L, Minarovits J, et al. In Vivo, 2009, 23 (3): 429.

[14] Khandoker AKM, Habib M R, Nikkon F, et al. Drug Invention Today, 2009, 1 (1): 10.

[15] Kumar S, Rashmi, Kumar D. Indian Journal of Natural Products and Resources, 2010, 1 (2): 200.

[16] Johnson P B, Abdurahman E M, Tiam E A, et al. Journal of Ethnopharmacology, 1999, 65 (1): 63.

千根草

【苗 语】noc dhongz nguav [no:⁴² ʔdo:ŋ³³ ŋwa:⁵³] 弩苓蔴（奶糖草）

【来源】大戟科大戟属植物，千根草 *Euphorbia thymifolia* L.

【形态特征】一年生草本。根纤细，具多数不定根。茎纤细，自基部极多分枝，被稀疏柔毛。叶对生，椭圆形、长圆形或倒卵形，先端圆，基部偏斜，呈圆形或近心形，边缘有细锯齿，稀全缘，两面常被稀疏柔毛；叶柄极短；托叶披针形或线形，易脱落。花序单

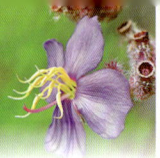

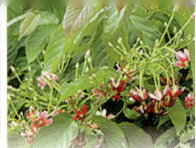

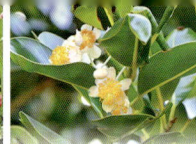

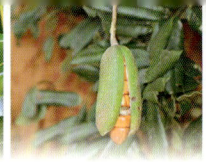

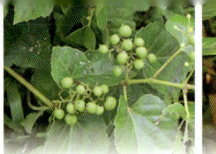

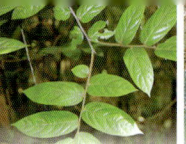

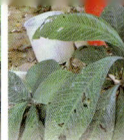

生或数个簇生于叶腋，具短柄，被稀疏柔毛；总苞狭钟状至陀螺状，外部被稀疏的短柔毛，边缘5裂，裂片卵形；腺体4，被白色附属物；雄花少数；雌花1枚。蒴果卵状三棱形，被贴伏的短柔毛，熟后裂为3个分果爿。种子长卵状四棱形，暗红色。

【分布】在热带和亚热带广泛分布。在我国，分布于湖南、江苏、浙江、台湾、江西、福建、广东、广西、海南和云南。在海南，分布于三亚、乐东、东方、陵水、万宁、澄迈、屯昌等。

【化学成分】

（1）黄酮类：芹菜素[1]、木樨草素、槲皮素、山奈酚[2]等。

（2）酚酸类：没食子酸乙酯、对香豆酸、原儿茶酸、没食子酸、咖啡酸[2]、十六烷酸[3]。

（3）生物碱类：N-(N-benzoyl-L-phenylalanyl)-L-phenylalanol、aurantiamide acetate、1-carboethoxy-β-carboline、isoechinulin A[4-5]。

【药理活性】抗氧化活性[1,8]、抗炎镇痛活性[6]、降血糖活性[7]、抗病毒活性[8]、抑菌活性[9]等。

【苗族民间应用】全草入药，捣烂外敷用于消肿止痛。

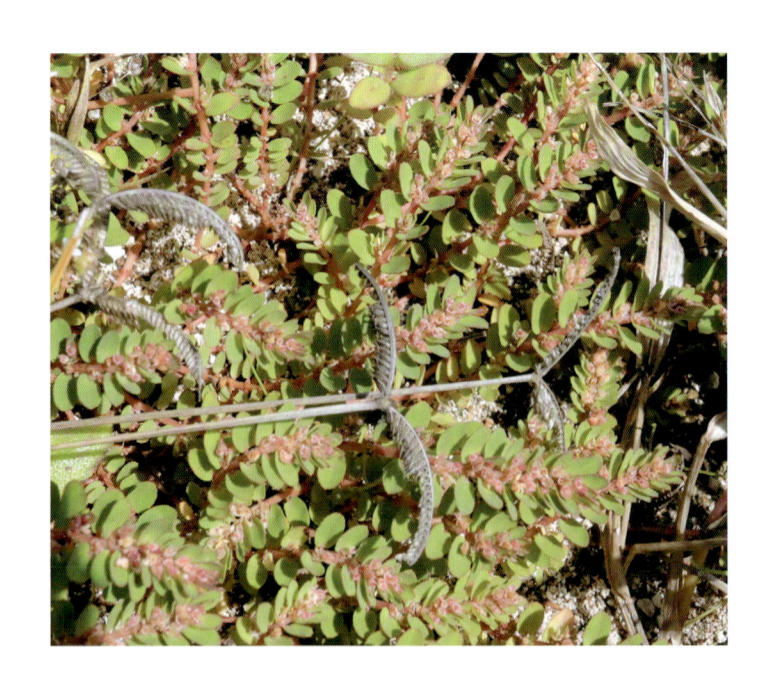

参考文献

[1] 贺星麟，许文，徐少华，等. 云南师范大学学报：自然科学版，2016（3）：46.

[2] 王红刚，盛亚丽，黄巧玲，等. 中草药，2014，45（19）：2766.

[3] 盛亚丽，陈靖靖，雷翔，等. 广东药科大学学报，2018，34（1）：35.

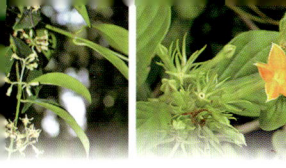

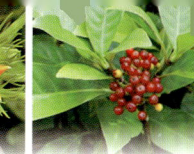

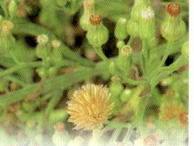

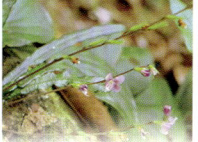

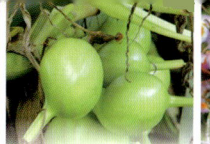

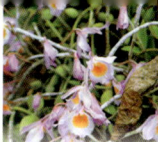

［4］刘金龙，于敏，王素娟，等. 中国中药杂志，2020，45（21）：5226.

［5］贺星麟. 云南师范大学硕士学位论文，2016.

［6］盛亚丽，王红刚，杨超燕，等. 广东药学院学报，2015，31（3）：359.

［7］叶俊杰. 中国保健营养，2017，27（20）：21.

［8］Lin C C，Cheng H Y，Yang C M，et al. Journal of Biomedical Science，2002，9（6）：656.

［9］王红刚，潘秋婷，梁斯婷. 海峡药学，2014，26（2）：147.

金刚纂

苗语 nzamz guort nguav ［dzam^{33} kwɔt^{44} ŋwa:^{53}］ 辰刮蘇（沉骨草）

【来源】大戟科大戟属植物，金刚纂 *Euphorbia neriifolia* L.

【形态特征】肉质小乔木。乳汁丰富。茎圆柱状，上部多分枝，具不明显 5 条螺旋状排列的脊，绿色。叶常互生，少而稀疏，肉质，常呈五列生于嫩枝顶端脊上，倒卵形、倒卵状长圆形至匙形，顶端钝圆，具小凸尖，基部渐狭；叶脉不明显；叶柄短；托叶呈刺状。杯状聚伞花序组成复花序呈二歧分枝，腋生，基部具柄；苞叶 2 枚，膜质，早落；总苞阔钟状，边缘 5 裂，裂片半圆形，边缘具缘毛，内弯；腺体 5，肉质，边缘厚，全缘；雄花多枚；苞片丝状；雌花 1 枚。

【分布】原产于印度，我国各地均有栽培或逸生。海南各地常见栽培或逸为野生。

【化学成分】

（1）二萜类化合物：antiquorines A~B、*ent*-13*S*-hydroxy-16-atisene-3,14-dione[1]、13β-hydroxy-3,15-dioxoatis-16-ene、*ent*-16α,17-dihydroxykauran-3-one、*ent*-16α,17-dihydroxy-atisan-3-one[2]、12α-acetoxy-3β,7α-dihydroxy-8α-methoxyingol、3β,8α,12α-triacetoxy-7α-benzoyloxyingol[3]、eurifoloids A~R[4]、euphorantins S~T、euphorneroids A~D[5]、eupnerias A~F[6]等。

（2）三萜类化合物：taraxerol、9β,19-cyclolanostan-3β-ol、Ψ-taraxastane-3,20-diol[1]、3β-friedelanol、3α-friedelanol、3β-acetoxy friedelane、friedelin、glutinone、glutin-5-en-3β-ol、glutinol acetat、lupenone、epitaraxerol、epitaraxeryl acetate、araxeryl acetate、β-amyrin、β-amyrin acetate、dammarenediol Ⅱ acetate、cabraleadiol、monoacetate、3β-simiarenol、simiarenone、cycloartanol、cycloeucalenol、29-norcycloartanol[7]等。

【药理活性】抗病毒活性[4-7]、抗癌活性[6,8]、抗炎活性[6,9]等。

【苗族民间应用】茎入药，煮水用于骨质增生。

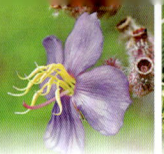

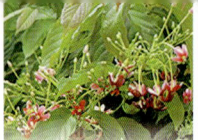

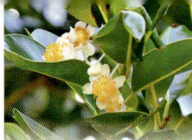

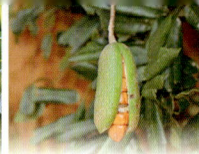

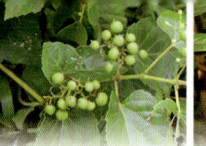

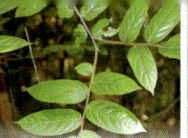

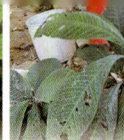

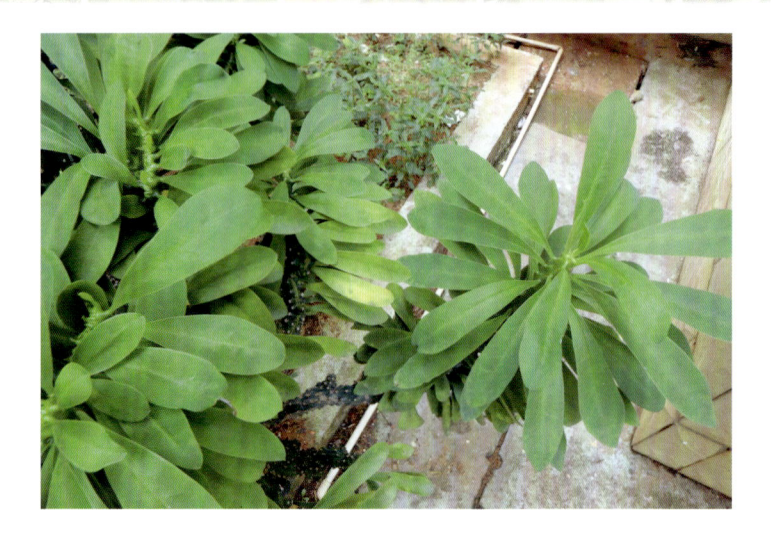

参考文献

［1］陈玉，田学军，李芸芳，等. 药学学报，2009，44（10）：1118.

［2］王若菲，李洪梅，李蓉涛. 昆明理工大学学报（自然科学版），2013，38（6）：93.

［3］颜世利，李艳红，李蓉涛，等. 中草药，2017，48（18）：3699.

［4］Zhao J X，Liu C P，Qi W Y，et al. Journal of Natural Products，2014，77（10）：2224.

［5］Yan S L，Li Y H，Chen X Q，et al. Phytochemistry，2018，145：40.

［6］Li J C，Zhang Z J，Yang T，et al. Phytochemistry Letters，2019，34：13.

［7］Chang F R，Yen C T，Ei-Shazly M，et al. Natural Product Communications，2012，7（11）：1415.

［8］苏三棱. 广州中医药大学博士学位论文，2005.

［9］薛永，杨涛，颜世利，等. 昆明理工大学学报（自然科学版），2018，43（5）：90.

黄桐

苗语 mungz dhorngz [muŋ³³ ʔdɔŋ³³] 蒙苓（蒙桐）

【来源】大戟科黄桐属植物，黄桐 *Endospermum chinense* Benth.

【形态特征】乔木。树皮灰褐色；嫩枝、花序和果均密被灰黄色微柔毛，小枝的毛渐脱落；叶痕明显，灰白色。叶薄革质，椭圆形至卵圆形，顶端短尖至钝圆形，基部阔楔形、钝圆、截平至浅心形，全缘，两面近无毛或下面被疏生微毛，基部有2枚球形腺体；侧脉5~7对；托叶三角状卵形，具毛。花序生于枝条近顶部叶腋；雄花：苞片卵形；花萼杯状，具4~5浅圆齿；雌花：花萼杯状，具3~5枚波状浅裂，被毛，宿存。果近球形，果皮稍肉质。种子椭圆形。

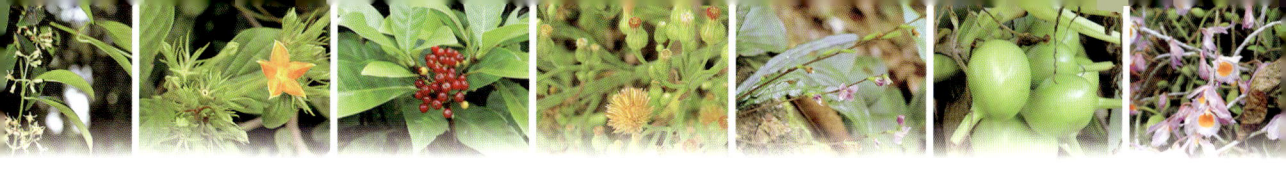

【分布】在印度、缅甸、泰国、越南有分布。在我国，分布于福建、广东、海南、广西、云南和香港。在海南，分布于三亚、乐东、昌江、陵水、万宁、琼中、儋州、澄迈、琼海等。

【化学成分】

（1）三萜类化合物：3-羰基齐墩果酸、齐墩果酸[1-2]、3-oleana-9(11),12-diene-28-oic acid、altissimanin C、melliferone、路路通内酯、甘五酸[2]等。

（2）甾体类化合物：7-羰基谷甾醇、β-谷甾醇、β-胡萝卜苷、7-羰基-β-胡萝卜苷[1]、7β-hydroxy-β-sitosterol[2]等。

（3）木脂素类化合物：ficusesquilignan A、ficusesquilignan B、(+)-丁香脂素[2]等。

（4）香豆素类化合物：7-羟基-6-甲氧基香豆素[1]等。

（5）酚性化合物：4-羟基-3-甲氧基苯甲醛、3-羟基-4-甲氧基苯甲酸[1]、(E)-coniferaldehyde、4-hydroxy-benzaldehyde、2,4,6-trimethoxyphenol、3,5-dimethoxy-4-hydroxy-benzaldehyde[2]。

（6）生物碱类化合物：endospermoid A[2]等。

（7）其他类化合物：(+)-去氢催吐萝芙木醇、3α-hydroxy-5,6-epoxy-7-megastigmen-9-one、pubinernoid A、(E)-linalool-1-oicacid[2]等。

【苗族民间应用】树皮入药，与巢蕨配伍煮水用于便秘。

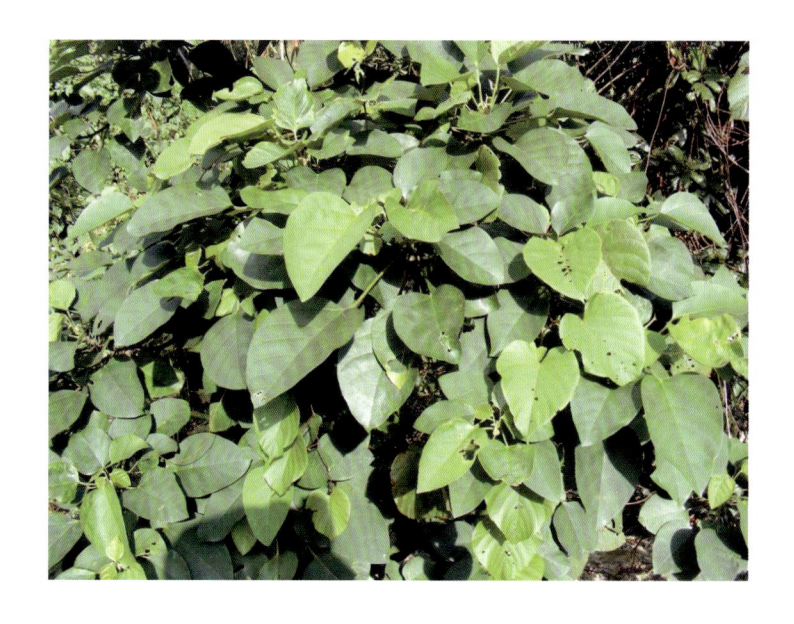

参考文献

[1] 李晓花，林立东，吴萍，等. 热带亚热带植物学报，2007，15（1）：35.

[2] 邹涛. 云南中医学院硕士学位论文，2014.

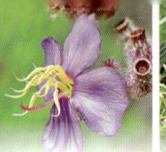

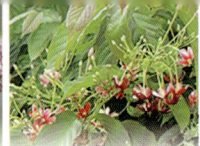

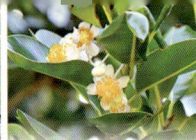

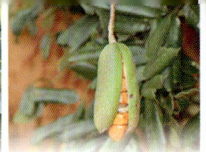

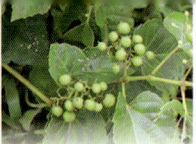

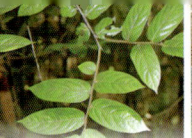

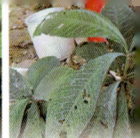

银柴

【苗语】ngamx qiang /dhyuv zaanj qiang [ŋam³¹ gjaŋ⁴⁴ / ʔdi:u⁵³ tsa:n⁵¹ gjaŋ⁴⁴] 俺秧 / 丢赞秧（坎树 / 酒盏树）

【来源】大戟科银柴属植物，银柴 *Aporosa dioica* Müll. Arg.

【形态特征】乔木。小枝被稀疏粗毛，老后渐无毛。叶片革质，椭圆形、长椭圆形、倒卵形或倒披针形，顶端圆至急尖，基部圆形或楔形，全缘或具有稀疏的浅锯齿，上面无毛而有光泽，下面初时仅叶脉上被稀疏短柔毛，老后渐无毛；侧脉每边 5~7 条，未达叶缘而弯拱联结；叶柄被稀疏短柔毛，顶端两侧各具 1 个小腺体；托叶卵状披针形。雄花：穗状花序；苞片卵状三角形，顶端钝，外面被短柔毛；萼片通常 4，长卵形；雌花：穗状花序；萼片 4~6，三角形，顶端急尖，边缘有睫毛。蒴果椭圆状，被短柔毛。含种子 2 粒；种子近卵圆形。

【分布】在印度、缅甸、越南和马来西亚有分布。在我国，分布于广东、海南、广西、云南。在海南，分布于三亚、乐东、东方、昌江、白沙、五指山、陵水、万宁、儋州、澄迈、琼海等。

【苗族民间应用】叶入药，捣烂外敷用于蚊虫咬伤。

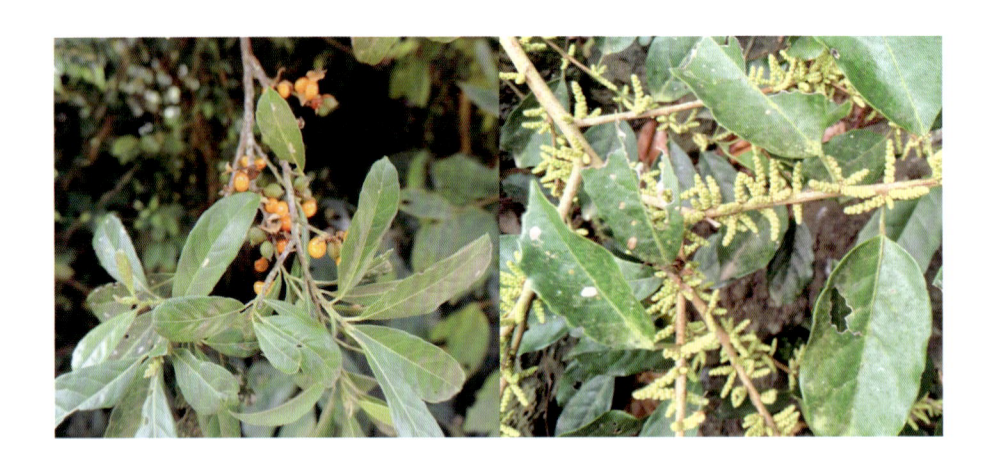

蓖麻

【苗语】gungz ruungc ben [kuŋ³³ zu:ŋ⁴² ʔbe:n⁴⁴] 庚样变（公样变）

【来源】大戟科蓖麻属植物，蓖麻 *Ricinus communis* L.

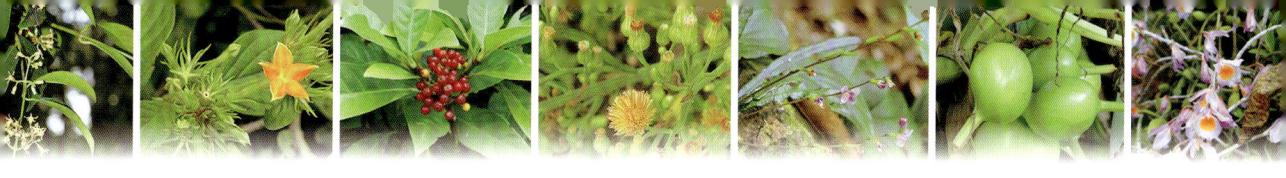

【形态特征】一年生或多年生草本。叶盾状圆形，被白霜，掌状7~11裂，裂片卵状长圆形或披针形，顶端急尖或渐尖，边缘具锯齿；掌状脉7~11条；叶柄粗壮，中空，顶端具2枚盘状腺体，基部具盘状腺体；托叶长三角形，早落。总状花序或圆锥花序，被白霜；苞片阔三角形，膜质，早落；雄花：花萼裂片卵状三角形；雌花：萼片卵状披针形，凋落。蒴果卵球形或近球形，果皮具软刺或平滑。种子椭圆形，微扁平，平滑，斑纹淡褐色或灰白色。

【分布】原产地可能在非洲东北部的肯尼亚或索马里，在热带至温带各国广泛分布。在我国，分布于华南和西南地区。在海南，分布于乐东、东方、昌江、白沙、五指山、万宁、儋州、澄迈、海口等。

【化学成分】

（1）生物碱类化合物：蓖麻碱[1-2]、N-去甲蓖麻碱[1]等。

（2）黄酮类化合物：槲皮素[1]、木樨草素[2]等。

（3）三萜类化合物：羽扇豆醇[2-3]、acetylaleuritolic acid、30-降羽扇豆-3β-醇-20-酮、羽扇豆-20(29)-烯-3β,15α-二醇[3]等。

（4）蓖麻毒蛋白：蓖麻毒蛋白D、蓖麻毒蛋白E[4]等。

（5）甾体类化合物：豆甾醇[2]、豆甾-4-烯-3-酮、豆甾-4-烯-6β-醇-3-酮、豆甾-4-烯-3,6-二酮[3]等。

（6）酚性化合物：没食子酸甲酯、黄花菜木脂素A、东莨菪内酯、反式阿魏酸[1]、短叶苏木酚酸乙酯、没食子酸、3,4-二羟基苯甲酸甲酯[2]等。

（7）其他类化合物：蓖麻三甘油酯、3-乙酰氧基-油桐酸、油桐酸、9-hydroxytridecyl docosanoate、棕榈酸、二十八烷醇、正十八烷[2]、callyspinol、ficusic acid、叶绿醇[3]等。

【药理活性】抗糖尿病活性[1, 3]、抗肿瘤活性[5]、抗生育活性[6-7]、泻下通滞活性[8]等。

【苗族民间应用】叶入药，捣烂外敷用于消肿；热敷肚脐治疗腹痛。

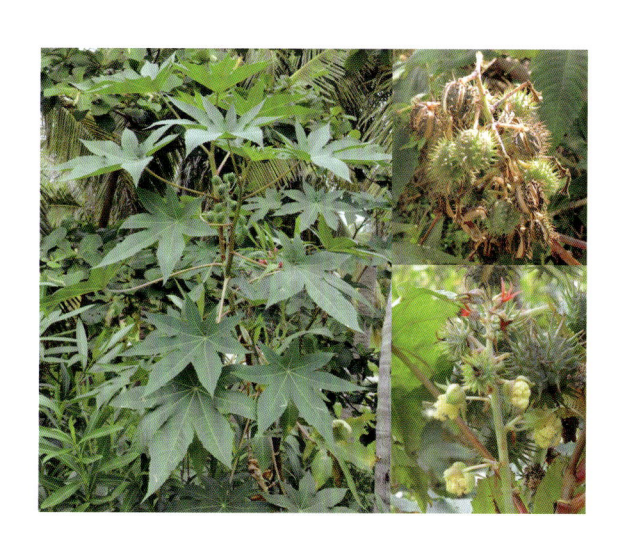

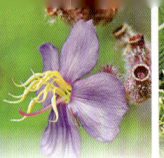

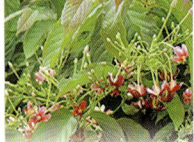

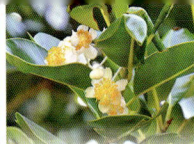

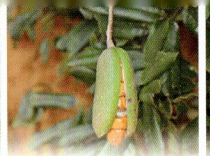

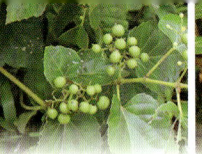

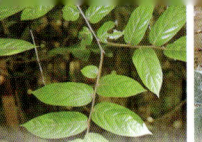

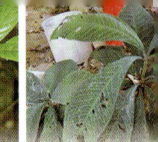

参考文献

[1] 邓青, 覃乾祥, 叶觉鲜, 等. 华西药学杂志, 2015, 30（4）: 442.

[2] 唐祖年, 谢丽霞, 苏小建, 等. 中草药, 2012, 43（1）: 15.

[3] 黎伸华, 邓青, 朱丽, 等. 中国中药杂志, 2014, 39（3）: 448.

[4] Hegde R, Podder S K. European Journal of Biochemistry, 1992, 204（1）: 155.

[5] 陈志奎, 林礼务, 李娜, 等. 中药药理与临床, 2008, 24（1）: 10.

[6] 张小雪. 四川大学博士学位论文, 2007.

[7] 秦晓娜. 四川大学硕士学位论文, 2006.

[8] 黄月爱, 陈秋连, 徐宝珠, 等. 国际医药卫生导报, 2007, 13（12）: 58.

水柳

苗 语 gaz langz qiang / vorms lorngz ngaanx / gaz langz ndangx [ka^{33} laŋ^{33} gjaŋ^{44} / vɔm^{35} lɔŋ^{33} ŋa:n^{31} / ka^{33} laŋ^{33} daŋ^{31}] 嘎郎秧 / 碗龙满 / 嘎郎躺（家郎树 / 水龙眼 / 家郎清）

【来源】 大戟科水柳属植物，水柳 *Homonoia riparia* Lour.

【形态特征】 灌木。小枝具棱，被柔毛。叶纸质，互生，线状长圆形或狭披针形，顶端渐尖，具尖头，基部急狭或钝，全缘或具疏生腺齿，腹面疏生柔毛或无毛，背面密生鳞片和柔毛；侧脉9~16对；托叶钻状，脱落。雌雄异株；花序腋生；苞片近卵形；小苞片2枚，三角形，花单生于苞腋；雄花：花萼裂片3枚，被短柔毛；雌花：萼片5枚，长圆形，顶端渐尖，被短柔毛。蒴果近球形，被灰色短柔毛。种子近卵状，外种皮肉质，具皱纹。

【分布】 在印度、缅甸、泰国、老挝、越南、马来西亚、印度尼西亚、菲律宾有分布。在我国，分布于台湾、海南、广西、贵州、云南、四川。在海南，分布于三亚、乐东、昌江、白沙、保亭、万宁、琼中、儋州等。

【化学成分】

（1）三萜类化合物：1-羰基-油桐酸、油桐酸、3-乙酰氧基-油桐酸、蒲公英赛酮、蒲公英赛醇、3-乙酰氧基-12-齐墩果烯-28-醇、熊果酸、羽扇豆醇、乙酰氧羽扇豆醇酯[1]、24-methylenecycloartane-3β,6β,7β-triol、24-methylenecycloartane-3β,6β,7β,16β-tetraol、24-methylenecycloartane-3β,6β,16β-triol、24-methylenecycloartane-3β,6β,7β,16β-tetraol 3-O-β-d-xylopyranoside[2]、horipenoids A~H、2α,3β-dihydroxyl-oleana-12-en-28-oic acid[3]、acetylaleuritolic acid、taraxerone[4]、riparsaponin[4-5]、24-methylenecycloartane-3β,6β,7β,16β-tetraol-3-β-xylopyranoside[6]等。

（2）黄酮类化合物：槲皮素、槲皮素-3-O-β-吡喃葡萄糖苷、myricetin、myricetin-3-

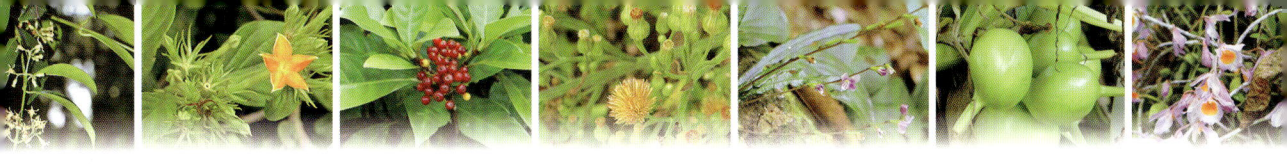

O-glucopyranoside、myricetin-3-O-β-xylopyranoside、quercetin-3-O-β-xylopyranoside、quercetin-3-O-α-arabinopyranoside、betmidin、nicotiflorin[6]、杨梅苷[7]等。

（3）甾体类化合物：spinasterol、daucosterol[4]等。

（4）其他化合物：臭矢菜素A、大黄酚、没食子酸[1]、2,4-sorbic acid、ethyl gallate[4]等。

【药理活性】血管生成抑制活性[2]、羟基类固醇脱氢酶抑制活性[3]、黄嘌呤氧化酶抑制活性[4]、抗菌活性[8]、抗肿瘤活性[5,8]、改善糖尿病视网膜病变[7]、抗氧化活性、神经保护活性[9]等。

【苗族民间应用】根入药，煮水用于凉茶。

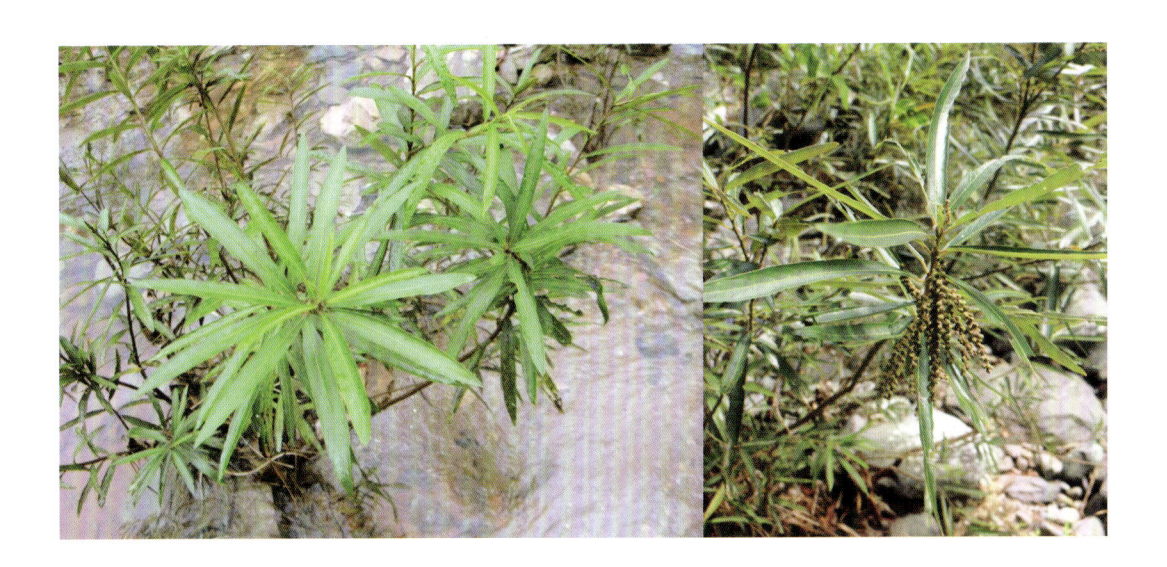

参考文献

[1] Yang S M，Liu X K，Qing C，et al. Acta Pharmaceutica Sinica，2007，42（3）：292.

[2] Lee I S，Kim J，Kim Y S，et al. Journal of Natural Products，2012，75（7）：1312.

[3] Yu J H，Shen Y，Liu H B，et al. Organic & Biomolecular Chemistry，2014，12（26）：4716.

[4] Xu F，Zhao X，Yang L，et al. Molecules，2014，19（9）：13422.

[5] Li T，Wang L. Oncology letters，2017，14（6）：6841.

[6] Park S J，Nhiem N X，Van Kiem P，et al. Biochemical Systematics and Ecology，2014，57：155.

[7] Pyun B J，KimY S，Lee I S，et al. Integrative Medicine Research，2017，6（3）：300.

[8] Bapat U C，Mhapsekar D R. International Journal of Pharmacy and Pharmaceutical Sciences，2014，6（11）：237.

[9] Kanniparambil Xavier S，Haneefa S M，Anand D R. Pharmacognosy Magazine，2017，13（49）：25.

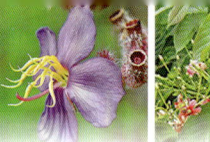

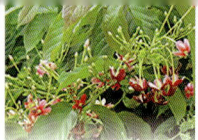

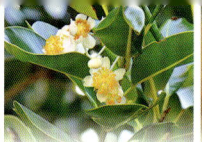

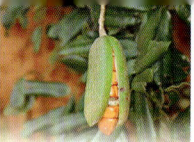

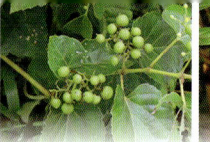

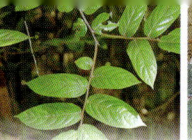

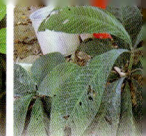

白背叶

苗语 gaz ndaet bec [ka³³ dɛt⁴⁴ ʔbe:⁴²] 嘎特呗（家点白）

【来源】大戟科野桐属植物，白背叶 *Mallotus apelta* (Lour.) Müll. Arg.

【形态特征】灌木或小乔木。小枝、叶柄和花序密被淡黄色星状柔毛和散生橙黄色颗粒状腺体。叶互生，常卵形或阔卵形，顶端急尖或渐尖，基部截平或稍心形，边缘具疏齿，上面无毛或被疏毛，下面被灰白色绒毛，散生橙黄色颗粒状腺体；基出5脉，侧脉6~7对；基部近有褐色腺体2个。雌雄异株；雄花：圆锥或穗状花序，多朵簇生于苞腋；苞片卵形；花萼裂片4，卵形或卵状三角形，外面密生淡黄色毛，内面散生颗粒状腺体；雌花：穗状花序，偶有分枝；苞片近三角形；花梗极短；花萼裂片3~5枚，卵形或近三角形，外面密生灰白色毛和颗粒状腺体。蒴果近球形，密生被灰白色毛的软刺。种子近球形；褐色或黑色，具皱纹。

【分布】在我国，分布于云南、广西、湖南、江西、福建、广东和海南。在海南，分布于乐东、东方、昌江、白沙、五指山、保亭、万宁、澄迈、屯昌、琼海、儋州等。

【化学成分】

（1）三萜类化合物：erythordiol-3-acetate、3β,29-di-hydroxylupane、ursolic acid acetate[1]、acetyl aleuritolic acid、高根二醇-3-醋酸酯[2]、无羁萜、无羁萜醇、表木栓醇、蒲公英甾酮、异蒲公英赛醇[3]、12-乌索烯-3-酮、3-羟基-12-乌索烯、熊果酸、乙酰基油酮酸[4]等。

（2）二萜类化合物：malloapeltene、malloapeltin[5]、10-hydroxy-cembrene-5-one、6-hydroxy-cembrene-5,10-dione、2α,4β,15,16-tetrahydroxyl-dolabradane[6]等。

（3）黄酮类化合物：5,7-二羟基-6-异戊烯基-4′-甲氧基二氢黄酮、洋芹素、洋芹素-7-O-β-D-葡萄糖苷[7]等。

（4）生物碱类化合物：4-methoxy-3-cyano-pyridine 1-oxide[8]等。

（5）香豆素类化合物：东莨菪内酯[2]、aquillochin、cleomiscosin A、5′-demethylaquillochin[9]等。

（6）苯并吡喃类化合物：4-羟基-2,6-二甲基-6-(3,7-二甲基-2,6-辛二烯基)-8-(3-甲基-2-丁烯基)-2H-1-苯并吡喃-5,7(3H,6H)-二酮、2,3-二氢-5,7-二羟基-2,6,8-三甲基 4H-1-苯并吡喃-4-酮[10]、6β-羟基-2α,8β-二甲基-6-(3-甲基-2-丁烯基)-8-(3,7-二甲基-2,6-辛二烯基)1-苯并吡喃-4,5,7(3H,6H,8H)-三酮、6β-羟基-2α,6α,8β-三甲基-8-(3,7-二甲基-2,6-辛二烯基)-2H-1-苯并吡喃-4,5,7(3H,6H,8H)-三酮[11]等。

（7）其他类化合物：mussaenoside[4]、4,5,4′-trimethylellagic acid[8]等。

【药理活性】抗菌活性[1]、保肝活性[12]、抗病毒活性[13]、抗炎活性[14]、抗肿瘤活

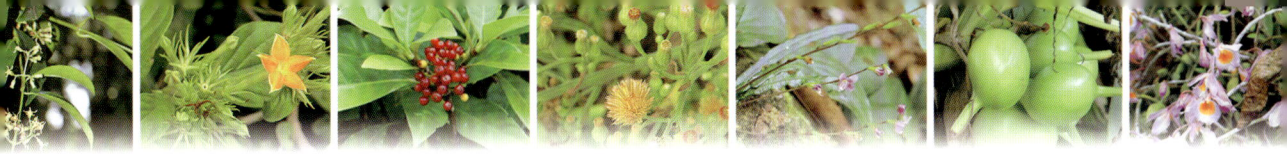

性[15]、止血活性[16]等。

【苗族民间应用】 根入药，用于乙肝；叶入药，用于脱肛。

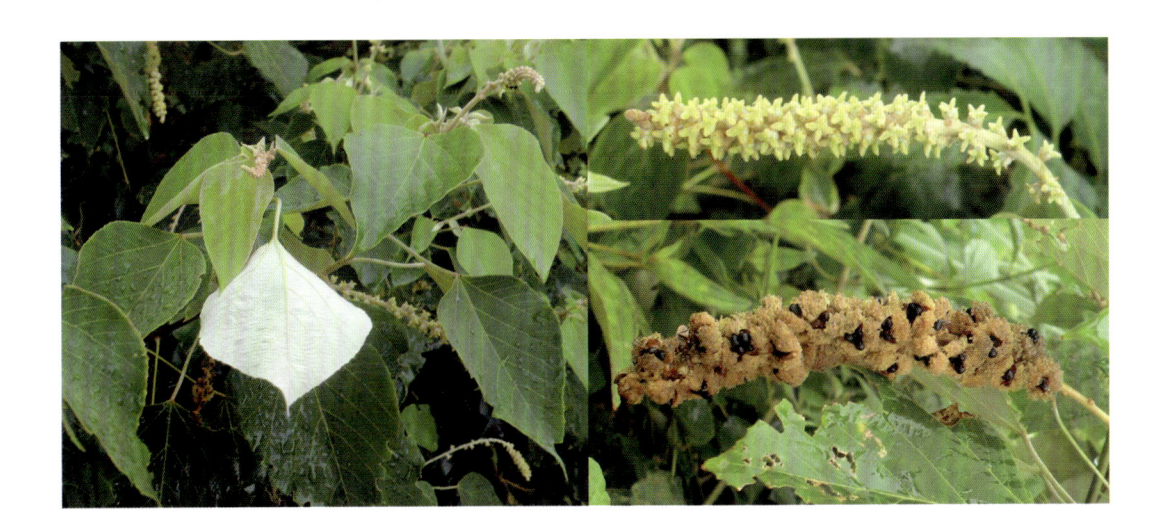

参考文献

[1] 单雪琴，冯廉彬，吴承顺. 植物学报，1985，27（2）：192.

[2] 徐一新，陈海生，周靖，等. 解放军药学学报，1999，15（5）：7.

[3] Kiem P V, Minh C V, Huong H T, et al. Archives of Pharmacal Research, 2004, 27（11）：1109.

[4] 亓晓曼，杨益平，叶阳. 中药材，2005，28（9）：765.

[5] Cheng X F, Chen Z L, Zeng-Mu M. Journal of Asian Natural Products Research, 1999, 1（3）：163.

[6] Cheng X F, Chen Z L. Journal of Asian Natural Products Research, 1999, 1（4）：319.

[7] 吴桂凡，韦松，蓝树彬，等. 中草药，2006，37（8）：1126.

[8] Cheng X F, Meng Z M, Chen Z L. Phytochemistry, 1998, 49（7）：2193.

[9] Cheng X F, Chen Z L. Fitoterapia, 2000, 71（3）：341-342.

[10] An T Y, Hu L H, Cheng X F, et al. Phytochemistry, 2001, 57（2）：273.

[11] An T Y, Hu L H, Cheng X F, et al. Natural Product Research, 2003, 17（5）：325.

[12] 赵进军，吕志平，张绪富. 华西药学杂志，2003，18（4）：257.

[13] 徐舒，吕志平，蔡红兵，等. 中西医结合学报，2006，4（3）：285.

[14] 黄卓坚，王志萍，夏星，等. 广西中医药大学学报，2014，17（1）：81.

[15] 郑作文，伦玉宁，赵丽丽. 中国实验方剂学杂志，2012，18（13）：214.

[16] 谢金鲜，林启云，黄启武，等. 广西中医药，1993，16（2）：43.

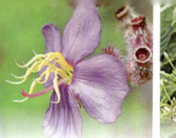

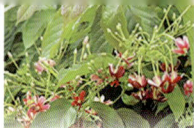

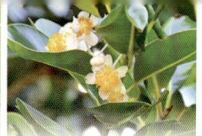

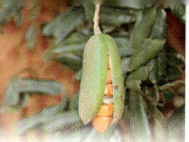

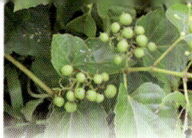

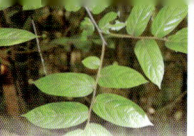

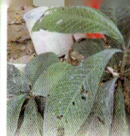

锈毛野桐

苗语 gengs nungv bhieiv [ke:ŋ³⁵ nuŋ⁵³ pjei⁵³] 庚恁荕（蜻蜓头）

【来源】大戟科野桐属植物，锈毛野桐 *Mallotus anomalus* Merr. et Chun

【形态特征】灌木。小枝、叶和花序密被锈色星状短柔毛；树皮灰褐色。叶纸质，对生，同对叶形状、大小有差异；叶阔椭圆形、倒卵形或倒卵状椭圆形，顶端急尖，基部圆形或钝，全缘或具疏齿，背面被锈色星状短柔毛；侧脉7~9对，近基部有腺体2~4枚；托叶卵状披针形，顶端长渐尖，被毛或无毛。雌雄异株。雄花：总状花序由3~5朵组成，腋生；苞片披针形；花萼裂片3对，长圆状卵形，被毛。雌花：总状花序由3~8朵组成，顶生或腋生；苞片长圆状卵形或卵状披针形，顶端渐尖或急尖；花萼裂片3对，披针形。蒴果球形，钝三棱形，密生细长软刺和锈色星状柔毛。种子卵形，稍三棱，褐色，平滑。

【分布】在我国分布于广西、海南。在海南，分布于三亚、乐东、东方、昌江、陵水、万宁、琼海等。

【化学成分】

（1）二萜类化合物：anomalusins A~B、abbeokutone[1]、anomaluone[1,4]、anomallotusin[1-2]、isoanomallotusin、anomallotusinin[2]、anomaluol、anomallotuside[3]等。

（2）二芳基庚烷类化合物：yakuchinone B、5-hydroxy-1-(3′,4′-dihydroxyphenyl)-7-(4″-hydroxyphenyl)-3-heptanone、5-hydroxy-7-(4-hydroxyphenyl)-1-phenyl-3-heptanone、(4*E*)-7-(4-hydroxy-3-methoxyphenyl)-1-phenylhept-4-en-3-one[1]等。

（3）黄酮类化合物：3,5,7-trihydroxyflavone、4*H*-1-benzopyran-4-one[1]等。

（4）倍半萜类化合物：cloven-2β,9α-diol[1]等。

【苗族民间应用】根入药，外敷用于金环蛇、银环蛇咬伤。

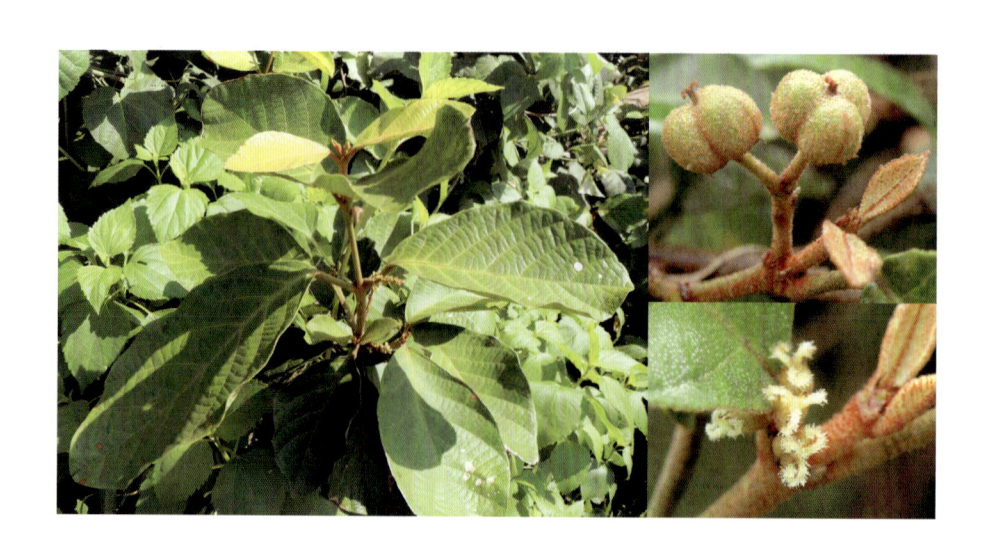

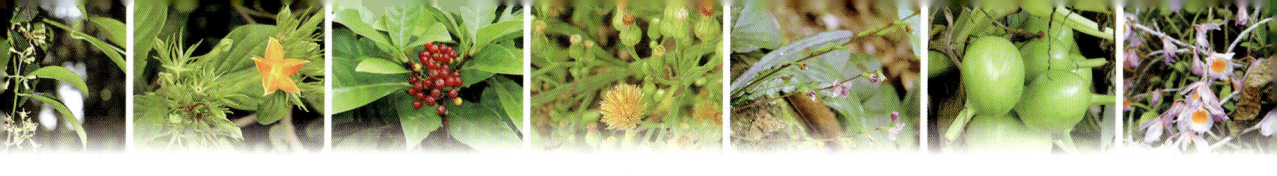

参考文献

[1] Ni G, Yang S P, Yue J M. Journal of Chinese Pharmaceutical Sciences, 2012, 21 (5): 421.

[2] 杨益平, 唐宗俭, 冯胜初, 等. 化学学报, 1992, 50 (2): 200.

[3] 杨益平, 唐宗俭, 徐任生, 等. 化学学报, 1992, 50 (2): 205.

[4] 唐宗俭, 宋纯清, 冯胜初, 等. 化学学报, 1990, 48 (7): 705.

毛果算盘子

苗语 gaz dhort bhieis [ka^{33} ʔdɔt^{44} pjei^{35}] 嘎多荚（家凸毛）

【**来源**】大戟科算盘子属植物，毛果算盘子 *Glochidion eriocarpum* Champ. ex Benth.

【**形态特征**】灌木。小枝密被淡黄色长柔毛。叶片纸质，卵形、狭卵形或宽卵形，顶端渐尖或急尖，基部钝、截形或圆形，两面被长柔毛，下面毛较密；侧脉每边4~5条；叶柄被柔毛；托叶钻状。花单生或2~4朵簇生于叶腋；雌花生于小枝上部，雄花生于小枝下部；雄花：萼片6，长倒卵形，顶端急尖，外面被疏柔毛；雌花：近无花梗；萼片6，长圆形，两面被长柔毛。蒴果扁球状，具4~5条纵沟，密被长柔毛，顶端具圆柱状稍伸长的宿存花柱。

【**分布**】在越南有分布。在我国，分布于江苏、福建、湖南、广东、广西、海南、贵州、越南、香港和台湾。在海南，分布于白沙、澄迈、屯昌、儋州等。

【**化学成分**】

（1）三萜类化合物：lupenone[1-2]、lupeol、glochidonol、glochidiol[1-2, 4]、glochidone、lup-20(29)-en-lβ,3β-diol[1-3]、3-*epi*-lupeol[2, 4]、glochieriosides A~B、lup-20(29)-en-3β,23-diol[3]、glochieriol、glochieriosides C~E[5]等。

（2）紫罗兰酮类化合物：cannabiside D、glochidionionoside E、(6*S*,9*S*)roseoside、blumenol C glucoside、(6*R*,9*S*)-3-oxo-α-ionol β-D-glucopyranoside、glochidionionoside C、glcochidionionoside A[5]等。

（3）酚性化合物：1,2-dimethoxyphenyl-4-*O*-β-D-glucoside、koaburaside monomethyl ether、koaburaside、1-β-D-glucopyranosyloxy-3-methoxy-5-hydroxybenzene、syringin、bergenin[5]、没食子酸[6]等。

（4）木脂素类化合物：7*R*,8*S*-dihydrodehydrodiconiferyl alcohol 4-*O*-β-D-glucopyranoside、7*S*,8*R*-dihydrodehydrodiconiferyl alcohol 4-*O*-β-D-glucopyranoside[5]等。

【**药理活性**】抗肿瘤活性[2-3, 5]、抗炎镇痛活性[7]等。

【**苗族民间应用**】茎叶入药，煮水洗用于皮肤瘙痒。

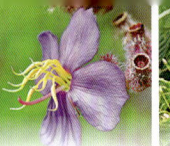

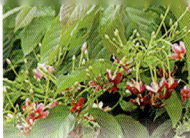

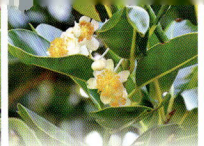

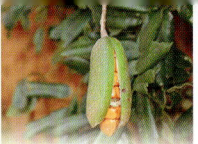

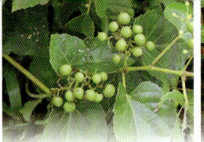

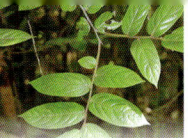

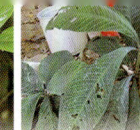

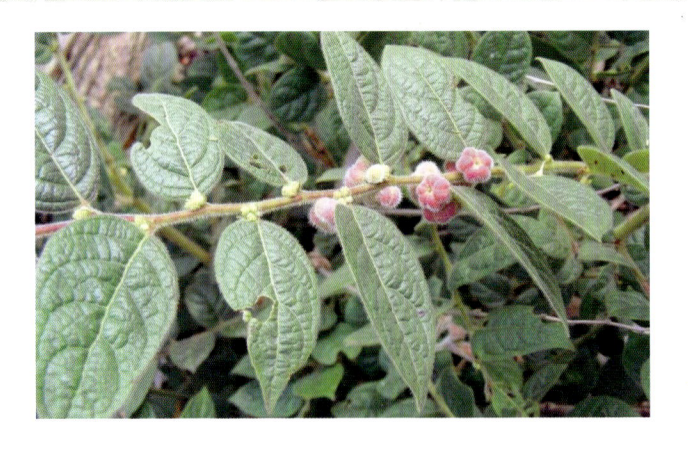

参考文献

［1］Hui W H，Li M M. Phytochemistry，1976，15（4）：561.

［2］Puapairoj P，Naengchomnong W，Kijjoa A，et al. Planta Medica，2005，71（3）：208.

［3］Van Kiem P，Thu V K，Yen P H，et al. Chemical & Pharmaceutical Bulletin，2009，57（1）：102.

［4］Thu V K，Kiem P V，Yen P H，et al. Natural Product Communications，2010，5（3）：361.

［5］Wang Y M，Zhu H T，Wang D，et al. Bulletin of the Korean Chemical Society，2014，35（2）：631.

［6］黄红泓，甄汉深，柳贤福. 医药导报，2015，34（3）：392.

［7］覃日宏，黄红泓，柳贤福，等. 华西药学杂志，2019，34（6）：650.

红背山麻杆

【苗语】zorng maz raangs qiang [tsɔŋ³⁵ ma³³ ʐaːŋ³⁵ gjaŋ⁴⁴] 钟麻壤秧（中麻苗树）

【来源】大戟科山麻杆属植物，红背山麻杆 *Alchornea trewioides* (Benth.) Müll. Arg.

【形态特征】灌木。小枝被灰色微柔毛，后变无毛。叶薄纸质，阔卵形，顶端急尖或渐尖，基部浅心形或近截平，边缘疏生小齿，上面无毛，下面浅红色，基部具腺体4枚；基出3脉；托叶钻状，具毛；小托叶披针形。雌雄异株；雄花序穗状，腋生或生于一年生小枝已落叶腋部，具微柔毛，苞片三角形；雌花序总状，顶生，具花5~12朵，苞片狭三角形，基部具腺体2枚，小苞片披针形；雄花：多朵簇生于苞腋；花梗无毛，中部具关节；花萼无毛，萼片4枚，长圆形；雌花：1朵，生于苞腋；萼片5~6枚，披针形，被短柔毛。蒴果球形，具3棱，被微柔毛。种子扁卵状，种皮浅褐色，具瘤体。

【分布】在泰国、越南、日本有分布。在我国，分布于福建、江西、湖南、广东、广西、海南、香港。在海南，分布于东方、白沙、万宁、儋州、澄迈、屯昌等。

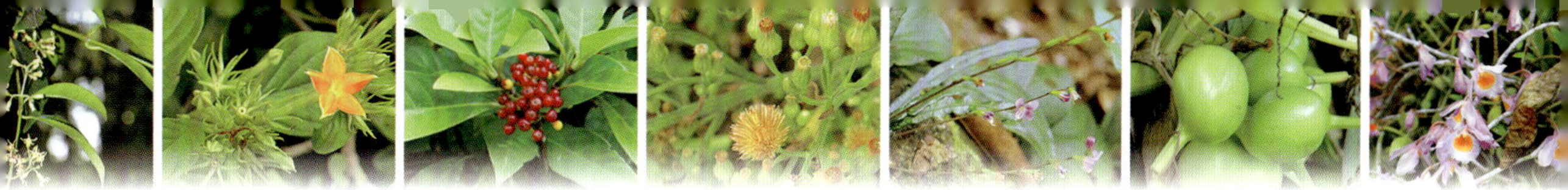

【化学成分】

（1）黄酮类化合物：芹菜素-6-C-D-葡萄糖苷、芹菜素-7-O-芸香糖苷、芹菜素-7-O-β-(2″-O-α-鼠李糖基)葡萄糖醛酸苷、木樨草素-7-O-α-L-鼠李糖(1→6)-β-D-葡萄糖苷[1]、槲皮素、槲皮苷、异懈皮苷、芦丁、异牡荆素、牡荆素[2]等。

（2）苯乙醇苷类化合物：2-phenethyl β-D-glucoside、icariside D₁、2-苯乙基-D-芸香苷[2]等。

（3）酚性化合物：没食子酸乙酯[1]、水杨酸、对羟基苯甲酸、2,5-二羟基苯甲酸、3,4-二羟基苯甲酸、没食子酸、没食子酸甲酯[3]、鞣花酸、3-O-甲基没食子酸、1-O-没食子酰基-β-D-葡萄糖、1,6-二-O-没食子酰基-β-D-葡萄糖、叶下珠鞣质D、furosonin、老鹳草素[4]等。

（4）苯丙素类化合物：反-对香豆酸、顺-对香豆酸、咖啡酸、咖啡酸甲酯[3]等。

（5）奎宁酸类化合物：3-O-咖啡酰基奎宁酸、4-O-咖啡酰基奎宁酸、5-O-咖啡酰基奎宁酸、4-O-galloylquinic acid、5-O-galloylquinic acid[5]等。

（6）三萜类化合物：乙酰基木油醇酸、木栓酮、3-乙酰氧基-12-齐墩果烯-28-酸甲酯、马斯里酸、马斯里酸甲酯[6]等。

（7）二萜类化合物：sugeroside[7]等。

（8）紫罗兰酮类化合物：trewiosides A~B[7]等。

（9）甾体类化合物：β-胡萝卜苷[1]、β-谷甾醇、β-谷甾醇-3-O-硬脂酸酯、豆甾-4-烯-3,6-二酮[6]、20α-hydroxypregn-4-en-3-one β-D-glucopyranoside[7]等。

【药理活性】抗氧化活性[5]、PTP1B抑制活性[6]、抗肿瘤活性[7]、抗炎活性[7]、抗病毒活性[8]等。

【苗族民间应用】枝叶入药，煮水用于治疗风疹。

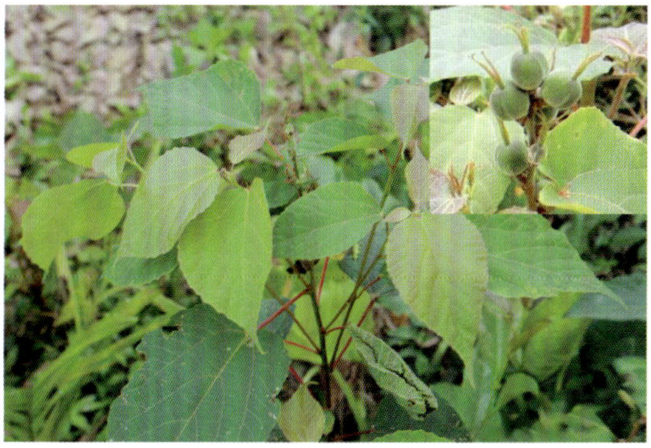

【参考文献】

[1] 鲁俊华，文永新，陈月圆，等. 天然产物研究与开发，2012，24（6）：772.

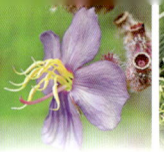

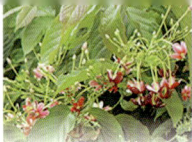

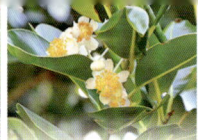

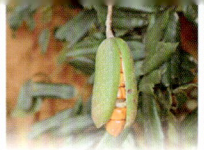

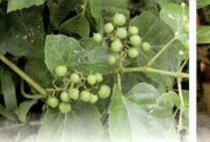

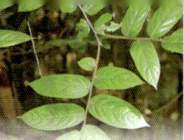

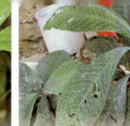

[2]黄永林，陈月圆，颜小捷，等. 广西植物，2014，34（1）：126.

[3]黄永林，刘金磊，陈月圆，等. 广西植物，2014，34（2）：143.

[4]黄永林，李典鹏，杨子明. 广西植物，2015，35（4）：564.

[5]黄永林，陈月圆，刘金磊，等. 广西植物，2015，35（1）：105.

[6]冯守爱，覃日懂，韦康，等. 天然产物研究与开发，2016，28（12）：1915.

[7]Phan NHT, Thuan NTD, Duyen NHH, et al. Chemical & Pharmaceutical Bulletin，2021，69（1）：150.

[8]Wang Q R, Tao H M, Wu G, et al. Journal of Chinese Medicinal Materials，2013，36（6）：880.

羽脉山麻杆

【苗语】zuungs zeng qiang / zuungs glaangs qiang [tsu:ŋ^{35} tse:ŋ^{44} gjaŋ^{44} / tsu:ŋ^{35} kla:ŋ^{35} gjaŋ^{44}] 曾江秧 / 曾狼秧（黄猄树 / 黄猄颈树）

【来源】大戟科山麻杆属植物，羽脉山麻杆 *Alchornea rugosa* (Lour.) Müll. Arg.

【形态特征】灌木或小乔木。嫩枝被短柔毛，小枝无毛。叶互生，纸质，狭长倒卵形、倒卵形至阔披针形，顶端渐尖，基部略钝或浅心形，边缘具细腺齿，腹面无毛，背面侧脉腋具柔毛，基部具腺体2枚；侧脉8~12对；无小托叶；叶柄，无毛；托叶钻状，具疏毛，脱落。雌雄异株。雄花：花序圆锥状，顶生，花序轴被微柔毛或无毛；苞片三角形，被微柔毛；花5~11朵，簇生于苞腋；花萼具疏柔毛，萼片2枚或4枚。雌花：花序总状或圆锥状，顶生，被毛情况与雄花序同，基部常具腺体2枚；雌花单生；萼片5枚，三角形，被短柔毛。蒴果近球形，具3圆棱，近无毛。种子卵球形，种皮浅褐色，具小凸起。

【分布】在东南亚各国、澳大利亚有分布。在我国，分布于广东、海南、广西、云南。在海南，分布于三亚、乐东、东方、昌江、白沙、保亭、万宁、儋州、琼海、文昌、海口等。

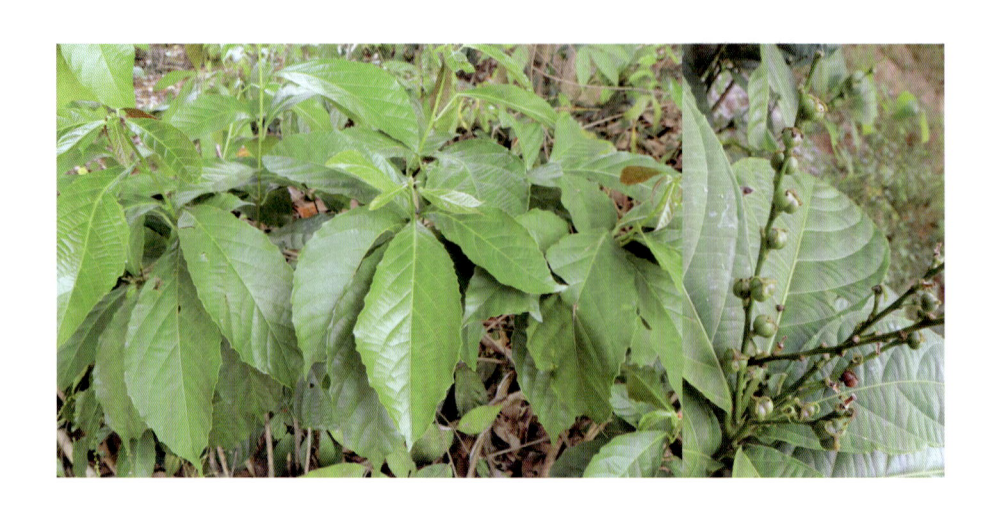

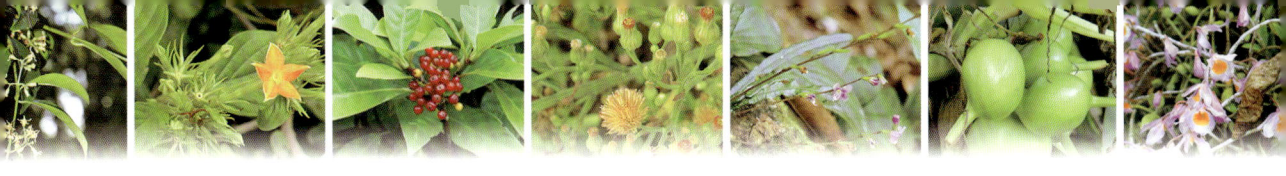

【苗族民间应用】叶入药，煮水用于清热解毒。

海南叶下珠

苗 语 lamz goms diq [lam³³ ko:m³⁵ ti:¹¹] 兰甘滴（蓝甘红）

【来源】大戟科叶下珠属植物，海南叶下珠 *Phyllanthus hainanensis* Merr.

【形态特征】灌木。茎皮灰褐色；小枝具棱；全株无毛。叶片膜质，近长圆形，顶端急尖，有锐尖头，基部宽楔形，两侧不相等，上面绿色，下面浅绿色或粉绿色；叶脉呈紫红色，每边4~5条；叶柄极短；托叶线状披针形。雌雄同株；雄花：通常2~3朵簇生于小枝中下部的叶腋内；萼片4，红色，卵状椭圆形，边缘膜质，具撕裂状齿，顶端尖；雌花：萼片5，红色，披针形，边缘膜质，深撕裂，宿存。蒴果长卵形，熟后背部开裂。种子小，淡红色。

【分布】仅在我国海南省有分布。海南特有种，分布于三亚、乐东、东方、昌江、白沙、保亭、万宁、儋州、澄迈、琼海、文昌、海口等。

【化学成分】

三萜类化合物：phainanoids A~F[1]、phainanolide A、phainanoids G-I[2]。

【药理活性】免疫抑制活性[1-2]、肿瘤细胞毒活性[2]。

【苗族民间应用】枝叶入药，烧水洗澡用于皮肤痒；煲汤用于痛经。

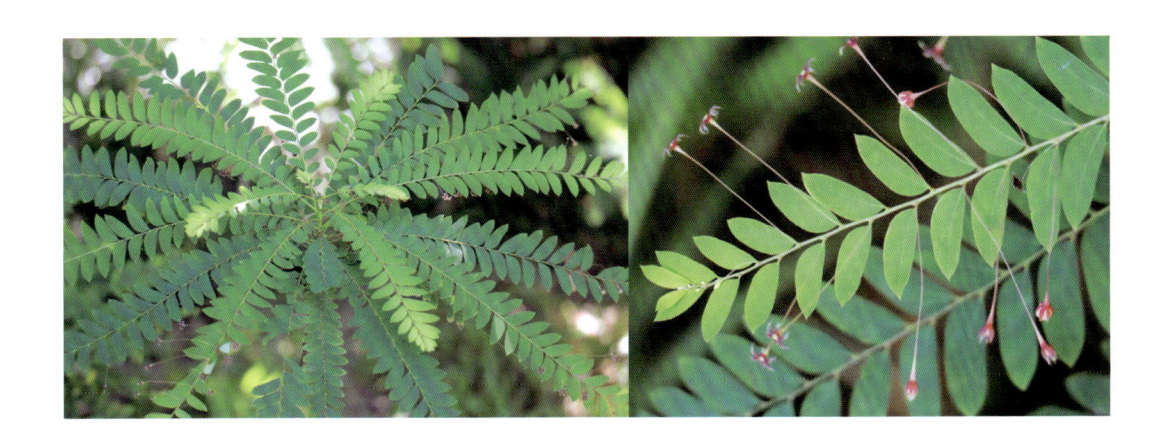

参考文献

[1] Fan Y Y, Zhang H, Zhou Y, et al. Journal of the American Chemical Society, 2015, 137（1）: 138.

[2] Fan Y Y, Gan L S, Liu H C, et al. Organic Letters, 2017, 19（17）: 4580.

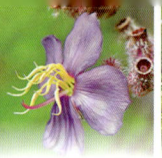

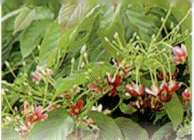

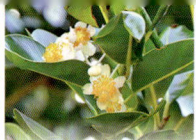

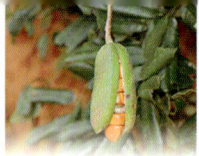

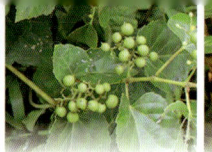

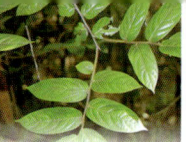

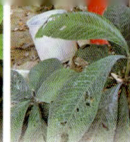

叶下珠

苗语 lamz goms gins [lam³³ ko:m³⁵ kin³⁵] 兰甘荛（蓝甘小）

【来源】大戟科叶下珠属植物，叶下珠 *Phyllanthus urinaria* L.

【形态特征】一年生草本。茎通常直立，基部多分枝，枝倾卧而后上升；枝具翅状纵棱，上部被柔毛。叶片纸质，羽状排列，长圆形或倒卵形，顶端圆、钝或急尖而有小尖头，下面灰绿色；侧脉每边 4~5 条；叶柄极短；托叶卵状披针形。雌雄同株，雄花：2~4 朵簇生于叶腋，常仅上面 1 朵开花；花梗极短，基部有苞片 1~2 枚；萼片 6，倒卵形，顶端钝；雌花：单生于小枝中下部的叶腋内；花梗极短；萼片 6，卵状披针形，边缘膜质，黄白色。蒴果圆球状，红色，表面具小凸刺，有宿存的花柱和萼片，开裂后轴柱宿存。种子橙黄色。

【分布】在印度、斯里兰卡、中南半岛、日本、马来西亚、印度尼西亚至南美有分布。在我国，分布于华东、华中、华南、西南等地区。在海南，分布于三亚、乐东、昌江、白沙、五指山、保亭、陵水、万宁、琼中、儋州、澄迈、屯昌等。

【化学成分】

（1）黄酮类化合物：槲皮素、芸香苷、山奈酚、异泽兰黄素[1]、quercetin-3-*O*-α-L-(3,4-di-*O*-acetyl)-rhamnopyranoside 7-*O*-α-L rhamnopyranoside[2]、quercetin-3-*O*-β-D-glucoside、7-甲氧基山奈酚[3]等。

（2）鞣质类化合物：furosin、acetonylgeraniin D、repandusinic acid A、repandinin B、mallotinin[3]、叶下珠素 A~C、叶下珠素 U、hippomanin A[4]等。

（3）香豆素类化合物：3,3',4-三甲氧基鞣花酸、鞣花酸、短叶苏木酚酸甲酯、短叶苏木酚酸乙酯、短叶苏木酚[5]等。

（4）木脂素类化合物：lintetralin、isolintetralin、urinaligran、5-去甲氧基珠子草素、

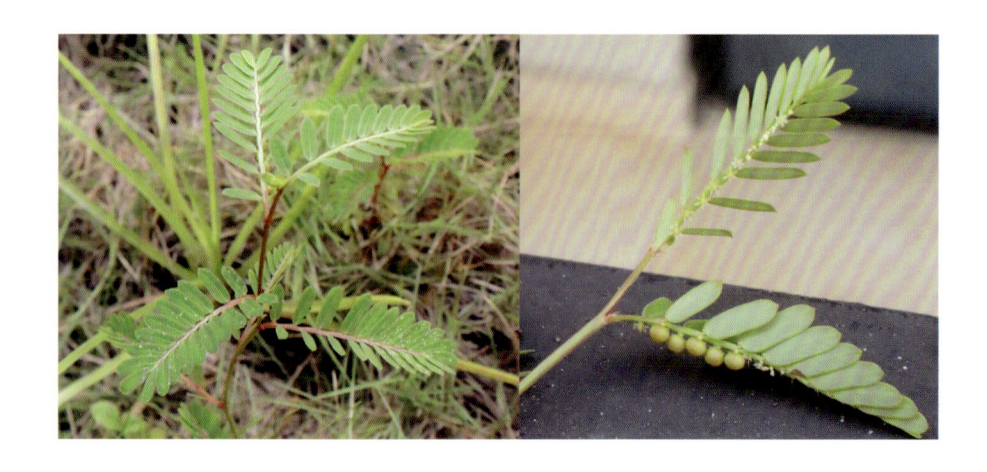

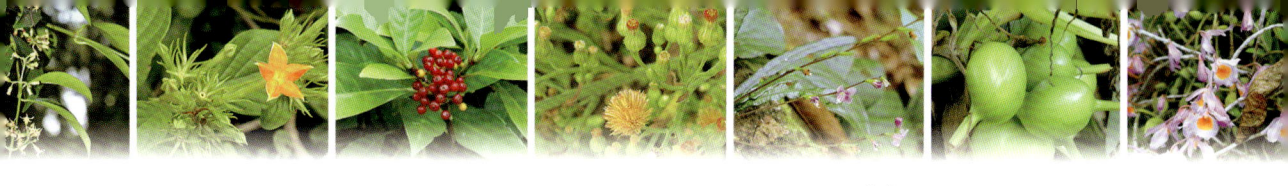

urinatetralin、叶下珠素、叶下珠新素、叶下珠次素、珠子草次素[6]等。

（5）酚酸类化合物：没食子酸乙酯、4-乙氧基没食子酸、原儿茶酸、原儿茶醛[1]、绿原酸[3]、阿魏酸、咖啡酸、没食子酸[5]等。

（6）其他化合物：豆甾醇[1]、β-谷甾醇、胡萝卜苷、豆甾醇-3-O-β-D 葡萄糖苷、正三十二烷酸、去氢诃子次酸三甲酯[5]等。

【药理活性】抗病毒活性[7]、抗肿瘤活性[8]、抗菌活性[9]、抗血栓活性[10]、保肝活性[11]、抗氧化活性[12]、降血糖活性[13]等。

【苗族民间应用】全草入药，煮水用于咽喉肿痛、口腔溃疡。

参考文献

［1］祖鲁宁，杨帆，李大同，等．药学实践杂志，2014，32（1）：53.

［2］Wu C，Wei C S，Yu S F，et al. Journal of Asian Natural Products Research，2013，15（7）：703.

［3］Xu M，Zha Z J，Qin X L，et al. Chemistry & Biodiversity，2007，4（9）：2246.

［4］万红波．中国药房，2007，18（36）：2866.

［5］周宇，袁福华，杨连辉，等．药学实践杂志，2007，25（4）：206.

［6］Chang C C，Lien Y C，Liu K C，et al. Phytochemistry，2003，63（7）：825.

［7］贺浪冲，岐琳，吕居娴，等．西北药学杂志，1996，11（1）：11.

［8］Huang S T，Yang R C，Chen M Y，et al. Life Sciences，2004，75（3）：339.

［9］Lai C H，Fang S H，Rao Y K，et al. Journal of Ethnopharmacology，2008，118（3）：522.

［10］沈志强，陈蓬，刘吉开，等．中草药，2004，35（5）：539.

［11］周世文，徐传福，周宁，等．华西药学杂志，1996，11（4）：209.

［12］陈良华，刘轩，陈清西，等．厦门大学学报（自然科学版），2012，51（3）：410.

［13］Gunawan‑Puteri MDPT，Kato E，Kawabata J. Journal of the Science of Food and Agriculture，2012，92（3）：606.

红叶下珠

苗语 gungz qenc gins [kuŋ³³ ge:n⁴² kin³⁵]梗前苍（公县小）

【来源】大戟科叶下珠属植物，红叶下珠 *Phyllanthus tsiangii* P. T. Li

【形态特征】灌木。茎皮褐红色，分枝常集中于顶部；小枝被褐色毛。叶片纸质，椭圆形、卵形或卵状披针形，顶端渐尖或尾状渐尖，基部宽楔形或钝，有时两侧不相等，除叶下面中脉基部被柔毛外，其余无毛；侧脉每边5~6条；叶柄被褐色毛；托叶三角形，褐红色。雌雄同株；雄花：通常2~6朵簇生于枝下部的叶腋；花梗丝状；萼片4枚，黄

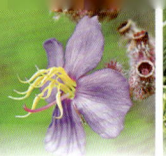

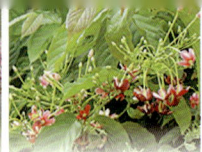

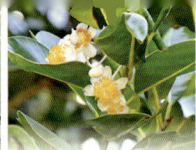

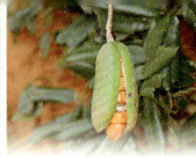

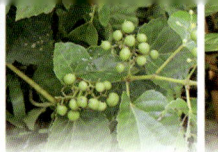

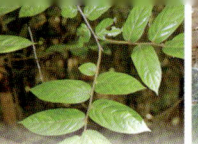

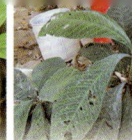

绿色，椭圆形或卵形；雌花：花梗向顶部逐渐增粗；萼片 6 枚，与雄花的相似。蒴果圆球状，红褐色，被褐色毛，具有纵的凹槽，开裂后轴柱及花萼宿存。种子淡黄褐色。

【分布】在越南、老挝、柬埔寨、缅甸、泰国、马来西亚等有分布。在我国分布于海南。在海南，分布于乐东、东方、昌江、五指山、保亭、万宁、儋州、临高、文昌等。

【苗族民间应用】叶入药，煮熟用于舌头生疮。

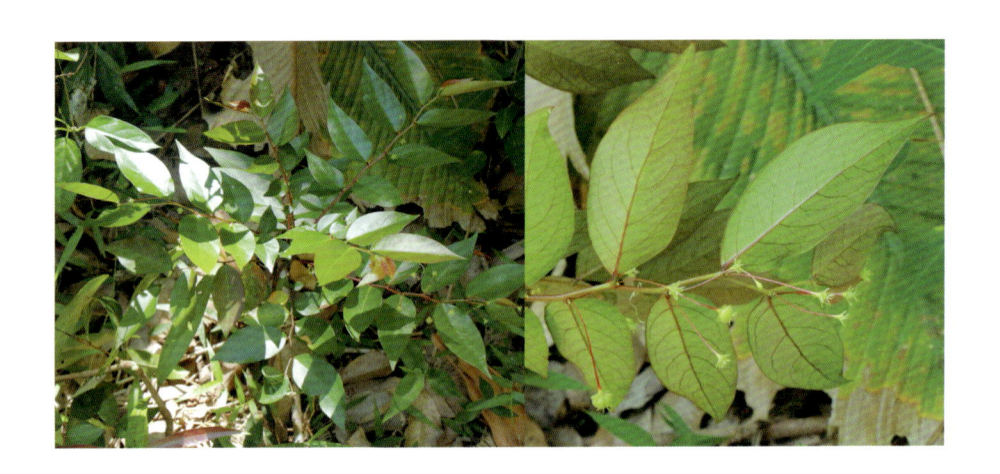

水油甘

苗语 vorms goms [vɔm³⁵ ko:m³⁵] 碗甘（水甘）

【来源】大戟科叶下珠属植物，水油甘 *Phyllanthus rheophyticus* M. G. Gilbert & P. T. Li

【形态特征】灌木。茎灰褐色；小枝略具 4 棱，常集于茎顶或老枝上部；全株无毛。叶片薄革质，长圆形或椭圆形，顶端急尖，有褐红色锐尖头，基部偏斜；侧脉每边 4~7 条；托叶卵状三角形，褐红色。花黄白色或白绿色，通常雄花 2~4 朵和雌花 1 朵同簇生于叶腋；雄花：萼片 6 枚，不相等，卵状披针形或倒卵形，边缘膜质；雌花：萼片与雄花的同形，花盘杯状；子房圆球形，3 室，花柱基部合生。蒴果圆球状，成熟后开裂为 3 个具 2 瓣裂的分果爿，轴柱和萼片宿存。种子褐色，表面具蜂窝状网纹。

【分布】在印度、不丹、尼泊尔等有分布。在我国，分布于广东、海南和云南等。在海南，分布于三亚、乐东、东方、昌江、白沙、五指山、陵水、万宁、琼中、儋州、澄迈、海口等。

【化学成分】

（1）二萜类化合物：phyllanparvtins A~D、spruceanol、cleistanthol、phyllanflexoid A[1]。

（2）三萜类化合物：phyllanparvtins E~F、算盘子酮、羽扇豆-20(29)-烯-1β,3β-二醇、

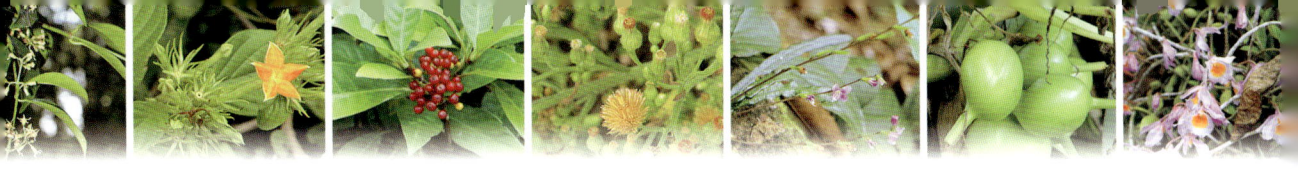

羽扇豆-20(29)-烯-1α,3β-二醇、betulin、3-epi-betulinic acid、friedelan-3α-ol、octandronic acid、canophyllol、3-oxooleanonic acid、7-oxoisomultiflorenol、olean-12-en-3β,24-diol、taraxerol[1]。

（3）甾体类化合物：β-谷甾醇、豆甾醇[1]。

（4）木脂素类化合物：diphyllin[1]。

（5）其他类化合物：十六烷酸、phytol、α-生育醌[1]。

【药理活性】肿瘤细胞毒活性[1]。

【苗族民间应用】枝叶入药，作凉茶用于咽喉肿痛。

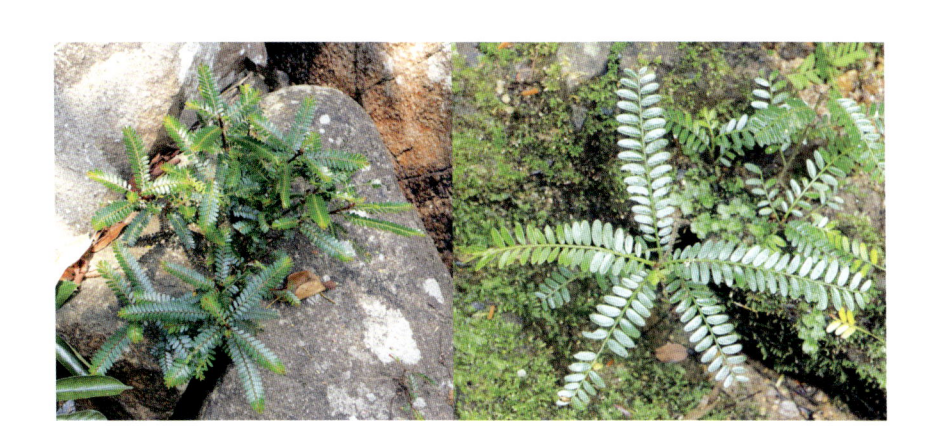

参考文献

［1］白为. 兰州大学硕士学位论文，2015.

珠子草

苗语 mbou goms qiang [bou⁴⁴ ko:m³⁵ gjaŋ⁴⁴] 坡甘秧（坡甘树）

【来源】大戟科叶下珠属植物，珠子草 *Phyllanthus niruri* L.

【形态特征】一年生草本。茎略带褐红色，常自中上部分枝；枝圆柱形；全株无毛。叶片纸质，长椭圆形，顶端钝、圆或近截形，基部偏斜，侧脉每边 4~7 条；叶柄极短；托叶披针形，膜质透明。常雄花 1 朵和雌花 1 朵双生于每一叶腋内；雄花：萼片 5，倒卵形或宽卵形，顶端钝或圆，中部黄绿色，基部有时淡红色，边缘膜质；雌花：萼片 5，不等大，宽椭圆形或倒卵形，中部绿色，边缘略带黄白色，膜质。蒴果扁球状，褐红色，熟后开裂为 3 个 2 裂的分果爿，轴柱及萼片宿存。种子表面有小颗粒状排成的纵条纹。

【分布】在印度、中南半岛、马来西亚、菲律宾至热带美洲有分布。在我国，分布于海

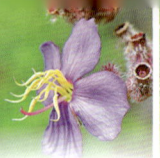

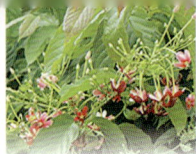

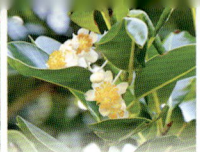

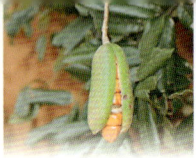

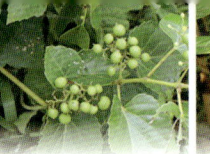

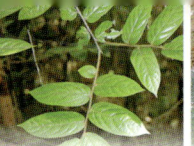

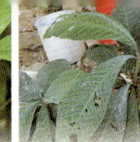

南、广东、广西、云南、台湾等。在海南，分布于东方、白沙、儋州等。

【化学成分】

（1）黄酮类化合物：槲皮黄素、槲皮苷、异槲皮苷、黄芪苷、芦丁、山奈酚鼠李吡喃糖苷、非瑟酮-4′-葡萄糖苷[1]、山奈酚-3-*O*-芸香糖苷[2]等。

（2）生物碱类化合物：nirurinc、4-甲氧基一叶萩碱、4-甲氧基-去甲一叶萩碱、4-甲氧基二氢去甲一叶萩碱、4-甲氧基四氢一叶萩碱、4-羟基一叶萩碱[1]、isobubbialine[3]、entnorsecurinin、一叶萩碱、dihydrosecurinine、tetrahydrosecurinine、securinols A~B、alosecurinine、norsecurinine[4]、

（3）三萜类化合物：lupa-20(29)-ene-3β-ol[1]、羽扇豆醇[2]、1β-hydroxy-3-oxo-5α-euph-25-ene、3-oxo-5α-euph-1,25-diene、3α-hydroxy-5α-euph-7-ene、3,7,11,15,19,23-hexamethyl-(2*Z*,6*Z*,10*Z*,14*E*,18*E*,23*E*)-tetracosahexen-1-ol、estradiol、friedelin[4]等。

（4）木脂素类化合物：叶下珠脂素、叶下珠次素[1]、珠子草素[2]、lintetralin、phyltetralin、niranthin、nirtetralin、nirphyllin、phyllnirurin、*seco*-4-hydroxylintetralin、*seco*-isolariciresinol trimether、Hydroxyniranthin、isolintetralin、扁柏脂素、2,3-desmethoxy *seco*-isolintetralin、2,3-desmethoxy *seco*-isolintetralin diacetatae、linnanthin、neonirtetralin[4]等。

（5）其他类化合物：phyllanthusin D[1]、短叶苏木酚、没食子酸、鞣花酸、柯里拉京、老鹳草素[2]、丁二酸[3]、表儿茶素、儿茶素、蓖麻油酸、亚油酸、亚麻油酸[4]等。

【药理活性】抗病毒活性[1]、抗肿瘤活性、抑菌活性、降血糖活性[2]、镇痛活性[5]、抗氧化活性[6]、降血脂活性[7]、酶抑制活性[8]等。

【苗族民间应用】全草入药，煮水用于小便赤黄、红眼病；与车前配伍，用于扁桃体炎。

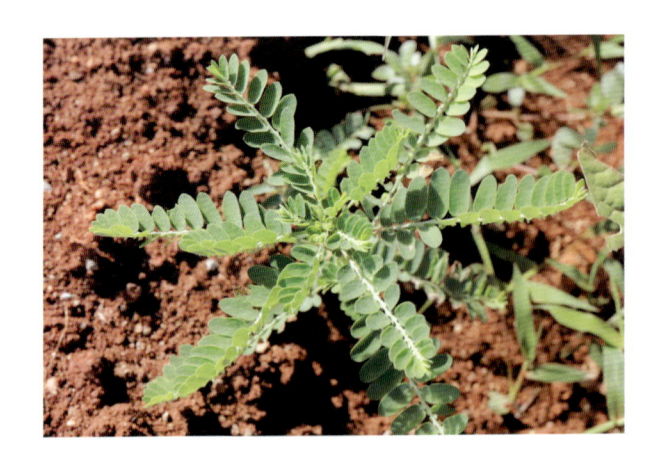

【参考文献】

[1]梁峰，谢月明. 广西中医药，1995，18（1）：45.

[2]李晓花，杨文玉，王剑. 亚太传统医药，2019，15（2）：59.

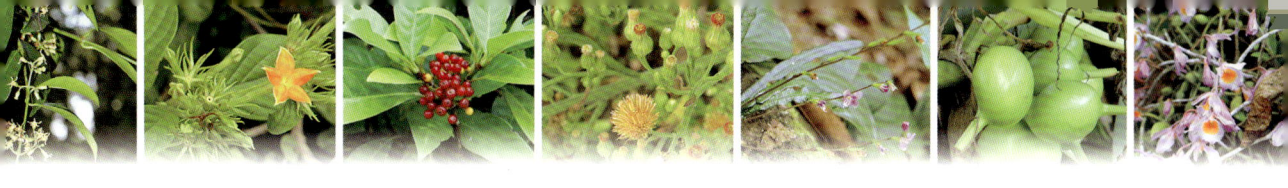

［3］朱红霖，韦万兴，周敏，等．天然产物研究与开发，2011，23（3）：401．

［4］黎香荣，周吴，韦万兴．天然产物研究与开发，2007，19（5）：890．

［5］Santos A，Filho V C，Niero R，et al. Journal of Pharmacy & Pharmacology，2011，46（9）：755．

［6］黎香荣．广西大学硕士学位论文，2007．

［7］Khanna A K，Rizvi F，Chander R. Journal of Ethnopharmacology，2002，82（1）：19．

［8］Ogata T，Higuchi H，Mochida S，et al. AIDS Research and Human Retroviruses，1992，8（11）：1937．

中平树

苗语 dhang blorngv loq ［ʔdaŋ⁴⁴ plɔŋ⁵³ lo:¹¹］ 当蹦芦（笃披大）

【来源】大戟科血桐属植物，中平树 *Macaranga denticulata* (Bl.) Müll. Arg.

【形态特征】乔木。嫩枝、叶、花序和花均被锈色或黄褐色绒毛；小枝具纵棱。叶纸质或近革质，三角状卵形或卵圆形，盾状着生，顶端长渐尖，基部常钝圆或近截平，两侧常具腺体1~2枚，具颗粒状腺体，叶缘微波状或近全缘，疏生腺齿；掌状脉7~9条，侧脉8~9对；叶柄被毛或无毛；托叶披针形，被绒毛。雄花：花序圆锥状；苞片近长圆形，边缘具2~4枚腺体，或鳞片状；苞腋具花3~7朵；花梗很短；花萼2~3裂；雌花：花序圆锥状；苞片长圆形或卵形、叶状，边缘具腺体2~6枚，或鳞片状；花萼2浅裂。蒴果双球形，宿萼3~4裂。

【分布】在东南亚国家及印度有分布。在我国，分布于海南、广西、贵州、云南和西藏。在海南，分布于三亚、乐东、东方、昌江、白沙、五指山、保亭、陵水、万宁、澄迈、屯昌、琼海等。

【化学成分】

（1）黄酮类化合物：denticulaflavonol、sophoraflavanone B[1]、macarangin[1,3,5]、3-*O*-methylmacarangin[1,5]、denticulatain C、sophoraflavanone A、bonanniol A[2]、5,7,3′,4′-tetrahydroxy-6-geranylflavonol、diplacol、denticulatains D~E[2,5]、dentichalcones A~C、laxichalcone[3]、bonannione A[3,5]、macdentichalcone[4]、macarhizinoidin A、robipseudin A、8-dimethylallylisosakuranetin[5]等。

（2）二萜类化合物：epitaraxerol[2,5]、taraxerone、deheiculatin H、poilaneic acid[5]等。

（3）甾体类化合物：3β-hydroxy-7α-ethoxy-24β-ethylcholest-5-ene、(24*R*)-6β-hydroxy-24-ethylcholest-4-en-3-one[2]等。

（4）其他化合物：东莨菪素[1]、α-tocopherolquinone、boehmenan[2]、4′-deprenylmappain[5]等。

169

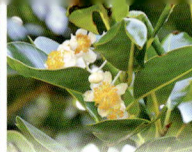

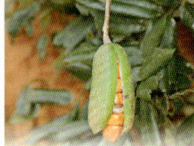

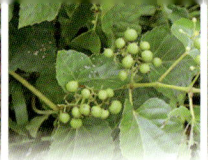

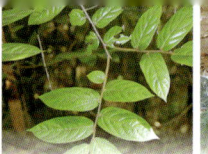

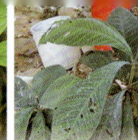

【**药理活性**】抗氧化活性[1]、抗肿瘤活性[2,5]、PTP1B 抑制活性[3-4] 等。

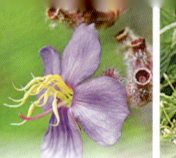

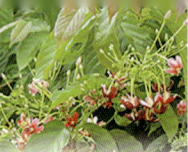

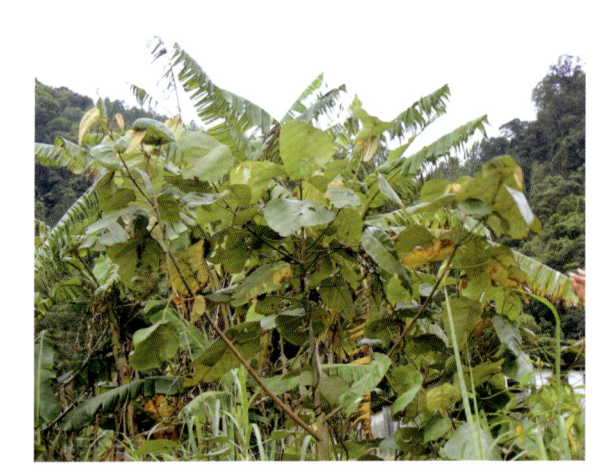

【**苗族民间应用**】叶入药，用于骨折。

参考文献

[1] Sutthivaiyakit S, Unganont S, Sutthivaiyakit P, et al. Tetrahedron, 2002, 58（18）: 3619.

[2] Yang D S, Li Z L, Peng W B, et al. Fitoterapia, 2015, 103: 165.

[3] Zhang L B, Lei C, Gao L X, et al. Natural Products and Bioprospecting, 2016, 6（1）: 25.

[4] Lei C, Zhang L B, Yang J, et al. Tetrahedron Letters, 2016, 57（49）: 5475.

[5] Le TNV, Truong B N, Le T P, et al. Natural Product Research, 2021, 35（11）: 1861.

白饭树

【**苗语**】mbiauz ngueic qiang [bjau³³ ŋwei⁴² gjaŋ⁴⁴] 标媚秧（鱼眼树）

【**来源**】大戟科白饭树属植物，白饭树 *Flueggea virosa* (Roxb. ex Willd.) Voigt

【**形态特征**】灌木。小枝具纵棱槽，有皮孔；全株无毛。叶片纸质，椭圆形、长圆形、倒卵形或近圆形，顶端圆至急尖，有小尖头，基部钝至楔形，全缘，下面白绿色；侧脉每边 5~8 条；托叶披针形，边缘全缘或微撕裂。雌雄异株；花小，淡黄色，多朵簇生于叶腋；苞片鳞片状；雄花：花梗纤细；萼片 5，卵形，全缘或有不明显的细齿；雌花：3~10 朵簇生，有时单生；萼片与雄花的相同。蒴果浆果状，近圆球形，成熟时呈淡白色，不开裂。种子栗褐色，具光泽，有小疣状凸起及网纹。

【**分布**】在非洲、大洋洲和亚洲的东部及东南部有分布。在我国，分布于华东、华南及西南地区。海南分布于东方、昌江、五指山、万宁等。

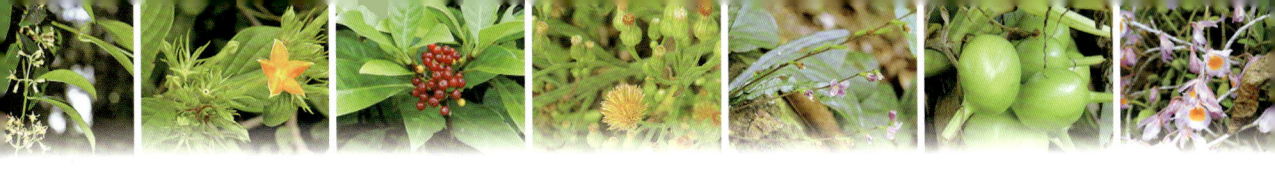

【化学成分】

（1）生物碱类化合物：virosecurinine[1]、fluevirine B[2]、2-episecurinol A、secu'amamine E、norsecurinine[3]、phyllanthidine、securinine[4]、fluvirosaone A[5]、flueggether A[6]、flueggedine[7]、epibubbiadine[8]、virosaine A[9]、flueggenine E、flueggenine G、fluevirosine E[10]等。

（2）萜类化合物：12-hydroxy-13-methyl-*ent*-podocarpa-6,8,11,13-tetraeno 20,3α-lactone、6,12-dihydroxy-13-methyl-7-oxo-*ent*-podocarpa-5,8,11,13-tetraeno-20,3α-lactone[11]、lupeol、lupeol acetate[12]、friedelin、epifriedelanol[13]等。

（3）黄酮类化合物：tectochrysin、diosmetin[12]、gallocatechin、*epi*-gallocatechin、芦丁[14]等。

（4）其他类化合物：amiroside、2,2′,5,5′-tetrahydroxybiphenyl[14]、(+)-松脂素、原儿茶酸、8α-hydroxypinoresinol[15]等。

【药理活性】 抗肿瘤活性[1, 11, 13-14]、乙酰胆碱酶抑制活性[4]、抗病毒活性[6, 8, 10, 11]、抗疟活性[14]等。

【苗族民间应用】 叶入药，加盐捣烂食用，可开胃、利于排便。

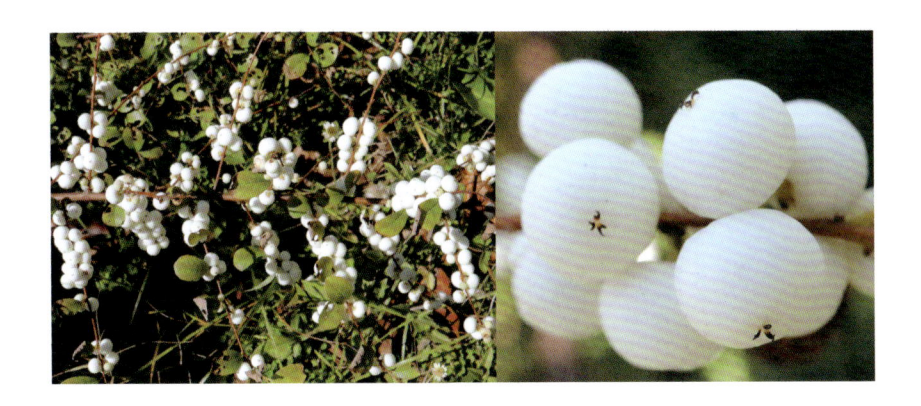

参考文献

[1] Tatematsu H, Mori M, Yang T H, et al. Journal of Pharmaceutical Sciences, 2010, 80（4）：325.

[2] Li X H, Cao M M, Zhang Y, et al. Tetrahedron Letters, 2014, 55（44）：6101.

[3] Zhang H, Zhu K K, Gao X H, et al. Tetrahedron, 2017, 73（31）：4692.

[4] 张东博，宋忠兴，唐志书. 中药材, 2018, 41（1）：99.

[5] Luo X K, Cai J, Yin Z Y, et al. Organic Letters, 2018, 20（4）：991.

[6] Zhang H, Zhu K K, Han Y S, et al. Organic Letters, 2015, 17（24）：6274.

[7] Zhao B X, Wang Y, Li C, et al. Tetrahedron Letters, 2013, 54（35）：4708.

[8] Zhang H, Han Y S, Wainberg M A, et al. Tetrahedron Letters, 2016, 57：1798.

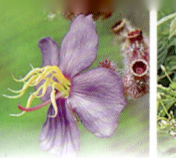

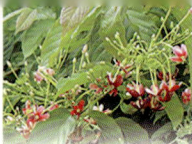

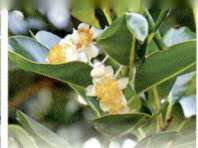

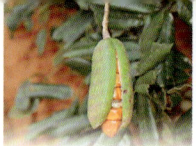

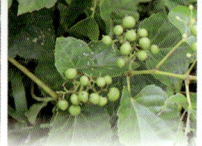

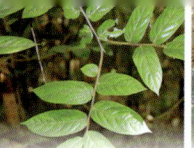

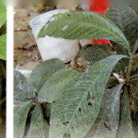

［9］Zhao B X，Wang Y，Zhang D M，et al. Organic Letters，2012，14（12）：3096.

［10］Zhang H，Zhang C R，Han Y S，et al. RSC Advances，2015，5（129）：107045.

［11］Chao C H，Cheng J C，Shen D Y，et al. Phytochemistry，2016，128：60.

［12］刘艳萍，陈阿红，乔丽菲，等．广东化工，2015，42（5）：12.

［13］Monkodkaew S，Loetchutinat C，Nuntasaen N，et al. American Journal of Applied Sciences，2009，6（10）：1800.

［14］Al-Rehaily A J，Yousaf M，Ahmad M S，et al. Chemistry of Natural Compounds，2015，51（1）：187.

［15］吉月菊，文成全，陈阿红，等．广东化工，2015，42（8）：67.

大叶鼠刺

【苗语】dhang ngaus meiq loq / dhungz nheiz guac qiang / rens dhungj gunc qiang［ʔdaŋ⁴⁴ ŋau³⁵ mei¹¹ / ʔduŋ³³ ŋei³³ kua:⁴² gjaŋ⁴⁴ / ze:n³⁵ ʔduŋ⁵¹ kun⁴² gjaŋ⁴⁴］当熬美芦 / 苳乜蕀秧 / 烟苳坤秧（笃钩藤大 / 猪母老树 / 野猪肥树）

【来源】鼠刺科鼠刺属植物，大叶鼠刺 *Itea macrophylla* Wall. ex Roxb.

【形态特征】小乔木。小枝无毛，具纵条纹。叶薄革质，阔卵形或宽椭圆形，先端急尖或渐尖，基部圆钝，边缘具腺锯齿，两面无毛；侧脉7~10对，二级侧脉细而平行，所有叶脉在叶背凸起；叶柄无毛。总状花序腋生，通常2~3个簇生，稀单生，直立；花序轴及花梗被短柔毛，稀近无毛；苞片钻形；萼筒杯状；萼片三角状披针形，被微毛；花瓣白色，狭披针形，稍尖，花时常反折。蒴果狭锥形，无毛，具纵条纹。

【分布】在印度、不丹、缅甸、越南、菲律宾及印度尼西亚等有分布。在我国，分布于海

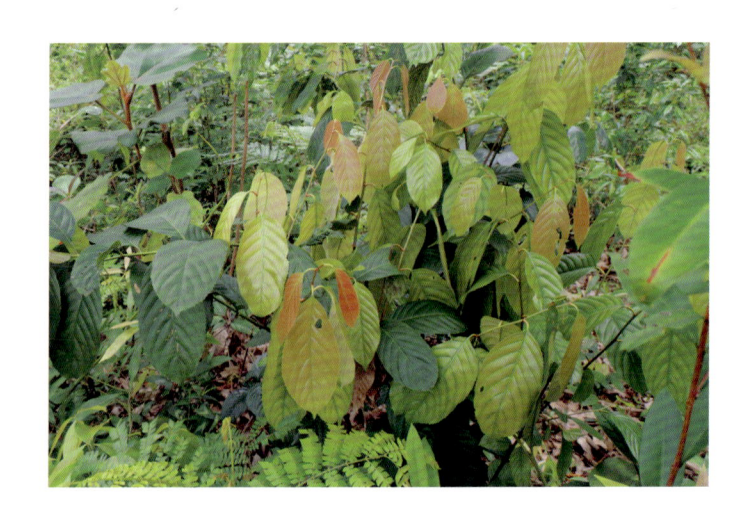

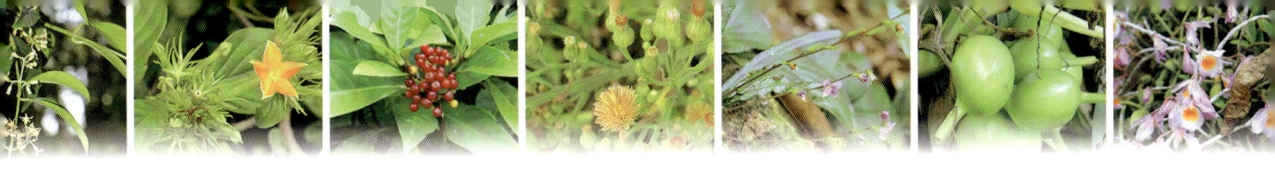

南、广西、云南等。在海南，分布于乐东、东方、昌江、白沙、陵水、万宁、儋州、澄迈等。

【苗族民间应用】茎叶入药，用于腰骨痛、腰椎间盘凸出。

海南常山

苗语 nguaz mblat ［ŋwa³³ blat⁴⁴］ 蓣趴莱（草脱臼）

【来源】绣球花科常山属植物，海南常山 *Dichroa mollissima* Merr.

【形态特征】灌木。嫩枝、叶柄和叶背均被长柔毛；小枝灰黄色，老枝无毛，浅褐色。叶厚纸质，长圆状椭圆形或长圆状倒卵形，先端渐尖或尾尖，基部楔形，边缘在中部以上具疏锯齿，上面榄绿色，无毛，有光泽；侧脉每边5~8条，网脉在上面稍隆起。伞房状聚伞花序顶生，开展，被长柔毛；花萼杯状，裂片5，卵形，先端急尖；花瓣5，紫色，长圆形、卵形或卵状披针形，先端急尖或渐尖，内端具三角形的尖角，无毛。浆果长卵形，被短柔毛或无毛。种子椭圆形，稍偏斜，具网纹。

【分布】海南特有种，分布于五指山、保亭等。

【苗族民间应用】叶入药，用于外伤止血。

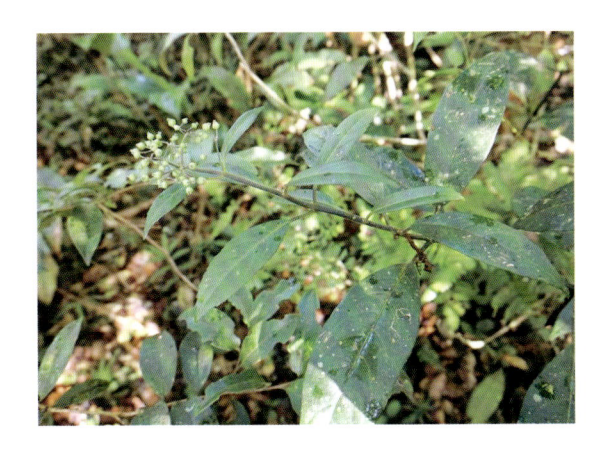

腺叶桂樱

苗语 nguaz bis ［ŋwa³³ ʔbi³⁵］ 蓣笔（草不孕）

【来源】蔷薇科桂樱属植物，腺叶桂樱 *Laurocerasus phaeosticta* (Hance) Schneid.

【形态特征】灌木或小乔木。小枝无毛。叶窄椭圆形、长圆形或长圆状披针形，稀倒卵状

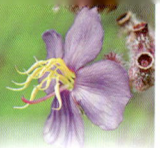

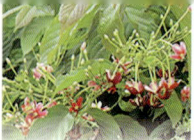

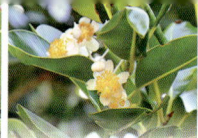

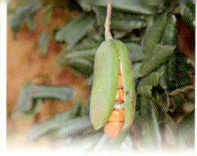

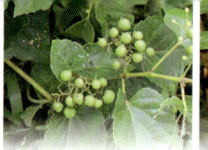

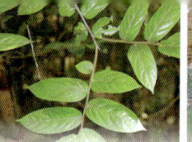

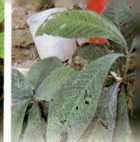

长圆形，先端长尾尖，基部楔形，全缘，两面无毛，下面密被黑色小腺点，基部近叶缘有 2 枚基腺；侧脉 6~10 对。数朵至 10 余朵花组成总状花序，单生叶腋，无毛；苞片无毛；花萼无毛，萼筒杯形，萼片卵状三角形，有缘毛或具小齿；花瓣近圆形，白色，无毛。核果近球形或横椭圆形，熟时紫黑色，无毛。

【分布】在印度、缅甸、孟加拉国、泰国和越南有分布。在我国，分布于湖南、江西、浙江、福建、贵州、云南、广东、海南、广西、台湾。在海南，分布于三亚、昌江、白沙、五指山、陵水、万宁、儋州、澄迈、屯昌、定安等。

【化学成分】
腺叶桂樱精油的主要成分为苯甲醛[1]。

【药理活性】抗氧化活性[1-2]等。

【苗族民间应用】枝叶入药，加米汤捣烂，用于小孩破伤风。

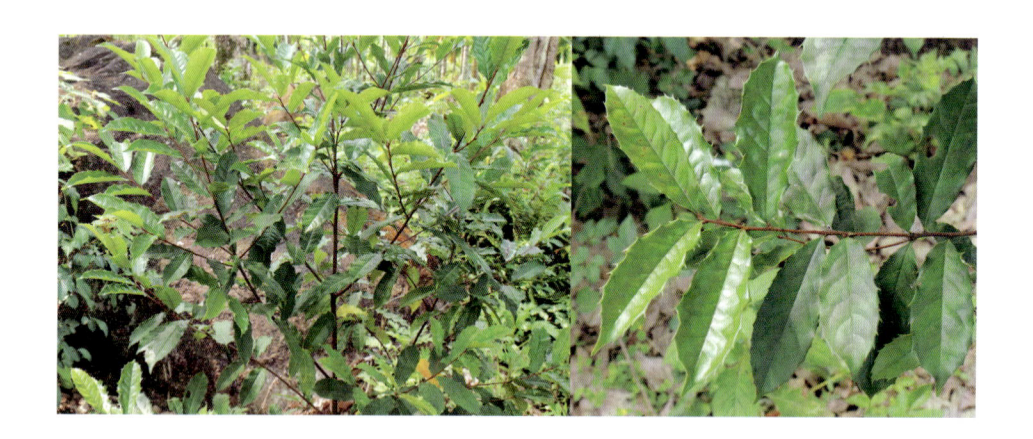

参考文献

[1] 李敦禧，钱军，黄丹慜，等. 热带农业科学，2018，38（7）：72.

[2] 田蜜，李敦禧，钱军，等. 华中师范大学学报（自然科学版），2018，52（5）：661.

蛇泡筋

苗语 nzimv nhaz diq [dzim⁵³ ŋa:³³ ti:¹¹] 沁崖滴（刺芽红）

【来源】蔷薇科悬钩子属植物，蛇泡筋 *Rubus cochinchinensis* Tratt.

【形态特征】攀援灌木。枝、叶柄幼时被黄色绒毛，后脱落；枝、花序、叶柄、小叶柄及小叶背中脉疏生弯曲小皮刺。掌状复叶，常 5 小叶，小叶片椭圆形、倒卵状椭圆形或椭圆状披针形，顶生小叶比侧生小叶稍宽大，上面无毛，下面密被褐黄色绒毛，边缘有不

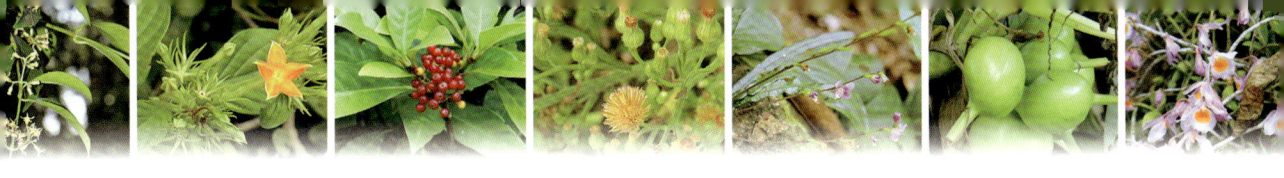

整齐锐锯齿；托叶扇形，掌状分裂。圆锥花序顶生，或腋生近总状花序，或数朵簇花生于叶腋；总花梗、花梗及花萼密被黄色绒毛；苞片掌状或梳齿状分裂；花萼钟状，无刺；萼片卵圆形，顶端渐尖，外萼片顶端3浅裂；花瓣近圆形，白色。果实球形，幼时红色，熟时变黑色。

【分布】在泰国、越南、老挝、柬埔寨有分布。在我国，分布于广东、广西、海南、云南、四川。在海南，分布于三亚、乐东、东方、白沙、五指山、保亭、万宁、儋州、临高、澄迈、琼海、海口等。

【化学成分】

三萜类化合物：2-oxo-pomolic acid、suavissimoside F1、2-*O*-acetylsuavissimoside F1、tormentic acid[1]等。

【苗族民间应用】根入药，用于腹痛。

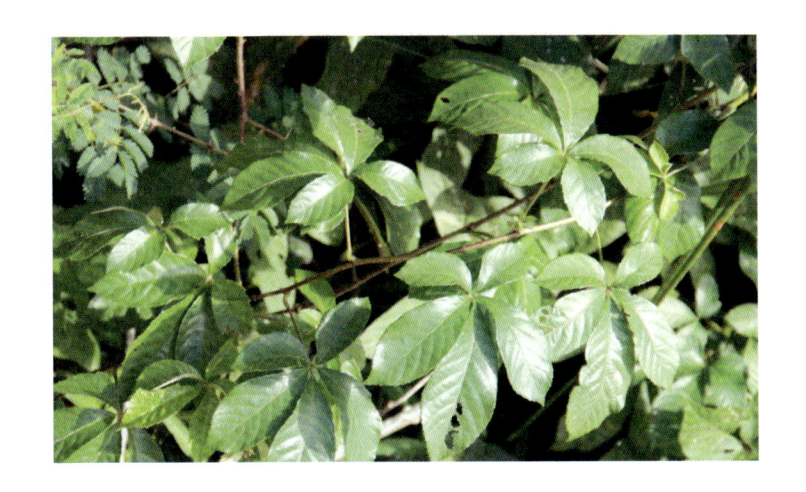

参考文献

[1] Lien T P, Kamperdick C, Sung T V, et al. Phytochemistry, 1999, 50（3）：463.

红毛悬钩子

【苗语】nzimv diq / cund bec nzimv [dzim⁵³ ti:¹¹ / tsʰun¹¹ ʔbe:⁴² dzim⁵³] 沁滴/蠢呗沁（刺红/芽白刺）

【来源】蔷薇科悬钩子属植物，红毛悬钩子 *Rubus wallichianus* Wight & Arnott

【形态特征】攀援灌木。小枝红褐色，有棱，密被红褐色刺毛，并具柔毛和稀疏皮刺。小叶3枚，椭圆形、卵形、稀倒卵形，顶端尾尖或急尖，稀圆钝，基部圆形或宽楔形，上面紫红色，无毛；叶背沿叶脉疏生柔毛、刺毛和皮刺，边缘有不整齐细锐锯齿；小叶柄

175

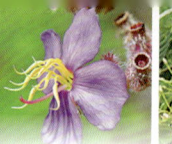

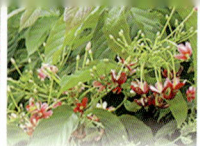

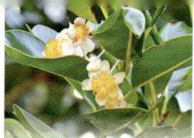

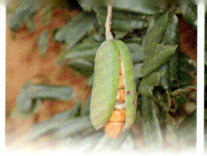

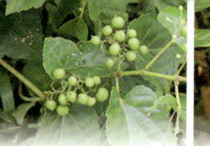

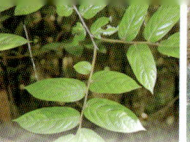

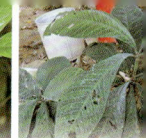

与叶轴均被红褐色刺毛、柔毛和稀疏皮刺；托叶线形，有柔毛和稀疏刺毛。花常数朵在叶腋团聚成束；花梗短，密被短柔毛；苞片线形或线状披针形，有柔毛；花萼外面密被柔毛；萼片卵形，顶端急尖；花瓣长倒卵形，白色，基部具爪。果实球形，熟时金黄色或红黄色，无毛。

【分布】在我国分布于湖北、湖南、台湾、广西、四川、云南、贵州、海南。在海南，分布于昌江等。

【化学成分】

（1）三萜类化合物：3β-hydroxyurs-12-ene-28-oic acid、2α,3α,19α-trihydroxyurs-12-en-28-oic acid、2α,3β,19α-trihydroxyurs-12-en-28-oic acid、19α-hydroxyasiatic acid、glucosyl 23-formyl-2α,3β,19α-trihydroxyurs-12-en-28-oate[1]、3-keto,16α-hydroxy,24-noroleanolic acid、齐墩果酸[3]等。

（2）黄酮类化合物：3'-甲氧基杨梅黄酮[3]等。

（3）酚性化合物：没食子酸[2]、对羟基苯乙酸[3]等。

【药理活性】抗菌活性[2]等。

【苗族民间应用】茎叶入药，煮水洗，用于外伤消炎。

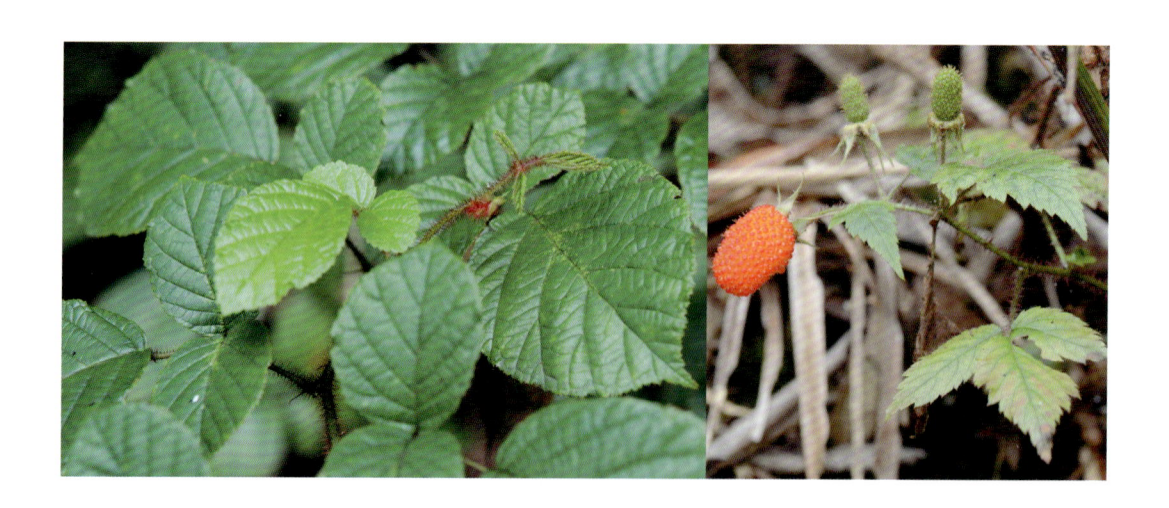

参考文献

［1］Durham D G, Liu X, Richards RME. Phytochemistry, 1994, 36（6）：1469.

［2］Richards RME, Durham D G, Liu X. Planta Medica, 1994, 60（5）：471.

［3］王晓仙，张红，胡丽霞，等. 中国药师, 2015, 18（6）：913.

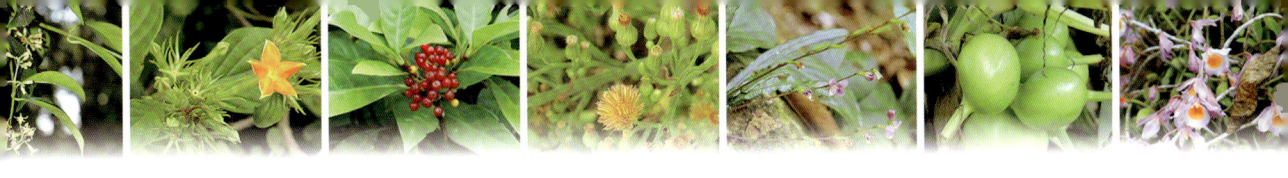

浅裂锈毛莓

【苗语】 nzimv nhaz mbuv [dzim⁵³ ŋa:³³ bu:⁵³] 沁崖怀（刺芽灰）

【来源】蔷薇科悬钩子属植物，浅裂锈毛莓 *Rubus reflexus* var. *Hui* (Diels apud Hu) Metc.

【形态特征】攀援灌木。枝被锈色绒毛状毛；有稀疏小皮刺。单叶，心状宽卵形或近圆形，边缘浅裂，裂片急尖，上面无毛或叶脉疏生柔毛，有明显皱纹，下面密被锈色绒毛，沿叶脉有长柔毛，边缘有不整齐的粗锯齿，基部心形；叶柄被绒毛并有稀疏小皮刺；托叶宽倒卵形，被长柔毛，梳齿状。花数朵簇生于叶腋或成顶生总状花序；总花梗和花梗密被锈色长柔毛；苞片与托叶相似；花萼外密被锈色长柔毛和绒毛；萼片卵圆形，外萼片顶端常掌状分裂，内萼片常全缘；花瓣长圆形至近圆形，白色。果实近球形，深红色。

【分布】在我国，分布于江西、湖南、浙江、福建、台湾、广东、广西、贵州、云南和海南。在海南，分布于三亚、乐东、昌江、儋州等。

【苗族民间应用】嫩叶入药，生食用于腹痛、腹泻。

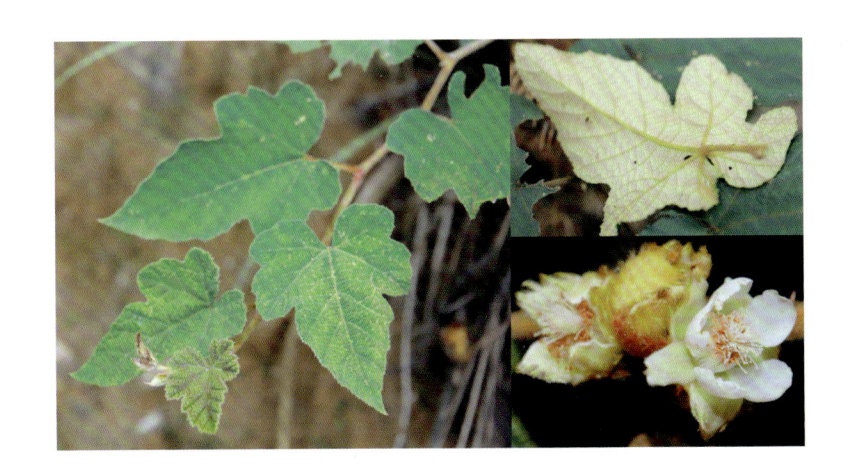

毒鼠子

【苗语】 giai hac gias [kjai⁴⁴ xa:⁴² kin³⁵] 该蛤夹（睾丸黑）

【来源】毒鼠子科毒鼠子属植物，毒鼠子 *Dichapetalum gelonioides* (Roxb.) Engl.

【形态特征】小乔木或灌木。幼枝被柔毛，后变无毛；散生圆形白色皮孔。叶片纸质或半革质，椭圆形、长椭圆形或长圆状椭圆形，先端渐尖或钝渐尖，基部楔形或阔楔形，稍偏斜，全缘，无毛或仅背面沿中脉和侧脉被短柔毛；侧脉 5~6 对，叶柄无毛或疏被柔毛；

177

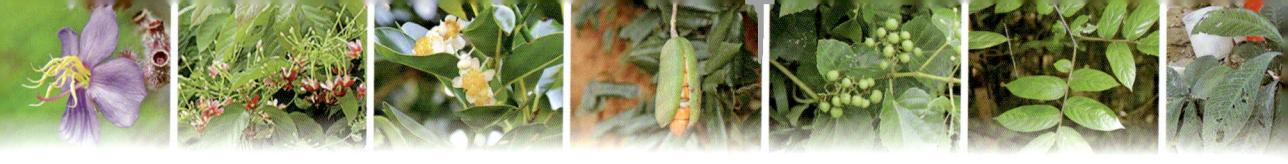

托叶针状，被疏柔毛，早落。雌雄异株；花小，聚伞花序，腋生，稍被柔毛；花瓣5，宽匙形，先端微裂或近全缘；萼片5，覆瓦状排列。核果倒心形或偏斜的长椭圆形，幼时密被黄褐色短柔毛，成熟时被灰白色疏柔毛。

【分布】在印度、斯里兰卡、菲律宾、马来西亚和印度尼西亚有分布。在我国，分布于广东、云南和海南。在海南，分布于三亚、东方、保亭、陵水、万宁等。

【化学成分】

（1）三萜类化合物：dichapetalin I、dichapetalin J、zeylanol、28-hydroxyzeylanol[1]、dichapetalin A、dichapetalin K[1-3]、dichapetalin L[1,3]、22-deoxydichapetalin P、dichapetalins U~V、6α-hydroxydichapetalin V、7-dehydrodichapetalin G、7-dehydrodichapetalin E[2]、21-dehyrodichapetalin Q、dichapetalin T、dichapetalin W[2-3]、24-hydroxydichapetalin U、dichapetalin Y、24-deoxydichapetalin Y、dichapetalin Z、7,21-dehydrodichapetalin Q、ursolic acid、oleanolic acid、3-*cis*-feruloyl maslinic acid、trans-3-*O*-p-hydroxycinnamoyl ursolic acid[3]等。

（2）二萜类化合物：*ent*-16-nor-5α,13α（methyl)-3-oxodolabra-1,4（18)-dien-2-ol-15-oic acid、*ent*-16-nor-5α,13α（methyl)-2-oxodolabra-3-en-3-ol-15-oic acid[1]等。

（3）木脂素类化合物：(+)-syringaresinol[3]等。

【药理活性】抗肿瘤活性[1-2]、乙酰胆碱酯酶抑制活性[2]、抗炎活性[2-3]等。

【苗族民间应用】枝叶入药，与文殊兰配伍用于无名肿毒、肉瘤、睾丸炎。

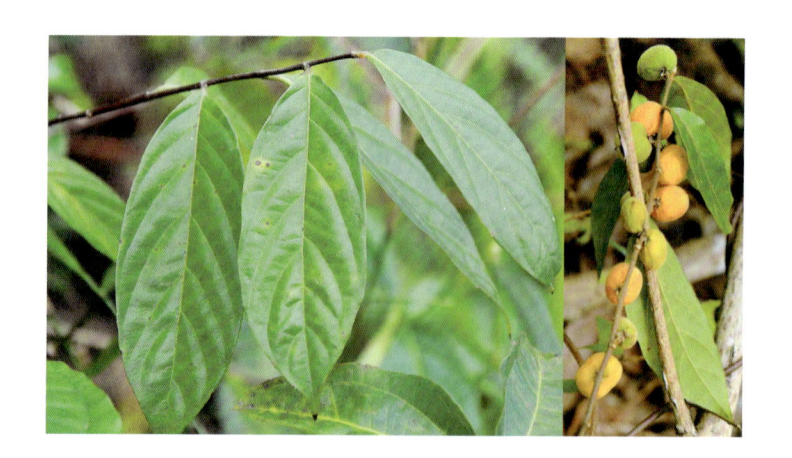

参考文献

[1] Fang L Q, Ito A, Chai H B, et al. Journal of Natural Products, 2006, 69（3）: 332.

[2] Jing S X, Luo S H, Li C H, et al. Journal of Natural Products, 2014, 77（4）: 882.

[3] Zhang D L, Li M, Xu W F, et al. Fitoterapia, 2021, 151: 104868.

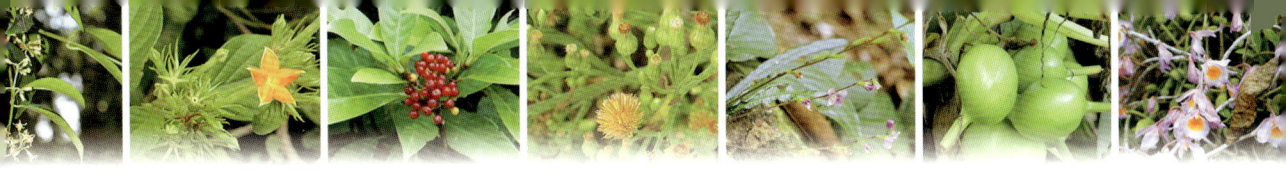

含羞草

苗语 ngueic qiomz nguav [ŋwei⁴² gjo:m³³ ŋwa:⁵³] 媚永蔴（睡觉草）

【来源】 含羞草科含羞草属植物，含羞草 *Mimosa pudica* L.

【形态特征】 草本。茎具分枝，有散生、下弯的钩刺及倒生刺毛。羽片和小叶触之即闭合；羽片通常 2 对，指状排列于总叶柄之顶端；小叶 10~20 对，线状长圆形，先端急尖，边缘具刚毛；托叶披针形，有刚毛。头状花序圆球形，单生或 2~3 个生于叶腋；花小，淡红色，多数；苞片线形；花萼极小；花冠钟状，裂片 4，外面被短柔毛。荚果长圆形，扁平，稍弯曲，荚缘波状，具刺毛，成熟时荚节脱落，荚缘宿存。种子卵形。

【分布】 原产于热带美洲，现在世界热带地区广泛分布。在我国，分布于海南、广东、广西、台湾、福建、云南等。在海南，分布于东方、昌江、万宁、儋州、定安、海口等。

【化学成分】

（1）黄酮类化合物：5,7,4′-三羟基-8-*C*-[α-L-鼠李糖(1→2)]-β-D-葡糖黄酮碳苷、5,7,3′,4′-四羟基-6-*C*-[α-L-鼠李糖-(1→2)]-β-D-葡糖黄酮碳苷、儿茶素[1]、5,7,3′4′-四羟基-6-*C*[β-D-芹糖-(1→4)]-β-D-葡糖黄酮碳苷、5,7,4′-三羟基-8-*C*-β-D-葡糖黄酮碳苷[2]、5,7,3′,4′-四羟基-8-*C*-β-D-葡萄糖黄酮碳苷、5,7,3′,4′-四羟基-6-*C*-β-D-葡萄糖黄酮碳苷[3]、5,7,4′-三羟基-6-*C*-[α-L-鼠李糖(1→2)]-β-D-葡糖黄酮碳苷[4]等。

（2）酚性化合物：岩白菜素[4]、绿原酸、咖啡酸、1′-*O*-香草酰基-β-D-葡萄糖苷、3,4-二氢-2-(2,5-二羟基苯基)-2-氢-3,5,7-三羟基苯并吡喃[5]等。

（3）其他类化合物：D-1-*O*-甲基肌醇、豆甾醇、丁二酸[3]、含羞草碱[6]等。

【药理活性】 抗氧化活性[7]、抗糖尿病活性[7]、抗肿瘤活性[8-9]、保肝活性[10]等。

【苗族民间应用】 全草入药，与牛筋草配伍用于治疗毒蛇咬伤。

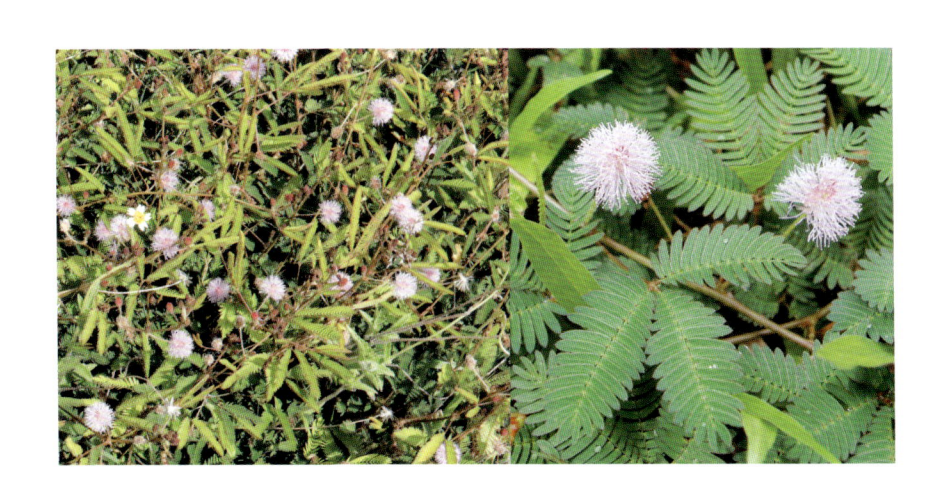

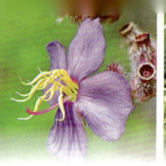

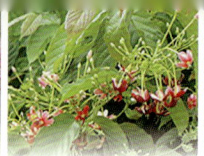

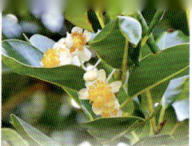

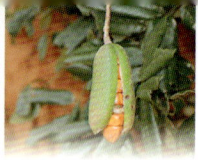

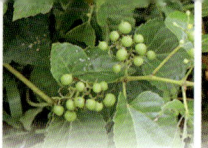

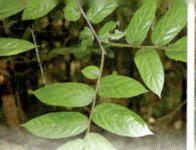

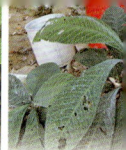

参考文献

[1] 袁珂, 吕洁丽, 殷明文. 药学学报, 2006, 41（5）: 435.

[2] 袁珂, 贾安, 吕洁丽, 等. 分析化学, 2007, 35（5）: 739.

[3] 袁珂, 吕洁丽, 贾安. 中国药学杂志, 2006, 41（17）: 1293.

[4] 袁珂, 吕洁丽, 殷明文. 中国中药杂志, 2006, 31（19）: 1643.

[5] 袁珂, 贾安, 吕洁丽. 中国中药杂志, 2006, 31（12）: 1029.

[6] Hylin J W. Phytochemistry, 1964, 3（2）: 161.

[7] Baharuddin N S, Roslan MAM, Bawzer MAM, et al. Plants, 2021, 10（8）: 1692.

[8] 李永慧, 王倩林, 贾笑强, 等. 西部医学, 2021, 33（7）: 958.

[9] John R, Kariyil B J, Usha PTA, et al. Pharmacognosy Magazine, 2020, 16（70）: 396.

[10] 伍小燕, 唐爱存. 实用临床医药杂志, 2010, 14（19）: 9.

苏木

【苗语】 duungq moc qiang [tu:ŋ¹¹ mo:⁴² gjaŋ⁴⁴] 短末秧（双木树）

【来源】苏木科苏木属植物，苏木 *Caesalpinia sappan* L.

【形态特征】小乔木。具疏刺；除老枝、叶下面和荚果外，多少被细柔毛；枝上的皮孔密。二回羽状复叶；羽片 7~13 对，对生；小叶纸质，10~17 对，无柄，长圆形至长圆状菱形，先端微缺，基部歪斜；侧脉在两面明显，至边缘附近连结。圆锥花序顶生或腋生；苞片大，披针形，早落；萼片 5，下面一片比其他的稍大，呈兜状；花瓣黄色，阔倒卵形，最上面一片基部带粉红色，具柄。荚果稍压扁，近长圆形至长圆状倒卵形，基部稍狭，先端斜向截平，有上翘的硬喙，熟后红棕色，不开裂。每荚含种子 3~4 粒；种子长圆形，浅褐色。

【分布】在印度、缅甸、越南、马来西亚、斯里兰卡有分布。在我国，分布于云南、贵州、四川、广西、广东、海南、福建和台湾。在海南，分布于三亚、东方、白沙、五指山、万宁、儋州、屯昌等。

【化学成分】

（1）原苏木素类化合物：原苏木素 A[1]、原苏木素 B、异原苏木素 B、10-*O*-甲基原苏木素 B、10-*O*-甲基异原苏木素 B、原苏木素 E₁~E₂[2] 等。

（2）巴西苏木素类化合物：巴西苏木素[3]、苏木精[4]、3′-*O*-甲氧基巴西苏木素[5]、四乙酰基巴西灵[6]、brazilide、氧化巴西苏木素[7] 等。

（3）黄酮类化合物：3-去氧苏木查尔酮、3′-去氧-4-甲氧基表苏木醇、3′-去氧苏木醇[1]、(−)-5-*O*-methyllatifolin、(−)-dalbergiphenol、(−)-latifolin、3′-*O*-甲基苏木醇[5]、(±)-

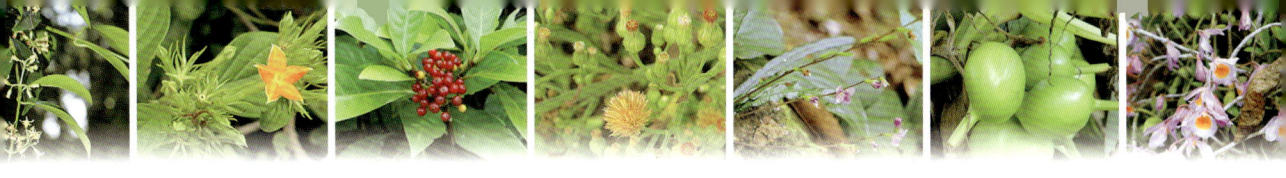

7,3′,4′-三羟基黄酮、7,3′,4′-三羟基异黄酮、3,7,3′,4′-四羟基黄烷酮[8]等。

（4）二萜类化合物：caesaldekarin K、demethylcaesaldekarin C、taepeenin H~I、caesalpinista A~B、cordylane C、deoxycaesaldekarin C、phanginins A~E[9]等。

（5）其他类化合物：谷甾醇、胡萝卜苷[9]等。

【药理活性】抗肿瘤活性[2]、免疫抑制活性[8]、抗炎活性[10]、抗菌活性[11]、舒张血管活性[12]、肾脏保护活性[13]、抗病毒活性[14]、降血糖活性、降血脂活性[15]等。

【苗族民间应用】心材入药，泡酒用于外伤或内伤。

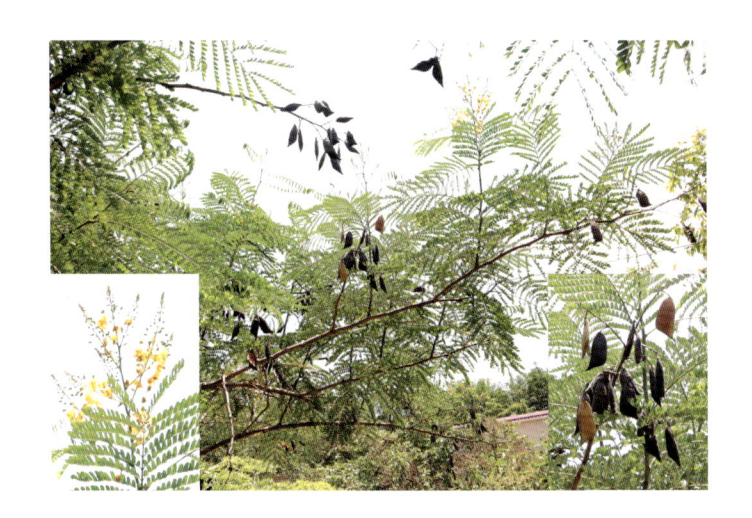

参考文献

[1] 王峥，梁敬钰. 中草药，2016，47（2）：219.

[2] 李琪，王瑞平，邹玺. 湖南中医药大学学报，2012，32（4）：76.

[3] Zhao H，Wang X，Li W，et al. Natural Product Research，2014，28（2）：102.

[4] Cooksey C. Biotechnic & Histochemistry，2010，85（1）：65.

[5] 王鑫，赵焕新，牟艳玲，等. 食品与药品，2013，15（2）：86.

[6] 徐慧，周志华，杨峻山. 中国中药杂志，1994，19（8）：485.

[7] 舒诗会，张莉，杜冠华，等. 天然产物研究与开发，2007，19（1）：63.

[8] 王宗权. 哈尔滨：黑龙江中医药大学硕士学位论文，2006.

[9] 刘慧灵，马国需，袁经权，等. 中草药，2014，45（20）：2900.

[10] Tewtrakul S，Tungcharoen P，Sudsai T，et al. Phytotherapy Research，2015，29（6）：850.

[11] Zuo G Y，Han Z Q，Hao X Y，et al. Phytomedicine，2014，21（7）：936.

[12] Hu C M，Kang J J，Lee C C，et al. European Journal of Pharmacology，2003，468（1）：37.

[13] 龚一萌，郑佳新，叶方泽，等. 中国中医药科技，2021，28（5）：712.

[14] Arjin C，Hongsibsong S，Pringproa K，et al. Veterinary Sciences，2021，8（6）：106.

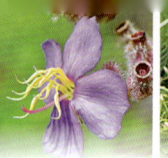

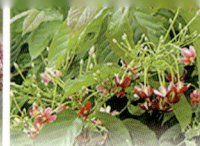

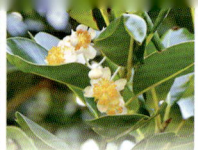

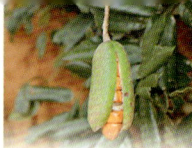

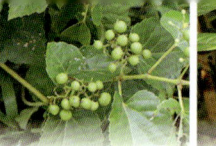

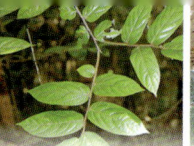

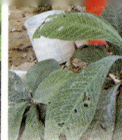

[15] Holidah D, Dewi I P, Christianty F M, et al. Research Journal of Pharmacy and Technology, 2021, 14（5）：2801.

酸豆

苗语 duy moiz qiang [tu:i⁴⁴ mo:i³³ gjaŋ⁴⁴] 堆梅秧（酸梅树）

【来源】苏木科酸豆属植物，酸豆 *Tamarindus indica* L.

【形态特征】乔木。树皮暗灰色，不规则纵裂。小叶长圆形，先端圆钝或微凹，基部圆而偏斜，无毛。花黄色或杂以紫红色条纹，少数；总花梗和花梗被黄绿色短柔毛；小苞片2枚；萼檐裂片披针状长圆形，花后反折；花瓣倒卵形，边缘波状，皱褶；近基部被柔毛。荚果圆柱状长圆形，肿胀，棕褐色，常不规则地缢缩。每荚含种子3~14粒，褐色。

【分布】原产于非洲，现在热带地区广泛栽培。在我国华南地区，以及台湾、福建和云南有栽培。在海南，分布于三亚、乐东、东方、昌江、五指山、陵水、儋州、澄迈、琼海、文昌、海口等。

【化学成分】

（1）黄酮类化合物：槲皮素、山柰酚、桑黄素、芹菜素、柚皮素、木樨草素、杨梅酮[1]、荭叶苷和牡荆苷[2]等。

（2）三萜类化合物：羽扇豆醇、羽扇豆烷酮[3]等。

（3）强心苷类化合物：scilliphraside-3-*O*-β-D-glueopyranosyl-(1→2)-L-rhamnopyranoside[4]、乌沙苷元-3-*O*-β-D-木糖(1→2)-α-鼠李糖苷[5]等。

（4）其他类化合物：正二十六烷、花生酸、β-谷甾醇、阿魏酸二十八醇酯、(+)-松醇[6]等。

【药理活性】降血糖活性[1]、抗菌活性[2]、抗氧化活性[7]、抗蛇毒活性[8]、抗炎活性[9]、抗溃疡活性[10]、免疫调节活性[11]等。

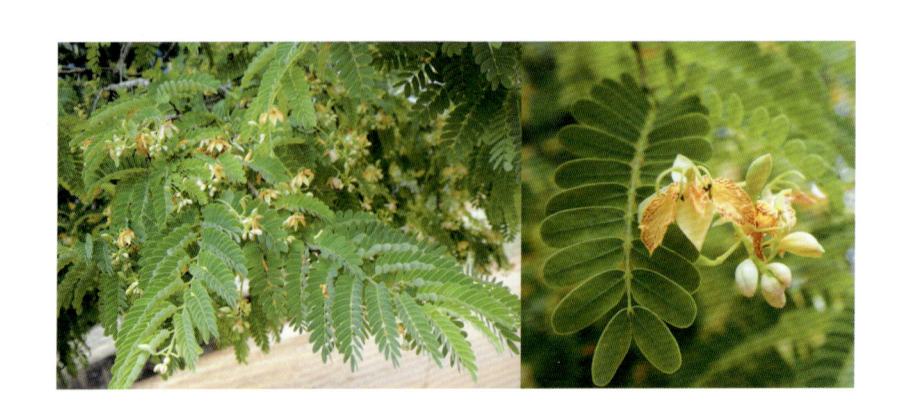

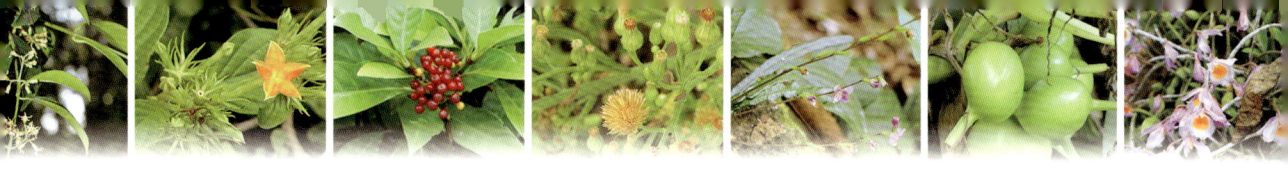

【苗族民间应用】树皮入药，煮水用于消化不良。

参考文献

［1］庄俊钰，李汴生，王三永．现代食品科技，2011，27（7）：773.

［2］Gumgumjee N M，Khedr A，Hajar A S. African Journal of Microbiology Research，2012，6（32）：6172.

［3］Imam S，Azhar I，Hasan M M，et al. Pakistan Journal of Pharmaceutical Sciences，2007，20（2）：125.

［4］Yadara R N，Yadav S V. Research of Chemical Environmental，1999，3（2）：55.

［5］Yadava R N，Yadav S V. Journal of Asian Natural Products Research，1999，1（4）：245.

［6］Jain R，Jain S，Sharma A，et al. Journal of Natural Medicines，2007，61（3）：355.

［7］Siddhuraju P. LWT–Food Science and Technology，2007，40（6）：982.

［8］Ushanandini S，Nagaraju S，Harish Kumar K，et al. Phytotherapy Research，2006，20（10）：851.

［9］Komutarin T，Azadi S，Butterworth L，et al. Food and Chemical Toxicology，2004，42（4）：64.

［10］Kalra P，Sharma S，Suman S K. Journal of Pharmacy and Bioallied Sciences，2011，3（2）：236.

［11］Sreelekha T T，Vijayakumar T，Ankanthil R，et al. Anti–cancer Drugs，1993，4（2）：209.

白花鱼藤

苗语 mbiaux bec meiq [bjau³¹ ʔbe:⁴² mei¹¹] 标呗美（鱼白藤）

【来源】蝶形花科鱼藤属植物，白花鱼藤 *Derris alborubra* Hemsley

【形态特征】木质藤本。枝叶均无毛。羽状复叶；小叶3或5对，革质，无毛，卵形或卵状长椭圆形，先端渐尖，钝头，基部宽楔形至圆形；花序轴和叶柄疏被短柔毛。多花形

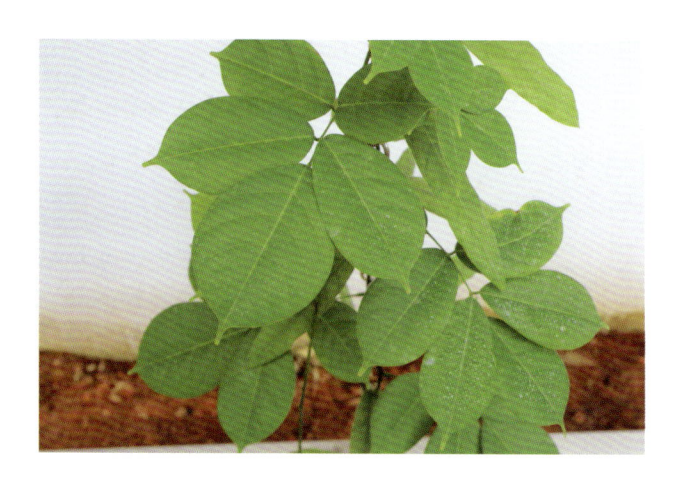

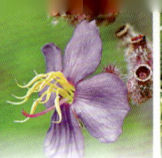

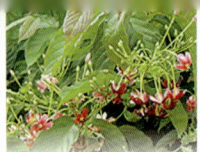

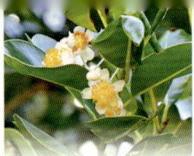

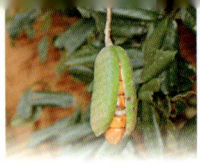

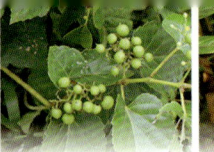

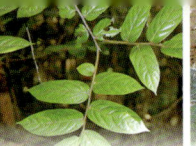

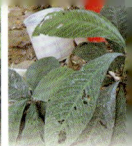

成总状圆锥花序，腋生或顶生，被疏短柔毛；花萼红色，斜钟形，被短柔毛后脱落；花瓣白色，长椭圆形，被微柔毛，先端急尖。荚果斜卵球形到斜长圆形，压扁无毛，被缝、腹缝具不等宽的翅。种子1~2粒。

【分布】在越南、老挝、柬埔寨有分布。在我国，分布于海南、广东、广西。在海南，分布于三亚、东方、乐东、昌江、保亭、万宁、琼中、琼海、海口等。

【苗族民间应用】枝条入药，与海菜花块茎、少花柊叶块茎配伍，用于月经不调。

美丽鸡血藤

【苗语】zais saamv meiq [tsai³⁵ sa:m⁵³ mei¹¹] 崽散美（鸡血藤）

【来源】蝶形花科鸡血藤属植物，美丽鸡血藤 *Callerya speciosa* (Champion ex Bentham) Schot

【形态特征】藤本。小枝初被褐色绒毛，后渐脱落。羽状复叶，叶轴被毛，上面有沟；托叶披针形，宿存；小叶通常6对，硬纸质，长圆状披针形或椭圆状披针形，先端钝圆，短尖，基部钝圆，上面无毛，下面被锈色柔毛或无毛，侧脉5~6对，下面略隆起；小叶柄密被绒毛；小托叶针刺状，宿存。圆锥花序腋生，常聚集枝梢成大型花序，密被黄褐色绒毛；花2朵并生或单生密集于花序轴上部呈长尾状；花大，有香气；花梗、花萼及花序轴均被黄褐色绒毛；花萼钟状，萼齿钝圆头；花冠白色、米黄色至淡红色，旗瓣圆形，翼瓣长圆形，龙骨瓣镰形。荚果线状，密被褐色绒毛，顶端具喙；果瓣木质，开裂。内含种子4~6粒；种子卵形。

【分布】在越南有分布。在我国，分布于福建、湖南、广东、海南、广西、贵州、云南、香港。在海南，分布于三亚、乐东、东方、白沙、五指山、保亭、万宁、琼中、儋州、临高、澄迈、屯昌、定安、琼海、文昌等。

【化学成分】

（1）黄酮类化合物：millettiaspecoside D[1]、(−)-高丽槐素、芒柄花素[2]、异甘草素、紫檀素、美迪紫檀素、高紫檀素[3]、2′,4,4′-三羟基查耳酮、3′,7-二羟基-2′,4′-二甲氧基异黄酮[4]、4′-羟基-7-甲氧基二氢黄酮[5]、补骨脂二氢黄酮、槲皮素、异槲皮苷、甘草查尔酮A、鸢尾黄酮、甘草素、硫黄菊素、阿曼托黄酮[6]、刺芒柄花素[7]、demethylmedicarpin、刺甘草查尔酮、2′-hydroxybiochanin A、毛异黄酮、3,7,4′-三羟基黄烷酮[8]等。

（2）酚性化合物：2,5-二羟基苯甲酸[2]、紫丁香酚苷[7]、rhododendron[8]、millettiaspecosides A~C、khaephuoside B、seguinoside K、albibrissinoside B[9]、双去氧基姜黄素[10]等。

（3）三萜类化合物：圆齿火棘酸[2]、pedunculoside、rotundic acid[7]、甘草酸、紫菀酮、咖啡酸羽扇豆醇酯[10]等。

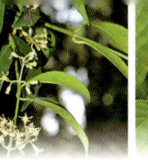

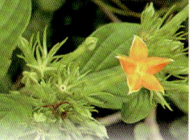

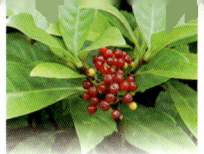

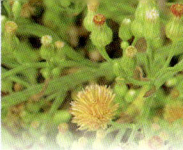

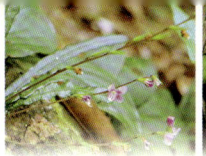

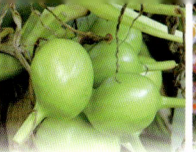

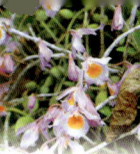

（4）生物碱类化合物：6-甲氧基二氢血根碱、橙黄胡椒酰胺乙酸酯、N-甲基金雀花碱[10]等。

（5）木脂素类化合物：(−)-丁香脂素、dihydrodehydroconiferyl alcohol[2]、polystachyol、bisdihydrosiringenin、secoisolariciresinol[8]、五味子醇乙[10]等。

（6）甾体类化合物：豆甾醇、豆甾醇-3-O-β-D-葡萄糖苷、β-谷甾醇、胡萝卜苷[2]、谷甾-5-烯-3,7-二醇[5]、β-sitosterol acetate[7]、7-羰基-β-谷甾醇[10]等。

（7）其他类化合物：补骨脂素、7-羟基千金二萜醇、苷松新酮[10]等。

【药理活性】肝脏保护活性[11]、祛痰、镇咳及平喘活性[12]、免疫调节活性[13]、抗氧化活性[14]、抗疲劳活性[15]、镇痛活性、抗炎活性[16]、降血糖活性[17]、降尿酸活性[18]等。

【苗族民间应用】块根入药，泡酒或煲汤具有补虚润肺、强健体质的功效。

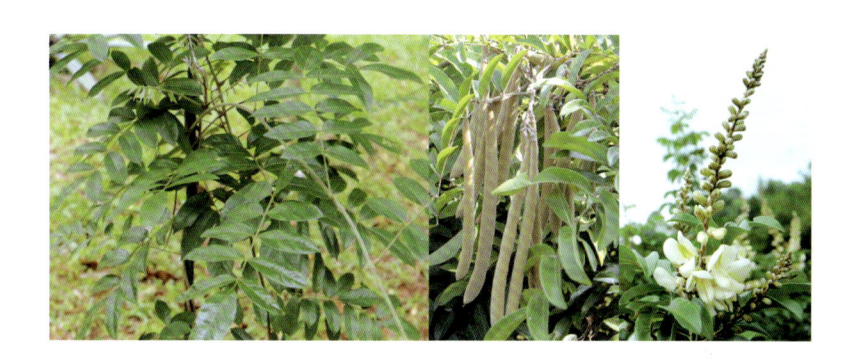

参考文献

[1] Yin T, Liang H, Wang B, et al. Fitoterapia, 2010, 81（4）：274.

[2] 王春华, 王英, 王国才, 等. 中草药, 2008, 39（7）：972.

[3] 宗鑫凯, 赖富丽, 王祝年, 等. 中药材, 2009, 32（4）：520.

[4] 王祝年, 赖富丽, 王茂媛, 等. 热带作物学报, 2011, 32（12）：2378.

[5] 王茂媛, 赖富丽, 王建荣, 等. 天然产物研究与开发, 2013, 25（1）：53.

[6] 王呈文, 陈光英, 宋小平, 等. 中成药, 2014, 36（10）：2111.

[7] Ding P, Qiu J Y, Ying G, et al. Chinese Herbal Medicines, 2014, 6（4）：332.

[8] Fu M, Xiao G, Xu Y, et al. Chinese Herbal Medicines, 2016, 8（4）：385.

[9] Yin T, Tu G Z, Zhang Q Y, et al. Magnetic Resonance in Chemistry, 2008, 46（4）：387.

[10] 王呈文, 陈光英, 宋小平, 等. 中草药, 2014, 45（11）：1515.

[11] 周添浓, 刘丹丹, 唐立海, 等. 时珍国医国药, 2009, 20（10）：2585.

[12] 刘丹丹, 唐立海, 王艳, 等. 广州中医药大学学报, 2009, 26（3）：266.

[13] 郑元升, 蒲含林, 麻建军. 广东药学院学报, 2008, 24（1）：58.

[14] 陈蓉蓉, 蒲含林, 姜华, 等. 食品研究与开发, 2014, 35（3）：31.

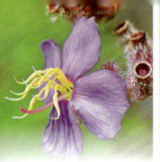

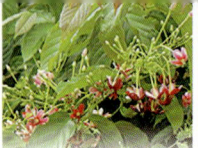

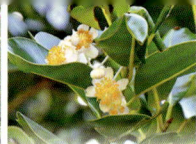

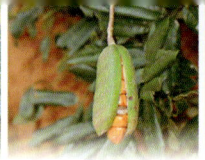

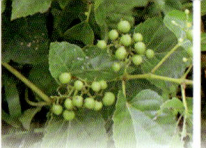

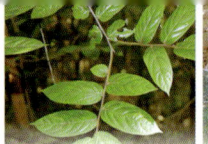

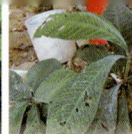

[15] 罗轩, 林翠梧, 陈洁晶, 等. 天然产物研究与开发, 2014, 26 (3): 324.

[16] 刘丹丹, 魏志雄. 中国现代中药, 2014, 16 (7): 538.

[17] 苏芬丽, 丘振文, 孙旭, 等. 中南药学, 2019, 17 (11): 1856.

[18] 黄桂琼, 陈洪, 周迎春, 等. 中药材, 2019, 42 (8): 1907.

木豆

【苗语】qiang bhiouv nhimq / moc ndauc [gjaŋ⁴⁴ pjou⁵³ ŋim¹¹ / mo:⁴² dau⁴²] 秧呦引/末叨（树果籽/木豆）

【来源】蝶形花科木豆属植物，木豆 *Cajanus cajan* (L.) Millsp.

【形态特征】灌木。分枝多，小枝有明显纵棱，小枝、叶、叶柄被灰白色短柔毛；花序、总花梗、苞片、花萼均被灰黄色短柔毛。羽状3小叶；托叶小，卵状披针形；叶柄上面具浅沟，下面具细纵棱；小叶纸质，披针形至椭圆形，先端渐尖或急尖，常有细凸尖，背面具黄色腺点。总状花序，花数朵生于花序上部；苞片卵状椭圆形；花萼钟状，裂片三角形或披针形；花冠黄色，旗瓣近圆形，背面有紫褐色纵线纹，翼瓣微倒卵形，龙骨瓣先端钝，微内弯。荚果线状长圆形，种子间有凹入的槽，被灰褐色短柔毛，具长的尖头。内含种子3~6粒；种子近圆形，种皮暗红色，有时有褐色斑点。

【分布】原产于印度，现在热带和亚热带地区广泛栽培。在我国，分布于云南、四川、江西、湖南、广西、广东、海南、浙江、福建、台湾、江苏。在海南，分布于三亚、乐东、昌江、白沙、五指山、保亭、万宁、澄迈等。

【化学成分】

（1）黄酮和异黄酮类化合物：naringenin-7,4′-dimethyl ether、芹菜素、木樨草素、异牡荆素、牡荆素[1]、荭草苷[2]、染料木苷、sissotrin、芒柄花苷[3]、cajaisoflavone、5,7,2′-trihydroxyisoflavone-7-*O*-β-D-glucoside[4, 5]、cajanol、cajanin[6]、pinostrobin、2′-hydroxygenistein、biochanin A、金雀异黄酮[7]、樱黄素、红车轴草素[8]、7,4′-dimethoxyflavanone、7-methylglabranin、genistein-8-*C*-β-D-glucoside[9]、pinostrobin chalcone、cajachalcone[10]等。

（2）芪类化学成分：6-hydroxy-4-methoxy-3-prenyl-2-styrylbenzoic acid[10]、cajaninstilbene acid[10-11]、longistylin A、longistylin C[11]、cajanstilbene[12]等。

（3）三萜类化合物：羽扇豆醇、α-香树脂醇、β-香树脂醇[5]、白桦脂酸[7, 9]等。

（4）其他类化合物：β-谷甾醇[1, 11]、豆甾醇、邻苯二酚、尿嘧啶[3]、对羟基苯甲酸[11]等。

【药理活性】抗氧化活性[2]、抗疟活性[7]、抗炎活性[9]、诱导成骨细胞分化[12]、降血

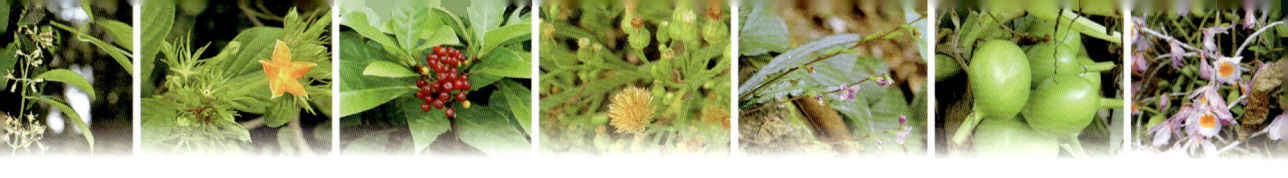

脂活性[13]、神经损伤保护活性[14]、脑缺血缺氧损伤保护活性[15]、抗肿瘤活性[16]等。

【苗族民间应用】 嫩枝叶入药，煮水洗澡，用于小孩身体发痒、水痘；根入药，用于肾结石；番木瓜雄花与木豆种子煮水可清凉解暑。

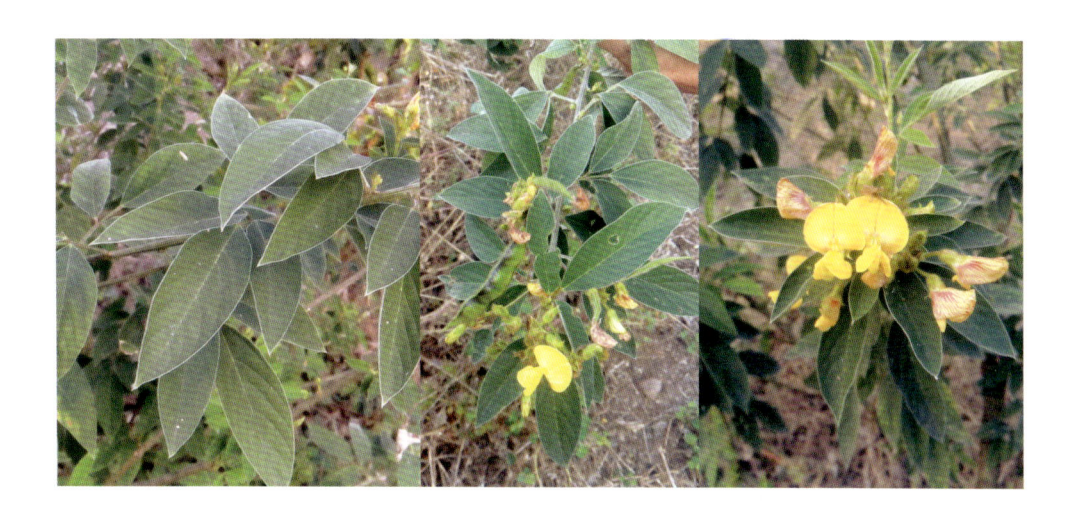

参考文献

[1] 林励，谢宁，程紫骅. 中国药科大学学报，1999，30（1）：21.

[2] Wu N, Kuang F, Fu Y J, et al. Molecules, 2009, 14（3）: 1032.

[3] 张嫩玲，蔡佳仲，胡英杰，等. 中药材，2017，40（5）：1116.

[4] Bhanumati S, Chhabra S C, Gupta S R, et al. Phytochemistry, 1979, 18（7）: 1254.

[5] Bhanumati S, Chhabra S C, Gupta S R, et al. Phytochemistry, 1978, 18（2）: 365.

[6] Dahiya J S, Strange R N, Kevin G, et al. Phytochemistry, 1984, 23（4）: 871.

[7] Duker-Eshun G, Jaroszewski J W, Asomaning W A, et al. Phytotherapy Research, 2004, 18（2）: 128.

[8] 刘亚旻，姜保平，沈胜楠，等. 中草药，2014，45（4）：466.

[9] Patel N K, Bhutani K K. Phytomedicine, 2014, 21（7）: 946.

[10] Cooksey C J, Dahiya J S, Garratt P J, et al. Phytochemistry, 1980, 21（12）: 2935.

[11] 陈迪华，李慧颖，林慧. 中草药，1985，16（10）：2.

[12] Cai J Z, Tang R, Ye G F, et al. Molecules, 2015, 20（6）: 10839.

[13] 骆庆峰，孙兰，斯建勇，等. 药学学报，2008，43（2）：145.

[14] Nicholson R A, David L S, Le Pan R, et al. Fitoterapia, 2010, 81（7）: 826.

[15] 黄桂英，廖雪珍，廖惠芳，等. 中药新药与临床药理，2006，17（3）：172.

[16] Luo M, Liu X, Zu Y, et al. Chemico-Biological Interactions, 2010, 188（1）: 151.

扁豆

苗语 dhup moorps bec [ʔdup⁴⁴ mɔ:p³⁵ ʔbe:⁴²] 独磨呗（豆软白）

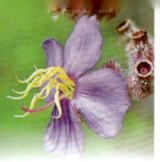

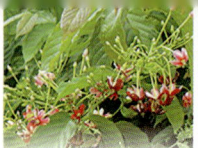

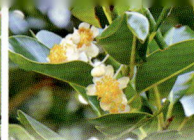

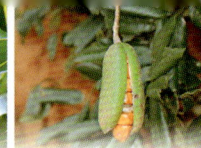

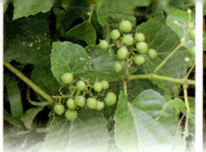

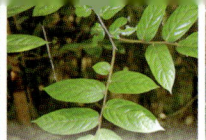

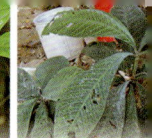

【来源】蝶形花科扁豆属植物，扁豆 *Lablab purpureus* (L.) Sweet

【形态特征】多藤本。全株近无毛；常呈淡紫色。羽状复叶3小叶；托叶披针形；小托叶线形，小叶宽三角状卵形，侧生小叶两边不等大，偏斜，先端急尖或渐尖，基部近截平。总状花序直立；小苞片2，近圆形，脱落；花2至多朵簇生于每一节上；花萼钟状，上方2裂齿几乎完全合生，下方的3枚近相等；花冠白色或紫色，旗瓣圆形，基部两侧具2枚附属体，翼瓣宽倒卵形，具截平的耳，龙骨瓣呈直角弯曲，基部渐狭成瓣柄。荚果长圆状镰形，扁平，直或稍向背弯曲，顶端有弯曲的尖喙。每荚含种子3~5粒；种子扁平，长椭圆形，在白花品种中为白色，在紫花品种中为紫黑色。

【分布】原产于印度及热带非洲，现在热带、亚热带地区均有栽培，我国各地广泛栽培。在海南各地常见栽培。

【化学成分】

（1）黄酮类化合物：木樨草素、大波斯菊苷、木樨草素-4′-*O*-葡萄糖甙、木樨草素-7-*O*-葡萄糖苷、野漆树苷[1]等。

（2）其他类化合物：甘露醇[1]等。

【药理活性】抗氧化活性[2]、神经保护活性[3]、肝脏保护活性[4]等。

【苗族民间应用】叶入药，捣烂外敷用于无名肿痛。

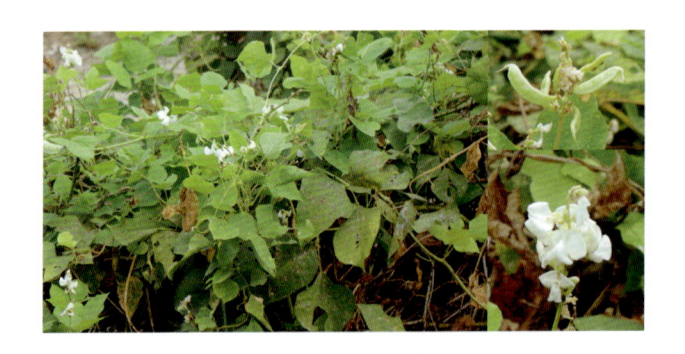

参考文献

[1] 梁侨丽，丁林生. 中国药科大学学报, 1996, 27（4）：205.

[2] 刘富岗，弓建红，杨云，等. 河南科学, 2009, 27（10）：1212.

[3] 张贤益，李文娟，钟亮，等. 食品科学, 2018, 39（3）：222.

[4] 陈志飘. 湖北民族学院硕士学位论文, 2017.

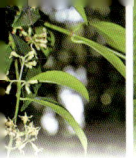

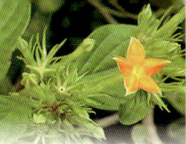

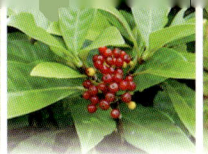

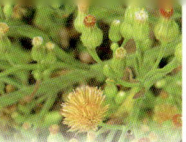

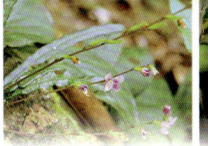

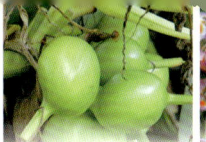

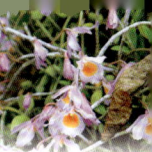

降香黄檀

苗语 gaeng raangq vangz [kɛŋ⁴⁴ za:ŋ¹¹ vaŋ³³] 梗养汪（敬苗黄）

【**来源**】蝶形花科黄檀属植物，降香黄檀 *Dalbergia odorifera* T. C. Chen

【**形态特征**】乔木。树皮浅灰黄色，有纵裂槽纹。小枝有皮孔。奇数羽状复叶；小叶7~13对，近纸质，卵形或椭圆形，顶端1枚小叶最大，往下渐小，先端渐尖或急尖，钝头，基部圆形或阔楔形；托叶早落。圆锥花序腋生，由多数聚伞花序组成；基生小苞片近三角形，副萼状小苞片阔卵形；下方1枚萼齿较长，披针形，其余的阔卵形，急尖；花冠乳白色或淡黄色，均具瓣柄，旗瓣倒心形先端截平，微凹缺，翼瓣长圆形，龙骨瓣半月形，背弯拱。荚果舌状长圆形，基部被毛，顶端钝或急尖，果瓣革质，对应种子部分明显凸起。每荚含种子1~2粒。

【**分布**】在越南、缅甸、巴基斯坦有分布。在我国，分布于海南、广东、福建。在海南，分布于三亚、乐东、东方、昌江、五指山、万宁、琼海等。

【**化学成分**】

（1）黄酮类化合物：紫苜蓿酮、异甘草素、(3*R*)-4′-甲氧基-2′,3,7-三羟基-二氢异黄酮、红花素、甘草素、毛异黄酮、3′-hydroxymelanettin、紫铆花素、硫黄菊素、黄颜木素[1]、vesticarpan、meliotocarpan D、meliotocarpan A、stevenin、medicarpin[2]、(3*R*)-4′-methoxy-2′,3,7-trihydroxyisoflavanone、7-methoxy-3,3′,4′,6-tetrahydroxyflavone、2′,7-dihydroxy-4′,5′-dimethoxyisoflavone[3]、3′-methoxydaidzein、vestitol、medicarpin、2′,3′,7-trihydroxy-4′-methoxyisoavanone、4′,5,7-trihydroxy-3-methoxyavone[4]等。

（2）倍半萜类化合物：3,7-dimethyl-5,8-epoxy-3-hydroxyoct-1-en-8-one、*rel*-(3*S*,6*R*,7*S*)-3,7-dimethyl-3,6;7,10-diepoxy-1-decanen-10-one、6α-hydrocyclonerolidol、negunfurol、*rel*-(3*S*,6*S*,7*R*)-3,7,11-trimethyl-3,6-epoxy-1-dodecen-7,11-diol[2]等。

（3）挥发油：氧化石竹烯（54.22%）、7,11-二甲基-10-十二碳烯-1-醇（14.11%）、

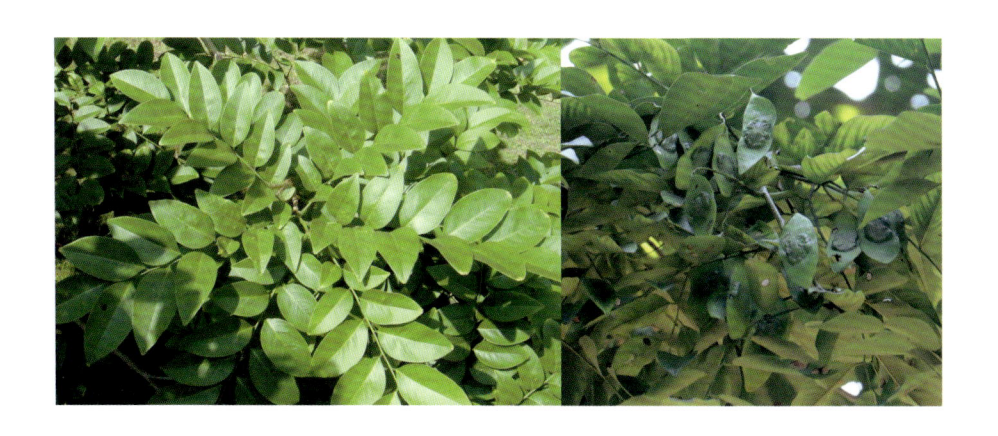

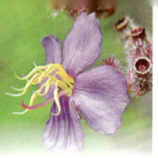

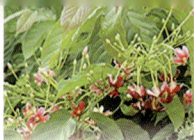

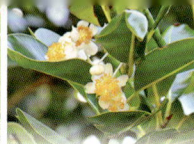

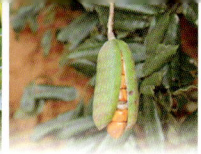

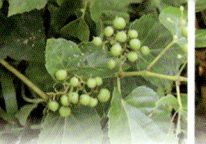

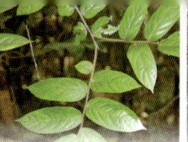

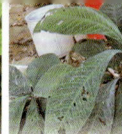

6,11-二甲基-2,6,10-十二碳三烯-1-醇（10.24%）和橙花叔醇（10.22%）[1]等。

（4）其他化合物：3-acetyl oleanolic acid、neokhriol A、syringaresinol、lyoniresinol[2]、2,4-dihydroxy-5-methoxybenzophenone[4]等。

【药理活性】 抗菌活性[1-2]、抗肿瘤活性、乙酰胆碱酯酶抑制活性[2]、抗过敏活性、抗炎活性[3]、抗氧化活性[4]、抑制血栓形成[5]等。

【苗族民间应用】 叶、树干红色渗出物、心材入药，树干红色渗出物煮水洗用于疥疮、脚气等；心材泡酒用于关节痛、高血压；叶捣烂外用于湿疹。

参考文献

［1］赵夏博. 塔里木大学硕士学位论文，2012.

［2］王昊. 青岛科技大学硕士学位论文，2014.

［3］Chan S C，Chang Y S，Wang J P，et al. Planta Medica，1998，64（2）：153.

［4］Wen W，Weng X，Cheng D. Food Chemistry，2000，71（1）：45.

［5］朱亮，冷红文，谭力伟，等. 中成药，1992，14（4）：30.

斜叶黄檀

苗语 gaz mbox qiang [ka³³ bo:³¹ gjaŋ⁴⁴] 嘎婆秧（家婆树）

【来源】 蝶形花科黄檀属植物，斜叶黄檀 *Dalbergia pinnata* (Lour.) Prain

【形态特征】 藤状灌木。嫩枝密被褐色短柔毛，渐变无毛。羽状复叶；小叶、叶轴、叶柄、小叶柄、花序分枝和花梗均密被褐色短柔毛；托叶披针形，被毛；小叶10~20对，纸质，斜长圆形，先端圆形，微凹缺，基部偏斜，腹面渐变无毛；小叶柄短。圆锥花序腋生，具伞房状的分枝；总花梗极短或近无；苞片和小苞片卵形，被毛，宿存；花萼钟状，外面被褐色短柔毛或近无毛，萼齿卵形，上方2枚稍合生；花冠白色，各瓣均具长

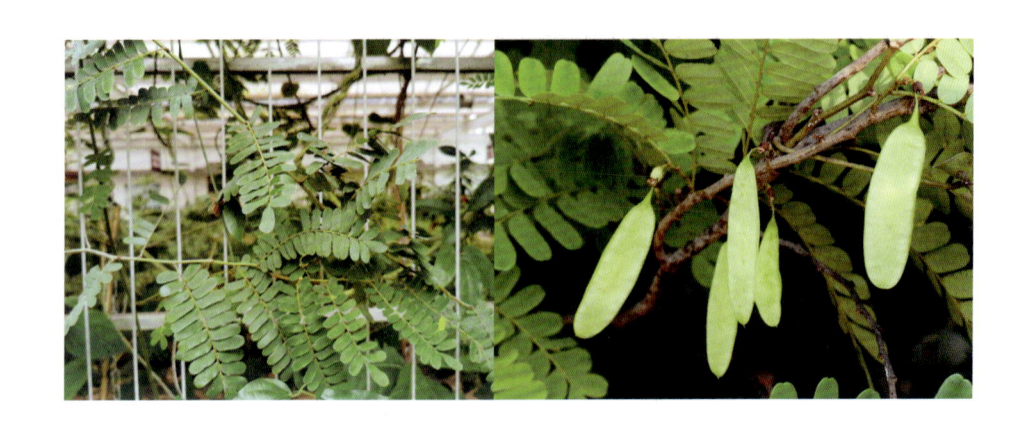

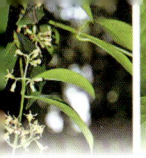

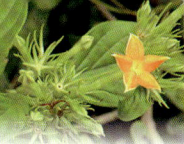

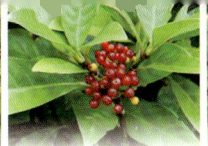

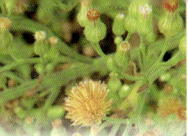

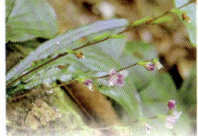

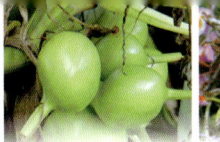

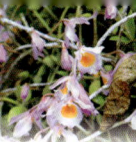

柄，旗瓣卵形，反折，翼瓣基部戟形，龙骨瓣具耳。荚果膜质，长圆状舌形，顶端圆，具小凸尖，基部阔楔形，幼时绿色，熟后褐色，表面有细网纹。内含种子 1~4 粒；种子狭长。

【分布】在缅甸、菲律宾、马来西亚、印度尼西亚有分布。在我国，分布于海南、广西、云南、西藏。在海南，分布于三亚、乐东、昌江、白沙、五指山、保亭、万宁、琼中等。

【苗族民间应用】枝叶煮水，用于洗发，具有杀虫、去污、止痒的功效。

葫芦茶

【苗语】 mbaz nzangx glaangs / mblux zaz [ba^{33} dzaŋ^{31} kla:ŋ^{35} / blu:^{31} tsa:^{33}] 葩掌格朗 / 普芦扎（螳螂颈 / 喷茶）

【来源】蝶形花科葫芦茶属植物，葫芦茶 *Tadehagi triquetrum* (L.) H.Ohashi

【形态特征】灌木或亚灌木。茎直立或匍匐；幼枝三棱形，棱上疏被短硬毛，老时渐变无。叶为单小叶，纸质，狭披针形至卵状披针形，先端急尖，基部圆形或浅心形，腹面无毛，背面沿脉疏被短柔毛；侧脉每边 8~14 条；托叶披针形，有条纹；叶柄两侧有宽翅。总状花序顶生和腋生，被贴伏丝状毛和小钩状毛；序轴每节上簇生 2~3 朵花；苞片钻形或狭三角形；花梗被毛同花序；花萼宽钟形，上部裂片三角形，侧裂片披针形，下部裂片线形；花冠淡紫色或蓝紫色，旗瓣近圆形，先端凹入，翼瓣倒卵形，基部具耳，龙骨瓣镰刀形，弯曲。荚果密被黄色或白色糙伏毛，腹缝线直，背缝线稍缢缩，有荚节 5~8 个，荚节近方形。种子宽椭圆形或椭圆形。

【分布】在印度、斯里兰卡、缅甸、泰国、越南、老挝、柬埔寨、马来西亚、澳大利亚有分布。在我国，分布于福建、江西、广东、海南、广西、贵州、云南。在海南，分布于三亚、乐东、东方、昌江、五指山、保亭、陵水、万宁、琼中、儋州、定安等。

【化学成分】

（1）黄酮类化合物：4′,7-二羟基异黄酮、4′,5,7-三羟基黄酮、槲皮素-3-*O*-β-D-葡萄吡喃糖苷、槲皮素-3-*O*-β-D-半乳吡喃糖(6→1)-α-L-鼠李吡喃糖苷[1]、山柰酚、山柰酚-3-*O*-α-L鼠李糖苷、山柰酚-3-*O*-β-D-芸香糖苷、槲皮素-3-*O*-α-L-鼠李糖苷、槲皮素-3-*O*-β-D-葡萄糖苷、儿茶素、芦丁[2]、二氢槲皮素[3]、triquetrumones A~C、(*R*)-triquetrumone D、cyclokievitone、异柠檬酚、香橙素、紫云英苷[4]、山柰素-3-*O*-β-D-半乳吡喃糖苷[5]等。

（2）酚性化合物：对羟基苯甲酸[1]、间苯三酚-*O*-β-D-葡萄糖苷[2]、4-羟基-3,5-二甲氧基苯甲酸、4-羟基-3-甲氧基苯甲酸、对羟基苯甲酸、4-羟基苯甲酸、原儿茶酸乙酯[3]、3,5-二羟基苯基-β-D-吡喃葡萄糖苷[5]、水杨酸、原儿茶酸[6]等。

（3）苯丙素类化合物：对甲氧基反式肉桂酸[1]、对羟基桂皮酸[2]、顺式对羟基肉

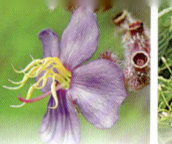

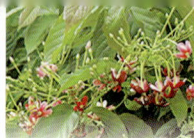

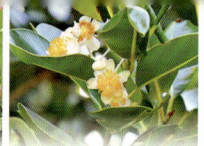

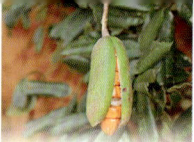

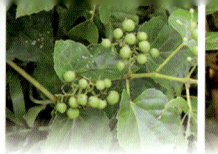

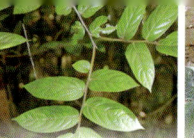

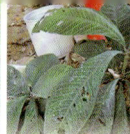

桂酸、反式对羟基肉桂酸、3,4-二氢-4-(4'-羟基苯基)-5,7-二羟基香豆素[3,7]、葫芦茶苷[5]等。

（4）三萜类化合物：白桦脂酸、熊果酸[4]、乌索酸、冬青素 A[5]等。

（5）其他类化合物：胡萝卜苷[1]、半乳糖醇、(-)-白雀木醇[4]等。

【药理活性】驱虫活性[4]、降血糖活性[7,9]、抗过敏活性[8]、对 HBsAg 的破坏活性[10]等。

【苗族民间应用】叶入药，煮水用于清热解毒。

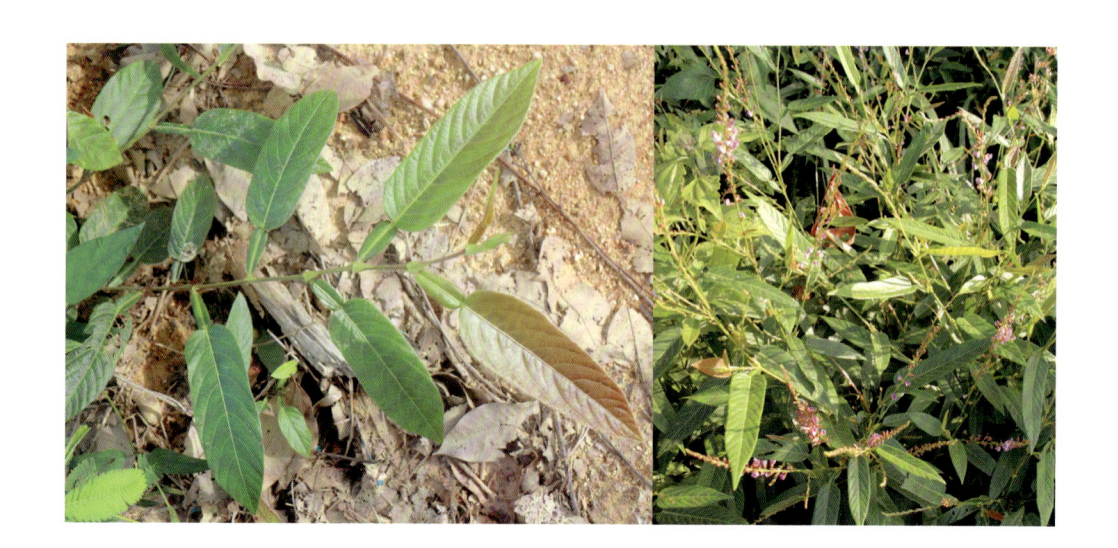

参考文献

[1] 文东根，郑学忠，史剑侠，等. 中草药，1999，30（4）：252.

[2] 周旭东，吕晓超，史丽颖，等. 广西植物，2013，33（4）：575.

[3] 金燕，林娜，任少琳，等. 中国药物化学杂志，2015，25（4）：303.

[4] Xiang W, Li R T, Mao Y L, et al. Journal of Agricultural and Food Chemistry, 2005, 53 (2): 267.

[5] 文旭东，郑学忠，井上谦一郎，等. 中草药，2000，31（1）：3.

[6] 吕华冲，何蔚珩，杨其蕴，等. 中草药，1995，26（5）：180.

[7] Wu J N, Zhang C Y, Zhang T T, et al. Nature Product Research, 2015, 29 (18): 1723.

[8] 周旭东，史丽颖，于大永，等. 中南药学，2011，9（1）：35.

[9] 李海英，唐爱存，梁丽英，等. 中国实验方剂学杂志，2012，18（20）：251.

[10] 谢蔷，陈思东，张冠群，等. 广东医药学院学报，1986，2（1）：78.

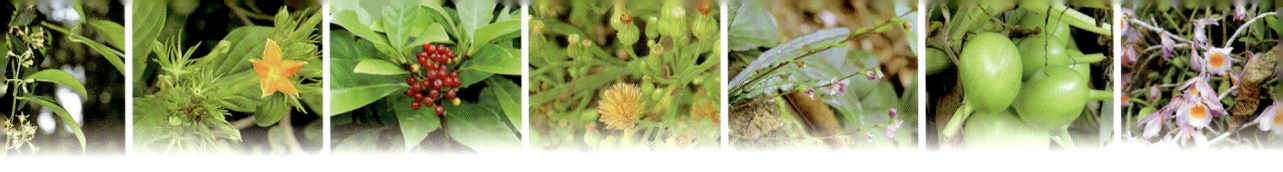

大叶千斤拔

苗语 nguaz vangz [ŋwa³³ vaŋ³³] 麻汪（草黄）

【来源】蝶形花科千斤拔属植物，大叶千斤拔 *Flemingia macrophylla* (Willd.) Prain

【形态特征】灌木。幼枝有纵棱，密被丝质柔毛；花序轴、苞片、花梗均密被灰色至灰褐色柔毛。指状3小叶，纸质或薄革质，顶生小叶宽披针形至椭圆形，先端渐尖，基部楔形，基出3脉，除沿脉被柔毛外，通常无毛；侧生小叶稍小，偏斜，基出2~3脉；托叶大，披针形，被短柔毛，具腺纹；叶柄具狭翅，被毛与幼枝同。总状花序常数个聚生于叶腋；花多而密；花萼钟状，被丝质短柔毛，裂齿线状披针形，下部一枚最长；花冠紫红色，花瓣均具柄，旗瓣长椭圆形，具2耳，翼瓣狭椭圆形，一侧具耳，龙骨瓣长椭圆形，先端微弯，基部一侧具耳。荚果椭圆形，褐色，略被短柔毛，先端具小尖喙。种子1~2粒，球形，熟后黑色。

【分布】在印度、孟加拉国、缅甸、老挝、越南、柬埔寨、马来西亚、印度尼西亚有分布。在我国，分布于云南、贵州、四川、江西、福建、台湾、广东、海南、广西。在海南，分布于乐东、东方、昌江、五指山、保亭、万宁、琼中、儋州等。

【化学成分】

（1）黄酮类化合物：5,7,4′-trihydroxy-6,8-diprenylisoflavone、fleminginin、flemingichalcone、5,7,4′-trihydroxy-6,3′-diprenylisoflavone[1]、fleminone[2]、flemiphyllin[3]、5,7,3′,4′-四羟基异黄酮、5,7,4′-三羟基异黄酮-7-*O*-β-D-吡喃葡萄糖苷、5,7,4′-三羟基-8,3′-二异戊烯基双氢黄酮、5,7,4′-三羟基-6-异戊烯基异黄酮、云南千斤拔素、胡枝子黄烷酮A、赛金莲木儿茶精[3]等。

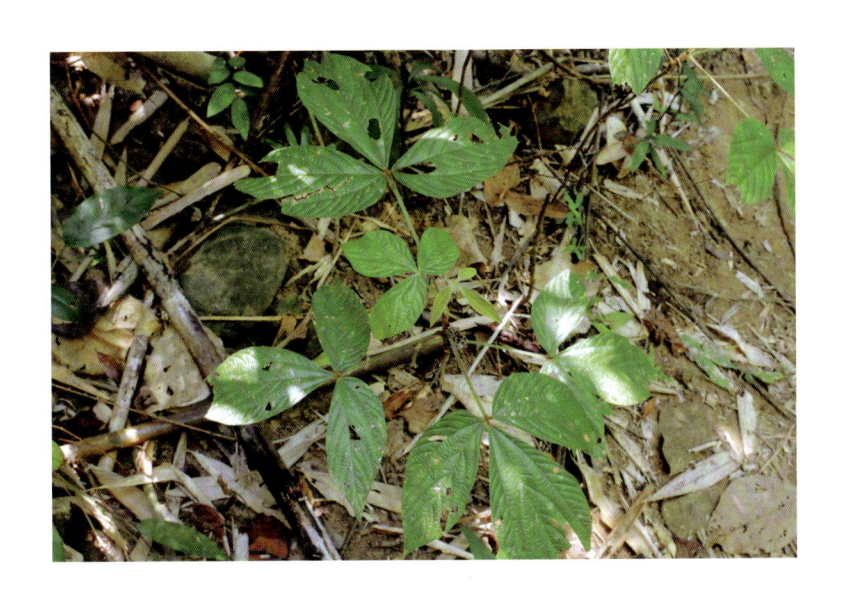

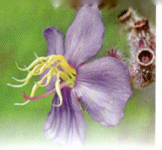

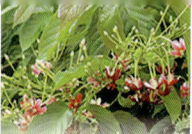

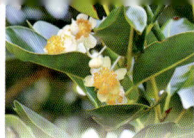

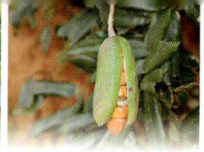

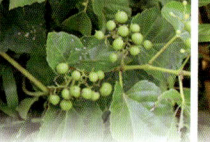

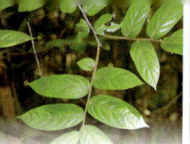

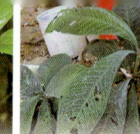

（2）其他类化合物：3,4,5-三甲氧基苯-O-β-D-葡萄糖苷、豆甾醇-3-O-β-D-吡喃葡萄糖苷、豆甾醇[3]等。

【药理活性】神经保护活性[1]、抗血栓活性[5]、抗炎活性、镇痛活性、抗肝损活性、抗疲劳活性[6]等。

【苗族民间应用】根入药，与猪肝等配伍或全草用于甲肝。

参考文献

[1] Shiao Y J, Wang C N, Wang W Y, et al. Planta Medica, 2005, 71（9）：835.

[2] Nageswara R K, Srimannarayana G. Phytochemistry, 1983, 22（10）：2287.

[3] Nageswara R K, Srimannarayana G. Phytochemistry, 1984, 23（4）：927.

[4] 李宝强, 宋启示. 中草药, 2009, 40（2）：179.

[5] 牛艳秋, 关铭, 靳丹虹, 等. 长春医学, 2007, 5（1）：3.

[6] 曾春兰, 钟正贤, 卢文杰, 等. 中医药导报, 2011, 17（7）：79.

排钱树

苗语 dyng nzij dinz / qiz lanz dheiv [tiŋ⁴⁴ dzi:⁵¹ tin³³ / gi³³ lan³³ ʔdei⁵³] 叮寄筋/伊兰地（姓母钱/骑兰尾）

【来源】蝶形花科排钱树属植物，排钱树 *Phyllodium pulchellum* (L.) Desv.

【形态特征】灌木。小枝被白色或灰色短柔毛。羽状复叶具3小叶；叶柄和小叶柄密被灰黄色柔毛；小叶革质；顶生小叶卵形，椭圆形或倒卵形；侧生小叶明显小于顶生小叶，先端钝或急尖，基部偏斜，边缘稍呈浅波状，上面近无毛，下面疏被短柔毛，侧脉每边6~10条，在叶缘处连接；托叶三角形；小托叶钻形。伞形花序有花5~6朵，藏于叶状苞片内；叶状苞片圆形，被短柔毛及缘毛，排列成总状圆锥花序状；花梗、花萼被短柔毛；花冠白色或淡黄色，花瓣均具柄，旗瓣基部渐狭，翼瓣基部具耳，龙骨瓣基部无耳。荚果腹、背缝线均缢缩，通常有荚节2。种子宽椭圆形或近圆形。

【分布】在印度、斯里兰卡、缅甸、泰国、越南、老挝、柬埔寨、马来西亚、澳大利亚有分布。在我国，分布于海南、广东、广西、福建、江西、云南和台湾等。在海南，分布于三亚、东方、昌江、五指山、保亭、万宁、琼中、儋州、临高等。

【化学成分】

（1）黄酮类化合物：3,5,2′,4′-tetrahydroxy-2″,2″-dimethylpyrano-[5″,6″,7,8]-flavanone、citflavanone、8-prenylated 5,7,3′,4,-tetrahydroxyflavanone[1]、异柠檬酚[1-2]、citrusinol[2]、pulcheloid B[3]、(−)-epigallocatechin 3-O-(E)-p-coumaroate、(−)-epigallocatechin 3-O-(Z)-p-coumaroate、(-)-倍儿茶酸、(+)-儿茶素、(-)-表儿茶素、二氢槲皮素、(+)-香橙素、槲皮素、芦丁[5]等。

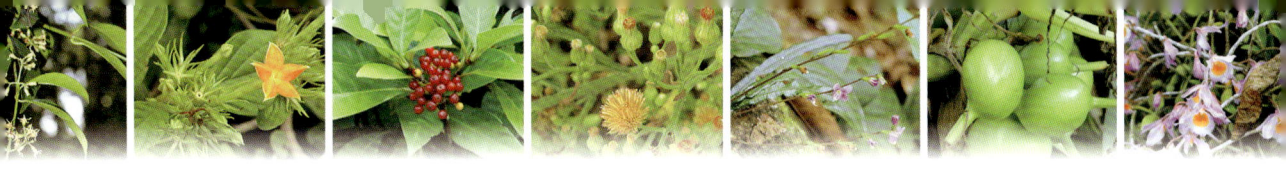

（2）生物碱类化合物：3-indolcarbaldehyde、3-methoxyindole[1]、L-tryptophan、5-hydroxy-N,N-dimethyltryptamine、5-methoxy-N,N-dimethyltryptamine、N,N-dimethyl-L-tryptophan、2-(indol-3-yl)ethyl-β-D-glucopyranoside[5]等。

（3）酚性化合物：对羟基苯甲酸[1,4]、pulchelstyrenes A-B、pulchelstyrene D[1-2]、pulchelstyrene C、4-羟基-2,3-二甲氧基苯甲醛[2]、pulchelstyrene E、pulchelstyrene F[3]、原儿茶酸、原儿茶酸甲酯、原儿茶酸乙酯、没食子酸乙酯[4]等。

（4）苯丙素类化合物：methyl piperitol[2]、对香豆酸、咖啡酸乙酯[4]等。

（5）其他类化合物：地芰普内酯、尿苷、熊果苷、胡萝卜苷[4]等。

【药理活性】抗肝纤维化活性[1,5-6]、抗肿瘤活性[2-3]、抗氧化活性[5]、抗菌活性[7]等。

【苗族民间应用】枝叶入药，煮水用于解毒（蛊毒）。

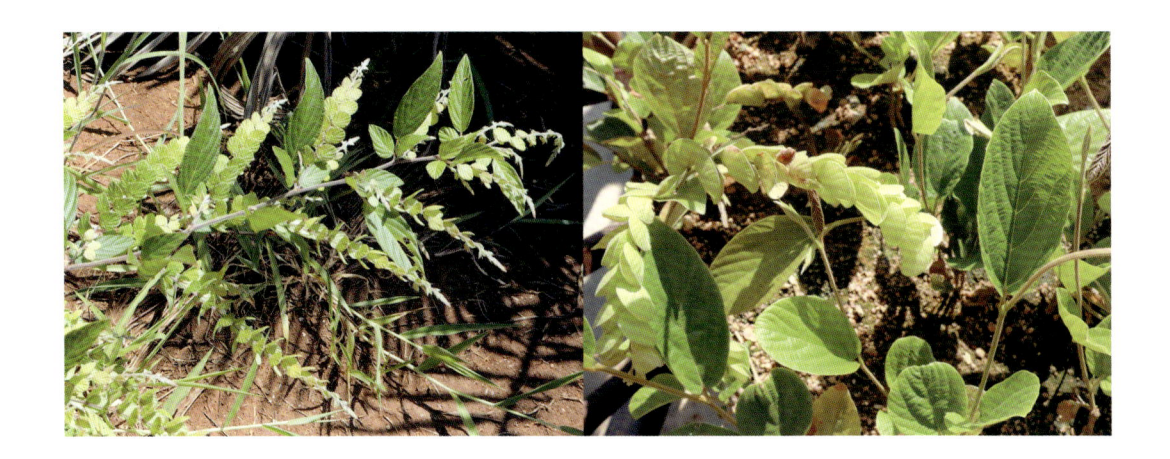

参考文献

[1] 王超，钟鸣，张宝璟，等. 中药材，2014，37（3）：424.

[2] Shen C C, Wang S T, Tsai S Y, et al. Journal of Natural Products, 2005, 68（5）：791.

[3] Zong Y, Zhong M, Li D M, et al. Journal of Asian Natural Products Research, 2014, 16（7）：741.

[4] 范亚楚，郭中龙，信兰婷，等. 中成药，2017，39（6）：1195.

[5] Fan Y C, Yue S J, Guo Z L, et al. Molecules, 2018, 23（6）：1361.

[6] 钟鸣，杨增艳，黄琳芸，等. 胃肠病学和肝病学杂志，2001，10（3）：230.

[7] Velmurugan G, Anand S P. International Journal of Advanced Research, 2016, 4（2）：785.

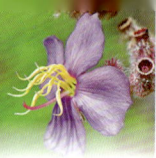

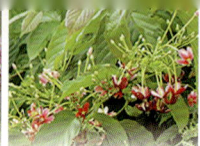

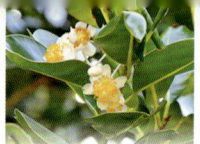

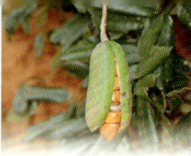

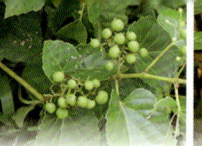

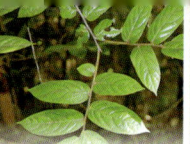

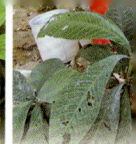

猫尾草

苗语 qiaanz maoz dheiv [gja:n³³ ma:u³³ ʔdei⁵³] 演猫蒂（野猫尾）

【来源】蝶形花科狸尾豆属植物，猫尾草 *Uraria crinita* (L.) Desv. ex DC.

【形态特征】亚灌木。茎直立；分枝少，被灰色短毛。叶为奇数羽状复叶，茎下部小叶通常为3枚，上部为5枚，少有为7枚；托叶长三角形，先端细长而尖，边缘有灰白色缘毛；叶柄被灰白色短柔毛；小叶近革质，长椭圆形、卵状披针形或卵形，顶端稍大于侧生小叶，先端略急尖、钝或圆形，基部圆形至微心形，上面常无毛，下面沿脉被短柔毛；侧脉每边6~9条；小托叶狭三角形，有稀疏缘毛；小叶柄密被柔毛。总状花序顶生，密被灰白色长硬毛；苞片卵形或披针形，被白色并展缘毛；花梗常被短钩状毛和白色长毛；花萼浅杯状，被白色长硬毛，5裂；花冠紫色。荚果略被短柔毛；荚节2~4，椭圆形，具网脉。

【分布】在印度、斯里兰卡、澳大利亚、中南半岛、马来半岛有分布。在我国，分布于海南、广东、广西、福建、江西、云南、台湾等。在海南，分布于三亚、乐东、昌江、保亭、万宁、琼中、儋州、澄迈、屯昌、海口等。

【化学成分】

（1）黄酮类化合物：染料木素[1-2]、染料木苷、水飞蓟宾、5,7-二羟基-2′-甲氧基-3′,4′-亚甲基二氧异黄酮[2]、(3*S*)-5,7-dihydroxy-2′,3′,4′-trimethoxy-6,5′-diprenylisoflavanone、homoferreirin、isoferreirin、dalbergioidin、isoluteolin、3′-methoxyapiin[3]、紫苜蓿烷、二氢木豆异黄酮[4]等。

（2）甾体类化合物：β-谷甾醇、β-胡萝卜苷、(24*R*)-5α-豆甾-7,22(*E*)-二烯-3α-醇[2]、cycloeucalenol[3]、pleuchiol[4]等。

（3）三萜类化合物：槐二醇、白桦脂醇[2]、betuline[3]、24-deoxyoxytrogenin 3-*O*-α-L-rhamnopyranosyl(1→2)[β-D-glucopyranosyl]-β-D-galactopyranosyl(1→2)-β-D-glucuronopyranoside、sophoradiol 3-*O*-α-L-rhamnopyranosyl(1→2)-β-D-glucuronopyranosyl(1→2)-β-D-glucuronopyranoside、abrisaponin So₁、phaseoside IV、kaikasaponin III[5]等。

（4）生物碱类化合物：2-(乙酰胺基)-苯甲酸甲酯[2]、*p*-coumaroyl-β-phenethylamine、divaricataester A、pyrrolezanthine-6-ethyl ether[4]等。

（5）其他类化合物：硬脂酸、软脂酸、间羟基苯甲酸[2]、8-*O*-4-dehydrodiferulic acid、isolugrandoside、1,6-desoxypipoxide、dehydroespeleton[4]等。

【药理活性】抗炎活性[1]、抗氧化活性[1]、抗肿瘤活性[3,6]、抗肾间质纤维化活性[4]、抗糖尿病活性[7]、肝脏保护活性[8]、降尿酸活性[9]、免疫调节活性[10]等。

【苗族民间应用】叶入药，捣烂外敷用于腰椎间盘突出。

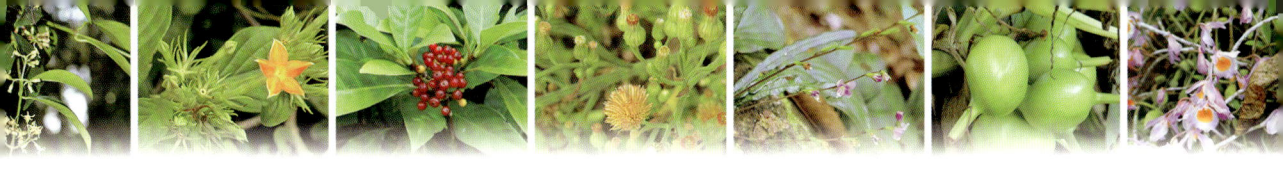

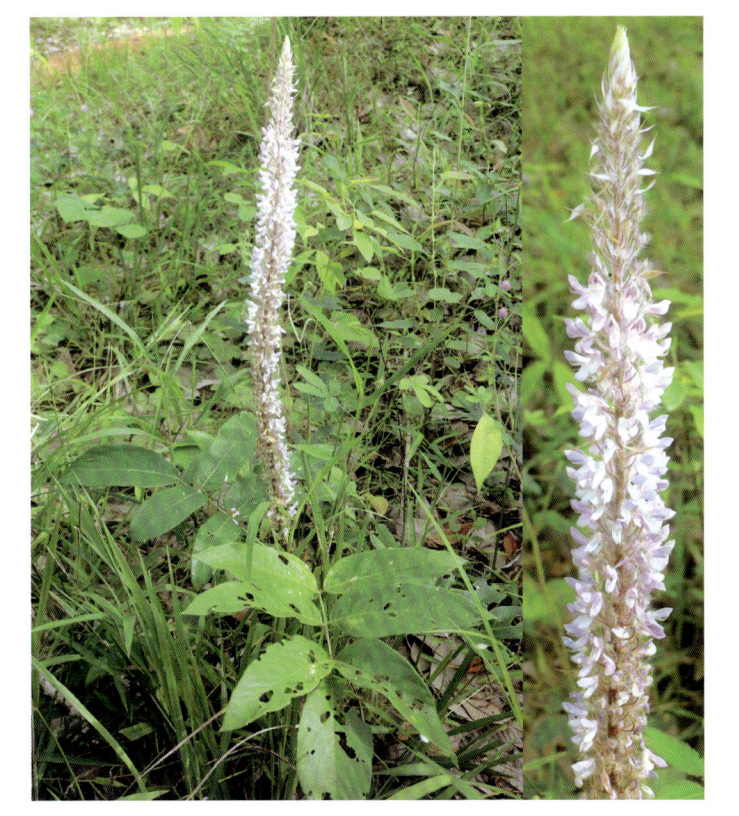

参考文献

[1] Yen G C, Lai H H, Chou H Y. Food Chemistry, 201, 74（4）：471.

[2] 王燕燕，张小琼，宫立孟，等. 中国药学杂志, 2009, 44（16）：1217.

[3] Thien D D, Thuy T T, Anh NTH, et al. Natural Product Research, 2021, 35（13）：2211.

[4] 李南. 中成药, 2021, 43（2）：393.

[5] Okawa M, Akahoshi R, Kawasaki K, et al. Chemical & Pharmaceutical Bulletin, 2019, 67（2）：159.

[6] 饶澄. 福建医科大学硕士学位论文, 2010.

[7] 刘晓萍. 南方医科大学硕士学位论文, 2010.

[8] 陈秋勇，陈炳华，黄志坚. 生物灾害科学, 2012, 35（4）：385-391.

[9] 蓝梓华，王捷频，刁文飞，等. 汕头大学医学院学报, 2021, 34（1）：7.

[10] Tu P C, Chan C J, Liu Y C, et al. Foods, 2019, 8（11）：543.

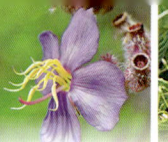

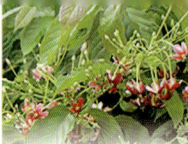

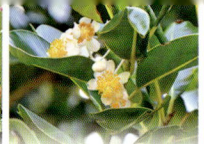

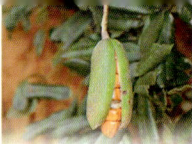

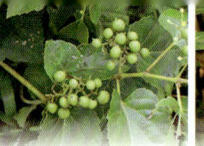

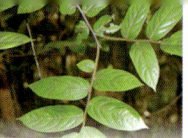

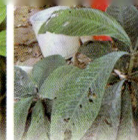

海南崖豆藤

苗语 gaz ndungx meiq [ka^{33} duŋ^{31} mei^{11}] 嘎苳美（家推藤）

【来源】蝶形花科崖豆藤属植物，海南崖豆藤 *Millettia pachyloba* Drake

【形态特征】藤本。树皮纵裂。小枝、花序和旗瓣，密被黄褐色绢毛，渐脱落；小枝皮孔大，茎中空。奇数羽状复叶；托叶三角形，宿存；小叶 4 对，厚纸质，倒卵状长圆形或长椭圆形，先端常短渐尖或钝，基部圆钝，上面无毛，下面密被黄色绢毛，渐脱落；侧脉 13~17 对，平行达叶缘；小托叶针刺状，被毛。总状圆锥花序顶生，或 2~3 枝近枝端腋生；花 3~7 朵着生节上；苞片、小苞片三角状线形，被毛同叶背；花萼杯状，密被绢毛，萼齿尖三角形，上方 2 齿近合生；花冠淡紫色，旗瓣扁圆形，翼瓣长圆形，龙骨瓣阔长圆形，先端粘连。荚果菱状长圆形，肿胀，先端喙尖，密被黄色绒毛，后渐脱落，瓣裂。种子 1~4 粒，黑褐色。

【分布】在越南有分布。在我国，分布于广东、广西、海南、贵州、越南。在海南，分布于三亚、昌江、白沙、五指山、保亭、陵水、澄迈等。

【化学成分】

（1）黄酮类化合物：pachylobin、5-methoxybarbigerone、calopogoniumisoflavone B、jamaicin、(−)-rotenone[1]、ichthynone[1-3]、(−)-pisatin、durmillone[1, 3]、pachyloisoflavones A~B、pachylobin A、durallone、millesianin D、染料木素、afromosin、hernancorizin、5-hydroxy-2′,4′,5′,7-tetramethoxyflavone、hydnocarpin[2]、millesianin C、6-methoxycalpogonium isoflavone A[2-3]、pachyvones A~E、pachythone A、8-prenylmilldurone、durallone、

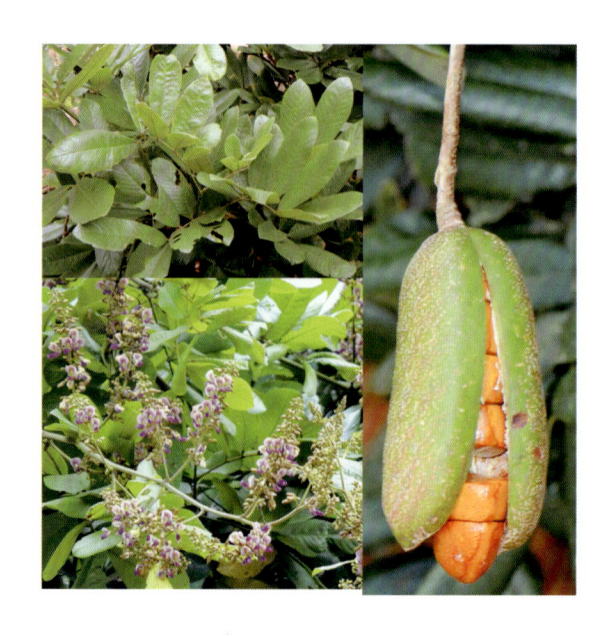

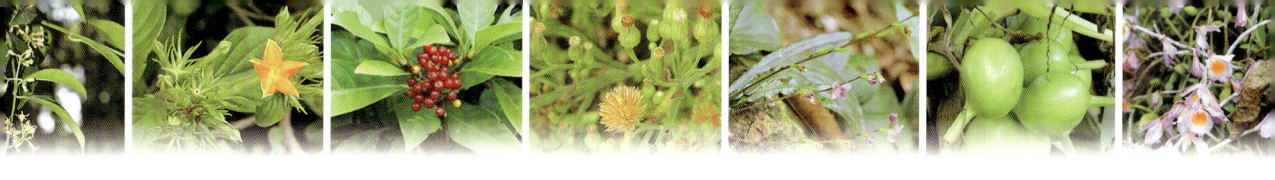

(−)-medicarpin、(−)-maackiain、(−)-variabilin、dalbinol、toxicarol isoflavone、cladrastin、dalpatein、flemichapparin B、dehydromaackiain、(−)-sativin[3]等。

（2）其他类化合物：(−)-dehydrodiconiferyl alcohol、(+)-vomifoliol、dihydrophaseic acid[3]等。

【药理活性】抗肿瘤活性[1, 3]等。

【苗族民间应用】果入药，外用于眼镜蛇咬伤。

参考文献

[1] Mai H D T, Nguyen T T O, Pham V C, et al. Planta Medica, 2010, 76（15）：1739.

[2] Na Z, Fan Q F, Song Q S, et al. Phytochemistry Letters, 2017, 19：215.

[3] Yan W, Yang J, Tang H, et al. Journal of Advanced Research, 2019, 20：117.

葛麻姆

苗语 nduz ndaats meiq [du^{33} da:t^{35} mei^{11}] 凸苔美（九翅藤）

【来源】蝶形花科葛属植物，葛麻姆 *Pueraria montana* var. *lobata* (Willd.) Maesen & S. Almeida

【形态特征】藤本。块根肥厚。茎疏生黄色柔毛，基部木质。三出复叶；顶生小叶宽卵形，先端长渐尖，基部圆形，侧生小叶偏斜，稍小，上面被淡黄色柔毛，下面较密，常全缘；托叶披针形，着生处呈盾形；小托叶线状披针形；小叶柄被黄褐色绒毛。总状花序或圆锥花序腋生，花多而密；苞片线状披针形至线形，早落；小苞片卵形，有毛；花2~3朵聚生于花序轴的节上；花萼钟形，被黄褐色柔毛，萼齿5枚，裂片披针形，最下1个萼齿较长；花冠紫色；旗瓣圆形，基部有2耳及1附属体，具柄，翼瓣狭，镰状，基

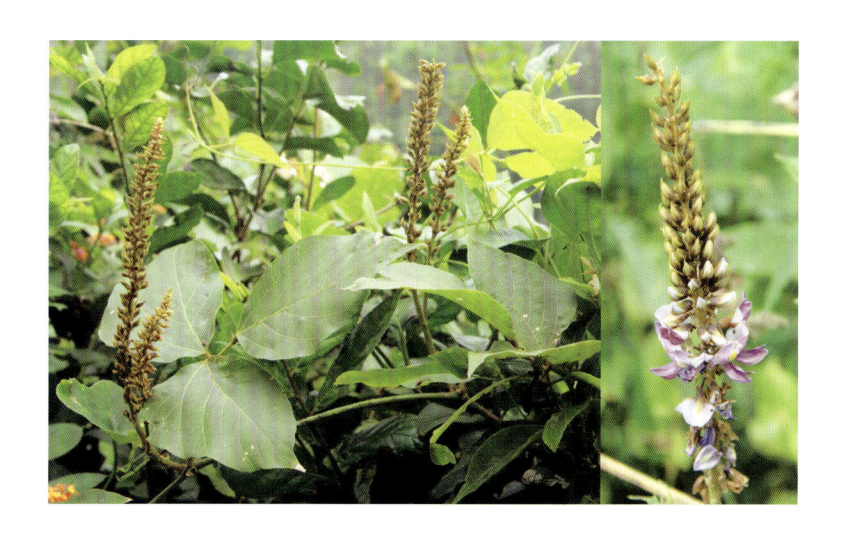

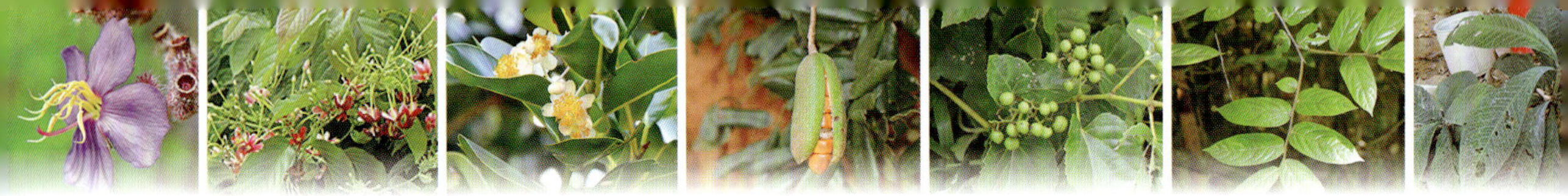

部具耳，龙骨瓣镰状长圆形，基部有小耳。荚果条状，扁平，密被褐色长硬毛。

【分布】 在日本、越南、老挝、泰国和菲律宾等有分布。在我国，分布于云南、四川、贵州、湖北、浙江、江西、湖南、福建、广西、广东、海南和台湾等。在海南，分布于三亚、昌江、白沙、五指山、保亭、陵水、万宁、琼中、儋州等。

【化学成分】

黄酮类化合物：葛根素、3′-甲氧基-葛根素、大豆苷元、金雀异黄酮、daidzin、7-acetyl-4′,6-dimethoxy-isoflavone、7-acetyl-4′-hydroxy-6-methoxy-isoflavone、7-acetyl-6,8-dimethoxy-4′-hydroxy-isoflavone[1]等。

【药理活性】 抗肿瘤活性[1]等。

【苗族民间应用】 藤分泌物、叶入药，用于止刀伤出血。

参考文献

[1] Cui T, Tang S, Liu C, et al. Natural Product Research, 2017, 32（23）：2817.

山黄麻

苗语 gaz maix zoort / gaz maiz gias [ka33 mai31 tsɔ:t44 / ka33 mai33 kja:35] 嘎买昨 / 嘎买夹（家迷糙 / 家迷黑）

【来源】 榆科山黄麻属植物，山黄麻 *Trema tomentosa* (Roxb.) H.Hara

【形态特征】 小乔木或灌木。树皮灰褐色，平滑或细龟裂。小枝灰褐至棕褐色，密被灰褐色或灰色短绒毛。叶纸质或薄革质，常宽卵形或卵状矩圆形，先端常渐尖至尾状渐尖，基部心形，偏斜，边缘有细锯齿，叶面有硬毛，叶背被毛同小枝；基出 3 脉，侧生的一

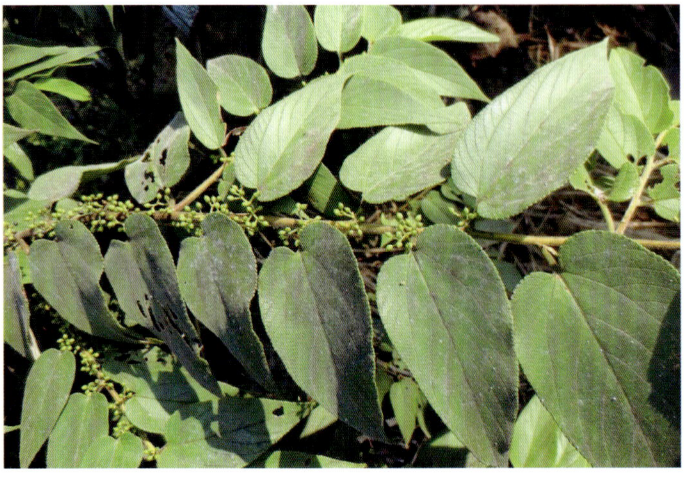

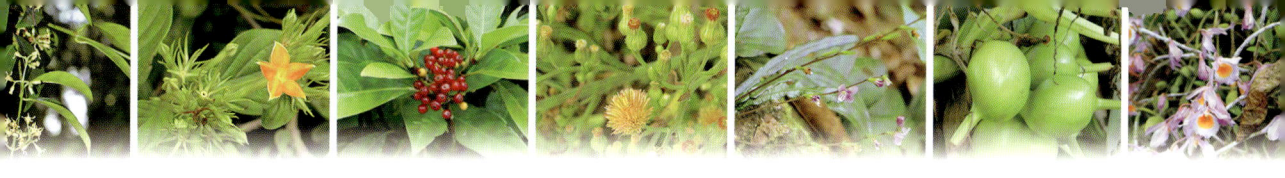

对达叶片中上部，侧脉4~5对；托叶条状披针形。雄花：几乎无梗，花被片5片，卵状矩圆形。雌花：具短梗，花被片5~4片，三角状卵形；小苞片卵形，具缘毛。核果宽卵球状，压扁，成熟时具不规则的蜂窝状皱纹，褐黑色或紫黑色，具宿存的花被。种子阔卵球状，压扁，两侧有棱。

【分布】在非洲、不丹、尼泊尔、印度、斯里兰卡、孟加拉国、缅甸、中南半岛、马来半岛、印度尼西亚、日本和南太平洋诸岛有分布。在我国，分布于福建、台湾、广东、海南、广西、四川、贵州、云南和西藏。海南各地常见。

【苗族民间应用】木材用于做密封养殖箱。叶入药，捣烂外敷用于外伤出血。

鹊肾树

【苗语】gung sengz qiang [kuŋ⁴⁴ se:ŋ³³ gjaŋ⁴⁴] 恭升秧（贡生树）

【来源】桑科鹊肾树属植物，鹊肾树 *Streblus asper* Lour.

【形态特征】乔木或灌木。树皮深灰色，粗糙；小枝被短硬毛，幼时皮孔明显。叶革质，椭圆状倒卵形或椭圆形，先端钝或短渐尖，全缘或具不规则钝锯齿，基部钝或近耳状；侧脉4~7对；叶柄短或近无柄；托叶小，早落。雌雄异株或同株；雄花：花序头状，单生或成对腋生，有时在雄花序上生有雌花1朵，总花被细柔毛；苞片长椭圆形；雄花近无梗；雌花：具梗，下部有小苞片，顶部有苞片2~3枚，花被片4，交互对生，被微柔毛。核果近球形，成熟时黄色，基部一侧不为肉质，宿存花被片包围核果。

【分布】在斯里兰卡、印度、尼泊尔、不丹、越南、泰国、马来西亚、印度尼西亚、菲律宾有分布。在我国，分布于广东、海南、广西、云南。在海南，分布于三亚、乐东、东方、昌江、陵水、琼中、儋州、澄迈、琼海、文昌、海口等。

【化学成分】

（1）木脂素类化合物：3′-hydroxy-isostrebluslignaldehyde、4-methoxy-isomagnaldehyde[1]、厚朴酚、异厚朴酚、厚朴三酚、异落叶松脂素、山橘脂酸、magnaldehyde D、strebluslignanol、magnolignan A、obovatol、cedrusin[2]、*erythro*-7′-methoxyl strebluslignanol[3]、(7′R,8′R)-*threo*-strebluslignanol-2-O-β-D-glucopyranoside[4]、*threo*-strebluslignanol A、*erythro*-strebluslignanol B、*erythro*-strebluslignanol C、strebluslignanol D[5]等。

（2）强心苷类化合物：mansonin[6]、strebloside、asperoside[6-7]、(+)-strebloside、(+)-3-O-β-D-fucopyranosylperiplogenin、(+)-3′-de-O-methylkamaloside、(+)-5-hydroxyas peroside[8]、mansonin-19-carboxylic acid、glucostrebloside[9]、glucokamaloside[9-10]等。

（3）黄酮类化合物：金丝桃苷、芦丁[4]、杨梅素、kaempferol-7-O-α-L-rhamnoside、kaempferol-3,7-O-diglucoside[5]等。

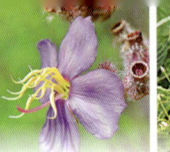

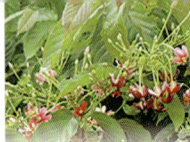

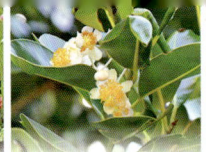

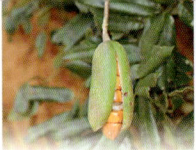

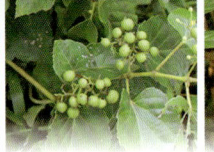

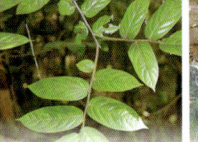

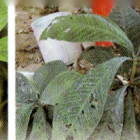

（4）三萜类化合物：α-乳香酸、β-乳香酸、β-amyrenone[5]、熊果酸、齐墩果酸、β-香树脂醇、乌发醇、蒲公英甾醇、高根二醇、羽扇豆醇、白桦脂酸、白桦脂醇[11]等。

（5）苯丙素类化合物：(1'R,2'R)-erythro-anethole-glycol-2'-O-β-D-glucopyranoside、(E)-3-hydroxyanethole-β-D-glucopyranoside、1,2-di-O-β-D-glucopyranosyl4-allylbenzene[3]等。

【药理活性】抗菌活性[1]、抗病毒活性[2-3]、抗肿瘤活性[8-9]、抗氧化活性、抗糖尿病活性[12]等。

【苗族民间应用】茎叶入药，用于食物中毒。

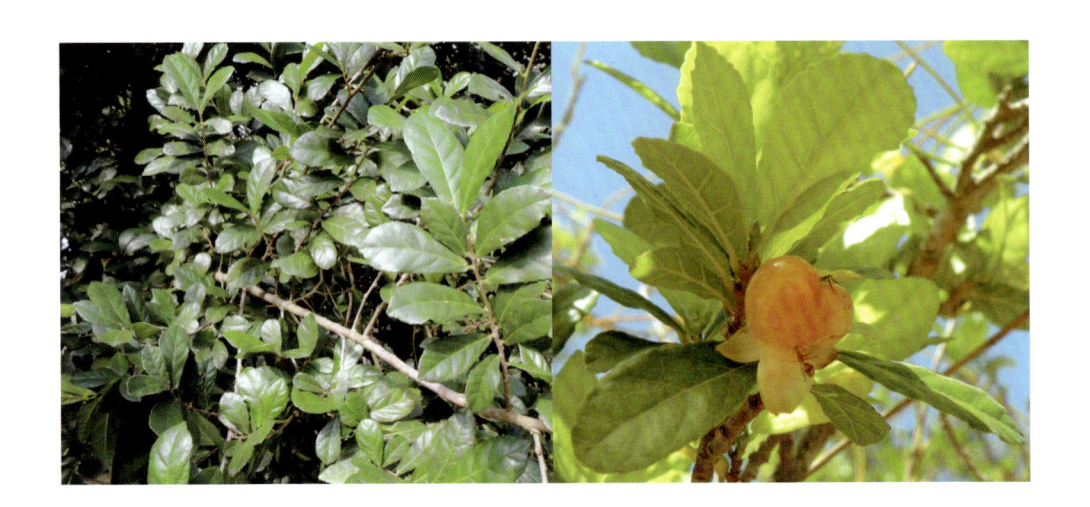

参考文献

[1] Nie H, Guan X L, Li J, et al. Phytochemistry Letters, 2016, 18: 226.

[2] Li J, Meng A P, Guan X L, et al. Bioorganic & Medicinal Chemistry Letters, 2013, 23 (7): 2238.

[3] Li L Q, Li J, Huang Y, et al. Fitoterapia, 2012, 83 (2): 303.

[4] Li J, Tang M T, Wu Q, et al. Natural Product Communications, 2012, 7 (5): 599.

[5] Li C, Huang C, Lu T, et al. Rapid Communications in Mass Spectrometry, 2014, 28 (21): 2363.

[6] Subha R, Kulshreshtha D K, Singh R. Evidence-Based Complementary and Alternative Medicine, 2006, 3 (2): 217.

[7] Chatterjee R K, Fatma N, Murthy P K, et al. Drug Development Research, 1992, 26 (1): 67.

[8] Ren Y, Chen W L, Lantvit D D, et al. Journal of Natural Products, 2017, 80 (3): 648.

[9] Miao D, Zhang T Q, Xu J, et al. RSC Advances, 2018, 8 (35): 19570.

[10] Saxena V K, Chaturvedi S K. Planta Medica, 1985, 51 (4): 343.

[11] Verma V, Tripathi A C, Saraf S K. Pharmaceutical Biology, 2016, 54 (11): 2454.

[12] Gadidasu K, Reddy N A, Umate P, et al. Biotechnology an Indian Journal, 2009, 3 (4): 231.

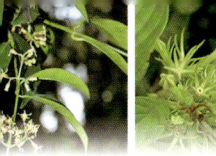

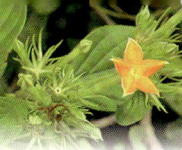

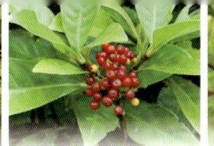

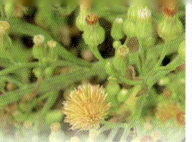

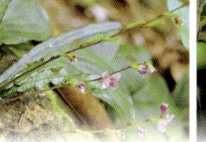

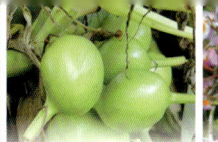

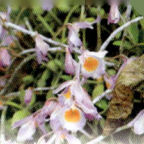

粗叶榕

【苗语】glaangs hac nzamq [kla:ŋ³⁵ xa:⁴² dzam¹¹] 格朗蛤惨（扁桃体叉）

【来源】桑科榕属植物，粗叶榕 *Ficus hirta* Vahl

【形态特征】灌木或小乔木。小枝、叶和果被金黄色长硬毛。叶互生，纸质，多型，边缘具细锯齿，或全缘，或3~5深裂，表面疏生贴伏粗硬毛，背面生开展的白色或黄褐色绵毛和糙毛；基生脉3~5条，侧脉每边4~7条；托叶卵状披针形，膜质，红色，被柔毛。果成对腋生或生于已落叶枝上，球形或椭圆球形，无梗或近无梗，幼时顶部苞片形成脐状凸起，基生苞片卵状披针形，膜质，红色，被柔毛；雌花果球形，雄花及瘿花果卵球形；雄花生于榕果内壁近口部，有柄，花被片4，披针形，红色；瘿花花被片4；雌花生雌株榕果内，花被片4。瘦果椭圆球形，表面光滑。

【分布】在尼泊尔、不丹、印度东北部、越南、缅甸、泰国、马来西亚、印度尼西亚有分布。在我国，分布于云南、贵州、广西、广东、海南、湖南、福建、江西。在海南，分布于三亚、乐东、东方、昌江、白沙、五指山、保亭、陵水、万宁、琼中、儋州、澄迈、屯昌等。

【化学成分】

（1）苯丙素类化合物：异补骨脂内酯、佛手柑内酯[1]、伞形花内酯[2]、7-(2′,3′-二羟基-3′-甲基丁氧基)-香豆素、紫花前胡苷元、(Z)-3-[5-(6-甲氧基)苯并呋喃]丙烯酸、(Z)-异补骨脂酸-1→6-O-β-D-吡喃葡萄糖苷、甲基肉桂苷A、阿魏醛、反式对羟基肉桂酸、丁香脂素[3]等。

（2）黄酮素类化合物：5,3′,4′-三羟基-3,7-二甲氧基黄酮、5,7,2′,4′-四羟基黄酮、5-羟基-3,7,4′-三甲氧基黄酮、紫云英苷、山奈酚、金合欢-7-O-β-D-吡喃葡萄糖苷[2]、环桑根皮素、槲皮素、小麦黄素[4]等。

（3）三萜类化合物：β-香树脂醇、齐墩果酸、齐墩果-12-烯-11α-甲氧基-3β-乙酸、α-香树脂醇、熊果酸、羽扇豆醇等[3]等。

（4）甾体类化合物：(24S)-24-乙基胆甾-3β,5α,6β三醇、β-谷甾醇、胡萝卜苷、豆甾-5,22-二烯-3β-7α-二醇、7-酮基谷甾醇[3]等。

（5）酚性化合物：香草醛、香草酸、对羟基苯甲酸、丁香酸、榕树葡萄糖苷、楝叶吴萸素B[3]等。

【药理活性】止咳活性、祛痰活性、平喘活性[5]、保护胃黏膜活性[6]、肝保护活性[7]、抑菌活性[8]、抗炎活性[9]、抗氧化活性、抗衰老活性[10]等。

【苗族民间应用】根、叶、乳汁入药，根煮水用于提高免疫力、降血压；叶煮水用于感冒发热；用乳汁擦淋巴结或牙床可止牙痛。

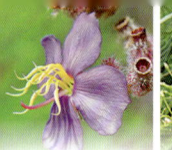

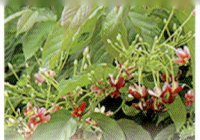

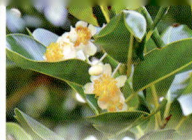

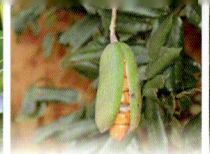

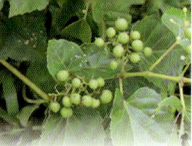

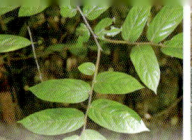

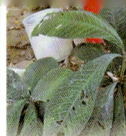

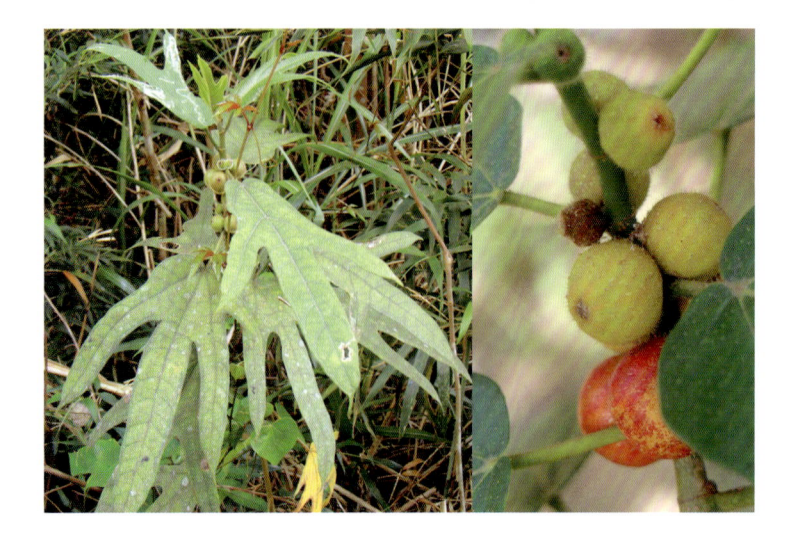

参考文献

[1] 林励, 钟小清, 魏刚. 中药材, 2000, 23 (4): 206.

[2] 轧霁, 张晓琦, 王英, 等. 林产化学与工业, 2008, 28 (6): 49.

[3] 程俊. 广东药科大学硕士学位论文, 2017.

[4] Ya J, Zhang X Q, Wang Y, et al. Journal of Asian Natural Products Research, 2010, 24 (7): 621.

[5] 曾晓春, 陈淑慧, 赖斯娜, 等. 中国中医药信息杂志, 2002, 9 (2): 30.

[6] 王艳, 叶木荣, 唐立海, 等. 时珍国医国药, 2011, 22 (5): 1181.

[7] 蔡青圆, 陈虎彪, 赵中振, 等. 中国中药杂志, 2007, 32 (12): 1190.

[8] 陈琼, 叶思霞. 安徽农业科学, 2012, 40 (15): 8452.

[9] 吕镇城, 陈康, 彭永宏. 热带作物学报, 2017, 38 (6): 1134.

[10] 冯劲立, 李想. 湖南中医药大学学报, 2015, 35 (9): 31.

对叶榕

【苗语】sos vorms dhongc [so:³⁵ vɔm³⁵ ʔdo:ŋ⁴²] 嗦碗苳（饭汤滴）

【来源】桑科榕属植物，对叶榕 *Ficus hispida* L. f.

【形态特征】灌木或小乔木。叶通常对生，厚纸质，卵状长椭圆形或倒卵状矩圆形，全缘或有钝齿，顶端急尖或短尖，基部圆形或近楔形，表面粗糙且被短粗毛，背面被灰色粗糙毛；侧脉6~9对；叶柄被短粗毛；托叶卵状披针形，常4枚交互对生。榕果腋生或生于落叶枝上，或老茎发出的下垂枝上；陀螺形，成熟黄色；雄花生于其内壁口部，多数，

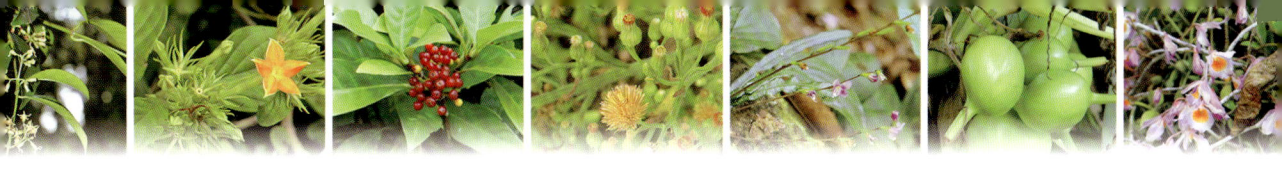

花被片3，薄膜状；瘿花无花被；雌花无花被。

【分布】 在尼泊尔、锡金、不丹、印度、泰国、越南、老挝、缅甸、柬埔寨、印度尼西亚、新几内亚、马来西亚、澳大利亚有分布。在我国，分布于广东、海南、广西、云南、贵州。在海南，分布于三亚、乐东、昌江、白沙、五指山、保亭、琼中、儋州、澄迈、海口等。

【化学成分】

（1）生物碱类化合物：hispidine、3,6,7-trimetho-xyphenanthroindolizidine、3,6,7-trimethoxy-14-hydroxyphenanthroindolizidine[1]、ficushispidine、ficushispimine A~C[2]、hispiloscine、hispidacine、hispidacine triacetate[3]、protopine、isocorydine[4]等。

（2）黄酮类化合物：myrsininone A、isowighteone、lupiwighteone、isoderrone、ficuisoflavone、ficusin A、mallotus A、carpachromene[2]、3′,4′,5′,5,7-pentamethoxy-4-acetyldelphinidin-3-O-α-L-rhamnoside、3′,4′,5′,5,7-pentamethoxy delphinidin-3-O-α-L-rhamnoside、4′,5,7-trimethoxypelargonidin-6-C-glucopyranosyl-3-O-α-L-rhamnoside[5]、槲皮素、芦丁[6]等。

（3）苯丙素类化合物：vanillicacid、7-hydroxycoumarin[4]、syringicacid[6]、bergapten、psoralen[7]等。

（4）甾体类化合物：stigmasterol、stigmasterol-3-O-α-D-glucopyranoside[4]、stigmasta-5,22-dien-3β-hydroxy-7-one、stigmasta-5-en-3β-hydroxy-7-one[6]、β-sitosteryl capriate[8]、β-谷甾醇[9]等。

（5）萜类化合物：oleanolic acid-28-O-α-D-glucopyranoside、熊果酸[4]、齐墩果酸、齐墩果酮酸、3β-acetoxy-12-oleanen-11-one[6]、β-香树脂醇[7]、羽扇豆醇、α-香树脂醇、α-amyrin acetate、lupeol acetate[8]、gluanol acetate、β-amyrine acetate[10]、ficustriol[11]等。

【药理活性】 抗肿瘤活性[11]、抗糖尿病活性[12]、抗氧化活性[13]、抗炎镇痛活性[14]、抗菌活性[15]等。

【苗族民间应用】 树皮、根入药，用于肠炎、胃痛。

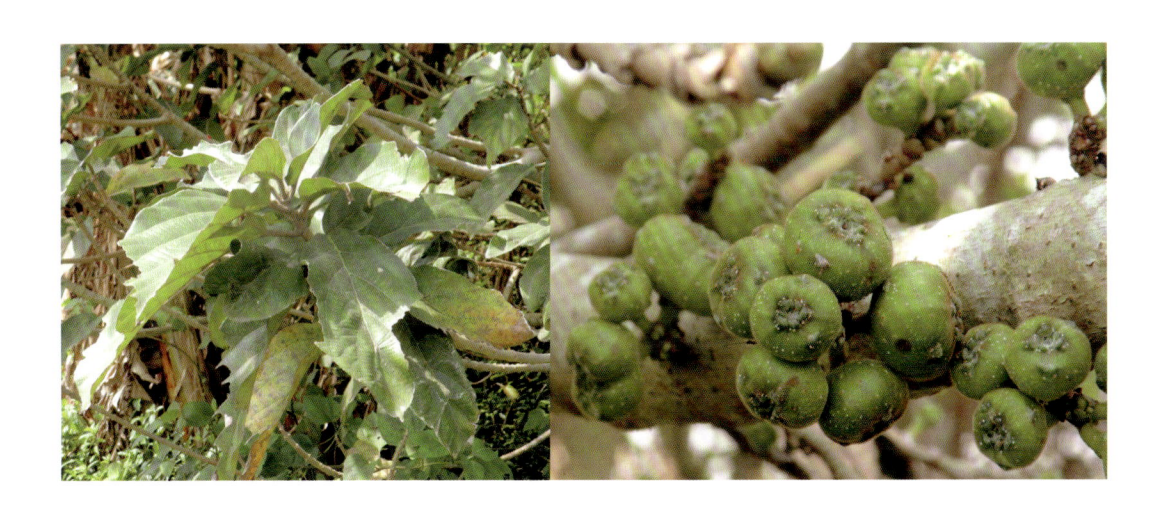

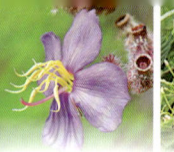

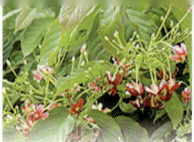

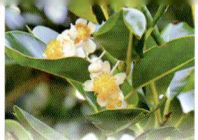

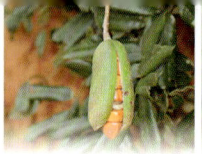

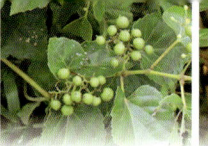

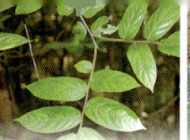

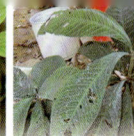

参考文献

［1］Venkatachalam S R，Mulchandani N B．Naturwissenschaften，1982，69（6）：287．

［2］Shi Z F，Lei C，Yu B W，et al．Chemistry & Biodiversity，2016，13（4）：445．

［3］Yap V A，Loong B J，Ting K N，et al．Phytochemistry，2015，109：96．

［4］徐蔚，宋启示，王培，等．天然产物研究与开发，2010，22（6）：1003．

［5］Asem B D，Laitonjam W S．Asian Journal of Chemistry，2008，20（8）：6027．

［6］王绍军，郭思彤，吴闯，等．中国实验方剂学杂志，2016，22（12）：88．

［7］El-Khrisy E，Khattab A A，Abu-Mustafa E A．Fitoterapia，1980，51：269．

［8］Chaudhary N，Husain S S，Ali M．Journal of Scientific and Innovative Research，2014，3（4）：409．

［9］Wang S，Coviello D A．Tetrahedron，1975，31（8）：929．

［10］Acharya B M，Kumar K A．Current Science，1984，53：1034．

［11］Peraza-Sánchez S R，Chai H B，Shin Y G，et al．Planta Medica，2002，68（2）：186．

［12］Ghosh R，Sharatchandra K H，Rita S，et al．Indian Journal of Pharmacology，2004，36（4）：222．

［13］Arunsunder M，Shanmugarajan T S．Annals of Biological Research，2010，1（1）：90．

［14］Howlader M，Islam S，Siraj M，et al．Evidence-Based Complementary and Alternative Medicine，2017，14：1．

［15］Sanowar H，Shahnaj P，Sanjay D，et al．International Journal of Phytopharmacology，2014，5：390．

舶梨榕

苗语 mungz mit gins ［muŋ33 mit44 kin35］蒙蜜芡（蒙蜜小）

【来源】 桑科榕属植物，舶梨榕 *Ficus pyriformis* Hook. et Arn.

【形态特征】 灌木。小枝被糙毛。叶纸质，倒披针形至倒卵状披针形，先端渐尖或锐尖而为尾状，基部楔形至近圆形，全缘稍背卷，表面光绿色，背面微被柔毛和细小疣点；侧脉 5~9 对，很不明显，基生侧脉短；叶柄被毛；托叶披针形，红色，无毛。雌雄异株；榕果单生叶腋，梨形，无毛，有白斑；雄花生内壁口部，花被片 3~4，披针形；瘿花花被片 4，线形；雌花生于另一植株榕果内壁，花被片 3~4。瘦果表面有瘤体。

【分布】 在越南有分布。在我国，分布于广东、福建、海南。在海南，分布于三亚、乐东、昌江、五指山、保亭、陵水、万宁、儋州等。

【药理活性】 抗氧化活性[1]等。

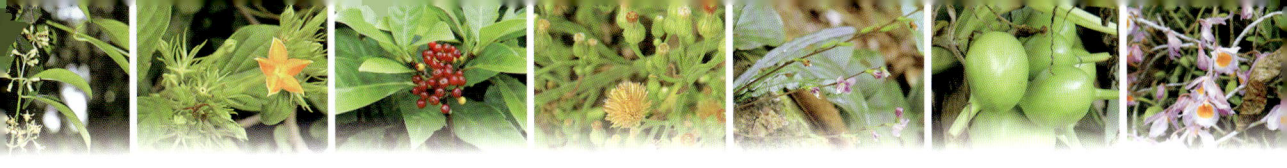

【苗族民间应用】茎叶入药，用于肾炎。

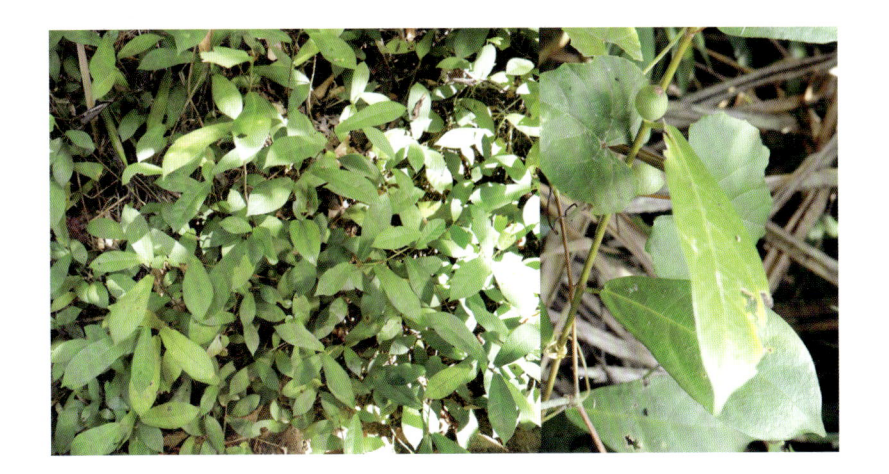

参考文献

[1] Nafady A M, Ibraheim Z Z, Mostafa M A, et al. American Journal of Chemistry, 2015, 5（1）：23.

黄毛榕

苗语 glov nheij mbic / dhumz souv qiang [klo:⁵³ ŋei⁵¹ bi:⁴² / ʔdum³³ sou⁵³ gjaŋ⁴⁴] 咯罗乜比 / 瞪受秧（狗母逼 / 大手树）

【来源】桑科榕属植物，黄毛榕 *Ficus esquiroliana* Levl.

【形态特征】小乔木或灌木。树皮灰褐色，具纵棱；幼枝被褐黄色硬长毛。叶互生，纸质，广卵形，急渐尖，具尖尾，基部浅心形，叶缘分裂或不分裂，边缘有细锯齿，齿端被长毛；叶面疏生糙伏状长毛，叶背被褐黄色长毛，中脉和侧脉较密；基生侧脉每边3条，侧脉每边5~6条；叶柄细长，疏生长硬毛；托叶披针形，早落。榕果腋生，圆锥状椭圆形，表面疏被或密生浅褐长毛，顶部脐状突起；基生苞片卵状披针形；雄花生于榕果内壁口部，具柄，花被片4，顶端全缘；瘿花花被与雄花相同；雌花花被片4。瘦果斜卵圆形，表面有瘤体。

【分布】在越南、老挝、泰国有分布。在我国，分布于西藏、四川、贵州、云南、广西、广东、海南、台湾等。在海南，分布于乐东、东方、昌江、白沙、五指山、保亭、万宁、琼中、儋州、琼海等。

【苗族民间应用】茎叶入药，煮水洗澡用于小孩祛风除湿。

207

水同木

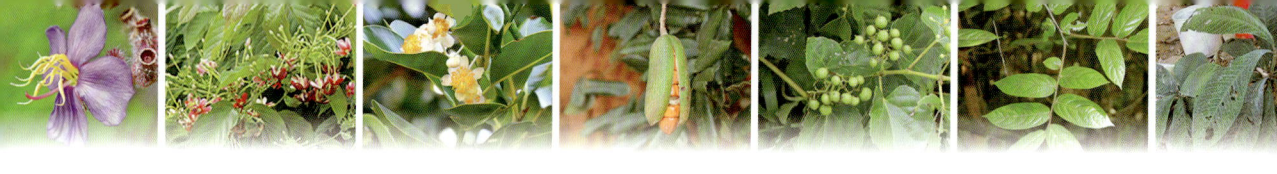

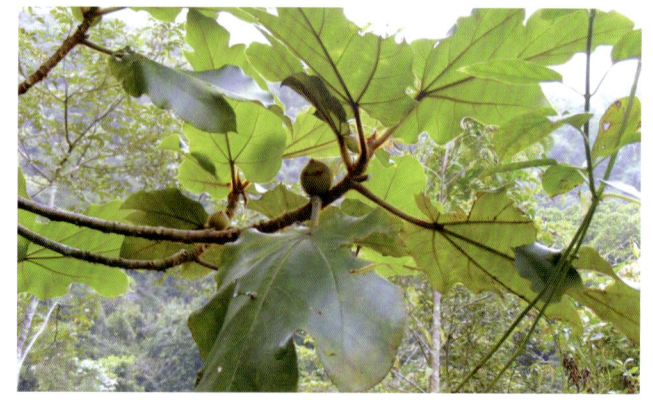

苗语 sos vorms meiv qiang [so:³⁵ vɔm³⁵ mei⁵³ gjaŋ⁴⁴] 嗦碗媚秧（饭汤米树）

【来源】 桑科榕属植物，水同木 *Ficus fistulosa* Reinw. ex Bl.

【形态特征】 小乔木。树皮黑褐色。叶互生，纸质，倒卵形至长圆形，先端具短尖，基部楔形或圆形，全缘或微波状，表面无毛，背面微被柔毛或黄色小突体；基生侧脉短，侧脉6~9对；托叶卵状披针形。榕果簇生于老枝干发出的瘤状枝上，近球形，成熟橘红色，不开裂；雄花和瘿花生于同一榕果内壁；雄花，生于其近口部，具短柄，花被片3~4；瘿花，具柄，花被片极短或不存；雌花，生于另一植株榕果内，花被管状，围绕果柄下部。瘦果近斜方形，表面有小瘤体。

【分布】 在印度、孟加拉国、缅甸、泰国、越南、马来西亚、印度尼西亚、菲律宾、加里曼丹等有分布。在我国，分布于广东、香港、广西、云南、海南等。在海南，分布于乐东、昌江、白沙、五指山、保亭、陵水、万宁、琼中、儋州等。

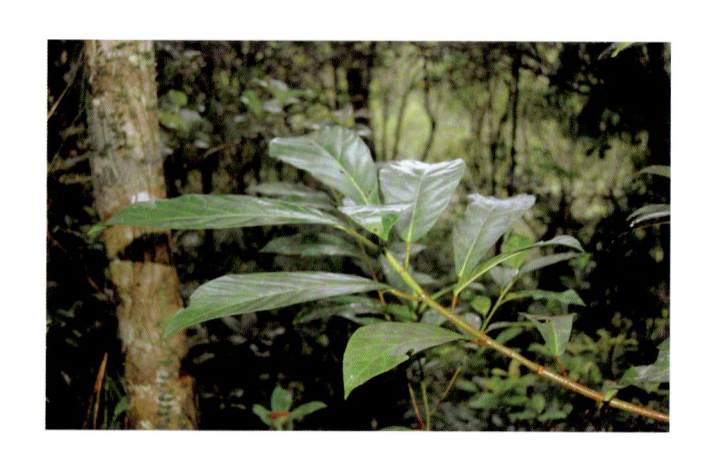

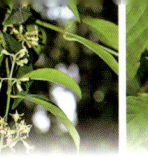

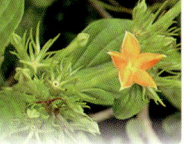

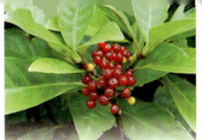

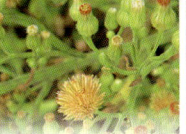

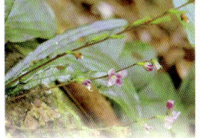

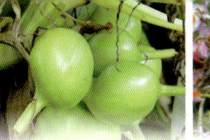

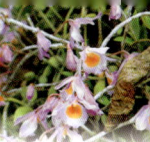

【化学成分】

（1）生物碱类化合物：3,4-dihydro-6,7-dimethoxyisocarbostyril、indole-3-carboxaldehyde、palmanine、aurantiamide acetate[1]等。

（2）三萜类化合物：3α-hydroxyisohop-22(29)-en-24-oic acid[1]等。

（3）其他类化合物：3,4,5-trimethoxybenzyl alcohol、α-methyl-3,4,5-trimethoxybenzyl alcohol、verrucarin L acetate[1]等。

【药理活性】抗疟活性[1]等。

【苗族民间应用】叶入药，用于骨痛、骨伤。

【参考文献】

[1] Zhang H J, Tamez P A, Aydogmus Z, et al. Planta Medica, 2002, 68（12）：1088.

桑树

【苗语】nzimz nzorngz qiang [dzim³³ dzɔŋ³³ gjaŋ⁴⁴] 芹琼秧（侵童树）

【来源】桑科桑属植物，桑树 *Morus alba* L.

【形态特征】乔木或灌木。树皮灰色，具不规则浅纵裂；小枝有细毛。叶卵形或广卵形，先端急尖、渐尖或圆钝，基部圆形至浅心形，边缘锯齿粗钝，有时叶为各种分裂，表面鲜绿色，无毛，背面沿脉有疏毛，脉腋有簇毛；叶柄具柔毛；托叶披针形，早落，外面密被细硬毛。花单性，腋生或生于芽鳞腋内；雄花序下垂，密被白色柔毛；花被片宽椭圆形，淡绿色；雌花序被毛，总花梗被柔毛；雌花无梗；花被片倒卵形，顶端圆钝，外面和边缘被毛。聚花果卵状椭圆形，成熟时红色或暗紫色。

【分布】原产于我国，在朝鲜、日本、蒙古、俄罗斯、欧洲、印度、越南有栽培，我国各省区均有分布。在海南，分布于三亚、乐东、白沙、万宁、琼中、海口等。

【化学成分】

（1）生物碱类化合物：2α,3β-dihydroxynortropane、2β,3β-dihydroxynortropane、2α,3β,6*exo*-trihydroxynortropane、2α,3β,4α-trihydroxynortropane、3β,6*exo*-dihydroxynortropane、nor-Ψ-tropine[1]、1-脱氧野尻霉素、N-甲基-1-脱氧野尻霉素、荞麦碱、3-表荞麦碱、1,4-dideoxy-1,4-imino-D-arabinitol、1,4-dideoxy-1,4-imino-D-ribitol、calystegin B₂、calystegin C₁[2]等。

（2）黄酮类化合物：3′-geranyl-3-prenyl-2′,4′,5,7-tetrahydroxyflavone、8-geranylapigenin、3′,8-diprenyl-4′,5,7-trihydroxyflavone、cyclomulberrin、atalantoflavone、桑皮酮 S、桑根酮 J~K、环桑色烯、桑辛素[3]、山奈酚[3-4]、morusyunnansins H~N、(2*S*)-7,2′-dihydroxy-

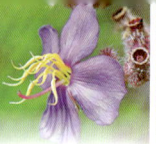

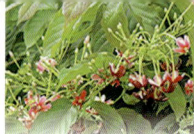

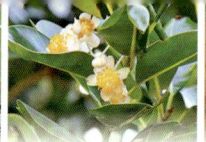

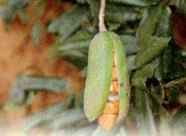

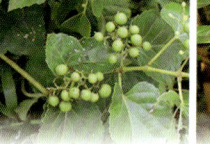

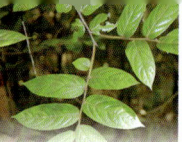

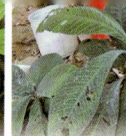

4,-methoxy-8-prenylflavan、(2S)-2′,4′-dihydroxy-7-methoxy-8-prenylflavan、2′,4,-dihydroxy-7-methoxy-8-hydroxyethylflavan、morachalcone A、异补骨脂查尔酮、2′,4′,4,2″-tetrahydroxy-3′-[3″-methylbut-3″-enyl]-chalcone、2,4,2′,4′-tetrahydroxychalcone、euchrenone a7、morin、norartoearpetin、mornigrols E~F、桑皮酮 C、2,3-trans-dihydromorin、2,3-cis-dihydromorin[4]等。

（3）苯并呋喃类化合物：wittifuran X、3′,5′-dimethoxy wittifuran Y、wittifurans Y~Z、5-hydroxyethyl moracin M、桑辛素 E、桑辛素 I、桑辛素 M~N、桑辛素 X、桑辛素 C~D、桑辛素 V、桑辛素 P、wittifuran V、moracin M-3′-O-β-D-glucopyranoside[4]等。

（4）香豆素类化合物：7-羟基香豆素、东莨菪内酯、异莨菪亭[4]等。

（5）酚性化合物：2,5-dimethoxy-1,4-benzenedicarboxaldehyde、2,4-dihydroxybenzaldehyde、香兰素、丁香醛、丁香酸、对羟基苯甲醛、2,5-dihydroxy-benzoate[4]等。

（6）苯丙素类化合物：反式-4-羟基肉桂酸、3-(4-ethoxyphenyl)-2-propenoic acid[4]等。

（7）其他类化合物：loliolide、9,16-dioxo-10,12,14-octadecatrienoicacid、己二酸、β-谷甾醇、2,4-己二烯二酸[4]等。

【**药理活性**】降血糖活性[2]、抗肿瘤活性[3-4]、降血脂活性[5]、抗炎活性[6]、抗氧化活性[7]、抗菌活性[8]、抗病毒活性[9]、保肝活性[10]、免疫调节活性[11]、抗抑郁活性[12]、等。

【**苗族民间应用**】果实入药，泡酒喝可美容、补肾。

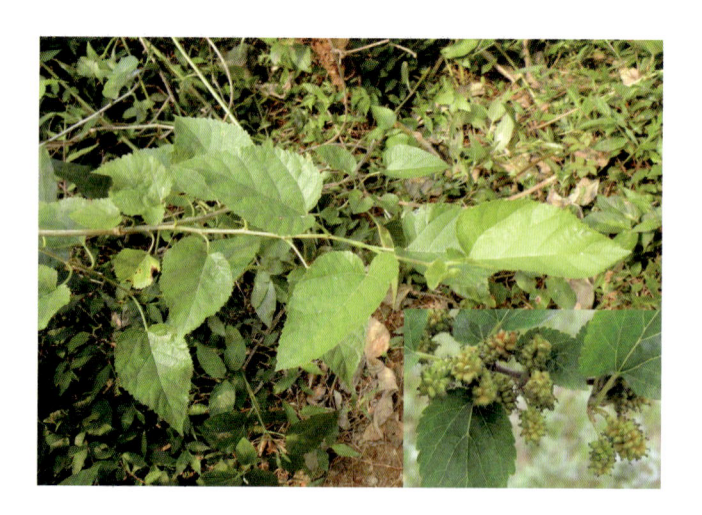

参考文献

[1] Kusano G, Orihara S, Tsukamoto D, et al. Chemical & Pharmaceutical Bulletin, 2002, 50（2）：185.

[2] Asano N, Oseki K, Tomioka E, et al. Carbohydrate Research, 1994, 259（2）：243.

[3] Dat N T, Binh P T X, Van Minh C, et al. Fitoterapia, 2010, 81（8）：1224.

[4] 李明. 山东大学硕士学位论文, 2017.

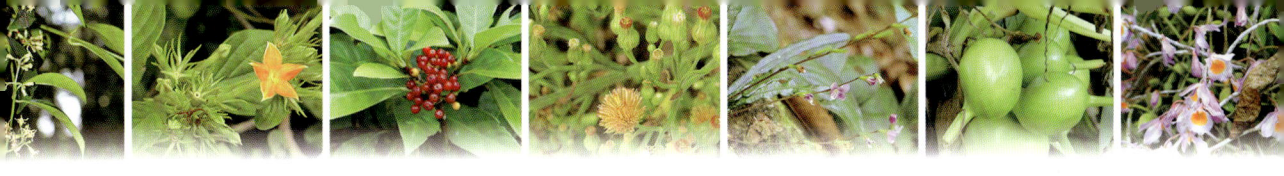

［5］Hou X D, Ge G B, Weng Z M, et al. Bioorganic Chemistry, 2018, 80：577.

［6］Jung S, Lee M S, Choi A J, et al. Molecules, 2019, 24（7）：1425.

［7］Martins B A, Sande D, Solares M D, et al. Natural Product Research, 2021, 35（24）：5993.

［8］Wu S C, Han F, Song M R, et al. Journal of Agricultural and Food Chemistry, 2019, 67（36）：10222.

［9］Ma F, Shen W, Zhang X, et al. Biological & Pharmaceutical Bulletin, 2016, 39（10）：1667.

［10］Zhou X, Deng Q, Chen H, et al. International Journal of Biological Macromolecules, 2017, 102：60.

［11］Lee J S, Synytsya A, Kim H B, et al. International Immunopharmacology, 2013, 17（3）：858.

［12］Lim D W, Kim Y T, Park J H, et al. Molecules, 2014, 19（6）：7981.

吐烟花

苗语 naangs lornj nguav ［na:ŋ35 lɔn51 ŋwa:53］ 饟卵蔴（蛇软草）

【来源】荨麻科赤车属植物，吐烟花 *Pellionia repens* (Lour.) Merr.

【形态特征】多年生草本。茎肉质，平卧，常分枝，有稀疏短柔毛，节处生根。叶具短柄；叶片斜长椭圆形或斜倒卵形，顶端钝、微尖或圆形，基部不对称，边缘有波状浅齿或近全缘，上面无毛，下面沿脉有短毛，钟乳体明显；半离基 3 出脉，侧脉在狭侧 1~2 条，在宽侧 2~3 条；退化叶小，卵形或近条形；托叶膜质，三角形。雌雄同株或异株；雄花：花序具长梗，花序分枝及花序梗均被短伏毛；苞片三角形；花被片 5，宽椭圆形或椭圆形，下部合生，无毛；雌花：花序无梗，花多数密集；苞片条状披针形；花被片 5，稍不等大，舟状狭长圆形，外面有短凸起，无毛。瘦果有小瘤状突起。

【分布】在越南、老挝、柬埔寨有分布。在我国，分布于云南、海南。在海南，分布于三亚、乐东、东方、昌江、白沙、五指山、万宁、儋州等。

【化学成分】

（1）生物碱类化合物：pellioniareside、uracil[1]、3-羟基-2-苯胺酰基-4-偶氮基苯基萘[2] 等。

（2）甾体类化合物：(22*E*,20*S*,24*R*)-5α,8α-epidioxyergosta-6,22-dien-3-β-ol、胡萝卜苷[1]、β-谷甾醇[2] 等。

（3）三萜类化合物：羽扇豆醇[1-2]、羽扇豆酮[2] 等。

【苗族民间应用】全草入药，外用于痔疮。

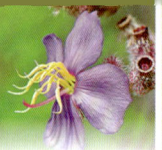

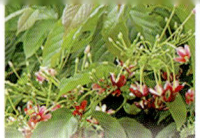

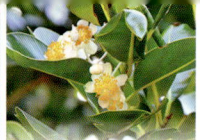

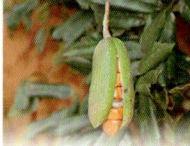

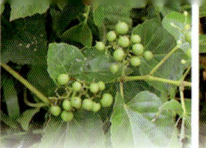

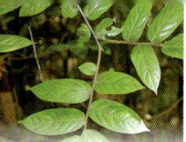

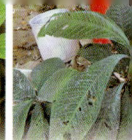

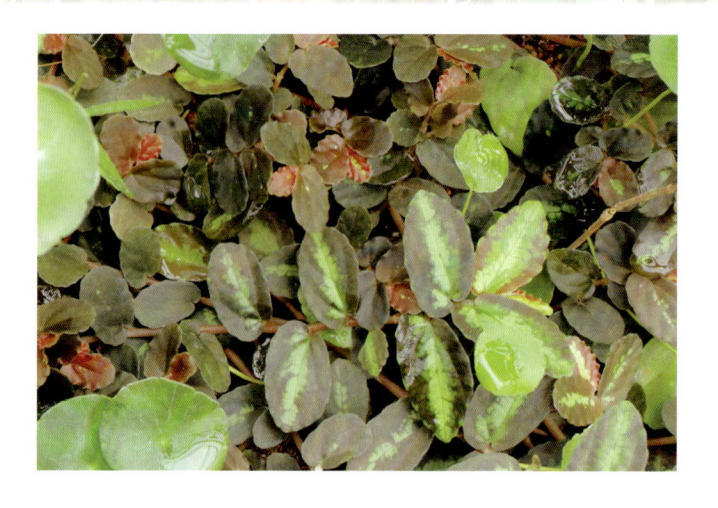

参考文献

［1］Luo Y，Liu Y，Qi H，et al. Lipids，2004，39（10）：1037.

［2］方玉春，商红强，崔承彬，等. 中草药，2004，25（11）：1218.

苎麻

苗 语 nduc munz / nguaz zaiv ［du^{42} mun^{33} / ŋwa^{33} tsai^{53}］吐门 / 麻摘（麻人 / 草解）

【来源】荨麻科苎麻属植物，苎麻 *Boehmeria nivea* (L.) Gaudich.

【形态特征】灌木。茎上部与叶柄均密被长硬毛和贴伏短糙毛。叶互生；叶片草质，通常圆卵形或宽卵形，顶端急尖，基部近截形或宽楔形，边缘在基部之上有齿，上面稍粗糙，疏被短毛，下面密被白色毡毛；侧脉常3对；叶柄被长硬毛和短糙毛；托叶分生，钻状披针形，背面被毛。植株上部花序为雌花序，下部花序为雄花序，或同一植株花序全为雌花序；圆锥花序，腋生；雄团伞花序，有少数雄花；雌团伞花序，有多数密集的雌花。雄花：花被片4，狭椭圆形，合生至中部，顶端急尖，外面有疏柔毛。雌花：花被椭圆形，顶端有2~3小齿，外面有短柔毛。瘦果近球形，光滑，基部突缩成细柄。

【分布】在越南、老挝、柬埔寨、泰国、印度、不丹、尼泊尔、印度尼西亚、日本、朝鲜有分布。在我国，分布于海南、广东、广西、湖南、江西、福建、台湾、浙江、安徽、湖北、贵州、云南、陕西、四川等。在海南，分布于乐东、东方、白沙、五指山、万宁、琼中、澄迈等。

【化学成分】

（1）甾体类化合物：β-谷甾醇[1, 3-4]、胡萝卜苷[2]、胆甾醇[2, 4]、苎麻根甲素[4]等。

（2）醌类化合物：大黄素[3]、大黄素-8-*O*-β-D-吡喃葡萄糖苷[3]、大黄素甲醚[3]等。

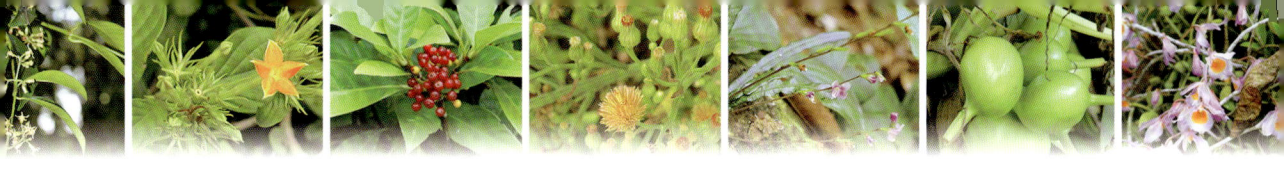

（3）三萜类化合物：19α-羟基乌苏酸[1, 4]、α-香树脂醇[2]、白桦酸、齐墩果酸[4]、常春藤皂苷元、2α-羟基乌苏酸、委陵菜酸、马斯里酸[5]等。

（4）黄酮类化合物：儿茶素、表儿茶素[3]、2,4,4′-三羟基查耳酮、芦丁[5]等。

（5）其他类化合物：kiwiionoside、尿嘧啶、3-羟基-4-甲氧基苯甲酸[2]、白藜芦醇苷[3]、反式对羟基桂皮酸[5]等。

【药理活性】抗炎活性[6]、抑菌活性[7]、抗氧化活性、保肝活性[8]、抗糖苷酶活性、抗胆碱酯酶活性[9]等。

【苗族民间应用】枝叶入药，与虎刺楤木配伍用于皮下化脓后的排脓。

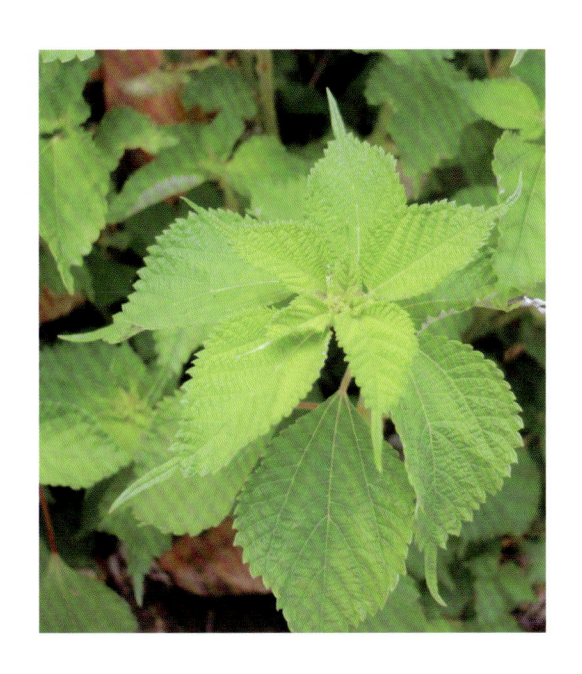

参考文献

［1］李文武，丁立生. 中国中药杂志，1996，21（7）：427.

［2］刘闯，邹坤，郭志勇，等. 中国中药杂志，2010，35（11）：1432.

［3］邵立军，王建农. 中药材，2010，33（7）：1091.

［4］陈国庆，刘艳丽，谢茜，等. 中草药，2009，40（5）：683.

［5］许琼明，陈国庆，范金胤，等. 中国中药杂志，2009，34（20）：683.

［6］张宏岐，邹坤，汪鋆植，等. 中国民族医药杂志，2009，15（5）：29.

［7］盛忠梅，朱天倬，倪淑春，等. 中国兽医杂志，1984，(5)：38.

［8］Lin C C, Yen M H, Lo T S, et al. Journal of Ethnopharmacology，1998，60（1）：9.

［9］Sancheti S, Sancheti S, Seo S Y. Pakistan Journal of Pharmaceutical Sciences，2010，23（2）：236.

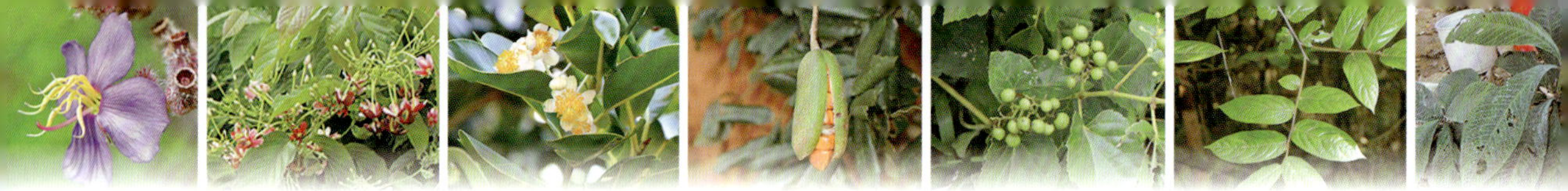

琼榄

【苗语】nomz naeng vangz [noːm³³ nɛŋ⁴⁴ vaŋ³³] 秾能汪（叶悬黄）

【来源】茶茱萸科琼榄属植物，琼榄 *Gonocaryum lobbianum* (Miers) Kurz

【形态特征】灌木或小乔木。树皮灰色；小枝无毛，淡绿色至淡灰褐色。叶革质，长椭圆形至阔椭圆形，先端急渐尖，基部阔楔形或近圆形，一侧偏斜；中脉在背面显著隆起，侧脉5~9对，背面隆起。花杂性异株；雄花排列成腋生密集、间断的短穗状花序；雌花和两性花少数，于短花序柄上排列成总状花序；雄花：具短梗；萼片5，阔椭圆形，近基部连合，裂片具缘毛；花冠管状，白色，无毛，稍肉质，5裂片呈三角形，边缘内弯；雌花：较小，萼片5，卵形；花冠管状，5裂，裂片三角形。核果椭圆形至长椭圆形，顶端具短喙，幼时绿色，熟后紫黑色。

【分布】在缅甸、泰国、越南、柬埔寨、老挝、马来半岛、印度尼西亚有分布。在我国，分布于云南、海南。在海南，分布于三亚、乐东、白沙、五指山、保亭、陵水、万宁、琼中、儋州、琼海等。

【化学成分】

（1）三萜类化合物：hopan-3β,22-diol、乌苏酸、齐墩果酸、羽扇豆醇[1]等。

（2）甾体类化合物：β-谷甾醇、胡萝卜苷[1]等。

【药理活性】抗氧化活性、抗菌活性[1]等。

【苗族民间应用】茎叶入药，用于肝炎。

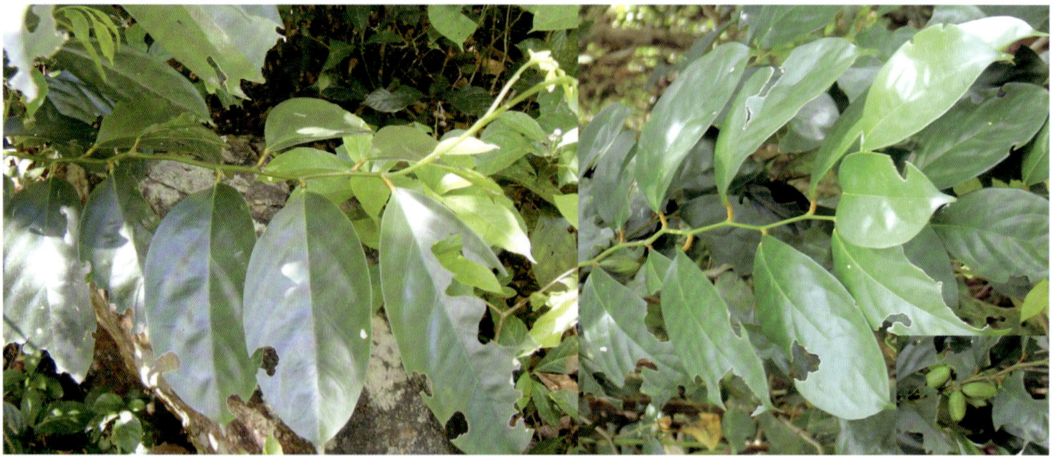

参考文献

[1] 汪春牛. 海南大学硕士学位论文，2012.

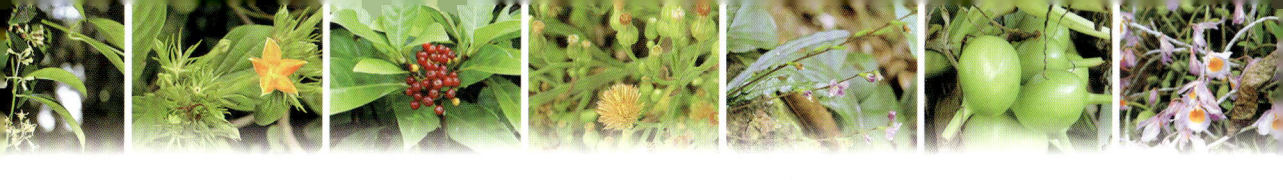

赤苍藤

【苗 语】angz mayv meiq / glov fat meiq loq [aŋ33 ma:i53 mei11 / klo:53 fat44 mei11 lo:11] 昂麦美 / 咯罗发美芦（昂脉藤 / 狗屁藤大）

【来源】铁青树科赤苍藤属植物，赤苍藤 *Erythropalum scandens* Bl.

【形态特征】藤本。腋生卷须；枝纤细，绿色，有不明显的条纹。叶纸质至厚纸质或近革质，卵形、长卵形或三角状卵形，顶端常渐尖、钝尖或突尖，基部变化大，叶面绿色，叶背粉绿色；基出 3 脉，偶 5 脉，每边有侧脉 2~4 条，在叶背凸起。腋生二歧聚伞花序；花序分枝及花梗纤细；总花梗长，花梗很短；花萼筒具裂片 4~5；花冠白色，裂齿小，卵状三角形。核果卵状椭圆形或椭圆状，被增大的花萼筒所包围；花萼筒顶端有宿存的波状裂齿；果成熟时淡红褐色，干后为黄褐色，常不规则开裂为 3~5 裂瓣。种子蓝紫色。

【分布】在印度、尼泊尔、缅甸、越南、老挝、马来西亚、印度尼西亚、菲律宾有分布。在我国分布于云南、贵州、西藏、广西、广东。在海南，分布于三亚、乐东、白沙、五指山、保亭、万宁、澄迈、文昌等。

【化学成分】

（1）酚性化合物：香草酸、3,4,5-trimethoxyphenol-1-*O*-β-D-xylopyranosyl-(1→2)-β-D-glucopyranoside[1] 等。

（2）醌类化合物：甲基异茜草素-1-甲醚[1] 等。

（3）苯丙素类化合物：3-methoxy-4-hydroxyphenylpropane[1] 等。

（4）其他类化合物：壬二酸、正十八烷酸、正丁基-吡喃果糖苷、胡萝卜苷[1] 等。

【药理活性】降尿酸活性[2-3] 等。

【苗族民间应用】嫩叶入药，用于头疼；也可作为特种蔬菜食用。

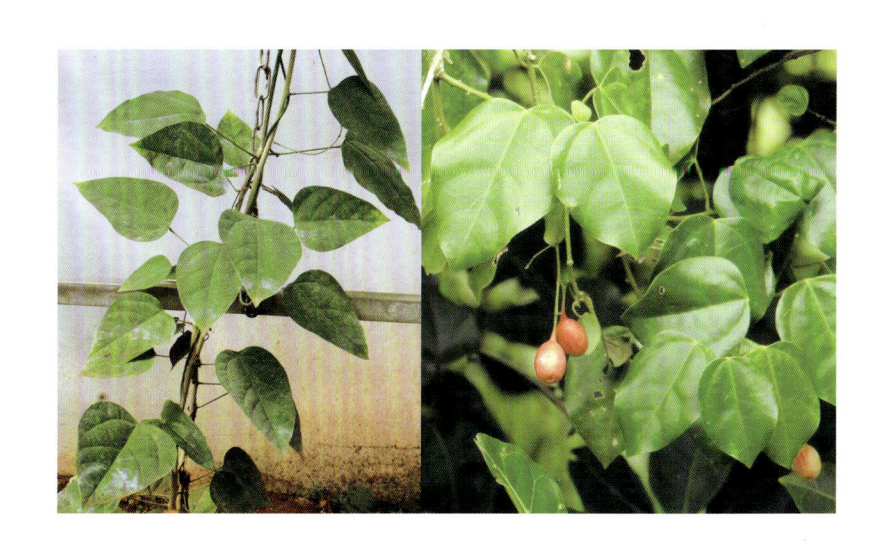

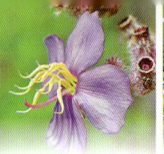

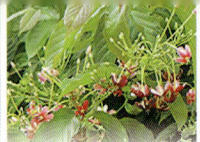

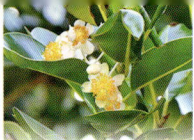

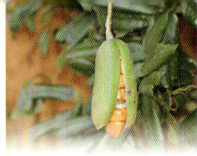

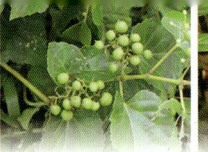

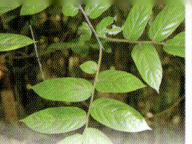

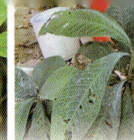

参考文献

[1] 梁臣艳，张玄薇，李耀华，等. 中药材，2017，40（11）：2598.

[2] 黄元河，黎星星，潘乔丹，等. 中国民族民间医药，2017，26（5）：52.

[3] 许崇摇，韦贵云，朱丹，等. 中国药房，2019，30（24）：3418.

广寄生

苗语 dhang mbaanc zaz ［ʔdaŋ ba:n⁴² tsa³³］ 当办喳（笃反锁茶）

【来源】桑寄生科钝果寄生属植物，广寄生 *Taxillus chinensis* (DC.) Danser

【形态特征】灌木。嫩枝、叶密被锈色星状毛，长成枝叶绒毛呈粉状脱落，变无毛；小枝灰褐色，具细小皮孔。叶对生或近对生，厚纸质，卵形至长卵形，顶端圆钝，基部楔形或阔楔形；侧脉3~4对。1~4朵花组成伞形花序，1~2个花序腋生，花序和花被星状毛；苞片鳞片状；花褐色；副萼环状；花冠、花蕾时管状，稍弯，下半部膨胀，顶部卵球形，裂片4枚，匙形，反折。果椭圆状或近球形，果皮密生小瘤体，具疏毛；成熟后浅黄色，果皮变平滑。

【分布】在越南、老挝、柬埔寨、泰国、马来西亚、印度尼西亚、菲律宾有分布。在我国，分布于广西、广东、福建、海南、云南。在海南，分布于三亚、乐东、五指山、陵水、万宁、儋州、临高、琼海等。

【化学成分】

（1）黄酮类化合物：金丝桃苷[1]、萹蓄苷[2]、槲皮苷、槲皮素[3]等。

（2）酚性化合物：taxillusides A~D[3]等。

【药理活性】脂肪酸合酶抑制活性[2]、利尿活性[5]、抗病毒活性[6]、抗氧化活性、免疫调节活性[7]、抗肿瘤活性[8]、抗炎活性[10]、肝脏保护活性[10]等。

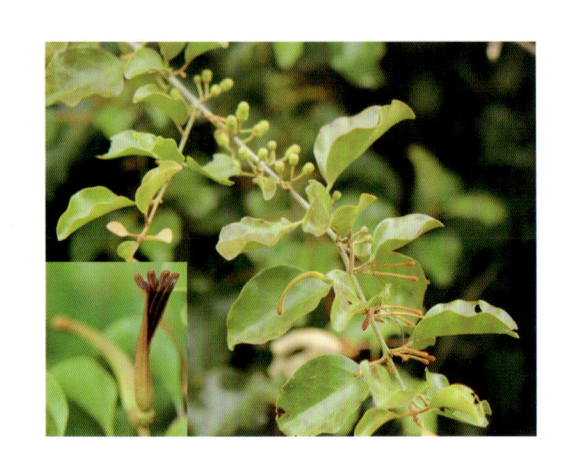

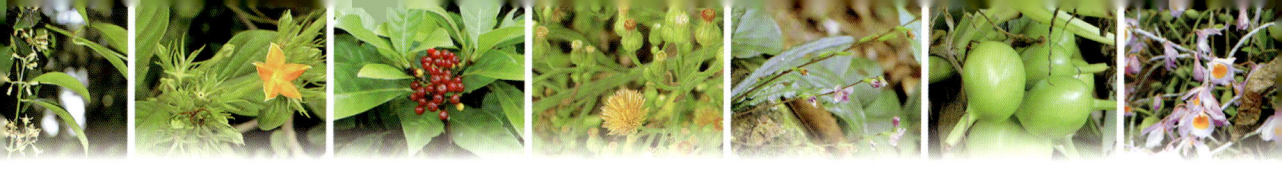

【苗族民间应用】枝叶入药，用于清热解毒、小便短赤。特别注意：寄生于有毒植物上的不宜使用。

参考文献

［1］李良琼，李美蓉．华西药学杂志，1989，4（3）：153．

［2］Wang Y，Zhang S Y，Ma X F，et al. Journal of Enzyme Inhibition and Medicinal Chemistry，2006，21（1）：87．

［3］苏本伟，张协君，朱开昕，等．广西中医药，2012，35（4）：53．

［4］Ding B，Dai Y，Hou Y L，et al. Fitoterapia，2013，86：1．

［5］李蕴山，傅绍萱，韩锐，等．药学学报，1959，7（1）：1．

［6］Wen C C，Shyur L F，Jan J T，et al. Journal of Traditional and Complementary Medicine，2011，1（1）：41．

［7］Zhang L，Koyyalamudi S R，Jeong S C，et al. Carbohydrate Polymers，2013，98（2）：1458．

［8］Park G H，Song H M，Park S B，et al. Korean Journal of Plant Resources，2017，30（6）：640．

［9］易春霞，洪正善，谭柳萍，等．药学研究，2019，38（2）：70．

［10］罗泽萍，潘立卫，李丽．中国老年学杂志，2019，39（16）：4053．

瘤果槲寄生

苗语 ngongz nhuix zaz / horngz nhuix zaz [ŋoːŋ³³ ȵui³¹ tsa³³ / xɔŋ³³ ȵui³¹ tsa³³] 秾蕊喳 / 红蕊喳（牛癣茶 / 红癣茶）

【来源】桑寄生科槲寄生属植物，瘤果槲寄生 *Viscum ovalifolium* Wall. et DC.

【形态特征】灌木。茎、枝圆柱状；枝交叉对生或二歧分枝，节稍膨大。叶对生，革质，卵形、倒卵形或长椭圆形，顶端圆钝，基部骤狭或渐狭；基出 3~5 脉。聚伞花序，一个或多个簇生于叶腋；总苞舟形，具花 3 朵；中央 1 朵为雌花，侧生 2 朵为雄花，或雄花不发育；雄花：花蕾时卵球形，萼片 4 枚，三角形；雌花：花蕾时椭圆状；萼片 4 枚，三角形。浆果近球形，基部骤狭呈柄状，果皮具小瘤体，成熟时淡黄色，果皮变平滑。

【分布】在印度、缅甸、泰国、老挝、柬埔寨、越南、马来西亚、印度尼西亚、菲律宾有分布。在我国，分布于云南、广西、广东、海南。在海南，分布于乐东、昌江、白沙、五指山、保亭、万宁、琼中、儋州、琼海、文昌等。

【化学成分】

（1）三萜类化合物：羽扇豆醇乙酸酯、β-香树脂醇、齐墩果酸[1, 3]、羽扇豆醇硬脂酸酯、羽扇豆醇棕榈酸酯、β-香树脂醇乙酸酯、常春藤皂苷元、丝石竹酸、常春藤皂苷

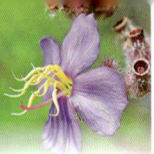

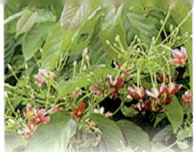

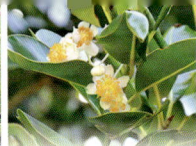

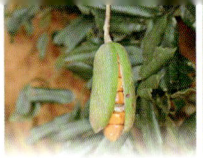

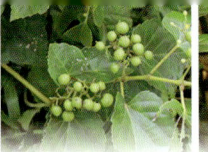

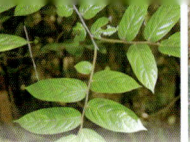

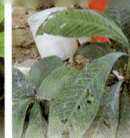

元-3-O-α-L-吡喃阿拉伯糖苷、常春藤皂苷元-3-O-α-L-吡喃阿拉伯糖基(2→1)-β-D-吡喃葡萄糖苷、3-O-α-L-吡喃阿拉伯糖-常春藤皂苷元-28-O-β-D-吡喃葡萄糖基(1→6)-β-D-吡喃葡萄糖苷[2]、28-羟基白檀酮、羽扇豆醇、β-香树脂醇棕榈酸酯、白桦脂酸[3]等。

（2）黄酮类化合物：芦丁[3]、槲皮素[3-4]等。

（3）其他类化合物：1-十八烯、棕榈酸乙酯、β-谷甾醇[3]等。

【药理活性】抗肿瘤活性[5]、抗炎活性[6]等。

【苗族民间应用】寄生于降香黄檀上的瘤果槲寄生，枝叶入药，煮水用于降血压。

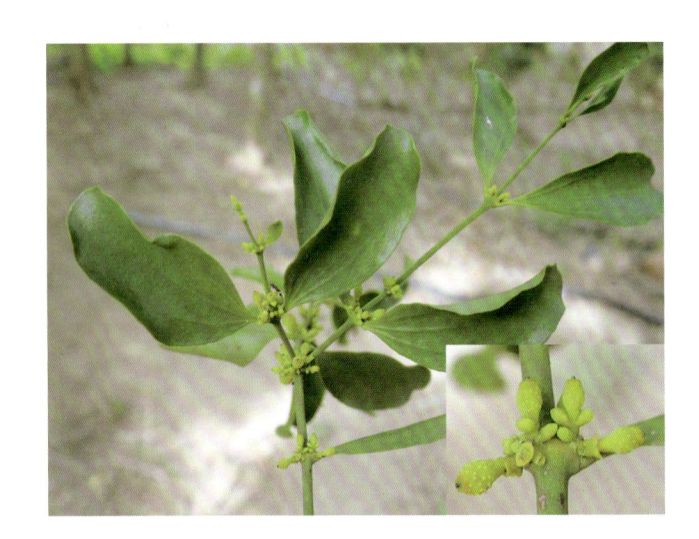

参考文献

[1] 杨燕军，林洁红，郭可锦. 广州中医药大学学报，2005，22（2）：144.

[2] 杨燕军，沙聪威，陈梅果. 中国药学杂志，2011，46（1）：11.

[3] 卢汝梅，邵敏敏，廖彭莹，等. 中药材，2013，36（9）：1451.

[4] 宋伟峰，罗淑媛，李瑞明，等. 中国当代医药，2012，19（28）：65.

[5] 廖彭莹，卓生华，邱志彬，等. 中国实验方剂学杂志，2012，18（23）：37.

[6] 蒙秋艳，邵敏敏，卢汝梅，等. 广西中医药，2017，40（2）：78.

毛咀签

苗语 guas ndeij qiaanz meiq / dhungx gins qiaanz meiq [kwa:^{35} dei^{51} gja:n^{33} mei^{11} / ʔduŋ^{31} kin^{35} gja:n^{33} mei^{11}] 瓜特间美 / 瞪茛间美（果子狸藤 / 猪小狸藤）

【来源】鼠李科咀签属植物，毛咀签 *Gouania javanica* Miquel

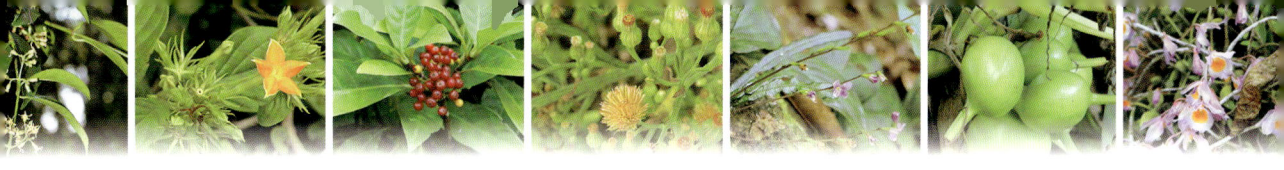

【形态特征】攀援灌木。小枝、叶柄、花序轴、花梗和花萼外面被棕色密短柔毛。具卷须。叶互生，纸质，卵形或宽卵形，顶端常短渐尖或渐尖，基部心形或圆形，全缘或具钝细锯齿，上面或沿脉被丝柔毛，下面被锈色绒毛或灰色丝状柔毛；侧脉每边6~7条，下面凸起。花杂性，排成顶生或腋生聚伞总状，或聚伞圆锥花序，花序下部常有卷须；萼5裂，裂片卵状三角形；花瓣5，倒卵圆形，基部具短爪。蒴果，具3翅，两端凹陷，顶端有宿存的花萼，成熟时黄色。种子3粒，倒卵形，红褐色。

【分布】在越南、老挝、柬埔寨、泰国、印度尼西亚、马来西亚和菲律宾有分布。在我国，分布于广东、广西、海南、福建、云南、贵州。在海南，分布于三亚、乐东、东方、昌江、五指山、保亭、陵水、万宁等。

【苗族民间应用】叶入药，捣烂外敷用于刀伤止血。

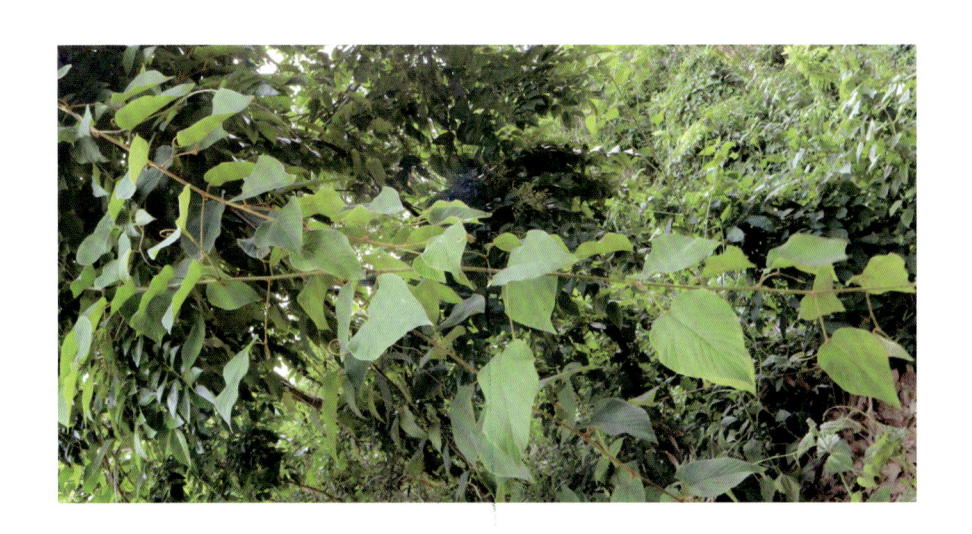

角花胡颓子

苗语 xams nhaanz meiq [ɕam⁵⁵ ŋa:n³³ mei¹¹] 仙冉美（金银藤）

【来源】胡颓子科胡颓子属植物，角花胡颓子 *Elaeagnus gonyanthes* Benth.

【形态特征】攀援灌木。幼枝纤细伸长，密被棕红色或灰褐色鳞片，老枝鳞片脱落，灰褐色或黑色。叶革质，椭圆形或矩圆状椭圆形，顶端钝或钝尖，基部常圆形或近圆形，边缘微反卷，上面幼时被锈色鳞片，成熟后脱落，具光泽，下面常棕红色，被锈色或灰色鳞片；侧脉7~10对；叶柄锈色或褐色。花单生或簇生新枝基部；花白色，被银白色和散生褐色鳞片，每花下有苞片1，花后发育成叶片；萼筒四角形或短钟形，在上面微收缩，基部膨大，裂片卵状三角形，顶端钝尖，内面具白色星状鳞毛。果实阔椭圆形或倒卵状

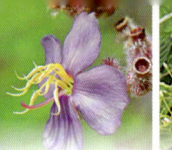

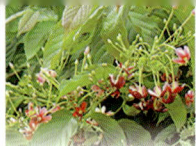

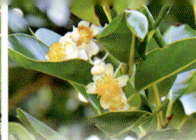

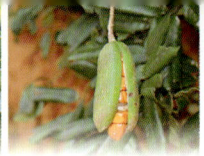

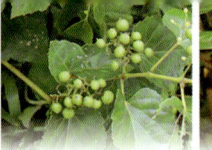

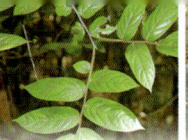

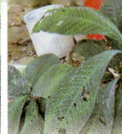

阔椭圆形，幼时被黄褐色鳞片，成熟时黄红色，顶端常有干枯的萼筒宿存。

【分布】在越南、老挝、柬埔寨、缅甸、泰国及马来西亚等有分布。在我国，分布于湖南、广东、广西、云南、海南等。在海南，分布于三亚、东方、昌江、保亭、陵水、琼中、澄迈等。

【化学成分】

(1) 三萜类化合物：齐墩果酸、熊果酸[1-2]、羽扇豆醇、α-香树脂醇[2]等。

(2) 甾体类化合物：β-谷甾醇、胡萝卜苷[2]等。

【药理活性】抗炎活性、镇痛活性[3-4]、抗菌活性[5]、抗肿瘤活性[6-7]等。

【苗族民间应用】枝叶入药，用于外伤消炎、骨质增生、腹热流血。

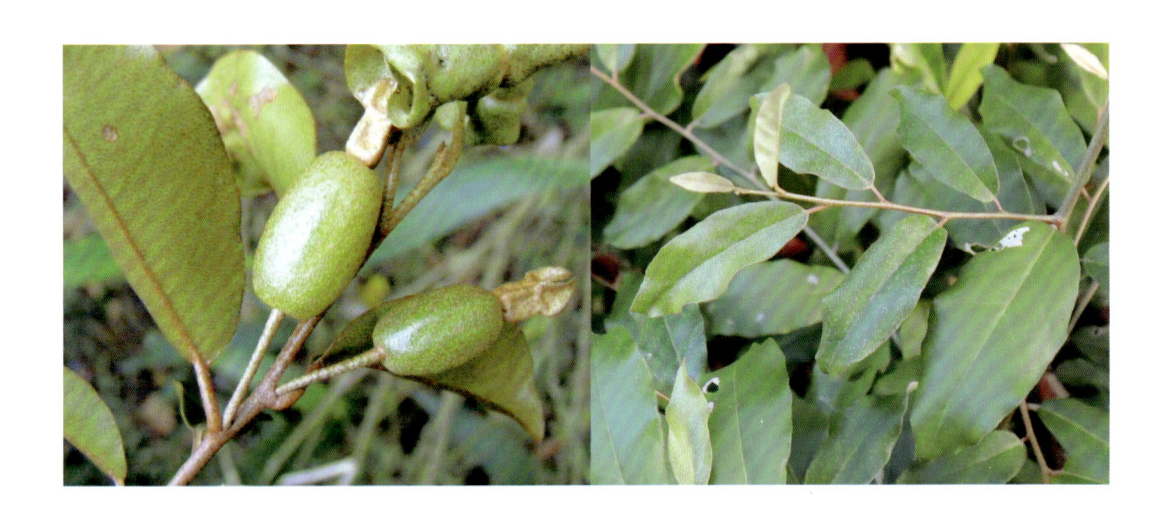

参考文献

[1] 张俊清，陈文芝，蒋德锡，等. 药物分析杂志，2010，30（7）：1305.

[2] 魏娜，王勇，李佩佩，等. 中国实验方剂学杂志，2011，17（21）：118.

[3] 魏娜，谭银丰，刘明生，等. 海南医学院学报，2010，16（6）：677.

[4] 杨嘉，董志，朱毅. 时珍国医国药，2012，23（5）：1200.

[5] 魏娜，王琪，官杰，等. 中国医药导报，2012，9（14）：35.

[6] 王琪，魏娜，罗晓庆，等. 中华中医药学刊，2013，31（8）：1693.

[7] 陈磊，王琪，隋学斌，等. 齐齐哈尔医学院学报，2012，33（23）：3177.

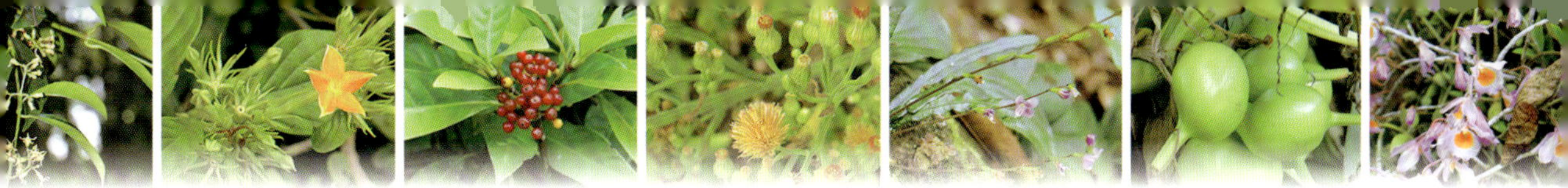

火筒树

苗 语 cangx xamz qiang / nomz daan qiang [tsʰaŋ³¹ ɕam³³ gjaŋ³³ / no:m³³ ta:n⁴⁴ gjaŋ⁴⁴] 苍仙秧 / 秾丹秧（楔金树 / 叶凸树）

【来源】 葡萄科火筒树属植物，火筒树 *Leea indica* (Burm. f.) Merr.

【形态特征】 灌木。小枝具钝纵棱纹，无毛。叶为 2~3 回羽状复叶，叶轴无毛；小叶椭圆形、长椭圆形或长椭圆披针形，顶端渐尖或尾尖，基部常圆形，边缘有不整齐或微不整齐锯齿，两面均无毛；侧脉 6~11 对；叶柄长，中央小叶柄较长，侧生小叶柄较短，无毛；托叶阔倒卵圆形，顶端圆形，无毛，与叶柄合生。花序与叶对生，复二歧聚伞花序；总花梗被褐色柔毛；小总苞片椭圆披针形，顶端渐尖，几无毛；苞片卵椭圆披针形，顶短急尖或渐尖，无毛，花后脱落；花梗被褐色短柔毛；萼筒坛状，萼片三角形，外面无毛；花冠裂片椭圆形，无毛。果实扁球形，内含种子 4~6 粒。

【分布】 在南亚至大洋洲均有分布。在我国，分布于广东、广西、海南、贵州、云南。在海南，分布于三亚、乐东、昌江、白沙、五指山、保亭、陵水、万宁、儋州、澄迈、琼海、屯昌等。

【化学成分】

　　三萜类化合物：mollic acid α-L-arabinoside、mollic acid β-D-xyloside [1] 等。

【药理活性】 抗肿瘤活性 [1-5]、镇静活性、抗焦虑活性 [6]、抗氧化活性 [4-5]、抗菌活性 [5]、保肝活性 [6]、抗疟活性 [7]、抗炎活性、溶栓活性、促进毛发生长活性 [8] 等。

【苗族民间应用】 枝叶入药，捣烂外敷用于扭伤。

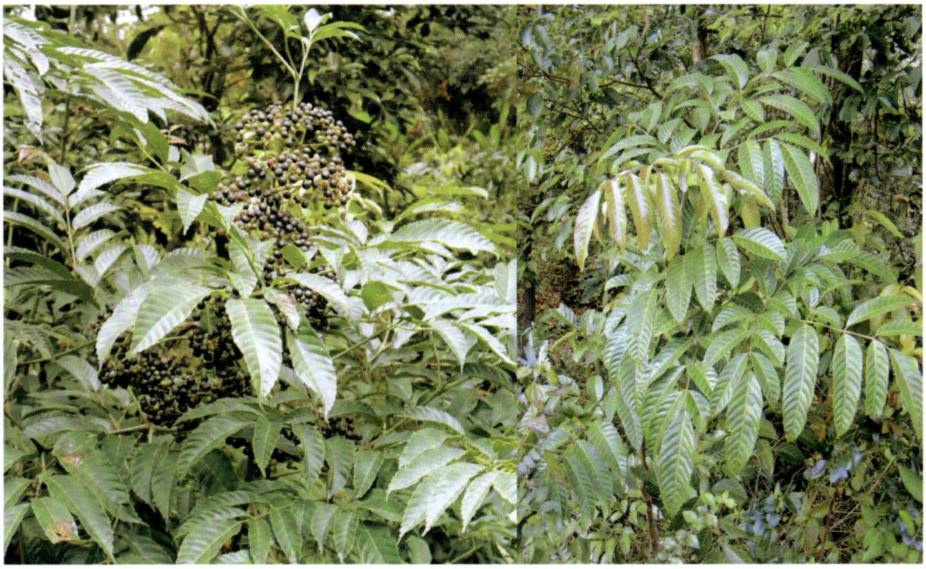

221

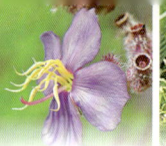

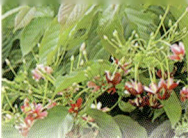

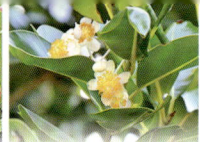

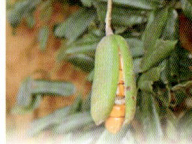

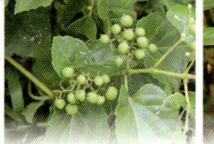

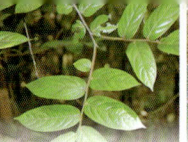

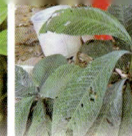

参考文献

[1] Wong Y H, Kadir H A, Ling S K. Evidence-Based Complementary and Alternative Medicine, 2012, 2012: 1.

[2] Wang Y H, Kadir H A. Evidence-based Complementary and Alternative Medicine, 2011, 2011: 1.

[3] Paul S, Saha D. Asian Journal of Research in Pharmaceutical Science, 2012, 2(4): 137.

[4] Reddy N S, Navanesan S, Sinniah S K, et al. BMC Complementary and Alternative Medicine, 2012, 12(1): 1.

[5] Rahman M A, Imran T B, Islam S. Saudi Journal of Biological Sciences, 2013, 20(3): 213.

[6] Raihan M O, Habib M R, Brishti A, et al. Drug Discoveries & Therapeutics, 2011, 5(4): 185.

[7] Sulistyaningsih E, Amalia T Y, Kartikasari R. Journal of Applied Pharmaceutical Science, 2017, 7(12): 163.

[8] Sakib S A, Tareq A M, Islam A, et al. Plants, 2021, 10(6): 1081.

光叶蛇葡萄

苗语 u whaj qiaux meiq [u⁴⁴ ʔwa⁵¹ gjau³¹ mei¹¹] 乌呱桥美（乌鸦巢藤）

【来源】葡萄科蛇葡萄属植物，光叶蛇葡萄 *Ampelopsis glandulosa* var. *Hancei* (Planchon) Momiyama

【形态特征】木质藤本。小枝圆柱形，有纵棱，无毛或被稀疏的短柔毛。卷须2~3叉分枝，相隔2节间断与叶对生。叶为单叶，心形或卵形，3~5中裂，常混生有不分裂叶，顶端急尖，基部心形，基缺呈钝角，稀圆形，边缘有急尖锯齿，腹面绿色，无毛，背面浅绿色；基出5脉，侧脉4~5对；叶柄无毛或被稀疏的短柔毛。复二或多歧聚伞花序；

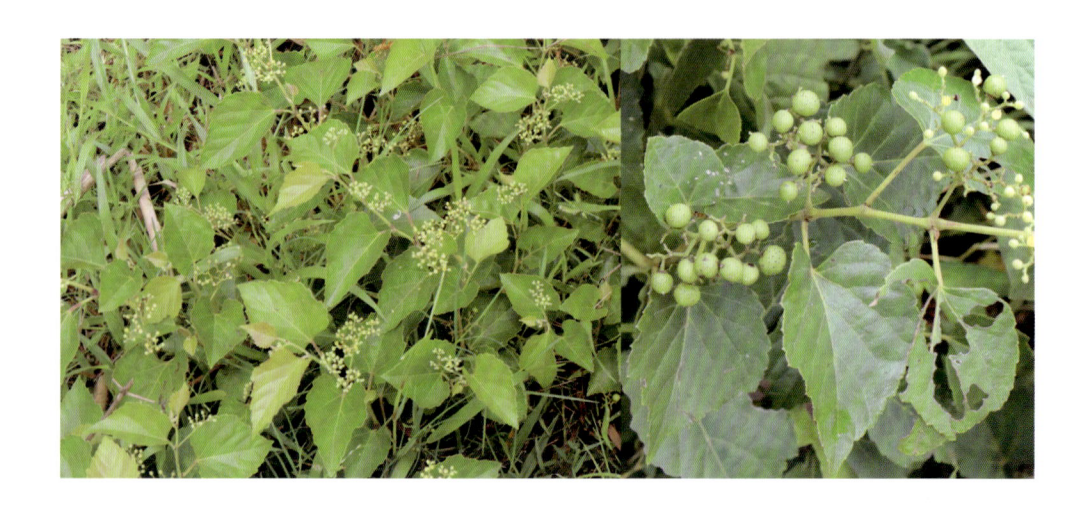

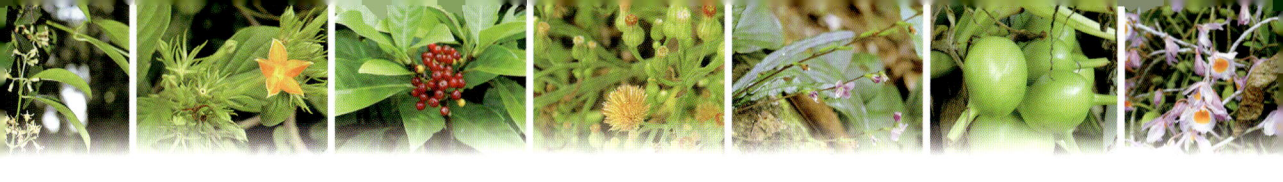

花序梗被疏柔毛；花梗疏生短柔毛；萼碟形，边缘波状浅齿，外面疏生短柔毛；花瓣5，卵椭圆形。浆果近球形。内含种子2~4粒；种子长椭圆形，顶端近圆形，基部有短喙，两侧具狭椭圆形洼穴。

【分布】在日本有分布。在我国，分布于山东、河南、江苏、江西、福建、湖南、广东、广西、四川、贵州、云南、海南。在海南，分布于三亚、乐东、白沙、五指山、保亭、陵水、万宁、琼中、儋州、澄迈、定安、海口等。

【苗族民间应用】叶入药，与盐一起捣烂外敷用于毒疮。

白粉藤

【苗语】nzorp mbuv meiq / meiq mbanv bec [dzɔp⁴⁴ bu:⁵³ mei¹¹ / mei¹¹ ban⁵³ ʔbe:⁴²] 呦吥美 / 美办呗（冬瓜藤 / 藤粉白）

【来源】葡萄科白粉藤属植物，白粉藤 *Cissus repens* Lamk. Encycl.

【形态特征】多年生草质藤本。小枝圆柱形，有纵棱，常被白粉，无毛。卷须相隔2节间断与叶对生，2分叉。叶为单叶，互生，心状卵圆形，顶端渐尖或急尖，基部心形，边缘每侧有9~12个细锐锯齿，上面绿色，下面浅绿色，两面无毛；基出3~5脉，侧脉3~4对；叶柄无毛；托叶褐色，膜质，肾形，无毛。花序顶生或与叶对生，二级分枝常4~5集生成伞形；花序梗无毛，花梗近无毛；萼杯形，边缘全缘或波状，无毛；花瓣4，卵状三角形，无毛。浆果倒卵形。内含种子1粒；种子倒卵形，顶端圆形，基部有短喙。

【分布】在越南、菲律宾、马来西亚、澳大利亚有分布。在我国，分布于广东、广西、海南、贵州、云南等。在海南，分布于乐东、昌江、白沙、五指山、保亭、陵水、万宁、琼中等。

【化学成分】

（1）木脂素类化合物：(+)-异落叶松树脂醇-9′-(2-对-香豆酰)-*O*-β-D-吡喃木糖苷、(+)-异落叶松树脂醇-9′-*O*-β-D-吡喃木糖苷、(−)-开环异落叶松树脂醇-9-*O*-β-D-吡喃木糖苷、(7′*R*,8′*S*)-4′-hydroxy-3′,5-dimethoxy-7′,8′-dihydro-benzofuran-1-propanolneolignan-9′-*O*-β-D-xylopyranoside[1]等。

（2）芪类化合物：*trans*-3-*O*-methyl-resveratrol-2-*C*-β-glucoside、cissuside A、cissuside B、*cis*-3-*O*-methyl-resveratrol-2-*C*-β-glucoside、*trans*-resveratrol、*cis*-resveratrol-2-*C*-β-glucoside、*trans*-resveratrol-2-*C*-β-glucoside[2]等。

（3）甾体类化合物：(+)-lyoniside[1]等。

（4）三萜类化合物：木栓酮、表木栓醇、蒲公英赛醇乙酸酯、熊果酸、2α-羟基乌索酸、积雪草酸、niga-ichigoside F1、羽扇豆醇[1]等。

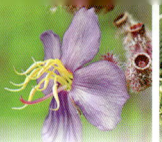

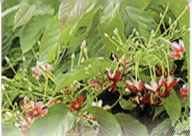

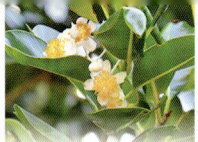

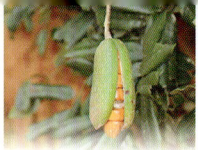

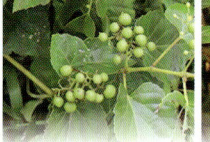

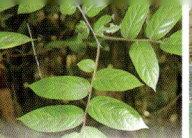

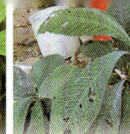

【**药理活性**】抗溃疡活性[3]等。

【**苗族民间应用**】茎入药，捣烂外敷用于跌打损伤。

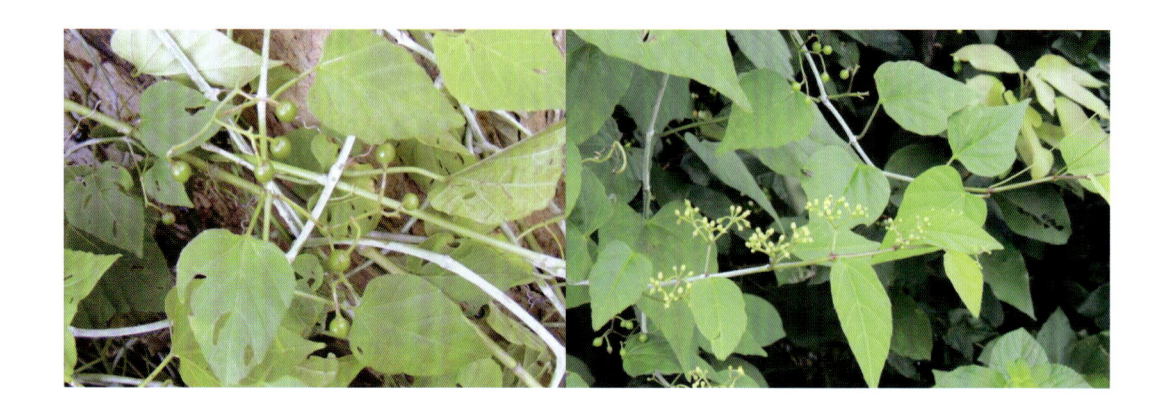

参考文献

[1] 王跃虎，张仲凯，何红平，等. 云南植物研究，2006，28（4）：433.

[2] Wang Y H, Zhang Z K, He H P, et al. Journal of Asian Natural Products Research, 2007, 9（7）: 631.

[3] Umbare R P, Mate G S, Dongare S S. Research Journal of Pharmacy and Technology, 2011, 4（1）: 60.

乌蔹莓

苗语 gumz nhais meiq [kum³³ ȵai³⁵ mei¹¹] 甘然美（螃蟹藤）

【**来源**】葡萄科乌蔹莓属植物，乌蔹莓 *Cayratia japonica* (Thunb.) Gagnep.

【**形态特征**】藤本。茎带紫色；小枝圆柱形，有纵棱；小枝、叶、叶柄和花序无毛或微被疏柔毛。卷须2~3叉，相隔2节间断与叶对生。叶为鸟足状5小叶，互生；小叶膜质；中央小叶长椭圆形或椭圆披针形，顶端急尖或渐尖，基部楔形；侧生小叶椭圆形或长椭圆形，顶端急尖或圆形，基部楔形或近圆形，边缘每侧有6~15个锯齿；侧脉5~9对；叶柄长，中央小叶柄较长；侧生小叶有短柄或无；托叶三角形，早落。复二歧聚伞花序，腋生；花梗近无毛；萼碟形，边全缘或波状浅裂，外面被乳突状毛或近无毛；花小，黄绿色，花瓣4，三角状卵圆形，外面被乳突状毛。浆果近球形，有种子2~4粒。种子三角状倒卵形，顶端微凹。

【**分布**】在日本、菲律宾、越南、老挝、泰国、菲律宾、缅甸、印度、马来西亚、不丹、

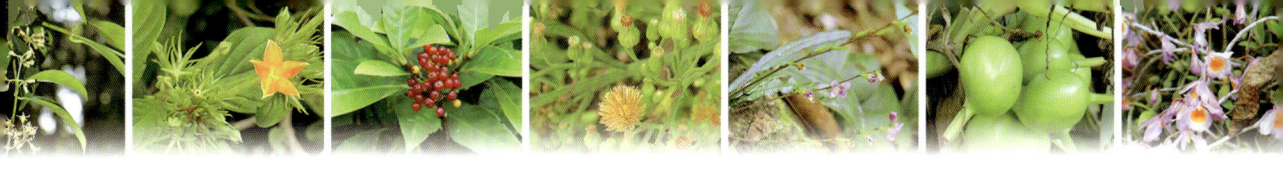

朝鲜、印度尼西亚和澳大利亚有分布。在我国，分布于江苏、浙江、湖北、湖南、福建、台湾、广东、广西、海南、四川、贵州、云南、陕西、河南、山东、安徽。在海南，分布于乐东、东方、昌江、白沙、保亭、万宁、儋州等。

【化学成分】

（1）黄酮类化合物：芹菜素、木樨草素、木樨草素-7-O-葡萄糖苷[1]等。

（2）三萜类化合物：羽扇豆醇[1]、无羁萜、无羁萜-3β-醇[2]等。

（3）白藜芦醇及其聚合物：cajyphenols A-B、quadrangularin A、pallidol、resveratrol[3]等。

（4）甾体类化合物：β-谷甾醇[1-2]、胡萝卜苷[2]等。

（5）其他类化合物：棕榈酸[1-2]、硬脂酸、三十一烷[2]等。

【药理活性】抗氧化活性[3,8]、脂肪酸合酶抑制活性[3]、抗病毒活性[4]、抗炎活性[5]、镇痛活性[5,9]、抗凝血活性、增强细胞免疫活性[6]、抑菌活性[7]等。

【苗族民间应用】茎叶入药，配米汤用于无名肿毒。

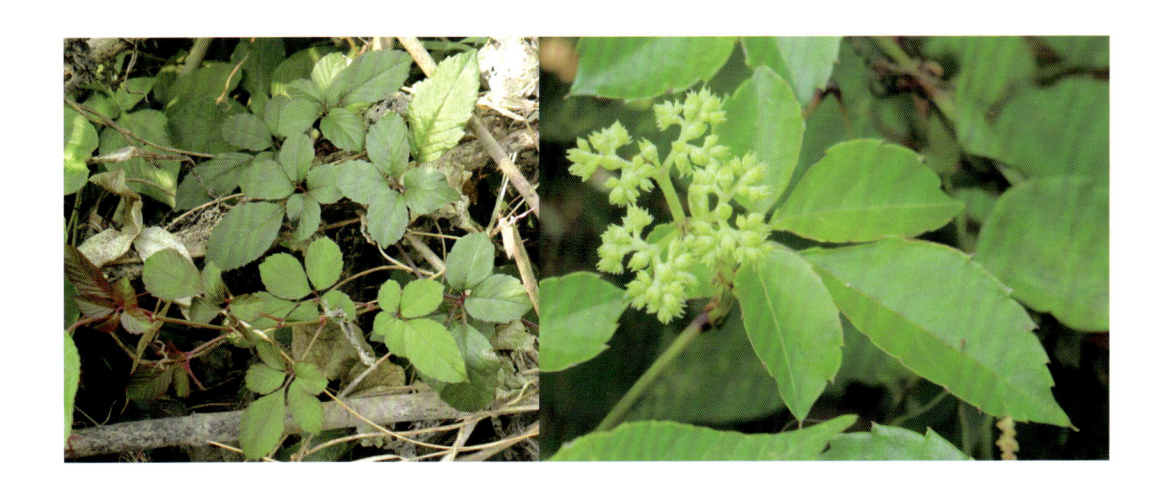

参考文献

[1]何海音，凌罗庆. 中成药研究，1987，37（4）：30.

[2]李京民，王静苹，袁立明. 中医药学报，1995，（2）：52.

[3]Bao L，Ma X F，Song X H，et al. Chemistry & biodiversity，2010，7（12）：2931.

[4]罗莉，廖时萱，梁华清，等. 第二军医大学学报，1992，13（2）：169.

[5]梁生林，黄芳辉，钟兴华，等. 中草药，2016，47（4）：634.

[6]顾月芳，张海桂. 中成药，1991，15（4）：26.

[7]林建荣，李茉，邓翠娥，等. 时珍国医国药，2006，17（9）：1649.

[8]黄思涵. 广东化工，2018，45（9）：31.

[9]颜峰光，钟兴华，宓嘉琪，等. 中国医药指南，2013，11（9）：457.

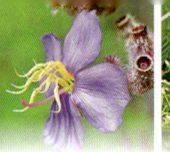

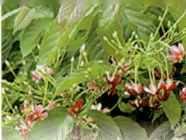

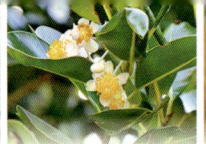

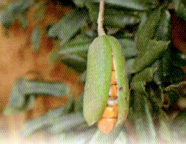

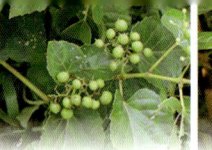

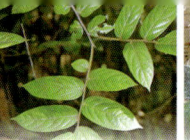

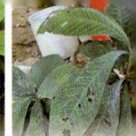

三叶崖爬藤

【苗 语】gumz nhais meiq gias [kum³³ ŋai³⁵ mei¹¹ kja:³⁵] 甘然美夹（螃蟹藤黑）

【来源】葡萄科崖爬藤属植物，三叶崖爬藤 *Tetrastigma hemsleyanum* Diels & Gilg

【形态特征】藤本。小枝纤细，有纵棱纹；小枝和叶柄无毛或被疏柔毛。卷须不分枝，相隔 2 节间与叶对生。叶为 3 小叶，小叶披针形、长椭圆状披针形或卵状披针形，顶端常渐尖，基部楔形或圆形，侧生小叶基部不对称，边缘每侧有 4~6 个锯齿，两面无毛；侧脉 5~6 对；叶柄长，中央小叶柄较长；侧生小叶柄短。花序腋生，下部有节，节上有苞片，有的花序假顶生，基部无节和苞片，二级分枝通常 4，集生成伞形，花着生于分枝末端；花序梗被短柔毛；花梗通常被灰色短柔毛；萼碟形，萼齿细小，卵状三角形；花瓣 4 片，卵圆形，顶端有小角，无毛。果实近球形或倒卵球形，有种子 1 粒。种子倒卵椭圆形，顶端微凹。

【分布】在印度有分布。在我国，分布于我国江苏、浙江、江西、福建、台湾、广东、广西、海南、湖北、湖南、四川、贵州、云南、西藏。在海南，分布于乐东、白沙等。

【化学成分】

（1）黄酮类化合物：崖爬藤苷、异崖爬藤苷、5,7,4′-三羟基黄酮-6,8-二-*C*-β-D-吡喃葡萄糖苷[1]、isoorientin-2″-*O*-rhamnoside、isoorientin、orientin-2″-*O*-rhamnoside、orientin、牡荆素-2″-*O*-鼠李糖苷、异牡荆素-2″-*O*-鼠李糖苷、牡荆素、牡异荆素[2]、芦丁、异槲皮苷、山柰酚-3-*O*-芸香糖苷、紫云英苷[3]、山柰酚-3-*O*-新橙皮糖苷、芹菜素-6-*C*-β-D-吡喃葡萄糖苷、芹菜素-8-*C*-α-L-吡喃鼠李糖-(1-2)-β-D-吡喃葡萄糖苷、芹菜素-8-*C*-β-D-吡喃葡萄糖苷、芹菜素-8-*C*-β-D-吡喃葡萄糖-(1-4)-β-D-吡喃葡萄糖苷[4]等。

（2）酚性化合物：绿原酸、新绿原酸、1-咖啡酰奎宁酸、5-*p*-coumaroylquinic acid,1-*p*-coumaroylquinic acid[2]等。

（3）生物碱类化合物：吲哚、吲哚-3-羧酸、吲哚-3-丙酸、5-羟基吲哚-3-乙醛、5-羟基-吲哚-3-羧酸、6-羟基-3,4-二氢-1-oxo-β-咔啉、4-羟基肉桂酰胺[5]等。

（4）三萜类化合物：蒲公英萜酮、蒲公英萜醇[6]等。

（5）甾体类化合物：麦角甾醇[6]、β-谷甾醇[6-7]、6′-*O*-苯甲酰基胡萝卜苷、胡萝卜苷[7]等。

【药理活性】抗氧化活性[2]、抗肿瘤活性[2,4]、保肝活性、抗肝纤维化活性[8]、免疫调节活性[9]、抗病毒活性[10]、抗菌活性[11]、抗炎活性[12]等。

【苗族民间应用】枝叶入药，与锡叶藤配伍用于治疗腹泻。

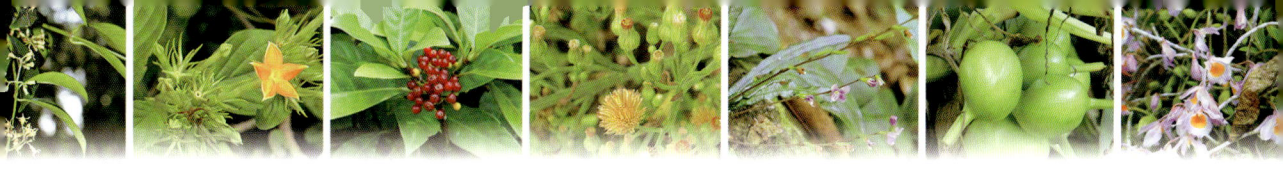

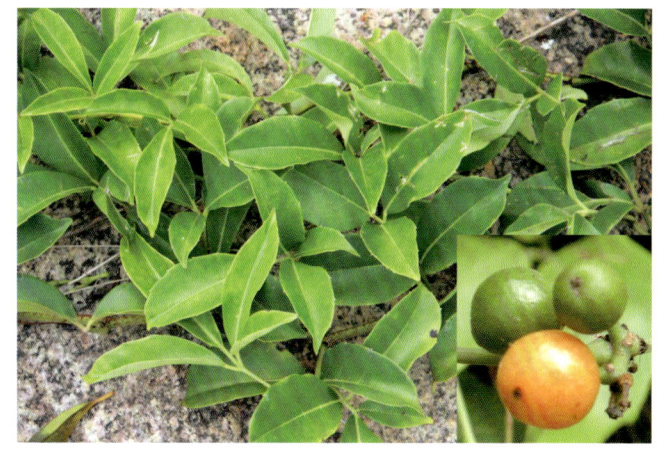

参考文献

[1] Liu D, Ju J H, Lin G, et al. Journal of Integrative Plant Biology, 2002, 44（2）：227.

[2] Sun Y, Li H Y, Hu J N, et al. Journal of Agricultural and Food Chemistry, 2013, 61（44）：10507.

[3] 范世明, 黄泽豪, 林婧, 等. 中药材, 2014, 37（12）：2226.

[4] 林婧, 纪明妹, 黄泽豪, 等. 中国药学杂志, 2015, 50（8）：658.

[5] Wang C Y, Jang H J, Han Y K, et al. Molecules, 2018, 23（6）：1445.

[6] 刘东, 杨峻山. 中国中药杂志, 1999, 24（10）：611.

[7] 杨大坚, 刘红亚, 李新中, 等. 中国中药杂志, 1998, 23（7）：419.

[8] 张同远, 倪荷芳. 南京中医药大学学报, 2008, 24（1）：37.

[9] Xu C J, Ding G Q, Fu J Y, et al. Biomedical and Environmental Sciences, 2008, 21（4）：325.

[10] 王丹丹, 高荣, 闫滨. 天然产物研究与开发, 2019, 31（6）：1070.

[11] Chen X, Tao L, Ru Y, et al. International Journal of Biological Macromolecules, 2019, 140：206.

[12] 邢倩, 郑溜丰, 甘婷, 等. 食品与机械, 2020, 36（5）：46.

九里香

苗语 giauv liz raangq [kjau⁵³ li³³ za:ŋ¹¹] 告里嚷（九里香）

【来源】芸香科九里香属植物，九里香 *Murraya exotica* L.

【形态特征】小乔木。枝白灰或淡黄灰色，嫩枝绿色。叶有小叶 3、5、或 7 片，小叶倒卵形成倒卵状椭圆形，两侧常不对称，一侧略偏斜，顶端圆或钝，有时微凹，基部短尖，全缘；小叶柄甚短。花序通常顶生，或顶生兼腋生，花多朵聚成伞状，为短缩的圆锥状

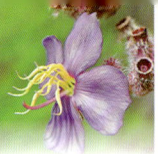

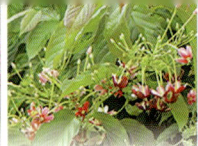

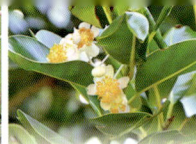

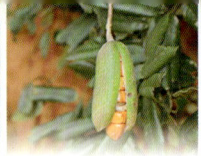

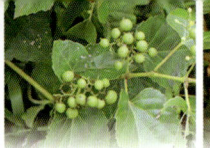

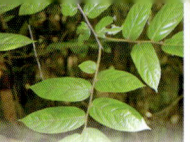

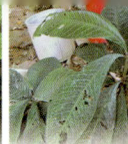

聚伞花序；花白色，芳香；萼片卵形；花瓣5片，长椭圆形，盛花时反折。果熟后橙黄至朱红色，阔卵形或椭圆形，顶部短尖，略歪斜，有时圆球形。

【分布】在亚洲热带及亚热带地区有分布。在我国，分布于台湾、福建、广东、海南、广西等。海南各地均有栽培。

【化学成分】

（1）香豆素类化合物：海南九里香内酯、小芸木香豆精、长叶九里香内酯二醇、水合橙皮内酯、bismurrangatin、murramarin A[1]等。

（2）黄酮类化合物：5,7,8,3′,4′,5′-六甲氧基黄酮、5,7,3′,4′,5′-五甲氧基黄酮、5-羟基-6,7,8,3′,4′-五甲氧基黄酮、6′-羟基-3,4,5,2′,4′,5′-六甲氧基黄酮、6′-羟基-3,4,5,2′,5′-五甲氧基黄酮、5,3′-二羟基-6,4′-二甲氧基黄酮-7-O-β-D-葡萄糖苷[2]等。

（3）生物碱类化合物：九里香咔唑醇碱[3]、O-甲基柯氏九里香酚碱、柯氏九里香卡任碱[4]、九里香咔唑碱、马汉九里香碱[5]等。

【药理活性】抗炎镇痛活性[6]、抗氧化活性、抗菌活性[7]等。

【苗族民间应用】枝叶泡酒，用于牙痛。

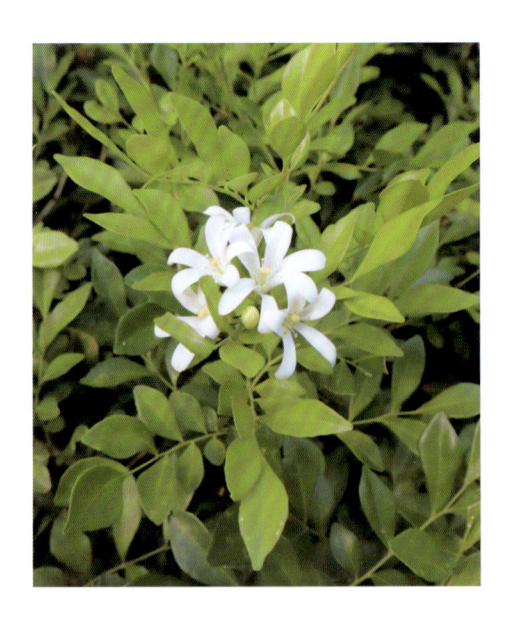

参考文献

[1] Negi N, Ochi A, Kurosawa M, et al. Chemical & Pharmaceutical Bulletin, 2005, 53（9）：1180.

[2] Zhang J, Lu J, Zhang Q, et al. Journal of Chromatographic Science, 2014, 52（2）：103.

[3] Ahmad Z A. Indian Drugs, 1994, 31（1）：32.

[4] Desoky E K, Kamel M S, Bishay D W. Bulletin of Faculty of Pharmacy Cairo University, 1992, 30（3）：235.

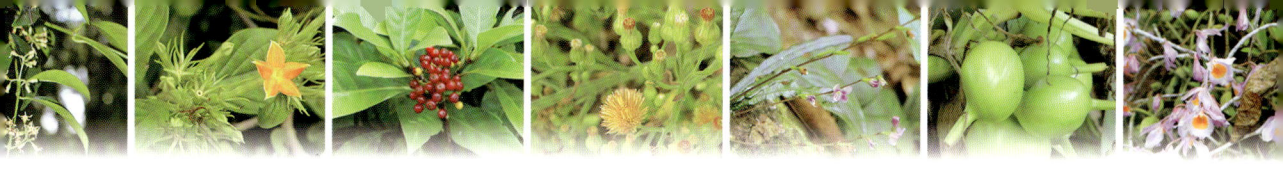

［5］Bhattacharyya P，Roy S，Biswas A，et al. Journal of the Indian Chemical Society，1978，55（3）：308.

［6］吴龙火，刘昭文，许瑞安. 湖北农业科学，2011，50（21）：4435.

［7］Huang Y，Wang Y，Luo X，et al. Asian Journal of Chemistry，2013，25（9）：5055.

簕檔花椒

苗语 zing nhui qiang ［tsiŋ44 ŋui44 gjaŋ44］敬瑞秧（精痾树）

【来源】芸香科花椒属植物，簕檔花椒 *Zanthoxylum avicennae* (Lam.) DC.

【形态特征】乔木。树干有鸡爪状刺，刺基部扁圆而增厚，形似鼓钉，并有环纹。叶互生，奇数羽状复叶，小叶常11~21片，可多达31片；小叶通常对生，斜卵形，斜长方形或呈镰刀状，有时倒卵形，顶部短尖或钝，两侧不对称，全缘，或中部以上有疏裂齿，油点肉眼可见，叶轴腹面有狭窄，常呈狭翼状。花序顶生，花多；雄花：萼片及花瓣均5片；萼片宽卵形，绿色；花瓣黄白色；雌花：花瓣长于雄花。蓇葖果；分果瓣淡紫红色，顶端无芒尖，油点大且多，微凸起；分果瓣内种子1粒。种子褐黑色，有光泽。

【分布】在菲律宾、越南有分布。在我国，分布于台湾、福建、广东、海南、广西、云南。在海南，分布于三亚、东方、昌江、白沙、五指山、陵水、万宁、琼中、儋州、澄迈、定安、文昌等。

【化学成分】

（1）生物碱类化合物：3-吲哚甲酸、茵芋碱[1]等。

（2）酚性化合物：二氢山奈素、6-oxo-2(4-hydroxy-3,5-dimethoxyphenyl)-3,7-dioxabicyclo-[3.3.0]-octane、丁香酸甲酯[1]等。

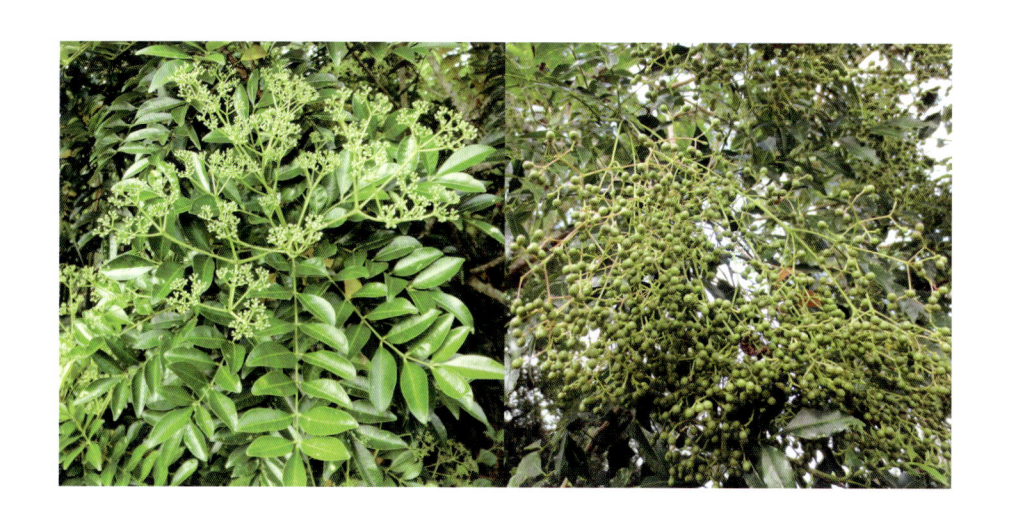

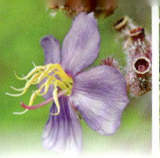

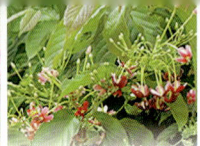

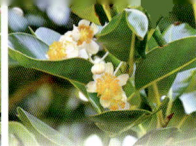

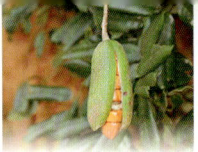

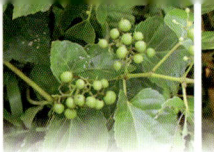

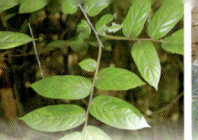

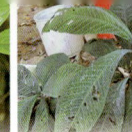

（3）其他类化合物：滨蒿内酯、辛二酸、4,4-二甲基-1,7-庚二酸、β-谷甾醇[1]等。

（4）挥发油：新鲜果实主要由β-水芹烯、柠檬烯、芳樟醇、α-蒎烯组成，风干果实精油主要由β-水芹烯、α-蒎烯、乙酸辛酯、桧烯组成[2]；新鲜叶主要由芳樟醇、β-榄香烯、(E)-2-己烯-1-醇、石竹烯氧化物组成[3]。

【药理活性】抗肿瘤活性、抗菌活性[1, 3]、抗氧化活性[1]等。

【苗族民间应用】叶子捣烂，用于烧伤、烫伤。

参考文献

[1] 郑楠楠. 河南中医学院硕士学位论文，2014.

[2] 余汉谋，姜兴涛，陈涛，等. 中国调味品，2016，41（9）：131.

[3] 张大帅，钟琼芯，宋鑫明，等. 中药材，2012，35（8）：1263.

三桠苦

苗语 ndayc gonv gins [da:i⁴² ko:n⁵³ kin³⁵] 呔喷茛（大根小）

【来源】芸香科蜜茱萸属植物，三桠苦 *Melicope pteleifolia* (Champion ex Bentham) T. G. Hartley

【形态特征】灌木或小乔木。全株苦味。树皮灰白或灰绿色，纵向浅裂；嫩枝的节部常呈压扁状，枝叶无毛。3小叶复叶对生；小叶纸质，长圆状披针形，全缘或不规则浅波状，油点多；叶柄长，小叶柄甚短。伞房状圆锥花序，腋生；花单性，黄白色，小，略有芳香，4数；花瓣常有透明油点。菁葖果2~3，顶端无喙，外果皮暗黄褐色至红褐色，半透明，有油点。种子黑色，卵状球形。

【分布】在亚洲热带地区有分布。在我国，分布于南部各地区。在海南，分布于乐东、昌

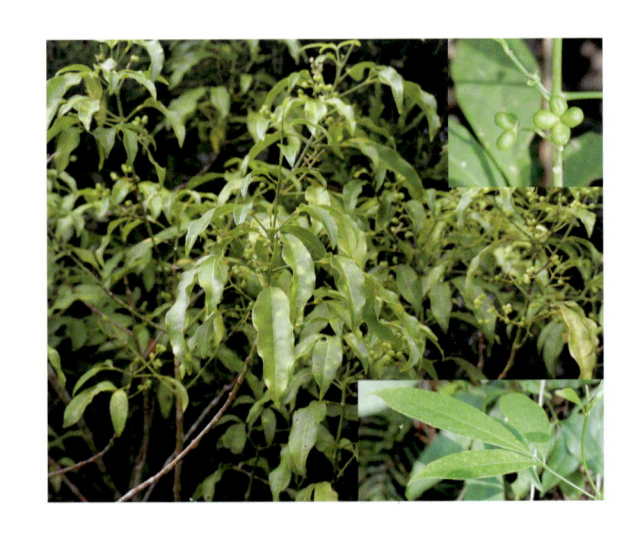

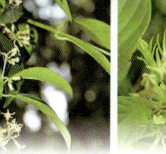

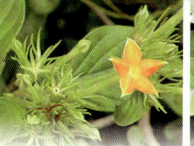

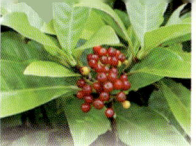

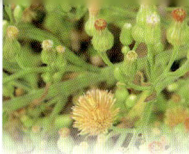

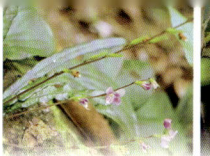

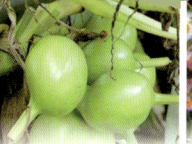

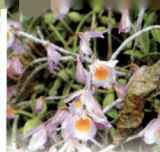

江、白沙、五指山、保亭、陵水、万宁、儋州、澄迈、琼海等。

【化学成分】

（1）生物碱类化合物：shimmianine、(−)-edulinine、(−)-ribalinine、balfourdine、(+)-isoplatydesmine、(−)-ψ-ribaline、(+)-ψ-isopoatydesmine、melicobisquinolinon B[1]、melicobisquinolinone A、N-methylflindersine、findersoamine、ehaplopine、香草木宁[2]等。

（2）苯并吡喃类化合物：leptol B、etylleotol B、methylleptol B、leptene B[3]、leptins A~C[4]、异吴茱萸酮酚[4-5]、leptonol、methylleptol A、lepten A、evodione、东莨菪素[5]等。

（3）黄酮类化合物：山奈酚、槲皮素、异鼠李素、山奈酚-3-O-β-D-葡萄吡喃糖苷、山奈酚-3-O-β-D-葡萄吡喃糖醛酸苷、3,5,4′-三羟基-8,3′-二甲氧基-7-异戊烯氧基黄酮[6]等。

（4）其他类化合物：邻苯二甲酸二丁酯、香兰素、β-谷甾醇、木栓酮、胡萝卜苷、苯甲酸正丁异丁酯[5]等。

【药理活性】抗炎镇痛活性[7]、抗菌活性[8]、降血糖活性、降血脂活性[9]等。

【苗族民间应用】叶入药，泡水用于头疼；烤热外敷用于关节炎。

参考文献

[1] Gunawardana Y, Cordell G A, Ruangrungsi N, et al. Journal of The Science Society of Thailand，1987，13：107.

[2] Kampeidick C, Van N H, Sung T V, et al. Phytochemistry，1999，50（1）：177.

[3] 李国林，曾佳烽，朱大元. 药学学报，1997，32（9）：682.

[4] 李国林，朱大元. 植物学报，1997，39（7）：670.

[5] 鲍长余. 海南师范大学硕士学位论文，2012.

[6] 卢海啸，倪琳，李树华，等. 广州中医药大学学报，2012，29（1）：56.

[7] 邓琪，黄美景，郭丽冰，等. 中国实验方剂学杂志，2011，17（4）：125.

[8] 邓琦，梁粤，郭丽冰，等. 中国实验方剂学杂志，2010，16（7）：123.

[9] 胡向阳，李安，杨璇. 亚太传统医药，2012，8（8）：14.

楝叶吴萸

苗语 gungz kiatq qiang [kuŋ33 khjat11 gjaŋ44] 梗擦秧（贡七树）

【来源】芸香科四数花属植物，楝叶吴萸 *Tetradium glabrifolium* (Champ. ex Benth.) T. G. Hartley

【形态特征】乔木。树皮灰白色，不开裂，密生凸起的皮孔。小叶常 7~11 片，小叶斜卵状披针形，无毛，两侧不对称，叶背灰绿色，叶缘有细钝齿或全缘。花序顶生，花多数；萼片及花瓣均常为 5 片；花瓣白色。分果瓣淡紫红色，油点疏少但较明显；外果皮的两

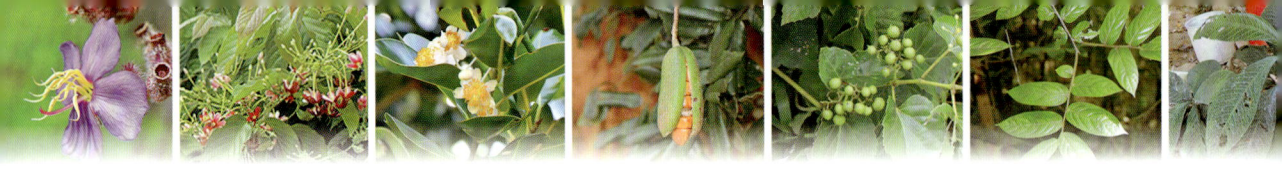

侧面被短伏毛；内果皮肉质，白色；每分果瓣种子1粒。种子褐黑色；种皮脆壳质。

【分布】在我国，分布于福建、广东、海南、广西、云南、台湾。在海南，分布于三亚、乐东、东方、五指山、保亭、陵水、万宁、琼中等。

【化学成分】

（1）单萜类化合物：euodionosides A~G、staphylionoside D、corchoionoside C[1]等。

（2）黄酮类化合物：儿茶素[1]、(2R,3R)-dihydroquercetin 3′-O-β-Dglucopyranoside、phellamurin、(2R,3R)-5,7,4′-trihydroxy-8-(3-hydroxy-3-methylbutyl)-dihydroflavonol 7-O-β-D-glucopyranoside[2]等。

（3）酚性化合物：紫丁香苷、1-β-D-glucopyranosyloxy-3-methoxy-5-hydroxybenzene[1]等。

（4）其他类化合物：(Z)-3-hexenyl β-D-glucopyranoside、3,7-dimethylocte-1-en-3,6,7-triol 6-O-β-D-glucopyranoside[1]、3-ethyl-4-methylpentanol β-D-glucopyranose、3-ethyl-4-methylpentanol β-D-O-(6′-O-β-D-apiofuranosyl) glucopyranoside[2]等。

【苗族民间应用】茎皮入药，煮水洗用于皮肤过敏。

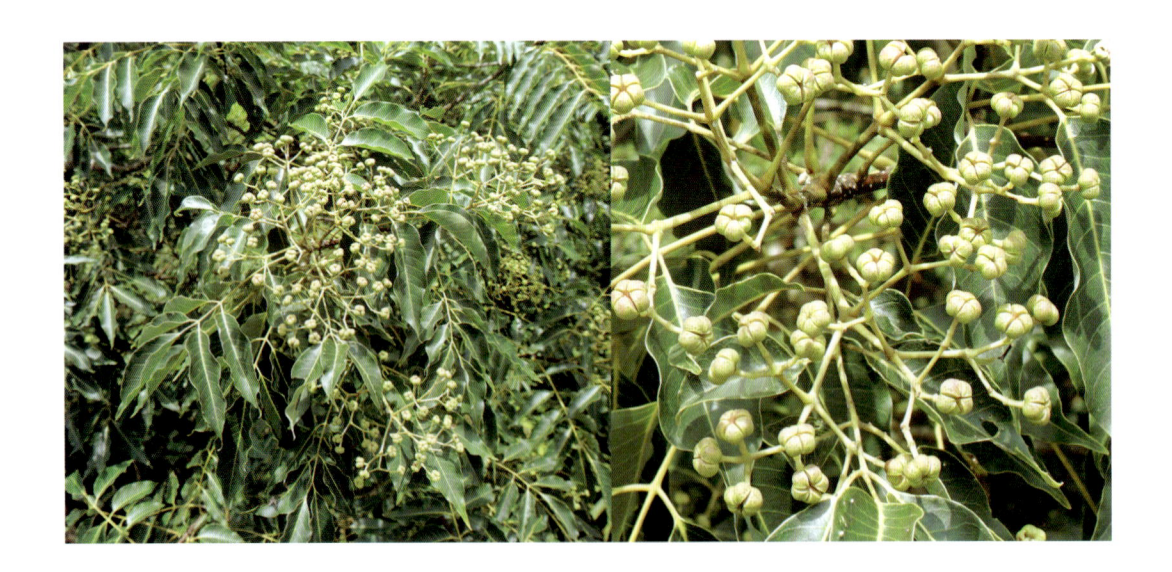

【参考文献】

[1] Yamamoto M, Akita T, Koyama Y, et al. Phytochemistry, 2008, 69（7）: 1586.

[2] Koyama Y, Yamamoto M, Matsunami K, et al. Journal of Natural Medicines, 2011, 65（1）: 212.

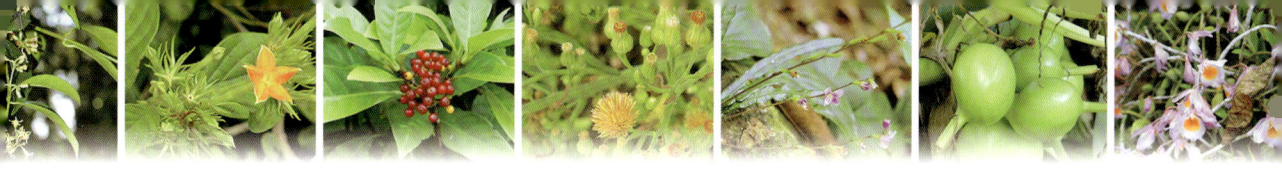

小芸木

苗语 zav dongs qiays gins [tsa⁵³ to:ŋ³⁵ gja:i³⁵ kin³⁵] 诈荟然荋（假箭毒小）

【**来源**】芸香科小芸木属植物，小芸木 *Micromelum integerrimum* (Buch.–Ham.) Roem.

【**形态特征**】小乔木。树皮灰色，半滑；一年生枝条被毛；嫩叶两面被毛，成长叶无毛。奇数羽状复叶，互生；小叶 7~15 片，深绿色，密生油点，斜卵状椭圆形、斜披针形、斜卵形，全缘，但波浪状起伏，两侧不对称，位于叶轴基部的叶较小，位于叶轴上部的叶较大；侧脉稍凹陷，不分枝；叶柄基部增粗。聚伞花序；两性花；花瓣 5，淡黄白色，盛开时反折；花萼浅杯状，裂片 5。果椭圆形或倒卵形，熟后红色，有种子 1~2 粒。

【**分布**】在越南、老挝、柬埔寨、泰国、缅甸、印度、尼泊尔有分布。在我国，分布于广东、海南、广西、贵州、云南、西藏。在海南，分布于东方、保亭等。

【**化学成分**】

（1）生物碱类化合物：1,3-dihydroxy-4-methoxy-10-methylacridone、glycozolinol、methyl carbazole-3-carboxylate[1]、integerrines A~J[2]等。

（2）苯丙素类化合物：2-methoxy4-(2-propenyl)-phenyl-β-D-glucoside、acantrifoside E[3]等。

（3）黄酮类化合物：5,7-dihydroxyl-3,8,4′-trimethoxylflavone、kaempferol 3-*O*-β-D-glucoside[3]等。

（4）降倍半萜化合物：microintegerrin D[3]等。

（5）香豆素类化合物：hydramicromelins A~C[4]等。

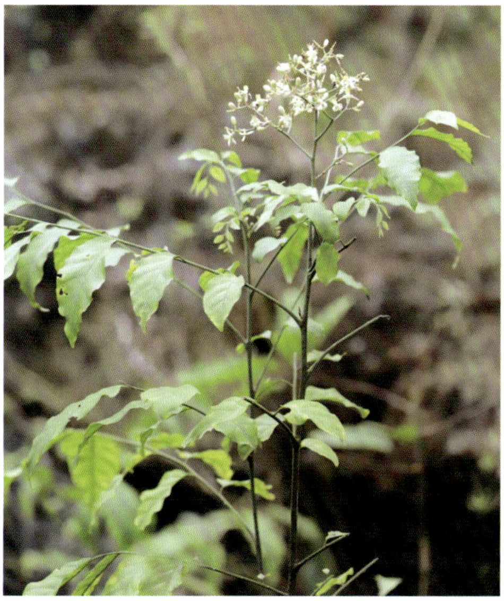

233

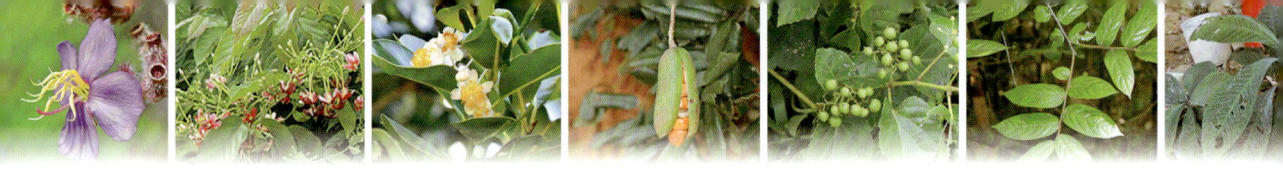

（6）其他类化合物：benzyl-β-D-glucoside、microintegerrin C[3]、5-O-methyl-4-desmethyl-myricanol[5]等。

【药理活性】抗肿瘤活性[2,5]等。

【苗族民间应用】根入药，用于跌打损伤；接骨。

参考文献

［1］Yang X L，Xie Z H，Jiang X J，et al. Chemical & Pharmaceutical Bulletin，2009，57（7）：734.

［2］Cao N K，Chen Y M，Zhu S S，et al. Phytochemistry，2020，178：112463.

［3］刘燕，王志尧，贺文军，等. 药学学报，2015，50（4）：475.

［4］He H P，Zou Y，Shen Y M，et al. Chinese Chemical Letters，2001，12（7）：603.

［5］Hu Y B，Sun J Y，Yu T Y，et al. Natural Product Communications，2015，10（10）：1711.

大管

【苗语】ndayc gonv loq [da:i⁴² ko:n⁵³ lo:¹¹] 呔嗊芦（大根大）

【来源】芸香科小芸木属植物，大管 *Micromelum falcatum* (Lour.) Tan.

【形态特征】灌木。小枝、叶柄及花序轴均被长直毛，小叶背面被毛较密，成长叶仅叶脉被毛。羽状复叶，有小叶5~11片，小叶片互生；小叶片镰刀状披针形，位于叶轴下部的有时为卵形，顶部弯斜长渐尖，基部两侧不对称，叶缘锯齿状或波浪状；侧脉每边5~7条，近叶缘。花序顶生，多花，花白色；花萼浅杯状，萼裂片阔三角形；花瓣长圆形，外面被毛，盛花时反卷。浆果椭圆形或倒卵形，熟后朱红色；果皮散生透明油点；有种子1~2粒。

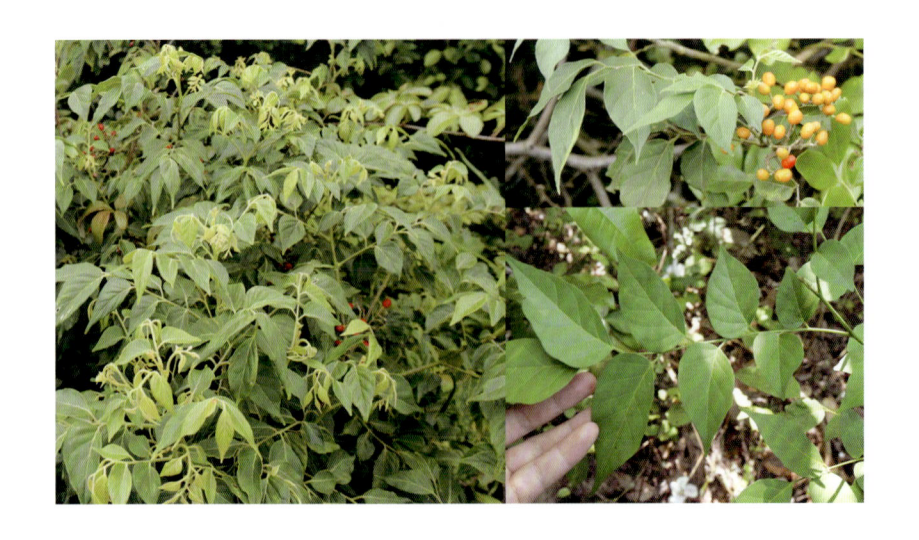

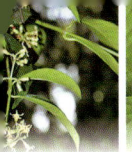

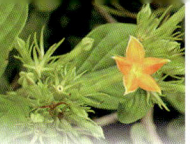

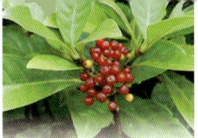

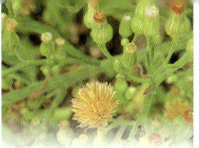

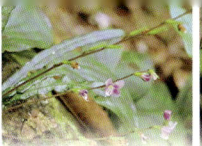

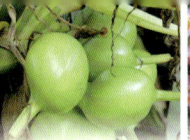

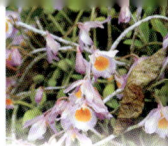

【分布】在越南、老挝、柬埔寨、泰国有分布。在我国，分布于广东、海南、广西、云南。在海南，分布于三亚、乐东、昌江、五指山、保亭、陵水、万宁、琼中、儋州、临高、澄迈、定安、文昌、海口等。

【化学成分】

（1）香豆素类化合物：5-formyl-6,7-dimethoxycoumarin、isoscoploletin-β-D-glucoside、小芸木宁、microfalcatin isovalerate、6-(trans-1-buten-3-only)-7-methoxycoumarin、6-羟基-7-甲氧基香豆素、7-methoxy-6-［1′,4′-dihydro-3′-methyl-3′-ethoxy-2′-hydroxy-4′-oxo-1′-furanyl］coumarin、micromeloside R[1]等。

（2）酚酸类化合物：丁香苷、coniferin、methyl 2-O-β-D-glucopyranosylbenzoate[1]、2-hydroxy-5-methoxy-trans-cinnamic acid、3,5-二甲氧基-4-羟基苯甲醛、邻仲丁基苯酚[1]等。

（3）生物碱类化合物：micromelosides S~T[1]等。

（4）木脂素类化合物：micromelosides U~V[1]等。

【药理活性】抑菌活性[1]等。

【苗族民间应用】叶入药，用于眼镜蛇咬伤。

参考文献

［1］黄永中. 大管化学成分及其生物活性的研究［D］. 重庆大学硕士学位论文，2012.

山橘树

苗语 gemz gets [ke:m³³ ke:t³⁵] 金节（野桔）

【来源】芸香科山小橘属植物，山橘树 *Glycosmis cochinchinensis* (Lour.) Pierre ex Engl.

【形态特征】灌木或小乔木。新梢常两侧压扁，嫩芽及花梗被褐锈色微柔毛。叶为单叶，纸质或近革质，形状及大小变化较大，顶部圆、钝，短尖至渐尖，基部圆、钝，楔尖至渐狭尖，全缘，无毛；中脉在叶面平坦或微凸起。花序腋生、顶生，通常多花密集成簇，很少单花或花3~5朵着生于甚短的总花梗上；花序轴初时被褐锈色微柔毛，花梗甚短；萼裂片卵形，较小；花瓣白色。果球形，熟后淡红色；果皮有半透明油点。

【分布】在越南、老挝、柬埔寨、泰国、马来西亚、印度尼西亚等有分布。在我国，分布于海南、广西、云南等。在海南，分布于三亚、乐东、东方、昌江、保亭、陵水、万宁、琼中、儋州、澄迈、文昌、海口等。

【化学成分】

生物碱类化合物：glycozolones A~B、glycoamides A~B[1]、glycosmisacridone、glycosmisindole、des-N-methylnoracronycine、noracronycine、atalaphyllidine、1-hydroxy-3,4-dimethoxy-10-methylacridan-9-one、γ-fagarine、茵芋碱、kokusaginine、integriquinolone[2]等。

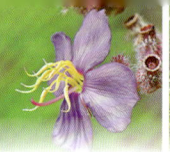

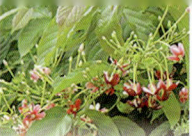

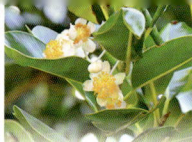

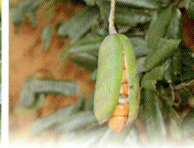

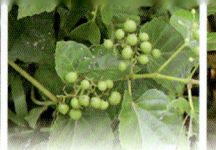

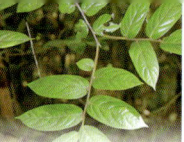

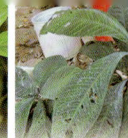

【药理活性】抗菌活性[2]等。

【苗族民间应用】枝叶入药，用于扁桃体发炎。

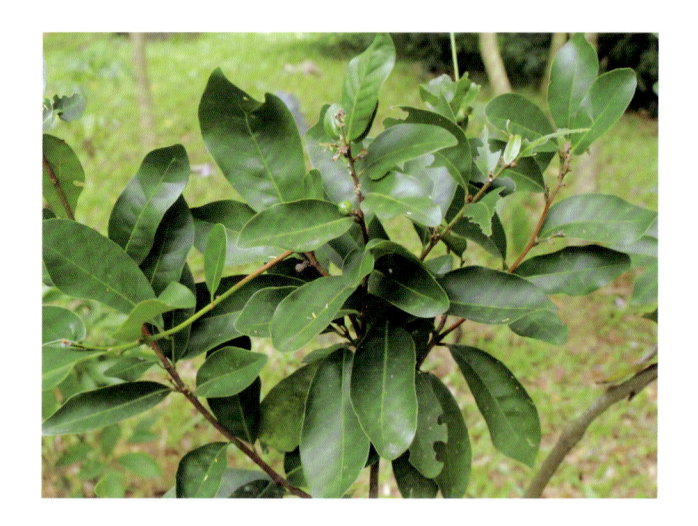

参考文献

[1] Ito C, Kondo Y, Ruangrungsi N, et al. Chemical & Pharmaceutical Bulletin, 1999, 47（10）: 1491.

[2] Sripisut T, Phakhodee W, Ritthiwigrom T, et al. Phytochemistry Letters, 2013, 6: 337.

山小橘

苗语 mbou gets [bou⁴⁴ ke:t³⁵] 坡节（坡桔）

【来源】芸香科山小橘属植物，山小橘 *Glycosmis pentaphylla* (Retz.) Correa

【形态特征】灌木或小乔木。新梢淡绿色，两侧压扁；花序轴、小叶柄及花萼裂片初时被褐锈色微柔毛。叶互生，具3小叶或5小叶；小叶互生，油点多；小叶硬纸质，长圆形，稀卵状椭圆形，顶部钝尖或短渐尖，基部短尖至阔楔形，叶缘有疏离裂齿，中脉在叶面凹陷，侧脉每边12~22条。圆锥花序腋生、顶生，多花；萼裂片阔卵形，极短；花瓣早落，白色或淡黄色。果近圆球形，果皮油点多，淡红色。

【分布】在日本、越南、缅甸有分布。在我国，分布于海南、福建、台湾、贵州、云南等。在海南，分布于东方、昌江、保亭、陵水、万宁、定安、琼海、海口等。

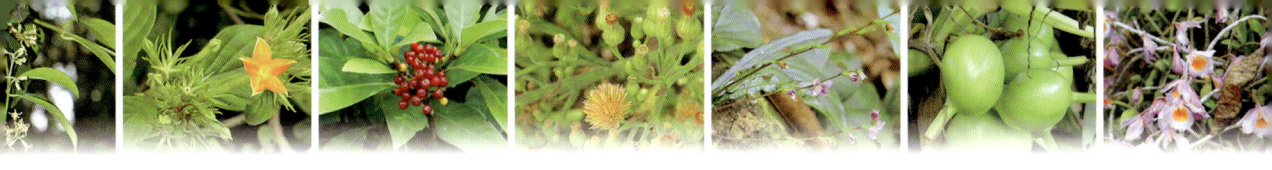

【化学成分】

（1）生物碱类化合物：noracronycine、des-*N*-methyl-acrocynine、des-*N*-methyl noracronycine[1]、skimmianine[1-3]、glycosminine、glycosine[2]、glycozoline、glycozolidine、methyl carbazole 3-carboxylate、dictamine、arborinine[3]、glycocitrine Ⅲ[4]、bisglybomine B、biscarbalexine A、glycosmisines A~B[5]等。

（2）黄酮类化合物：(8*S*,9*R*)-9,10-dihydro-5,9-dihydroxy-8-(3,4,5-trimethoxyphenyl)-2*H*,8*H*-benzo［1,2-*b*：3,4-*b*′］dipyran-2-one、(2*S*,3*R*)-3,4-dihydro-3,5-dihydroxy-2-(3,4,5-trimethoxyphenyl)-2*H*,8*H*-benzo［1,2-*b*：3,4-*b*′］dipyran-8-one[6]等。

（3）酚类化合物：glycopentosides D~F[7]等。

（4）醌类化合物：glycoquinone[4]等。

【药理活性】 抗诱变活性[3]、抗肿瘤活性[5-6]等。

【苗族民间应用】 根、茎入药，用于拉肚子。

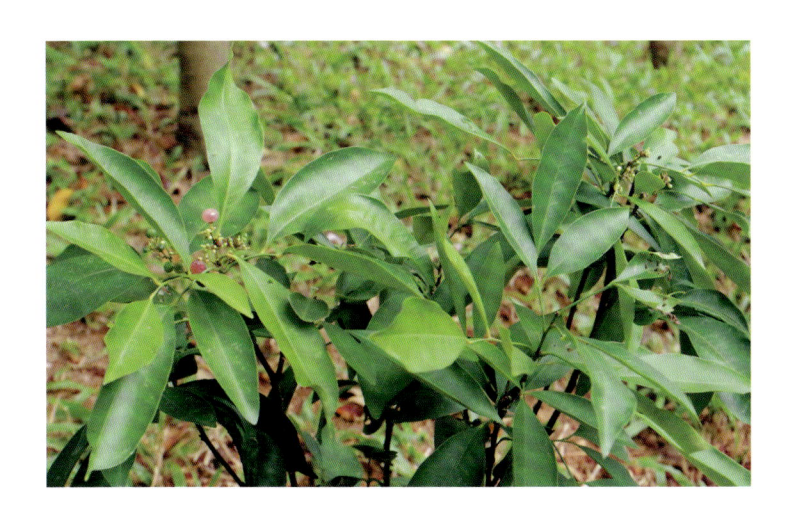

参考文献

［1］Govindachari T R，Pai B R，Subramaniam P S. Tetrahedron，1966，22（10）：3245.

［2］Chatterjee A，Majumdar S G. Journal of the American Chemical Society，1954，76（9）：2459.

［3］Kumar A，Banerjee N，Singamaneni V，et al. Natural product research，2018，32（5）：582.

［4］Ito C，Kondo Y，Rao K S，et al. Chemical & Pharmaceutical Bulletin，1999，47（11）：1579.

［5］Chen Y，Tang C，Wu Y，et al. Organic & Biomolecular Chemistry. 2015，13（24）：6773.

［6］Wang J，Bing Z，Feng Z，et al. Helvetica Chimica Acta，2016，99（1）：30.

［7］Chen Y，Tian E L，Hu X，et al. Helvetica Chimica Acta，2015，98（8）：1160.

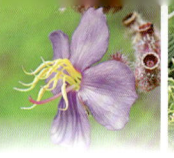

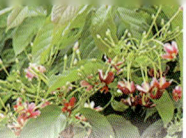

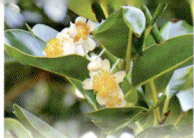

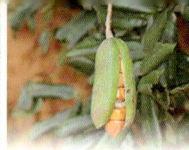

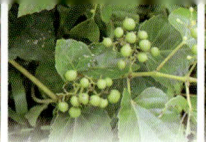

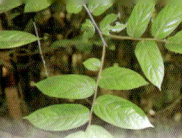

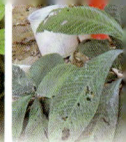

海南黄皮

苗语 ndic ndayc ning [di⁴² da:i⁴² niŋ⁴⁴] 啼呔咛（字大宁）

【来源】芸香科黄皮属植物，海南黄皮 *Clausena hainanensis* Huang et Xing

【形态特征】灌木或小乔木。各部多被柔毛。叶互生，聚生于枝顶部，通常有小叶25~37片，小叶互生，有时对生，位于叶轴下部的较小，向顶部的渐增宽且延长，两端钝，或基部甚短尖，两边明显不对称，边缘浅波状；中脉在叶面稍凹陷，侧脉每边5~8条，在叶缘附近上下连接，形成与叶缘近于平行的边脉。果序为狭窄的圆锥状，顶生；果萼4裂，裂瓣半圆形；果椭圆形；果熟后淡黄色，被毛，有油点。

【分布】仅在我国海南省有分布。海南特有种，分布于东方、昌江、保亭等。

【化学成分】

（1）生物碱类化合物：clausehainanines A~E、indizoline、clauemarazole E、clauemarazole C、claulansines A~B、mafaicheenamine A、7-methoxymurrayacine、mafaicheenamine C、clausenaline B、claulansine G、clausenaline D、3-formyl-6-methoxy-carbazole、3-formyl-2-hydroxy-6-methoxy carbazole、methyl carbazole-3-carboxylate、*N*-phenethylbenzamide、*N*-benzoyltyramine、t(*E*)-*N*-methyl cinnamon amide、(*E*)-*N*-(4-methoxyphenethyl)-2-methylbut-2-enamide、clausenalansamide B、benzenepropanamide、aurantiamide、aurantiamide acetate、4-methoxy-2(1H)-quinolinone、4-methoxy-*N*-methyl-2-quinol-one、isohematinic acid、6-*O*-methyl-epi-cisneoclausenamide、zeta-clausenamide、*N*-methyl-2-pyrolidinone[1]等。

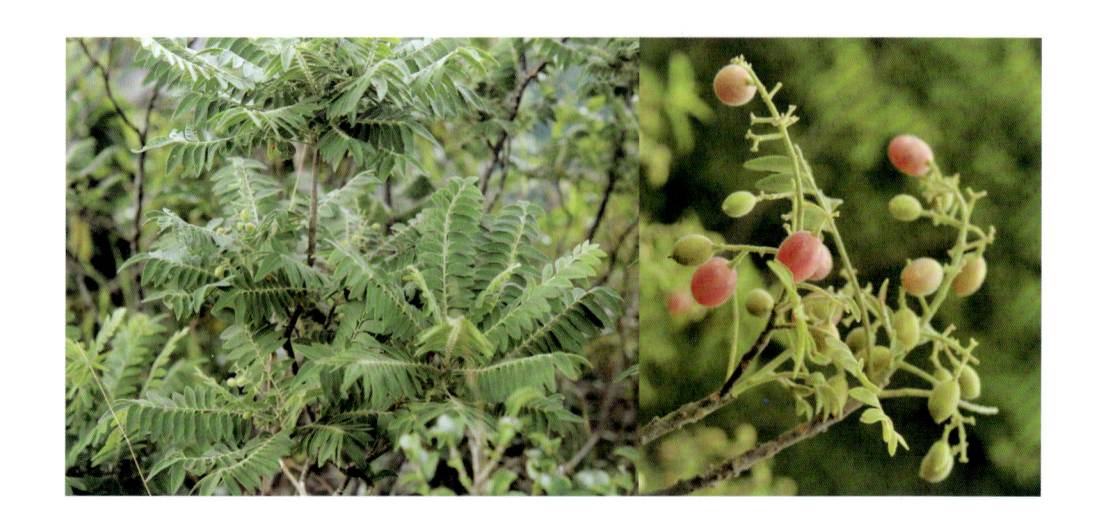

（2）香豆素类化合物：8-methoxypsoralen、6,8-dimethoxy-4,5-dimethyl-3-methyleneisochromanl-one、heraclenol、lansiumarin A、8-[(2*E*)-6-oxo-3,7-dimethyloct-2-enyloxyl]psoralen、clausenalansimin A、(*E,E*)-8-(7-hydroxy-3,7-dimethylocta-2,5-dienyloxy)psoralen、claucoumarin D、claucoumarin A、clauhainanin A、indicolactone、9-[3-methyl-4-(4-methyl-5-oxo-tetrapydro-furan-2-yl)-but-2-enyloxy]-furo[3,2-g]-chromen-7-one[1]等。

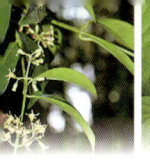

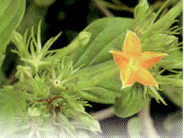

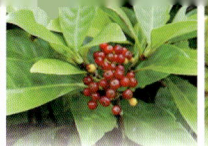

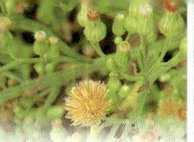

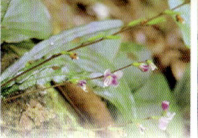

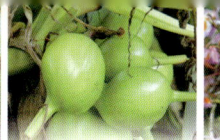

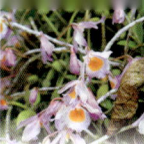

（3）其他类化合物：coumaric acid、isololiolide、pinoresinol[1]等。

【药理活性】抗肿瘤活性[1]等。

【苗族民间应用】枝叶入药，用于风湿。

参考文献

[1] 马延蕾. 福建中医药大学硕士学位论文，2018.

假黄皮

苗语 vongz mbiz [vo:ŋ³³ bi³³] 汪披（黄皮）

【来源】芸香科黄皮属植物，假黄皮 *Clausena excavata* Burm. f.

【形态特征】灌木。小枝及叶轴均密短柔毛且散生油点。奇数羽状复叶；小叶不对称；小叶21~27片，幼龄植株可达41片；小叶斜卵形，斜披针形或斜四边形，边缘波浪状，两面被毛或仅叶脉有毛，老叶几无毛。花序顶生；苞片对生，细小；花瓣白色或淡黄色，卵形或倒卵形。果椭圆形，初时被毛，成熟时由暗黄色转为淡红至朱红色，无毛，内含种子1~2粒。

【分布】在越南、老挝、柬埔寨、泰国、缅甸、印度有分布。在我国，分布于台湾、福建、广东、海南、广西、云南等。在海南，分布于乐东、东方、昌江、白沙、五指山、保亭、陵水、万宁、儋州、澄迈、海口等。

【化学成分】

（1）香豆素类化合物：7-[(E)-3′-甲基-4′-(8′-羰基-7′,9′-烯-呋喃)-2′-烯]-香豆素、7-[(E)-3′-甲基-4′-(7′-甲基-8′-羰基-6′-烯-呋喃)-2′-烯]-香豆素、7-[(E)-3′-甲基-4′-(7′-甲基-6′-亚甲基-8′-羰基-呋喃)-2′-烯]-香豆素、7-[3′-甲基-4′-(7′-甲基-8′-羰基-6′-烯-呋喃)-2′,3′-环氧丁烷]-香豆素、7-[3′-甲基-4′-(9′-羟基-8′-羰基-6′-烯-呋喃)-2′,3′-环氧丁烷]-香豆素、7-[3′-甲基-4′-(7′-甲基-7′-羟基-8′-羰基-6′-烯-呋喃)-2′,3′-环氧丁烷]-香豆素、5′-羟基葡萄内酯、7-(7′-羟基-3′,7′-二甲基-2′,5′-二烯)-香豆素[1]、clauslactones N~Q[2]、excavacoumarins A~B[3]、clauexcavatins A~B、citrusarin A、clausenidin、clausenidin methyl ether、dentatin、nordentatin、clausarin、xanthyletin[4]、excavarin A、clauslactone E、excavatin D[5]、dentatin、xanthoxylatin、kinocoumarin、nordentatin[6]等。

（2）生物碱类化合物：carbazomarin、murrayafoline A、吉九里香碱、heptaphylline、mukonidine、mukonine、mukonal、murrayanine、lansine、3-formylcarbazole、dictamine、

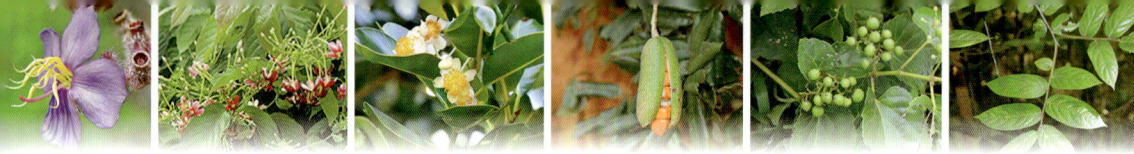

7-methoxy methyl carbazole-3-carboxylate、O-methylmukonal、7-methoxymukonal、hortiamide、3-formyl-2,7-dimethoxycarbazole、clausine H、isomukonidine、clausine K[6]、clausine L[6, 8]等。

（3）三萜类化合物：11β-羟基-1α-乙酰基黄柏酮、11β-羟基黄柏酮[1]、clausenarin、O-methylclausenolide[6]、(+)-calanolide A、clausenolide-1-ethyl ether[7]等。

（4）其他化合物：(−)-丁香脂素[1]、7-hydroxy-8-(1,1-dimethylallyl)citrusarin、valencic acid[6]等。

【药理活性】抗肿瘤活性[1, 6]、抗菌活性[5]、抗HIV活性[7]、抗血凝活性[8]等。

【苗族民间应用】枝叶、根入药，枝叶煮水用于流感、解毒；根煮水用于驱风寒。

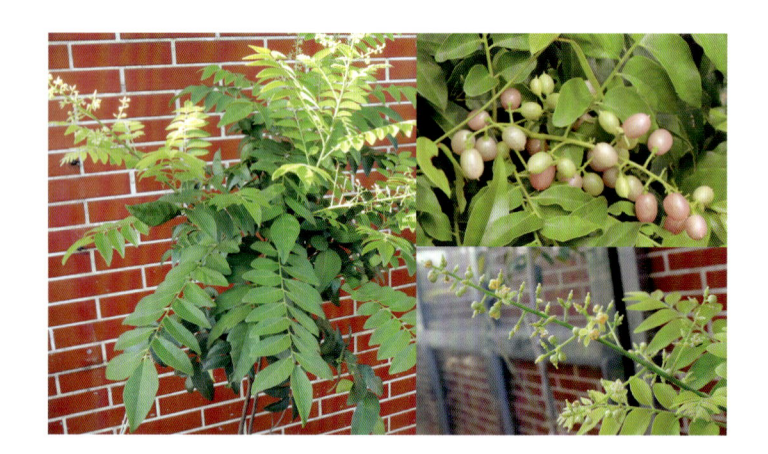

参考文献

［1］彭文文，刘欣媛，曾广智，等. 林产化学与工业，2016，36（1）：127.

［2］Takemura Y, Nakamura K, Hirusawa T, et al. Chemical & Pharmaceutical Bulletin, 2000, 48（4）: 582.

［3］He H P, Shen Y M, Zuo G Y, et al. Chinese Chemical Letters, 2000, 11（6）: 539.

［4］Peng W W, Zheng Y Q, Chen Y S, et al. Journal of Asian Natural Products Research, 2013, 15(3): 215.

［5］Kumar R, Saha A, Saha D. Fitoterapia, 2012, 83（1）: 230.

［6］Chakthong S, Bindulem N, Raknai S, et al. Natural Product Research, 2016, 30（15）: 1.

［7］Kongkathip B, Kongkathip N, Sunthitikawinsakul A, et al. Phytotherapy Research, 2005, 19（8）: 728.

［8］Wu T S, Huang S C, Lai J S, et al. Phytochemistry, 1993, 32（2）: 449.

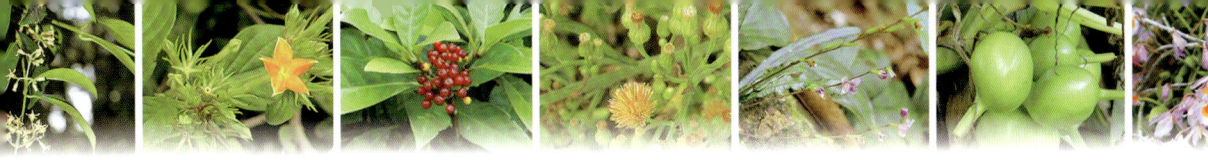

山油柑

【苗语】rouz gaams [zou³³ ka:m³⁵] 油甘（油柑）

【来源】芸香科山油柑属植物，山油柑 *Acronychia pedunculata* (L.) Miq.

【形态特征】乔木。树皮灰白色至灰黄色，不开裂；内皮淡黄色，有柑橘叶香气；当年生枝通常中空。叶单小叶，有时呈不整齐对生；叶片椭圆形至长圆形，或倒卵形至倒卵状椭圆形，全缘；叶柄基部略增大呈叶枕状。花两性，黄白色；花瓣狭长椭圆形，盛花时向背面反卷且略下垂，内面被毛。果序下垂；果淡黄色，半透明，近圆球形而略有棱角，顶部平坦，中央微凹陷，有4条浅沟纹，味清甜；有小核4个；每核含1粒种子。种子倒卵形，种皮褐黑色，骨质。

【分布】在菲律宾、越南、老挝、泰国、柬埔寨、缅甸、印度、斯里兰卡、马来西亚、印度尼西亚、巴布亚新几内亚等有分布。在我国，分布于台湾、福建、广东、海南、广西、云南等。在海南，分布于三亚、乐东、昌江、白沙、五指山、保亭、万宁、儋州、澄迈、定安、屯昌、琼海、文昌等。

【化学成分】

（1）生物碱类化合物：香草木宁、吴茱萸春碱[1-2]、2,3-亚甲二氧基-4,7-二甲氧基喹啉、γ-fagarine、茵芋碱、maculosidine[2]等。

（2）酚性化合物：demethylacronylin[1]、acronylin[1, 3]、1-[2′,4′-dihydroxy-3′,5′-di-(3″-methylbut-2″-enyl)-6′-methoxy]phenylethanone[3]、acrovestone[3-4]、acropyrone、acropyranols A~B[4]等。

（3）其他类化合物：β-香树脂醇[3]等。

【药理活性】抗肿瘤活性[4]、抗菌活性[5]、抗炎镇痛活性[6]、抗炎活性[7]、抗疟原虫活

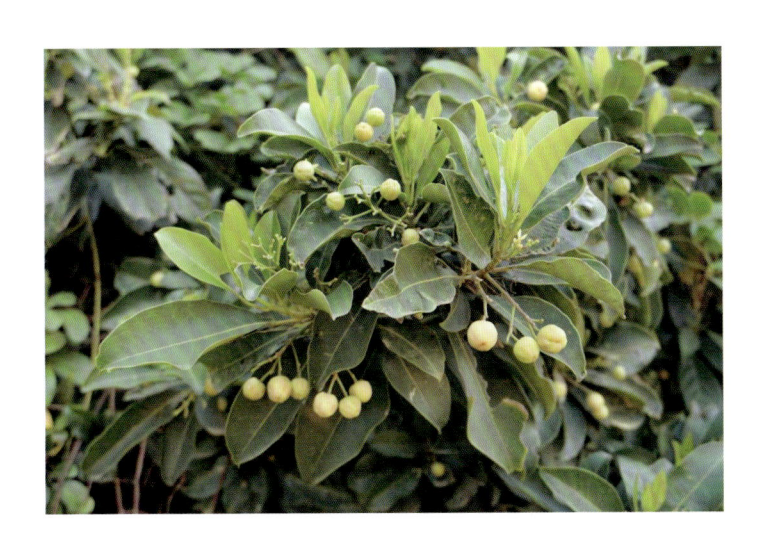

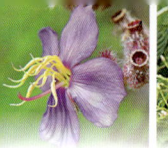

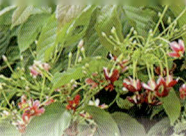

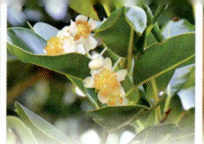

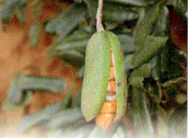

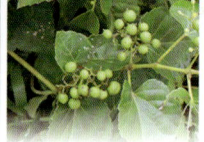

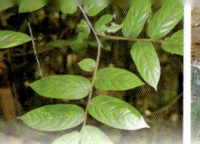

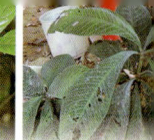

性[8]等。

【苗族民间应用】叶、茎秆入药，叶烤热外敷，用于关节炎；茎秆泡酒用于内伤、补气。

参考文献

[1] De Silva L B, De Silva, U L L, Mahendran M, et al. Phytochemistry, 1979, 18（7）：1255.

[2] Cui B L, Chai H, Dong Y, et al. Phytochemistry, 1999, 52（1）：95.

[3] Kumar V, Karunaratne V, Sanath M R, et al. Phytochemistry, 1989, 28（4）：1278.

[4] Kouloura E, Halabaki M, Lallemand M C, et al. Journal of Natural Products, 2012, 75（7）：1270.

[5] Lesueur D, De Rocca Serra D, Bighelli A, et al. Natural Product Research, 2008, 22（5）：393.

[6] Ratnayake W, Suresh T S, Abeysekera A M, et al. Journal of Ethnopharmacology, 2019, 238：111827.

[7] Pathmasiri W, El-Seedi HR, Han X, et al. Chemistry & Biodiversity, 2005, 2（4）：463.

[8] Horgen F D, Edrada R A, De Los Reyes G, et al. Phytomedicine, 2001, 8（1）：71.

鸦胆子

【苗语】dongs qiays gins [to:ŋ35 gja:i35 kin35] 苳冉苳（箭毒小）

【来源】苦木科鸦胆子属植物，鸦胆子 *Brucea javanica* (L.) Merr.

【形态特征】灌木或小乔木。嫩枝、叶柄和花序均被黄色柔毛。叶有小叶3~15枚；小叶卵形或卵状披针形，先端渐尖，基部宽楔形至近圆形，通常略偏斜，边缘有粗齿，两面均被柔毛，背面较密；小叶柄短。多数花组成圆锥花序，雄花序较雌花序长；花细小，暗紫色；雄花：花梗细弱；萼片被微柔毛；花瓣有稀疏的微柔毛或近无毛；雌花：萼片、花瓣与雄花同；雄蕊退化。核果长卵形，成熟时灰黑色，干后有不规则网纹，外壳硬骨质而脆。种子1~4粒，分离。

【分布】在缅甸、菲律宾、马来西亚、新加坡、印度尼西亚、印度、斯里兰卡、澳大利亚有分布。在我国，分布于广东、广西、海南、福建、台湾、贵州、云南。在海南，分布于三亚、乐东、东方、昌江、白沙、五指山、万宁、琼中、儋州、澄迈、琼海等。

【化学成分】

（1）苦木素类化合物：鸦胆子苦醇、鸦胆子苦素 D、去氢鸦胆子苦素 B、鸦胆子苦素 E、鸦胆子酮酸[1]、yadanziolide W~Z、yadanziolide Q[2]、javanicolides A~B[3]、javanicosides G~H[4]、bruceanic acids E~F、bruceanic acid E methyl ester、javanic acids A~B、javanicolide H[5]等。

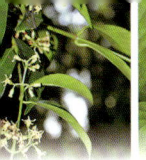

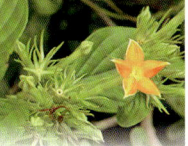

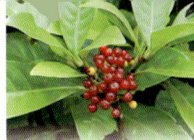

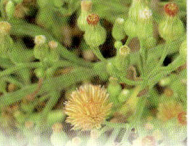

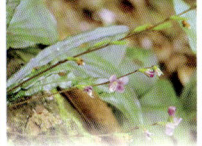

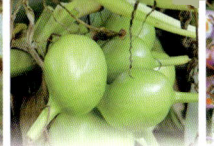

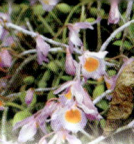

（2）黄酮类化合物：木樨草素、芹菜素、槲皮素、hisutrin、金丝桃苷[2]等。

（3）甾体类化合物：3-O-β-D-glucopyranosyl-(1-2)-α-L-arabinopyra nosyl-(20R)-pregn-5-ene-3β,20-diol、β-谷甾醇、豆甾醇、胡萝卜苷[2]等。

（4）苯丙素及其衍生物：cleomiscosin A、(±)-松脂素、7-O-ethylguaiacylglycerol、3,4-dihydroxypropiophenone[2]等。

（5）酚性化合物：邻苯二酚、邻苯三酚、对羟基苯甲酸、7-O-ethylguaiacylglycerol、3,4-dihydroxypropiophenone[2]等。

（6）其他类化合物：1H-isoindole-1-acetic acid、brucojavans 2、烟酸[2]等。

【药理活性】抗炎活性[5]、抗肿瘤活性[5-6]、抗疟活性[7]、降血脂活性[8]、抗胃炎活性[9]、抗前列腺增生活性[10]等。

【苗族民间应用】果实入药，果实1~2粒捣烂吞服用于中风。注：有小毒，用量需谨慎。

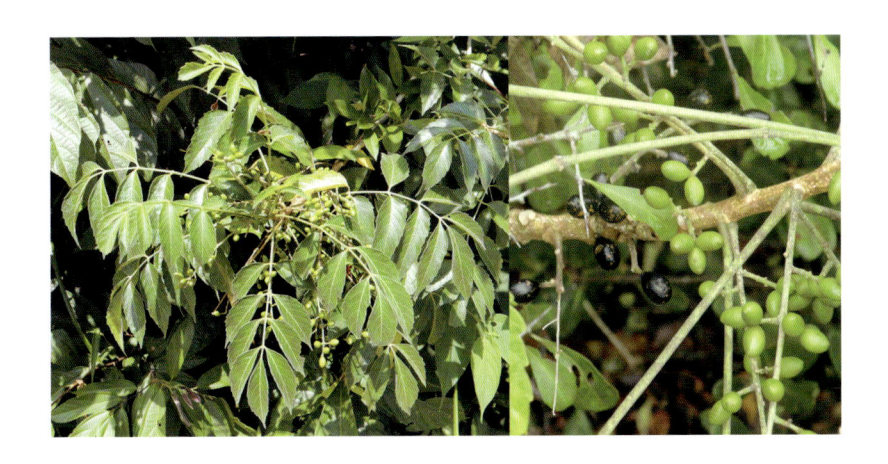

参考文献

[1] 林隆泽, 张金生, 陈仲良, 等. 化学学报, 1982, 40（1）：73.

[2] 王群. 广东药科大学硕士学位论文, 2016.

[3] Kim I H, Suzuki R, Hitotsuyanagi Y, et al. Tetrahedron, 2003, 59（50）：9985.

[4] Kim I H, Hitotsuyanagi Y, Takeya K. Heterocycles, 2004, 63（3）：691.

[5] Liu J H, Zhao N, Zhang G J, et al. Journal of Natural Products, 2012, 75（4）：683.

[6] Xie J H, Lai Z Q, Zheng X H, et al. International Journal of Molecular Medicine, 2019, 44（6）：2015.

[7] O'Neill M J, Bray D H, Boardman P, et al. Journal of Natural Products, 1987, 50（1）：41.

[8] 于晓光, 王淑娟, 高旭, 等. 中国老年学杂志, 1997, 17（3）：40.

[9] 薛淑英, 陈思维, 吴静生, 等. 沈阳药科大学学报, 1996, 13（1）：13.

[10] 朱宏建, 南勋义, 党建功, 等. 中华泌尿外科杂志, 1999, 20（11）：39.

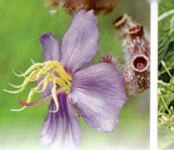

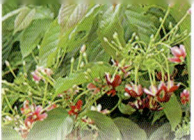

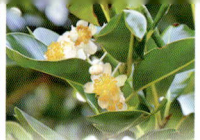

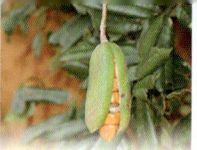

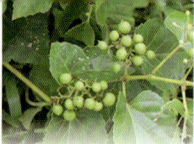

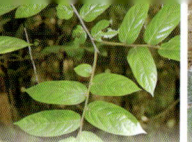

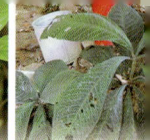

乌榄

苗语 mbaz glaamv gias [ba³³ kla:m⁵³ kja:³⁵] 葩烂夹（杷柑黑）

【来源】 橄榄科橄榄属植物，乌榄 *Canarium pimela* Leenh.

【形态特征】 乔木。奇数羽状复叶常集中于枝顶；小叶4~6对，纸质至革质，无毛，宽椭圆形、卵形或圆形，稀长圆形，顶端急渐尖，具尖头；基部圆形或阔楔形，偏斜，全缘；侧脉8~15对，网脉明显；托叶无。花序常为疏散的聚伞圆锥花序，腋生，无毛；雄花：花序多花；萼明显浅裂；雌蕊无；雌花：花序少花，萼浅裂或近截平。果序有果1~4个；果萼近扁平；果成熟时紫黑色，狭卵圆形。种子1~2粒。

【分布】 在越南、老挝、柬埔寨有分布。在我国，分布于广东、广西、海南、云南。在海南，分布于白沙、陵水等。

【化学成分】

（1）黄酮类化合物：牡荆素、异牡荆素、金丝桃苷、芦丁、槲皮素-3-O-阿拉伯糖[1]、槲皮素、穗花杉双黄酮[1-2]等。

（2）酚酸类化合物：奎宁酸和绿原酸、山奈酚-3-O-β-D-吡喃葡萄糖苷、山奈酚[1]等。

（3）鞣质类化合物：柯里拉京、4′-O-甲基鞣花酸-3-O-α-L-吡喃鼠李糖苷、3,3′-二甲氧基鞣花酸-4-O-鼠李糖[1]、3,4,3′-三甲氧基鞣花酸[1-2]、3,3′-二甲氧基鞣花酸[2]等。

（4）挥发油：叶主要成分是石竹烯、α-蒎烯、d-柠檬烯、α-侧柏烯、α-水芹烯等[3]。

（5）其他类化合物：莽草酸、豆甾醇[2]等。

【药理活性】 降血压活性[1,7]、抗氧化活性[4]、降血脂活性[5]、心肌损伤保护活性[6]、抗心律失常活性[8]等。

【苗族民间应用】 果入药，炒熟用于高血压。

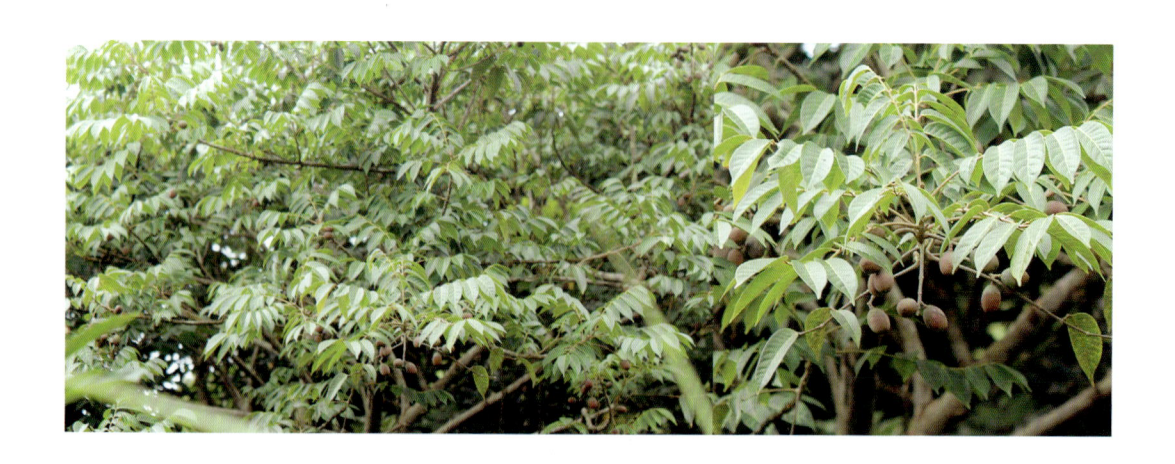

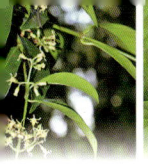

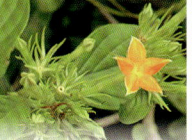

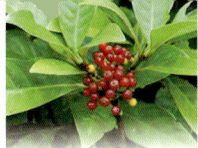

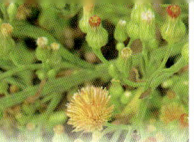

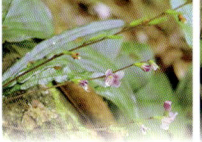

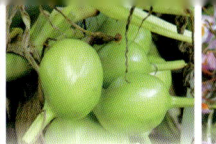

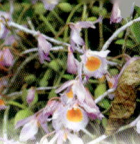

参考文献

[1] 方小爱. 广东药科大学硕士学位论文, 2017.
[2] 吕镇城, 尹艳, 林丽静, 等. 中药材, 2014, 37（10）：1801.
[3] 杨永利, 郭守军, 马瑞君, 等. 广西植物, 2007, 27（4）：662.
[4] 袁燕, 崔雪惠, 张立夏, 等. 食品研究与开发, 2019, 40（7）：46.
[5] 吴娟. 广东药科大学硕士学位论文, 2018.
[6] 郑凌云, 岑柏宏, 梁燕玲, 等. 实用医学杂志, 2017, 33（6）：885.
[7] 董艳芬, 梁燕玲, 王建红, 等. 天津医药, 2007, 35（8）：587.
[8] 陈瑞晗, 曹静桦, 方永煌, 等. 中国老年学杂志, 2018, 38（17）：4239.

楝

【苗 语】houz lenc qiang [xou³³ le:n⁴² gjaŋ⁴⁴] 喉楝秧（苦楝树）

【来源】楝科楝属植物，楝 *Melia azedarach* L.

【形态特征】乔木。树皮灰褐色，纵裂。小枝有叶痕。叶为 2~3 回奇数羽状复叶；小叶对生，卵形、椭圆形至披针形，顶生一片通常略大，先端短渐尖，基部楔形或宽楔形，多少偏斜，边缘有钝锯齿。圆锥花序，无毛或幼时被鳞片状短柔毛；花两性，芳香；花萼 5 深裂，裂片卵形或长圆状卵形；花瓣淡紫色，倒卵状匙形。核果球形至椭球形，成熟时为黄色。含种子 4~5 粒；种子椭圆形，黑色。

【分布】在亚洲热带、亚热带地区广泛分布。在我国，分布于黄河以南地区。在海南，分布于三亚、乐东、东方、昌江、白沙、保亭、陵水、万宁、儋州、澄迈、文昌、海口等。

【化学成分】

（1）柠檬苦素类化合物：toosendansin A、1a-benzoyloxy-3a,7adihydroxy-12a-ethoxy-nimbolinin、1a-tigloyloxy-3a,7a-dihydroxy-12β-ethoxynimbolinin、12α-*O*-ethyl-nimbolinin B、1α-benzoyloxy-3α-acetoxyl-7α-hydroxyl-12β-ethoxylnimbolinin、12α-*O*-ethyl-1α-deactylnimbolinin B、1α,7α-ditigloyloxy-3α-acetoxyl-12α-ethoxylnimbolinin、12α-*O*-methyl-1α-*O*-deacetylnimbolinin B[1]等。

（2）三萜类化合物：3β-*O*-β-D-xylopyranosyl-22β-hydroxyl-hederagenin、3β-*O*-β-D-xylopyranosyl-(1→3)-α-L-rhamnopyranosyl-(1→2)-α-L-arabinopyranosylhederagenin-28-*O*-α-L-rhamnopyranosyl-(1→2)-β-D-xylopyranosyl-(1→4)-β-Dglucopyranoside、3β-*O*-β-D-xylopyranosyl-hederagenin-28-*O*-β-D-glucopyranosyl-(1→6)-β-D-glucopyranoside[1]、羽扇豆醇、β-香树脂醇、乙酰香树脂醇、2β,3β-二羟基香树脂醇[2]、meliastatin 3、sendanolactone、苦楝酸、20,24-环甘遂烷-7(8)-烯-16β,21α,25-三羟基-3-酮[3]等。

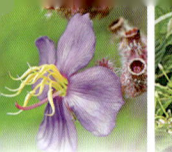

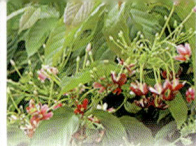

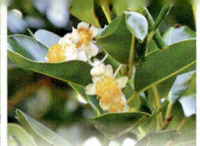

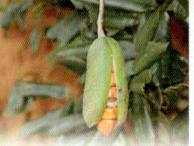

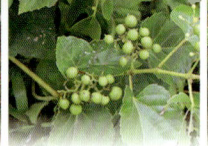

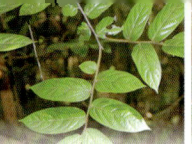

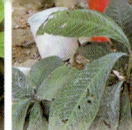

（3）黄酮类化合物：3′-O-methylcatechin 7-O-β-D-glucopyranoside[1]、3,7-O-二甲基槲皮素[2]等。

（4）甾体类化合物：β-谷甾醇、胡萝卜苷[2]、3β-羟基-5,8-环氧麦角甾-6,22-二烯、2β,3β,4β-三羟基-孕甾-16-酮、3β-羟基-孕甾-5,17(20)-二烯-16-酮[3]等。

（5）木脂素类化合物：mesendannin A、(+)-pinoresinol、(−)-eudesmin、(−)-drodehyrodiconiferyl alcohol、(−)-jatrointelignan D、(−)-dihydrodehyrodiconiferyl alcohol[5]等。

（6）其他类化合物：三十烷酸、二十八烷醇[2]等。

【药理作用】抗糖尿病活性[3]、抗菌活性[4]、抗肿瘤活性[5]、埃及伊蚊幼虫杀灭活性[6]、抗氧化活性[7]、降血脂活性[8]等。

【苗族民间应用】树皮入药，捣烂与煤油一起混匀涂抹患处，用于皮肤病。

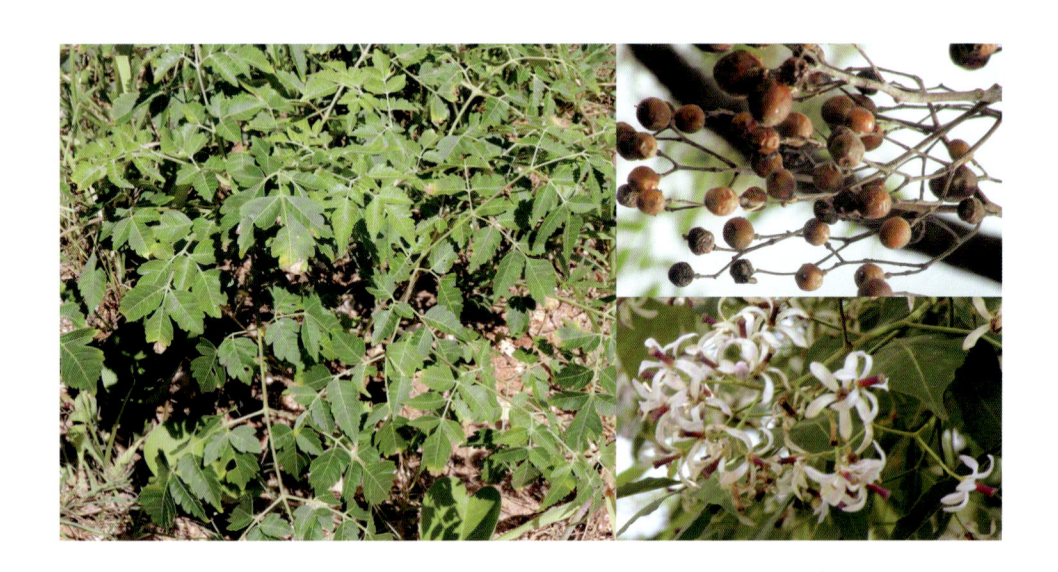

参考文献

[1] 李岳洋. 中国人民解放军空军军医大学硕士学位论文, 2018.

[2] 刘全裕, 冯珊, 杨宏芳. 海峡药学, 2020, 32（11）: 44.

[3] 谭钦刚, 赖春华, 张贵杰, 等. 中草药, 2014, 45（7）: 913.

[4] 彭红, 周刚, 王颖思, 等. 工业微生物, 2020, 50（4）: 21.

[5] 曾发古, 苏倩, 邸迎彤, 等. 天然产物研究与开发, 2016, 28（8）: 1171.

[6] 姜亚磊, 邵启文, 杨雨辉, 等. 黑龙江畜牧兽医, 2016（16）: 152.

[7] 贺亮, 殷宁, 程俊文, 等. 中草药, 2009, 40（S1）: 117.

[8] 曾灶昌, 钟超. 中外医疗, 2008,（16）: 12.

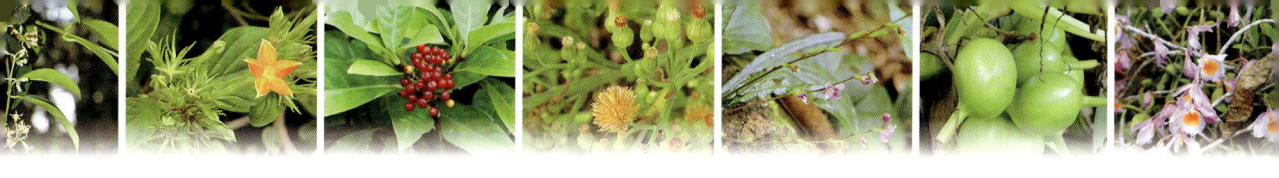

倒地铃

苗语 lorngz bloorts [loŋ³³ plɔ:t³⁵] 笼菠萝（笼爆）

【来源】无患子科倒地铃属植物，倒地铃 *Cardiospermum halicacabum* L.

【形态特征】草质藤本。茎、枝绿色，有5棱或6棱和同数的直槽，棱上被皱曲柔毛；卷须螺旋状。二回三出复叶，轮廓为三角形；叶柄长3~4厘米；小叶近无柄，薄纸质，顶生小叶斜披针形或近菱形，顶端渐尖，侧生小叶稍小，卵形或长椭圆形，边缘有疏锯齿或羽状分裂，腹面近无毛或有稀疏微柔毛，背面中脉和侧脉上被疏柔毛。圆锥花序少花；萼片4，被缘毛，外面2片圆卵形，内面2片长椭圆形，比外面2片长；花瓣乳白色，倒卵形。蒴果梨形、陀螺状倒三角形或有时近长球形，幼时绿色，熟后褐色，被短柔毛。种子黑色，有光泽。

【分布】在世界热带、亚热带地区广泛分布。在我国，南北各地区均有分布。在海南，分布于三亚、乐东、东方、昌江、白沙、五指山、保亭、陵水、万宁、儋州、澄迈、屯昌、琼海、文昌、海口等。

【化学成分】

（1）黄酮类化合物：毛蕊异黄酮、芦丁、芹菜素[1]、金圣草黄素[2-3]、luteolin-7-*O*-glucuronide、apigenin-7-*O*-glucuronide[3]、槲皮素[1,4]、杨梅苷、槲皮素-3-*O*-α-L-鼠李糖苷、槲皮素-3-*O*-β-D-葡萄糖苷、槲皮素-3-α-L-鼠李吡喃糖基-(1→6)-β-D-半乳糖苷[5]、金圣草黄素-7-*O*-β-D-葡萄糖醛酸苷丁酯、芹菜素-7-*O*-β-D-葡萄糖醛酸苷丁酯、芹菜素-7-*O*-β-D-葡萄糖苷、木樨草素-7-*O*-β-D-葡萄糖醛酸苷甲酯、木樨草素-7-*O*-β-D-葡萄糖醛酸苷、木樨草素[6]等。

（2）苯丙素类化合物：咖啡酸、咖啡酰基酒石酸、绿原酸、3-羟基肉桂酸、松柏醛[3]等。

（3）三萜类化合物：3β-赤杨醇、β-香树脂醇、β-香树脂醇棕榈酸酯、蒲公英赛醇[2]等。

（4）甾体类化合物：β-谷甾醇、豆甾醇、胡萝卜苷、豆甾醇-3-*O*-β-D-葡萄糖苷[2]等。

（5）其他类化合物：原儿茶醛、正三十一烷醇[1-2]、原儿茶酸、苯乙酸[3]、新植二烯、caryophyllene[4]等。

【药理活性】抗菌活性[4]、抗炎活性[7]、抗氧化活性[8]、降血糖活性[9]、肝脏保护活性[10]、免疫调节活性[11]、抗寄生活性[12]、抗胃溃疡活性[13]、抗腹泻活性[14]、抗焦虑活性[15]、抗肿瘤活性[16]等。

【苗族民间应用】茎叶入药，用于无名肿毒。

参考文献

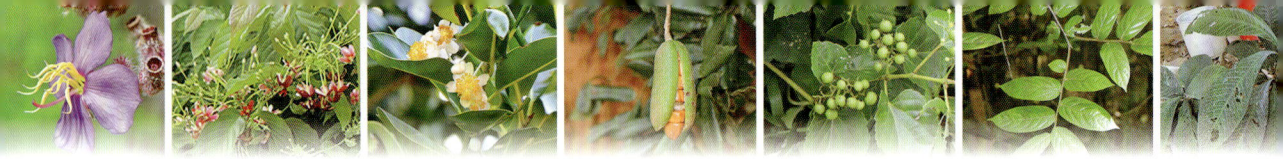

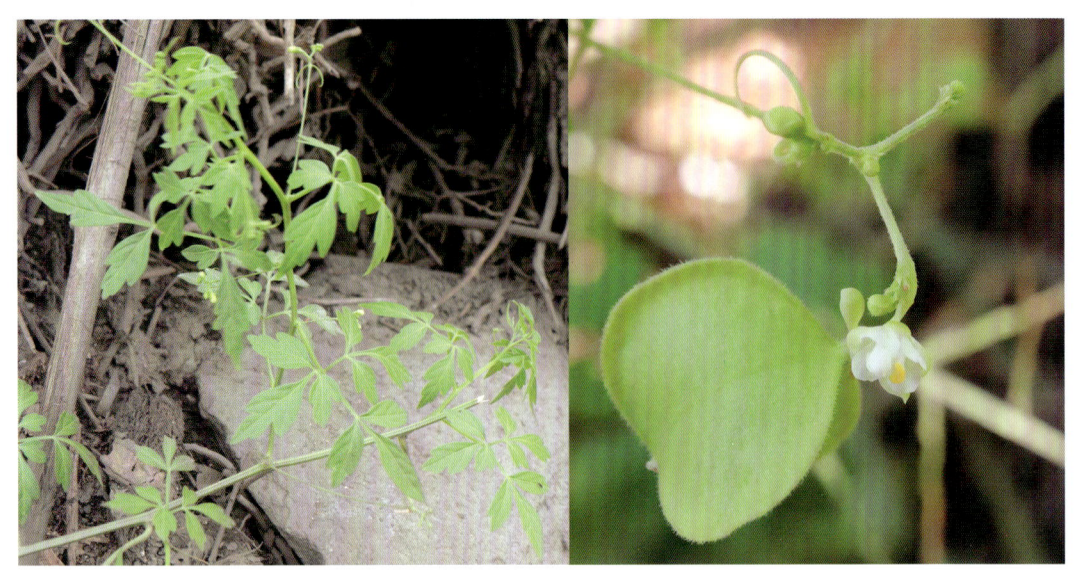

[1] 陈君,韦建华,蔡少芳,等. 中药材, 2013, 36(2): 228.

[2] 韦建华,陈君,蔡少芳,等. 中草药, 2011, 42(8): 1509.

[3] Jeyadevi R, Sivasudha T, Rameshkumar A, et al. Inflammation Research, 2013, 62(1): 115.

[4] Jeyadevi R, Sivasudha T, Ilavarasi A, et al. Indian Journal of Microbiology, 2014, 53(2): 208.

[5] 关薇薇,董琳,黄艳,等. 科技创新导报, 2017, 14(19): 247.

[6] 韦建华,西庆男,曾艳婷,等. 中草药, 2018, 49(11): 2502.

[7] Sheeba M S, Asha V V. Journal of Ethnopharmacology, 2009, 124(1): 39.

[8] 陈君,陈丽,韦建华. 中国药房, 2017, 28(7): 906.

[9] Veeramani C, Al-Numair K S, Alsaif M A, et al. Asian Pacific Journal of Tropical Medicine, 2012, 5(12): 939.

[10] Jeyadevi R, Sivasudha T, Rameshkumar A, et al. Journal of Functional Foods, 2013, 5(1): 289.

[11] Pratheeshkumar P, Kuttan G. Asian Pacific Journal of Cancer Prevention, 2010, 11(5): 1245.

[12] Khunkitti W, Fujimaki Y, Aoki Y. Journal of Helminthology, 2000, 74(3): 241.

[13] Sheeba M S, Asha V V. Journal of Ethnopharmacology, 2006, 106(1): 105.

[14] Venkat R. Indian Journal of Pharmacology, 2006, 38(5): 346.

[15] Kumar R, Murugananthan G, Nandakumar K, et al. Phytomedicine, 2011, 18(2): 219.

[16] Mohaddesi B, Dudhrejiya A, Sheth N R. Archives of Breast Cancer, 2015, 2(3): 91.

异木患

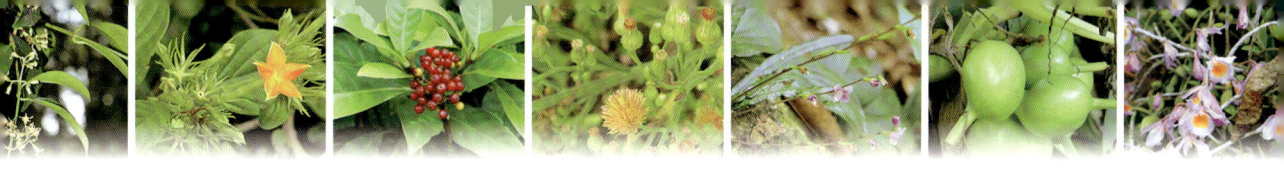

【苗语】zais ndaiv ning qiang / nzamz zyngs meiq [tsai³⁵ dai⁵³ niŋ⁴⁴ gjaŋ⁴⁴ / dzam³³ tsi:ŋ³⁵ mei¹¹] 崽呔咛秧 / 苒景藤（鸡屎宁树 / 沉精藤）

【来源】无患子科异木患属植物，异木患 *Allophylus viridis* Radlk.

【形态特征】灌木。小枝灰白色，被微柔毛。三出复叶，纸质，顶生的通常长椭圆形或披针状长椭圆形，很少卵形或阔卵形，顶端渐尖，基部楔形，侧生的较小，披针状卵形或卵形，两侧稍不对称，基部钝，边缘有小锯齿，仅背面侧脉的腋内有簇毛；叶柄被柔毛。总状花序，主轴不分枝，被柔毛；花密，较小；苞片钻形；萼片无毛；花瓣阔楔形；鳞片深2裂，被须毛。果近球形，熟后红色。

【分布】在越南有分布。在我国，分布于广东、海南。在海南，分布于三亚、乐东、东方、昌江、白沙、五指山、保亭、万宁、琼中、儋州、澄迈、定安、文昌等。

【苗族民间应用】枝叶入药，煮水用于退热；捣烂外用跌打损伤、骨折。

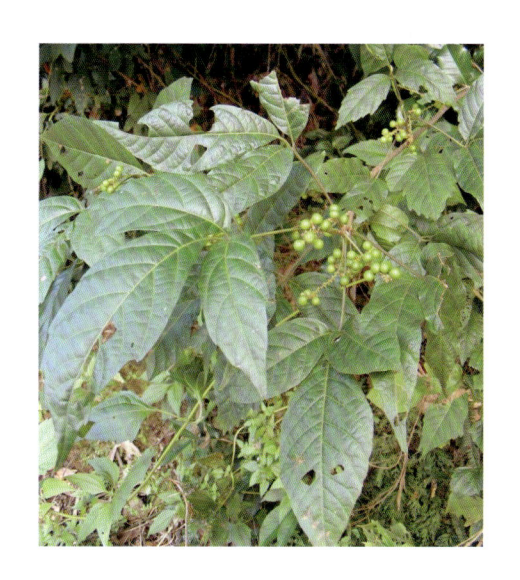

赤才

【苗语】lorngz ngaanx gorngs qiang [lɔŋ³³ ŋa:n³¹ kɔŋ³⁵ gjaŋ⁴⁴] 龙俺公秧（龙眼公树）

【来源】无患子科鳞花木属植物，赤才 *Lepisanthes rubiginosa* (Roxburgh) Leenhouts

【形态特征】灌木或小乔木。树皮暗褐色，不规则纵裂；嫩枝、花序和叶轴均密被锈色

249

绒毛。革质；小叶2~8对，近基1对卵形，明显较小，向上渐大，椭圆状卵形至长椭圆形，顶端常钝或圆，全缘，腹面深绿色，仅中脉和侧脉上有毛，背面被密绒毛；侧脉约10对，末端不达叶缘。花序通常复总状花序，只有一回分枝，分枝上部花密，下部花疏；苞片钻形；花芳香；萼片近圆形；花瓣倒卵形。果椭圆形，红色。种子椭圆形，两侧稍扁。

【分布】在我国，分布于广东、海南、广西、云南。在海南，分布于三亚、乐东、东方、昌江、白沙、保亭、万宁、儋州、陵水、琼中、海口等。

【化学成分】

（1）三萜类化合物：3-O-β-D-xylopyranosyl(1-3)-α-L-rhamnopyranosyl(1-2)-α-L-arabinopyranosyl hederagenin、3-O-α-L-arabinopyranosyl(1-3)-α-L-rhamnopyranosyl(1-2)-α-arabinopyranosyl hederagenin、28-O-β-D-glucopyranosyl(1-2)-β-D-glucopyranosyl ester[1]等。

（2）甾体类化合物：stigmasterol-3β-O-D-glucoside[1]等。

（3）倍半萜类化合物：rubiginoside[1]等。

【药理活性】中枢神经系统抑制活性、解热活性[2]、镇痛活性[2-3]、抗肿瘤活性、抗氧化活性、溶栓活性[4]、止吐活性、抗菌活性[5]等。

【苗族民间应用】根茎入药，根煮水用于解毒；茎皮配伍银柴茎皮、假黄皮茎皮捣烂放于龋齿处用于止牙痛。

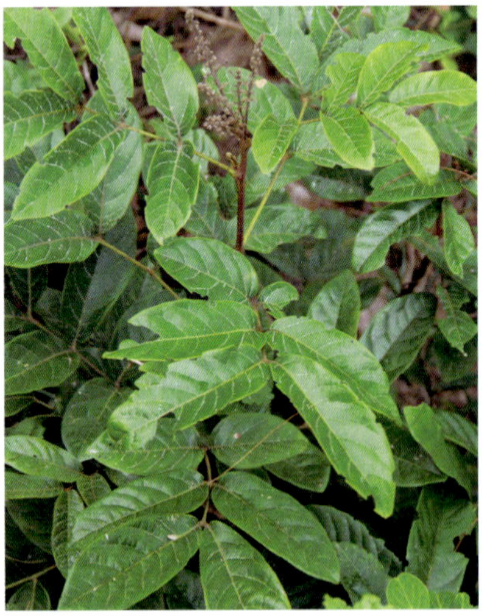

参考文献

[1] Adesanya S A, Martin M T, Hill B, et al. Phytochemistry, 1999, 51（8）: 1039.

[2] Hasan M M, Hossain A, Shamim A, et al. BMC Complementary and Alternative Medicine, 2017, 17（1）: 1.

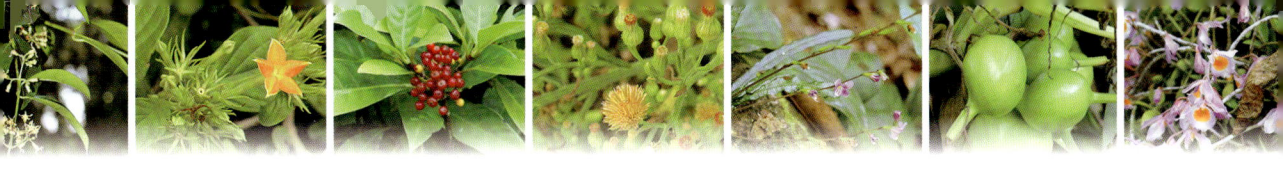

［3］Sajib A I，Dewan S M R，Das A，et al. Oriental Pharmacy and Experimental Medicine，2015，15（2）：135.

［4］Islam A，Rana S M M，Das A，et al. Dhaka University Journal of Pharmaceutical Sciences，2013，12（2）：153.

［5］Sajib A I，Dewan S M R，Das A，et al. Oriental Pharmacy and Experimental Medicine，2015，15（2）：135.

龙眼

苗语 lorngz ngaanx ［loŋ³³ ŋa:n³¹］ 龙俺（龙眼）

【来源】无患子科龙眼属植物，龙眼 *Dimocarpus longan* Lour.

【形态特征】常绿乔木，具板根。小枝粗壮，被微柔毛，散生苍白色皮孔。小叶常4~5对，薄革质，长圆状椭圆形至长圆状披针形，两侧常不对称，顶端短尖，有时稍钝头，基部极不对称；腹面深绿色，背面粉绿色，两面无毛；侧脉12~15对；小叶柄短。花序大型，多分枝，顶生和近枝顶腋生，密被星状毛；花梗短；萼片近革质，三角状卵形，两面均被褐黄色绒毛和成束的星状毛；花瓣乳白色，披针形，与萼片近等长。果近球形，通常黄褐色或有时灰黄色，外面稍粗糙，或少有微凸的小瘤体。种子茶褐色，光亮，全部被肉质的假种皮包裹。

【分布】亚洲南部和东南部有栽培。在我国，福建、台湾、海南、广东、广西、云南、贵州、四川等有栽培。在海南，分布于三亚、乐东、东方、昌江、白沙、五指山、陵水、万宁、儋州、澄迈、文昌等。

【化学成分】

（1）三萜类化合物：无羁萜醇、无羁萜[1]、齐墩果酸[2]等。

（2）酚性化合物：没食子酸甲酯、4-*O*-α-L-rhamnopyranosyl ellagic acid、没食子酸乙酯[2]、没食子酸、鞣花酸、corilagin[3]等。

（3）糖基鞘脂类化合物：soyacerebroside Ⅰ、soyacerebrosides Ⅱ、longan cerebroside Ⅰ、longan cerebroside Ⅱ、momor-cerebroside Ⅰ、phytolacca cerebroside[4]等。

（4）甾体类化合物：β-谷甾醇、β-胡萝卜苷、豆甾醇、(24*R*)-豆甾-4-烯-3-酮、豆甾醇-D-葡萄糖苷[5]等。

（5）其他类化合物：苯乙醇、2-甲基-1,10-十一烷二醇、松脂醇、1-*O*-甲基-D-肌醇烟酸[2]、对羟基苯甲酸庚酯、对羟基苯甲酸、呋喃丙烯酸[6]等。

【药理活性】抗菌活性[7]、抗氧化活性[7,11]、降血糖活性[8]、增强免疫活性[9]、调节内分泌系统[10]、抗肿瘤活性[11]等。

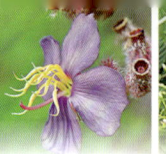

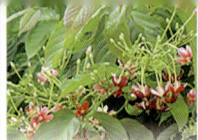

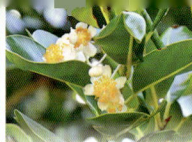

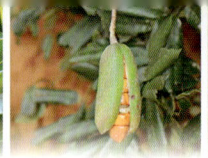

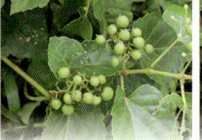

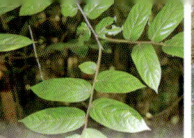

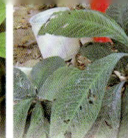

【苗族民间应用】 树皮入药，煮水洗用于麻疹。

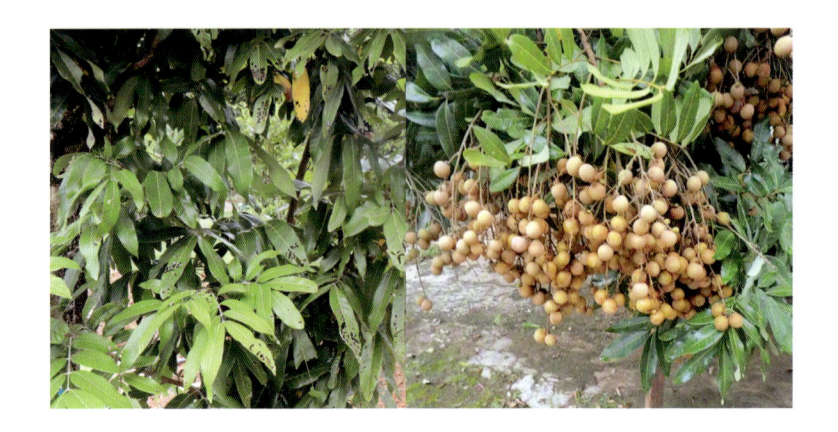

参考文献

[1] 徐坚. 中草药，1999，30（4）：254.

[2] 郑公铭，魏孝义，徐良雄，等. 中草药，2011，42（6）：1053.

[3] Rangkadilok N，Worasuttayangkurn L，Bennett R N，et al. Journal of Agricultural & Food Chemistry，2005，53（5）：1387.

[4] Jiyoung R，Sun K J，Kang S S. Archives of Pharmacal Research，2003，26（2）：138.

[5] Mahato S B，Sahu N P，Chakravarti R N. Phytochemistry，1971，10（11）：2847.

[6] 郑公铭，魏孝义，徐良雄，等. 中草药，2011，42（8）：1485.

[7] 黄晓冬. 食品科学，2011，32（11）：43.

[8] 黄儒强，邹宇晓，刘学铭. 天然产物研究与开发，2006，18（6）：991.

[9] 陈冠敏，陈润，张荣标. 2005，19（3）：283.

[10] 许兰芝，王洪岗，耿秀芳，等. 中医药信息，2002，19（5）：57.

[11] Prasad K N，Hao J，Shi J，et al. Innovative Food Science & Emerging Technologies，2009，10（4）：413.

杧果

苗语 mangz gos qiang [maŋ³³ ko:³⁵ gjaŋ⁴⁴] 芒哥秧（芒果树）

【来源】 漆树科杧果属植物，杧果 *Mangifera indica* L.

【形态特征】 乔木。树皮灰褐色，小枝褐色，无毛。叶薄革质，常集生枝顶，叶形和大小变化较大，通常为长圆形或长圆状披针形，边缘波状，无毛；侧脉20~25对，斜升；叶

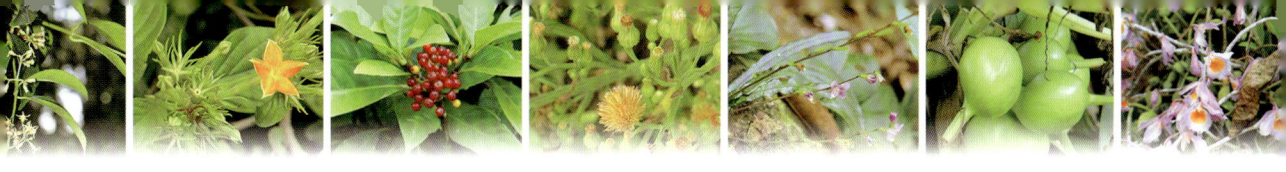

柄上面具槽，基部膨大。圆锥花序，多花密集，被灰黄色微柔毛，分枝开展；苞片披针形，被微柔毛；花小，杂性，黄色或淡黄色；花梗具节；萼片卵状披针形，外面被微柔毛，边缘具细睫毛；花瓣长圆形或长圆状披针形，无毛，里面具3~5条棕褐色脉纹，开花时外卷。核果大，形状大小多样因品种而异，成熟时黄色；中果皮肉质，肥厚，鲜黄色，味甜；果核坚硬。

【分布】在印度、孟加拉国、中南半岛和马来西亚有分布。在我国云南、广西、广东、福建、台湾、海南有栽培。海南各地均有栽培。

【化学成分】

（1）呫酮类化合物：芒果苷[1-4]、芒果苷元[1]、高芒果苷、1,3,6,7-tetrahydroxyxanthone[2]等。

（2）二苯甲酮类化合物：manindicins A~B[1]、2,4′,6-三羟基-4-甲氧基二苯甲酮-2-O-β-葡萄糖苷、鸢尾酚酮-3-C-(6-O-p-羟基苯甲酰基)-β-葡萄糖苷、桑橙素-3-C-β-葡萄糖苷、鸢尾酚酮-3-C-β-葡萄糖苷[4]等。

（3）黄酮类化合物：槲皮素、5,7,3′,4′-tetrahydroxy-2-methoxy-3,4-flavandione 3-hydrate[2]、山奈酚、槲皮素、杨梅素[3]、槲皮素-3-O-β-L-鼠李糖苷、金丝桃苷、槲皮素-3-O-β-葡萄糖苷、7-O-甲基槲皮素-3-O-β-L-鼠李糖苷、穗花杉双黄酮[4]等。

（4）酚性化合物：没食子酸、原儿茶酸、没食子酸甲酯[2]、5-(β-D-glucopyranosyloxy)-2-hydroxy benzoic acid methyl ester、methyl salicylate glucoside、对羟基苯甲酸、nikoenoside[5]等。

（5）木脂素类化合物：dihydrodehydrodiconiferyl alcohol、lingueresinol、1-(4-hydroxy-3-methoxyphenyl)-2-[-4-(ω-hydroxypropyl-2-methoxy)-phenoxyl]-propane-1,3-diol[2]等。

（6）其他类化合物：β-谷甾醇[3]、鼠李糖-3-O-β-葡萄糖吡喃糖苷[4]、(6R,9R)-3-

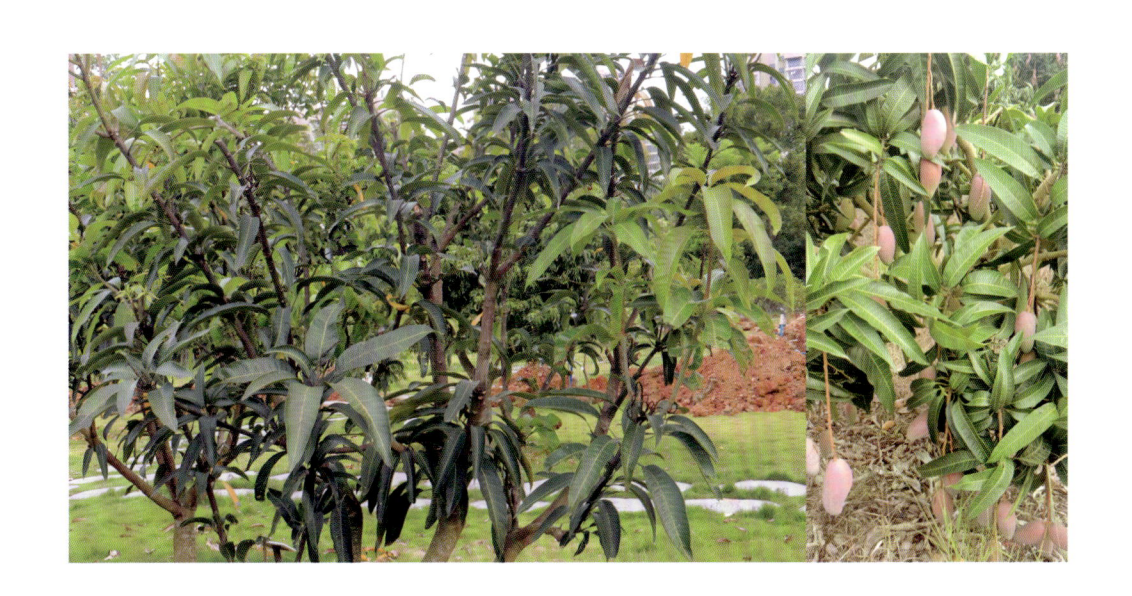

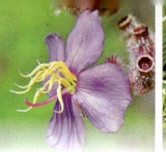

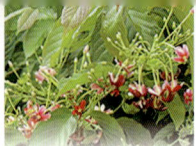

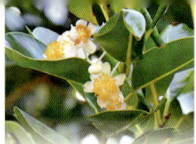

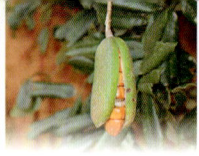

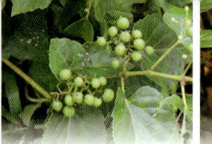

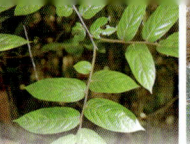

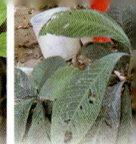

oxo-α-ionol-β-D-glucopyranoside、byzantionoside B、icariside B2、2-ethyl-3-methylmaleimide N-β-D-glucopyranoside[5]等。

【药理活性】抗氧化活性、免疫抑制活性[1]、降血糖活性[1,7]、抗炎活性[6]、降血脂活性[7]、抗肿瘤活性[8]、抗病毒活性[9]等。

【苗族民间应用】叶入药，配伍大青叶、地胆草根、鬼针草全草、桉叶一起煮水用于感冒。

参考文献

[1] Gu C Z, Yang M L, Zhou Z H, et al. Journal of Functional Foods, 2019, 52：709.

[2] 顾承真，刘菲菲，姚元成，等. 天然产物研究与开发，2013, 25（1）：36.

[3] 胡彦君，刘燊，王定勇. 亚太传统医药，2010, 6（2）：18.

[4] 葛丹丹，张祎，刘二伟，等. 中草药，2011, 42（3）：428.

[5] 张祎，张玉，刘丽丽，等. 热带亚热带植物学报，2014, 22（2）：185.

[6] 卫智权，阎莉，邓家刚，等. 中草药，2013, 44（1）：5.

[7] 林华，牛艳芬，王芳，等. 中药药理与临床，2012, 28（6）：41.

[8] 彭志刚，黄潇，王晓雪，等. 时珍国医国药，2010, 21（10）：2462.

[9] 邓家刚，郭宏伟，运晨霞，等. 细胞与分子免疫学杂志，2010, 26（10）：1046.

岭南酸枣

苗语 bhiouv nas qiang [pjou⁵³ na:³⁵ gjaŋ⁴⁴] 吓拿秧（果吞树）

【来源】漆树科槟榔青属，岭南酸枣 *Spondias lakonensis* Pierre

【形态特征】乔木。小枝灰褐色，疏被微柔毛。奇数羽状复叶，互生；叶轴和叶柄疏被微柔毛；小叶5~11对，对生或互生，长圆形或长圆状披针形，先端渐尖，基部偏斜，阔楔形至圆形，全缘，幼叶叶面疏被微柔毛，后变无毛；侧脉8~10对，近边缘处弧形弯曲，不形成边缘脉；小叶柄短，被微柔毛。圆锥花序，腋生，被灰褐色微柔毛，分枝疏散；苞片小，钻形或卵形，被微柔毛；花小，白色，密集于花枝顶端；花梗纤细，近基部有关节，被微柔毛；花萼被微柔毛，5齿裂，裂片三角形，先端钝；花瓣长圆形或卵状长圆形，无毛，具3脉，开花先端和边缘内卷。核果倒卵状或卵状正方形，成熟时带红色；中果皮肉质，味甜；果核木质，近正方形。种子长圆形，种皮膜质。

【分布】在越南、老挝、泰国等有分布。在我国，分布于广东、广西、福建、海南等。在海南，分布于三亚、乐东、昌江、白沙、万宁、儋州、澄迈等。

【苗族民间应用】树皮入药，煮水用于烧伤、烫伤。

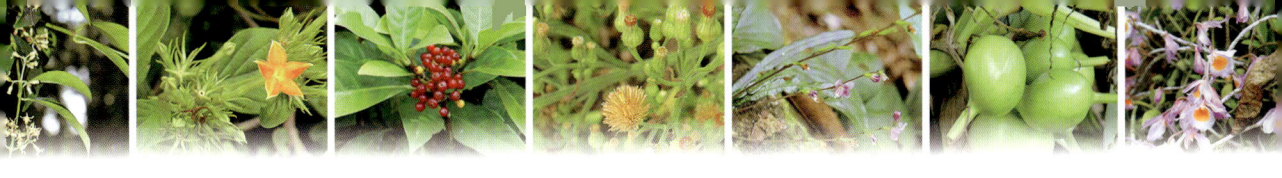

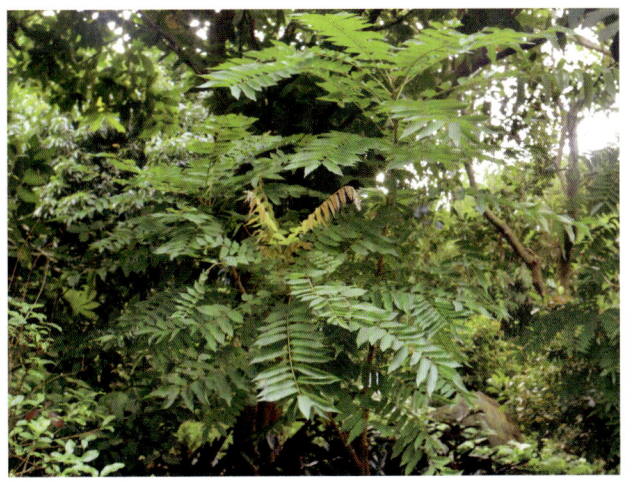

幌伞枫

苗语 caz borngs qiang [tsʰa³³ ʔbɔŋ³⁵ gjaŋ⁴⁴] 擦蹦秧（榕树）

【来源】五加科幌伞枫属植物，幌伞枫 *Heteropanax fragrans* (Roxb.) Seem.

【形态特征】乔木。树皮淡灰棕色。叶大，三至五回羽状复叶；叶柄长；托叶小，与叶柄基部合生；小叶片在羽片轴上对生，纸质，椭圆形，先端短尖，基部楔形，两面均无毛，边缘全缘；侧脉6~10对；小叶柄短至无。圆锥花序顶生，主轴及分枝密生锈色星状绒毛，后毛脱落；伞形花序头状，有花多数；苞片小，卵形，宿存；花淡黄白色，芳香；萼有绒毛，边缘有5个三角形小齿；花瓣5，卵形。果卵球形，略侧扁，熟后黑色，花柱宿存。

【分布】印度、不丹、孟加拉国、缅甸和印度尼西亚有分布，我国广东、广西、海南、云南有栽培。

【化学成分】

（1）苯丙素及衍生物类化合物：绿原酸、异绿原酸、balanophonin 4-*O*-β-D-glucopyranoside、4,4′,9-trihydroxy-3,3′,5-trimethoxy-4-β-D-gluco-pyranoside-7,9′-epoxylignan[1]、(7*S*,8*R*)-蛇菰脂醛素-4-*O*-β-D-吡喃葡萄糖苷[2]等。

（2）黄酮类化合物：山奈酚-3-*O*-β-D-芸香糖苷、槲皮素-3-*O*-β-D-芸香糖苷、槲皮素-3-*O*-β-D-吡喃葡萄糖苷、3′-甲氧基-槲皮素-3-*O*-β-D-吡喃葡萄糖苷、山奈酚-3-*O*-β-D-吡喃葡萄糖苷[2]等。

（3）三萜类化合物：齐墩果酸、3β,23-二羟基-20(29)-羽扇烯-27,28-二羧酸、melaleucic acid[3]等。

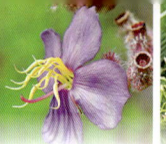

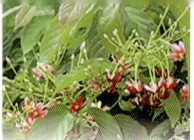

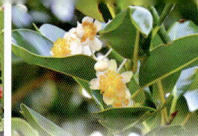

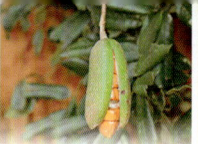

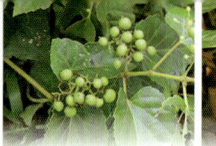

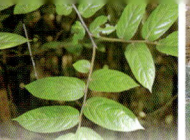

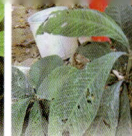

（4）其他类化合物：正戊基-β-D-呋喃果糖苷[1]、4β,10α-香木兰烷二醇、原儿茶酸[2]等。

【苗族民间应用】茎皮入药，加米水一起捣烂敷患处用于毒蛇咬伤。

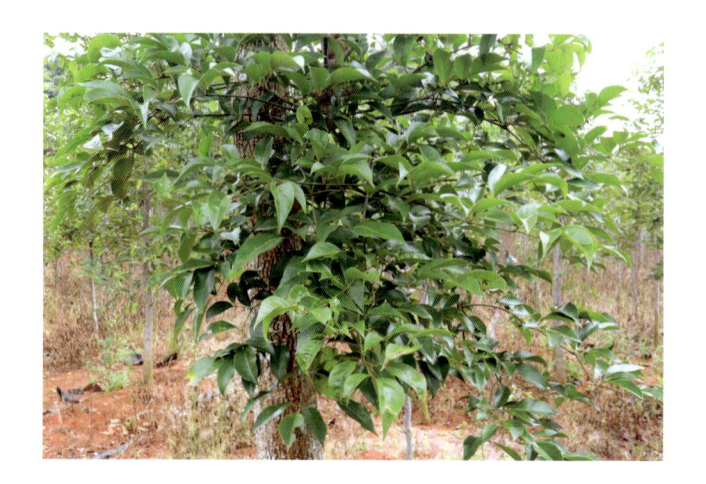

参考文献

［1］王银朝. 西北农林科技大学硕士学位论文，2006.

［2］胡引明. 深圳大学硕士学位论文，2016.

［3］宋任华，李干孙，张壮鑫，等. 云南植物研究，1988，10（4）：457.

虎刺楤木

苗语 dhang gum loq [ʔdaŋ⁴⁴ kum⁴⁴ lo:¹¹] 当坤芦（笪垂大）

【来源】五加科楤木属植物，虎刺楤木 *Aralia finlaysoniana* (Wallich ex G. Don) Seemann

【形态特征】多刺灌木。刺短，基部宽扁，先端通常弯曲。三回羽状复叶；叶柄长；托叶先端截形或斜形，与叶柄基部合生；叶轴和羽片轴疏生细刺；羽片有小叶5~9枚，基部有小叶1对；小叶片纸质，长圆状卵形，先端渐尖，基部圆形或心形，歪斜，下面密生短柔毛，后毛脱落，边缘有锯齿；侧脉约6对，两面脉上疏生小刺。圆锥花序，主轴和分枝有短柔毛或无毛，疏生短刺；伞形花序，花多数；总花梗有刺和短柔毛；花梗有细刺和粗毛；苞片卵状披针形，外面密生长毛；先端长尖；小苞片线形，外面密生长毛；萼无毛，边缘有5个三角形小齿；花瓣5，卵状三角形。果实球形，有5棱，熟后黑褐色。

【分布】在印度、缅甸、马来西亚和越南有分布。在我国，分布于云南、贵州、江西、广

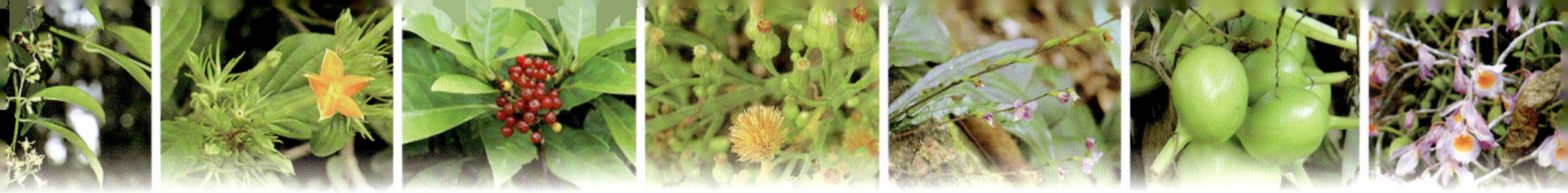

西、广东、海南。在海南，分布于乐东、昌江、保亭、万宁等。

【化学成分】

（1）三萜类化合物：去葡萄糖竹节参皂苷Ⅳa、竹节参皂苷Ⅳa、姜状三七苷R_1、人参皂苷R_0、黄毛楤木皂苷、虎刺楤木皂苷、楤木皂苷A、齐墩果酸[1]等。

（2）其他类化合物：二十八羧酸、谷甾醇、豆甾醇[1]等。

【苗族民间应用】枝叶入药，与苎麻配伍用于皮下化脓后的排脓。

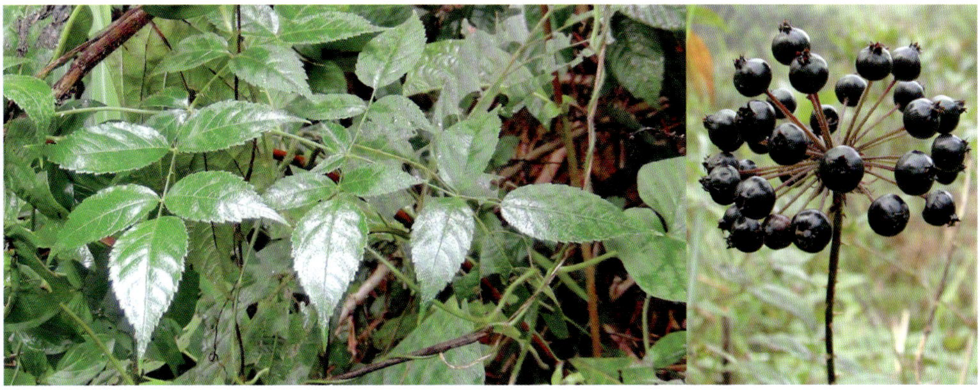

【参考文献】

［1］方乍浦，雷江凌，曾宪仪．植物学报，1995，37（1）：74．

鹅掌柴

苗语 am sas qiang [am⁴⁴ sa:³⁵ gjaŋ⁴⁴] 桉啥秧（贪只树）

【来源】五加科南鹅掌柴属植物，鹅掌柴 *Schefflera heptaphylla* (L.) Frodin

【形态特征】乔木或灌木。小枝，幼时密生星状短柔毛。掌状复叶，小叶6~11枚；叶柄疏生星状短柔毛或无毛；小叶纸质至革质，椭圆形、长圆状椭圆形或倒卵状椭圆形，幼时密生星状短柔毛，先端急尖或短渐尖，稀圆形，基部渐狭，楔形或钝形，全缘，但在幼树时常有锯齿或羽状分裂；侧脉7~10对。圆锥花序顶生，分枝斜生，具伞形花序多个，间或有单生花1~2；伞形花序有花10~15朵；总花梗纤细，有星状短柔毛；花梗有星状短柔毛；小苞片小，宿存；花白色；萼长，幼时有星状短柔毛，后变无毛，边缘近全缘或有5~6小齿；花瓣5~6，开花时反曲，无毛。果实球形，黑色，花柱宿存。

【分布】在日本、越南、泰国和印度有分布。在我国，分布于西藏、云南、广西、广东、海南、浙江、福建和台湾。在海南，分布于三亚、乐东、东方、保亭、万宁、澄迈等。

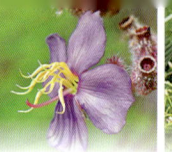

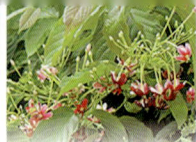

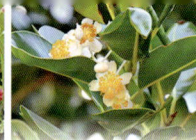

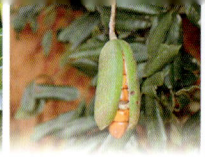

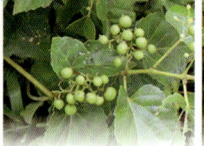

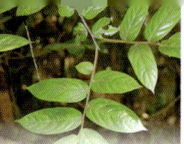

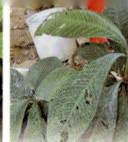

【化学成分】

（1）三萜类化合物：3α-hydroxy-lup-20(29)-ene-23,28-dioic acid[1]、齐墩果酸[1,6]、齐墩果酮酸、3-*epi*-betulinic acid 3-*O*-β-d-glucopyranoside 28-*O*-[α-L-rhamnopyranosyl（1→4）-*O*-β-D-glucopyranosyl（1→6）]β-D-glucopyranoside、α-L-rhamnopyranosyl（1→4）-*O*-β-d-glucopyranosyl（1→6）-β-D-glucopyranose[2]、asiaticoside、cauloside D、scheffurosides A~F、scheffoleosides B~F[3]、3α-hydroxylup-20(29)-ene-23,28-dioic acid[4,6]、3α,11α-dihydroxylup-20(29)-ene-23,28-dioic acid[5]、3-氧代-12-烯-28-乌苏酸、3-oxooleanolic acid、3α,13-dihydroxyurs-11-en-23,28-dioic acid-13,28-lactone[6]等。

（2）倍半萜类化合物：15-nor-10-hydroxy-oplopan-4-oic acid、dysodensiol E[6]等。

（3）苯丙素类化合物：右旋蛇菰宁、3,5-di-*O*-caffeoyl quinic acid methyl ester[6]、3,4-二-O-咖啡酰基奎宁酸[7]等。

（4）挥发油：4-萜品醇、氧化石竹烯、芳樟醇[8]等。

（5）其他类化合物：香草酸[6]、3,5-di-*O*-caffeoylquinic acid、3-*O*-caffeoylquinic acid[7]等。

【药理活性】 抗病毒活性[7]、抗炎镇痛活性[8]、抗菌活性[9]、抗氧化活性[10]等。

【苗族民间应用】 茎叶入药，外用缓解骨痛。

参考文献

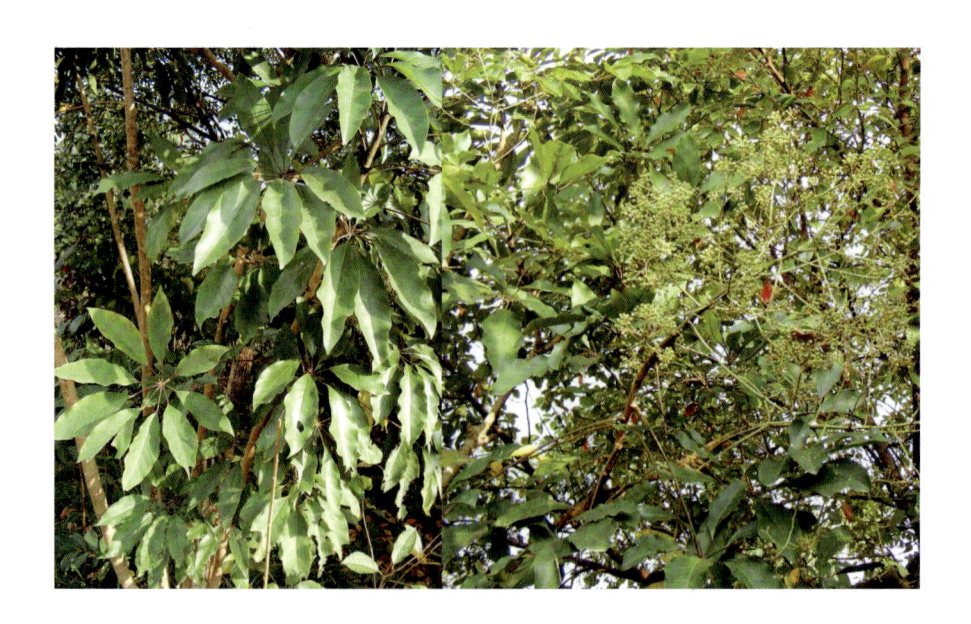

[1] Schmidt J, Nam V V, Lischewski M, et al. Phytochemistry, 1984, 23（9）：2081.

[2] Sung T V, Peter-Katalinic J, Adam G. Phytochemistry, 1991, 30（11）：3717.

[3] Maeda C, Ohtani K, Kasai R, et al. Phytochemistry, 1994, 37（4）：1131.

[4] Adam G, Lischewski M, Phiet H V. Phytochemistry, 1982, 21（6）：1385.

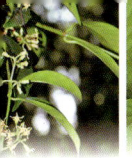

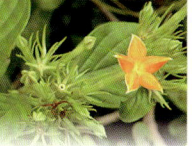

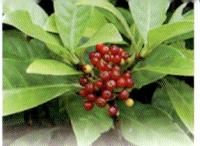

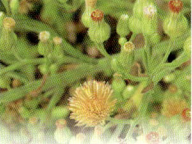

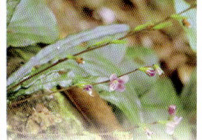

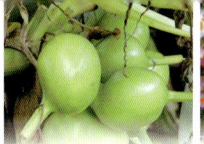

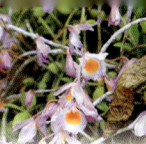

［5］Lischewski M, Ty P D, Schmidt J, et al. Phytochemistry, 1984, 23（8）: 1695.

［6］Wu C, Wang L, Yang X X, et al. Journal of Asian Natural Products Research, 2011, 13（5）: 434.

［7］Li Y, But P P, Ooi V E. Antiviral Research, 2005, 68: 1.

［8］庞素秋, 金孝勤, 孙爱静, 等. 药学实践杂志, 2016, 34（1）: 56.

［9］黄素华, 邱丰艳, 林标声. 食品研究与开发, 2013, 34（24）: 68.

［10］郑亚军, 陈良秋, 龙翊岚. 热带作物学报, 2009, 30（4）: 500.

鹅掌藤

苗 语 am sas gins [am⁴⁴ sa:³⁵ kin³⁵] 桉啥茋（贪只小）

【来源】五加科南鹅掌柴属植物，鹅掌藤 *Schefflera arboricola* (Hayata) Merr.

【形态特征】藤状灌木。小枝有不规则纵皱纹，无毛。掌状复叶，小叶 5~10 枚；叶柄纤细，无毛；托叶和叶柄基部合生成鞘状，宿存或与叶柄一起脱落；小叶革质，倒卵状长圆形或长圆形，先端常急尖或钝形，基部渐狭或钝形，上面深绿色，下面灰绿色，两面均无毛，全缘；中脉下面隆起，侧脉 4~6 对；小叶柄有狭沟，无毛。圆锥花序顶生，主轴和分枝幼时密被星状绒毛；伞形花序多个总状排列在分枝上，有花 3~10 朵；苞片阔卵形，外面密被星状绒毛，早落；总花梗和花梗被疏生星状绒毛；花白色；萼全缘，无毛；花瓣 5~6，有 3 脉，无毛。果实卵形，有 5 棱。

【分布】原产于热带和亚热带地区。在我国分布于台湾、广东、广西、海南。在海南，分布于三亚、乐东、东方、昌江、保亭、万宁、澄迈等。

【化学成分】

（1）三萜类化合物：羽扇豆醇、3-*epi*-betulinic acid、3-乙酰齐墩果酸、quinatic acid、mesembryanthemoidigenic acid[1]、齐墩果酸[1-2,4]、桦木酸[1,4]、schefflerins A~G、echinocystic acid[2]、3-O-[α-L-rhamnopyranosyl-(1→4)-β-D-glucuronopyranosyl]oleanolic acid、3-O-[α-L-rhamnopyranosyl-(1→4)-β-D-glucuronopyranosyl]echinocystic acid、3-O-[β-D-apiofuranosyl-(1→4)-β-D-glucuronopyranosyl]oleanolic acid 28-O-β-D-glucopyranosyl ester、3-O-α-L-ramnopyranosyl-(1→4)-[α-L-arabinopyranosyl-(1→2)]-β-D-glucuronopyranosyl oleanolic acid[3]、2α,3β-二羟基桦木酸甲酯[4]、acankoreagenin A[5] 等。

（2）苯丙素类化合物：反式阿魏酸、松柏醛、β-hydroxypropiovanillone、美花椒内酯、(3R,3'S,4R,4'S)-6,6'-dimethoxy-[3,3'-bichromane]-4,4'-diol、arborlignan A、arborlignan B、arborlignan C[5] 等。

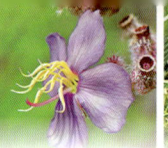

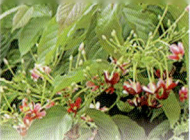

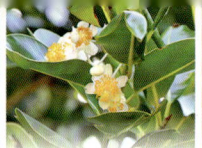

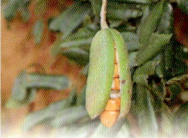

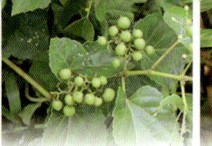

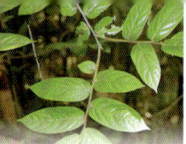

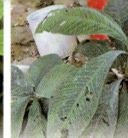

（3）酚性化合物：香草醛、香草酸、4-hydroxy-3,5-dimethoxybenzaldehyde、(E)-3,3′-dimethoxy-4,4′-dihydroxystilbene、4,8-dihydroxy-3-methylisochroman-1-one[5]等。

（4）甾体类化合物：豆甾醇、β-谷甾醇[5]等。

（5）其他类化合物：7-hydroxy-3-(1-hydroxyethyl)isobenzofuran-1-one、2,6-二甲氧基对苯醌、neoechinulin A、壬二酸[5]、falcarinol、heptadeca-1,9(Z)dien-4,6-diyn-3-ol、(E)-β-farnesene、phytol、poriferasterol[6]等。

【药理活性】抗炎镇痛活性[7]、降尿酸活性[8]、抗风湿性关节炎活性[9]、抗心脑血管疾病活性[10]等。

【苗族民间应用】茎叶入药，用于骨折。

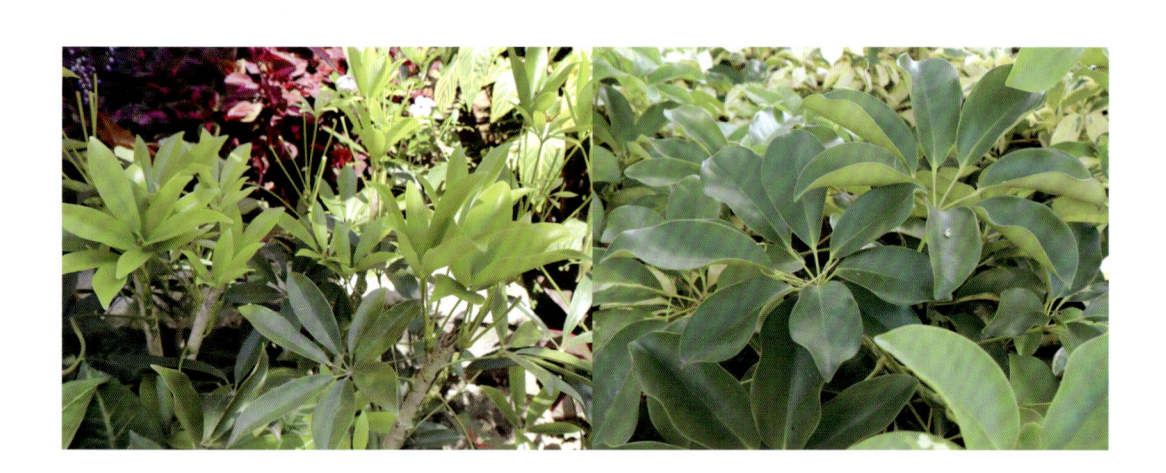

参考文献

[1] 郭夫江, 林绥, 李援朝. 中国药物化学杂志, 2005 (5): 294.

[2] Zhao Z M, Matsunami K, Otsuka H, et al. Chemical & Pharmaceutical Bulletin, 2010, 58 (10): 1343.

[3] Melek F R, Miyase T, Khalik S, et al. Phytochemistry, 2003, 63 (4): 401.

[4] 董泽科. 华侨大学硕士学位论文, 2013.

[5] 张家益. 华侨大学硕士学位论文, 2019.

[6] Hansen L, Boll P M. Phytochemistry, 1986, 25 (2): 529.

[7] 林军, 何萍, 韦锦斌, 等. 广西医科大学学报, 2003, 20 (6): 901.

[8] 朱玲玲, 陈宝军. 新中医, 2018, 50 (5): 41.

[9] 秦思. 华侨大学硕士学位论文, 2016.

[10] 张梦麒, 郭琰, 龚吕东, 等. 中药药理与临床, 2019, 35 (3): 87.

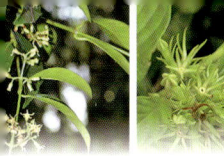

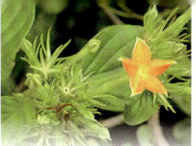

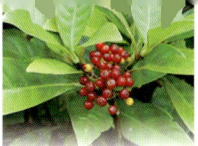

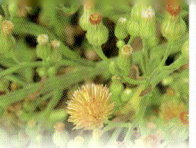

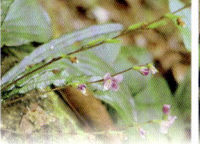

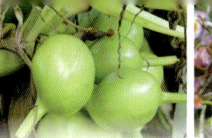

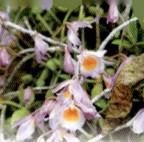

刺芹

【苗语】nguaz dei [ŋwa^{33} tei^{44}] 蔴嘚（草味）

【来源】伞形科刺芹属植物，刺芹 *Eryngium foetidum* L.

【形态特征】多年生草本。茎绿色直立，无毛，有数条槽纹，上部有3~5歧聚伞式的分枝。基生叶披针形或倒披针形，革质，顶端钝，基部渐窄有膜质叶鞘，边缘有骨质尖锐锯齿，表面深绿色，背面淡绿色，两面无毛；叶柄短，基部有鞘；茎生叶着生在每一叉状分枝的基部，对生，无柄，边缘有深锯齿，齿尖刺状，顶端不分裂或3~5深裂。头状花序生于茎的分叉处及上部枝条的短枝上；无花序梗；总苞片4~7枚，叶状，披针形，边缘有1~3刺状锯齿；小总苞片阔线形至披针形，边缘透明膜质；萼齿卵状披针形至卵状三角形，顶端尖锐；花瓣倒披针形至倒卵形，顶端内折，白色、淡黄色或草绿色。果卵圆形或球形，表面有瘤状凸起。

【分布】在中美洲、南美洲、亚洲和非洲热带地区有分布。在我国，分布于广东、广西、贵州、云南、海南。在海南，分布于三亚、白沙、五指山、保亭、万宁、澄迈等。

【化学成分】

（1）甾体类化合物：α-cholesterol、菜油甾醇、豆甾醇、clerosterol、β-谷甾醇、Δ_5-avenasterol、$\Delta_5$24-stigmastadienol、Δ_7-avenasterol[1]等。

（2）三萜类化合物：*O*-(3)-[β-D-glucopyranosyl-(1→2 rham)-β-D-fucopyranosyl-(1→3 rham)-α-L-rhamnopyranosyl-(1→4 glu)-β-D-glucopyranosyl]-olean-12-en-23,28-diol[2]等。

（3）其他类化合物：lasidiol *p*-methoxybenzoate、4-hydroxy-1,1,5-trimethyl-2-formylcyclohexadien-(2,5)-[α-acetoxymethyl-*cis*-crotonate][3]等。

【药理活性】抗炎活性[1, 6]、抗利什曼原虫活性[3]、抗氧化活性[4]、抗菌活性[5]、镇痛活性[6]等。

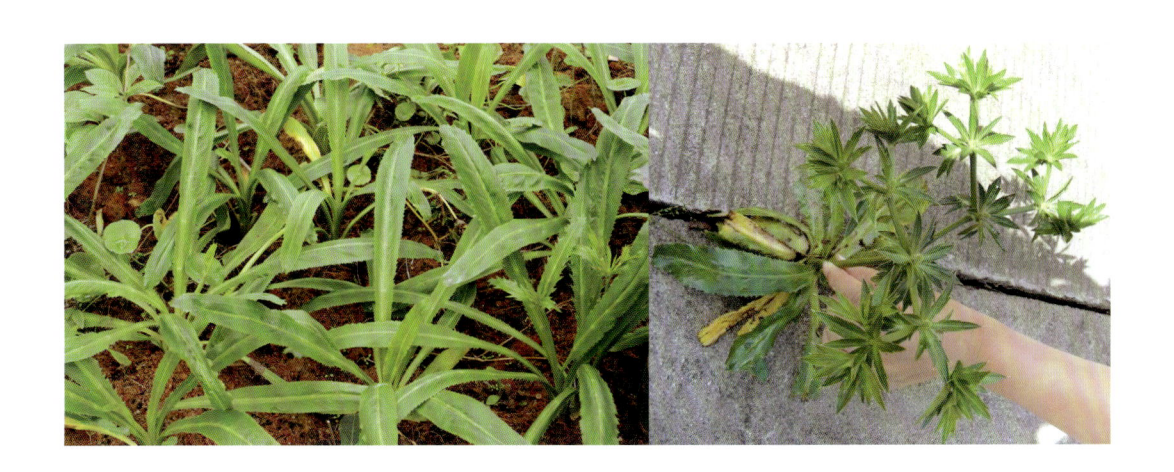

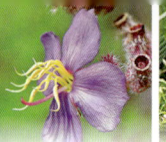

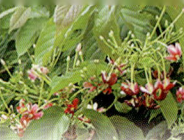

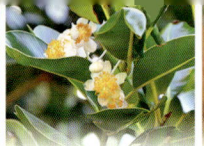

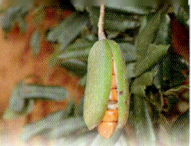

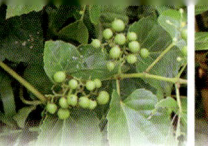

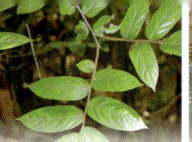

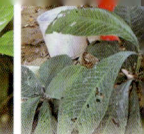

【苗族民间应用】全草入药，捣烂外敷于手腕可驱寒气。

参考文献

[1] Garcia M D, Saenz M T, Gomez M A, et al. Phytotherapy Research, 1999, 13（1）：78.

[2] Anam E M. Indian Journal of Chemistry, 2002, 41B：1500.

[3] Rojas–Silva P, Graziose R, Vesely B, et al. Pharmaceutical Biology, 2014, 52（3）：398.

[4] 刘芯宇，周昱彤，赵婷，等. 河北农业科学，2020，24（1）：97.

[5] 叶碧波，陈再智，陈小娟，等. 中国中医药科技，2000，7（4）：224.

[6] Saenz M T, Fernandez M A, Garcia M D. Phytotherapy Research, 1997, 11（5）：380.

积雪草

苗语 qiais daaps ranz [gjai³⁵ ta:p³⁵ zan³³] 苒打冉（菜涩中）

【来源】伞形科积雪草属植物，积雪草 *Centella asiatica* (L.) Urban

【形态特征】多年生草本。茎细长，匍匐，节上生根。叶片膜质至草质，圆形、肾形或马蹄形，边缘有钝锯齿，基部阔心形，两面无毛或在背面脉上疏生柔毛；掌状脉5~7条；叶具长柄，无毛或上部有柔毛；叶鞘透明，膜质。伞形花序头状，2~4个生于叶腋，每花序上有花3~6朵；花序梗有或无毛；苞片通常2枚，卵形，膜质；花无柄或具短柄；花瓣卵形，紫红色或乳白色，膜质。果实圆球形，两侧扁压，基部心形至平截形，每侧有纵棱数条。

【分布】在印度、斯里兰卡、马来西亚、印度尼西亚、日本，大洋洲、非洲部分国家有分布。在我国，分布于陕西、江苏、安徽、浙江、江西、湖南、湖北、福建、台湾、广东、广西、四川、云南、海南。在海南，分布于三亚、乐东、昌江、白沙、陵水、万宁、儋州、澄迈、文昌等。

【化学成分】

（1）三萜类化合物：积雪草苷、积雪草酸[1]、terminolic acid、积雪草苷A、羟基积雪草酸[2]、3-*O*-[α-L-arabinopyranosyl]-2α,3β,6β,23α-tetrahydroxyurs-12-en-28-oic acid、6β-hydroxyasiatic acid[3]、centellasaponins B~D[4]、积雪草苷C~F[5]、2α,3β,23-三羟基齐墩果-12-烯-28-酸-28-*O*-β-D-吡喃葡萄糖基-(1→6)-β-D-吡喃葡萄糖酯[6]等。

（2）多烯炔类化合物：11-oxoheneicosanyl-cyclohexane、dotriacont-8-en-1-oic acid[7]、5-[(*E*)-9-hydroxy-1-(hydroxyhexyl)2-methoxyundeca-3,10-diene-5,7-diynyloxy]pentanoate[8]、3-isooctadecanyl-4-hydroxy-α-pyrone[9]等。

（3）黄酮类化合物：山柰酚、万寿菊素、槲皮素[2]等。

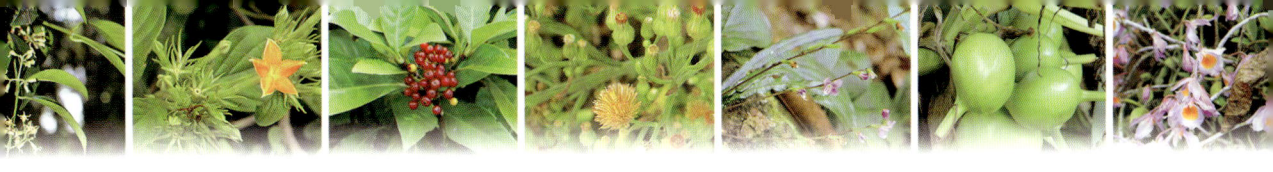

（4）其他类化合物：β-谷甾醇、胡萝卜苷、香草酸[1]、正二十七烷、2,4,6-三叔丁基苯、月桂酸、对羟基苯甲酸、豆甾醇-3-O-β-D-葡萄糖[2]等。

【**药理活性**】抗氧化活性[10]、促进组织愈合和改善微循环活性[11]、神经保护活性[12]、抗焦虑活性[13]、抗炎活性[14]、抗糖尿病活性[15]、抗缺血再灌注损伤保护活性[16]等。

【**苗族民间应用**】全草入药，与车前草、蜂巢草、白茅根配伍用于喉咙痛，扁桃体发炎。

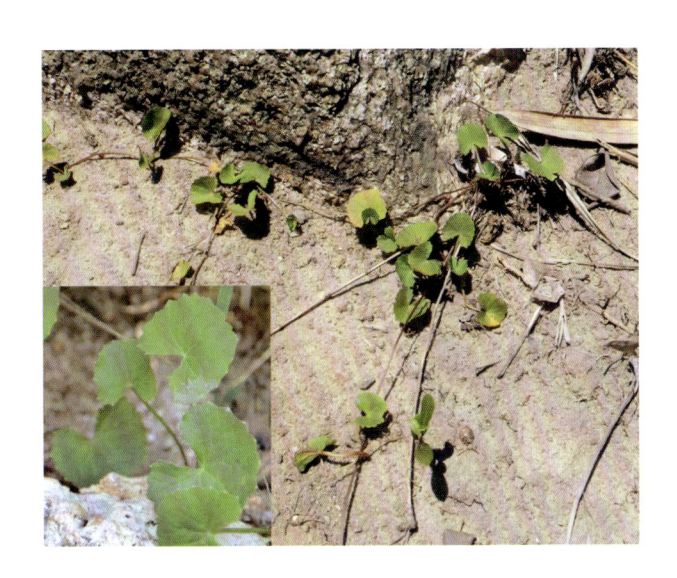

参考文献

［1］何明芳，孟正木，沃联群. 中国药科大学学报，2000, 31（2）：13.

［2］李亚楠，李志辉，霍丽妮，等. 广西中医药，2015, 38（2）：78.

［3］Shukla Y N, Srivastava R, Tripathi A K, et al. Pharmaceutical Biology, 2000, 38（4）：262.

［4］Matsuda H, Morikawa T, Ueda H, et al. Chemical & Pharmaceutical Bulletin, 2001, 49（10）：1368.

［5］Jiang Z Y, Zhang X M, Zhou J, et al. Helvetica Chimica Acta, 2005, 88（2）：297.

［6］张蕾磊，王海生，姚庆强，等. 中草药，2005, 36（12）：1761.

［7］Srivastava R, Shukla Y N. Indian Drugs, 1996, 33（5）：233.

［8］Govindan G, Sambandan T G, Govindan M, et al. Planta Medica, 2007, 73（6）：597.

［9］Srivastava R, Shukla Y N. Indian Journal of Chemistry, 1997, 36B（10）：963.

［10］Hisam E E A, Rofiee M S, Khalid A M, et al. Turkish Journal of Biology, 2018, 42（1）：33.

［11］Paocharoen V. Journal of the Medical Association of Thailand, 2010, 93（7）：166.

［12］Ar Rochmah M, Harini I M, Septyaningtrias D E, et al. BioMed Research International, 2019, 3（6）：264.

［13］Jana U, Sur T K, Maity L N, et al. Nepal Medical College Journal, 2010, 12（1）：8.

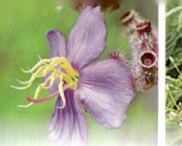

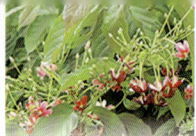

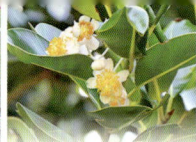

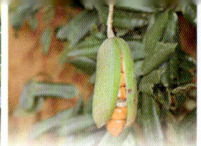

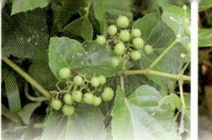

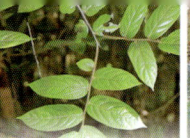

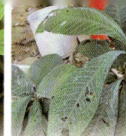

[14] 令狐浪，贾有敬，陈静，等. 遵义医学院学报，2018，41（2）：160.

[15] Oyenihi A B, Langa S O P, Mukaratirwa S, et al. Biomedicine & Pharmacotherapy，2019，4（112）：108.

[16] 王帝. 河南中医药大学硕士学位论文，2018.

毛柿

苗语 qiang gias qiang / qiang gias gins [gjaŋ^{44} kja:^{35} gjaŋ^{44} / gjaŋ^{44} kja:^{35} kin^{35}] 秧夹秧 / 秧夹苂（树黑树 / 树黑小）

【来源】柿树科柿属植物，毛柿 *Diospyros strigosa* Hemsl.

【形态特征】灌木或小乔木。树皮黑褐色，密布小皮孔；幼枝、嫩叶、成长叶的下面和叶柄、花、果等都被有明显的锈色粗伏毛；枝黑灰褐色或深褐色，有不规则的浅缝裂。叶革质或厚革质，长圆形、长椭圆形、长圆状披针形，先端急尖或渐尖，基部稍呈心形；侧脉每边7~10条。花腋生，单生，花有小苞片6~8枚；苞片覆瓦状排列，先端近圆形；萼4深裂，裂片披针形，宿存；花冠高脚碟状，裂片4，披针形；雄花：雄蕊12枚，每2枚连生；退化雄蕊丝状；雌花：花柱2，短，无退化雄蕊。果卵形，鲜时绿色，熟时黑色，顶端有小尖头，有种子1~4粒。种子卵形或近三棱形，干时黑色或黑褐色。

【分布】在我国，分布于广东、海南。在海南，分布于三亚、乐东、东方、昌江、保亭、陵水、儋州、澄迈、海口等。

【苗族民间应用】茎叶入药，煮水洗用于治疗风寒。

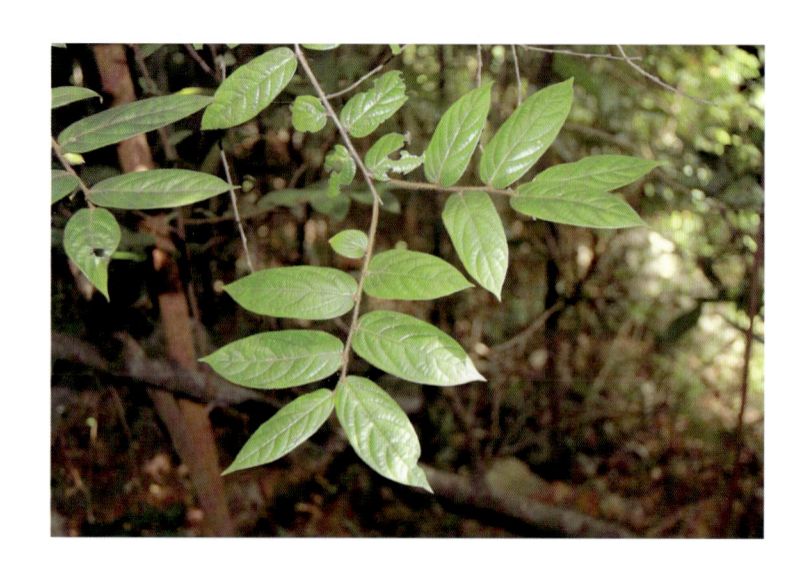

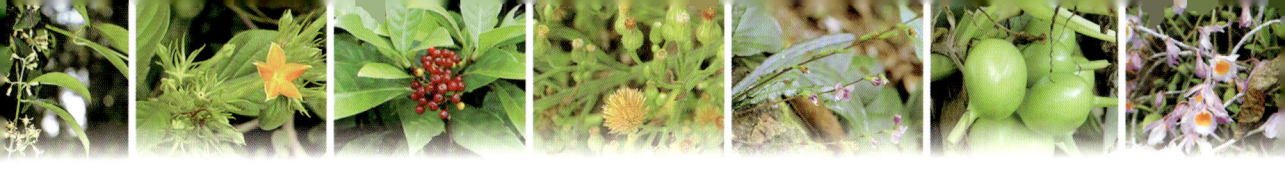

鲫鱼胆

苗语 qiamz qiav [gjam³³ gja:⁵³] 江架（淋吐）

【来源】 紫金牛科杜茎山属植物，鲫鱼胆 *Maesa perlarius* (Lour.) Merr.

【形态特征】 小灌木。分枝多，小枝被长硬毛或短柔毛，有时无毛；花序、苞片和小苞片均被长硬毛和短柔毛。叶片纸质或近硬纸质，广椭圆状卵形至椭圆形，顶端急尖或突然渐尖，基部楔形，边缘下部常全缘，中上部具粗锯齿，幼时两面被密长硬毛，后叶面除脉外近无毛，背面被长硬毛；中脉隆起，侧脉7~9对，尾端直达齿尖；叶柄被长硬毛或短柔毛。总状花序或圆锥花序，腋生；苞片小，披针形或钻形；小苞片披针形或近卵形；萼片广卵形，具腺条纹，被长硬毛，以后无毛，宿存；花冠白色，钟形，无毛，具腺条纹；裂片广卵形，边缘具不整齐波状齿。果球形，无毛，具腺条纹，花柱宿存。

【分布】 在越南、泰国有分布。在我国，分布于四川、贵州、台湾、福建、广东、海南。在海南，分布于三亚、乐东、东方、昌江、保亭、陵水、万宁、琼中等。

【化学成分】

三萜类化合物：鲫鱼胆皂苷元A、鲫鱼胆皂苷[1]。

【苗族民间应用】 枝叶入药，捣烂外敷用于跌打伤、刀伤。

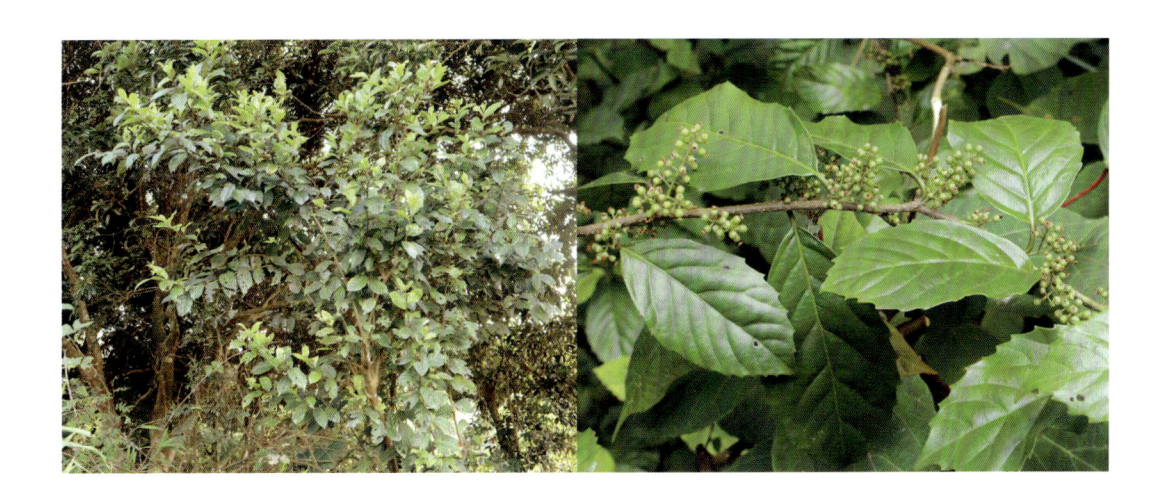

参考文献

[1] 倪莉云，杨世林. 药学学报，2000，35（2）：115.

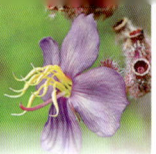

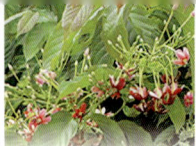

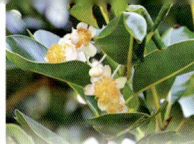

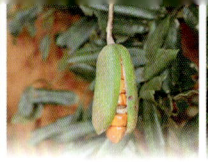

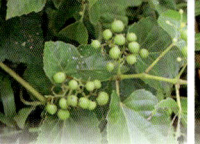

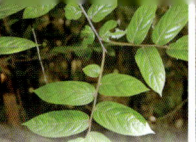

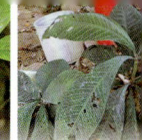

顶花杜茎山

苗语 qiap qiav nguav [gjap⁴⁴ gja:⁵³ ŋwa:⁵³] 价架蔴（竖吐草）

【来源】紫金牛科杜茎山属植物，顶花杜茎山 *Maesa balansae* Mez

【形态特征】灌木。多分枝；小枝红褐色，具细条纹，无毛，常具皮孔。叶片坚纸质，广椭圆形或椭圆状卵形，顶端急尖、短渐尖或钝，基部宽楔形或钝，近全缘或具疏细齿或短锐齿，齿尖常具腺点，两面无毛；中、侧脉在背面明显，侧脉6~8对，尾端达齿尖；叶柄无毛。圆锥花序，腋生和顶生，分枝多；苞片披针形或钻形，全缘；小苞片卵形，具疏缘毛；萼片宽卵形，顶端钝或急尖，具缘毛，有腺条纹3~4条；花冠白色，钟形，具腺条纹，裂片宽卵形，顶端近圆形，边缘啮蚀状。浆果球形，具纵行肋纹，宿存萼包果顶端，花柱宿存。

【分布】在越南有分布。在我国，分布于华南地区。在海南，分布于三亚、乐东、东方、昌江、白沙、陵水等。

【化学成分】

三萜类化合物：maesabalides I~VI [1] 等。

【药理活性】抗利什曼原虫活性 [1-3] 等。

【苗族民间应用】叶子入药，外用于骨折。

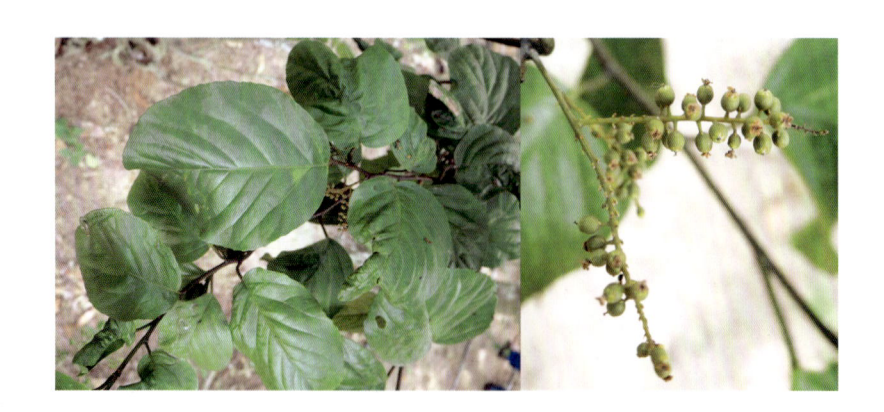

参考文献

[1] Germonprez N, Van Puyvelde L, Maes L, et al. Tetrahedron, 2004, 60（1）：219.

[2] Maes L, Berghe D V, Germonprez N, et al. Antimicrobial Agents and Chemotherapy, 2004, 48（1）：130.

[3] Germonprez N, Maes L, Van Puyvelde L, et al. Journal of Medicinal Chemistry, 2005, 48（1）：32.

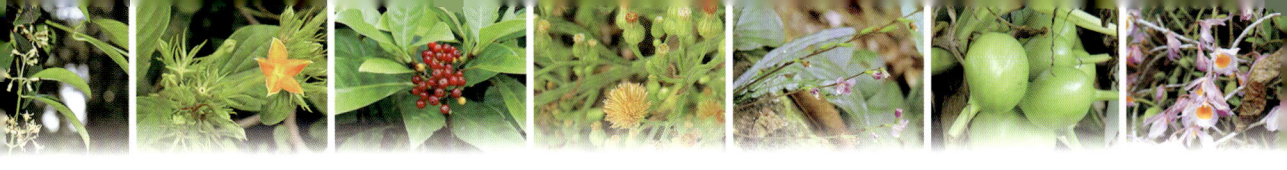

矮紫金牛

苗语 qiang giaic gias [gjaŋ^{44} kjai^{42} kja:^{35}] 秧钾夹（树瘦黑）

【来源】紫金牛科紫金牛属植物，矮紫金牛 *Ardisia humilis* Vahl

【形态特征】灌木。茎无毛，有皱纹，除花枝外不分枝。叶片革质，常倒卵形或椭圆状倒卵形，顶端宽急尖至钝，基部楔形，微下延，全缘，两面无毛，背面密布小窝点，中脉背面隆起，侧脉常12对；叶柄粗壮。由多数亚伞形花序或伞房花序组成的金字塔形圆锥花序，着生于侧生花枝顶端；花枝仅中部以上具少数叶；花长5~6毫米；花萼基部连合，无毛，萼片广卵形，顶端急尖，基部近耳形，互相重叠，全缘；花瓣粉红色或红紫色，广卵形或卵形，顶端急尖。浆果球形，暗红色至紫黑色，具腺点。

【分布】在越南、菲律宾有分布。在我国，分布于广东、海南。在海南，分布于三亚、昌江、五指山、保亭、陵水、万宁、海口等。

【药理活性】抗血栓活性、抗氧化活性[1]等。

【苗族民间应用】叶入药，外用于骨折。

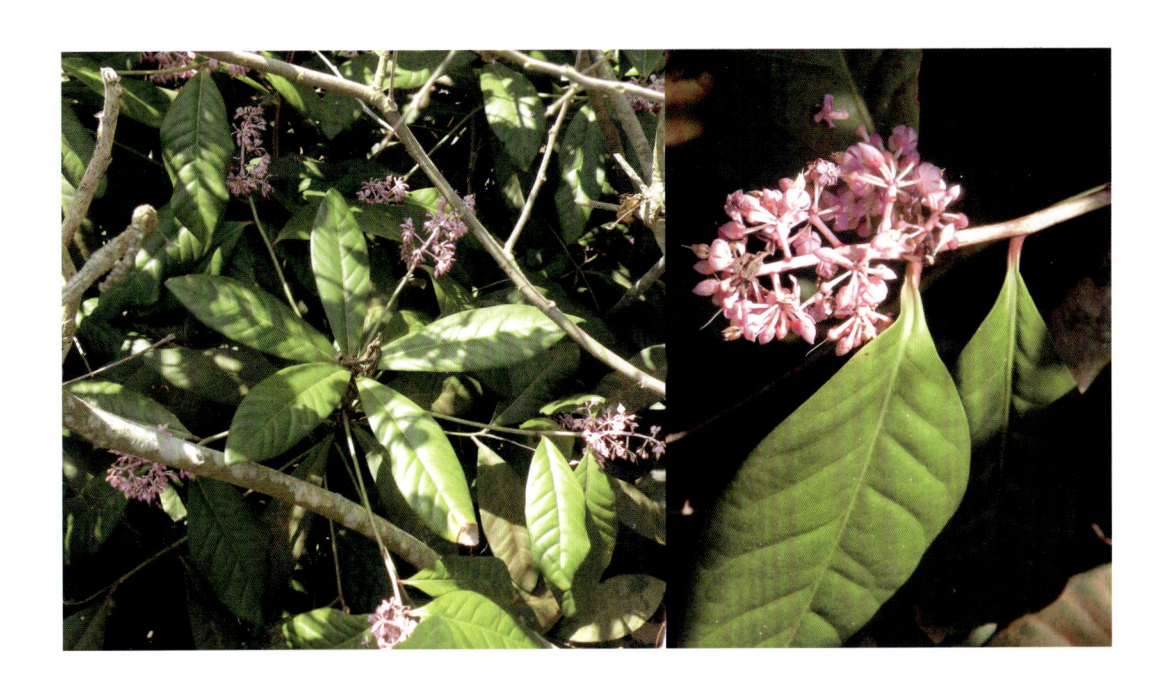

参考文献

[1] Amina K，Mahmudur R，Sumaiya K，et al. International Journal of Research in Ayurveda & Pharmacy，2013，4（1）：38.

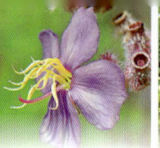

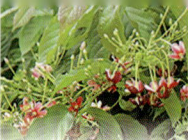

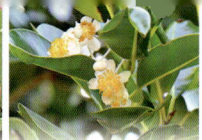

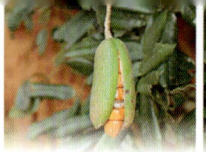

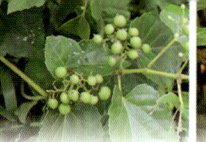

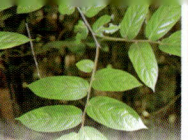

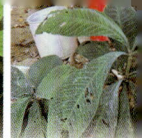

走马胎

苗语 dhang porngj nguav [ʔdaŋ⁴⁴ pʰɔŋ⁵¹ ŋwa:⁵³] 当捧蕨（笪捧草）

【来源】紫金牛科紫金牛属植物，走马胎 *Ardisia gigantifolia* Stapf

【形态特征】灌木。匍匐茎、直立茎，通常无分枝，幼嫩部分被柔毛，后无毛。叶通常簇生于茎顶端，膜质，椭圆形至倒卵状披针形，顶端钝急尖或近渐尖，基部楔形，下延至叶柄成狭翅，边缘具密齿，叶两面无毛或仅背面叶脉上被柔毛，具疏腺点，近边缘较多；侧脉 15~20 对或更多；叶柄具狭翅。由多个亚伞形花序组成的大型金字塔状或总状圆锥花序，无毛或被柔毛，每个亚伞形花序具花 9~15 朵；花萼基部连合，萼片狭卵形或披针形，顶端急尖，被柔毛，具腺点；花瓣白色或粉红色，卵形，具疏腺点。果球形，红色，具纵肋。

【分布】越南有分布。在我国，分布于云南、广西、广东、江西、福建、海南。在海南，分布于乐东、白沙、保亭等。

【化学成分】

（1）三萜类化合物：ardisiacrispin A、lysikoianoside、3β-*O*-{α-L-吡喃鼠李糖基-(1→3)-[β-D-吡喃木糖基-(1→2)]-β-D-吡喃半乳糖基-(1→4)-[β-D-吡喃葡萄糖基(1→2)]-α-L-吡喃阿拉伯糖基}-16α-羟基-13,28-环氧-齐墩果烷、3β-*O*-{α-L-吡喃鼠李糖基-(1→3)-[β-D-吡喃木糖基-(1→2)]-β-D-吡喃半乳糖基-(1→4)-[β-D-吡喃葡萄糖基-(1→2)]-α-L-吡喃阿拉伯糖基}-西克拉敏 A[1]、3β-*O*-{α-L-吡喃鼠李糖基-(1→3)-[β-D-吡喃木糖基-(1→2)]-β-D-吡喃半乳糖基-(1→4)-[β-D-吡喃葡萄糖基-(1→2)]-α-L-吡喃阿拉伯糖基}-16α-羟基-13,28-环氧齐墩果烷、3β-*O*-{α-L-吡喃鼠李糖基-(1→3)-[β-D-吡喃葡萄糖基-(1→3)-β-D-吡喃木糖基-(1→2)]-β-D-吡喃半乳糖基-(1→4)-[β-D-吡喃葡萄糖基-(1→2)]-α-L-吡喃阿拉伯糖基}-16α-羟基-13,28-环氧齐墩果烷[2] 等。

（2）香豆素类化合物：(2*R*,3*S*,4*S*,4a*R*,10b*S*)-(−)-岩白菜素[1-2]、(−)-10b-羟基岩白菜素、(2*R*,3*S*,4*S*,4a*R*,10b*S*)-(+)-8-*O*-(3′,5′)-二甲基没食子酰基岩白菜素[2]、11-*O*-galloylbergenin、11-*O*-syringylbergenin、4-*O*-galloylbergenin、11-*O*-香草酰岩白菜素[3] 等。

（3）甾体类化合物：豆甾醇[1]、β-谷甾醇[1-2]、豆甾醇-3-*O*-β-D-吡喃葡萄糖苷[3] 等。

（4）酚性化合物：没食子酸、(+)-5-(1′,2′-二羟基戊基)-苯-1,3-二醇、(−)-5-(1′,2′-二羟基戊基)-苯-1,3-二醇、(−)-4′-羟基-3′,5′-二甲氧基苯基-β-D-[6-*O*-(4″-羟基-3″,5″-二甲氧基苯甲酰基)]-葡萄糖苷、(−)-4′-羟基-3′-甲氧基苯基-β-D-[6-*O*-(4″-羟基-3″,5″-二甲氧基苯甲酰基)]-葡萄糖苷[2]、2-methyl-5-(8Z-heptadecenyl)resorcinol[4] 等。

（5）黄酮类化合物：(−)-表儿茶素[2]、表儿茶素-3-没食子酸酯[3] 等。

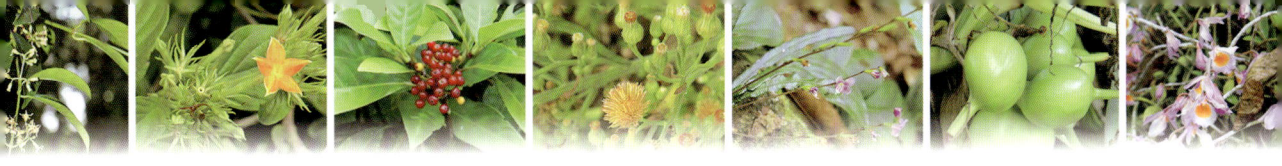

（6）醌类化合物：belamcandaquinones F~I [4]等。

【药理活性】抗肿瘤活性[1-2, 4]、抗氧化活性、抗炎活性[2]、抗血栓活性[5]等。

【苗族民间应用】根、叶入药，叶用于跌打损伤、舒筋活络；根用于喉咙干痒，食欲不振。

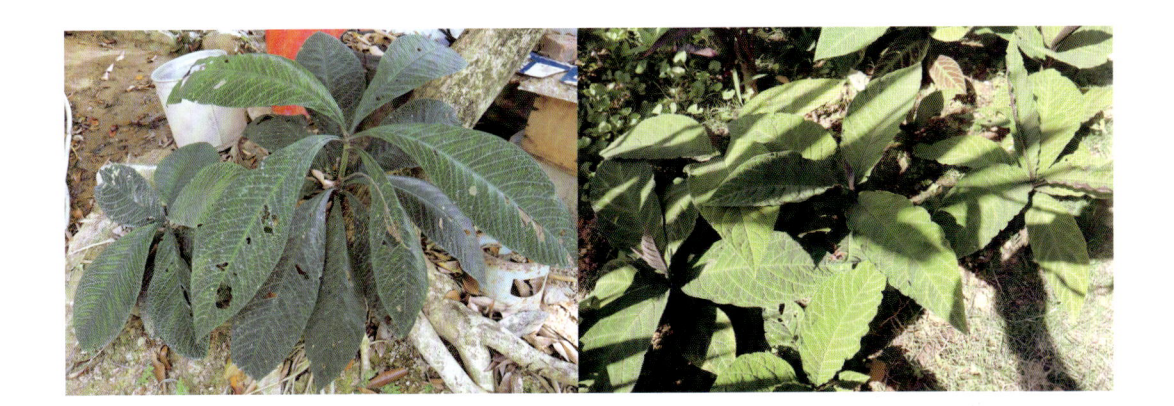

参考文献

［1］张晓明．沈阳药科大学硕士学位论文，2004．

［2］杨竹．沈阳药科大学硕士学位论文，2007．

［3］封聚强，黄志雄，穆丽华，等．中国中药杂志，2011，36（24）：3463．

［4］Liu H，Zhao F，Yang R，et al. Phytochemistry，2009，70（6）：773．

［5］沈诗军，周定刚，黎德兵．时珍国医国药，2008，19（9）：2224．

铜盆花

【苗语】angz daan loq qiang [aŋ³³ ta:n⁴⁴ lo:¹¹ giaŋ⁴⁴] 昂丹芦秧（雨伞大树）

【来源】紫金牛科紫金牛属植物，铜盆花 *Ardisia obtusa* Mez

【形态特征】灌木。小枝无毛，常有棱。叶片硬纸质或略厚，倒披针形或倒卵形，顶端广急尖、钝或圆形，基部楔形，全缘，两面常无毛；中脉于背部隆起，侧脉8~15对。圆锥花序由复伞房花序或亚伞形花序组成，顶生，花序中常有退化的叶或叶状苞片，无毛；花萼基部连合，萼片三角状卵形至长圆状卵形，顶端急尖；花瓣淡紫色或粉红色，卵形，顶端急尖。果球形，熟后黑色，具不明显的纵肋。

【分布】在我国，分布于广东、海南。在海南，分布于三亚、乐东、五指山、保亭、万宁、琼中、海口等。

【苗族民间应用】根、叶入药，用于腹痛。

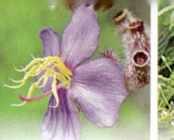

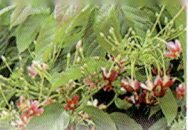

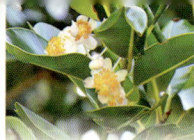

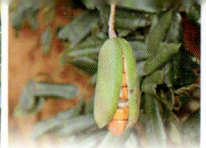

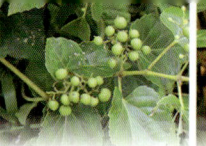

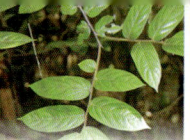

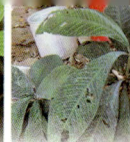

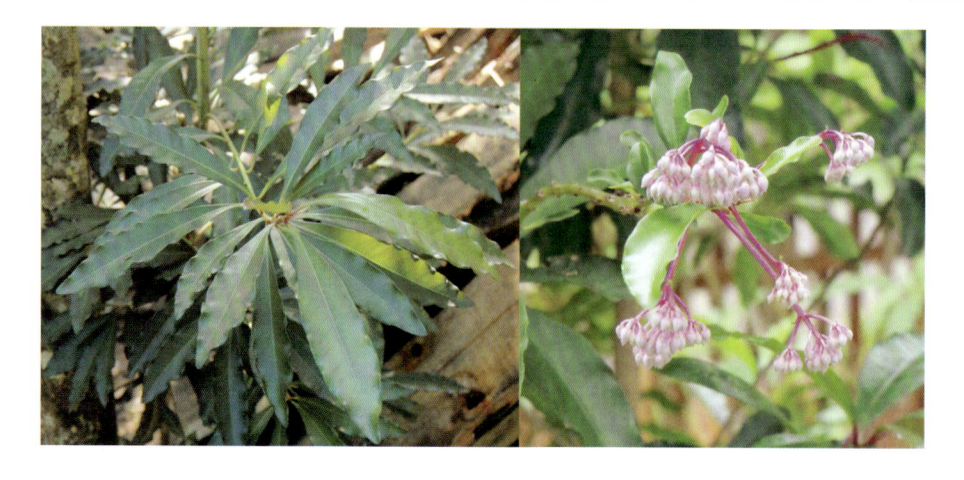

罗伞树

苗语 angz daan gins qiang [aŋ³³ ta:n⁴⁴ kin³⁵ giaŋ⁴⁴] 昂丹茛秧（雨伞小树）

【来源】紫金牛科紫金牛属植物，罗伞树 *Ardisia quinquegona* Blume

【形态特征】灌木或小乔木。小枝细，无毛，有纵纹，嫩时被锈色鳞片。叶片坚纸质，长圆状披针形、椭圆状披针形至倒披针形，顶端渐尖，基部楔形，全缘，两面无毛，背面多少被鳞片；中脉明显，侧脉极多，不明显，连成近边缘的边缘脉；叶柄，幼时被鳞片。聚伞花序或亚伞形花序，通常腋生，具花枝，多少被鳞片；花梗多少被鳞片；花萼仅基部连合，萼片三角状卵形，顶端急尖，具疏微缘毛及腺点，无毛；花瓣白色，广椭圆状卵形，顶端急尖或钝，具腺点，外面无毛。果扁球形，具钝 5 棱，无腺点。

【分布】在缅甸、泰国、新加坡、马来西亚及日本等有分布。在我国，分布于云南、广西、广东、海南、福建、台湾等。在海南，分布于三亚、乐东、东方、昌江、白沙、五指山、保亭、陵水、琼中、定安等。

【化学成分】

（1）醌类化合物：ardisiaquinones A~B、ardisiaquinones E~H [1] 等。

（2）三萜类化合物：7α-hydroxytaraxerol、3β-hydroxyurs-12-one、3β-hydroxyoleanan-12-one、3β-hydroxyursan-12-one [2] 等。

（3）生物碱类化合物：ardisiaquinones C~D、*N*-(4-hydroxyphenethyl) acetamide [1] 等。

（4）其他类化合物：对羟基苯乙醇、13-phenyltridecanoic acid、15-phenylpentadecanoic acid [1]、ardisiatetrons A~B [2] 等。

【药理活性】抗利什曼原虫活性 [1-2]、抗肿瘤活性 [2] 等。

【苗族民间应用】叶入药，用于头部受伤。

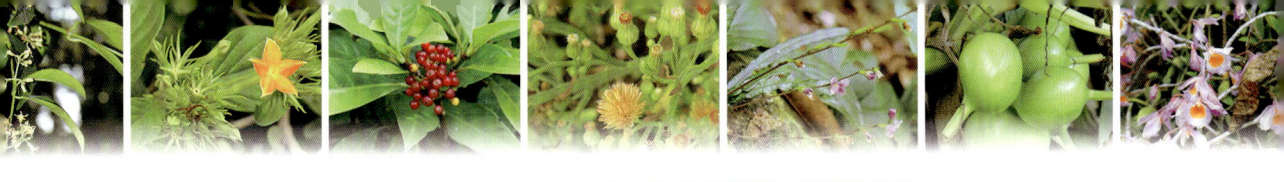

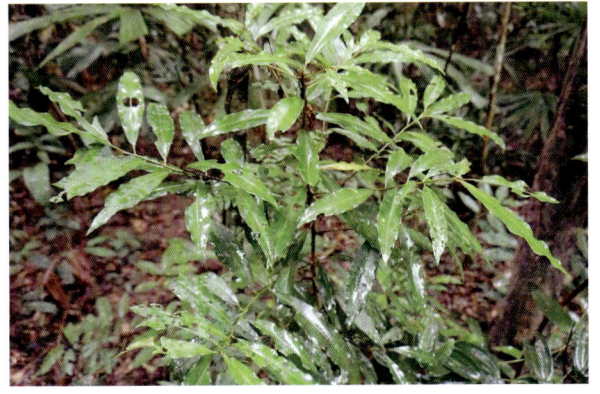

参考文献

[1] Asaumi S, Kawakami S, Sugimoto S, et al. Chemical & Pharmaceutical Bulletin, 2018, 66（7）: 757.

[2] Kawakami S, Ishinaka M, Asaumi S, et al. Journal of Natural Medicines, 2021, 75（3）: 643.

纽子果

苗 语 loz mbuy nomz [lo:^{33} bu:i^{44} no:m^{33}] 芦呸秾（大布叶）

【来源】紫金牛科紫金牛属植物，纽子果 *Ardisia virens* Kurz

【形态特征】灌木。茎除侧生花枝外，无分枝，无毛；花枝无毛。叶片坚纸质或厚纸质，椭圆状或长圆状披针形，或狭倒卵形，顶端常渐尖，基部楔形，边缘具波状或细齿，齿间具腺点，两面无毛，背面通常具密腺点；中脉背面凸起，侧脉15~30对，连成紧靠边缘的边缘脉。复伞房花序或伞形花序，着生于花枝顶端；花萼仅基部连合，萼片长圆状卵形至几圆形，顶端钝或圆形，具密腺点，外面无毛；花瓣初时白色或淡黄色，以后变粉红色，卵形至广卵形，顶端急尖，具腺点，两面常无毛。果球形，熟后红色，具密腺点。

【分布】在泰国、越南、缅甸、印度、印度尼西亚有分布。在我国，分布于云南、广东、广西、海南、台湾。在海南，分布于白沙、五指山、陵水等。

【化学成分】

（1）醌类化合物：(2′*R*)-6-(2′-acetoxypentadecyl)-5-hydroxy-2-methoxy-1,4-benzoquinone、(2′*R*)-6-(2′-acetoxytridecyl)-5-hydroxy-2-methoxy-1,4-benzoquinone、cornudentanone、ardisianone[1]、ardisiaquinones L~P、ardisiaquinone K[2]等。

（2）酚性化合物：(2′*R*)-6-(2′-acetoxytridecyl)-2-methoxy-1,4-dihydroxybenzene、(2′*R*)-

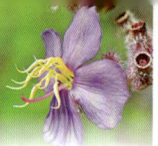

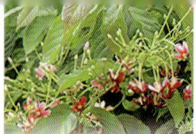

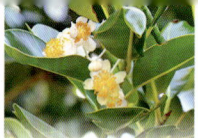

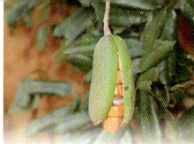

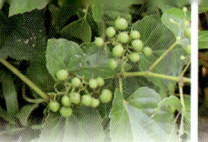

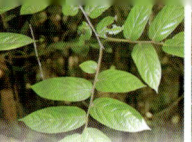

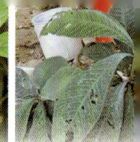

6-(2'-acetoxytridecyl)-5-formyl-2-methoxy-1,4-dihydroxybenzene、1-(3,5-dihydroxyphenyl) nonan-1-one、1-(3-hydroxy-5-methoxyphenyl) pentan-1-one、1-(3,5-dihydroxyphenyl) heptan-1-one、1-(3,5-dihydroxyphenyl) pentadecan-1-one[1]等。

【药理活性】抗肿瘤活性[1]、抗菌活性[2]等。

【苗族民间应用】枝叶入药，作为凉药用于治疗小孩睾丸炎；与其他药材配伍用于产后伤风。

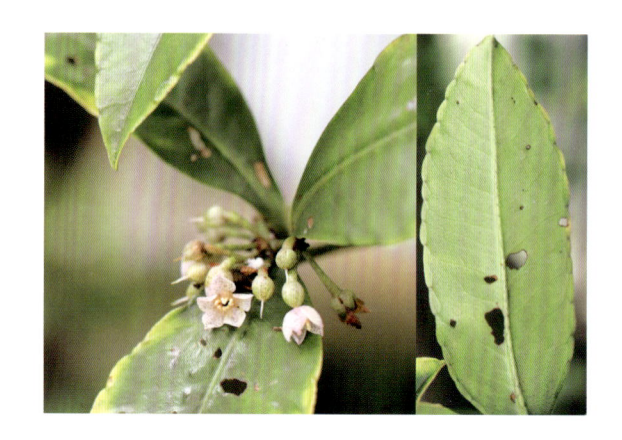

参考文献

[1] Chang H S, Lin Y J, Lee S J, et al. Phytochemistry，2009，70（17–18）：2064.

[2] Ndontsa B L, Tala M F, Talontsi F M, et al. Phytochemistry Letters，2012，5（3）：463.

白花酸藤果

【苗语】gaams duyq bec / ang cayj duyq [kaːm³⁵ tuːi¹¹ ʔbeː⁴² / aŋ⁴⁴ tsʰaːi⁵¹ tuːi¹¹] 甘堆呗/昂菜堆（甘酸白/仍菜酸）

【来源】紫金牛科酸藤子属植物，白花酸藤果 *Embelia ribes* Burm. f.

【形态特征】攀援灌木。枝条无毛，老枝有明显的皮孔。叶片坚纸质，倒卵状椭圆形或长圆状椭圆形，顶端钝，渐尖，基部楔形或圆形，全缘，两面无毛，背面有时被薄粉；中脉隆起，侧脉不明显；叶柄两侧具狭翅。圆锥花序，顶生；花梗较短；小苞片钻形或三角形，外面被疏微柔毛；花5数，偶有4数；花萼基部连合，萼片三角形，顶端急尖或钝，外面被柔毛，有时被乳头状突起；花瓣淡绿色或白色，椭圆形或长圆形，外面被疏微柔毛。果球形或卵形，熟后红色或深紫色，无毛。

【分布】在印度、印度尼西亚有分布。在我国，分布于贵州、云南、福建、广西、广东、海南。在海南，分布于白沙、保亭、临高、定安等。

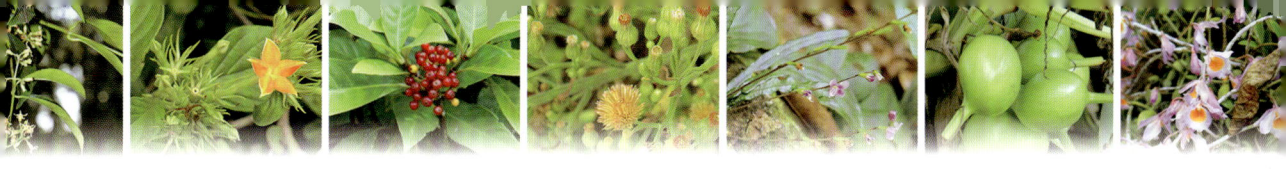

【化学成分】

（1）醌类化合物：信筒子醌、2,5-二羟基-3-十三烷基-1,4-苯醌[1]、embelin[2-3]、embelinol、embeliaribyl ester、embeliol[3]等。

（2）黄酮类化合物：儿茶素、芦丁、异槲皮素[1]、山奈酚、槲皮素、阿福豆苷、槲皮苷、(2R,3R)-二氢槲皮素、(−)-表儿茶素[4]等。

（3）三萜类化合物：蒲公英赛醇、乙酸羽扇醇酯、熊果酸[4]等。

（4）生物碱类化合物：embelamide、1-(2′-deoxy-α-d-ribopyranosyl)-β-carboline、(2′R)-N-{(1S,2S,3E,7E)-1-[(β-D-glucopyranosyloxy)methyl]-2-hydroxyheptadeca-3,7-dien-1-yl}-2-hydroxyhexadecanamide[4]等。

（5）甾体类化合物：β-谷甾醇、豆甾醇、胡萝卜苷[1]等。

（6）木脂素类化合物：(+)-lyoniresinol-3α-O-β-D-glucopyranoside[1]、(+)-syringaresinol-β-D-glucoside、syringaresinol[4]等。

【药理活性】 镇痛活性、抗疟活性[1]、抗惊厥活性[2]、降血糖活性[4-5]、抗菌活性[6]、促进伤口愈合活性[7]等。

【苗族民间应用】 根、叶入药，根用于腹泻、刀伤；叶煮水用于清洗外伤伤口；嫩叶可生吃，生津止渴；果可食用。

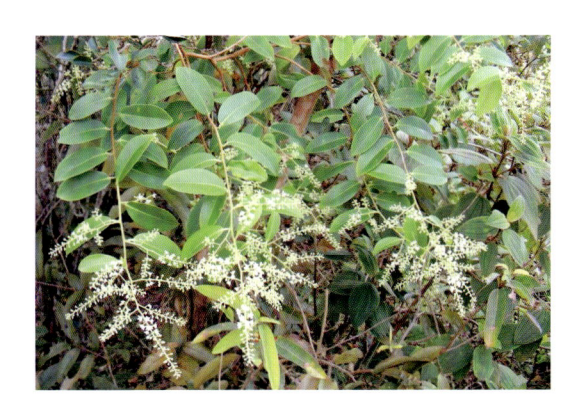

参考文献

［1］刘健. 大理大学硕士学位论文，2018.

［2］Mahendran S，Thippeswamy B S，Veerapur V P，et al. Phytomedicine，2011，18（2-3）：186.

［3］Haq K，Ali M，Siddiqui A W. Die Pharmazie–An International Journal of Pharmaceutical Sciences，2005，60（1）：69.

［4］Dang P H，Nguyen N T，Nguyen H X，et al. Fitoterapia，2015，100：201.

［5］Mahendran S，Badami S，Maithili V. Biomedicine & Preventive Nutrition，2011，1（1）：25.

［6］Radhakrishnan N，Gnanamani A，Mandal A B. Biology and Medicine，2011，3（2）：1.

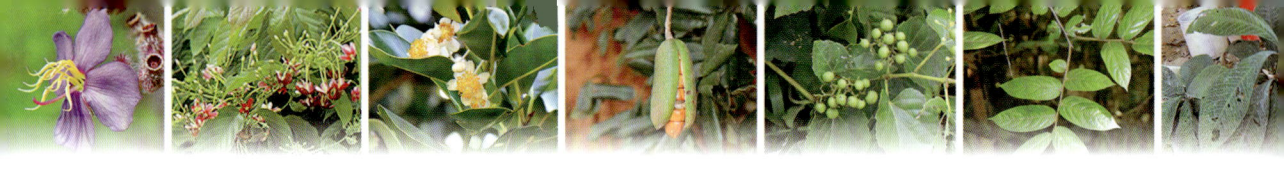

[7] Swamy HMK, Krishna V, Shankarmurthy K, et al. Journal of Ethnopharmacology, 2007, 109 (3): 529.

酸藤子

苗语 gaams duyq gias [ka:m³⁵ tu:i¹¹ kja:³⁵] 甘堆夹（甘酸黑）

【来源】紫金牛科酸藤子属植物，酸藤子 *Embelia laeta* (L.) Mez

【形态特征】攀援灌木或藤本。幼枝无毛，老枝具皮孔。叶片硬纸质，倒卵形或长圆状倒卵形，顶端圆形、钝或微凹，基部楔形，全缘，两面无毛，无腺点，背面常被薄白粉；中脉在背面隆起，侧脉不明显。3~8朵花组成总状花序，于上一年无叶枝上，腋生或侧生，基部具1~2轮苞片；花梗无毛或有时被微柔毛；小苞片钻形或长圆形，具缘毛；花4数；花萼基部连合，萼片卵形或三角形，顶端急尖，无毛，具腺点；花瓣白色或带黄色，分离，卵形或长圆形，顶端圆形或钝，具缘毛，外面无毛。果球形，直径约5毫米，腺点不明显。

【分布】在越南、老挝、泰国、柬埔寨有分布。在我国，分布于云南、广西、广东、海南、江西、福建、台湾。在海南各地常见。

【化学成分】

（1）醌类化合物：2,6-二甲氧基苯醌[1]、大黄素甲醚[2-3]等。

（2）酚性化合物：3,5-二羟基-4-甲氧基苯甲酸[1]、没食子酸[1-2]、香草酸[1-3]、丁香酸[1,3]、对羟基苯甲酸[3]等。

（3）黄酮类化合物：芦丁、金丝桃苷、槲皮素、山柰酚、金圣草黄素、芹菜素-7-*O*-葡萄糖苷[2]等。

（4）生物碱类化合物：nantenine、oxonantenine、dihydroxyisoechinulin A[3]等。

（5）木脂素类化合物：(+)-lyoniresinol、7*S*,8*S*-threo-4,7,9,9′-tetrahydroxy-3,3′-dimethoxy-

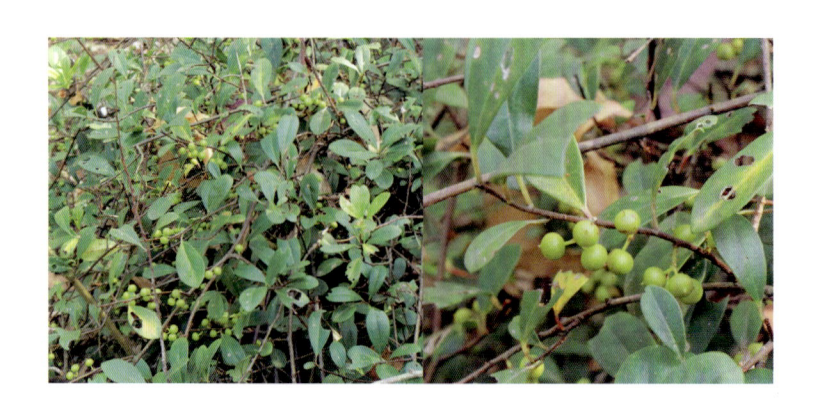

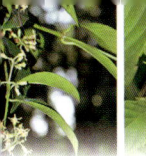

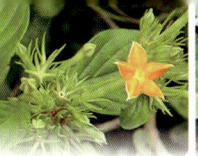

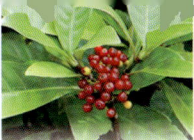

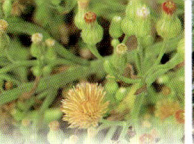

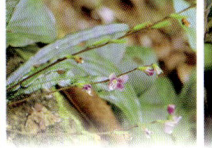

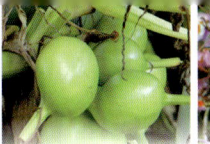

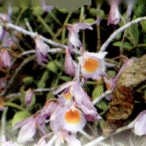

8-O-4′-neolignan[3]等。

（6）甾体类化合物：胡萝卜苷、β-谷甾醇[1-3]、豆甾-4-烯-3,6-二酮、(22E)-5α,8α-epidioxyergosta-6,22-dien-3β-ol、豆甾醇[3]等。

（7）其他类化合物：柠檬酸单甲酯、柠檬酸二甲酯、柠檬酸三甲酯[1]、1,3-dihy-droxylprop-yl-(9Z,12Z)-octadeca-9,12-dienate[3]等。

【药理活性】抗菌活性[4]、抗肿瘤活性[5]等。

【苗族民间应用】叶入药，用于胃痛、胃酸少。

参考文献

[1] 唐天君，吴凤锷. 天然产物研究与开发，2004，16（2）：129.
[2] 冯旭，李耀华，梁臣艳，等. 中药材，2013，36（12）：1947.
[3] 杨林军，何明珍，黄文平，等. 中国药学杂志，2016，51（14）：1179.
[4] 凌春耀，梁凤，李侬，等. 吉林农业科技学院学报，2017，26（1）：11.
[5] 何平，李开双，饶伟源，等. 山东医药，2020，60（15）：58.

青藤仔

【苗语】meiq dip gias [mei¹¹ tip⁴⁴ kja:³⁵] 美蒂夹（藤接黑）

【来源】木樨科素馨属植物，青藤仔 *Jasminum nervosum* Lour.

【形态特征】攀援灌木。小枝圆柱形，光滑无毛或微被短柔毛。叶对生，单叶，叶片纸质，两面无毛，卵形、窄卵形、椭圆形或卵状披针形，先端急尖、钝、短渐尖至渐尖，基部宽楔形、圆形或截形，稀微心形；基出3或5脉；叶柄具关节。聚伞花序顶生或腋生，有花1~5朵，通常花单生于叶腋；花序梗有或无；苞片线形；花梗无毛或微被短柔毛；花芳香；花萼常呈白色，无毛或微被短柔毛，裂片7~8枚，线形；花冠白色，高脚碟状，裂片8~10枚，披针形，先端锐尖至渐尖。果球形或长圆形，熟后黑色。

【分布】在印度、不丹、缅甸、越南、老挝和柬埔寨有分布。在我国，分布于广东、海南、广西、贵州、云南、西藏、台湾。在海南，分布于三亚、乐东、昌江、五指山、万宁、儋州、澄迈、屯昌、琼海、海口等。

【化学成分】

（1）酚性化合物：jasnervosides A~D、poliumoside、verbascoside、α-L-rhamnopyranosyl-(1→3)-O-α-L-rhamnopyranosyl(1→6)-1-O-E-caffeoyl-β-D-glucopyranoside[1]等。

（2）环烯醚萜化合物：jaspolyanthoside、jasnervosides F~H[1]等。

（3）单萜类化合物：jasnervoside E[1]等。

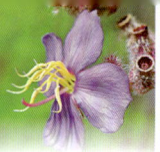

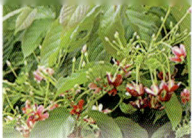

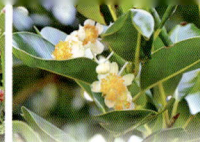

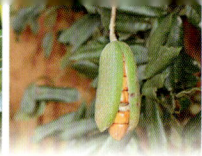

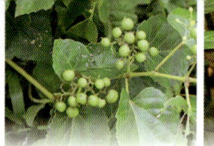

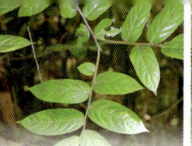

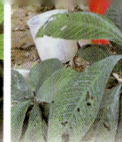

（4）三萜类化合物：齐墩果酸、3-乙酰基齐墩果酸、蒲公英赛醇、白桦脂酸、蒲公英赛酮、2α-羟基齐墩果酸[2]等。

（5）甾体类化合物：β-谷甾醇、豆甾醇、胡萝卜苷、豆甾醇-3-O-β-D-葡萄糖苷[2]等。

【药理活性】抗炎活性[1]、抗氧化活性[1, 3]等。

【苗族民间应用】全草入药，煮水洗用于产后伤风。

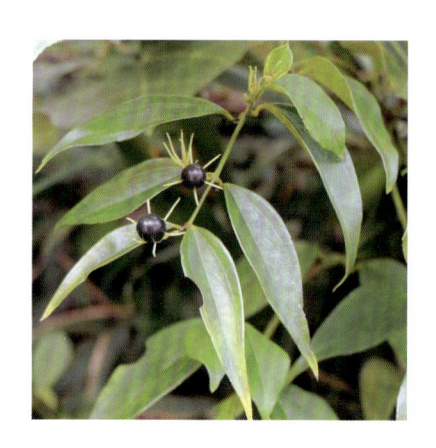

参考文献

[1] Guo Z, Li P, Huang W, et al. Phytochemistry, 2014, 106: 124.

[2] 韦建华, 西庆男, 李兵, 等. 广西师范大学学报（自然科学版）, 2018, 36（2）: 94.

[3] Huo L, Lu R, Li P, et al. Grasas Y Aceites, 2011, 62（2）: 149.

腰骨藤

苗 语 gaz dhanx bec / dungv glayv ndangz [ka³³ ʔdan³¹ ʔbe:⁴² / tuŋ⁵³ kla:i⁵³ daŋ³³] 嘎胆呗 / 短嘎莱汤（背后白 / 骨粉藤）

【来源】夹竹桃科腰骨藤属植物，腰骨藤 *Ichnocarpus frutescens* (L.) W. T. Aiton

【形态特征】藤本。枝木质；小枝、叶背、叶柄及总花梗无毛，仅幼枝上有短柔毛；具乳汁。叶对生，卵圆形或椭圆形；侧脉每边 5~7 条。总状聚伞花序；花白色；花萼 5 裂；小苞片多数；花冠高脚碟状，花冠裂片 5 枚，长圆形，向右覆盖。膏葖双生，叉开，一长一短，细圆筒状，被短柔毛。种子线形，顶端具种毛。

【分布】在斯里兰卡、印度、马来西亚、菲律宾及大洋洲有分布。在我国，分布于云南、广西、广东、福建、海南。在海南，分布于三亚、乐东、昌江、白沙、万宁、琼中、儋

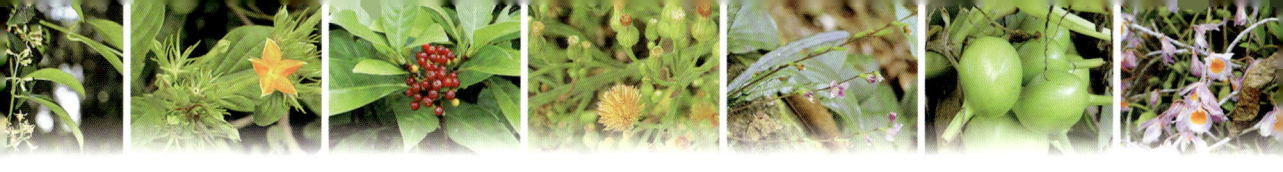

州、澄迈、琼海等。

【化学成分】

（1）三萜类化合物：α-L-ramnopyranosyl-(1→4)-β-D-glucopyranosyl-(1→3)-α-amyrin[1]、α-香树脂醇、α-香树脂醇乙酸酯、羽扇豆醇、羽扇豆醇乙酸酯、无羁萜、表木栓醇[2]、熊果酸乙酸酯[5]、熊果酸[7]等。

（2）甾体类化合物：β-谷甾醇[2]等。

（3）黄酮类化合物：芹菜素、木樨草素[4]、山奈酚、三叶豆苷[5]、槲皮素、槲皮素-3-O-β-D-吡喃葡糖苷[6]等。

（4）酚性化合物：香草酸、丁香酸、原儿茶酸、芥子酸[4]等。

（5）其他类化合物：6,8,8-trimethylpentacosan-7-one[2]、油酸丁酯、正四十八烷、tetratriacontadiene、n-nonadecanyl benzoate、benzocosanyl arachidate[3]、甘露醇[5]等。

【药理活性】 抗尿路结石活性[8]、肝脏保护活性[9]、抗炎活性、抗氧化活性[10]、降血糖活性[11]、降血脂活性[12]、抗肿瘤活性[13]等。

【苗族民间应用】 叶子外敷用于接骨。

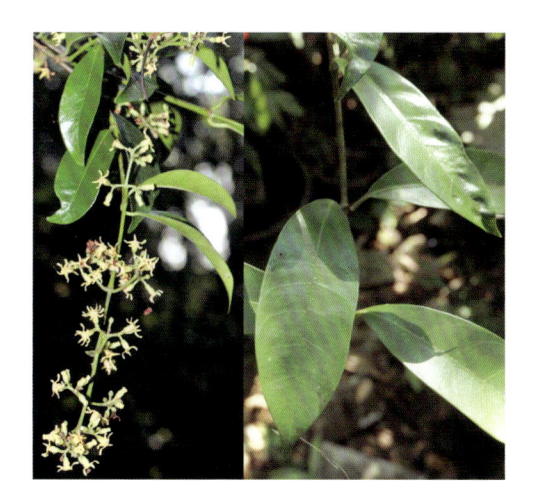

参考文献

[1] Minocha P K, Tandon R N. Phytochemistry, 1980, 19（9）: 2053.

[2] Lakshmi DKM, Rao E V, Rao D V. Indian Drugs, 1985, 22（10）: 252.

[3] Aggarwal B, Ali M, Singh V, et al. Chinese Journal of Natural Medicines, 2010, 8（6）: 401.

[4] Daniel M, Sabnis S D. Indian Journal of Experimental Biology, 1978, 16（4）: 512.

[5] Khan MSY, Javed K, Khan M H. Journal of the Indian Chemical Society, 1995, 72（1）: 65.

[6] Singh R P. Journal of the Indian Chemical Society, 1987, 64（11）: 715.

[7] Pandurangan A, Khosa R L, Hemalatha S. Der Pharma Chemica, 2010, 2（3）: 222.

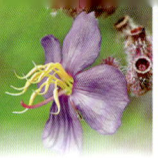

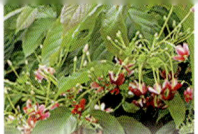

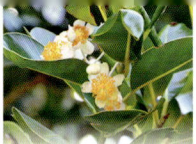

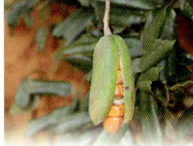

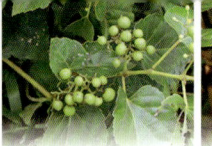

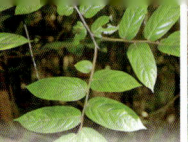

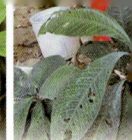

[8] Anbu J, Suman S, Swaroop K, et al. Journal of Pharmaceutical Sciences and Research, 2011, 3 (4): 1182.

[9] Kumarappan C, Vijayakumar M, Thilagam E, et al. Annals of Hepatology, 2016, 10 (1): 63.

[10] Pandurangan A, Khosa R L, Hemalatha S. Daru Journal of Pharmaceutical Sciences, 2009, 17 (1): 1.

[11] Barik R, Jain S, Qwatra D, et al. Indian Journal of Pharmacology, 2008, 40 (1): 19.

[12] Saravanan M, Pandikumar P, Prakash Babu N, et al. Pharmaceutical Biology, 2011, 49 (10): 1074.

[13] Kumarappan C T, Mandal S C. Experimental Oncology, 2007, 29 (2): 94.

络石

【苗语】dhungz dheiz nduc [ʔdung³³ ʔdhei³³ du:⁴²] 苓乜凸（猪母肚）

【来源】夹竹桃科络石属植物，络石 *Trachelospermum jasminoides* (Lindl.) Lem.

【形态特征】木质藤本。全株具乳汁；茎赤褐色，有皮孔；小枝被黄色柔毛，老时渐无毛。叶革质或近革质，椭圆形至卵状椭圆形或宽倒卵形，顶端锐尖至渐尖或钝，有时微凹或有小凸尖，基部渐狭至钝，叶面无毛，叶背被疏短柔毛，老渐无毛；叶背中脉凸起，侧脉每边6~12条；叶柄短，被毛同叶背。二歧聚伞花序腋生或顶生，花多朵组成圆锥状，花白色，芳香；总花梗被毛同叶背；苞片及小苞片狭披针形；花萼5深裂，裂片线状披针形，顶部反卷，外面被长柔毛及缘毛；花冠筒圆筒形，外面无毛。蓇葖双生，叉开，线状披针形。种子多粒，褐色，线形，顶端具白色绢质毛。

【分布】在日本、朝鲜和越南有分布。在我国，分布于山东、安徽、江苏、浙江、福建、台湾、江西、河北、河南、湖北、湖南、广东、广西、云南、贵州、四川、陕西等，在海南，分布于东方、保亭、儋州、海口等。

【化学药理】

（1）黄酮类化合物：芹菜素 7-*O*-β-新橙皮糖苷、木樨草苷、柚皮苷、芹菜素 6,8-二-*C*-β-D-葡萄糖苷、淫羊藿苷 B5[1]、芹菜素、芹菜素 7-*O*-β-葡萄糖苷[1-2]、4′,5,7-三羟基-3′-甲氧基黄酮、槲皮苷、大豆苷[2]、芹菜素-7-*O*-新橙皮糖苷[3]、木樨草素-7-*O*-β-龙胆二糖苷、木樨草素-7-*O*-β-D-葡萄糖苷、柯伊利素-7-*O*-β-D-葡萄糖苷[4]等。

（2）木脂素类化合物：络石苷元、牛蒡子苷元、络石苷、络石苷元 4′-*O*-β-龙胆二糖苷、去甲络石苷、去甲络石苷元 8′-*O*-β-葡萄糖苷、罗汉松脂素酚 4,4′-二葡萄糖苷、去甲络石苷元 5′-*C*-β-葡萄糖苷、tanegoside B[1]、牛蒡子苷、紫花络石苷元、紫花络石苷、4-去甲基紫花络石苷元、牛蒡子苷元-4′-*O*-β-龙胆二糖苷、罗汉松树脂酚-4′-*O*-β-龙胆二糖

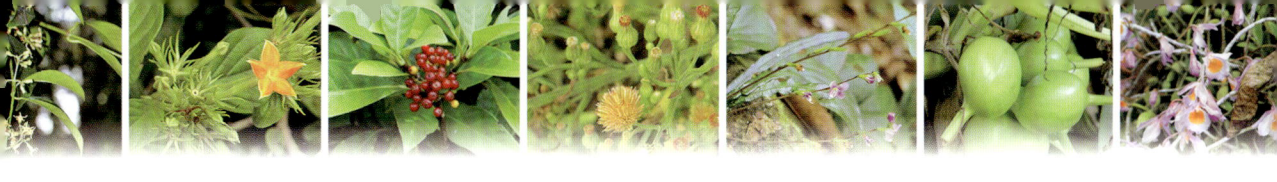

苷[4]等。

（3）三萜类化合物：tracheloperoside F、tracheloperoside D-1、tracheloperoside B-1、tracheloperoside E-1、3-*O*-β-D-glucopyranoside quinovic acid、3-*O*-β-D-glucopyranoside quinovic acid 27-*O*-β-D-glucopyranosyl ester、tracheloperogenin B、3-*O*-β-D-glucopyranoside cincholic acid 27-*O*-β-D-glucopyranosyl ester[1]、cycloeucalenol、α-香树脂醇、羽扇豆醇、α-香树脂醇乙酸酯、β-香树脂醇乙酸酯、α-香树脂醇棕榈酸酯、熊果酸[5]等。

（4）紫罗兰酮类化合物：玫瑰苷、络石藤紫罗兰酮苷、猕猴桃紫罗兰酮苷[1]等。

（5）其他类化合物：络石酰胺、阿魏酸钠、水杨酸、络石内酯苷、香草酸、苯甲醇葡萄糖苷、橡皮肌醇[1]、东莨菪素、4-二甲基庚二酸[3]、岩白菜素[4]、豆甾-4-烯-3-酮、β-谷甾醇、大黄素[5]等。

【药理活性】降血脂活性、抗氧化活性[6]、镇静催眠活性[7]、抗疲劳活性[8]、抗炎活性[9]等。

【苗族民间应用】根入药，用于杀蛔虫。

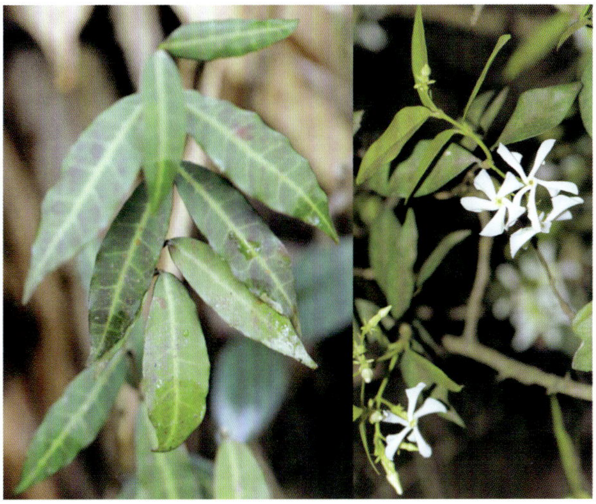

参考文献

［1］谭兴起．第二军医大学博士学位论文，2004．

［2］富乐，赵毅民，王金辉，等．解放军药学学报，2008，24（4）：299．

［3］袁珊琴，于能江，赵毅民，等．中草药，2010，41（2）：179．

［4］景玲，于能江，赵毅民，等．中国中药杂志，2012，37（11）：1581．

［5］张健，殷志琦，梁敬钰，等．中成药，2012，34（10）：1939．

［6］徐梦丹，王青青，蒋翠花．药物生物技术，2014，21（2）：149．

［7］谭兴起，金婷，瞿发林．解放军药学学报，2014，30（1）：34．

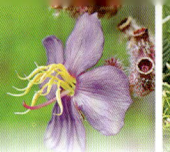

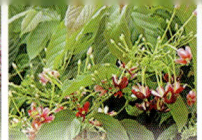

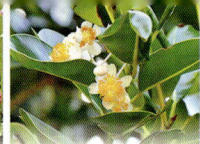

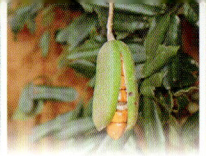

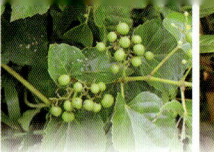

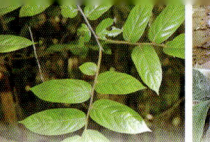

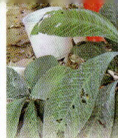

[8] 谭兴起, 郭良君, 孔飞飞, 等. 解放军药学学报, 2011, 27（2）: 128.

[9] 周雪健. 长春师范大学硕士学位论文, 2021.

倒吊笔

苗语 mbaz gorngs qaamz [ba³³ kɔŋ³⁵ ga:m³³] 趴公坎（雷公靛）

【来源】夹竹桃科倒吊笔属植物，倒吊笔 *Wrightia pubescens* R.Br.

【形态特征】乔木。茎含乳汁。树皮黄灰褐色，浅裂。小枝被黄色柔毛，老时毛渐脱落，密生皮孔。叶对生，坚纸质，长圆状披针形、卵圆形或卵状长圆形，顶端短渐尖，基部急尖至钝，叶面深绿色，被微柔毛，叶背浅绿色，密被柔毛；叶脉在叶背凸起，侧脉每边 8~15 条。聚伞花序；萼片阔卵形或卵形，顶端钝，被微柔毛；花冠漏斗状，白色、浅黄色或粉红色，花冠裂片长圆形，顶端钝；副花冠为 10 鳞片，流苏状，5 枚生于花冠裂片上，与裂片对生，顶端通常有 3 个小齿，其余 5 枚生于花冠筒顶端与花冠裂片互生，顶端 2 深裂。蓇葖 2 个粘生，线状披针形，灰褐色。种子线状纺锤形，黄褐色，顶端具淡黄色绢质种毛。

【分布】在印度、泰国、越南、柬埔寨、马来西亚、印度尼西亚、菲律宾和澳大利亚有分布。在我国，分布于华南地区、贵州和云南等。在海南，分布于乐东、昌江、白沙、万宁、琼中、儋州、澄迈、海口等。

【化学药理】

（1）三萜类化合物：3-乙酰氧基-12-烯-乌苏烷、3-羟基-23-烯-25-甲氧基环阿尔廷烷、3β-羟基-12-烯-28-乌苏酸、3β-羟基-12-烯-28-齐墩果酸[1]、熊果酸、桦木酸、桦木酮酸、齐墩果酸、3β-乙酰基-12-烯-11-酮、3β,23-dihydroxyolen-12-en-28-oic acid[2]等。

（2）生物碱类化合物：喹唑啉-2,4（1H,3H)-二酮、色胺酮、尿嘧啶、尿囊素、N-(2′-hydroxyeicoxyicosanoyl)-1,3,4-trihydroxy-2-aminoheptadec-5-ene[2]等。

（3）黄酮类化合物：槲皮素、染料木苷、蒙花苷[2]等。

（4）香豆素类化合物：东莨菪亭、香豆素[2]等。

（5）木脂素类化合物：黄花菜木脂素 B、麦迪奥脂素[2]等。

（6）甾体类化合物：β-羟基-7α-甲氧基-24β-乙基-5-烯胆甾醇[1]、β-谷甾醇、胡萝卜苷、豆甾醇、5,6α-epoxy-5α-stigmastan-3α-ol、5,6β-epoxy-5β-stigmastan-3β-ol[2]等。

（7）酚性化合物：香草醛[1-2]、对羟基苯甲酸、香草酸[2]等。

（8）其他类化合物：地普黄内酯[1]、4-羟甲基-5-羟基-2H-吡喃-2-酮、大叶茜草素[2]等。

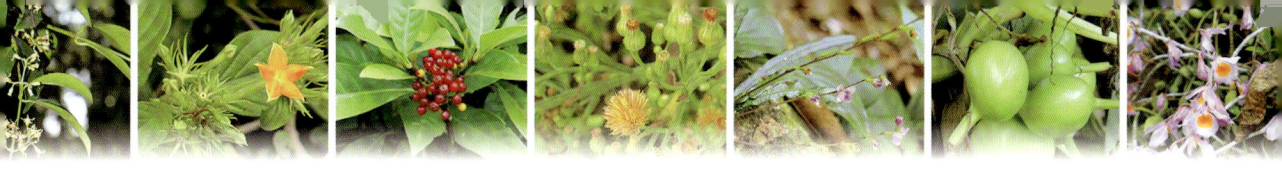

【**药理活性**】抗肿瘤活性、肝细胞保护活性[2]。

【**苗族民间应用**】枝叶入药，用于小便不利。

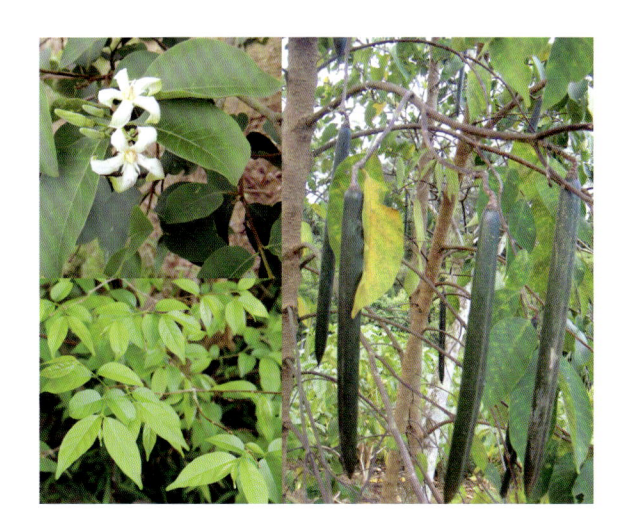

参考文献

［1］陈朝军. 兰州大学硕士学位论文，2011.

［2］陈兴湘. 广东药科大学硕士学位论文，2019.

［3］Jittimanee J，Panomket P，Wanrum S. Journal of Medical Technology & Physical Therapy，2013，25（1）：35.

仔榄树

苗 语 lauz zis bec [lau³³ tei³⁵ be:⁴²] 捞及呗（荔枝白）

【**来源**】夹竹桃科仔榄树属植物，仔榄树 *Hunteria zeylanica* (Retz.) Gard. ex Thwaites

【**形态特征**】乔木。枝条无毛。叶对生，近革质，长圆形、椭圆形或窄卵圆形，先端渐尖，基部宽楔形或圆形；侧脉30对以上，近平行，于叶缘连成网脉。花芳香，白色；花10~15朵组成伞房状的聚伞花序，顶生或腋生；花梗较花萼长；花萼裂片卵圆形，无毛；花冠裂片卵圆状长圆形，两面无毛。浆果熟后黄色，球形，常成对。种子淡褐色，卵球形。

【**分布**】在印度、缅甸、斯里兰卡、越南、印度尼西亚、马来西亚有分布。在我国，分布于海南。在海南，分布于三亚、乐东、昌江、白沙、五指山、保亭、陵水、万宁、儋州、屯昌等。

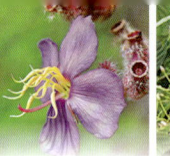

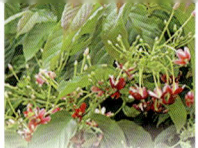

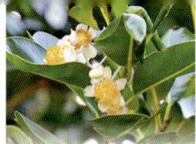

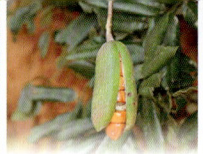

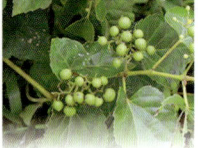

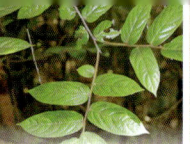

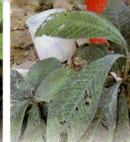

【化学成分】

（1）生物碱类化合物：bisnicalaterine A、3-epivobasinol、3-O-methylepivobasinol、perivine、vobasine[1]、hunterizeylines A~F、hunterizeylines G~I、pleiomutinine、huncaniterine A、geissoschizol、dihydrocorynantheol、isositsirikine、epiyohimbol、yohimbol、pleiocarpamine、(S)-dihydroakuammicine、vincadifformine、O-methyleburnamine、O-methylisoeburnamine、10-hydroxy-N_b-methylgeissoschizol[2]、hunterines A~C[3]、bisnicalaterines B~C[4]、hunzeylanines A~E[5]、strictosidinic acid[6]、bisnicalaterine D、nicalaterine A[7]等。

（2）其他类化合物：(±)-赤-3-甲氧基-4-羟基苯基丙三醇、(±)-苏-3-甲氧基-4-羟基苯基丙三醇、(+)-syringaresinol-4,4′-O-bis-β-D-glucopyranoside、1,3,5-三甲氧基苯、丁香酸葡萄糖苷、2,6-二甲氧基-4-羟基-1-O-β-D-吡喃葡萄糖苷、3,5-二甲氧基-苄醇-4-O-β-D-吡喃葡萄糖苷、山奈酚-3-O-β-D-吡喃葡萄糖苷、D-1-O-methyl-myo-inositol[8]等。

【药理活性】 抗肿瘤活性[1,3]、血管舒张活性[4]、解热镇痛活性[6]、抗疟原虫活性[7]、抗炎活性[9]等。

【苗族民间应用】 根入药，泡酒用于内伤。

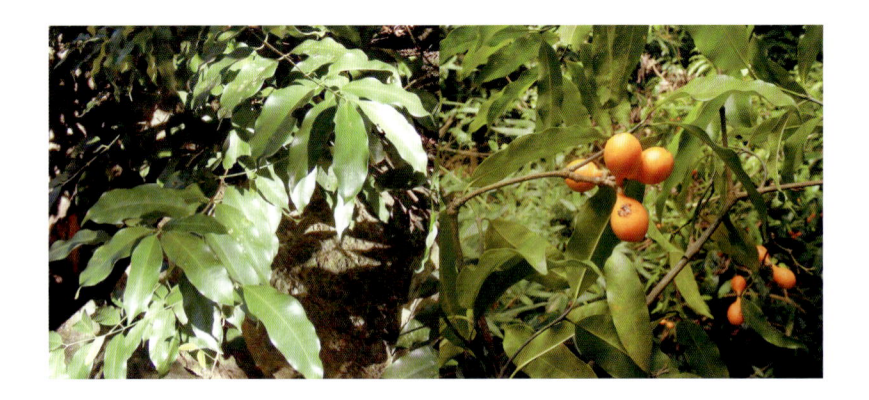

参考文献

[1] Nugroho A E, Hirasawa Y, Kawahara N, et al. Journal of Natural Products, 2009, 72 (8): 1502.

[2] Bao M F, Zeng C X, Liu Y P, et al. Journal of Natural Products, 2017, 80 (4): 790.

[3] Zhang J, Liu Z W, Ao Y L, et al. The Journal of Organic Chemistry, 2019, 84 (22): 14892.

[4] Hirasawa Y, Hara M, Nugroho A E, et al. The Journal of Organic Chemistry, 2010, 75 (12): 4218.

[5] Zhang J, Yuan M F, Li S T, et al. The Journal of Organic Chemistry, 2020, 85 (16): 10884.

[6] Reanmongkol W, Subhadhirasakul S, Kongsang J, et al. Pharmaceutical Biology, 2000, 38 (1): 68.

[7] Nugroho A E, Sugai M, Hirasawa Y, et al. Bioorganic & Medicinal Chemistry Letters, 2011, 21 (11): 3417.

[8] 谢乔，王文婧，李国强，等. 暨南大学学报（自然科学与医学版），2013，34 (1): 121.

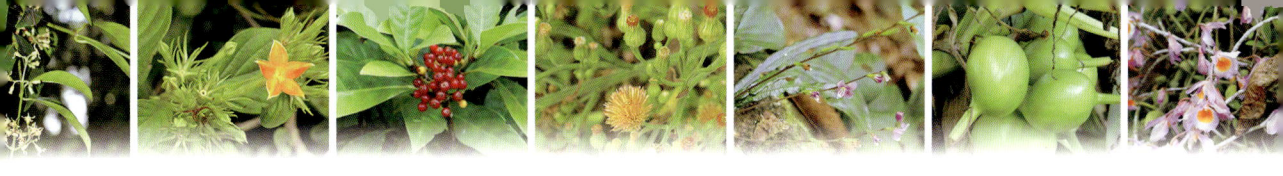

［9］Reanmongkol W，Matsumoto K，Watanabe H，et al. Biological & Pharmaceutical Bulletin，1995，18（1）：33.

药用狗牙花

苗语 buv caanj gins ［ʔbu:⁵³ tsʰa:n⁵¹ kin³⁵］呋灿苋（烧炭小）

【来源】夹竹桃科狗牙花属植物，药用狗牙花 *Tabernaemontana bovina* Lour.

【形态特征】灌木或小乔木。除花外无毛；枝和小枝淡灰色。叶坚纸质，椭圆状长圆形，稀长圆状披针形，端部通常猝然长尾状渐尖或长突尖，基部近圆形或狭楔形，叶面深绿色，叶背淡绿色；中脉在叶背凸起，侧脉10~12条；假托叶宽三角状卵圆形。花常9朵左右形成聚伞花序，腋生，通常二枝成对，生在小枝顶端；苞片与小苞片极小，披针形；花蕾圆筒形，端部近圆球形；花萼钟状，萼片卵圆形，钝头，透明；花冠白色，裂片向左覆盖，长圆状披针形，近镰刀形，边缘波状，两面具微柔毛。蓇葖双生，或有一个不发育，线状长圆形，近肉质，端部有喙。种子在每个蓇葖内有1~4粒，不规则卵圆形。

【分布】在泰国、越南有分布。在我国，分布于广西、海南、云南。在海南各地常见。

【化学成分】

（1）生物碱类化合物：isovoacristine、tabernaebovine、methylenebismehranine[1]、taberbovines A~D[2]、tabernabovines A~C[3]、tabercamines A~K[4]、taberbovcamines A~E、10-hydroxy-14,15-didehydrovincanmine、3-2′-oxopropyl-10,11-dimethoxy-16-*epi*-14,15-didehydrovincanmine、3-2′-oxopropyl-16-*epi*-14,15-didehydrovincanmine、10,11-dimethoxy-16-*epi*-14,15-didehydrovincanmine N4-oxide、14,15-didehydrovincanmine、14,15-didehydroapovincanmine、criocerine[5]、tabernaemontines A~L[6]、taberibogines A~B[7]等。

（2）三萜类化合物：α-香树醇、α-香树脂醇乙酸酯、羽扇豆醇[8]等。

（3）黄酮类化合物：毛蕊异黄酮、木樨草素[8]等。

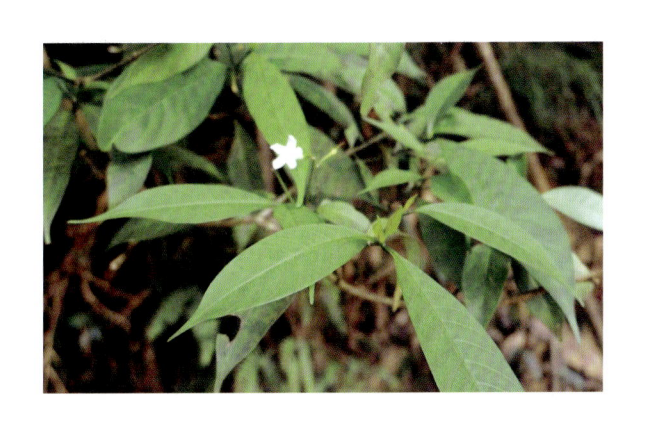

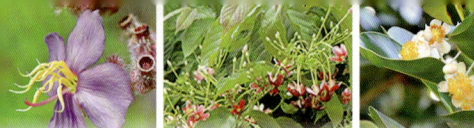

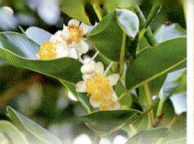

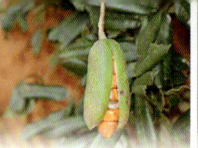

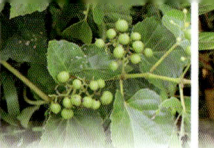

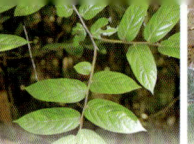

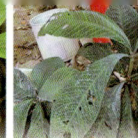

（4）其他类化合物：棕榈酸、正三十四烷醇、豆甾醇、胡萝卜苷[8]等。

【药理活性】抗炎活性[2-3, 7]、降血糖活性[5]、小胶质细胞抑制活性[6]等。

【苗族民间应用】茎叶入药，捣烂外敷用于外伤；用米汤煮用于咽喉炎。

参考文献

[1] Lien T P, Kamperdick C, Sung T V, et al. Phytochemistry, 1998, 49（6）：1797.

[2] Wu J, Yu Y, Wang Y, et al. Organic Letters, 2019, 21（12）：4554.

[3] Yu Y, Bao M F, Wu J, et al. Organic Letters, 2019, 21（15）：5938.

[4] Yu Y, Bao M F, Wang Y, et al. Tetrahedron, 2019, 75（40）：130562.

[5] Yu Y, Bao M F, Huang S Z, et al. Phytochemistry, 2021, 190：112859.

[6] Yu Y, Zhao S M, Bao M F, et al. Organic Chemistry Frontiers, 2020, 7（11）：1365.

[7] Zhang M, Du S Y, Liu J, et al. Phytochemistry Letters, 2021, 43：23.

[8] 朱志祥，赵吉华，陈海生. 第二军医大学学报，2011，32（9）：996.

尖蕾狗牙花

苗语 gengs nhaov gins [ke:ŋ³⁵ ŋa:u⁵³ kin³⁵] 梗绕茛（蜘蛛小）

【来源】夹竹桃科狗牙花属植物，尖蕾狗牙花 *Tabernaemontana bufalina* Lour.

【形态特征】灌木或小乔木。全株无毛；枝有微小皮孔及小条纹；小枝有棱角。假托叶少数，早落，卵状钻形。叶纸质，倒卵状椭圆形，有时椭圆状长圆形，端部通常极短而猝然急尖，基部宽楔形或猝然窄缩；中脉在背面略凸起，侧脉 5~12 对近对生，近平行。花序腋生或稀有假顶生，集成假伞房多歧聚伞花序，有花 7~12 朵；苞片与小苞片卵形，急尖；花蕾圆筒状，急尖；花萼 5 深裂，萼片梅花式，长圆状披针形，透明；花冠白色或淡黄色，高脚碟状，花冠裂片向右旋转，长圆状镰刀形，基部边缘覆瓦状排列，端部急尖。蓇葖双生，近180°叉开，椭圆状披针形，具长喙。种子在每个果内 10~20 粒，分为 4 排，不规则三角形。

【分布】在柬埔寨、缅甸、泰国、越南有分布。在我国，分布于广东、广西、海南、云南。在海南，分布于乐东、东方、白沙、儋州等。

【化学成分】

（1）生物碱类化合物：3′-(2-oxopropyl)-19,20-dihydrotabernamine、ibogamine、coronaridine、voacangine、hainanervatasine、isotabernamine、taberdivarines C~F、tabernaelegantine A~C、tabernaelegantinine B、19,20-dihydrotabernamine A、conodurine、19-(2-oxopropyl)-conodurine[1]、taberhaines A~D、apparicine、vallesamine、conolobine、taberdivarine G、

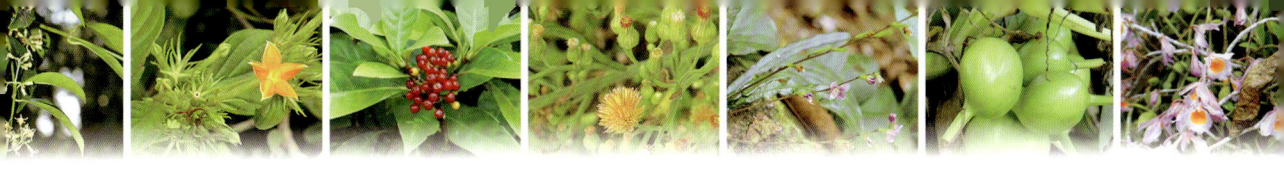

10-hydroxyheyneanine、vobasine、pandoline、conophylline[2]、(3R,7S,14R,19S,20R)-19-hydroxypseudovincadifformine、voachalotine、12-methoxyl-voaphylline、conophylline、17-demethoxy-hydroisorhynchophylline、17-demethoxy-isorhynchophylline[3]、taberdicatines A~G[4]等。

（2）木脂素类化合物：(−)-medioresinol、lirioresinol B[3]等。

（3）三萜类化合物：cycloart-23Z-en-3β,25-diol[3]等。

【药理活性】抗肿瘤活性[1,3]、黄嘌呤氧化酶抑制活性[2]、促进神经突触生长活性[4]等。

【苗族民间应用】枝叶入药，外用于骨折；叶捣烂与淘米水一起用于虫蛇咬伤；直接捣碎吃用于喉咙哑。

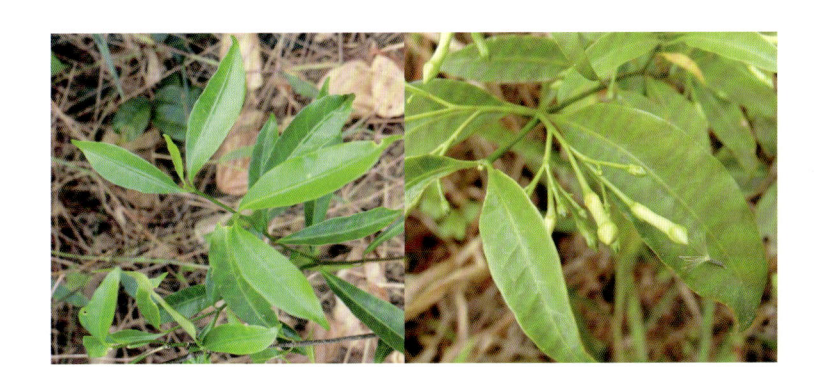

参考文献

[1] Zhou S Y, Zhou T L, Qiu G, et al. Planta Medica，2018，84（15）：1127.

[2] Shi B B, Chen J, Bao M F, et al. Phytochemistry，2019，166：112060.

[3] Xu J, Qu W, Cao W Y, et al. Chemistry & Biodiversity，2019，16（1）：e1800491.

[4] Deng Y, Yu Y, Shi B B, et al. Chinese Journal of Chemistry，2021，39（5）：1085.

眼树莲

苗 语 gumz guas nhimq meiq [kum³³ kwa:³⁵ ŋim¹¹ mei¹¹] 甘瓜引美（南瓜籽藤）

【来源】萝藦科眼树莲属植物，眼树莲 *Dischidia chinensis* Champ ex Benth.

【形态特征】藤本，常攀附于树上或石上。全株含有乳汁。茎肉质，节上生根，绿色，无毛。叶肉质，卵圆状椭圆形，顶端圆形，无短尖头，基部楔形。聚伞花序腋生，近无柄，有瘤状凸起；花极小，花萼裂片卵圆形，具缘毛；花冠黄白色，坛状，花冠喉部紧缩，加厚，被疏长柔毛；裂片三角状卵形，钝头；副花冠裂片锚状，具柄，顶端2裂，裂片线形，展开而下折。蓇葖披针状圆柱形。种子顶端具白色绢质种毛。

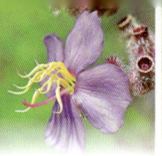

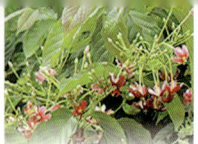

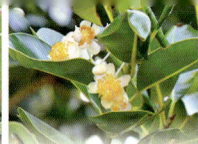

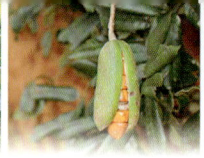

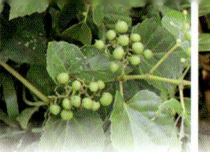

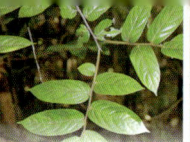

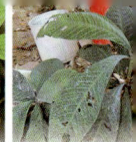

【分布】在我国分布于广东、广西、海南。在海南，分布于三亚、乐东、五指山、万宁、琼中、文昌等。

【化学成分】

（1）三萜类化合物：β-香树素、羽扇豆醇、β-香树素乙酸酯、3-表木栓醇[1]等。

（2）酚性化合物：香草醛、4-羟基-3,5-二甲氧基苯甲醛、2-羟基-1-(4-羟基-3-甲氧基-苯基)-丙基-1-酮、1-(4-hydroxy-3-methoxyphenyl)-1-methoxypropan-2-ol、pavonisol[1]等。

【药理活性】抗氧化活性[2]、抗炎活性[3]、抗肿瘤活性[4]等。

【苗族民间应用】全草入药，煮水喝用于咳嗽。

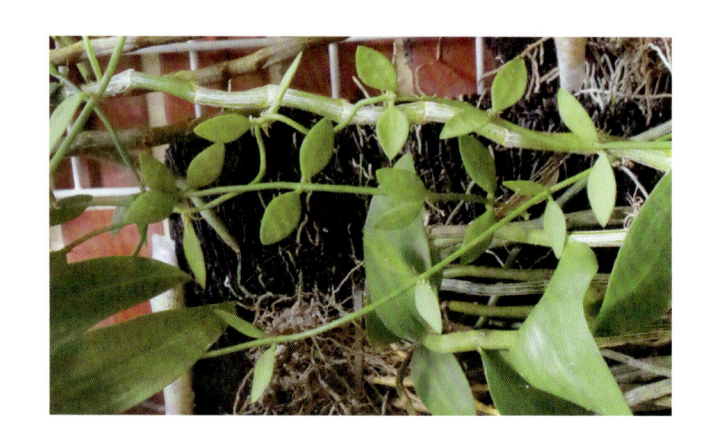

参考文献

[1] 余邦良, 刘寿柏, 黄内利, 等. 中国实验方剂学杂志, 2017, 23（16）: 96.

[2] 霍丽妮, 李培源, 邓超澄, 等. 中国实验方剂学杂志, 2011, 17（9）: 219.

[3] 杨柳, 王小蒙, 余邦良, 等. 时珍国医国药, 2015, 26（10）: 2363.

[4] 洪家立, 蔡彩虹, 樊好飞, 等. 热带作物学报, 2018, 39（10）: 2054.

天星藤

苗语 quc sap ga mboj [gu^{42} sap^{44} ka^{44} bo:^{51}] 枯臊嘎婆（六十阿婆）

【来源】萝藦科天星藤属植物，天星藤 Graphistemma pictum (Champ. ex Benth.) Benth. et Hook. f. ex Maxim.

【形态特征】木质藤本。具乳汁，全株无毛。托叶叶状，抱茎，圆形或卵圆形，有明显的脉纹。叶长圆形，顶端渐尖或急尖，基部近心形或圆形，叶面深绿色，叶背浅绿色；侧脉每边约10条；叶柄扁平，顶端丛生小腺体。花序初时为伞形状聚伞花序，后伸长为单

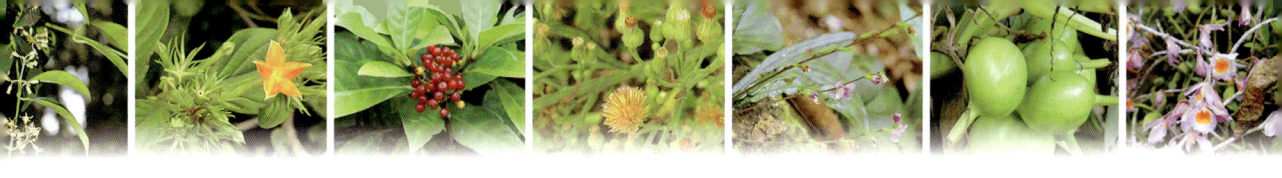

歧或二歧总状式聚伞花序，花 3~12 朵；花萼裂片卵圆形，具缘毛；花冠外面绿色，内面紫红色，有黄色的边，花冠筒很短，裂片长圆形，边缘具细缘毛；副花冠生于合蕊冠上，环状 5 裂，裂片侧向外卷。蓇葖通常单生，木质，披针状圆柱形，上部渐狭，基部膨大。种子卵圆形，棕色，有膜质的边缘，顶端具白色绢质种毛。

【分布】在越南有分布。在我国，分布于广东、广西和海南。在海南，分布于三亚、乐东、东方、五指山、保亭、陵水、万宁、琼海等。

【苗族民间应用】茎叶入药，用竹子烤热，敷眼睛，有助于明目。

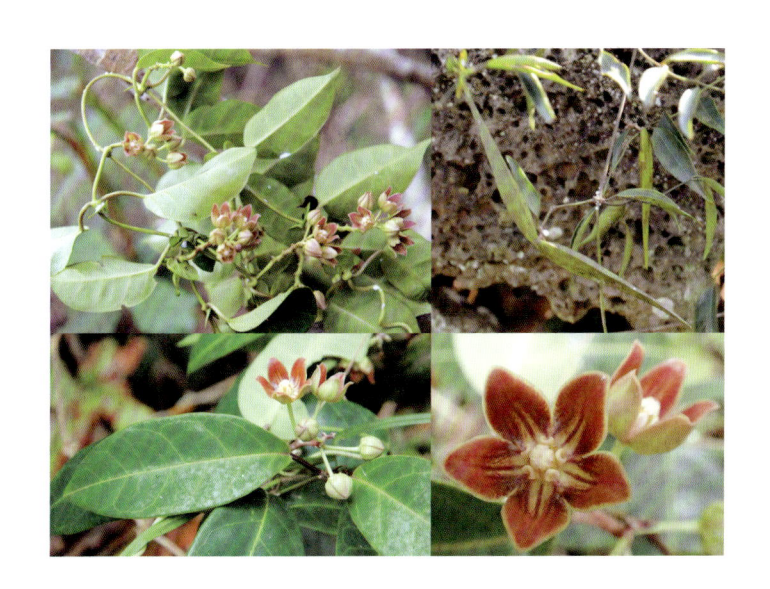

南山藤

苗语 gemz ndiv nzorp nomz [ke:m³³ di:⁵³ dzɔp⁴⁴ no:m³³] 金底昨秾（野生瓜叶）

【来源】萝藦科南山藤属植物，南山藤　Dregea volubilis (L. f.) Benth. ex Hook. f.

【形态特征】木质藤本。茎具皮孔；枝条灰褐色，具小瘤状凸起。叶宽卵形或近圆形，顶端急尖或短渐尖，基部截形或浅心形，无毛或略被柔毛；侧脉每边常 4 条。花多数组成聚伞花序，腋生，倒垂；花序梗被微毛；花萼裂片外面被柔毛；花冠黄绿色，具香气，裂片广卵形；副花冠裂片，肉质膨胀。蓇葖披针状圆柱形，外果皮被白粉，具多皱棱条或纵肋。种子广卵形，扁平，有薄边，棕黄色，顶端具白色绢质种毛。

【分布】在印度、孟加拉国、泰国、越南、印度尼西亚和菲律宾有分布。在我国，分布于贵州、云南、广西、广东、海南、台湾等。在海南，分布于三亚、乐东、昌江、白沙、万宁、儋州、澄迈、文昌、海口等。

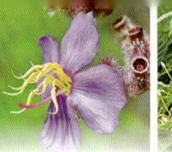

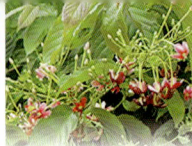

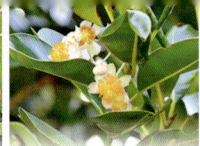

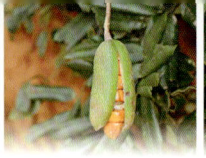

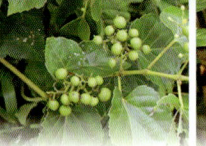

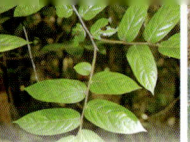

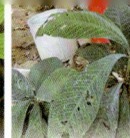

【化学成分】

（1）甾体类化合物：dregeoside H、dregeoside D$_{p1}$、dregeoside D$_{a1}$、dregeoside G$_{p1}$、dregeoside G$_{a1}$、dregeoside K$_{p1}$、dregeoside K$_{a1}$、dregeoside A$_{p1}$、dregeoside A$_{o1}$、dregeoside A$_{a1}$、dregeoside A$_{11}$、dregeoside C$_{11}$[1]、volubilosides A~C[2]、dregealol、volubilogenone、volubilol、drevogenin D、*iso*-drevogenin P、17α-marsdenin[3]、drevoluosides O~Q、volubiloside C、17β-marsdenin、stavaroside H、hoyacarnoside G[4]、volubilosides D~F、drevoluoside N[5]、20-*O*-tigloylmarsecto-hexol-D-3-*O*-β-D-cymaropyranoside、marsectohexol-D-3-*O*-β-D-cymaropyranoside[6]等。

（2）黄酮类化合物：quercetin-3-*O*-rutinoside[2]、槲皮素[2,7]、dregeanin、vicenin-2、牡荆素、异牧荆素、异荭草素、芦丁、木樨草素、芹菜素[7]等。

（3）三萜类化合物：蒲公英赛醇[8]、蒲公英甾酮[9]等。

（4）其他类化合物：conduritol A[2]等。

【药理活性】 降血糖活性[4-5]、免疫抑制活性[6]、镇痛活性[8]、抗利什曼原虫活性、抗肿瘤活性[9]、抗菌活性、抗氧化活性[10]、抗炎活性[11]等。

【苗族民间应用】 枝叶入药，捣烂热敷，用于淋巴结肿痛。

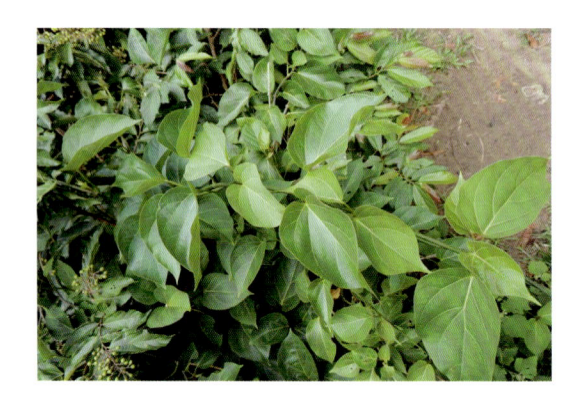

参考文献

［1］Yoshimura S, Narita H, Hayshi K, et al. Chemical & Pharmaceutical Bulletin, 1983, 31（11）: 3971.

［2］Sahu N P, Panda N, Mandal N B, et al. Phytochemistry, 2002, 61（4）: 383.

［3］Panda N, Mondal N B, Banerjee S, et al. Tetrahedron, 2003, 59（42）: 8399.

［4］Thuy NTK, Phuong P T, Hien NTT, et al. Natural Product Research, 2021, 35（21）: 3931.

［5］Thuy NTK, Phuong P T, Mai N T, et al. Phytochemistry Letters, 2020, 37: 90.

［6］曹宁. 南京大学硕士学位论文, 2012.

［7］Panda N, Mandal D, Mandal N B, et al. Natural Product Communications, 2006, 1（9）: 731.

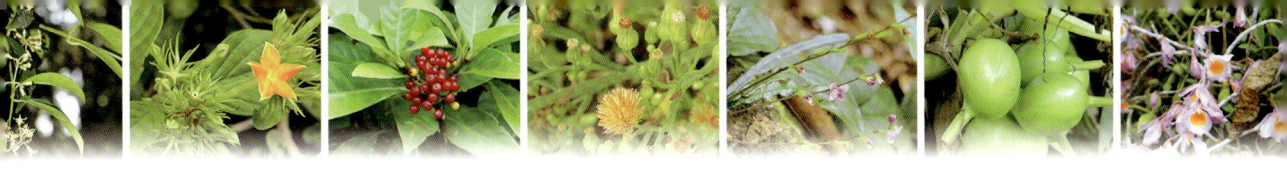

［8］Biswas M，Biswas K，Ghosh A，et al. Pharmacognosy Research，2009，5（19）：90.

［9］Moulisha B，Bikash M N，Partha P，et al. Tropical Journal of Pharmaceutical Research，2009，8（2）：127.

［10］Natarajan V，Dhas ASAG. Advances in Biological Research，2013，7（3）：81.

［11］Hossain E，Sarkar D，Maiti A，et al. Journal of Ethnopharmacology，2010，132（2）：525.

铁草鞋

【苗语】maanc nenz taengq ［ma:n⁴² ne:n³³ tʰɛŋ¹¹］曼年藤（万年青）

【来源】萝藦科球兰属植物，铁草鞋 *Hoya pottsii* Traill

【形态特征】附生攀援灌木。除花冠内面外，无毛。叶肉质，卵圆形至卵圆状长圆形，先端急尖，基部圆形至近心形；基脉3条，小脉不明显；叶柄肉质，顶端具有丛生小腺体。聚伞花序伞形状，腋生；花冠白色，心红色，裂片宽卵形。蓇葖线状长圆形，向顶端渐尖，外果皮有黑色斑点。种子线状长圆形；种毛白色绢质。

【分布】在我国，分布于云南、广西和广东。在海南，分布于三亚、乐东、昌江、白沙、保亭、万宁、琼中、儋州、澄迈、琼海、文昌、海口等。

【苗族民间应用】枝叶入药，捣碎烤热外用于关节痛、骨痛。

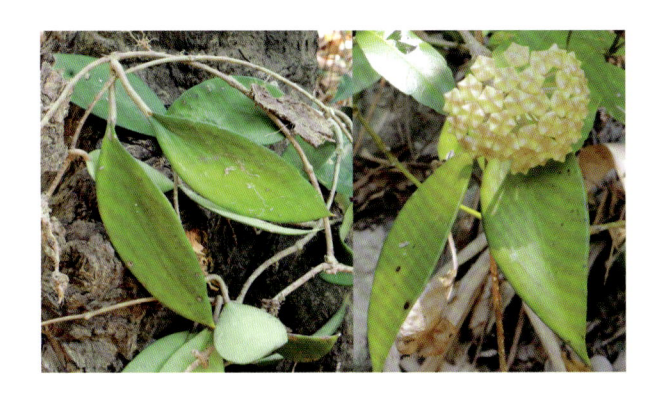

山石榴

【苗语】ngongz dongs nzimv / giams qiays bhiouv qiang ［ŋo:ŋ³³ to:ŋ³⁵ dzim⁵³ / kjam³⁵ gja:i³⁵ pjou⁵³ gjaŋ⁴⁴］秾苳仟 / 间崖吥秧（牛箭刺 / 山蚂蟥毒果树）

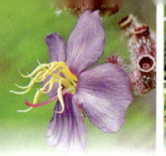

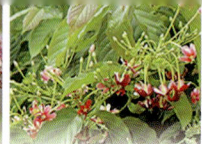

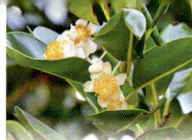

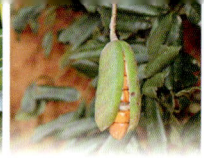

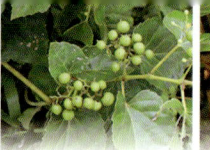

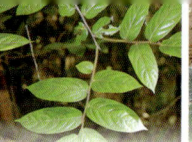

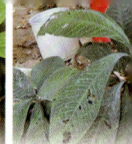

【来源】茜草科山石榴属植物，山石榴 *Catunaregam spinosa* (Thunb.) Tirveng.

【形态特征】灌木。多分枝，嫩枝有时被疏毛；刺腋生，对生。叶纸质或近革质，对生或簇生，常倒卵形或长圆状倒卵形，顶端钝或短尖，基部楔形或下延，两面常无毛或有糙伏毛，下面脉腋内常有短束毛，边缘常有短缘毛；侧脉4~7对；叶柄有疏柔毛或无毛；托叶膜质，卵形，顶端芒尖，脱落。花单生或2~3朵簇顶生；花梗被棕褐色长柔毛；花萼外面被棕褐色长柔毛，萼管钟形或卵形，顶端5裂，裂片广椭圆形，顶端尖，具3脉；花冠初时白色，后变为淡黄色，钟状，外面密被绢毛，花冠裂片5，卵形或卵状长圆形，顶端圆形。浆果球形，无毛或有疏柔毛，具宿存的萼裂片。种子多数。

【分布】在印度尼西亚、马来西亚、越南、老挝、柬埔寨、泰国、缅甸、孟加拉国、尼泊尔、印度、巴基斯坦、斯里兰卡、非洲热带国家有分布。在我国，分布于台湾、广东、香港、澳门、广西、海南、云南。在海南，分布于三亚、乐东、东方、昌江、白沙、五指山、万宁、儋州、澄迈、琼海、海口等。

【化学成分】

（1）环烯醚萜类化合物：morindolide、3-deoxyartselaenin C[1]等。

（2）香豆素类化合物：3-(2-hydroxypropyl)-8-hydroxyl-3,4-dihydroisocoumarin、东莨菪内酯、6,7-二甲氧基香豆素[1]等。

（3）酚性化合物：香草醛、原儿茶醛、对羟基苯甲酸、3,4-二羟基苯甲酸甲酯、3,4-二羟基苯甲酸乙酯、4,5-二羟基-1,2-苯二甲酸甲酯[2]等。

（4）木脂素类化合物：(±)-松脂素、皮树脂醇、开环异落叶松树脂酚[1]、catunaregin、epicatunaregin、ficusal、蛇菰宁[3]、落叶松脂醇、5′-甲氧基落叶松脂醇、淫羊藿醇 A$_2$、楝叶吴萸素 B[4]、*erythro*-guaiacylglycerol-β-coniferyl ether、*threo*-guaiacylglycerol-β-coniferyl ether、*erythro*-guaiacylglycerol-β-ferulic acid ether、lyoniresinol、balanophonin[5]等。

（5）三萜类化合物：catunarosides A~D、swartziatrioside、araliasaponin V、araliasaponin IV[6]、catunaroside E~H、mussaendoside J[7]、catunarosides I~L[8]等。

（6）苯丙素类化合物：松柏醛、咖啡酸甲酯、对羟基桂皮酸[4]等。

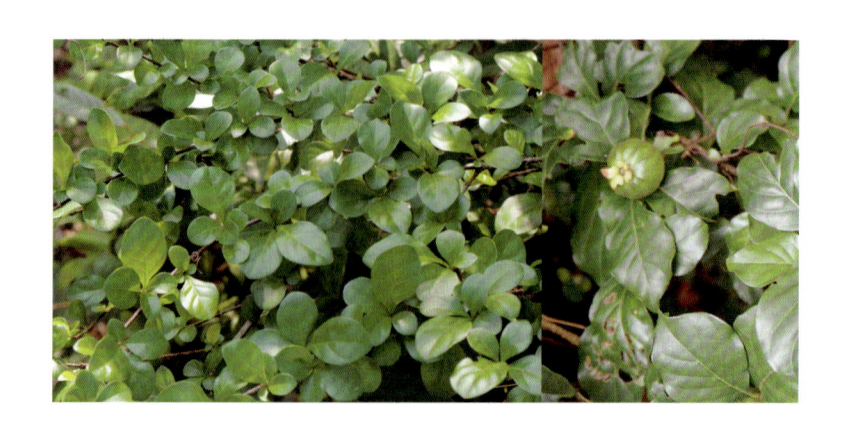

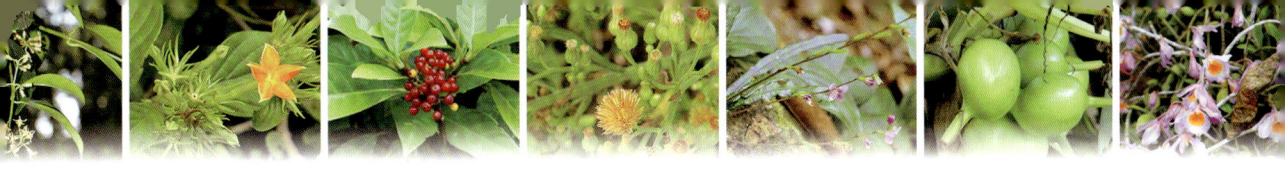

（7）甾体类化合物：胆甾醇、5α,8α-表二氧麦角甾-6,22-二烯-3β-醇、豆甾醇葡萄糖苷[4]等。

（8）生物碱类化合物：异橙黄胡椒酰胺乙酸脂[2]等。

（9）醌类化合物：2,6-二甲氧基苯醌[2]等。

【药理活性】抗肿瘤活性[3]、降血糖活性、抗氧化活性[9]等。

【苗族民间应用】叶子用过夜米水捣烂，外用于骨质增生。

参考文献

[1] Gao G C, Qi S H, Zhang S, et al. Die Pharmazie-An International Journal of Pharmaceutical Sciences, 2008, 63（7）：542.

[2] 高广春, 漆淑华, 张偲, 等. 中草药, 2009, 40（7）：1031.

[3] Gao G C, Luo X M, Wei X Y, et al. Helvetica Chimica Acta, 2010, 93（2）：339.

[4] 高广春, 陶曙红, 漆淑华, 等. 中草药, 2010, 41（4）：539.

[5] 高广春, 陶曙红, 张偲, 等. 中国药学杂志, 2010, 45（9）：650.

[6] Gao G C, Lu Z X, Tao S H, et al. Carbohydrate Research, 2011, 346（14）：2200.

[7] Gao G C, Lu Z X, Tao S H, et al. Canadian Journal of Chemistry, 2011, 89（10）：1277.

[8] Li J, Huang X, Jiang X H, et al. Chemical & Pharmaceutical Bulletin, 2015, 63（5）：388.

[9] Basini J, Swetha D, Mallikarjuna G. International Journal of Pharmacy and Pharmaceutical Sciences, 2019, 11（6）：56.

乌檀

苗语 qiang dhaamv / vongz dhaamv qiang [gjaŋ⁴⁴ ʔda:m⁵³ / vo:ŋ³³ ʔda:m⁵³ gjaŋ⁴⁴] 秧胆/汪胆秧（树胆/黄胆树）

【来源】茜草科乌檀属植物，乌檀 *Nauclea officinalis* (Pierre ex Pitard) Merr.

【形态特征】乔木。小枝纤细，光滑。叶纸质，椭圆形，稀倒卵形，顶端渐尖，略钝头，基部楔形；侧脉5~7对，纤细，近叶缘处联结；托叶，倒卵形，顶端圆，早落。单个头状花序，顶生；总花梗不分枝，具一节，节上有退化叶和托叶；花萼管彼此相互融合，萼裂片三角形，钝，长圆形或近匙形，宿存；花4或5数，花冠漏斗形，花冠裂片长圆形，覆瓦状排列。小果融合，成熟时黄褐色，表面粗糙。种子，椭圆形，一面平坦，一面拱凸，种皮黑色有光泽，有小窝孔。

【分布】在越南、柬埔寨、老挝、泰国、马来西亚、印度尼西亚有分布。在我国，分布于广东、广西和海南。在海南，分布于乐东、陵水、万宁、琼中等。

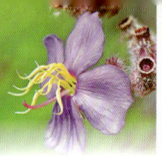

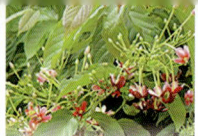

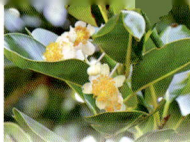

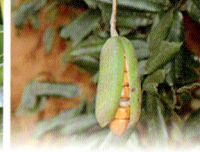

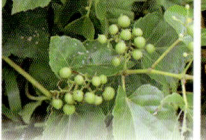

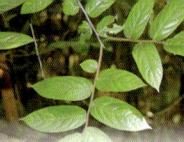

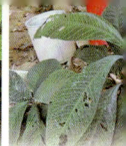

【化学成分】

（1）生物碱类化合物：naucleaoffines A~B、nauclefidine、3,14-dihydroangustine、3,14,18,19-tetrahydroangustine、naucletine[1]、angustine[1, 3]、naucleofficines A~E、angustoline[2]、nauclefine、naucletine[3]、1,6,7-trihydro-indolo-[2,3-a]furan[3,4-g]quinolizine-3,4(13H)-dione、4-oxo-4,12-dihydroindolo[2,3-a]quinolizine-3-carbaldehyde[4]、naucleactonins A~B、nauclefidine[5]等。

（2）三萜类化合物：3β,19α,23,24-tetrahydroxyurs-12-en-28-oic acid、2β,3β,19α,24-tetrahydroxyurs-12-en-28-oic acid、3-oxo-urs-12-ene-27,28-dioic acid、quinovic acid-3-β-rhamnopyranoside[6]等。

【药理活性】 抗HIV活性[1]、抗炎活性[1, 6]、抗疟活性[2]、血管舒张活性[3]、抗菌活性[7]等。

【苗族民间应用】 茎入药，泡酒用于咳嗽。

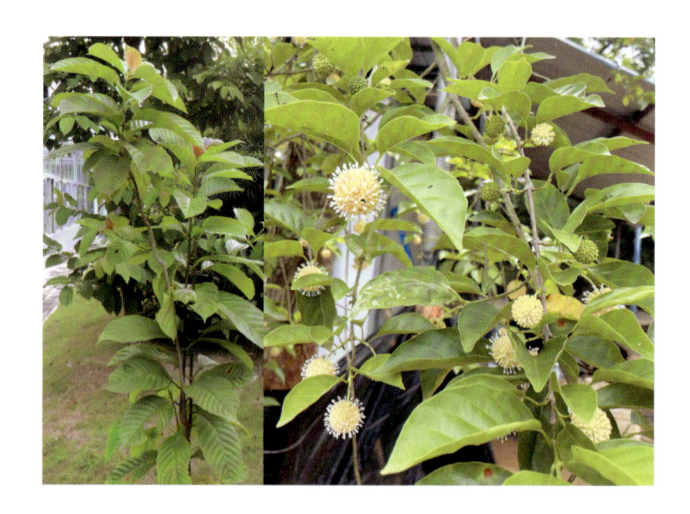

参考文献

[1] Liu Y P, Liu Q L, Zhang X L, et al. Bioorganic Chemistry, 2018, 83: 1.

[2] Sun J, Lou H, Dai S, et al. Phytochemistry, 2008, 69（6）: 1405.

[3] Liew S Y, Mukhtar M R, Hadi A, et al. Molecules, 2012, 17（4）: 4028.

[4] Sun J Y, Lou H X, Xu H, et al. Chinese Chemical Letters, 2007, 18（9）: 1084.

[5] Xuan W D, Chen H S, Du J L, et al. Journal of Asian Natural Products Research, 2006, 8（8）: 719.

[6] Tao J Y, Dai S J, Zhao F, et al. Journal of Asian Natural Products Research, 2012, 14（2）: 97.

[7] 徐超，徐晓军，尹庆锋. 中国研究型医院，2018, 5（6）: 59.

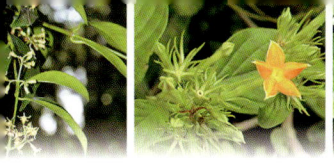

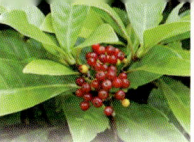

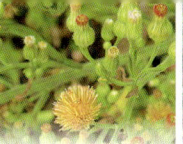

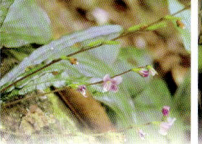

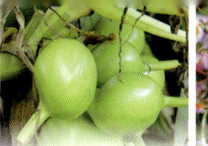

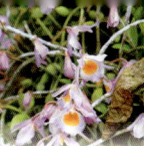

巴戟天

苗语 zais glaangz ndoiz meiq [tsai³⁵ kla:ŋ³³ do:i³³ mei¹¹] 崽格朗堆美（鸡脖薯藤）

【来源】 茜草科巴戟天属植物，巴戟天 *Morinda officinalis* F.C.How

【形态特征】 藤本。肉质根缢缩；嫩枝被粗毛；老枝无毛，具棱，棕色或蓝黑色。叶纸质，长圆形、卵状长圆形或倒卵状长圆形，顶端急尖，基部钝、圆形或楔形，边全缘，上面初时稀被粗毛，后变无毛，下面无毛；侧脉每边4~7条，在边缘附近联结；叶柄下面密被短毛；托叶顶部截平，干膜质。具花4~10朵的头状花序3~7个于枝顶伞形排列；总苞片1，卵形或线形；花2~4基数；花萼倒圆锥状，下部合生，顶部具2~3齿，外侧一齿特大；花冠白色，近钟状，顶部收狭呈壶状，檐部常3裂，裂片卵形或长圆形，外面被疏短毛。聚花核果，熟时红色，扁球形或近球形；核果具2~4分核；分核三棱形，被毛状物，内具种子1粒。种子熟时黑色，略呈三棱形。

【分布】 在中南半岛国家有分布。在我国，分布于福建、广东、海南、广西。在海南，分布于东方、五指山、陵水、万宁、琼中、儋州、屯昌等。

【化学成分】

（1）蒽醌类化合物：rubiasin A、rubiasin B、2-甲基蒽醌、2-羟甲基蒽醌、1,8-二羟基-3-甲氧基-6-甲基蒽醌[1]、1,3-二羟基-2-甲氧基蒽醌[1-2]、2-羟基-1-甲氧基蒽醌[1, 3]、3-羟基-1,2-二甲氧基蒽醌[1, 4]、1,2-二氧乙烯蒽醌、1,2-二羟基蒽醌[2]、甲基异茜草-1-甲醚、2-醛基蒽醌[3]、1-羟基-2-羟甲基蒽醌、2-羟基-3-甲基蒽醌、2-甲氧甲酰基蒽醌、1,2-二羟基-3-甲基蒽醌[4]等。

（2）环烯醚萜类化合物：水晶兰苷[2]、4-羧基-7-羟基-8-羟甲基-3,6-环烯醚萜苷、4-乙酰基-8-羟甲基-3,7-环烯醚萜苷、4-羧基-7-羟基-8-羟甲基-10-乙酰基-3,6-环烯醚萜苷[5]等。

（3）糖类化合物：琥珀酸、耐斯糖、IF-果呋喃糖基耐斯糖、菊淀粉型六聚糖和七聚糖[6]等。

（4）甾体类化合物：β-谷甾醇[1-2]、3β,20(*R*),丁基-5-烯基-胆甾醇、3β,5-烯基螺旋甾[2]等。

（5）香豆素类化合物：7-羟基-6-甲氧基香豆素、异嗪皮啶[3]等。

（6）其他类化合物：苯乙醇-*O*-β-D-吡喃葡萄糖苷、2-丁醇-*O*-β-D-吡喃葡萄糖苷、3,4-二羟基苯乙醇、3-(4-羟基-苯基)-1,2-丙二醇、阿魏酸、熊果酸[1]等。

【药理活性】 抗衰老活性[3-4]、抗疲劳活性[5]、抗抑郁活性[6]、免疫调节活性[7]、抗肿瘤活性[8]、增强记忆活性[9]、降血糖活性[10]、抗菌活性[11]、抗炎活性[12]、抗骨质疏松活性[13]等。

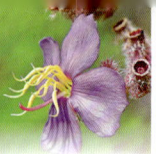

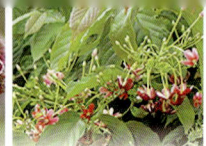

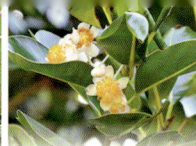

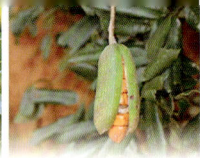

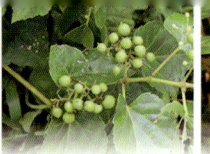

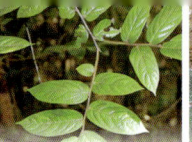

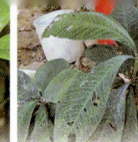

【苗族民间应用】肉质根入药，与益智仁、牛大力配伍煮水用于尿频。

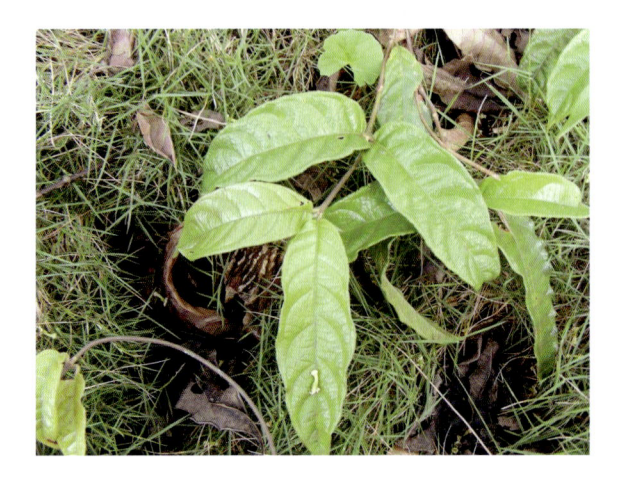

参考文献

［1］李晨阳，高昊，焦伟华，等. 沈阳药科大学学报，2011，28（1）：30.

［2］李竣，张华林，蒋林，等. 中南民族大学学报，2010，29（4）：53.

［3］李远彬，王羚郦，赖小平，等. 中南药学，2011，9（2）：101.

［4］王羚郦，李远彬，赖小平，等. 中南药学，2011，9（7）：495.

［5］詹积，徐德平. 天然产物研究与开发，2019，31（6）：995.

［6］崔承彬，杨明，姚志伟，等. 中国中药杂志，1995，20（1）：36.

［7］何传波，李琳，汤凤霞，等. 中国食品学报，2010，10（5）：68.

［8］张学新，肖柳英，潘竞锵. 中药材，2011，34（4）：598.

［9］谭宝璇，苏文，陈洁文，等. 中药新药与临床药理，2000，11（2）：95.

［10］曾铁鑫，姚志仁，李豫，等. 食品与发酵工业，2020，46（19）：192.

［11］李妍，杨华生. 食品研究与开发，2012，33（6）：118.

［12］吴岩斌，吴建国，郑丽鋆，等. 福建中医药大学学报，2011，21（1）：48.

［13］何剑全，陈健. 世界中西医结合杂志，2010，5（6）：546.

鸡眼藤

苗 语 gumz nhac bhieiv meiq /zuungs saans meiq / zuungs zeng meiq ［kum^{33} ŋa^{42} pjei^{53} mei^{11} /tsu:ŋ^{35} sa:n^{35} mei^{11} / tsu:ŋ^{35} tse:ŋ^{44} mei^{11}］甘吖呗美 / 曾闪美 / 曾甑美（魔鬼头藤 / 黄猄筋藤 / 黄猄腿藤）

【来源】茜草科巴戟天属植物，鸡眼藤 *Morinda parvifolia* Bartl. ex DC.

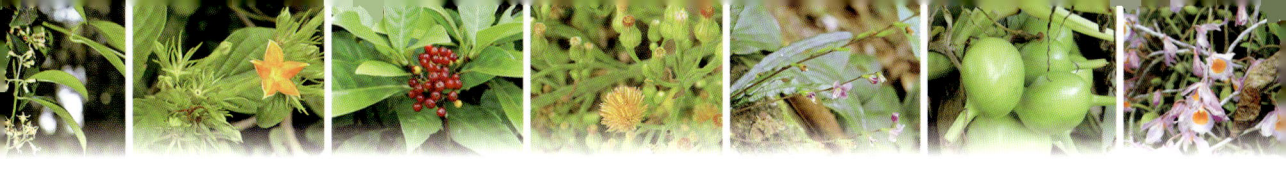

【形态特征】藤本。嫩枝密被短粗毛；老枝棕色或稍紫蓝色，具细棱。叶形变化多样，基部楔形，边全缘，上面初时被密粗毛，后被疏粗毛或无毛，下面初时被柔毛，后变无毛；中脉常两面被短毛；侧脉每边3~6条；叶柄被短粗毛；托叶筒状，干膜质，顶端截平，每侧常具刚毛1~2根。具花3~17朵的头状花序2~9个在枝顶排列成伞状花序；花序梗基部常具钻形或线形总苞片1枚；花4~5基数；花萼下部各花合生，上部环状，顶截平，常具1~3齿，背面常具毛状或钻状苞片1枚；花冠白色，略呈4~5棱形，顶部稍收狭，檐部4~5裂，裂片长圆形。聚花核果近球形，熟时橙红至橘红色；核果具三棱形分核2~4个；每分核具种子1粒。种子三棱形，无毛。

【分布】在菲律宾、越南等有分布。在我国，分布于江西、福建、台湾、广东、香港、海南、广西等。在海南，分布于乐东、白沙、保亭、万宁、儋州、澄迈、文昌、海口等。

【化学成分】

（1）醌类化合物：morindaparvins C~G、3-amino-2-methoxycarbonyl-1,4-naphthoquinone、biquinone A、damnacanthol[1]、2-(hydroxymethyl)anthraquinone-3-O-β-primeveroside[2]、morindaparvins H~O、rubiadin 3-O-β-primeveroside、lucidine-3-O-β-primeveroside、damnacanthol-3-O-β-primeveroside、alizarin-1-methyl ether 2-O-β-primeveroside[4]等。

（2）环烯醚萜类化合物：水晶兰苷、京尼平苷酸、sccologanoside、6α-hydroxyadoxoside、deacetylasperuloside、deacetylasperulosidic acid、methyl deacetylasperulosidate、scandoside、9-epi-6α-methoxy geniposidic acid、scandoside methyl ester[2]、morindaparvins Q~R[3]等。

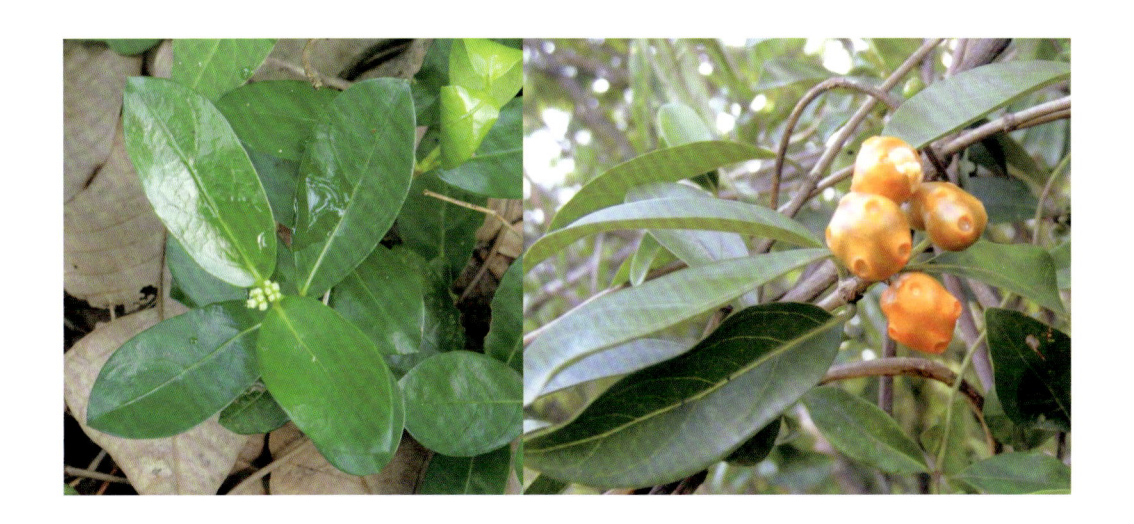

（3）黄酮类化合物：葛根素、3′-甲氧基葛根素、daidzein 4′,7-di-O-β-D-glucopyranoside、isohamnetin-3-O-β-D-glucopyranosyl-(1→6)-β-D-glucopyranosyl-7-O-β-D-glucopyranoside、isorhamnetin-3-O-β-D-glucopyranosyl-(1→6)-β-D-glucopyranoside、isohamnetin 3-O-α-L-rhamnopyranosyl-(1→6)-β-D-glucopyranoside、daidzein 7-O-glucopyranoside、kaempferol-3-O-β-D-glucopyranosyl-(1→6)-β-D-glucopyranoside、isorhamnetin 3-O-β-D-glucopyranoside[2]、morindaparvins U~W[3]等。

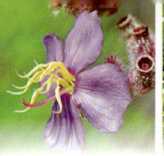

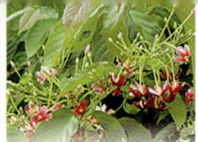

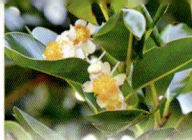

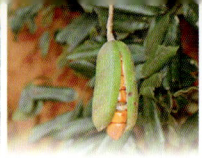

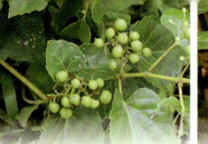

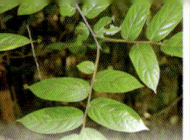

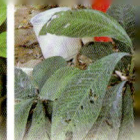

（4）酚性化合物：东莨菪内酯、4-羟基-3-甲氧桂皮醛、丁香醛[1]、*p*-hydroxy benzoic acid 4-*O*-β-D-(6′-*O*-sinapoyl) glucopyranoside、gentisic acid 5-*O*-β-D-(6′-*O*-sinapoyl) glucopyranoside、2-[(β-D-glucopyranosyloxy)methyl]-benzoic acid、vanillic acid 4-*O*-β-D-(6′-*O*-sinapoyl)-glucopyranoside[2]等。

（5）其他类化合物：黄藤内酯、脱落酸、5-羟甲基糠醛、(*E*)-4-[5-(hydroxymethyl) furan-2-yl]but-3-en-2-one[1]、morindaparvin P、morindaparvins S~T[3]等。

【药理活性】抗肿瘤活性[1,4]、抗炎活性[2]、肝保护活性[3]等。

【苗族民间应用】全草入药，用于祛风。

参考文献

[1] Kang J, Zhang P, Gao Z, et al. Phytochemistry, 2016, 130: 144.

[2] Su X M, Zhang J, Liu F H, et al. Phytochemistry Letters, 2019, 33: 55.

[3] Su X M, Li L, Sun H, et al. Bioorganic Chemistry, 2019, 87: 867.

[4] Su X, Zhang J, Li C, et al. Phytochemistry, 2018, 152: 97.

粗叶木

【苗语】lauz mungc qiang [lau³³ muŋ⁴² gjaŋ⁴²] 捞蒙秧（楼蒙树）

【来源】茜草科粗叶木属植物，粗叶木 *Lasianthus chinensis* (Champ.) Benth.

【形态特征】灌木或小乔木。枝被褐色柔毛。叶薄革质或厚纸质，通常为长圆形或长圆状披针形，顶端常骤尖，基部阔楔形或钝，叶面无毛或近无毛，叶背中脉、侧脉及小脉上均被黄色短柔毛；侧脉每边9~14条；叶柄被黄色绒毛；托叶三角形被黄色绒毛。花常3~5朵簇生叶腋，无苞片；萼管卵圆形或近阔钟形，密被绒毛，萼檐常4裂，裂片卵状三角形，下弯；花冠常白色，有时带紫色，近管状，被绒毛，裂片6，偶有5，披针状线形，顶端内弯，有刺状喙。核果近卵球形，成熟时蓝色或蓝黑色，常有6个分核。

【分布】在越南、泰国、缅甸、新加坡和马来西亚有分布。在我国，分布于福建、台湾、广东、香港、广西、云南。在海南，分布于三亚、乐东、昌江、白沙、五指山、保亭、万宁、琼中、琼海等。

【苗族民间应用】根、叶入药，根泡酒用于内伤；叶外用于骨伤。

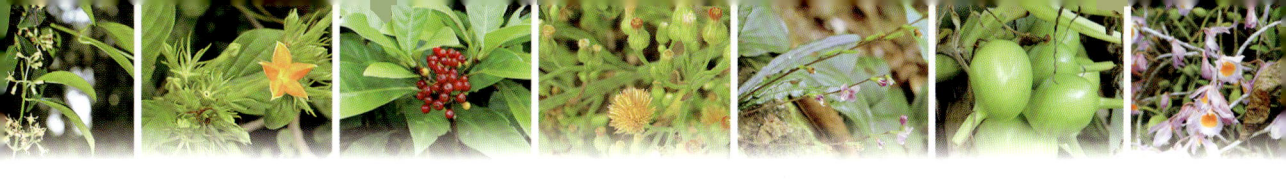

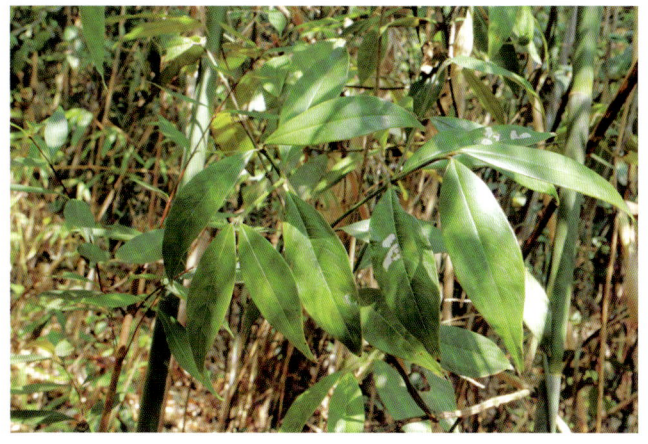

鸡屎树

苗 语 zais ndaiv qiang [tsai³⁵ dai⁵³ gjaŋ⁴⁴] 崽苔秧（鸡屎树）

【来源】 茜草科粗叶木属植物，鸡屎树 *Lasianthus hirsutus* (Roxb.) Merr.

【形态特征】 灌木。枝和小枝常被暗褐色长硬毛。叶纸质，长圆状椭圆形、长圆状倒卵形、长圆形或有时倒披针形，顶端渐尖或近尾尖，基部楔形、阔楔形或钝，腹面被长糙毛或近无毛，背面密被暗褐色长硬毛，在中脉和侧脉上的毛较密；侧脉每边 8~12 条；叶柄密被硬毛；托叶卵状三角形，密被长硬毛；花常数朵簇生叶腋；苞片很多，外面的大，卵形或披针形，顶端尾状长尖，里面的较小，线状披针形，均密被暗褐色长硬毛；萼管小，近钟形，中部以上密被刚毛，裂片 4 或 5，钻形，被刚毛；花冠白色，漏斗状，上部明显扩大，外面疏被柔毛，裂片 4 或 5，长圆形或披针形，边缘被腺毛。核果近球形，

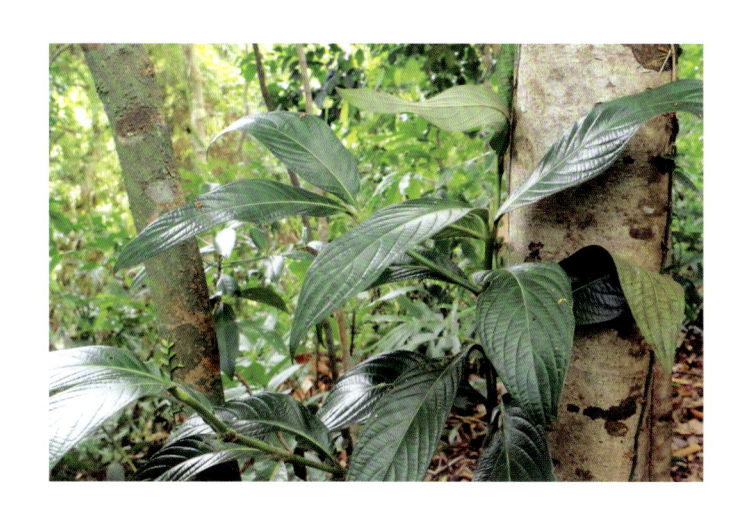

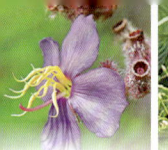

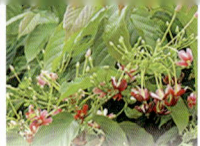

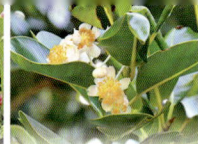

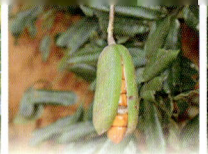

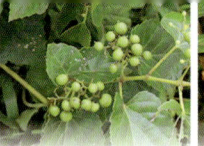

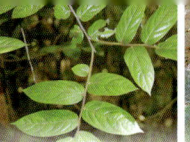

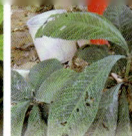

成熟时蓝色或紫蓝色，被疏毛或近无毛，常含4个分核。

【分布】在菲律宾、印度尼西亚、马来西亚、缅甸、印度、越南、日本等有分布。在我国，分布于台湾、广东、香港、海南、广西等。在海南，分布于东方、昌江、白沙、五指山、保亭、陵水、琼中、儋州、定安、琼海等。

【苗族民间应用】茎叶入药，用于风湿骨病、腰痛。

粗毛玉叶金花

苗语 mbou dhang ngayc [bou⁴⁴ ʔdaŋ⁴⁴ ŋa:i⁴²] 坡当哎（坡凳矮）

【来源】茜草科玉叶金花属植物，粗毛玉叶金花 *Mussaenda hirsutula* Miq.

【形态特征】攀援灌木。小枝密被锈色或灰色柔毛。叶对生，膜质，椭圆形或长圆形，有时近卵形，顶端短尖或渐尖，基部楔形，两面被稀疏的柔毛，下面及脉上毛较密；侧脉6~7对；叶柄密被柔毛；托叶深2裂或2全裂，裂片披针形，密被柔毛。聚伞花序顶生和生于上部叶腋，被贴伏的灰黄色长绒毛；苞片线状披针形，被长柔毛；花萼管椭圆形，密被柔毛，萼裂片线形，密被柔毛；花叶阔椭圆形，通常有纵脉7条，顶端圆或短尖，基部近圆形，上面疏被短柔毛，背面密被长柔毛；花冠黄色，外面被短硬毛，花冠裂片椭圆形，短尖。浆果椭圆状，有时近球形，有浅褐色小斑点；顶部宿存萼裂片紧贴。

【分布】在我国分布于海南、广东、湖南、贵州和云南等。在海南，分布于三亚、乐东、东方、昌江、白沙、五指山、保亭、陵水、万宁、儋州、屯昌、琼海等。

【苗族民间应用】茎叶入药，煮水洗用于妇科炎症。

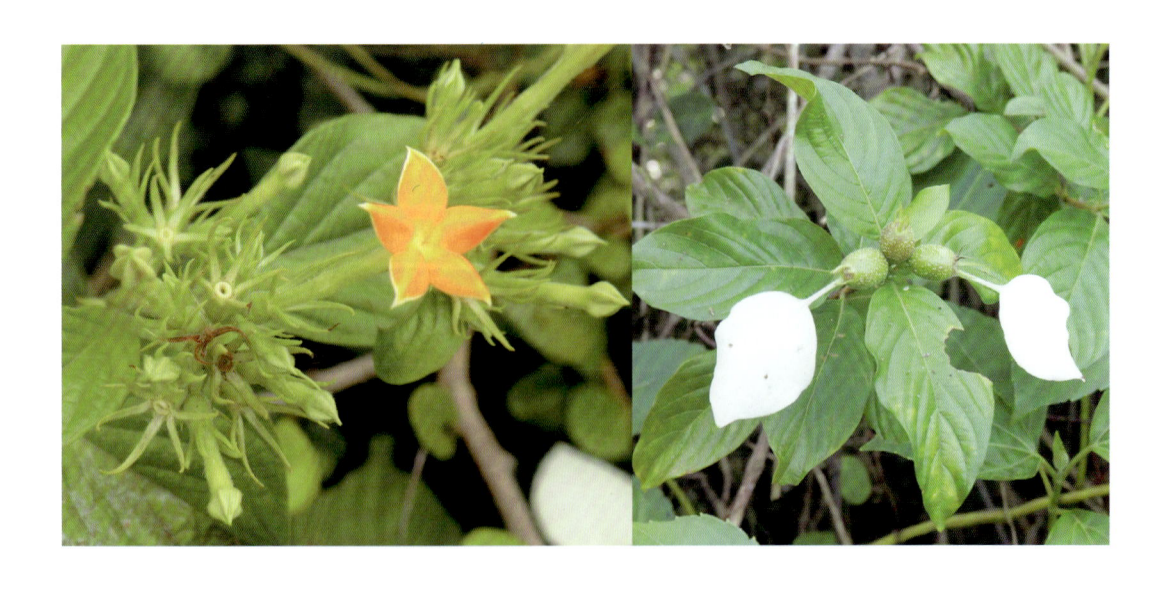

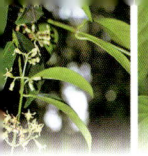

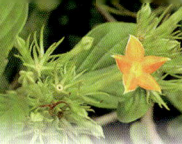

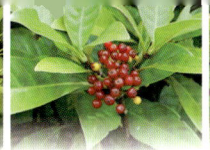

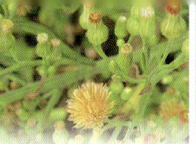

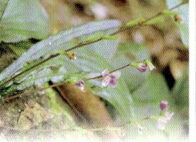

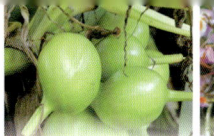

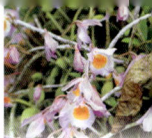

玉叶金花

苗语 gemz dhang ngayc [ke:m³³ ʔdaŋ⁴⁴ ŋa:i⁴²] 金当哎（野凳矮）

【来源】 茜草科玉叶金花属植物，玉叶金花 *Mussaenda pubescens* W. T. Aiton

【形态特征】 攀援灌木。嫩枝被短柔毛。叶对生或轮生，膜质或薄纸质，卵状长圆形或卵状披针形，顶端渐尖，基部楔形，上面近无毛或疏被毛，下面密被短柔毛；叶柄被柔毛；托叶三角形，深2裂，裂片钻形。聚伞花序顶生，密花；苞片线形，被硬毛；花梗极短或无梗；花萼管陀螺形，被柔毛，萼裂片线形，基部密被柔毛，向上毛渐稀疏；花叶阔椭圆形，有纵脉5~7条，顶端钝或短尖，基部狭窄，柄两面被柔毛；花冠黄色，外面被短柔毛，花冠裂片长圆状披针形，渐尖。浆果近球形，疏被柔毛，顶部有萼檐脱落后的环状疤痕，干时黑色。

【分布】 在我国分布于广东、香港、海南、广西、福建、湖南、江西、浙江和台湾。在海南，分布于乐东、东方、昌江、白沙、陵水、万宁、儋州、澄迈等。

【化学成分】

（1）三萜类化合物：乌索酸[1]、heinaingenin A、mussaendosides A~C[2]、mussaendosides M~N[3]、mussaendosides O~Q[4]、mussaendoside F[5]、mussaendosides R~S[6]、mussaendosides G~K[7]、mussaendosides I~J[8]、mussaendosides D~E、mussaendoside H[9]、mussaendosides U~V[10]等。

（2）单萜类和环烯醚萜类化合物：mussaenins A~C、argyol[11]、6α-hydroxy geniposide、8-*O*-acetyl shanzhiside methyl ester、山栀子苷甲酯、mussaenin[12]等。

（3）苯丙素类化合物：咖啡酸、对-羟基桂皮酸、阿魏酸[1]、mussaendoside L[12]等。

（4）甾体类化合物：β-谷甾醇、胡萝卜苷[1]、乙基降麦角甾烯醇[13]等。

【药理活性】 抗生育活性[1-2]、抗炎活性、抗菌活性[14]、抗病毒活性[15]、抗胆碱能活性[16]、抗氧化活性[17]等。

【苗族民间应用】 根入药，煮水用于便秘。

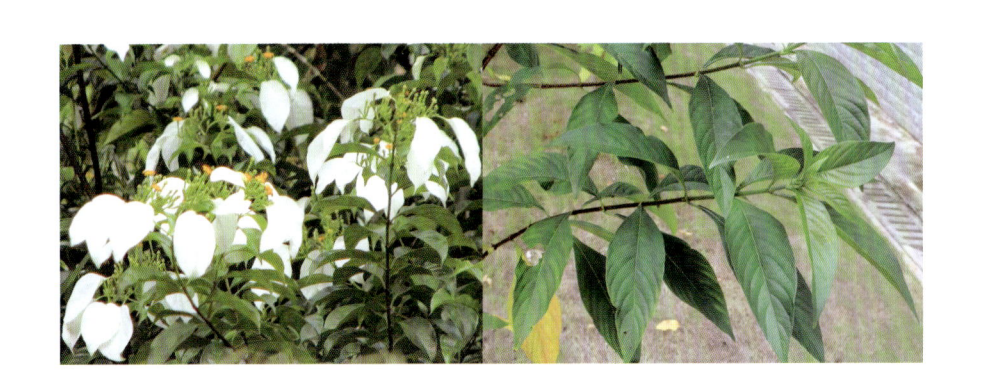

299

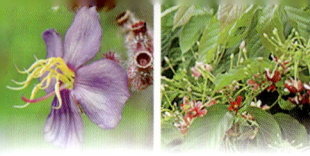

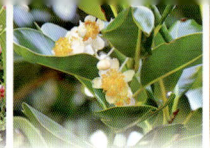

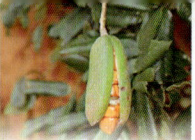

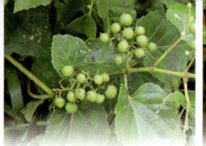

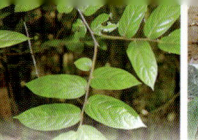

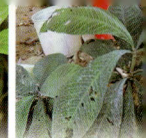

参考文献

[1] 刘星堦，梁国建，蔡雄，等. 上海医科大学学报，1986，13（4）：273.

[2] 徐俊平，徐任生，骆姿，等. 化学学报，1991，49（6）：621.

[3] Xu J P，Xu R S，Luo Z，et al. Journal of Natural Products，1992，55（8）：1124.

[4] Zhao W M，Xu J P，Qin G W，et al. Journal of Natural Products，1994，57（12）：1613.

[5] Zhao W M，Xu R S，Qin G W，et al. Natural Product Sciences，1995，1（1）：61.

[6] Zhao W M，Xu J P，Qin G W，et al. Phytochemistry，1995，39（1）：191.

[7] Zhao W M，Xu R S，Qin G W，et al. Phytochemistry，1996，42（4）：1131.

[8] Zhao W M，Yang G J，Xu R S，et al. Natural Product Letters，1996，8（2）：119.

[9] Zhao W M，Wang P，Xu R S et al. Phytochemistry，1996，42（3）：827.

[10] Zhao W M，Wolfender J L，Hostettmann K，et al. Phytochemistry，1997，45（5）：1073.

[11] Zhao W M，Yang G J，Xu R S，et al. Phytochemistry，1996，41（6）：1553.

[12] Zhao W M，Xu R S，Qin G W，et al. Natural Product Sciences，1996，2（1）：14.

[13] 周中林，孙继燕，潘利明，等. 广东药科大学学报，2017，33（2）：184.

[14] 邢文善，李艳华，朱玉花，等. 中国实验方剂学杂志，2013，19（19）：267.

[15] 王遥. 广州中医药大学硕士学位论文，2017.

[16] 曾宪彪，李嘉，韦桂宁，等. 中国实验方剂学杂志，2015，21（20）：159.

[17] 周中林，雷佳琦，潘利明，等. 广东化工，2017，44（7）：26.

头九节

【苗语】giauv dhauz dets ［kjau^{53} ʔdau^{33} te:t^{35}］教叨叠（九头节）

【来源】茜草科九节属植物，头九节 *Psychotria laui* Merr. et F. P. Metcalf

【形态特征】灌木。叶纸质，椭圆形或长圆形，顶端短渐尖，基部近楔形，全缘或不明显的波状，两面无毛；托叶鞘状。头状花序常单生枝顶，很少对生；苞片覆瓦状排列，被褐色绒毛，外轮下部合生成杯状；花5数；萼管无毛，萼檐裂片5，近三角形，密被长硬毛，上部边缘流苏状；花冠白色，檐部5裂，裂片近椭圆形，顶部喙状内弯。核果椭圆形，有5~8条直棱。种子弓形。

【分布】在越南有分布。在我国海南省有分布。海南分布于乐东、东方、昌江、白沙、五指山等。

【苗族民间应用】全草入药，配猪蹄炖用于治疗手术误伤到神经导致的嘴歪。

九节

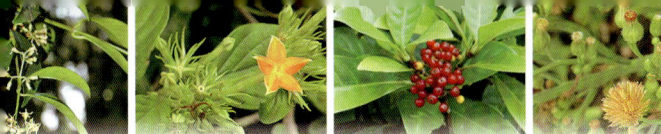

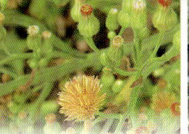

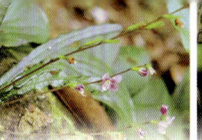

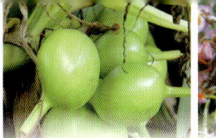

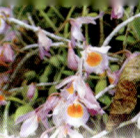

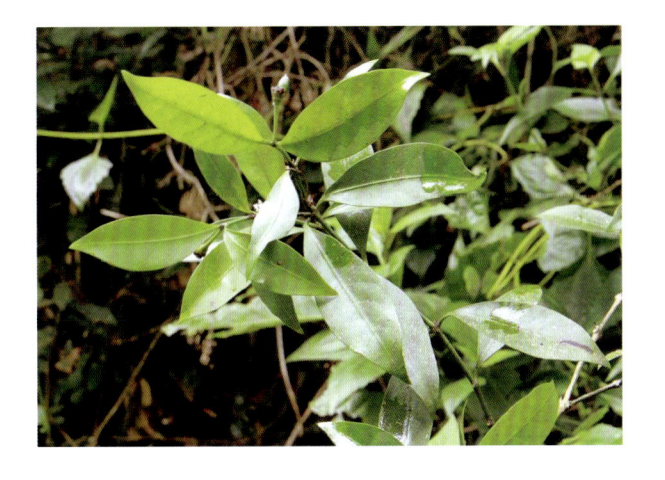

苗语 buv caanj qiang [ʔbu⁵³ tsʰa:n⁵¹ gjaŋ⁴⁴] 吥灿秧（烧炭树）

【来源】茜草科九节属植物，九节 *Psychotria asiatica* L.

【形态特征】灌木或小乔木。叶对生，纸质或革质，叶形变化较大，顶端渐尖、急渐尖或短尖而尖头常钝，基部楔形，全缘；中脉和侧脉在上面凹下，在下面凸起，脉腋内常有束毛，侧脉5~15对，近叶缘处不明显联结；叶柄无毛或极稀被柔毛；托叶膜质，短鞘状，顶部不裂，脱落。花多组成聚伞花序，常顶生，无毛或极稀被柔毛，总花梗常极短，近基部三分歧；萼管杯状，檐部扩大，近截平或不明显5齿裂；花冠白色，花冠裂片近三角形，开放时反折。核果球形或宽椭圆形，有纵棱，熟后红色。小核背面凸起，具纵棱，腹面平而光滑。

【分布】在日本、越南、老挝、柬埔寨、马来西亚、印度有分布。在我国，分布于浙江、福建、台湾、湖南、广东、香港、海南、广西、贵州、云南。在海南，分布于三亚、乐东、东方、昌江、白沙、五指山、万宁、儋州、澄迈、琼海、海口等。

【化学成分】

（1）环烯醚萜类化合物：车叶草苷酸甲酯[1]、车叶草苷[1,3]、6α-hydroxygeniposide、psyrubrin A[2]、6-methoxygeniposidic acid、deacetylasperulosidic acid、车叶草苷酸[3]等。

（2）三萜类化合物：2α,3β-二羟基-12-烯-28-乌苏酸、白桦脂醇、2β-羟基-白桦脂酸[1]等。

（3）黄酮类化合物：quercetin-3-*O*-(2^G-β-D-xylopyranosylrutinoside)、山奈酚、山奈酚-3-*O*-芸香糖苷、芦丁[1]、6-hydroxy-luteolin-7-*O*-rutinoside、luteolin-7-*O*-rutinoside[2]等。

（4）其他类化合物：psychotrianoids A、正丁基-β-D-果糖苷、β-D-果糖[1]、蔗糖、蔗

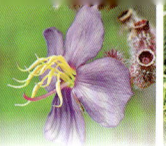

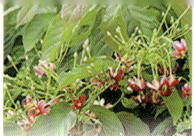

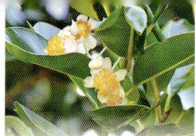

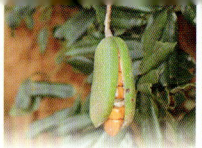

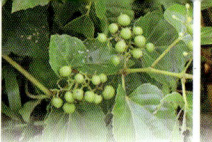

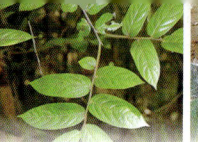

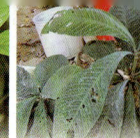

糖乙酸酯、葡萄糖乙酸酯[3]等。

【药理活性】抗阿尔茨海默病活性[4]、改善记忆活性[5]等。

【苗族民间应用】根、叶入药，根煮水用于止频繁打嗝；叶捣烂外敷用于止刀伤出血。

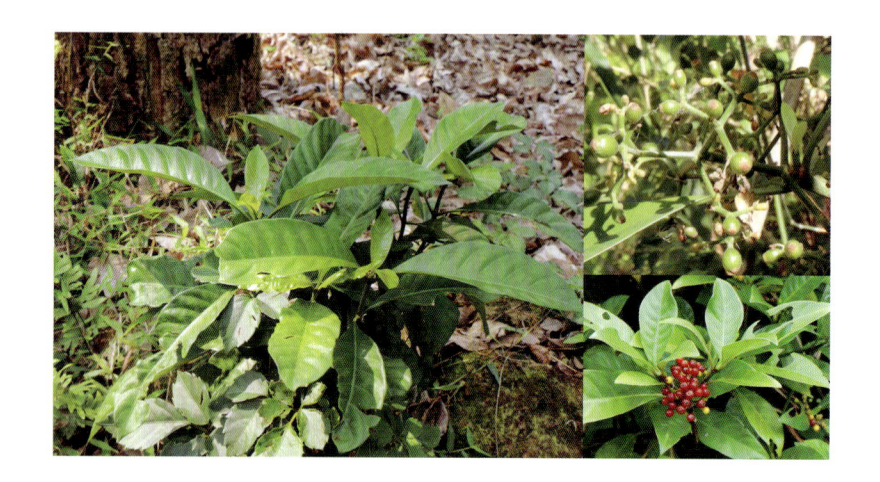

参考文献

[1] 钟莹. 广州中医药大学硕士学位论文，2012.

[2] Lu H X，Liu L Y，Li D P，et al. Biochemical Systematics & Ecology，2014，57：133.

[3] 卢海啸，黄晓霞，苏爱秋，等. 中药材，2017，40（4）：858.

[4] 卢海啸，黄雪怡，韦柳意，等. 玉林师范学院学报，2018，39（5）：82.

[5] 卢海啸，李家洲，勾玲，等. 中国实验方剂学杂志，2014，20（7）：140.

海南九节

苗语 giauv dets nguav [kjau⁵³ te:t³⁵ ŋwa:⁵³] 教叠㞷（九节草）

【来源】茜草科九节属植物，海南九节 *Psychotria hainanensis* H.L.Li

【形态特征】灌木。叶对生，纸质，长圆状椭圆形至长圆状披针形或倒披针形，稀卵形，顶端锐渐尖，基部楔形，边全缘；侧脉6~14对，稍密，弯拱上升；托叶近三角形，顶端2裂，裂片线状披针形，脱落。数朵花组成顶生、小而稠密的聚伞花序；花梗短；小苞片线状披针形；萼管陀螺形，檐部扩大，顶端5裂，裂片线状披针形；花冠白色，顶部5裂，花冠裂片长圆状三角形，顶端内弯。核果卵形或椭圆形，熟后红色，萼裂片宿存。小核背面凸起，有纵棱。

【分布】海南特有种，分布于昌江、白沙、五指山、陵水、万宁、琼中等。

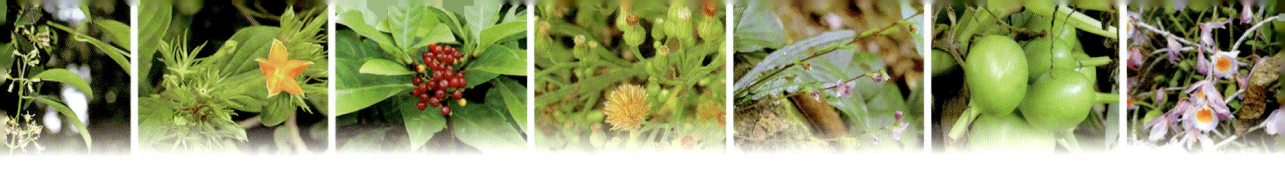

【化学成分】

（1）黄酮类化合物：槲皮素、芦丁、山奈酚-7-*O*-葡萄糖苷、山奈酚-3-*O*-芸香糖苷[1]、3-甲氧基槲皮素、山奈酚[2]等。

（2）三萜类化合物：刺囊酸、3-羧基熊果酸、桦木酮酸、齐墩果酸、3-表齐墩果酸[2]等。

（3）其他类化合物：β-谷甾醇、十八碳酸、β-胡萝卜苷[1]、咖啡因、黑麦交酯、吴茰素B、吐叶醇、2,6-二甲氧基对苯醌[2]等。

【苗族民间应用】全草入药，炖猪蹄用于神经损伤。

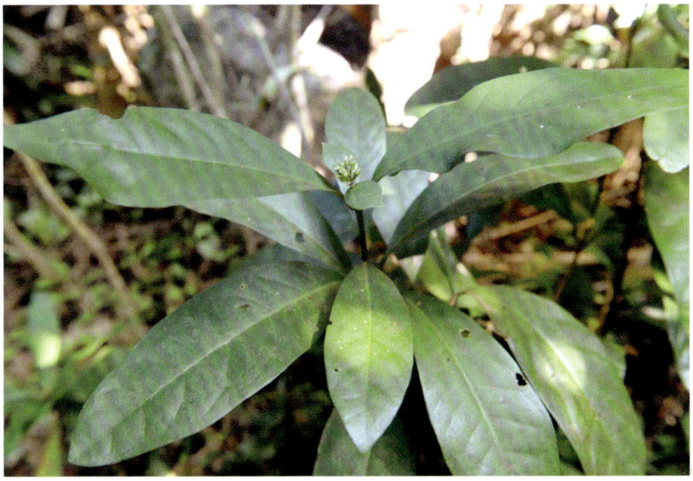

参考文献

［1］李洪福，黄剑，刘明生，等. 中国实验方剂学杂志，2011，17（19）：125.

［2］曹坚，杨健妮，周秀悄，等. 中药材，2019，42（6）：1297.

蔓九节

苗语 giauv dets ndangz [kjau⁵³ te:t³⁵ daŋ³³] 教叠汤（九节藤）

【来源】 茜草科九节属植物，蔓九节 Psychotria serpens L.

【形态特征】 藤本。常以气根攀附于树干或岩石上；嫩枝稍扁，无毛或被柔毛，有细直纹，老枝圆柱形，近木质，攀附枝有一列气根。叶对生，纸质或革质，叶形变化很大；侧脉4~10对，纤细；叶柄无毛或被短柔毛；托叶膜质，短鞘状，顶端不裂，脱落。聚伞花序顶生，有时被短柔毛，常三歧分枝成圆锥状或伞房状；苞片和小苞片线状披针形，

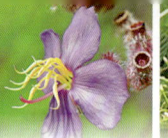

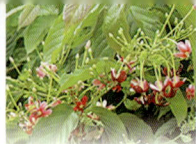

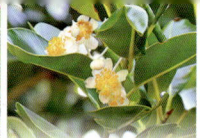

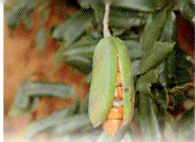

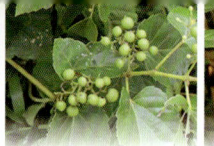

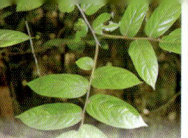

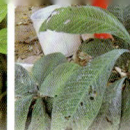

常对生；花萼倒圆锥形，有时被柔毛，檐部扩大，顶端5浅裂，裂片三角形；花冠白色，外面有时被短柔毛，花冠裂片长圆形。浆果状核果球形或椭圆形，具纵棱，常呈白色。小核背面凸起，具纵棱，腹面平而光滑。

【分布】在日本、朝鲜、越南、柬埔寨、老挝、泰国等有分布。在我国，分布于浙江、福建、台湾、广东、香港、海南、广西等。在海南，分布于三亚、乐东、东方、昌江、五指山、保亭、陵水、万宁、儋州、澄迈等。

【化学成分】

（1）黄酮类化合物：槲皮素、山奈酚、5,7,3'-三羟基-4'-甲氧基黄酮醇、5,7,3'-三羟基-4'-甲氧基黄酮醇-3-O-芸香糖苷、芦丁、山奈酚-3-O-芸香糖苷、quercetin-3-O-（2G-β-D-xylopyranosylrutinoside）[1]、白杨素、刺槐素、芫花素、金圣草黄素、鼠李柠檬素、异鼠李素、小麦黄素、棕矢车菊素、五桠果素、华良姜素、阿亚黄素、异樱花素、圣草酚、高圣草素、花旗松素[2]等。

（2）环烯醚萜类化合物：车叶草苷、车叶草苷酸甲酯、去乙酰车叶草苷酸甲酯[1]等。

（3）三萜类化合物：坡模酮酸、覆盆子酸、蔷薇酸[2]等。

（4）其他类化合物：psychotramide、豆甾醇-3-O-β-D-吡喃葡萄糖苷[1]等。

【苗族民间应用】全草入药，用于跌打损伤，头疼。

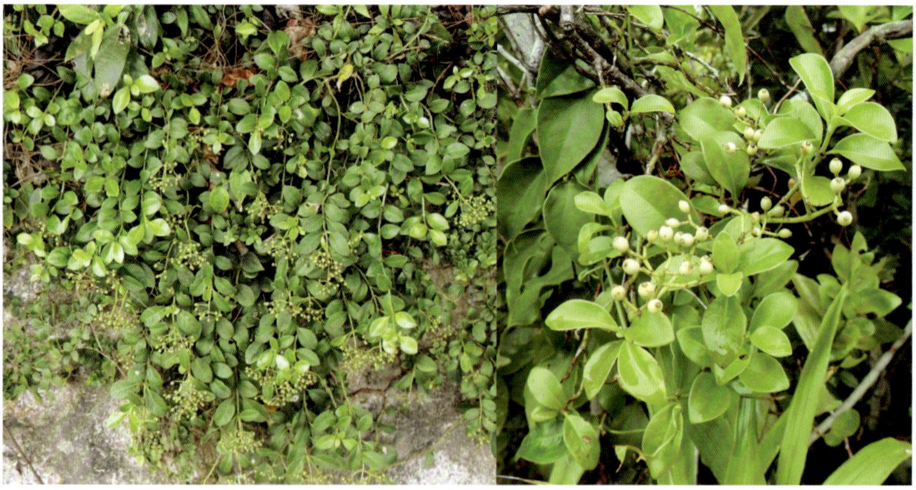

参考文献

[1] 钟莹. 广州中医药大学硕士学位论文，2012.

[2] 周北斗，张项林，牛海渊，等. 中国中药杂志，2018，43（24）：4878.

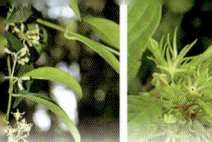

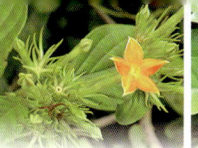

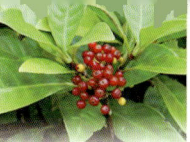

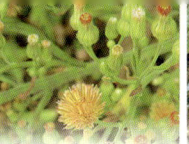

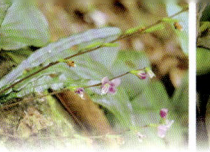

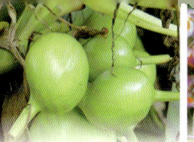

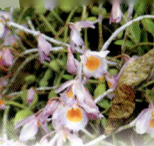

鸡矢藤

苗语 glov fat meiq gorngs [klo:⁵³ fat⁴⁴ mei¹¹ kɔŋ³⁵] 各罗发美公（狗屁藤公）

【来源】茜草科鸡矢藤属植物，鸡矢藤 *Paederia foetida* L.

【形态特征】藤本。茎无毛或被毛，成熟变光滑，灰色。叶片对生或少互生；叶柄无毛至密柔毛或长毛；叶片纸质至近革质，形态大小多样，顶端急尖或渐尖，茎楔形、近圆、截平、浅心形；两面无毛或近无毛；侧脉4~6条；托叶坚硬，三角形至卵形，无毛。花序腋生或顶生，圆锥花序式的聚伞花序，分枝对生，末次分枝上的花常呈蝎尾状排列；小苞片、苞片披针形至三角形；萼管陀螺形，萼檐5裂，裂片三角形。花冠漏斗状，无裂，淡紫色，或淡粉色，外面被粉末状柔毛，顶部5裂，顶端急尖而直。果球形，成熟时近黄色，平滑，具宿存的萼檐裂片和花盘。小坚果浅黑色。

【分布】在印度、中南半岛国家有分布。在我国，分布于长江以南地区。在海南，分布于三亚、乐东、东方、昌江、五指山、陵水、万宁、琼中、儋州、澄迈、定安、海口等。

【化学成分】

（1）挥发油成分：3-(Z)-己烯-1-(醇)乙酸酯、*n*-正己醇、叶绿醇、β-芳樟醇、2-茨醇[1]等。

（2）环烯醚萜类化合物：鸡矢藤苷、鸡矢藤苷酸、甲基鸡矢藤苷、咖啡酸-4-*O*-β-D-吡喃葡萄糖-鸡矢藤苷B[2]等。

（3）三萜类化合物：3β,13β-二羟基-乌索-11-烯-28-油酸、2α,3β,13β-三羟基-乌索-11-烯-28-油酸、乌索酸、2α-羟基乌索酸[3]等。

（4）黄酮类化合物：蒙花苷[2]等。

（5）甾体类化合物：β-谷甾醇[3]、胡萝卜苷[3-4]、borassoside E[4]、ergost-5-en-3-

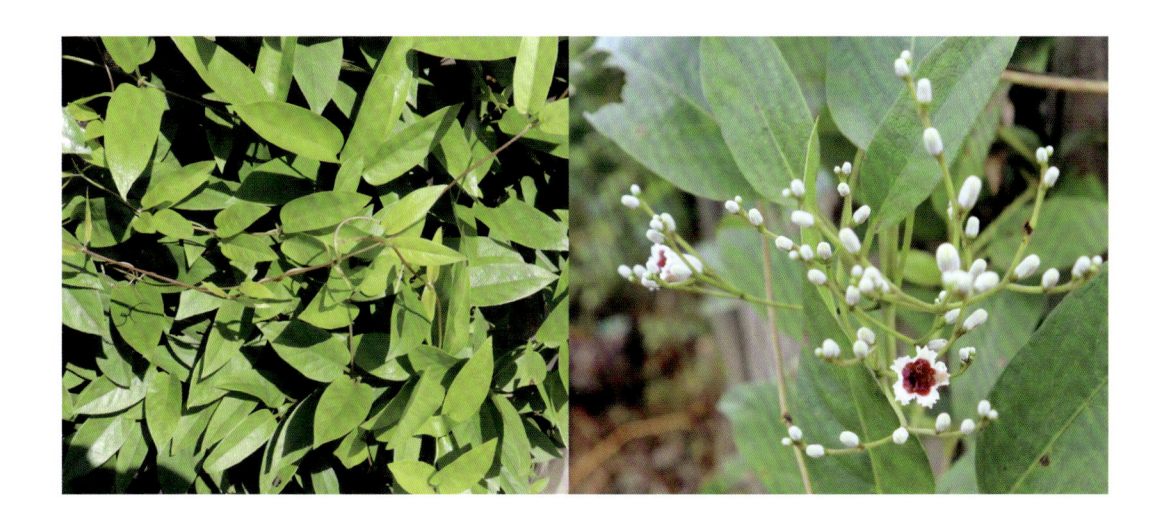

ol[5]等。

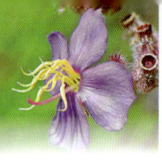

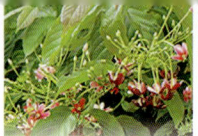

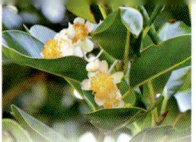

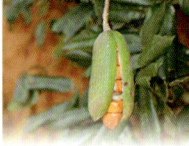

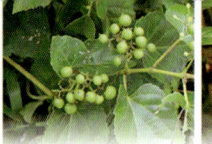

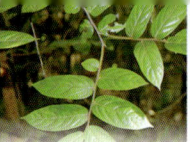

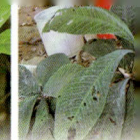

（6）其他类化合物：α-亚麻酸、二十三碳酸、棕榈酸[3]、异东莨菪香豆素、茜根定-1-甲醚[4]、东莨菪内酯[5]等。

【药理活性】抗菌活性[1]、丁酰胆碱酯酶活性[2]、降血糖活性[5]、镇痛活性[6]、降尿酸、肾脏保护活性[7]、肝脏保护活性[8]、抗肿瘤活性[9]、促胃肠动力活性[10]等。

【苗族民间应用】枝叶入药，煮水喝用于胃病、腹泻。

参考文献

[1] 方正，郭守军，林海雄，等. 湖北农业科学，2014，53（4）：912.

[2] 王冬梅，刘艾琳，黄林芳，等. 中国药科大学学报，2013，44（1）：44.

[3] 喻晓雁. 草药，2011，42（4）：661.

[4] 王林，王文兰，吴昊，等. 西南民族大学学报：自然科学版，2010，36（5）：780.

[5] Tan D C, Idris K I, Kassim N K, et al. Pharmaceutical biology, 2019, 57（1）：345.

[6] 刘梅. 安徽医科大学硕士学位论文，2009.

[7] 金辉，庞明群，苏宇，等. 安徽医科大学学报，2011，46（10）：1026.

[8] Uddin B, Nahar T, Basunia M A, et al. Advances in Biological Research, 2011, 5（5）：267.

[9] Pradhan N, Parbin S, Kausar C, et al. Food and Chemical Toxicology, 2019, 130：161.

[10] 罗辉，陈博，梁生林. 井冈山大学学报：自然科学版，2019，40（3）：89.

中华耳草

苗 语 mbaz nomz nguav [ba³³ no:m³³ ŋwa:⁵³] 趴秾蔴（耳朵草）

【来源】茜草科耳草属植物，中华耳草 *Hedyotis cathayana* W.C.Ko

【形态特征】亚灌木。茎方柱形；无毛。叶对生，纸质，长圆形或椭圆状长圆形，顶端长渐尖，基部阔而下延；中脉初时带紫色，侧脉每边7~8条，纤细；托叶阔三角形，顶端短尖，全缘或具疏腺齿。常为圆锥花序或团伞花序，腋生；苞片线状披针形；花4数；萼管常为倒卵形，萼檐裂片，狭三角形或圆形，顶端钝；花冠白色或浅绿色，漏斗形，花冠裂片长圆形，顶端钝。蒴果成熟时开裂为2个果爿，每个果爿腹部直裂；蒴果具宿存萼檐裂片。种子4~6粒，细小。

【分布】海南特有种。分布于三亚、乐东、昌江、五指山、陵水、万宁、琼中等。

【苗族民间应用】全株入药，用于外伤。

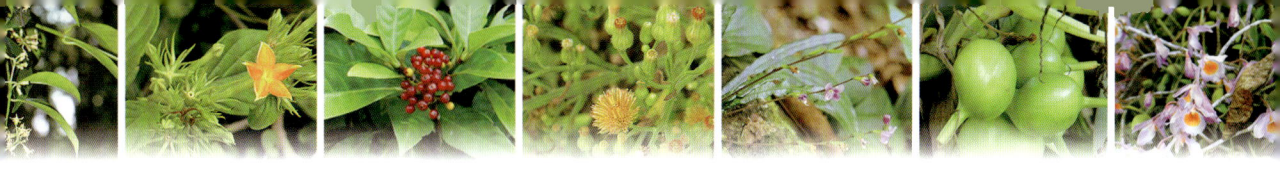

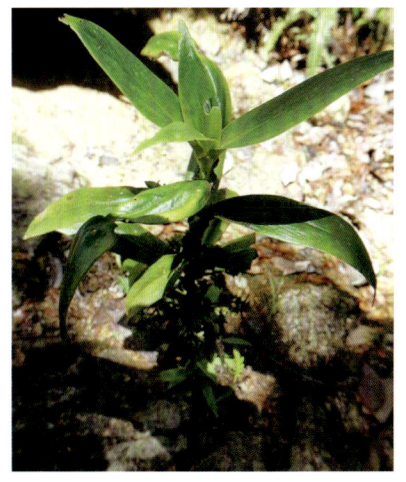

保亭耳草

苗语 u whaj nguav [u⁴⁴ ʔwa⁵¹ ŋwa:⁵³] 乌呱蒹（乌鸦草）

【来源】茜草科耳草属植物，保亭耳草 *Hedyotis baotingensis* W.C.Ko

【形态特征】多年生草本。平卧，粗壮，少分枝；茎圆柱形，禾秆色，粗糙，近基部的节间距离极短，常生须状根。枝顶的叶常4片轮生状；叶纸质，椭圆形或倒卵形，顶端短尖，中部以下渐狭，下延至柄，上面无毛，下面仅在脉上被稀疏短硬毛；中脉在叶腹凹入，在叶背凸起，常为紫色，侧脉每边5~12条，明显；叶柄短；托叶狭长三角形，顶部长渐尖，边缘啮蚀状。聚伞花序顶生，密集成团状；总花梗无；苞片叶状；花紫色。果序顶生，密集成圆球状，有4片叶承托；果球形，宿存萼檐裂片4枚，狭长圆形，透明，有明显脉纹；种子3~4粒，具棱，干后黑色。

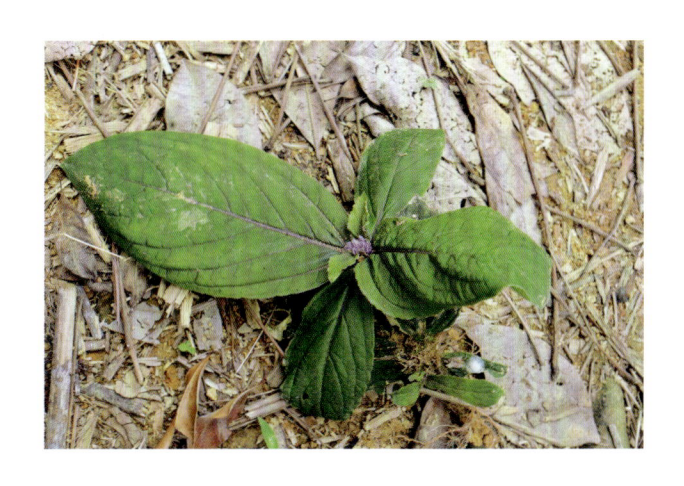

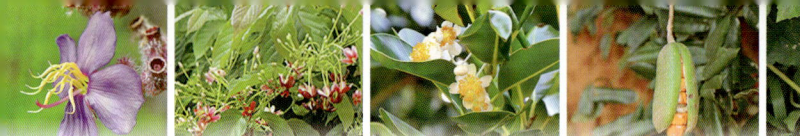

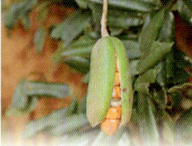

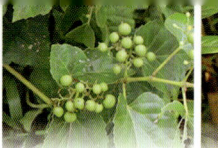

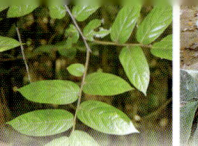

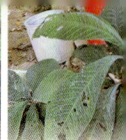

【分布】仅在我国海南省有分布。海南特有种，分布于保亭、琼中、定安、琼海等。

【苗族民间应用】全草入药，用于小孩排绿色便。

广花耳草

苗语 nguaz gons vangz [ŋwa³³ ko:n³⁵ vaŋ³³] 蔴梗汪（草根黄）

【来源】茜草科耳草属植物，广花耳草 *Hedyotis ampliflora* Hance

【形态特征】藤状灌木。老茎光滑无毛；小枝幼时有纵槽，槽内常有短硬毛。叶对生，纸质，披针形或阔披针形，顶端短尖或短渐尖，基部楔形或阔楔形，腹面仅在中脉上有稀疏粗伏毛，背面常被长硬毛；侧脉明显，每边3~4条；托叶被毛或无毛，基部合生，顶部撕裂成3~5条刚毛状的裂片。聚伞花序，顶生；苞片微小或缺；花4数；萼管半球形或陀螺形，萼檐裂片披针形，具羽状脉，顶端短尖，花后外反；花冠白色或绿白色，管形，被粉末状柔毛，裂片披针形。蒴果球形，略扁，无毛或被疏毛，顶部具外反的宿存萼檐裂片；成熟时开裂为2果爿，果爿腹部直裂。种子多数，具棱，干后黑褐色。

【分布】海南特有种。在海南，分布于三亚、白沙、五指山、保亭、陵水、万宁、儋州、临高、澄迈、琼海、文昌等。

【化学成分】

（1）环烯醚萜类化合物：asperuloside、mussaenoside、asperulosidic acid、scandoside[1]等。

（2）二萜类化合物：cassipourol[1]等。

（3）三萜类化合物：ursolic acid、oleanolic acid[1]等。

（4）甾体类化合物：24-methylenecholest-7-en-3-ol[1]等。

【药理活性】抗肿瘤活性[1]等。

【苗族民间应用】茎入药，泡酒用于风湿。

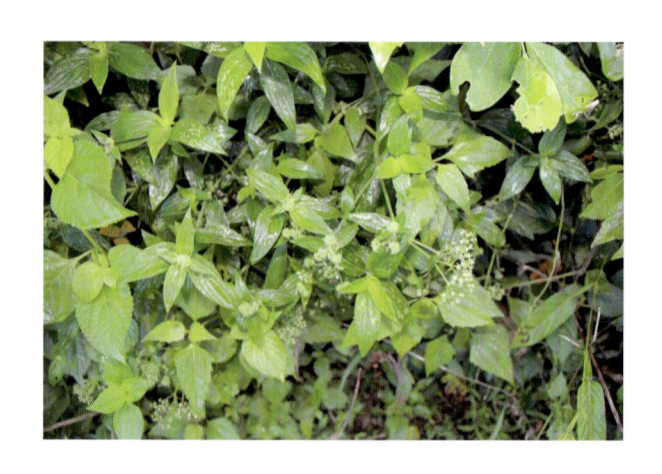

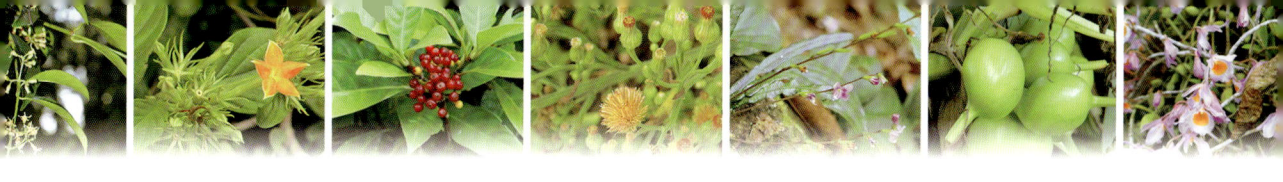

参考文献

[1] Anh N T H，Tam K T，Tuan N V，et al. Chemistry of Natural Compounds，2019，55（2）：379.

白花蛇舌草

苗 语 naangs mbiat nguav [na:ŋ³⁵ bjat⁴⁴ ŋwa:⁵³] 曩表蘇（蛇舌草）

【来源】茜草科耳草属植物，白花蛇舌草 *Hedyotis diffusa* Willd.

【形态特征】一年生草本。茎稍扁，从基部开始分枝。叶对生，无柄，膜质，线形，顶端短尖，上面光滑，下面有时粗糙；中脉在上面下陷，侧脉不明显；托叶基部合生，顶部芒尖。花单生或双生于叶腋，常具花梗；萼管球形，萼檐裂片长圆状披针形，顶部渐尖，具缘毛；花冠白色，管形，花冠裂片4，卵状长圆形，长约2毫米，顶端钝。蒴果膜质，扁球形，顶部具宿存萼檐裂片；成熟时顶部室背开裂。种子多数，具棱，干后深褐色，有深而粗的窝孔。

【分布】在热带亚洲热带地区有分布。在我国，分布于华南地区及安徽、云南等。在海南，分布于三亚、乐东、昌江、白沙、五指山、万宁、琼中、儋州、澄迈等。

【化学成分】

（1）黄酮类化合物：quercetin-3-*O*-glucopyranoside、quercetin-3-*O*-sambubioside、kaempferol-3-*O*-[2″-*O*-(*E*-6″-*O*-feruloyl)-β-D-glucopyranosyl]-β-D-galactopyranoside、quercetin-3-*O*-sophoroside[1]、quercetin-3-*O*-β-rutinoside、quercetin-3-*O*-glucopyranoside[2]、quercetin-3-*O*-[2-*O*-(6-*O*-*E*-sinapoyl)-β-D-glucopyr-anos-yl]-β-glucopyranoside、芦丁、槲皮素、quercetin-3-*O*-[2-*O*-(6-*O*-*E*-feruloyl)-β-D-glucopyranosyl]-β-glucopyranoside[3]等。

（2）醌类化合物：2,6-二羟基-1-甲氧基-3-甲基蒽醌、2-羟基-1-甲氧基-3-甲基蒽醌、2-羟基-3-甲基蒽醌[3]等。

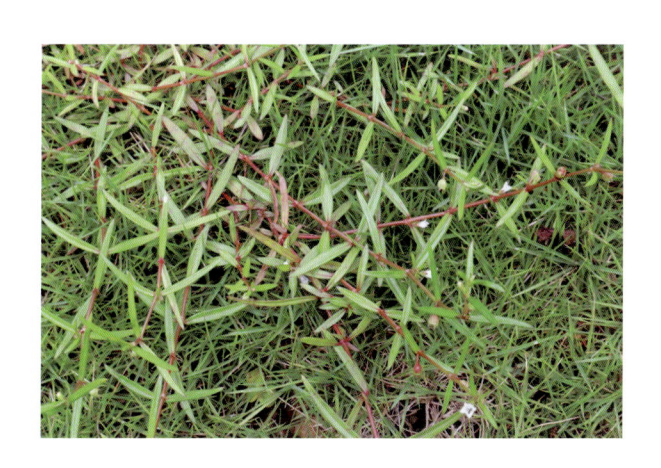

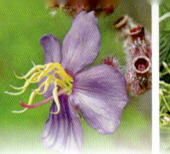

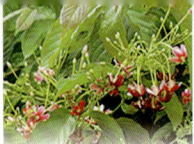

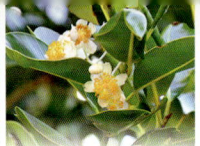

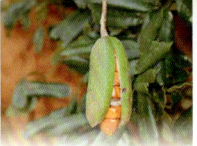

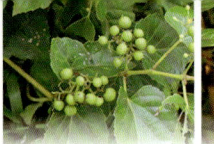

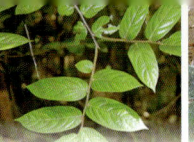

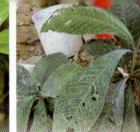

（3）环烯醚萜类化合物：(E)-6-O-p-methoxycinnamoylscandoside methyl ester、iridoid V$_3$、asperuloside、asperulosidic acid methyl ester、(E)-6-O-p-feruloylscandoside methyl ester、(E)-6-O-p-coumaroylscandoside methyl ester[1]、6-O-Z-p-methoxycinnamoyl scandoside methyl ester、6-O-Z-p-coumaroyl scandoside methyl ester[4]等。

【药理活性】抗氧化活性[1-2]、神经保护活性[4]、抗肿瘤活性[5]、抗炎活性[6]、抗菌活性[7]、免疫调节活性[8]等。

【苗族民间应用】全草入药，用于肝炎、阑尾炎等。

参考文献

[1] Lu C M, Yang J J, Wang P Y, et al. Planta Medica, 2000, 66（4）: 374.
[2] Dharma P, Nordin H L, Faridah A, et al. Natural Product Sciences, 2003, 9（1）: 7.
[3] 周应军, 吴孔松, 曾光尧, 等. 中国中药杂志, 2007, 32（7）: 590.
[4] Kim Y, Park E J, Kim J. Journal of Natural Products, 2001, 64（1）: 75.
[5] Liu Z, Liu M, Liu M, et al. Toxicology in Vitro, 2010, 24（1）: 142.
[6] 高红瑾, 陆姗姗. 中国现代药物应用, 2017, 11（15）: 195.
[7] 边才苗. 时珍国医国药, 2005, 16（10）: 991.
[8] 王宇翎, 张艳, 方明, 等. 中国药理学通报, 2005, 21（4）: 44.

细叶亚婆潮

【苗语】nguaz gons vangz gins [ŋwa³³ ko:n³⁵ vaŋ³³ kin³⁵] 蔴梗汪苍（草根黄小）

【来源】茜草科耳草属植物，细叶亚婆潮 *Hedyotis auricularia* var. *mina* W.C.Ko

【形态特征】多年生草本。茎直立或平卧；小枝有明显的纵槽纹，槽内被长柔毛，幼时近方柱形，老时呈圆柱形，通常节上生根。叶对生，近革质，常卵形，顶端常短尖，基部阔楔形或近圆形，腹面平滑或粗糙，背面常被粉末状短毛；侧脉每边常2~3条；叶柄短；托叶膜质，被毛，合生成一短鞘，顶部5~7裂，裂片线形或刚毛状。聚伞花序腋生，密集成头状，无总花梗；苞片披针形，微小；花无梗或具短梗；萼管通常被毛，萼檐裂片4，披针形，被毛；花冠白色，外面无毛，花冠裂片4。果球形，疏被短硬毛或近无毛，成熟时不开裂，具宿存萼檐裂片。种子每室2~6粒，种皮干后黑色，有小窝孔。

【分布】在我国，分布于海南、广东、广西。在海南，分布于三亚、乐东、昌江、白沙、保亭、陵水、万宁、琼中、儋州、澄迈、定安、琼海、文昌等。

【苗族民间应用】全草入药，用于风湿、止痛。

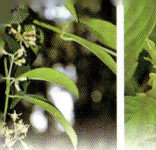

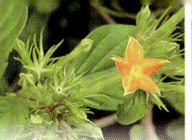

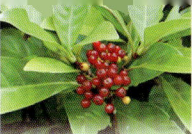

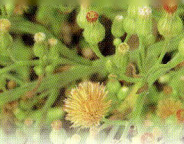

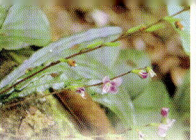

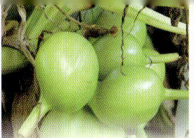

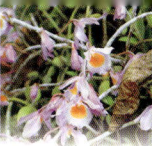

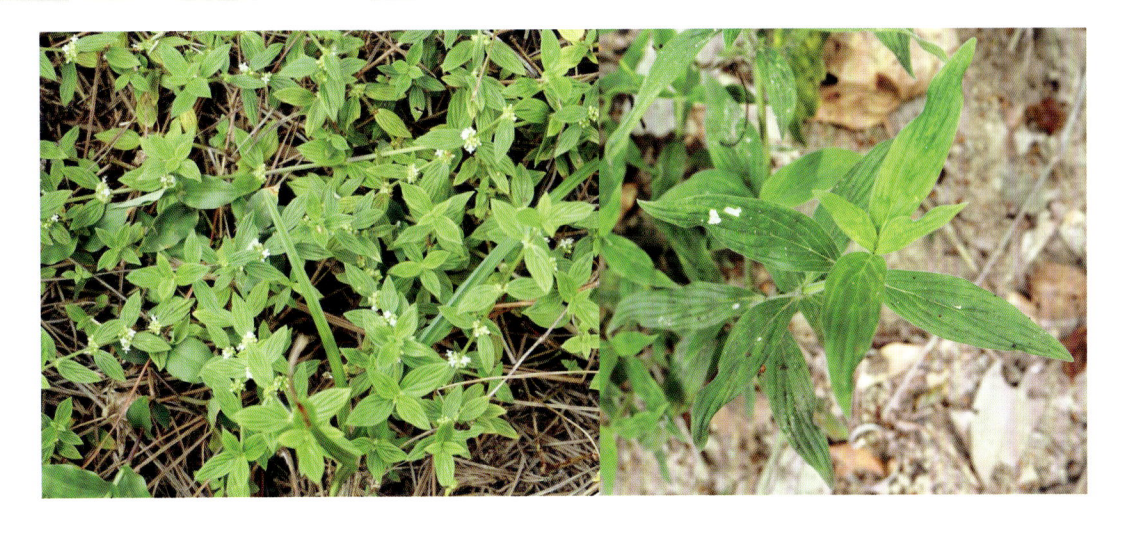

华南忍冬

苗 语 gengs mblanj meiq fangz [ke:ŋ³⁵ blan⁵¹ mei¹¹ faŋ³³] 梗爬烂美芳（裸奔藤花）

【来源】忍冬科忍冬属植物，华南忍冬 *Lonicera confusa* DC.

【形态特征】藤本。叶柄、总花梗、苞片、小苞片和萼筒均密被灰黄色短柔毛，并疏生微腺毛；小枝淡红褐色或近褐色；幼枝被灰黄色柔毛。叶纸质，卵形至卵状矩圆形，顶端尖或稍钝而具小尖头，基部圆形、截形或微心形，幼时两面有短糙毛，老时上面变无毛。花香，双花腋生或于小枝或侧生短枝顶集合成具 2~4 节的总状花序，有明显的总苞叶；苞片披针形；小苞片圆卵形或卵形，顶端钝，有缘毛；萼齿披针形或卵状三角形，外密被短柔毛；花冠白色，后变黄色，唇形，直或有时稍弯曲，外面被糙毛和腺毛，唇瓣略短于筒。果实熟后黑色，椭圆形或近圆形。

【分布】在越南、尼泊尔有分布。在我国，分布于广东、海南、广西。在海南，分布于万宁、儋州、澄迈、屯昌、琼海等。

【化学成分】

（1）酚酸类化合物：绿原酸甲酯、5-*O*-咖啡酰基-奎宁酸丁酯[1]、绿原酸[1-2, 4]、反式桂皮酸、对羟基苯甲醛、2,5-二羟基苯甲酸-5-*O*-β-D-吡喃葡萄糖苷、苄基-β-D-吡喃葡萄糖苷[2]等。

（2）黄酮类化合物：槲皮素、木樨草素、木樨草素-3′-*O*-α-L-鼠李糖苷、芹菜素-7-*O*-α-L-鼠李糖苷[2]、槲皮素[2-3]、芦丁、苜蓿素、苜蓿素-7-*O*-β-D-葡萄糖苷、木樨草素-7-*O*-β-D-半乳糖苷、金圣草素-7-*O*-新橙皮糖苷、苜蓿素-7-*O*-新橙皮糖苷[3]等。

【药理活性】抗菌活性[4]、抗氧化活性[5]等。

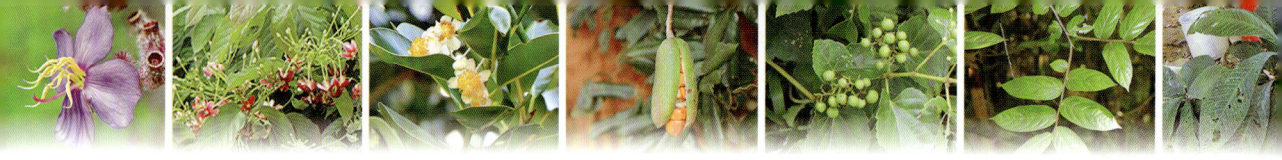

【苗族民间应用】全草入药，与小露兜、吐烟花、金钱草、葛藤、珠子草、白茅根配伍用于肝炎；花泡茶或煮水喝可清热解毒；枝叶煮水洗用于风湿。

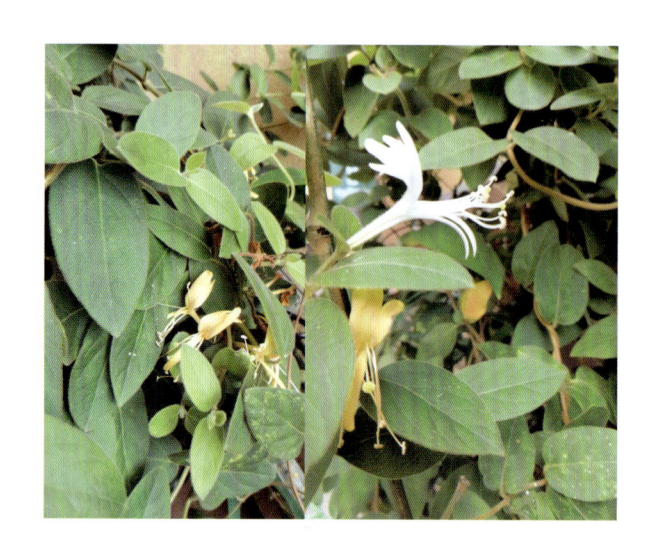

参考文献

[1] 柴兴云，窦静，贺清辉，等. 中国天然药物，2004，2（6）：339.

[2] 温建辉，倪付勇，赵祎武，等. 中草药，2015，46（13）：1883.

[3] 柴兴云，王林，宋越，等. 中国药科大学学报，2004，35（4）：299.

[4] 赵成. 安徽医药，2006，10（8）：584.

[5] 李洁，宫路路，王刚，等. 食品工业科技，2020，41（16）：182.

接骨草

苗语 dip dungv nguav [tip⁴⁴ tuŋ⁵³ ŋwa:⁵³] 滴瞪麻（接骨草）

【来源】忍冬科接骨木属植物，接骨草 *Sambucus javanica* Blume

【形态特征】草本或半灌木。茎具棱条，髓部白色。奇数羽状复叶；小叶通常2~3对，互生或对生，狭卵形，嫩时上面被疏长柔毛，先端长渐尖，基部钝圆，两侧不对称，边缘具细锯齿，顶生小叶卵形或倒卵形，基部楔形；小叶通常无托叶；托叶叶状或退化成蓝色腺体。复伞形花序顶生，大而疏散，总花梗基部具叶状总苞片，分枝3~5出，纤细，被黄色疏柔毛；不孕性花杯形，可孕性花较小；萼筒杯状，萼齿三角形；花冠白色，基部联合。浆果状核果熟后红色，近圆形。内具核2~3粒，卵形，表面有小疣状凸起。

【分布】在日本有分布。在我国分布较广，分布于陕西、甘肃、江苏、安徽、浙江、江

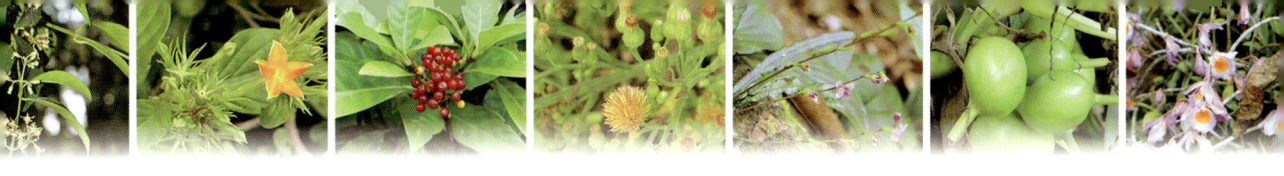

西、福建、台湾、河南、湖北、湖南、广东、广西、海南、四川、贵州、云南、西藏等。在海南，分布于乐东、东方、昌江、白沙、五指山、保亭、陵水、琼中、儋州、临高、定安、琼海、海口等。

【化学成分】

（1）黄酮类化合物：木樨草素、槲皮素、山柰酚[1]、山柰酚-3-O-β-D-(6-O-乙酰基-葡萄吡喃糖)7-O-β-D-葡萄吡喃糖苷、山柰酚-3-O-β-D-葡萄吡喃糖-7-O-β-D-葡萄吡喃糖苷[2]等。

（2）三萜类化合物：α-香树脂醇[1]、熊果酸、齐墩果酸[1-2]、山楂酸、科罗索酸、12α,13-dihydroxyolean-3-oxo-28-oic acid、13-hydroxyolean-3-oxo-28-oic acid、3-oxo oleanolic acid[3]等。

（3）甾体类化合物：胡萝卜苷、豆甾醇[1]、β-谷甾醇[1-2]等。

（4）苯丙素类化合物：绿原酸、东莨菪素、落叶松脂醇[1]等。

（5）其他类化合物：单棕榈酸甘油酯[1]等。

【药理活性】 肝脏保护活性[4]、抗炎镇痛活性[5]、抗凝血活性[6]、抗菌活性[7]、抗氧化活性[8]等。

【苗族民间应用】 枝叶入药，捣烂外用于接骨。

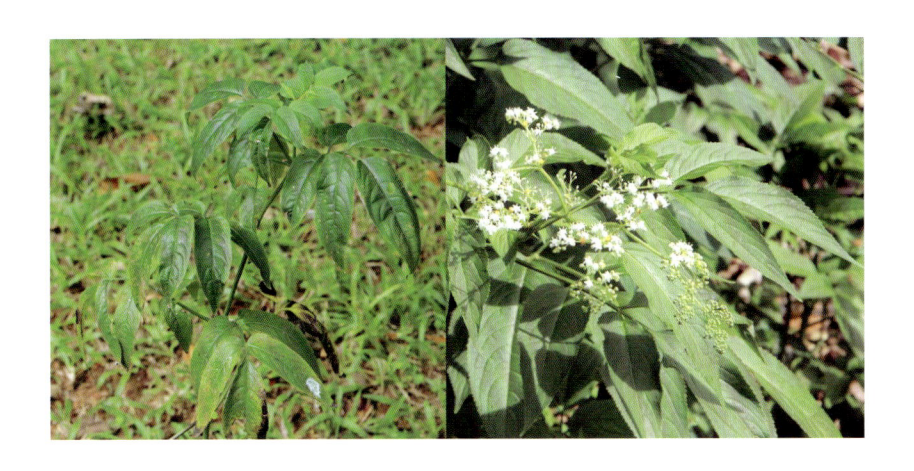

参考文献

[1] 李胜华，李爱民，伍贤进. 中草药，2011，42（8）：1502.

[2] 廖琼峰，谢社平，陈晓辉，等. 中药材，2006，29（9）：916.

[3] 陶佳颐，方唯硕. 中国中药杂志，2012，37（10）：1399.

[4] 朱少璇，廖琼峰，王茜莎，等. 中药材，2008，31（8）：1216.

[5] 王文静，王军，饶高雄. 华西药学杂志，2011，26（3）：247.

[6] 易增兴，熊筱娟，李四玲. 宜春学院学报，2011，33（8）：77.

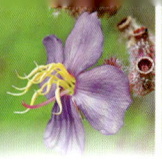

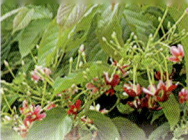

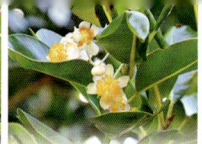

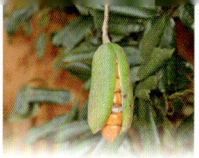

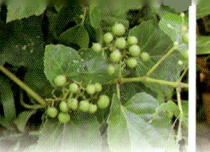

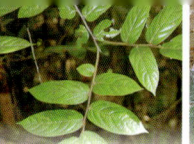

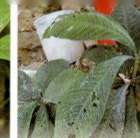

[7] 黄国文, 管天球, 赵雨云, 等. 食品工业科技, 2017, 38 (13): 36.

[8] 黄雅, 陈华国, 周欣, 等. 天然产物研究与开发, 2017, 29 (2): 255.

藿香蓟

苗语 nguaz gorngs ndaoq [ŋwa³³ kɔŋ³⁵ da:u¹¹] 蕨公掏（草公臊）

【来源】菊科藿香蓟属植物，藿香蓟 *Ageratum conyzoides* L.

【形态特征】一年生草本。茎基部有时平卧而节生不定根。全部茎枝淡红色或上部绿色，被白色尘状短柔毛或上部被稠密长绒毛。叶对生，有时上部互生，叶自中部叶向上向下及腋生小枝上的叶渐小，卵形或长圆形，叶基部钝或宽楔形，顶端急尖，边缘具圆锯齿，基出3脉或不明显5出脉；叶两面被白色稀疏的短柔毛且具黄色腺点；除中下部叶柄外，其他叶柄常被白色稠密长柔毛。头状花序4~18枚在茎顶排成伞房状花序；总苞钟状或半球形；总苞片2层，长圆形或披针状长圆形，边缘撕裂；花冠檐部5裂，淡紫色。瘦果黑褐色，5棱，有白色稀疏柔毛；冠毛膜片5或6枚，长圆形，顶端急狭或渐狭成长或短芒状，或部分膜片顶端截形而无芒状渐尖。

【分布】原产于中南美洲，非洲、印度、印度尼西亚、老挝、柬埔寨、越南。在我国，分布于长江以南地区。在海南，分布于三亚、乐东、东方、五指山、保亭、陵水、万宁、儋州、澄迈等。

【化学成分】

（1）黄酮类化合物：ageconyflavones A~C、5,6,7,3′,4′,5′-hexamethoxyflavone、5,6,7,8,3′-pentamethoxy-4′-hydroxyflavone、5,6,7,8,3′,5′-hexamethoxy-4′-hydroxyflavone[1]、sinensetin、川陈皮素、5′-甲氧基川陈皮素、5,6,7,5-tetramethoxy-3′,4′-methylenedioxyflavone、eupalestin、linderoflavone B[1-2]、5,6,8,3′,4′,5′-hexamethoxyflavone、5,6,7,3′,4′,5′-hexamethoxyflavone、8-hydroxy-5,6,7,3′,4′,5′-hexamethoxyflavone[2]、5,7,2′,4′-tetrahydroxy-6,3′-di-(3,3-dimethylallyl)-isoflavone-5-O-α-l-rhamnopyranosyl-(1→4)-α-l-rhamnopyranoside[3]等。

（2）苯并吡喃类化合物：precocene Ⅰ、precocene Ⅱ、encecaline、6-(1-methoxyethyl)-7-methoxy-2,2-dimethylchromene、6-(1-hydroxyethyl)-7-methoxy-2,2-dimethylchromene、6-(1-ethoxyethyl)-7-melhoxy-2,2-dimethylchromene、6-vinyl-7-methoxy-2,2-dimethylchromene[4]等。

（3）其他类化合物：β-谷甾醇、(+)-芝麻素、石竹素[4]等。

【药理活性】抗菌活性[5]、抗辐射活性[6]、抗炎活性、镇痛活性[7]、止血活性[8]、抗肿瘤活性、抗氧化活性[9]、止泻活性、抗糖尿病活性[10]等。

【苗族民间应用】全草入药，捣烂外敷用于外伤止血。

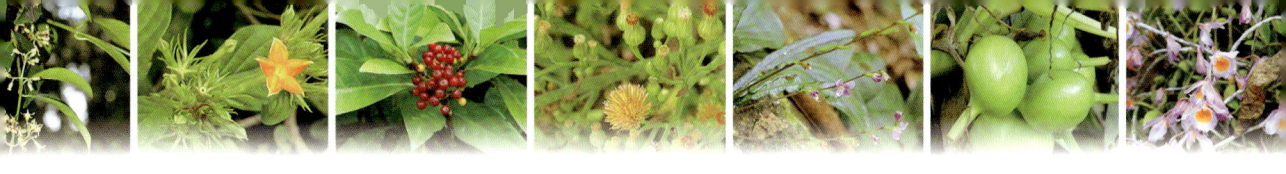

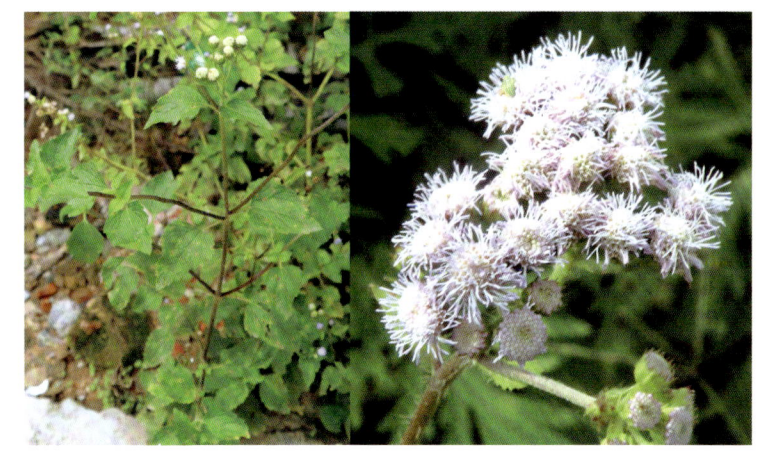

参考文献

[1] Vyas A V, Mulchandani N B. Phytochemistry, 1986, 25（11）：2625.

[2] González A G, Aguiar Z E, Grillo T A, et al. Phytochemistry, 1991, 30（4）：1269.

[3] Yadava R N, Kumar S. Fitoterapia, 1999, 70（5）：475.

[4] González A G, Aguiar Z E, Grillo T A, et al. Phytochemistry, 1991, 30（4）：1137.

[5] Durodola J I. Planta Medica, 1977, 32（8）：388.

[6] Jagetia G C, Shirwaikar A, Rao S K, et al. Journal of Pharmacy and Pharmacology, 2003, 55（8）：1151.

[7] Faqueti L G, Brieudes V, Halabalaki M, et al. Journal of Ethnopharmacology, 2016, 194：369.

[8] 梁银娇, 谢婷婷, 陈丽玉, 等. 中医临床研究, 2011, 3（11）：37.

[9] Nasrin F. International Current Pharmaceutical Journal, 2013, 2（2）：33.

[10] Rahman A. African Journal of Pharmacy and Pharmacology, 2013, 7（23）：1537.

艾纳香

苗 语 lauz haamq nguav [lau³³ xa:m¹¹ ŋwa:⁵³] 捞函蒳（清凉草）

【来源】菊科艾纳香属植物，艾纳香 *Blumea balsamifera* (L.) DC.

【形态特征】草本或亚灌木。茎直立，茎皮灰褐色，有纵条棱，被黄褐色密柔毛。下部叶宽椭圆形或长圆状披针形，基部渐狭，叶柄两侧有3~5对附属物，顶端短尖或钝，边缘有细锯齿，腹面被柔毛，背面被淡褐色或黄白色棉毛；侧脉10~15对；上部叶长圆状披针形或卵状披针形，基部略尖，无柄或有短柄，柄两侧常有1~3对附属物，顶端渐尖，全缘、具细锯齿或羽状齿裂。头状花序多数排列成具叶的圆锥花序；花序被黄褐色密柔

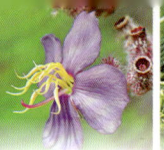

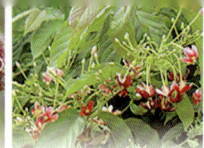

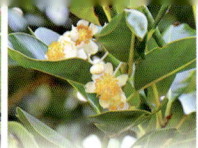

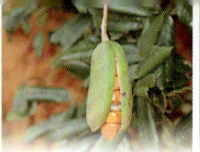

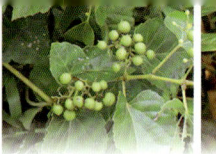

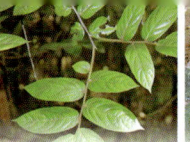

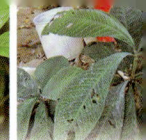

毛；总苞钟形；总苞片约6层，草质，内层最长；花黄色，雌花多数，檐部2~4齿裂；两性花较少数，花冠管状，檐部5齿裂，裂片卵形，短尖，被短柔毛。瘦果圆柱形，具5条棱，被密柔毛；冠毛红褐色，糙毛状。

【分布】在印度、巴基斯坦、缅甸、泰国、中南半岛、马来西亚、印度尼西亚和菲律宾有分布。在我国，分布于云南、贵州、广西、广东、海南、福建和台湾。在海南，分布于三亚、乐东、儋州、澄迈、琼海、海口等。

【化学成分】

(1) 挥发油：(−)-龙脑、石竹烯、樟脑、α-荜澄茄烯、β-蒎烯[1]等。

(2) 黄酮类化合物：4′-甲氧基二氢柽柳黄素、3,3′-二甲氧基槲皮素、7,4′-二甲氧基二氢槲皮素、(2α,3β)-二氢鼠李素、艾纳香素、sterubin、enodicytol、二氢槲皮素[2]、槲皮素[2-3]、木樨草素、7-甲氧基紫杉叶素、木樨草素-7-甲醚、北美圣草素[3]等。

(3) 倍半萜类化合物：balsamiferines A~J、samboginone[4]、艾纳香烯 N、艾纳香烯 F[5]等。

(4) 苯丙素类化合物：咖啡酸[3]、3,5-O-二咖啡酰奎尼酸乙酯、3,5-O-二咖啡酰奎尼酸甲酯、3,4-O-二咖啡酰奎尼酸甲酯、3,4-O-二咖啡酰奎尼酸、3,5-O-二咖啡酰奎尼酸、1,3,5-O-三咖啡酰奎尼酸[6]等。

【药理活性】抗菌活性[1, 3, 6]、抗氧化活性[1, 2]、降血糖活性[2]、抗炎活性[4]、抗肿瘤活性[5]、促进皮肤创面愈合活性[7]等。

【苗族民间应用】叶入药，本种叶片与艾的叶片混合烟熏，用于驱蚊；煮水或熏蒸用于感冒、红眼病。

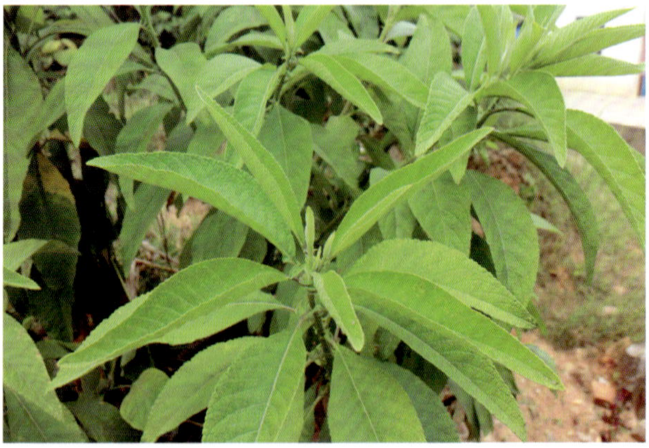

参考文献

[1] 唐晖慧，金美东. 食品与发酵工业，2013，39 (6)：47.

[2] 胡永，李亚男，李霞，等. 天然产物研究与开发，2018，30 (11)：1898.

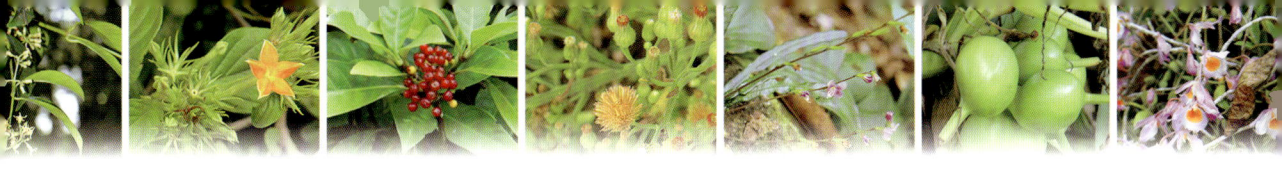

［3］袁媛，庞玉新，元超. 热带作物学报，2018，39（6）：1195.

［4］Xu J, Jin D Q, Liu C, et al. Journal of Agricultural & Food Chemistry, 2012, 60 (32)：8051.

［5］胡永，段玉书，苑春茂，等. 中草药，2019，50（14）：3274.

［6］元超，王鸿发，胡璇，等. 热带作物学报，2019，40（6）：1176.

［7］许罗凤，王丹，庞玉新，等. 热带农业科学，2017，37（1）：75.

六棱菊

【苗语】laz haamq qiorngz [la³³ xa:m¹¹ gjɔŋ³³] 拉汗炯（清凉脉）

【来源】菊科六棱菊属植物，六棱菊 *Laggera alata* (D. Don) Sch.–Bip. ex Oliv.

【形态特征】多年生草本。茎直立，基部木质；上部多分枝；有沟纹；密被淡黄色腺状柔毛；具全缘的翅。叶长圆形或匙状长圆形，基部渐狭，沿茎下延成茎翅，顶端钝，边缘有疏细齿，两面密被腺毛；侧脉通常8~10对，离缘网结；上部和枝生叶小，狭长圆形或线形，顶端短尖或钝，边缘具疏细齿或不明显。多数头状花序于小枝叶腋内组成总状花序，再在茎枝顶端排成大型总状圆锥花序；下垂；花序梗无翅；总苞近钟形；总苞片约6层，外层叶质，绿色或上部绿色，内层干膜质，顶端通常紫红色；花淡紫色；雌花多数，花冠丝状，顶端3~4齿裂；两性花多数，花冠管状，檐部5浅裂。瘦果圆柱形，具10棱，被疏白色柔毛；冠毛白色，易脱落。

【分布】在非洲、菲律宾、印度尼西亚、中南半岛、印度、斯里兰卡有分布。在我国，分布于长江以南地区。在海南，分布于乐东、昌江、白沙、琼中等。

【化学成分】

（1）倍半萜类化合物：7-*epi*-γ-eudesmol、7-*epi*-β-eudesmol、β-selinene,7-*epi*-α-eudesmol、isointermedeol、juniper camphor、β-dihydroagarofuran[1]等。

（2）酚性化合物：3,4-*O*-二咖啡酰奎宁酸甲酯、4,5-*O*-二咖啡酰奎宁酸甲酯、3,5-*O*-

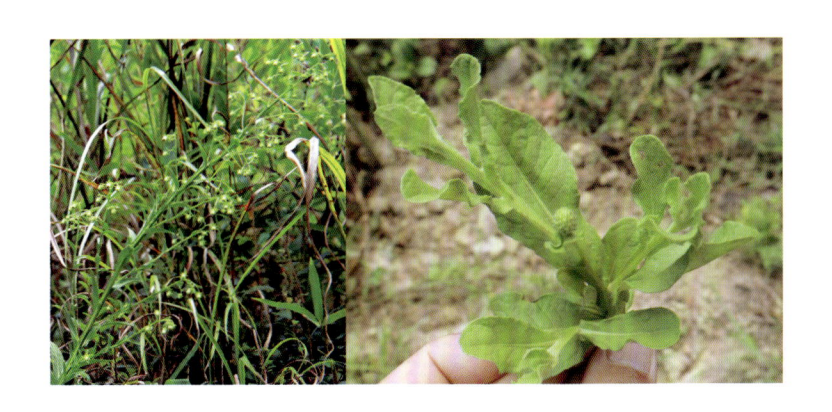

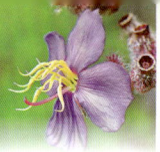

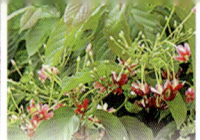

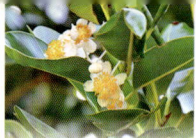

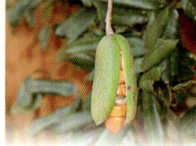

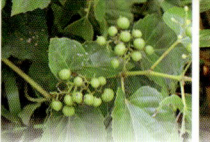

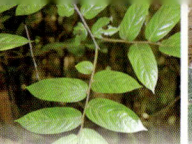

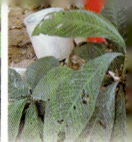

二咖啡酰奎宁酸甲酯、3,4-O-二咖啡酰奎宁酸、4,5-O-二咖啡酰奎宁酸、3-O-咖啡酰奎宁酸、4-O-咖啡酰奎宁酸、3,4-二甲氧基肉桂酸、阿魏酸、邻苯二酚、3,4-二羟基苯乙醇、邻羟基苯甲酸[2]等。

（3）其他类化合物：尿嘧啶、胸腺嘧啶、β-谷甾醇[2]等。

【药理活性】抗炎活性[3]、保肝活性[4]、抗乙肝病毒活性[5]、抗溃疡性结肠炎活性[6]、抗肿瘤活性[7]、肾损伤保护活性[8]等。

【苗族民间应用】叶子入药，用于鼻炎。

参考文献

[1] Raharivelomanana P，Bianchini J P，Ramanoelina A R P，et al. Phytochemistry，1998，47（6）：1085.

[2] 占丽琴，耿华伟，李墨娇，等. 暨南大学学报（自然科学与医学版），2014，35（3）：325.

[3] 伍义行，李湘萍，周长新，等. 中国药学杂志，2006，41（11）：832.

[4] Wu Y H，Zhang X M，Hu M H，et al. Journal of Ethnopharmacology，2009，126（1）：50.

[5] Hao B J，Wu Y H，Wang J G，et al. Journal of Ethnopharmacology，2012，144（1）：190.

[6] 赵晓彬，徐晓东. 中华中医药学刊，2014，32（12）：3028.

[7] Tang M，Bai J，Chen C Y，et al. Oncology and Translational Medicine，2014，13（9）：427.

[8] 池志珍，郑时桢，郭晓芳，等. 海峡药学，2020，32（4）：37.

假臭草

苗语 ruungz gorngs ndaoq [zuŋ³³ kɔŋ³⁵ daːu¹¹] 涌公掏（羊公臊）

【来源】菊科假臭草属植物，假臭草 *Praxelis clematidea* Cassini

【形态特征】一年生或多年生草本。茎直立，多分枝；全株被长柔毛。叶对生，卵形至卵状菱形，具腺点，顶端锐尖，基部近圆形或楔形，边缘每边有5~8粗齿，两面被糙毛，基出3脉。头状花序在茎、枝顶端排列成顶生聚伞花序；总苞钟形；小花25~30朵，管状，淡蓝色或蓝紫色；花冠冠檐4~5齿。瘦果长，黑色，具白色冠毛。

【分布】原产于南美洲，现在东半球热带地区广泛分布。在我国华南的热带和亚热带地区广泛逸生。在海南各地常见。

【化学成分】

（1）黄酮类化合物：槲皮素、3-甲氧基槲皮素、木樨草素、芹菜素、7,4′-二羟基-5,6-二甲氧基黄酮[1]、5,7,4′-trimethoxflavone[2]、山奈酚、5,7,3′,4′-tetrahydroxyflavone、甘草素[3]等。

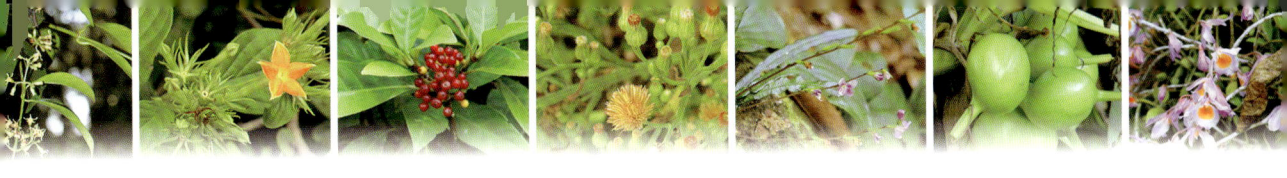

（2）木脂素类化合物：(−)-syringaresinol、(−)-evofolin B、(+)-balanophonin、(+)-ficusal、(−)-(7R,8S,7′E)-4-hydroxy-3,5,5′,9′-tetramethoxy-4′,7-epoxy-8,3′-neolign-7′-en-9-ol、(+)-erythro-syringylglycerol-β-O-4′-sinapyl ether、(+)-xanthiumnolic A、(+)-(7′R,8R,8′S)-4,4′,9′-trihydroxy-3,3′-dimethoxy-7′,9-epoxylignan-7-one[4]等。

（3）苯丙素类化合物：咖啡酸[1]、trans-2-hydroxycoumaric acid、2-methoxy-4-(2-propenyl)phenyl-β-D-glucopyranoside[3]等。

（4）甾体类化合物：24-乙基-$\Delta^{7,22}$-胆甾二烯-3-酮、豆甾醇、β-谷甾醇[1]等。

（5）苯并吡喃类化合物：6-(9S-hydroxyethyl)-2,2-dimethylchromene、6,7-dimethoxy-2,2-dimethylchromene、6-(1-ethoxyethyl)-7-methoxy-2,2-dimethylchromene[3]等。

（6）苯并呋喃类化合物：(R)-5-hydroxy-6-acetyl-2-(1,2-hydroxy-1-methyl)benzofuran、(S)-11-hydroxy-10,11-dihydro-euparin、(+)-1-{2-[(1S,4S)-7-acetyl-4,8-dihydroxy-4-hydroxymethyl-1,2,3,4-tetrahydrodibenzo[b,d]-furan-1-yl]-5-hydroxy-1-benzofura-6-yl}ethanone[4]等。

（7）其他类化合物：木栓酮[1]、4-hydroxy-3-methoxybenzoic acid、(-)-viridifloric acid、tetradecanoic acid、(E)-p-coumaramide[3]等。

【药理活性】抗菌活性[2,5]、抗炎活性[4]等。

【苗族民间应用】茎叶入药，用于外伤止血。

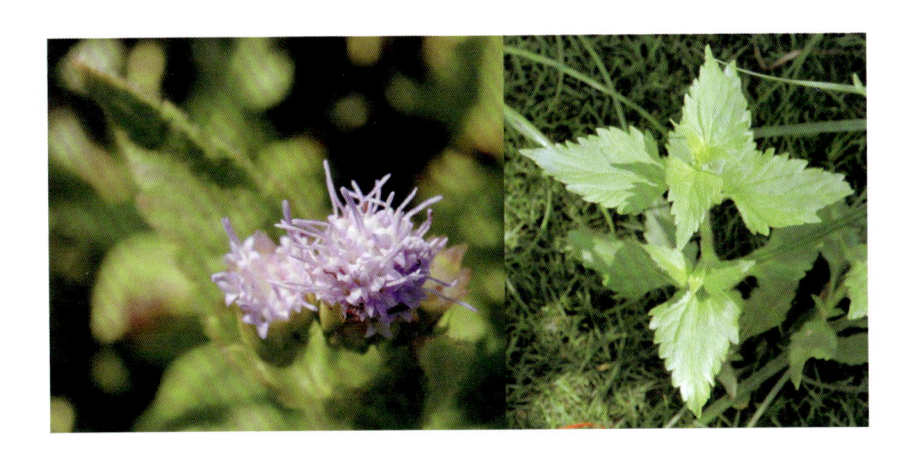

参考文献

[1] 王宁，汤丽昌，杨先会，等. 草业科学，2011，28（10）：1882.

[2] De Oliveira Filho A A, De Oliveira H M B F, De Sousa J P, et al. Journal of Applied Pharmaceutical Science, 2016, 6（1）：66.

[3] Yang J N, Zhou X Q, Nong X H, et al. Natural Product Research, 2021: 35（20）：3504.

[4] Xiao L, Huang Y, Wang Y, et al. Fitoterapia, 2020, 140: 104440.

[5] 王伟，代光明，李书明，等. 天然产物研究与开发，2017，29（8）：1343.

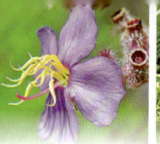

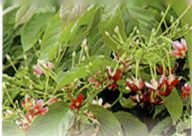

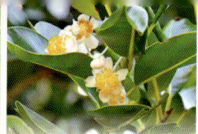

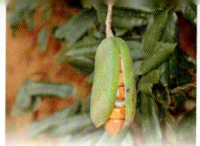

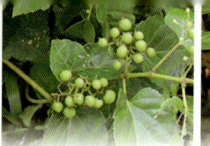

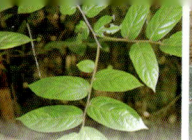

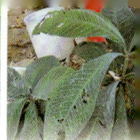

小蓬草

苗语 nguaz ndaengz [ŋwa³³ dɛŋ³³] 蔴塘（草竖立）

【来源】菊科飞蓬属植物，小蓬草 *Erigeron canadensis* L.

【形态特征】一年生草本。茎直立，圆柱状，多少具棱，有条纹，被疏长硬毛；上部多分枝。基部叶常在花期枯萎；下部叶倒披针形，顶端尖或渐尖，基部渐狭成柄，边缘具疏锯齿或全缘；中、上部叶较小，线状披针形或线形，近无柄或无柄，全缘或具 1~2 个齿，两面或仅上面被疏短毛。多数头状花序在顶端排列成大圆锥花序；总苞近圆柱状；总苞片 2~3 层，淡绿色，外层背面被疏毛，内层边缘干膜质，无毛；头状花序外围花为雌性，多数，舌状，白色或紫色，线形，顶端具 2 个钝小齿；内部为两性花，淡黄色，花冠管状，上端具 4 或 5 个齿裂，稀有 3 齿裂。瘦果线状披针形，稍扁平，淡褐色，被贴微毛；冠毛刚毛状，污白色。

【分布】原产于北美洲，在我国各地均有逸生。在海南，分布于三亚、昌江、白沙、五指山、保亭、万宁、儋州、定安、文昌等。

【化学成分】

（1）γ-吡喃酮类化合物：pyromeconic acid-3-*O*-β-D-glucopyranoside-3′-(*O*-β-D-glucopyranoside)-6′-(*O*-4″-hydroxybenzoate)、pyromeconic acid-3-*O*-β-D-glucopyranoside-6′-(*O*-4″-hydroxybenzoate)、pyromeconic acid-3-*O*-β-D-glucopyranoside-6′-(*O*-4″-hydroxy-3″,5″-dimethoxybenzoate)[1]、conyzapyranones A~B[2] 等。

（2）炔类化合物：4Z,8Z-matricaria-γ-lactone、4E,8Z-matricaria-γ-lactone[2]、8R,9R-dihydroxymatricarine methyl ester、matricarine methyl ester、matricarine lactone[3] 等。

（3）黄酮类化合物：3′,4′,5,7-tetrohydroxydihydroflavone[3]、槲皮素-7-*O*-β-D-吡喃半乳糖苷、槲皮素、木樨草素、芹菜素、5,7,4′-三羟基-3′-甲氧基黄酮、木樨草素-7-*O*-β-D-吡喃葡萄糖醛酸苷甲酯、4′-羟基黄芩素-7-*O*-β-D-吡喃葡萄糖苷、黄芩苷、芦丁[4]、conyzoflavone[6] 等。

（4）生物碱类化合物：甜菜碱、盐酸小檗碱、硫酸阿托品、4-羟基苯甲酰胺、3,4-二羟基苯甲酰胺、4-羟基-3,5-二甲氧基苯甲酰胺、2-羟基-5-甲氧基苯甲酰胺[5] 等。

（5）三萜类化合物：蒲公英赛醇、西米杜鹃醇[2]、表木栓醇、无羁萜[2-3]、16β,20β-dihydroxytaraxastane-3-β-*O*-palmitate[3] 等。

（6）其他类化合物：9,12,13-trihydroxy-10(*E*)-octadecenoic acid[2]、α-菠菜甾醇[2-3]、β-谷甾醇、3-isopropenyl-6-oxoheptanoic acid、9-hydroxy-10Z,12E-octadecenoic acid[3]、conyzolide[6] 等。

【药理活性】抗肿瘤活性[2]、抗菌活性[6]、抗病毒活性[7]、抗氧化活性[8] 等。

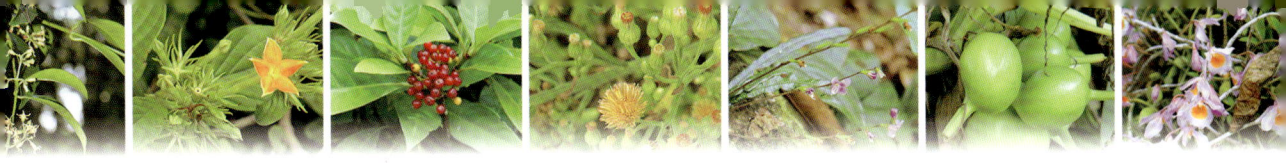

【苗族民间应用】叶入药，捣烂外敷用于止血。

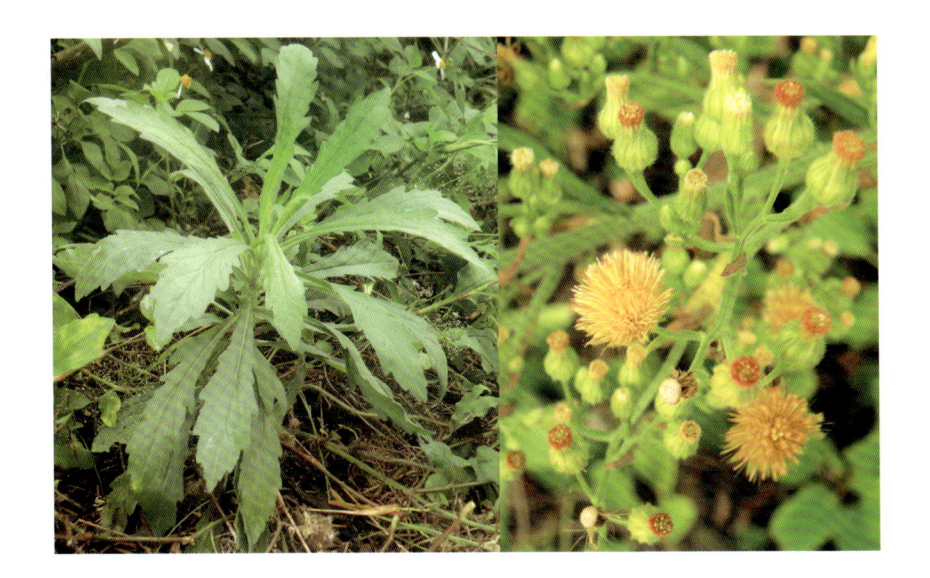

参考文献

［1］Liu B L，Wang G C，Liu H L，et al. Chinese Chemical Letters，2011，22（6）：694.

［2］Csupor-Löffler B，Hajdú Z，Zupkó I，et al. Planta Medica，2011，77（11）：1183.

［3］Xie W D，Gao X，Jia Z J. Archives of Pharmacal Research，2007，30（5）：547.

［4］邵帅，严铭铭，毕胜男，等. 中国中药杂志，2012，37（19）：2902.

［5］严铭铭，邵帅，叶豆丹，等. 中草药，2012，43（10）：1920.

［6］Shakirullah M，Ahmad H，Shah M R，et al. Journal of Enzyme Inhibition and Medicinal Chemistry，2011，26（4）：468.

［7］Edzir H L，Laurent G，Mahjoub A，et al. African Journal of Biotechnology，2011，10（45）：9097.

［8］贤景春，赖金辉，刘玉明，等. 南方农业学报，2012，43（11）：1749.

鬼针草

苗语 max bins nguav [ma³¹ ʔbin³⁵ ŋwa:⁵³] 马彬蒗（马鞭草）

【来源】菊科鬼针草属植物，鬼针草 *Bidens pilosa* L.

【形态特征】一年生草本植物。茎直立，钝四棱形；有分枝；无毛或上部被疏柔毛。茎下部叶较小，3裂或不分裂，常在开花前枯萎；中部为小叶三出，很少为5~7小叶的羽状复叶，顶生小叶较大，长椭圆形或卵状长圆形，先端渐尖，基部渐狭或近圆形，具柄，

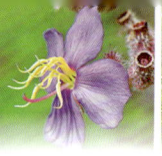

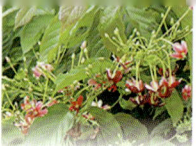

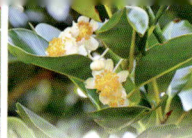

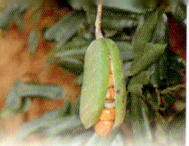

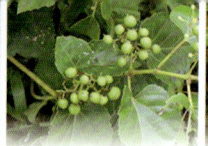

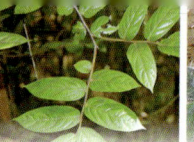

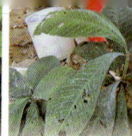

边缘有锯齿,无毛或被极稀疏的短柔毛,两侧小叶椭圆形或卵状椭圆形,先端锐尖,基部近圆形或阔楔形,有时偏斜,具短柄,边缘有锯齿;上部叶小,3裂或不分裂,条状披针形。头状花序单生茎、枝端或多数排成不规则的伞房状圆锥花序;总苞钟形,基部被短柔毛;苞片2层,条状匙形,上部稍宽;无舌状花。瘦果黑色,条形,具棱;顶端芒刺3~4枚。

【分布】在亚洲和美洲热带、亚热带地区有分布。在我国大部分地区有分布。在海南,分布于三亚、乐东、东方、白沙、五指山、昌江、陵水、万宁、儋州、澄迈、屯昌、海口等。

【化学成分】

(1)黄酮类化合物:quercetin 3,3′-dimethyl ether 7-O-α-L-rhamnopyranosyl-(1→6)-β-D-glucopyranoside、quercetin 3,3′-dimethyl ether 7-O-β-D-glucopyranoside[1]、okanin 4′-diglycoside、okanin 3′,4′-diglucoside、okanin 4′-(6″-O-acetyl)glucoside[2]、apigenin、digitoflavone、luteoside、axillaroside、rutin[3]等。

(2)聚乙炔类化合物:1-phenyl-hepta-1,3,5-triyne、7-phenyl-2-heptene-4,6-diyn-1-ol、7-phenyl-hepta-2,4,6-triyn-2-ol、7-phenyl-hepta-4,6-diyn-2-ol、7-phenyl-hepta-4,6-diyn-1,2-diol、5-(2-phenylethynyl)-2-thiophene methanol、(6E,12E)-3-oxo-tetradeca-6,12-dien-8,10-diyn-1-ol、(5E)-1,5-tridecadiene-7,9-diyn-3,4,12-triol[3]等。

【药理活性】抗肿瘤活性[4]、抑菌活性、抗病毒活性[5]、降血压活性[6]、镇痛活性[7]、抗氧化活性[8]、降血脂活性[9]、抗肝纤维化活性[10]、脑损伤保护活性[11]、心肌缺血保护活性[12]、降血糖活性[13]等。

【苗族民间应用】全草入药,煮水用于胃肠炎。

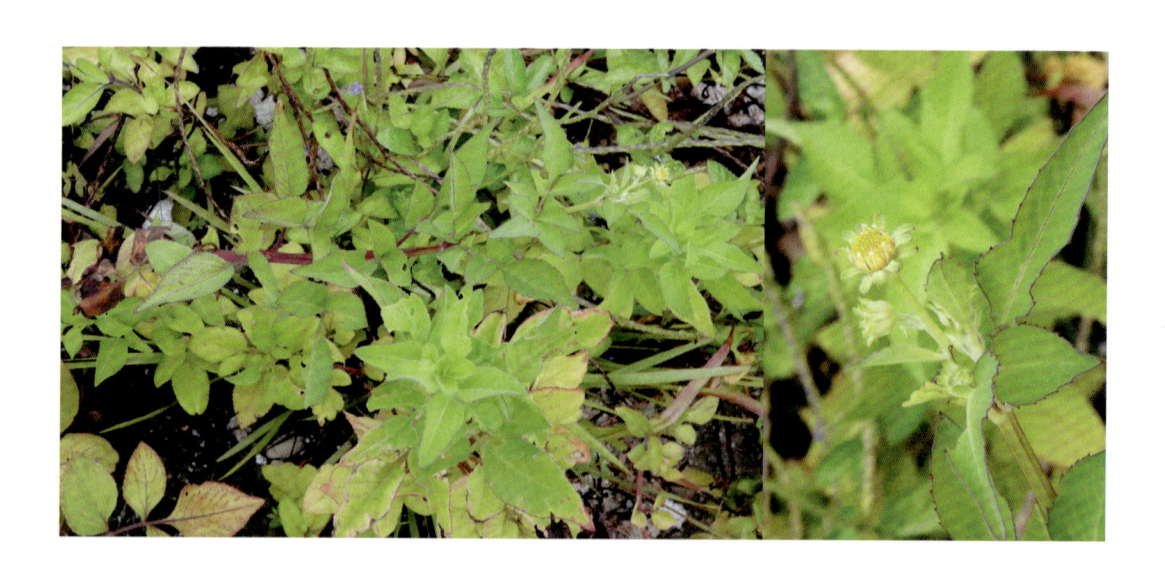

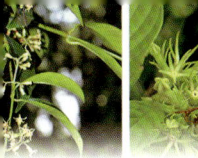

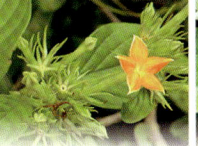

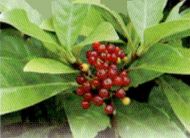

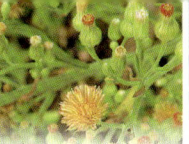

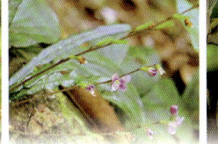

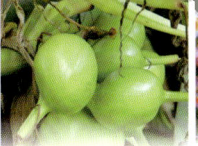

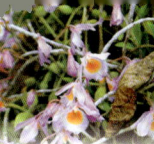

参考文献

[1] Brandao MGL, Nery CGC, Mamao MAS, et al. Phytochemistry, 1998, 48（2）: 397.

[2] Hoffmann B, Holzl J. Phytochemistry, 1989, 28（1）: 247.

[3] Wang R, Wu Q X, Shi Y P. Planta Medica, 2010, 76: 893.

[4] 王建平, 秦红岩, 张惠云, 等. 中药材, 1997, 5: 247.

[5] 张瑞娇, 崔皓月, 刘铮, 等. 沈阳药科大学学报, 2017, 34（10）: 905.

[6] 钱岳晟, 张伟忠, 周怀发, 等. 浙江中医学院学报, 2003, 27（1）: 23.

[7] 周蓓. 中国现代中药, 2007, 9（2）: 21.

[8] 蒋海强, 王建平, 范辉. 山东中医杂志, 2010, 29（3）: 196.

[9] 黄川锋, 马瑜红, 李玲, 等. 中国现代药物应用, 2009, 3（17）: 14.

[10] 吴繁荣, 陈飞虎, 胡伟, 等. 中国药理学通报, 2008, 24（6）: 753.

[11] 包雪鹦, 齐欣, 胡媛, 等. 中国药物警戒, 2010, 7（12）: 710.

[12] 洪利生, 周铁, 宋永秀. 实用中医内科杂志, 2011, 25（2）: 40.

[13] 黄桂红, 刘天旭, 朱钊铭, 等. 实用医学杂志, 2016, 32（24）: 3994.

地胆草

苗语 duz hayz caatq petq [tu³³ xa:i³³ tsʰa:t¹¹ pʰe:t¹¹] 杜嗨擦呸（鞋子擦地）

【来源】菊科地胆草属植物，地胆草 *Elephantopus scaber* L.

【形态特征】多年生草本。根状茎平卧或斜升；茎直立，常二歧分枝，密被白色贴生长硬毛。叶草质，基部叶莲座状，匙形或倒披针状匙形，顶端圆钝，或具短尖，基部渐狭成宽短柄，边缘具圆齿状锯齿，腹面被疏长糙毛，背面密被长硬毛和腺点；茎叶少而小，倒披针形或长圆状披针形，向上渐小，被毛同莲座叶。头状花序多数，在茎或枝端组成球状的复头状花序，基部具3个叶状苞片；苞片绿色，宽卵形或长圆状卵形，顶端渐尖，被长糙毛和腺点；总苞片绿色或上端紫红色，2层，长圆状披针形，顶端渐尖而具刺尖，被短糙毛和腺点；花4数，淡紫色或粉红色。瘦果长圆状线形，顶端截形，具棱，被短柔毛；冠毛污白色，通常具5条。

【分布】在世界热带地区广泛分布。在我国，分布于浙江、江西、福建、台湾、湖南、广东、广西、贵州、云南、海南。在海南，分布于三亚、乐东、昌江、白沙、五指山、保亭、万宁、琼中、儋州等。

【化学成分】

（1）黄酮类化合物：木樨草素-7-*O*-β-D-葡萄糖苷[1]、香叶木素、木樨草素[1, 3]等。

（2）三萜类化合物：无羁萜酮、表无羁萜醇、乌苏酸、乌苏-12-烯-3β-十七酸酯、

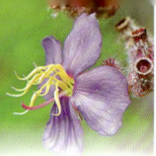

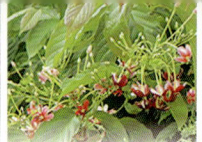

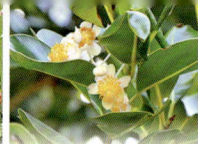

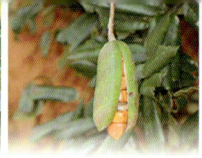

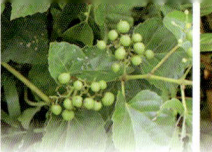

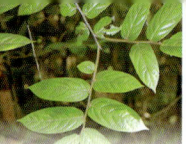

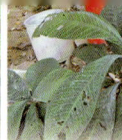

桦木酸、30-羟基羽扇豆醇[2]、羽扇豆醇、羽扇豆醇乙酸酯[2-3]、羽扇豆醇-20(29)-烯-3β-二十烷酸酯、表木栓醇、木栓酮[3]等。

（3）倍半萜类化合物：地胆草种内酯、去氧地胆草内酯、异地胆草种内酯[3]等。

（4）其他类化合物：(Z)-8,11,12-三羟基-9-十八碳烯酸、(−)-丁香脂素[3]等。

【药理活性】抗肿瘤活性[3-4]、抗炎镇痛活性[5]、抗菌活性[6]、保肝活性[7]等。

【苗族民间应用】全草入药，煮水用于咽喉肿痛、腹泻。

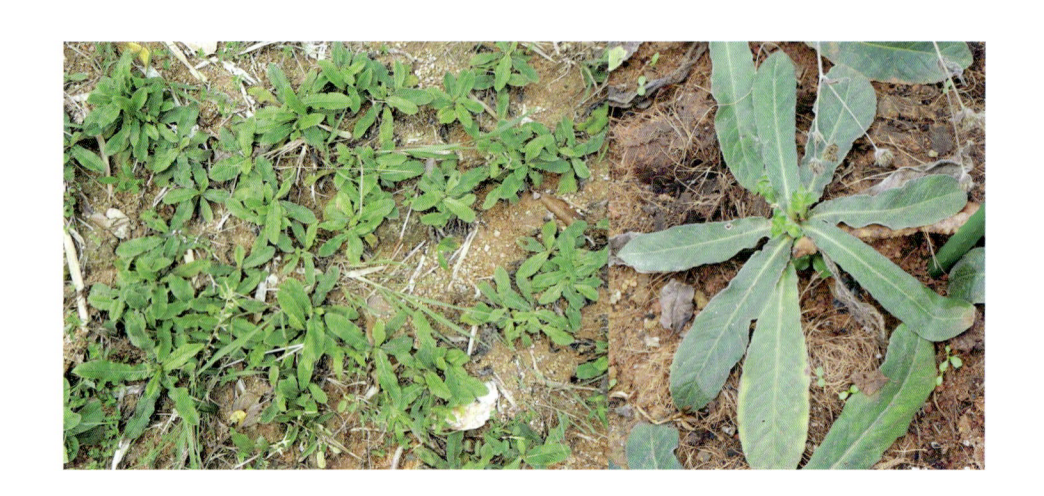

参考文献

［1］郭峰，梁侨丽，闵知大．中草药，2002，33（4）：17.
［2］梁侨丽，龚祝南，闵知大．中国药学杂志，2007，42（7）：494.
［3］沙合尼西·赛力克江，张涛，李凌宇，等．国际药学研究杂志，2018，45（3）：219.
［4］梁侨丽，龚祝南，绪广林，等．天然产物研究与开发，2008，3：436.
［5］温先敏，杨缅南，胡田魁．云南中医中药杂志，2015，36（12）：71.
［6］雒江菡，崔琳琳，李敏，等．食品工业科技，2020，41（18）：70.
［7］Linza A，Wills P J，Ansil P N，et al. Chinese Journal of Natural Medicines，2013，11（4）：362.

白花地胆草

【苗 语】duz hayz caatq qiang [tu³³ xa:i³³ tsʰa:t¹¹ gjaŋ⁴⁴] 杜嗨擦秧（鞋子擦树）

【来源】菊科地胆草属植物，白花地胆草 *Elephantopus tomentosus* L.

【形态特征】多年生草本。根状斜升或平卧；茎直立，多分枝，具棱条，被白色开展的长柔毛，具腺点。叶草质，散生于茎上，边缘具锯齿，稀近全缘，腹面被疏或较密短柔毛，

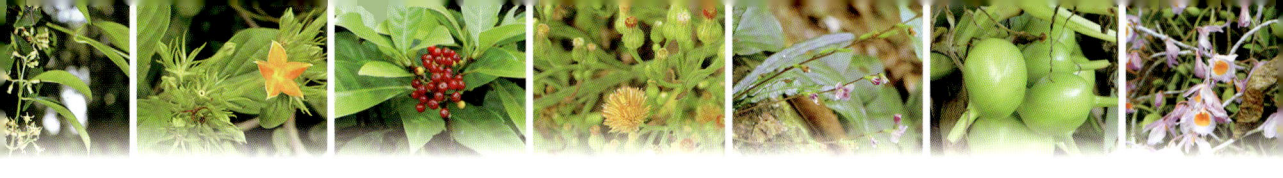

背面被密长柔毛和腺点；基部叶在花期常凋萎；下部叶长圆状倒卵形，顶端尖，基部渐狭成具翅的柄，稍抱茎；上部叶椭圆形或长圆状椭圆形，近无柄或具短柄；最上部叶极小。头状花序 12~20 个在茎枝顶端密集成团球状复头状花序，复头状花序基部有 3 个卵心形的叶状苞片；总苞片绿色，或顶端紫红色，外层 4 枚，披针状长圆形，内层 4 枚，椭圆状长圆形，顶端急尖；花 4 数，花冠白色，漏斗状，裂片披针形。瘦果长圆状线形，具 10 条肋，被短柔毛；冠毛污白色，具 5 条硬刚毛。

【分布】在热带地区广泛分布。在我国，分布于福建、台湾、广东、海南。在海南，分布于三亚、乐东、昌江、白沙、五指山、保亭、万宁、琼中、儋州、澄迈等。

【化学成分】

（1）倍半萜类化合物：tomenphantadenine[1]、tomenphantopins A~D[2, 3]、tomenphantopin H[4]等。

（2）黄酮类化合物：异槲皮素苷、槲皮素-3-O-(6″-O-E-咖啡酰基)-β-D-葡萄糖苷、山柰酚-3-O-β-鼠李糖基-(1→6)-β-D-葡萄糖苷、山柰酚-3-O-β-D-葡萄糖苷[5]、苜蓿素、木樨草素、槲皮素[6]等。

（3）三萜类化合物：表无羁萜醇[6]、羽扇豆醇、熊果酸、30-醛基羽扇豆醇[7]等。

（4）酚性化合物：3,4-O-二咖啡酰基-奎宁酸、3,5-O-二咖啡酰基-奎宁酸、3,4-O-二咖啡酰基-奎宁酸甲酯、3,5-O-二咖啡酰基-奎宁酸甲酯[5]等。

【药理活性】抗菌活性[1, 4, 7]、抗炎活性、镇痛活性[8]、抗肿瘤活性[9]等。

【苗族民间应用】根、叶入药，叶捣烂外敷用于止血；根煮水用于感冒引起的喉咙肿痛。

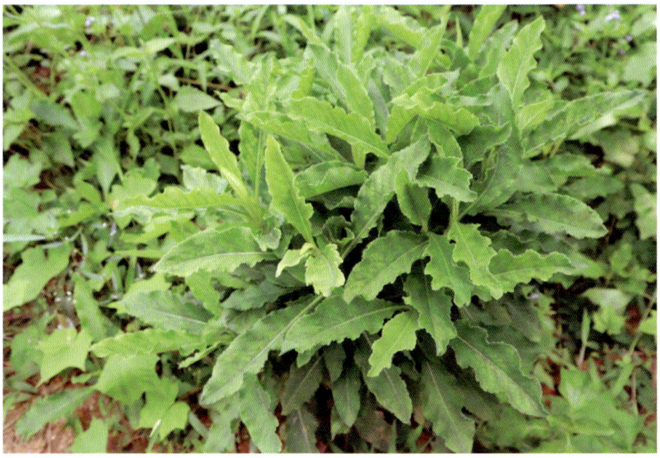

参考文献

[1] Guo Z K, Wang B, Cai C H, et al. Fitoterapia, 2018, 125：217.

[2] Hayashi T, Koyama J, Mcphail A T, et al. Phytochemistry, 1987, 26（4）：1065.

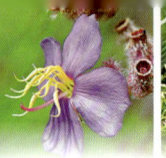

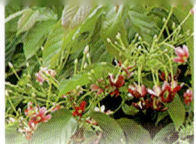

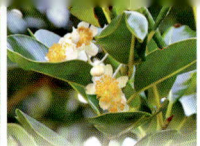

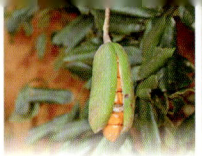

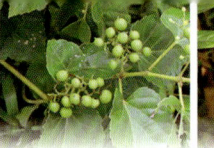

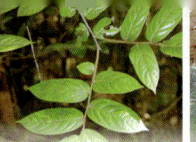

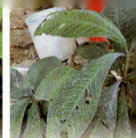

［3］Mei M L, Wang B, Zuo W J, et al. Phytochemistry Letters, 2012, 5（4）：800.

［4］Wang B, Mei W L, Zeng Y B, et al. Journal of Asian Natural Products Research, 2012, 14（4）：700.

［5］杨昕昕，王国才，吴春，等．暨南大学学报（自然科学版），2011，32（5）：489.

［6］李阳，张春云，林挺，等．中国中药杂志，2013，38（11）：1751.

［7］王蓓，梅文莉，左文健，等．热带亚热带植物学报，2012，20（4）：413.

［8］Yam M F, Ang L F, Ameer O Z, et al. Journal of Acupuncture and Meridian Studies, 2009, 2（4）：280.

［9］黄翔，杨杰，何佩彦，等．中国生物工程杂志，2018，38（4）：17.

一点红

苗语 mbaz nomz nungx nguav [ba³³ noːm³³ nuŋ³¹ ŋwaː⁵³] 趴秾依藦（耳朵叮草）

【来源】菊科一点红属植物，一点红　*Emilia sonchifolia* (L.) DC.

【形态特征】一年生草本。茎直立或斜升，通常自基部分枝。叶互生，下部密集，大头羽状分裂，顶生裂片大，宽卵状三角形，顶端钝或近圆形，边缘具不规则的钝齿，侧生裂片通常1对，长圆形或长圆状披针形，顶端钝或尖，具波状齿，上面深绿色，下面常变紫色，两面被短卷毛；茎中部叶较小，疏生，卵状披针形或长圆状披针形，无柄，基部箭状抱茎，顶端急尖，全缘或有不规则细齿；上部叶少数，线形。头状花序常2~5在枝端排列成疏伞房状；无苞片；总苞圆柱形；总苞片1层，长圆状线形或线形，黄绿色，顶端渐尖；小花粉红色或紫色，管部细长，檐部渐扩大。瘦果圆柱形，具5深裂，具5棱；冠毛多，白色。

【分布】在亚洲、非洲有分布。在我国，分布于长江以南地区。在海南，分布于乐东、昌江、白沙、五指山、万宁、琼中、儋州、澄迈、文昌等。

【化学成分】

（1）黄酮类化合物：鼠李素、异鼠李素、木樨草素、小麦黄素-7-*O*-β-D-吡喃葡萄糖苷、5,2′,6′-三羟基-7,8-二甲氧基-黄酮-2′-*O*-β-D-吡喃葡萄糖苷[1]、槲皮素[1, 6]、异鼠李素-3-*O*-α-L-鼠李糖苷、阿福豆苷、槲皮素-7-*O*-α-L-鼠李糖苷、5,2′,6′-trihydroxy-7-methoxyflavone 2′-*O*-β-D-glucopyranoside、槲皮素-3-*O*-α-L-鼠李糖苷、香叶木苷、蒙花苷、牡荆素、槲皮素-7-*O*-β-D-葡萄糖苷[2]、山柰酚、quercetin 3-*O*-β-D-glucopyranoside[6]等。

（2）酚性化合物：4-羟基-间苯二甲酸、咖啡酸、七叶内酯[1]、对羟基苯甲酸[1, 6]、对羟基苯乙酸甲酯、3,4-二羟基-苯乙酸、短叶苏木酚、绿原酸、绿原酸甲酯[2]、对羟基苯甲醛、对羟基苯甲酸甲酯、异香草酸[6]等。

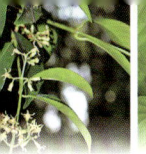

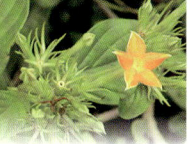

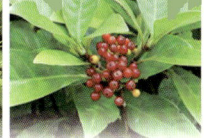

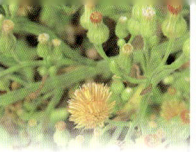

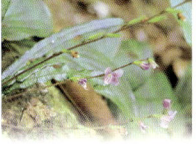

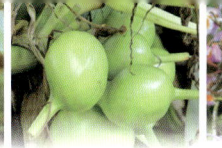

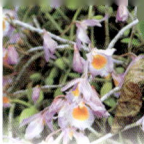

（3）生物碱类化合物：尿嘧啶、8-(2″-吡咯烷酮基)-槲皮素[1]、掌叶半夏碱戊、尿苷[2]、克氏千里光碱[3]、多椰菊碱[4]等。

（4）三萜类化合物：木栓酮[5]、羽扇豆醇[6]等。

（5）甾体类化合物：β-谷甾醇、stigmastenone[6]等。

（6）其他类化合物：丁二酸、异去甲蟛蜞菊内酯、反式丁烯二酸[1]、emilifodione[6]等。

【药理活性】抗菌活性[7]、抗炎活性[8]、镇痛活性[9]、抗氧化活性[10]、免疫调节活性[11]、降血糖活性[12]、抗肿瘤活性[13]等。

【苗族民间应用】全草入药，煮水用于红眼病、感冒引起的喉咙痛。

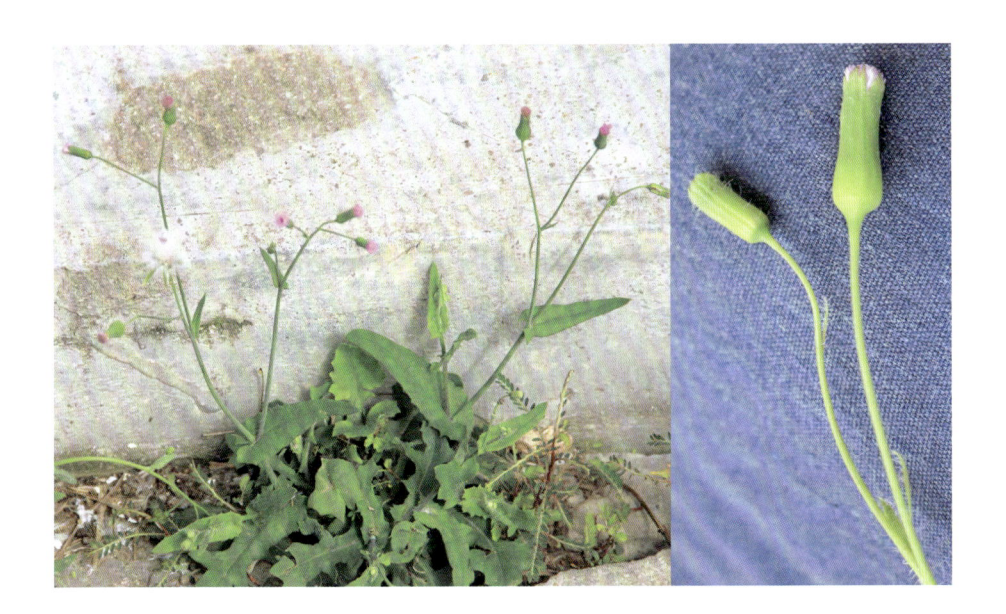

参考文献

［1］沈寿茂，沈连钢，雷崎方，等．中国中药杂志，2012，37（21）：3249.

［2］沈寿茂，张晶，李广志，等．中国药学杂志，2013，48（21）：1815.

［3］倪小智．广西大学硕士学位论文，2013.

［4］Cheng D，Röder E. Planta Medica，1986，52（6）：484.

［5］邹小华，赵超，龚小见，等．中国药学杂志，2012，47（23）：1891.

［6］Chen C Y，Kao C L，Yeh H C，et al. Chemistry of Natural Compounds，2021，57（4）：659.

［7］卢海啸，廖莉莉．玉林师范学院学报，2007，28（5）：77.

［8］Kallivalappil G G，Kuttan G. Inflammopharmacology，2019，27（2）：409.

［9］Couto V M，Vilela F C，Dias D F，et al. Journal of Ethnopharmacology，2011，134（2）：348.

［10］王伟，张艳华，李超华，等．食品工业科技，2012，33（5）：87.

［11］Gilcy G K，Kuttan G. Journal of Basic & Clinical Physiology & Pharmacology，2015，26（6）：613.

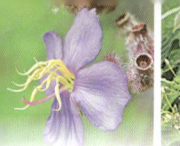

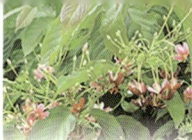

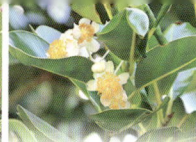

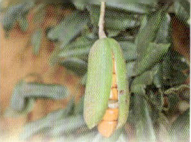

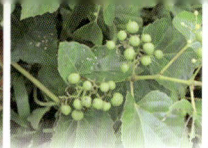

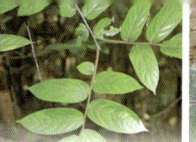

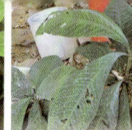

[12] 田培燕，陈应康，杨小军，等．中药材，2016，39（8）：1873．

[13] Shylesh B S, Padikkala J. Journal of Ethnopharmacology，2000，73（3）：495．

田基黄

苗语 nguaz vangz ndaengz [ŋwa³³ vaŋ³³ dɛŋ³³] 蔴汪藤（草黄竖立）

【来源】菊科田基黄属植物，田基黄 *Grangea maderaspatana* (L.) Poir.

【形态特征】一年生草本。茎纤细，分枝多，铺展，被白色长柔毛。叶互生；叶柄无；叶两面被短柔毛，下面及沿脉的毛较密；叶倒卵形、倒披针形或倒匙形；基生叶基部通常耳状贴茎，竖琴状半裂或大头羽状分裂，顶裂片倒卵形或近圆形，边缘有锯齿，侧裂片2~5对；上部叶渐小。头状花序，球形，异性，单生于茎顶或枝端，稀2枝组生；总苞宽杯状，总苞片2~3层，外层苞片边缘有撕裂状缘毛，内层苞片顶端钝，基部有明显的爪；外层为2~6层雌花，花冠线形，黄色，顶端有3~4齿裂；中央两性花，短钟状，顶端有5个卵状三角形的裂片。瘦果扁，被多数棕黄色小腺点，顶端截形；冠毛鳞片状、齿状或片毛状撕裂。

【分布】在印度、中南半岛、马来半岛、印度尼西亚、几内亚、尼日利亚广泛分布。在我国，分布于台湾、广东、海南、广西、云南。在海南，分布于三亚、东方、昌江、白沙、保亭、万宁、儋州、澄迈、定安、海口等。

【苗族民间应用】全草入药，煮水用于红眼病。

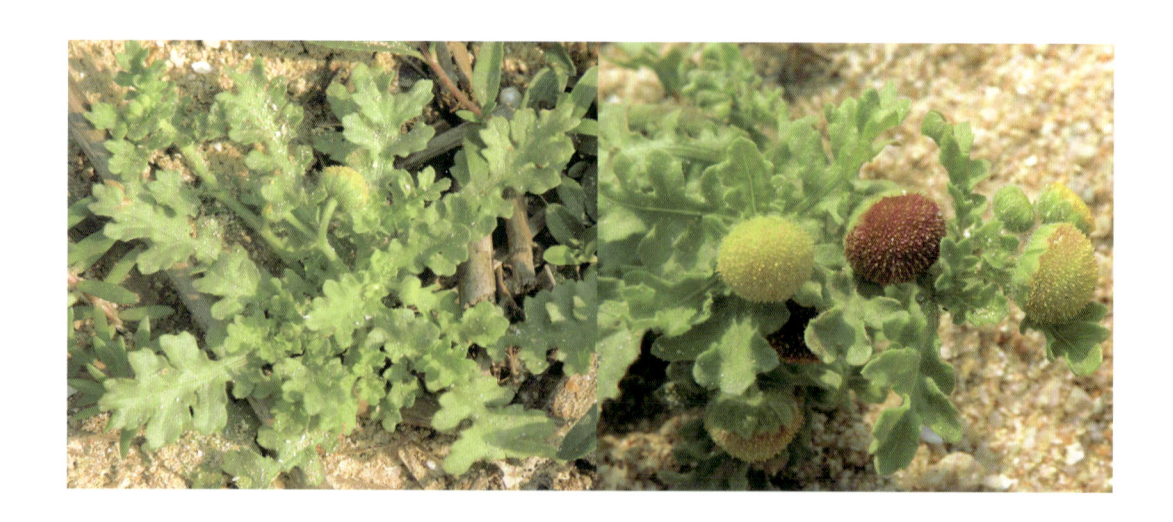

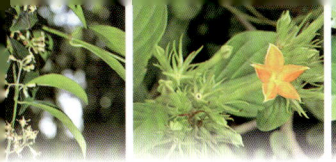

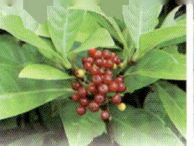

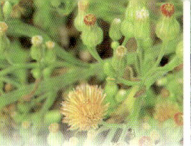

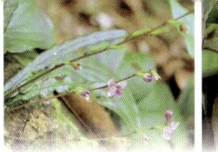

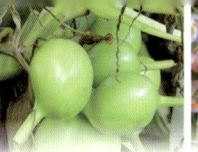

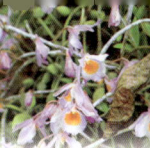

飞机草

苗语 qiad ndaix nguav / buib giz nguav [gja:¹¹ dai³¹ ŋwa:⁵³ / ʔbui³³ ki³³ ŋwa:⁵³] 掐苔蕨 / 背及蕨（铁飞草 / 飞机草）

【来源】 菊科飞机草属植物，飞机草 *Chromolaena odorata* (L.) R. King et H. Rob.

【形态特征】 多年生草本。茎直立，苍白色，有细条纹；分枝粗壮，常对生。单叶对生，三角形、卵形或三角状卵形，顶端急尖，基部宽楔形、平截或浅心形，边缘有粗大锯齿，两面被长柔毛及红棕色腺点；基出 3 脉，侧面纤细。头状花序多数或少数生于分枝顶端和茎顶端，排成伞房花序或复伞房花序；花粉红色或白色，均为管状花；花序梗密被稠密的短柔毛；总苞圆柱状，紧抱小花；小花约 20 朵；总苞片 3~4 层，覆瓦状排列，外层苞片卵形，外面被短柔毛，全部苞片有 3 条宽中脉，麦秆黄色，无腺点。瘦果黑褐色，5 棱，沿棱有稀疏的白色贴紧的顺向短柔毛，无腺点。

【分布】 原产于墨西哥，现广泛逸生于亚洲热带地区。在我国华南地区、台湾、贵州、福建有逸生。在海南各地常见。

【化学成分】

（1）黄酮类化合物：柑橘素-4′-甲基醚[1]、刺槐素[1, 3-4, 6]、山柰酚-4′-甲基醚[1-2, 4-5]、槲皮黄素-7,4′-二甲基醚[1-2]、柳穿鱼黄素、木樨草素、鼠李素、柽柳素[2]、山柰酚[2, 4]、五桠果素[2, 4, 6]、飞机草素[2-3, 5-6]、异樱花素、金合欢素[2, 4-5]、3′,4′-二甲氧基木樨草素[3]、桃皮素、山柰素[3, 6]、4,2′-二羟基-4′,5′,6′-三甲氧基查耳酮[3, 5-6]、鼠李柠檬素、商陆素[3, 6]、木樨草素-4′-甲基醚、异鼠李素、槲皮素、野黄芩素四甲醚、柚皮素-7,4′-二甲醚[4]、二氢山柰素、5,6,7,4′-四甲氧基黄烷酮[4, 6]、5,7-二羟基-6,4′-二甲氧基二氢黄酮[5-6]、3,5-二羟基-7,4′-二甲氧基黄酮[5]、5,6,7,8-四羟基-4′-甲氧基二氢黄酮、6′-羟基-2′,3′,4,4′-四甲氧基查耳酮[6]等。

（2）醌类化合物：2,6-二甲氧基对苯醌、1,2-亚甲二氧基-6-甲基蒽醌、1-羟基-3-甲氧基-6-甲基蒽醌、1,2-二甲氧基-3-羟基-6-甲基蒽醌、1,4-二羟基-2-甲氧基-7-甲基蒽醌[3]等。

（3）木脂素类化合物：(−)-松脂素、7-甲氧基松脂素、5,7-二甲氧基松脂素、(−)-橄榄脂素、(−)-杜仲树脂酚、(−)-丁香树脂酚[3]等。

（4）甾体类化合物：豆甾醇[1]、β-谷甾醇、胡萝卜苷[1-3]等。

（5）其他类化合物：二十八烷酸、三十二烷酸[2]、金色酰胺醇酯[3]等。

【药理活性】 抗病毒活性[2]、抗肿瘤活性[3, 5-6]、PPARγ 激动活性[3]、抗菌活性[7]、抗氧化活性[8]、免疫调节活性[9]等。

【苗族民间应用】 叶入药，捣烂用于外伤止血。

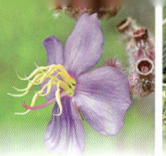

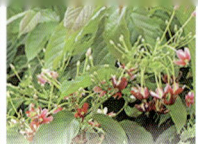

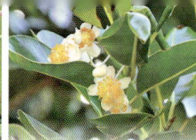

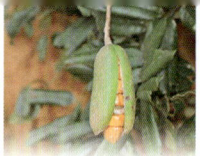

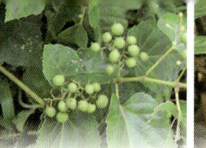

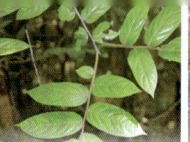

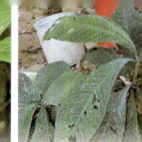

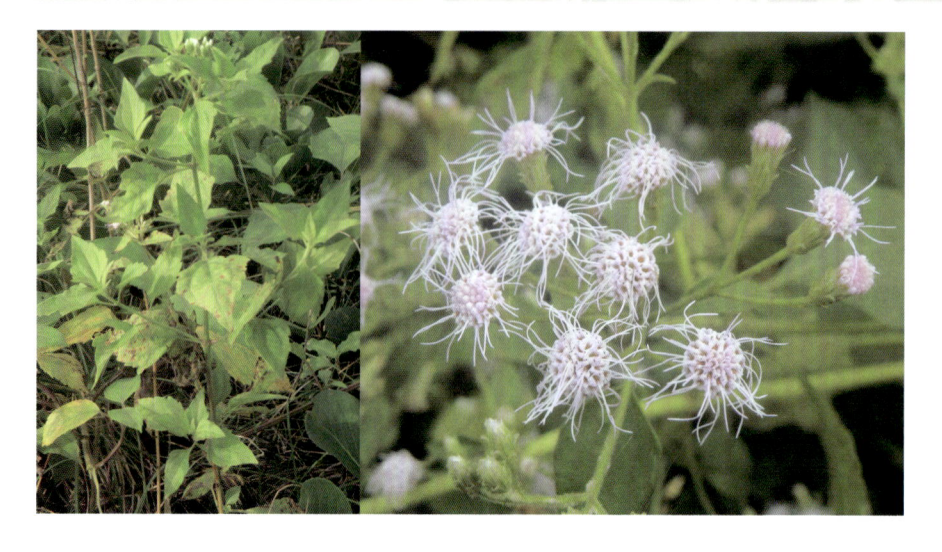

参考文献

[1] 丁智慧, 张学锴, 刘吉开, 等. 天然产物研究与开发, 2001, 13（5）: 22.

[2] 袁经权. 中国协和医科大学硕士学位论文, 2006.

[3] 张嫚丽. 河北医科大学博士学位论文, 2010.

[4] 纳智, 冯玉龙, 许又凯. 中草药, 2012, 43（10）: 1896.

[5] 张丽坤, 罗都强, 冯玉龙, 等. 中成药, 2013, 35（3）: 545.

[6] 刘培玉. 河北医科大学硕士学位论文, 2015.

[7] 杨航. 海南医学院硕士学位论文, 2020.

[8] 王桂荣. 吉林农业大学硕士学位论文, 2012.

[9] 阳帆. 广东海洋大学硕士学位论文, 2020.

白苞蒿

苗 语 ngoic diq [ŋo:i⁴² ti:¹¹] 哎滴（爱红）

【来源】 菊科蒿属植物, 白苞蒿 *Artemisia lactiflora* Wall. ex DC.

【形态特征】 多年生草本。茎通常单生, 具纵棱; 上半部具花枝; 茎、枝初时微被白色丝状柔毛, 后脱落。叶纸质, 初时两面被疏短柔毛, 后脱落无毛; 下部叶一至二回羽状全裂, 具长叶柄, 花期多凋谢; 中部叶一至二回羽状全裂, 稀深裂, 每侧有裂片3~5枚, 裂片形状变化大, 叶柄长, 基部具假托叶; 上部叶与苞片叶小, 羽状深裂或全裂。头状花序长圆形, 无梗, 在小枝上穗状花序, 在分枝上再排成复穗状花序, 而在茎上端组成圆锥花序; 总苞片3~4层, 外层总苞片略短小, 卵形, 中、内层总苞片长圆形、椭圆形

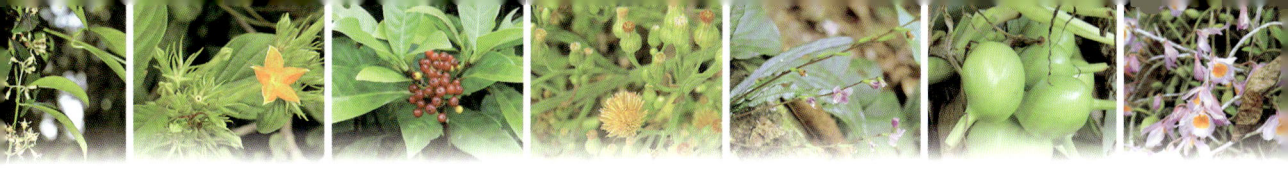

或近倒卵状披针形；雌花 3~6 朵，檐部具 2 裂齿；两性花 4~10 朵，花冠管状。瘦果倒卵形或倒卵状长圆形。

【分布】 在越南、老挝、柬埔寨、新加坡、印度、印度尼西亚有分布。在我国，分布于秦岭以南地区。在海南，分布于三亚、五指山、陵水、万宁、屯昌等。

【化学成分】

（1）木脂素类化合物：(+)-松脂素、(+)-麦迪奥脂素、(+)-丁香树脂素[1]、蛇菰宁[4]、(+)-表松脂素、(+)-丁香脂素-4′-O-β-D-吡喃葡萄糖苷、松脂素单甲基醚-β-D-葡萄糖苷、落叶松脂醇-4′-O-β-D-葡萄糖苷、落叶松脂醇-4-O-β-D-葡萄糖苷[6]等。

（2）苯丙素类化合物：反式对羟基肉桂酸、反式对羟基肉桂酸乙酯、二氢异阿魏酸[1]、咖啡酸乙酯[4]等。

（3）酚性化合物：对羟基苯甲酸、异香草酸、丁香酸、4-(2-hydroxyethoxy)acetophenone[1]、3,5-二咖啡酰基奎宁酸甲酯、3,4-二咖啡酰基奎宁酸甲酯[4]、对羟基苯乙酮[6]等。

（4）炔类化合物：lactiflodiynes A-F[2]、artemisidiyne A[3]、(E)-3β,4α-二羟基-2-(2′,4′-己二炔亚基)-1,6-二氧杂螺[4,5]癸烷[5]等。

（5）黄酮类化合物：异牡荆苷、山奈酚-3-O-芸香糖苷、芦丁、槲皮素[4]、4′-O-甲基高山金莲花素、5-羟基-3′,4′,6,7,8-五甲氧基黄酮[5]等。

（6）萜类化合物：黑麦草内酯、异黑麦草内酯[1]、假虎刺酮、去氢吐叶醇、山茶皂苷元 A、3β-hydroxy-5α,6α-epoxy-7-megastigmen-9-one、armexifolin[5]等。

（7）生物碱类化合物：aurantiamide、aurantiamide acetate[4]、墙草碱[6]等。

（8）香豆素类化合物：7-羟基香豆素、7-甲氧基香豆素[4]等。

【药理活性】 抗肿瘤活性[3]等。

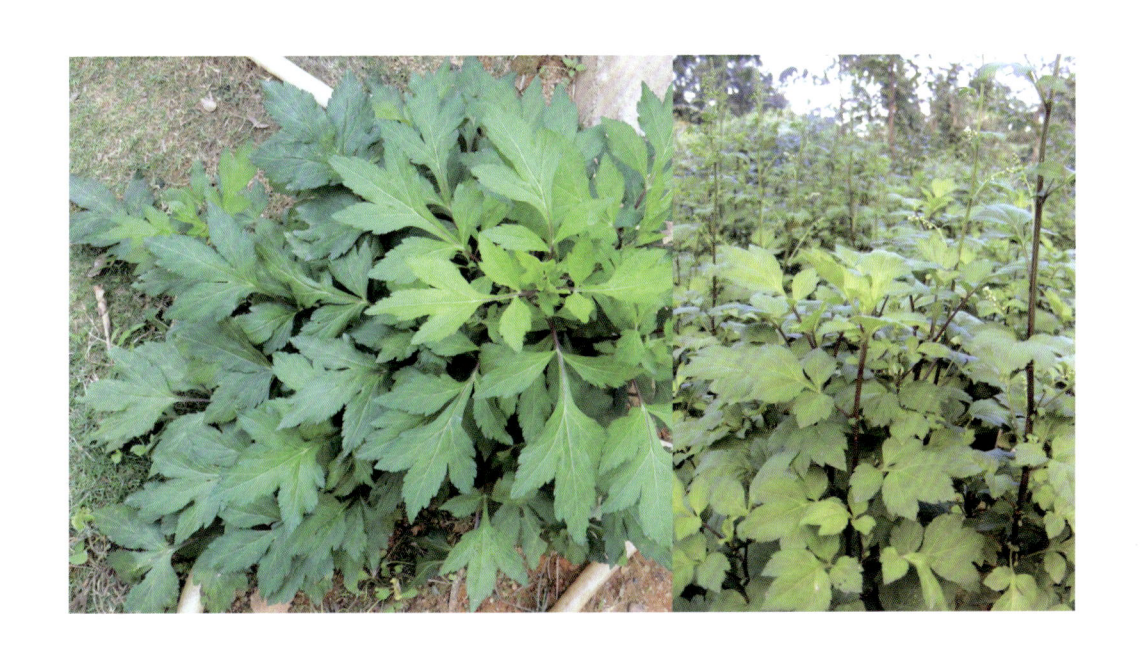

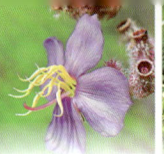

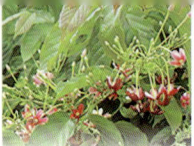

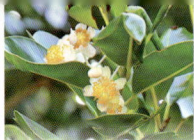

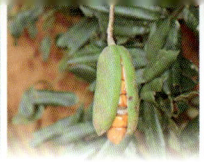

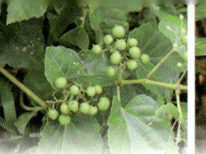

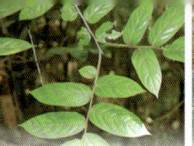

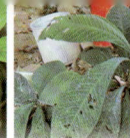

【苗族民间应用】全草入药，煮水洗澡用于缓解妇女产后不适。

参考文献

［1］肖美添，叶静，洪本博，等．中国药学杂志，2011，46（6）：414．

［2］Ma L，Ge F，Tang C P，et al. Tetrahedron，2011，67（19）：3533．

［3］Xiao M，Luo D，Ke Z，et al. Phytochemistry Letters，2014，8：52．

［4］林福娣，骆党委，叶静，等．中国中药杂志，2014，39（13）：2531．

［5］肖美添，骆党委，昝珂，等．中国药学杂志，2015，50（3）：209．

［6］陈曦，李喜安，南泽东，等．中成药，2020，42（1）：97．

五月艾

苗 语 nguaz ngoic ［ŋwa³³ ŋo:i⁴²］ 蒗哎（草爱）

【来源】菊科蒿属植物，五月艾 *Artemisia indica* Willd.

【形态特征】半灌木状草本，植株具浓烈的香气。主根明显，侧根多，常有短匍茎。茎常单生或少数，纵棱明显，分枝多；茎、枝初时微有短柔毛，后脱落。叶上面初时被灰白色或淡灰黄色绒毛，后渐稀疏或无毛，背面密被灰白色蛛丝状绒毛；基生叶与茎下部叶卵形或长卵形，（一至）二回羽状分裂或近于大头羽状深裂，通常第一回全裂或深裂，每侧裂片3~4枚，或基生叶不分裂，有时中轴有狭翅，具短叶柄，花期叶均萎谢；中部叶卵形、长卵形或椭圆形，一（至二）回羽状全裂或为大头羽状深裂，每侧裂片3（~4）枚；上部叶羽状全裂，每侧裂片2（~3）枚；苞片叶3全裂或不分裂，裂片或不分裂的苞片叶披针形或线状披针形。头状花序卵形、长卵形或宽卵形，在分枝上排成穗状花序式的总状花序或复总状花序，并在茎上再组成圆锥花序；总苞片3~4层，外层总苞片略小，背面初时微被灰白色绒毛，后渐脱落无毛；花序托小，凸起；雌花4~8朵，檐部紫红色，具2~3裂齿；两性花8~12朵，花冠管状，檐部紫色；瘦果长圆形或倒卵形。花果期8~10月。

【分布】在亚洲温带至热带有分布。在中国大部分省区均有分布。在海南，分布于乐东、东方、五指山、万宁、澄迈等。

【化学成分】

挥发油：1-甲基-4-(1-甲乙基)-1,4-环己二烯、(R)-4-甲基-1-(1-甲乙基)-3-环己烯-1-醇、桉油精、龙脑、樟脑、大根香叶烯D、石竹烯、石竹烯氧化物、松油醇[1]等。

【药理活性】镇痛活性[2]。

【苗族民间应用】茎叶入药，叶用于产后恢复、驱蚊；茎叶煮水用于妇女小腹痛、痛经。

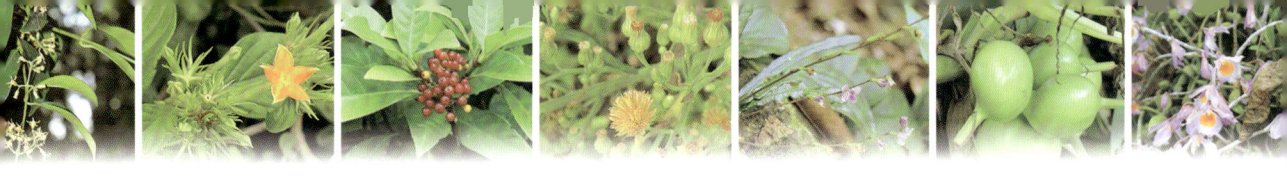

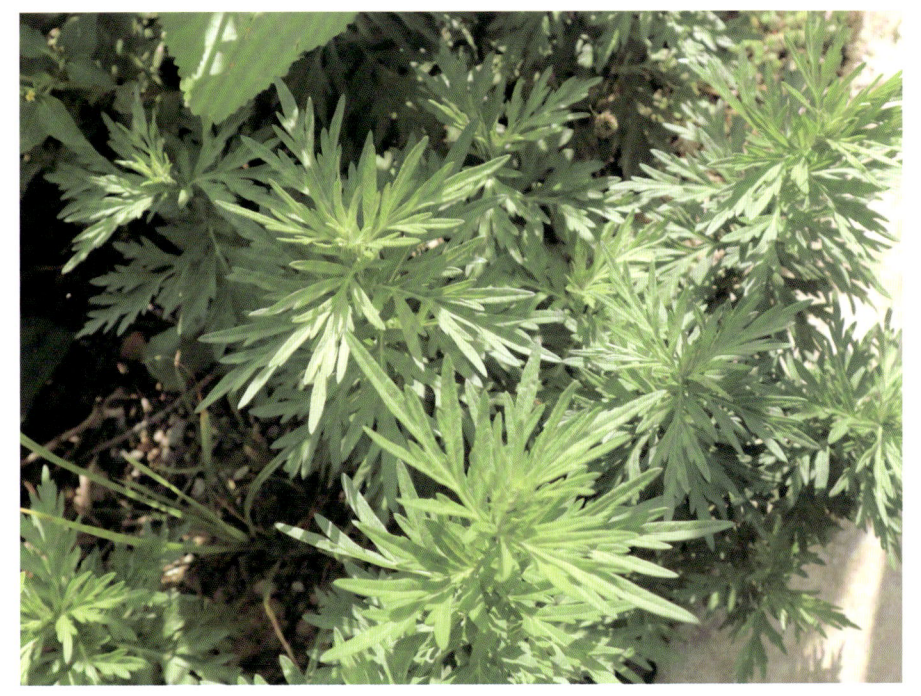

参考文献

[1] 吴怀恩, 韦志英, 李耀华, 等. 中国药房, 2009, 20（9）: 685.

[2] 覃文慧, 黄克南, 黄慧学. 中国实验方剂学杂志, 2012, 18（12）: 51.

金钮扣

苗 语 fangz vangz nguav [faŋ³³ vaŋ³³ ŋwa:⁵³] 芳汪蔴（花黄草）

【来源】菊科金钮扣属植物, 金钮扣 *Acmella paniculata* (Wallich ex Candolle) R. K. Jansen

【形态特征】一年生草本。茎多分枝, 带紫红色, 有明显的纵条纹, 被短柔毛或近无毛; 叶两面无毛或近无毛, 卵形、宽卵圆形或椭圆形, 顶端短尖或稍钝, 基部宽楔形至圆形, 边缘全缘、波状或具波状钝锯齿; 侧脉2~3对; 叶柄被短毛或近无毛。头状花序卵圆形, 单生或圆锥状排列; 总苞片约8枚, 2层, 绿色, 卵形或卵状长圆形, 顶端钝或稍尖, 无毛或边缘有缘毛; 花黄色, 雌花舌状, 顶端3浅裂; 两性花花冠管状, 有裂片4~5个。瘦果长圆形, 稍扁压, 暗褐色, 顶端有1~2个不等长的细芒。

【分布】在印度、尼泊尔、缅甸、泰国、越南、老挝、柬埔寨、印度尼西亚、马来西亚、日本有分布。在我国, 分布于云南、广东、广西、海南和台湾。在海南, 分布于乐东、昌江、五指山、保亭、万宁、海口等。

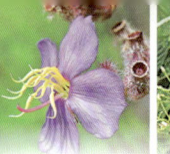

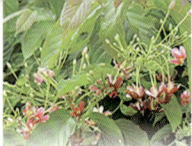

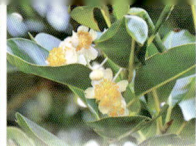

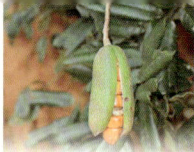

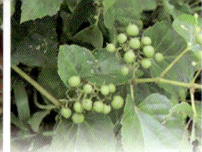

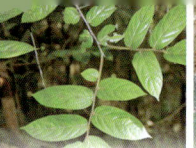

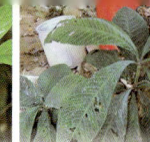

【化学成分】

（1）生物碱类化合物：N-isobutyl-2E-decenamide、sphilantol、(2E,7Z)-6,9-endoperoxy-N-2-methylbutyl-2,7-decadienamide、(2E,4E,8Z,10E)-N-isobutyl-2,4,8,10-dodecatetraenamide[1]等。

（2）酚性化合物：3,4,5-tri-O-caffeoylquinic acid[1]等。

【药理活性】抗糖尿病活性[1-2]、溶栓活性[2]、解热活性、止吐活性、抗菌活性[3]、抗肿瘤活性[4]、抗氧化活性[5]等。

【民间应用】全草入药，煮水用于外伤清洗消炎。

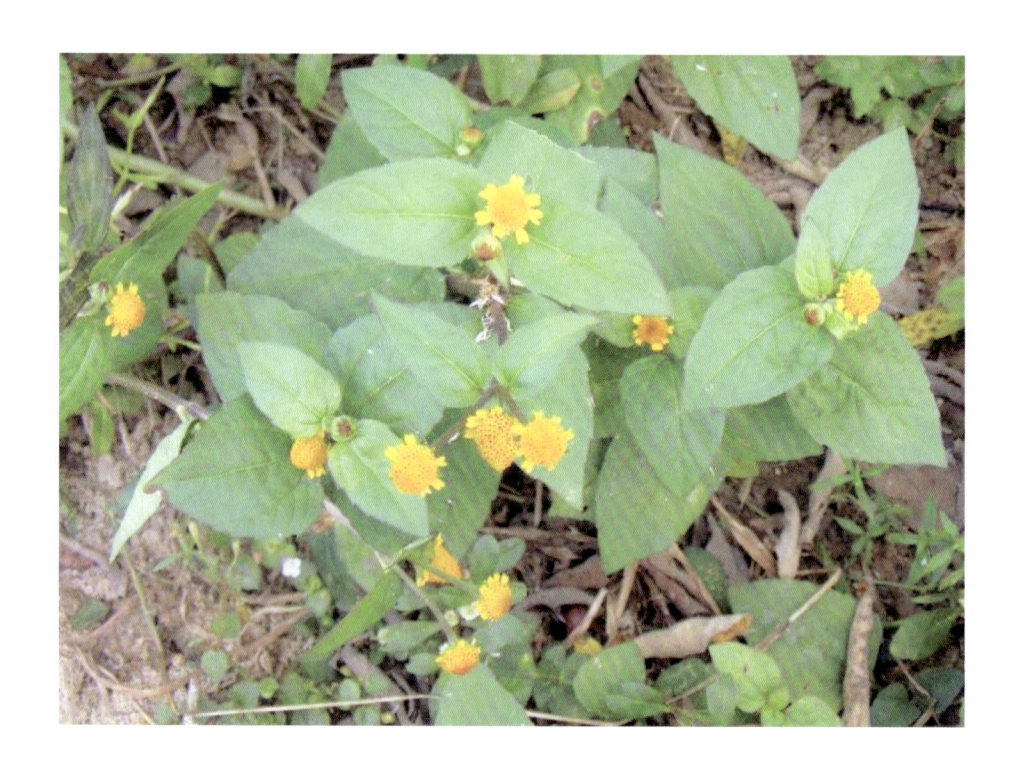

参考文献

[1] Abdjul D B, Yamazaki H, Maarisit W, et al. Phytochemistry Letters, 2018, 24：71.

[2] Akter S, Rahman M A, Azad M A K, et al. Journal of Plant Sciences, 2014, 2（6）：13.

[3] Hossain M M, Ahamed S K, Dewan S M R, et al. Biological Research, 2014, 47（1）：1.

[4] Mishra A, Roy S, Maity S, et al. International Journal of Pharmacy and Pharmaceutical Sciences, 2014, 7（1）：130.

[5] Haque S, Lopa S D, Das B K. International Journal of Pharmacy and Pharmaceutical Sciences, 2015, 7（8）：390.

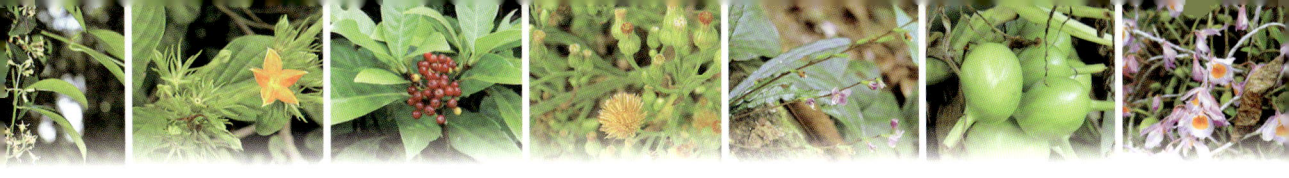

马兰

苗语 qaamz loq [ga:m³³ lo:¹¹] 坎芦（靛大）

【来源】菊科紫菀属植物，马兰 *Aster indicus* L.

【形态特征】草本。茎直立，上部有短毛；具分枝；基部叶在花期枯萎。叶两面或上面被疏毛或近无毛，边缘及下面沿脉具短粗毛；中部叶倒披针形或倒卵状矩圆形，顶端钝或尖，基部渐狭成具翅的长柄，边缘从中部以上具齿或有羽状裂片；上部叶小，全缘，基部急狭。头状花序单生于枝端排列成疏伞房状花序；总苞半球形；总苞片2~3层，覆瓦状排列；外层倒披针形，内层倒披针状矩圆形，顶端钝或稍尖，有疏短毛，边缘膜质，有缘毛；舌状花1层，15~20朵，舌片浅紫色；管状花被短密毛。瘦果倒卵状矩圆形，压扁，褐色，边缘浅色而有厚肋，上部被腺及短柔毛。

【分布】在越南、泰国、缅甸、印度、马来西亚、印度尼西亚、日本、朝鲜有分布。在我国，分布于南北各地区。在海南，分布于万宁、文昌等。

【化学成分】

（1）黄酮类化合物：汉黄芩素、千层纸素A、7,4′-二羟基异黄酮[1]、芹菜素[1-2]、芹菜素-6,8-*C*-二-β-D-吡喃葡萄糖苷、芦丁、金丝桃苷[2]、芹菜素-7-*O*-β-D-葡萄糖苷、芫花素[3]等。

（2）三萜类化合物：β-香树脂醇、古柯二醇、swertenol[2]、齐墩果酸[3]、木栓酮、木栓醇、达玛二烯醇乙酸酯[4]等。

（3）甾体类化合物：β-谷甾醇[2, 4]、(22*E*,24*R*)-麦角甾-7,22-二烯-3β-醇、(22*E*,24*R*)-5α,8α-过氧麦角甾-6,22-二烯-3β-醇[3]等。

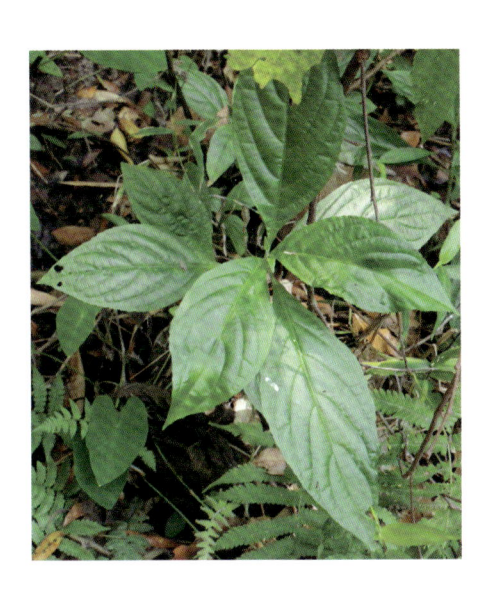

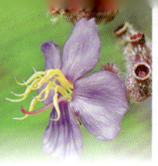

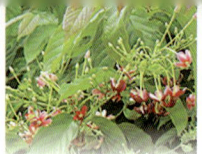

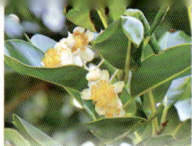

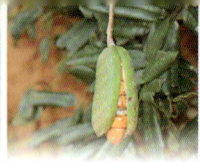

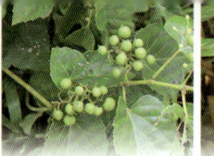

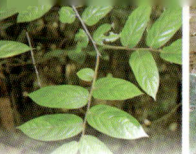

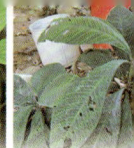

（4）酚性化合物：4-羟基苯乙酮[1]、香草醛、香草酸、对苯酚[2]、3,4,5-三甲氧基苯乙酮[3]等。

（5）苯丙素类化合物：阿魏酸[2]、松柏醇、7-羟基香豆素、落叶松脂素、松脂醇[3]等。

（6）生物碱类化合物：neoechinulin A、金色酰胺醇[3]等。

（7）其他类化合物：正二十八烷、正三十烷、十六烷酸甲酯[2]、月桂酸[4]等。

【药理活性】抗病毒活性[3]、抗菌活性[5]、抗炎镇痛活性[6]、降血脂活性[7]、抗氧化活性[8]、促凝血活性[9]等。

【民间应用】全草入药，用于清热解毒、散瘀止血。也常用作染料。

参考文献

[1] 季鹏，王国凯，刘劲松，等. 天然产物研究与开发，2014，26（2）：212.

[2] 周小伟. 云南中医学院硕士学位论文，2017.

[3] 张聪俚. 安徽中医药大学硕士学位论文，2013.

[4] 林材，曹佩雪，梁光义. 中国药学杂志，2006，41（4）：251.

[5] 张灿，张海晖，段玉清，等. 食品与发酵工业，2012，38（6）：102.

[6] 姚晓伟，余甜女，郑小云，等. 海峡药学，2010，22（2）：34.

[7] 刘新明. 南京师范大学硕士学位论文，2012.

[8] 张灿，张海晖，武妍，等. 农业工程学报，2011，27（S2）：307.

[9] 唐祖年，杨月，杨成芳. 时珍国医国药，2010，21（9）：2294.

苍耳

【苗 语】max ndorngs nguav / gungv nhungq bhiouv [ma:³¹ dɔŋ³⁵ ŋwa:⁵³ / kuŋ⁵³ ŋuŋ¹¹ pjou⁵³] 玛桐蓏/恭榕标（马头草/狼狈果）

【来源】菊科苍耳属植物，苍耳 *Xanthium strumarium* L.

【形态特征】草本。茎直立，有明显的纵沟；下部被疏糙伏毛，上部及小枝被密短糙伏毛。叶互生，纸质，茎中部叶心状卵形，具明显的3~5浅裂，顶端尖，基部微心形或近截形，两侧相等或不相等，边缘有不规则的波状齿；茎下部叶大，心形；基出3脉，侧脉羽状；叶柄被密糙伏毛。头状花序；雄花：着生于茎和枝的上端，有多数雄花，总苞半球形，1层，总苞片长椭圆形，被微毛；花冠白色，管状，上部扩大，顶端5裂；雌花：卵形或卵状椭圆形，总苞片1层，结合成囊状，外面有密刺，刺基部被短柔毛。瘦果2个，倒卵形；具喙，直立，锥状，顶端内弯成镰刀状，基部被棕褐色短柔毛。

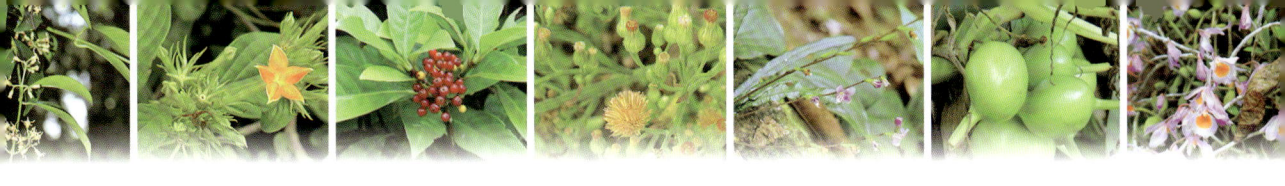

【分布】在印度、伊朗、朝鲜、日本、俄罗斯有分布。在我国，分布于南北大部分地区。在海南，分布于三亚、乐东、东方、昌江、白沙、五指山、保亭、儋州、澄迈、海口等。

【化学成分】

（1）倍半萜类化合物：苍耳皂素、xanthnon、xantatin、3-cycloheptene-1-acetic acid、inusoniolide、5-azuleneacetic acid、2-hydroxy xanthinosin、2-deacetyl-13-dihydroxyxanthinin[1]、隐苍耳内酯、苍耳醇、2-hydroxytomentosin-1β,5β-epoxide、isoxanthanol、tomentosin、2-hydroxytomentosin、8-*epi*-xanthatin[2]、sibiriolides A~B[3]等。

（2）二萜类化合物：3′,4′-去二磺酸基苍术苷、羧基苍术苷[4]等。

（3）含硫杂环类化合物：xanthialdehyde[5]、(−)-xanthienopyran[5-6]、xanthiazinone、xanthiazone[6]、xanthiside[6-7]、caffeoylxanthiazonoside、2-hydroxyxanthiside[7]等。

（4）酚酸类化合物：1,3,5-tri-*O*-caffeoylquinic acid、3,5-di-*O*-caffeoylquinic acid[8]、3-*O*-caffeoylquinic acid、5-*O*-caffeoylquinic acid、1,4-di-*O*-caffeoylquinic acid、1,5-di-*O*-caffeoylquinic acid、4,5-di-*O*-caffeoylquinic acid、咖啡酸、绿原酸、阿魏酸[9]等。

（5）黄酮类化合物：水飞蓟素、槲皮素、芒柄花苷、3′-甲氧基杨梅黄酮[10-11]等。

（6）醌类化合物：芦荟大黄素、大黄素、大黄酚[12]等。

（7）木脂素类化合物：(−)-pinoresinol、balanophonin A、diospyrosin、dehydrodiconiferyl alcohol、(−)-simulanol、(−)-7R,8S-dehydrodiconiferyl alcohol、chushizisin E、dihydrodehydrodiconiferyl alcohol、7R,8S-dihydrodehydrodiconiferyl alcohol 4-*O*-β-D-glucopyranoside、eptolepisol D、8-*O*-4′-neolignan 4-*O*-β-glucopyranoside[13]等。

【药理活性】抗氧化活性[11]、免疫抑制活性[14]、降血糖活性[15]、抗肿瘤活性[16]、抗炎镇痛活性[17]、抗菌活性[18]、治疗过敏性鼻炎[19]等。

【苗族民间应用】根、果入药，根用于高血压，果用于鼻炎。

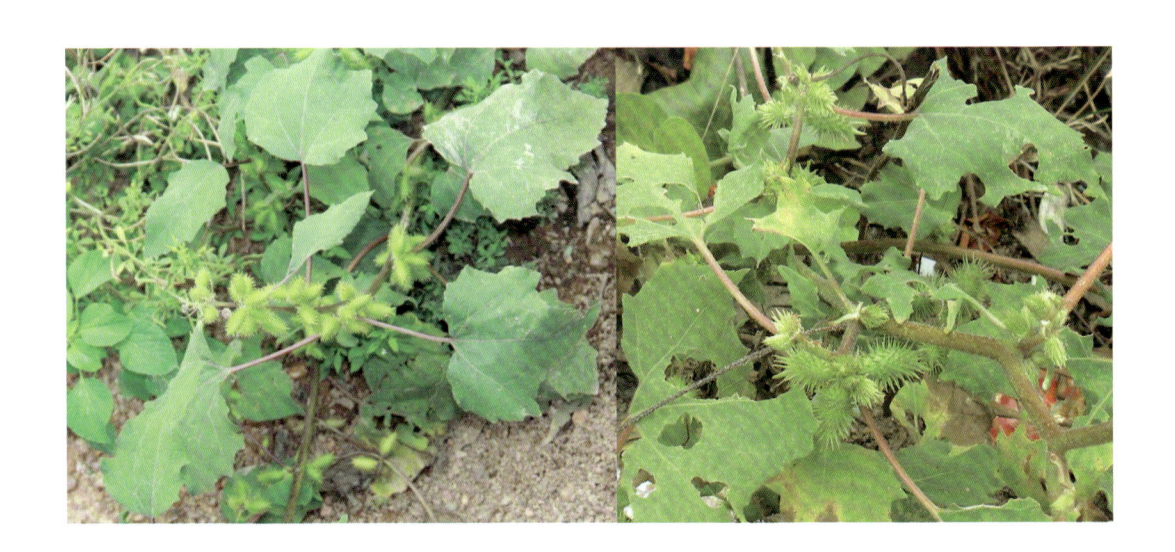

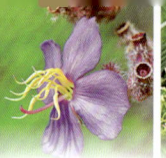

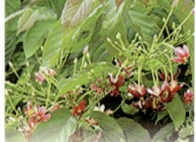

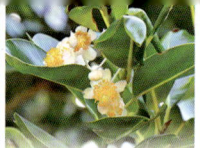

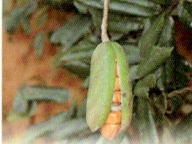

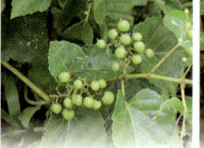

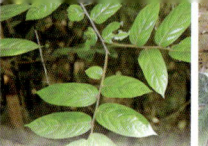

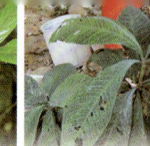

参考文献

[1] 胡冬燕, 杨顺义, 袁呈山, 等. 中草药, 2012, 43 (4): 640.

[2] Malik M S, Sangwan N K, Dhindsa K S. Phytochemistry, 1993, 32 (1): 206.

[3] Zhang X Q, Ye W C, Jiang R W, et al. Natural Product Research, 2006, 20 (13): 1265.

[4] 邱玉玲, 代英辉, 王东, 等. 中国药物化学杂志, 2010, 20 (3): 214.

[5] Lee C L, Huang P C, Hsieh P W, et al. Planta Medica, 2008, 74 (10): 1276.

[6] Dai Y H, Cui Z, Li J L, et al. Journal of Asian Natural Products Research, 2008, 10 (4): 303.

[7] Qin L, Han T, Li H, et al. Fitoterapia, 2006, 77 (3): 245.

[8] Agata I, Goto S, Hatano T, et al. Phytochemistry, 1993, 33 (2): 508.

[9] 韩婷, 李慧梁, 胡园, 等. 中西医结合学报, 2006, 4 (002): 194.

[10] 韩婷. 第二军医大学博士学位论文, 2006.

[11] 苏新国, 黄天来, 王宁生. 中药新药与临床药理, 2007, 18 (1): 47.

[12] 黄文华, 余竞光, 孙兰, 等. 中国中药杂志, 2005, 30 (13): 1027.

[13] 姜海, 匡海学, 杨柳, 等. 中国中药杂志, 2018, 43 (10): 2097.

[14] 熊颖. 广州中医药大学硕士学位论文, 2006.

[15] 张梅, 吴越, 慕春海, 等. 石河子大学学报（自然科学版）, 2008, 26 (5): 549.

[16] 潘菊花, 王玉琳, 谢明仁, 等. 中国临床研究, 2013, 26 (4): 317.

[17] 李蒙, 沈佳瑜, 李听弦, 等. 中国医院药学杂志, 2017, 37 (3): 232.

[18] 陈昶, 卢友光, 潘在兴, 等. 中国临床药理学杂志, 2018, 34 (12): 1450.

[19] 汪晓. 长春中医药大学硕士学位论文, 2018.

翅果菊

苗语 qiais mec [qiai35 me:42] 苒蓂（菜姑）

【来源】菊科莴苣属植物，翅果菊 *Lactuca indica* L.

【形态特征】多年生草本。茎单生，直立，全株无毛。中下部茎叶二回羽状深裂，一回侧裂片5对或更多，二回侧裂片线形或三角形，长短不等，无柄；中上部茎叶渐小，与中下部茎叶同形。头状花序多数，在茎枝顶端排成圆锥花序；总苞果期卵球形；总苞片4~5层，外层卵形、宽卵形或卵状椭圆形，中内层长披针形，全部总苞片顶端急尖或钝，边缘或上部边缘染红紫色；舌状小花21朵，黄色。瘦果椭圆形，压扁，棕黑色，边缘有宽翅，每面有1条高起的细脉纹，顶端急尖成粗喙；冠毛2层，白色。

【分布】在越南、泰国、不丹、印度、菲律宾、印度尼西亚、日本、朝鲜、俄罗斯及亚洲热带、亚热带国家，非洲热带国家均有分布。在我国，分布于南北各地区。在海南，分

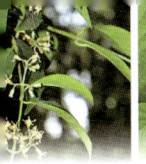

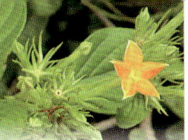

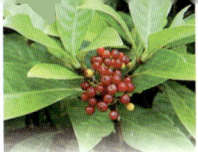

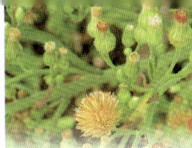

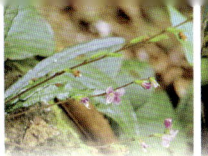

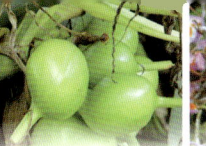

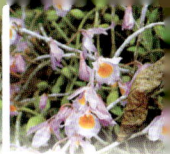

布于三亚、乐东、白沙、保亭、万宁、琼中、儋州、澄迈、屯昌、海口等。

【化学成分】

（1）黄酮类化合物：木樨草素、芹菜素、芹菜素-7-O-葡萄糖醛酸苷、芹菜素-7-O-葡萄糖苷[1]、槲皮素、槲皮素-3-O-葡萄糖苷[1-2]、线蓟素[2]等。

（2）倍半萜类化合物：莴苣苷 B[2]等。

（3）三萜类化合物：α-香树脂醇[1]、β-香树脂醇、齐墩果酸[1-2]、木栓酮、羽扇豆醇[2]等。

（4）甾体类化合物：β-谷甾醇、胡萝卜苷[1-2]等。

（5）其他类化合物：正二十六醇、对羟甲基苯甲酸[1]、(2S,3S,4R)-2-二十四烷酰氨基-十八烷-1,3,4-三醇[2]等。

【苗族民间应用】 全草入药，用于痔疮。

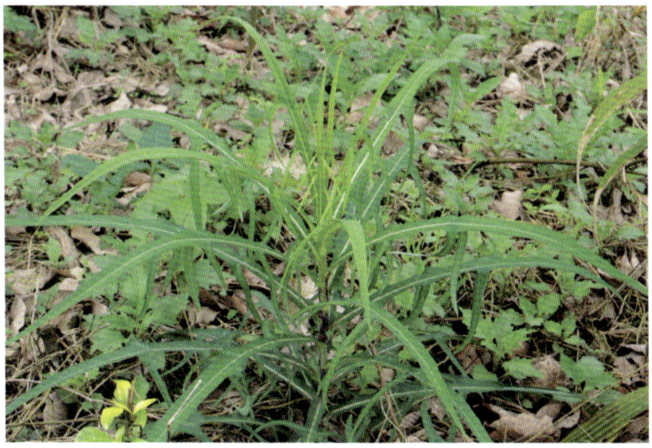

参考文献

[1] 范明松，叶冠，黄成钢. 中国中药杂志，2004，29（12）：28.

[2] 王翔. 新乡医学院硕士学位论文，2014.

毒根斑鸠菊

苗 语 gemz go nguaz gunc [ke:m³³ ko:⁴⁴ ŋwa³³ kun⁴²] 金谷蔴坤（老林草肥）

【来源】 菊科斑鸠菊属植物，毒根斑鸠菊 *Vernonia cumingiana* Benth.

【形态特征】 攀援灌木。枝具条纹，被锈色或灰褐色密绒毛。叶厚纸质，卵状长圆形、长圆状椭圆形或长圆状披针形，顶端尖或短渐尖，基部楔形或近圆形，全缘或具疏浅齿；侧脉 5~7 对，近边缘联结，叶面中脉和侧脉被短毛，其余无毛或近无毛，下面被锈色短

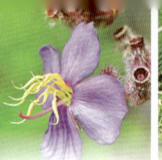

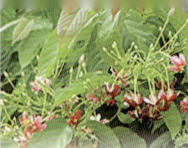

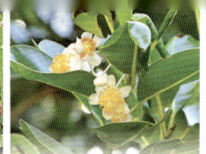

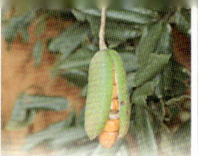

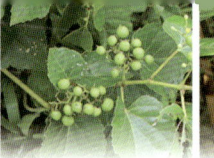

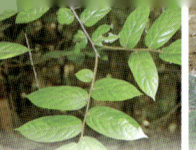

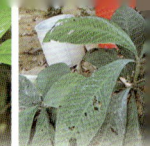

柔毛，两面均有树脂状腺；叶柄短，密被锈色短绒毛。常18~21个头状花序生于枝端或上部叶腋，再组成圆锥花序；花序梗常具1~2个线形小苞片，密被锈色或灰褐色短绒毛和腺；总苞卵状球形或钟状；总苞片5层，背面被锈色或黄褐色短绒毛，外层短；花淡红或淡红紫色，花冠管状，向上部稍扩大，裂片线状披针形；瘦果近圆柱形，具10条肋，被短柔毛；冠毛红色或红褐色，易脱落。

【分布】在泰国、越南、老挝、柬埔寨等有分布。在我国，分布于云南、四川、贵州、广西、广东、海南、福建和台湾等。在海南，分布于三亚、乐东、东方、昌江、白沙、五指山、保亭、陵水、万宁、儋州、澄迈、琼海、文昌等。

【化学成分】

（1）甾体类化合物：斑鸠菊苷G、斑鸠菊苷G_1~G_3、斑鸠菊苷H_1~H_4、维太菊苷、豆甾醇、胡萝卜苷、β-谷甾醇[1]、斑鸠菊苷S1~S4[2]、毒根斑鸠菊苷A~N、α-菠甾醇[3]等。

（2）三萜类化合物：24-亚甲基羊毛甾烷-9(11)-烯-3β-醇乙酰化物、熊果酸[1]等。

（3）黄酮类化合物：槲皮素、芦丁、4′-甲氧基-7-羟基-异黄酮、(+)-4-羟基-3-甲氧基-8,9-二氧亚甲基紫檀烷[2]等。

（4）酚性化合物：3,4-咖啡酰基奎尼酸甲酯、3,5-二咖啡酰基奎尼酸甲酯、3,4-二咖啡酰基奎尼酸乙酯、3,4,5-三咖啡酰基奎尼酸甲酯、没食子酸乙酯[3]等。

（5）其他类化合物：硬脂酸[1]、斑鸠菊醚S、2-己烷基-6-羟基-环己酮[2]、棕榈酸[3]等。

【药理活性】抗菌活性[1]、抗炎活性[3]等。

【苗族民间应用】全草入药，用于感冒咳嗽，可消炎。

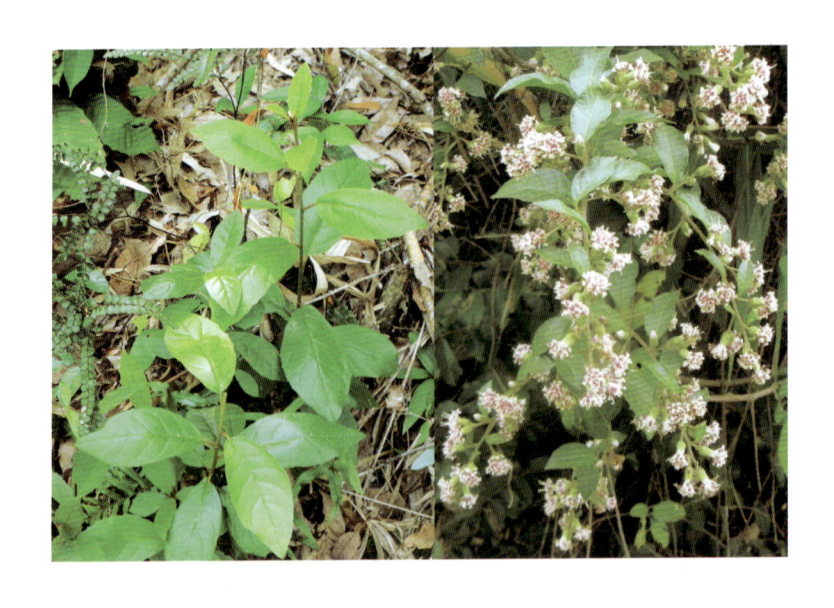

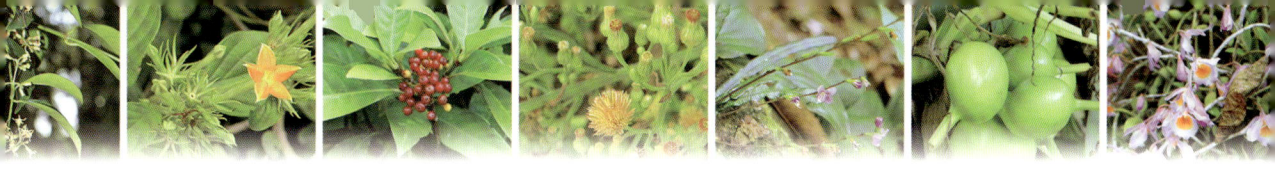

参考文献

[1] 刘清华. 中国协和医科大学博士学位论文, 2005.

[2] 索茂荣. 中国协和医科大学博士学位论文, 2006.

[3] 刘静. 中国协和医科大学博士学位论文, 2009.

茄叶斑鸠菊

苗语 nguaz mbuv [ŋwa³³ ʔbu:⁵³] 蓣呸（草蓝）

【来源】菊科斑鸠菊属植物，茄叶斑鸠菊 *Vernonia solanifolia* Benth.

【形态特征】灌木或小乔木。枝被黄褐色或淡黄色密绒毛。叶卵形或卵状长圆形，顶端钝或短尖，基部圆形或近心形，或有时截形，两侧稍不等大，全缘、浅波状或具疏钝齿，腹面粗糙，疏被硬短毛，后多少脱落，有腺点，背面被淡黄色密绒毛；侧脉 7~9 对；叶柄被密绒毛。头状花序小，多数在茎枝顶端排列成具叶的复伞房花序；花序梗密被绒毛；总苞半球形，总苞片 4~5 层，卵形、椭圆形或长圆形，顶端极钝，背面被淡黄色短绒毛；花有香气，花冠管状，粉红色或淡紫色，管部细，檐部狭钟状，具 5 个线状披针形裂片。瘦果具 4~5 棱，稍扁压；冠毛淡黄色，2 层。

【分布】在印度、缅甸、越南、老挝、柬埔寨有分布。在我国，分布于广东、广西、福建、云南、海南。在海南，分布于三亚、乐东、昌江、白沙、五指山、保亭、澄迈等。

【化学成分】

（1）神经酰胺类化合物：1-*O*-β-D-glucopyranosyl-(2*S*,3*R*,8*E*)-2-[(2′*R*)-2-hydroxypalmitoyl amino]-8-octadecene-1,3-diol、1-*O*-β-D-glucopyranosyl-(2*S*,3*S*,4*R*,8*E*)-2-[(2′*R*)-2-hydroxypalmitoyl amino]-8-octadecene-1,3,4-triol、soya cerbroside I、(2*S*,3*S*,4*R*,8*E*)-2-[(2′*R*)-2-hydroxytetracosanoyl amino]-8-octadecene-1,3,4-triol、(2*S*,3*S*,4*R*,8*E*)-2-[(2′*R*)-2-hydroxypalmitoyl amino]-8-octadecene-1,3,4-triol、(2*S*,3*S*,4*R*,8*E*)-2-[(2′*R*)-2-hydroxypentracosanoyl amino]-8-octadecene-1,3,4-triol[1]等。

（2）倍半萜类化合物：incaspitolide D、ineupatolide、incaspitolide A、caryolane-1,9β-diol、8β-angelyloxy-3β,4β,14-trihydroxy-5α*H*,6β*H*,7α*H*-guai-1(10),11(13)-diene-6,12-olide、8β-angelyloxy-4α-hydroxy-14-oxo-5α*H*,6β*H*,7α*H*-guai-2,10(14),11(13)-triene-6,12-olide[2]等。

【药理活性】抗氧化活性[3]等。

【苗族民间应用】全草入药，煮水用于驱蚊虫。

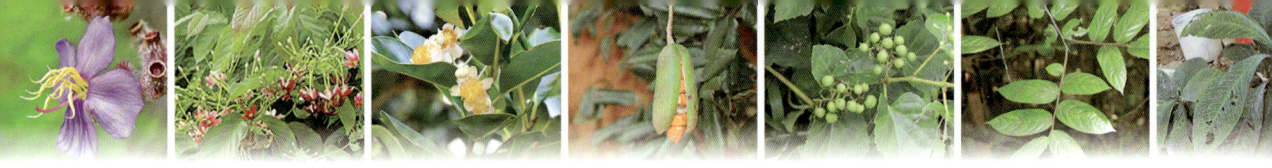

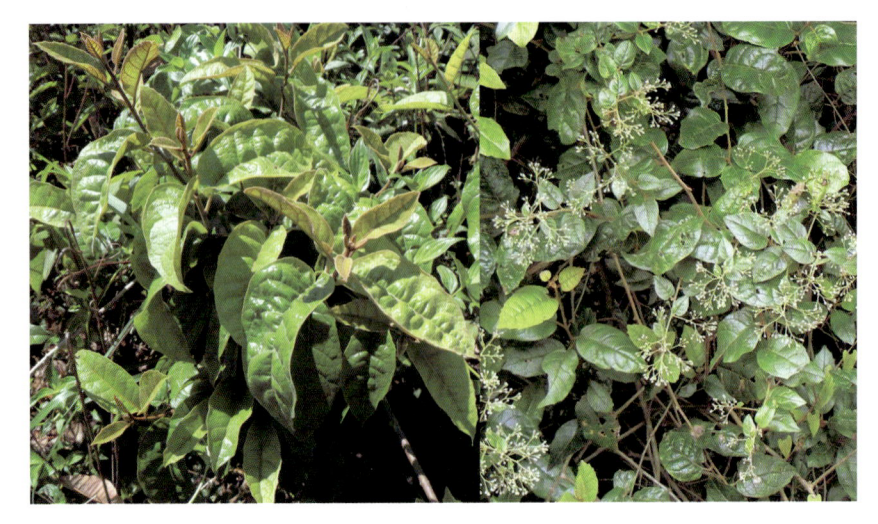

参考文献

[1] 史茹茹，史资，陈新，等. 安徽农业科学，2018，46（6）：176.

[2] 史茹茹，史资，陈新，等. 安徽农业科学，2018，46（2）：160.

[3] 史资，陈新，刘梁. 食品研究与开发，2017，38（9）：19.

红凤菜

苗语 nguaz gunc nduungz [ŋwa³³ kun⁴² du:ŋ³³] 蔴坤藤（草肥根）

【来源】菊科菊三七属植物，红凤菜 *Gynura bicolor* (Willd.) DC.

【形态特征】多年生草本。全株无毛；茎直立，柔软，基部稍木质。叶具柄或近无柄。叶肉质，倒卵形或倒披针形，顶端尖或渐尖，基部渐狭呈具翅的柄；不具叶耳；叶边缘有不规则的波状齿或小尖齿，稀近基部羽状浅裂；侧脉 7~9 对；叶面绿色，背面紫色，两面无毛；上部和分枝上的叶小，披针形至线状披针形。头状花序多数，在茎、枝端排列成伞房花序；花序梗细，有 1~3 丝状苞片；总苞钟状，基部有 7~9 个线形小苞片；总苞片 1 层，约 13 个，线状披针形或线形，顶端尖或渐尖；小花橙黄色至红色，花冠管部细，裂片卵状三角形。瘦果圆柱形，淡褐色；冠毛白色，绢毛状。

【分布】在泰国、缅甸、印度、尼泊尔、不丹、日本有分布。在我国，分布于华南、西南、东南等地区。在海南各地常见栽培。

【化学成分】

（1）黄酮类化合物：高车前苷、山柰酚-3-*O*-β-D-吡喃葡萄糖基(6→1)-α-L-鼠李糖苷、槲皮素-3-*O*-β-D-吡喃葡萄糖基(6→1)-α-L-鼠李糖苷、槲皮素-双-3-*O*-β-葡萄糖苷[1]、山

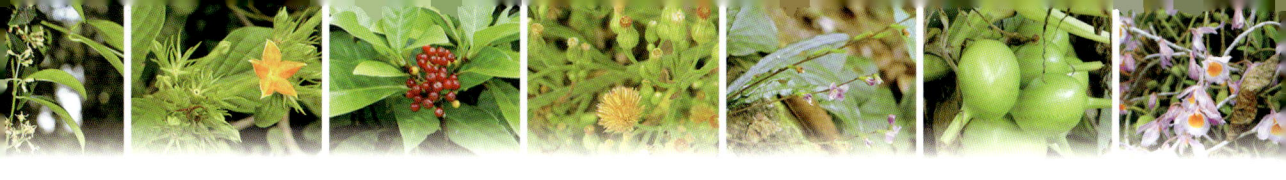

奈酚[1-2]、槲皮素、异槲皮苷、芦丁[2]、bicolnin、rubrocinerarin、bicolmalonin[3]等。

（2）三萜类化合物：β-香树脂醇、β-香树脂醇-3-O-β-葡萄糖苷、乙酰表木栓醇[1]等。

（3）其他类化合物：十八碳脂肪醇、十一碳脂肪酸、二十六碳脂肪酸、三十碳脂肪酸、己烷、对羟基苯甲酸、β-谷甾醇[1]等。

【药理活性】抗氧化活性[3-4]、抗炎活性[4]、降血糖活性[5]等。

【民间应用】嫩茎叶捣烂外敷用于外伤出血，跌打损伤；也常作为蔬菜。

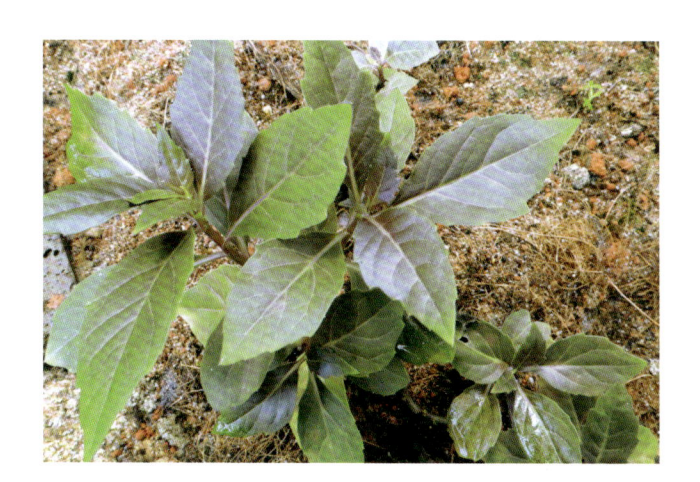

参考文献

［1］卓敏，吕寒，任冰如，等. 中草药，2008，39（1）：30.

［2］吕寒，裴咏萍，李维林. 中国现代应用药学，2010，27（7）：613.

［3］Shimizu Y，Imada T，Zhang H，et al. Food Science and Technology Research，2010，16（5）：479.

［4］Chao C，Liu W，Wu J，et al. Journal of the Science of Food & Agriculture，2015，95（5）：1088.

［5］Pai P Y，Mong M C，Yang Y C，et al. Journal of Food Science，2019，84（6）：1631.

平卧菊三七

苗 语 gengs baanc gorngs [ke:ŋ35 ʔba:n42 koŋ35] 梗办公（虫反锁公）

【来源】菊科菊三七属植物，平卧菊三七 *Gynura procumbens* (Lour.) Merr.

【形态特征】攀援草本。茎匍匐，淡褐色或紫色，有条棱，有分枝；有臭气。叶片卵形、卵状长圆形或椭圆形，顶端尖或渐尖，基部圆钝或楔状狭成叶柄，全缘或有波状齿，上面绿色，下面紫色，两面常无毛；侧脉5~7对；茎上部和花序枝上的叶退化，披针形或线

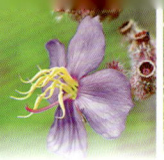

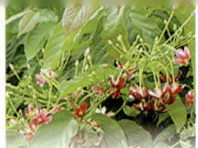

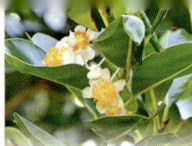

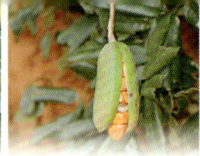

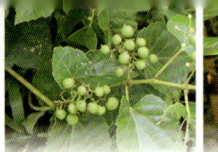

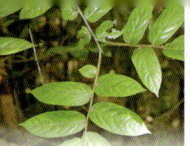

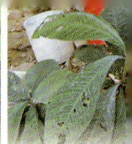

状披针形。3~5个头状花序组成伞房花序，顶生或腋生；花序梗细长，常有1~3线形苞片，被疏短疏毛或无毛；总苞狭钟状或漏斗状，基部有5-6线形小苞片；总苞片1层，9~13枚，长圆状披针形，顶端渐尖，具1~3条中脉，无毛；小花20~30朵，橙黄色；花冠管部细，上部扩大，裂片卵状披针形。瘦果圆柱形，褐色，具10肋，无毛；冠毛，白色。

【分布】在越南、泰国、印度尼西亚及非洲部分国家有分布。在我国，分布于广东、海南、云南、贵州。在海南，分布于三亚、乐东、白沙、五指山、保亭、万宁、琼中、儋州、澄迈、琼海等。

【化学成分】

（1）降倍半萜类化合物：蚱蜢酮、毒豆甲酮、毒豆乙酮[1]等。

（2）黄酮类化合物：槲皮素、芹菜素、木樨草素、山柰酚、紫云英苷、山柰酚-5-O-(6″-O-乙酰基)-β-D-吡喃葡萄糖苷、7-甲醚黄芩素[2]、芦丁、橙皮苷、黄芩苷、山柰酚-7-O-β-D-葡萄糖苷、槲皮素-3-O-β-D-吡喃葡萄糖苷、山柰酚-3-O-β-D-葡萄糖苷[3]等。

（3）苯丙素类化合物：丁香酚苷、4-甲氧基肉桂酸、3,5-二咖啡酰基奎宁酸甲酯、3,5-二咖啡酰基奎宁酸乙酯、3,4-二咖啡酰基奎宁酸甲酯、4,5-二咖啡酰基奎宁酸甲酯[2]、3,4,5-三咖啡酰基奎宁酸甲酯[3]等。

（4）甾体类化合物：β-谷甾醇-3-O-龙胆二糖苷、β-谷甾醇[1]等。

（5）三萜类化合物：熊果酸、刺梨酸、委陵菜酸[3]等。

（6）生物碱类化合物：3-吲哚甲酸[1]、1-(3-indolyl)-2,3-dihydroxy-propan-1-one、iso-hematinic acid、4-氨基肉桂酸[3]等。

（7）酚性化合物：原儿茶酸[2]、原儿茶醛、没食子酸-3-甲基醚、对羟基苯甲酸、2,5-二羟基苯甲酸[3]等。

（8）其他类化合物：正三十二烷醇[1]、2-苯乙基-O-β-D-吡喃葡萄糖苷、苄基葡萄糖苷[2]、5-hydroxymaltol[3]等。

【药理活性】降血压活性[4]、降血糖活性[5-6]、降血脂活性[6]、保肝活性[7]、抗痛风活

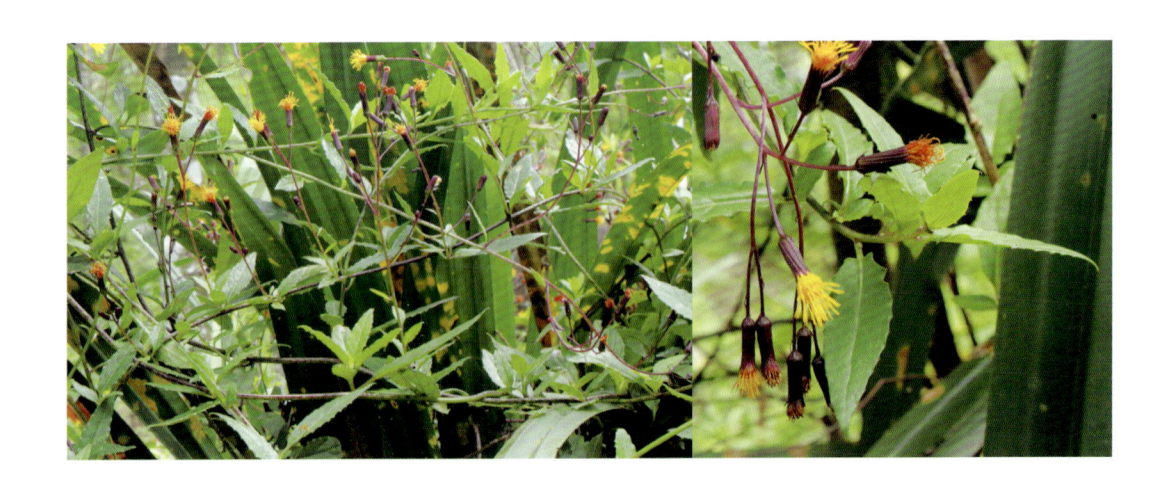

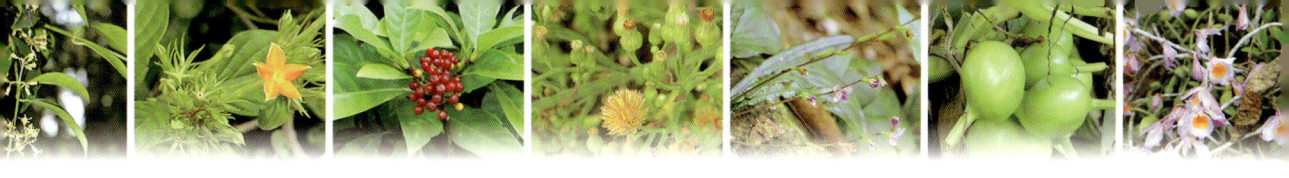

性[8]、抗炎活性[9]、抗氧化活性[10]、抗菌活性[11]、抗肿瘤活性[12]等。

【苗族民间应用】全草入药，煮水洗用于着凉引起的风疹；煮水洗澡，用于皮肤生疮。

参考文献

［1］张颖，姜坤，杨利军，等. 沈阳药科大学学报，2012，29（5）：337.

［2］巩升帅，刘艳丽，李艳，等. 中草药，2016，47（11）：1856.

［3］何明珍，巩升帅，黄小方，等. 中草药，2018，49（11）：2519.

［4］Kim M J, Lee H J, Wiryowidagdo S, et al. Journal of Medicinal Food, 2006, 9（4）：587.

［5］Hassan Z, Yam M F, Ahmad M, et al. Molecules, 2010, 15（12）：9008.

［6］郑国栋，钟树生，张清峰，等. 现代食品科技，2013，29（12）：2800.

［7］Li X J, Mu Y M, Li T T, et al. Journal of Agricultural and Food Chemistry, 2015, 63（38）：8460.

［8］许溪，何鹿玲，王木兰，等. 江西中医药大学学报，2018，30（2）：82.

［9］Iskander M N, Song Y, Coupar I M, et al. Plant Foods for Human Nutrition, 2002, 57（3）：233.

［10］Kaewseeja N, Sutthikhum V, Siriamornpun S. Journal of Functional Foods, 2015, 12（4）：120.

［11］郑国栋，黎冬明，朱玉婷. 食品科技，2014，39（4）：218.

［12］Agustina D, Wasito S, Haryana M, et al. Dental Journal, 2006, 39（3）：126.

狗头七

苗语 duyz dayx diq [tu:i³³ ta:i³¹ ti:¹¹] 堆棣滴（酸小红）

【来源】菊科菊三七属植物，狗头七 *Gynura pseudochina* (L.) DC.

【形态特征】多年生草本。根肥大成块状。茎常直立，从块根上部发出，绿色或带紫色，被疏柔毛或无毛。叶常密集于茎基部，稍肉质；叶片倒卵形，匙形或椭圆形，基部渐狭成柄，羽状浅裂，裂片全缘或具齿，上面绿色，下面常紫色，两面被短柔毛或后脱毛；侧脉4~10对；中、上部叶退化，或仅有小叶1~2，小叶羽状分裂，两面被柔毛。头状花序1~5个，在茎或枝端排列成疏伞房状；苞片常1~2枚，线形；总苞钟状，有8~9个线形小苞片；总苞片1层，13个，绿色或带紫色，具1~3条肋；小花黄色至红色，花冠管部细，上部扩大，裂片卵状三角形。瘦果圆柱形，红褐色，具10条肋；冠毛多数，白色。

【分布】在印度、斯里兰卡、缅甸、泰国、爪哇有分布。在我国，分布于海南、广东、广西、云南、贵州等。在海南，分布于三亚、昌江、白沙、五指山、陵水、万宁、琼中、儋州、澄迈、文昌等。

【药理活性】抗病毒活性[1]、抗癌活性[2]等。

【苗族民间应用】全草入药，捣烂外敷用于疮毒。

345

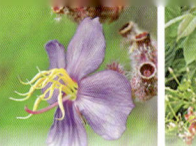

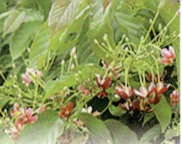

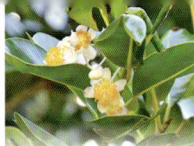

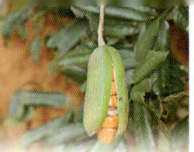

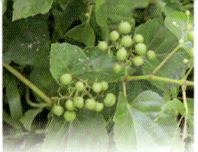

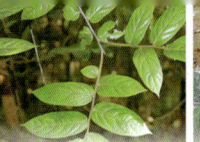

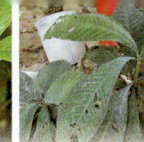

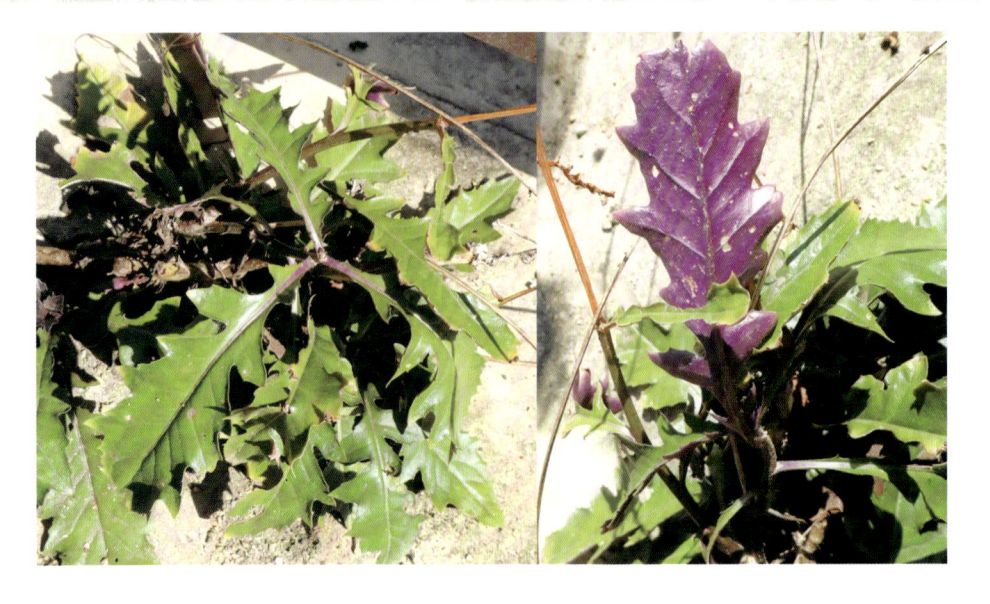

参考文献

[1] Moektiwardoyo W M, Tjitraresmi A, Susilawati Y, et al. Procedia Chemistry, 2014, 13: 134.

[2] Chaichana C, Khamwut A, Jaresitthikunchai J, et al. International Journal of Peptide Research and Therapeutics, 2019, 25（2）: 769.

白花丹

苗语 daams ngiaangz bec [ta:m³⁵ ŋja:ŋ³³ ʔbe:⁴²] 丹娘呗（三娘白）

【来源】白花丹科白花丹属植物，白花丹 *Plumbago zeylanica* L.

【形态特征】亚灌木。茎直立，多分枝；枝条开散或上端蔓状，常被明显钙质颗粒。叶薄，常为长卵形，先端渐尖，下部急狭成钝或截形的基部；叶柄基部有或无半圆形的耳。穗状花序通常含25~70朵花；总花梗与花轴均有腺；苞片狭长卵状三角形至披针形，先端渐尖或有尾尖；小苞长，线形；花萼先端有5枚三角形小裂片；花冠白色或微带蓝白色，裂片倒卵形，先端具短尖。蒴果长椭圆形，淡黄褐色。种子红褐色，先端尖。

【分布】在南亚和东南亚各国有分布。在我国，分布于广东、广西、海南、福建、贵州、云南、四川、台湾。在海南，分布于三亚、乐东、东方、昌江、白沙、陵水、万宁、琼中、儋州、澄迈、文昌、海口等。

【化学成分】

（1）黄酮类化合物：槲皮素-3-*O*-β-D-半乳糖苷、槲皮素、槲皮素-3-*O*-α-L-鼠李糖苷、山奈酚-3-*O*-α-L-鼠李糖苷、芹菜素-6-*C*-β-D-葡萄糖苷、木樨草素-6-*C*-β-D-葡萄糖苷[1]等。

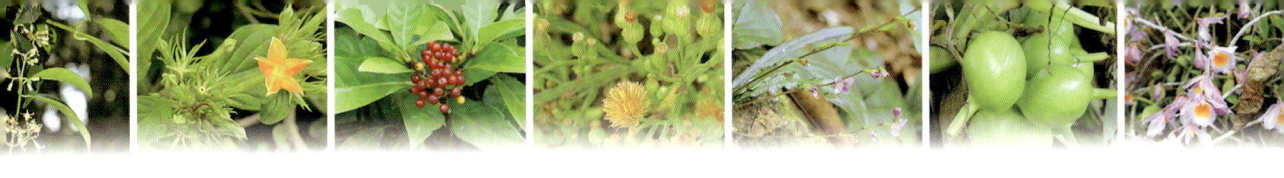

（2）醌类化合物：isoshinanolone[2-4]、白花丹醌[2,4-5]、plumbagin、chitranone、maritinone、elliptinone[3]等。

（3）木脂素类化合物：(±)-5,5′-dimethoxylariciresionl 4′-O-β-D-glucopyranoside、络石苷[1]等。

（4）苯丙素类化合物：3-O-(β-D-glucopyranosyl)-1-(3′,5′-dimethoxy-4′-hydroxyphenyl)-1-propanone[1]、反式桂皮酸[2]等。

（5）香豆素类化合物：seselin、5′-methoxyseselin、suberosin、美洲花椒素、xanthoxyletin[4]等。

（6）酚性化合物：对羟基苯甲醛、香草酸、白花丹酸、2,5-二甲基-7-羟基-色原酮[2]、3′-O-β-glucopyranosyl plumbagic acid、3′-O-β-glucopyranosyl plumbagic acid methylester[4]等。

（7）三萜类化合物：1β,3β,11α-trihydroxy-urs-12-ene[4]、羽扇烯酮、羽扇豆醇乙酸酯[5]等。

（8）甾体类化合物：β-谷甾醇[2]、ergostadiene-3β,5α,6β-triol、androsta-1,4-diene-3,17-dione[4]、β-sitosteryl-3β-glucopyranoside-6′-O-palmitate[5]等。

（9）生物碱类化合物：3-吲哚甲醛[2]、neoechinulin A、barman、N-(N′-benzoyl-S-phenylalaninyl)-S-phenylalaninol[4]等。

（10）其他类化合物：(2E,4E,1′R,3′S,5′R,8′S)-二氢红花菜豆酸-3′-O-β-D-吡喃葡萄糖苷、polybotrin[1]、甘油三亚油酸酯[5]等。

【药理作用】抗氧化活性[1,8]、抗肿瘤活性[5-6]、抗炎活性[7]、抗肝纤维化活性[9]、降血糖活性[10]、抗菌活性[11]、抑制血小板聚集活性[12]等。

【苗族民间应用】茎叶入药，外敷用于溃烂出脓、去疮毒。

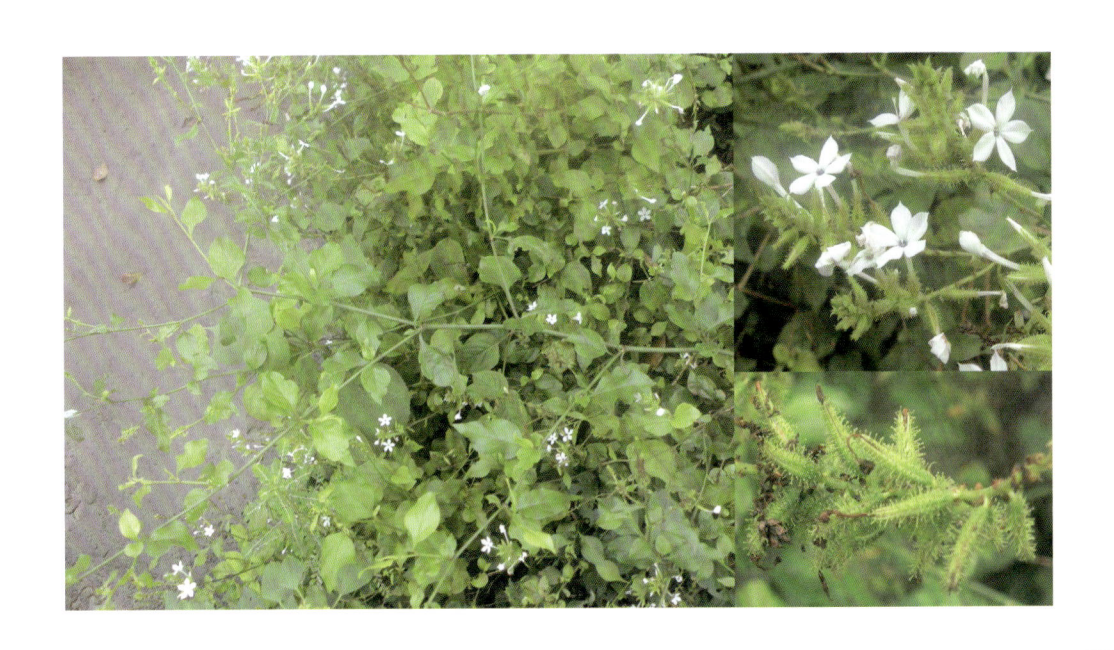

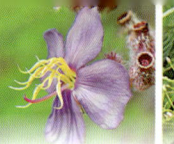

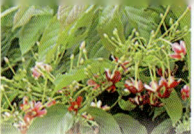

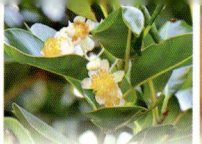

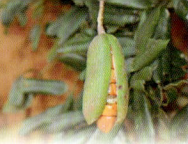

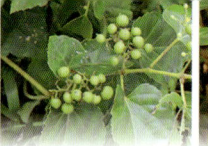

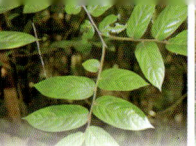

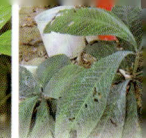

参考文献

[1] 王培红, 周健. 中草药, 2019, 50 (22): 5419.

[2] 张倩睿, 梅之南, 杨光忠, 等. 中药材, 2007, 30 (5): 558.

[3] Lin L C, Yang L L, Chou C J. Phytochemistry, 2003, 62 (4): 619.

[4] 黄小燕, 谭明雄, 吴强, 等. 中国药学: 英文版, 2008, 17 (2): 144.

[5] Nguyen A T, Malonne H, Duez P, et al. Fitoterapia, 2004, 75 (5): 500.

[6] 刘宗超, 高海明, 付至江, 等. 中华肿瘤防治杂志, 2021, 28 (21): 1618.

[7] 钟毓娟, 李丽, 李勇文, 等. 安徽医科大学学报, 2018, 53 (3): 343.

[8] 赵铁建, 钟振国, 方卓, 等. 广西医科大学学报, 2006, 23 (5): 725.

[9] 段雪琳, 韦燕飞, 廖丹, 等. 世界华人消化杂志, 2015, 23 (7): 1059.

[10] Sunil C, Duraipandiyan V, Agastian P, et al. Food and Chemical Toxicology, 2012, 50 (12): 4356.

[11] Periasamy H, Iswarya S, Pavithra N, et al. Letters in Applied Microbiology, 2019, 69 (1): 41.

[12] Zhang Q, Liao X, Wu F. Pakistan Journal of Pharmaceutical Sciences, 2017, 30 (2): 573.

大车前

【苗语】nguaz laus in loq/dhungz nheix mbaz noomz/gum zouz nguav [ŋwa³³ lau³⁵ in lo:¹¹/ʔduŋ³³ ŋei³¹ ba³³ no:m³³/kum⁴⁴ tsou³³ ŋwa⁵³] 蕨捞燕芦/咚乜趴秋/甘朱蕨（草掘燕大/猪母耳朵/蟾蜍草）

【来源】车前科车前属植物, 大车前 *Plantago major* L.

【形态特征】草本。叶基生呈莲座状; 叶片纸质, 宽卵形至宽椭圆形, 先端钝圆至急尖, 边缘波状、全缘或中部以下有锯齿或裂齿, 基部宽楔形或近圆形, 多少下延, 两面疏被短柔毛; 脉5~7条; 叶柄基部扩大成鞘, 疏生短柔毛。穗状花序, 细圆柱状, 3~10个; 花序梗有纵条纹, 疏生白色短柔毛; 苞片狭卵状三角形或三角状披针形; 花具短梗; 花萼片先端钝圆或钝尖, 前对萼片椭圆形, 两侧片稍不对称, 后对萼片宽倒卵状椭圆形或宽倒卵形; 花冠白色, 裂片狭三角形, 先端渐尖或急尖, 中脉明显。蒴果纺锤状卵形、卵球形或圆锥状卵形, 在基部上方周裂。种子5~12粒, 卵状椭圆形或椭圆形, 具角, 黑褐色至黑色。

【分布】在朝鲜、俄罗斯、日本、尼泊尔、马来西亚、印度尼西亚有分布。在我国, 分布于南北各地区。在海南, 分布于三亚、乐东、昌江、白沙、五指山、保亭、万宁、琼中、儋州、澄迈等。

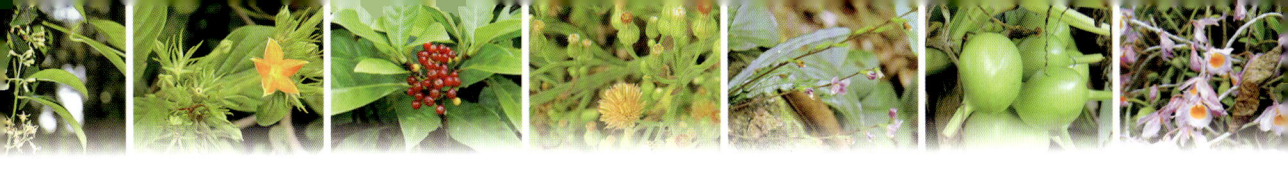

【化学成分】

（1）苯乙醇苷类化合物：plantainosides A~F、木通苯乙醇苷 B、木通苯乙醇苷 A、米团花苷 A、异地黄苷、地黄苷、大车前苷、毛蕊花糖苷[1]等。

（2）环烯醚萜类化合物：3,4-dihydroaucubin、6′-O-β-glucosylaucubin[2]等。

（3）生物碱类化合物：plasiaticines A~D、(+)-(R)-3-cyanomethyl-3-hydroxyoxindole、indolyl-3-carboxylic acid[3]等。

（4）三萜类化合物：乌索酸、齐墩果酸[4]等。

【药理活性】抗病毒活性[5]、抗氧化活性[6]、抗胃溃疡活性[7]、免疫调节活性[8]、抗肿瘤活性[9]、保肝活性[10]、利尿活性[11]、抗痛风活性[12]等。

【苗族民间应用】全草入药，用于治疗尿路感染；与珠子草配伍用于治疗扁桃体炎；与肾茶一起煮水，用于治疗肾结石，痛风。

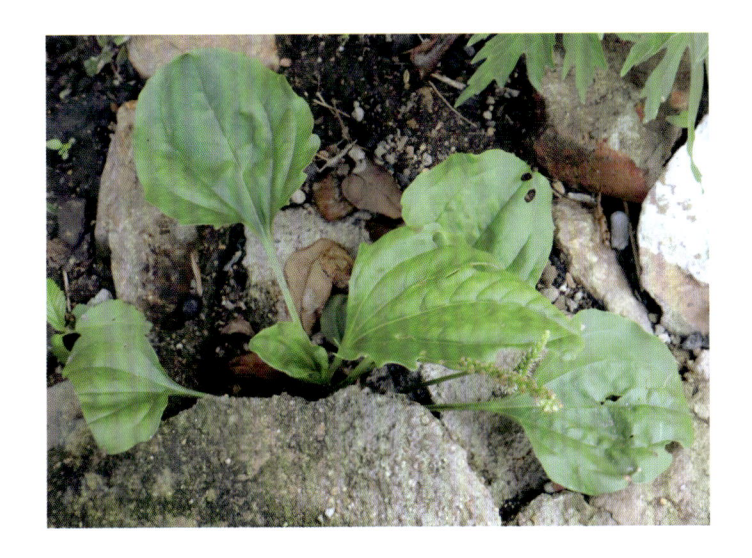

参考文献

[1] Miyase T, Ishino M, Akahori C, et al. Phytochemistry, 1991, 30（6）：2015.

[2] Oshio H, Inouye H. Planta Medica, 1982, 44（4）：204.

[3] Gao Z H, Kong L M, Zou X S, et al. Natural Products and Bioprospecting, 2012, 2（6）：249.

[4] 皱盛勤. 时珍国医国药, 2006, 17（11）：2119.

[5] 黄筱钧, 张朝贵. 湖北民族学院学报（医学版）, 2015, 32（2）：1.

[6] 夏道宗, 刘杰尔, 陈佩佩. 科技通报, 2009, 25（6）：792.

[7] 王海珍. 延边大学硕士学位论文, 2006.

[8] 李燕华, 梁月琴, 李丛元, 等. 中国民族民间医药, 2021, 30（18）：21.

[9] 陈高, 杨晓婷, 王曦, 等. 中国药房, 2021, 32（15）：1848.

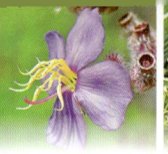

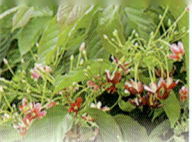

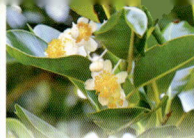

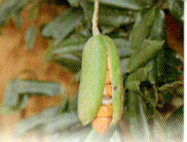

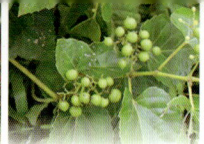

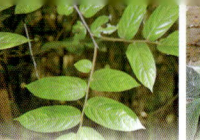

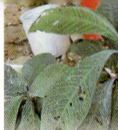

[10] 代国年, 王桂荣, 王萌, 等. 西北农林科技大学学报（自然科学版）, 2020, 48（7）: 27.

[11] 颜升, 曾金祥, 毕莹, 等. 中国医院药学杂志, 2014, 34（12）: 968.

[12] 曾金祥, 毕莹, 许兵兵, 等. 中国实验方剂学杂志, 2015, 21（8）: 132.

铜锤玉带草

苗语 danv mbooq [tan⁵³ bɔːu¹¹] 丹破（单袍）

【来源】桔梗科半边莲属植物, 铜锤玉带草 *Lobelia nummularia* Lam.

【形态特征】多年生草本。有白色乳汁。茎平卧, 被开展的柔毛, 不分枝或在基部有分枝, 节上生根。叶互生, 叶片圆卵形、心形或卵形, 先端钝圆或急尖, 基部斜心形, 边缘具齿, 两面疏生短柔毛, 叶脉掌状至掌状羽脉; 叶柄生开展的短柔毛。花单生叶腋; 花梗无毛; 花萼筒坛状, 裂片条状披针形, 每边生2~3枚小齿; 花冠紫红色、淡紫色、绿色或黄白色, 花冠筒外无毛, 檐部二唇形, 裂片5, 上唇2裂片条状披针形, 下唇裂片披针形。浆果, 紫红色, 椭圆状球形。种子多数, 近圆球状, 表面有小疣突。

【分布】在印度、尼泊尔、缅甸、巴布亚新几内亚有分布。在我国, 分布于西南、华南、华东及中南等地区。在海南, 分布于三亚、乐东、昌江、五指山、澄迈等。

【化学成分】

（1）生物碱类化合物: 1-(2-*N*-methylpiperidyl)-butan-2-one、1-(2-*N*-methylpiperidyl)-pentan-2-one[1]等。

（2）聚乙炔类化合物: pratialin-A、pratialin-B[2]等。

（3）三萜类化合物: 棕榈酸-β-香树脂、珠光脂酸-β-香树脂[3]等。

【药理活性】抗炎活性、镇痛活性[4]等。

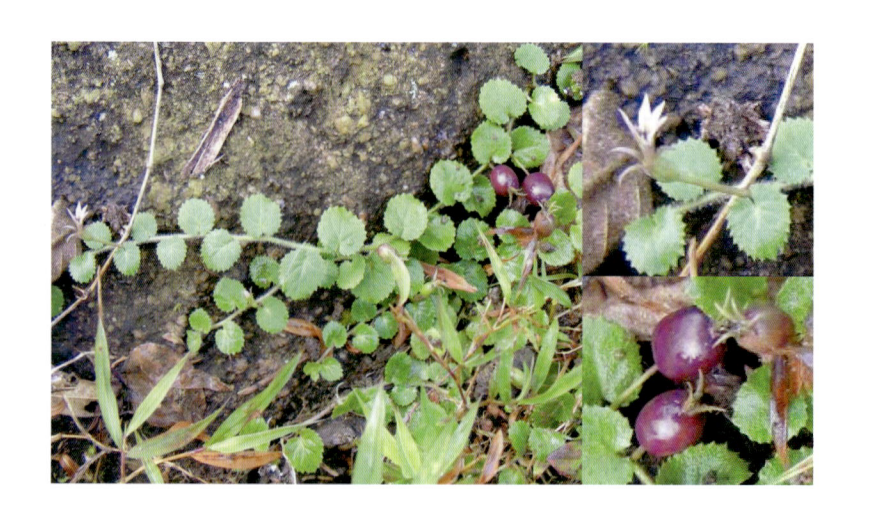

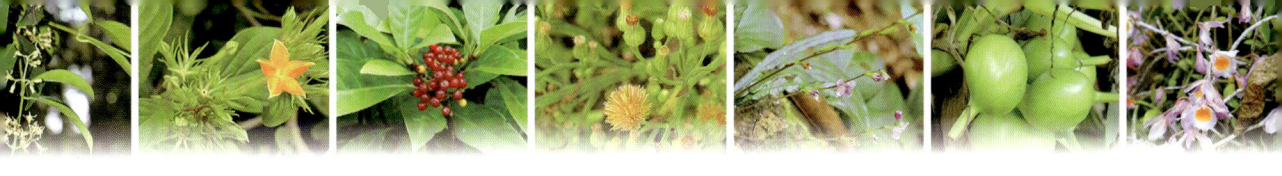

【苗族民间应用】全草入药，捣烂取汁，加盐用于中耳炎。

参考文献

[1] Ho L K，Ou J C，Sun M L，et al. Planta Medica，1995，61（6）：567.

[2] Ishimaru K，Osabe M，Yan L，et al. Phytochemistry，2003，62（4）：643.

[3] 刘锡葵，邱明华，李忠荣. 天然产物研究与开发，1998，10（3）：20.

[4] 陈壮，郭力城，肖刚. 中国新药与临床杂志，2014，33（1）：61.

苦蘵

苗语 quis nip gias [gui^{35} nip^{44} kja:^{35}] 傀妮夹（衣扣黑）

【来源】茄科酸浆属植物，苦蘵 *Physalis angulata* L.

【形态特征】一年生草本。全株被疏短柔毛或近无毛；茎多分枝，分枝纤细。叶片卵形至卵状椭圆形，顶端渐尖或急尖，基部阔楔形或楔形，全缘或有不等大的齿，两面近无毛。花梗长，纤细被短柔毛；花萼钟状，被短柔毛，5中裂，裂片披针形，生缘毛；花冠淡黄色，喉部常有紫色斑纹。浆果，果萼卵球状。种子多数，圆盘状。

【分布】在世界各地广泛分布。在我国，分布于东部至西南部地区。在海南，分布于乐东、东方、昌江、白沙、五指山、保亭、万宁、澄迈、琼海、海口等。

【化学成分】

（1）甾体类化合物：withangulatins B~H、physaprun A、withaphysanolide、dihydrowithanolide E、physanolide A、withaphysalin A、酸浆苦素 D、酸浆苦素 F、酸浆苦素 G、酸浆苦素 I、酸浆苦素 J、酸浆苦素 T、酸浆苦素 U、酸浆苦素 V、酸浆苦素 W[1]、酸浆苦素 B[1-2]、酸浆苦素 A、酸浆苦素 E、酸浆苦素 P、豆甾-5-烯-3β-醇、麦角甾-5,24(28)-二

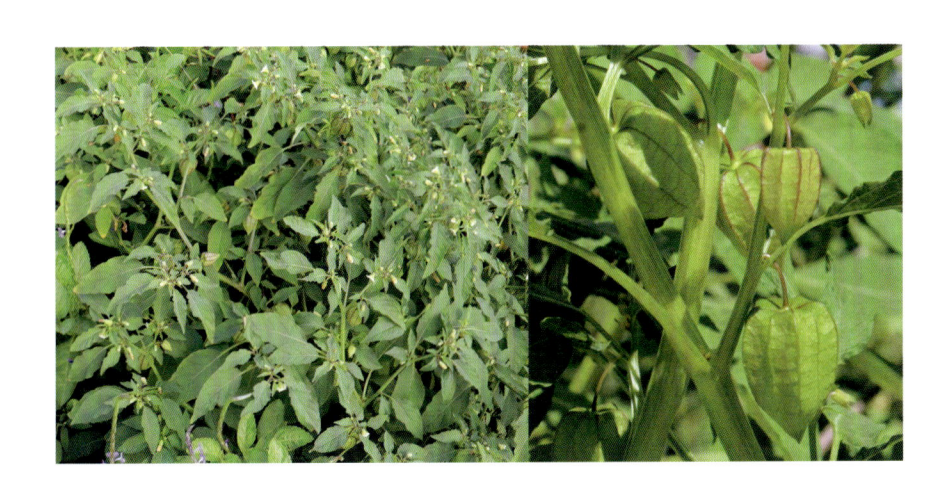

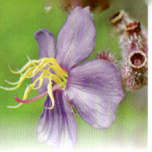

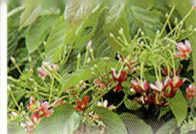

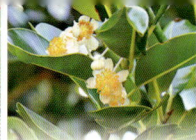

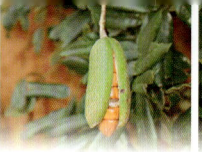

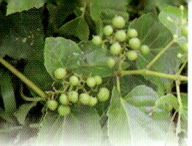

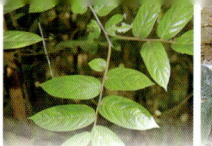

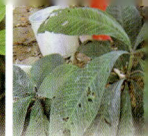

烯-3β-醇、豆甾烷-22-烯-3,6-二酮、麦角甾-5,24(28)-二烯-3β,23S-二醇[2]、physanguli-dines A~C[3]等。

（2）黄酮类化合物：myricetin 3-O-neohesperidoside[4]等。

（3）其他类化合物：正十六酸、正十七酸[2]等。

【药理活性】抗肿瘤活性[1, 3-4]、免疫调节活性[5]、抗炎活性[6]、抗氧化活性[7]、抗菌活性[8]等。

【苗族民间应用】全草入药，煮水用于咽喉肿痛。

参考文献

［1］Damu A G, Kuo P C, Su C R, et al. Journal of Natural Products, 2007, 70（7）：1146.

［2］杨燕军, 陈梅果, 胡玲, 等. 中国药学杂志, 2013, 48（20）：1715.

［3］Zhuang J, Mashuta M S, Stolowich N J, et al. Organic Letters, 2012, 14（5）：1230.

［4］Ismail N, Alam M. Fitoterapia, 2001, 72（6）：676.

［5］Soares M B P, Brustolim D, Santos L A, et al. International Immunopharmacology, 2006, 6（3）：408.

［6］Pinto N B, Morais T C, Carvalho K, et al. Phytomedicine, 2010, 17（10）：740.

［7］孟昭坤, 程瑛琨, 吴宇杰, 等. 时珍国医国药, 2007, 18（11）：2641.

［8］Pietro R, Kashima S, Sato D N, et al. Phytomedicine, 2000, 7（4）：335.

黄果茄

苗 语 guas ndaengv bhyns nzimv [kwa:³⁵ dɛŋ⁵³ pi:n³⁵ dzim⁵³] 瓜藤彬苈（茄子斑刺）

【来源】茄科茄属植物，黄果茄 *Solanum virginianum* L.

【形态特征】多年生草本。茎直立或匍匐，有时基部木质化；全株被星状毛；密生细长的针状皮刺；星状毛随着茎叶生长逐渐脱落而稀疏。叶卵状长圆形，先端钝或尖，基部近心形或不相等，边缘常5~9裂或羽状深裂，裂片边缘波状，两面均被星状短绒毛；中脉及侧脉着生尖锐的针状皮刺，侧脉5~9条。聚伞花序腋外生，常3~5朵；两性花；萼钟形，外面被星状绒毛及尖锐的针状皮刺，先端5裂，裂片长圆形，先端急渐尖；花冠蓝紫色、白色，先端5裂，裂瓣卵状三角形。浆果球形，初时绿色并具深绿色的条纹，成熟后则变为淡黄色。种子近肾形，扁平。

【分布】在亚洲热带、大洋洲、热带非洲、日本有分布。在我国，分布于云南、四川、湖北、广东、海南、台湾。在海南，分布于三亚、乐东、昌江、五指山、陵水、万宁、文昌、海口等。

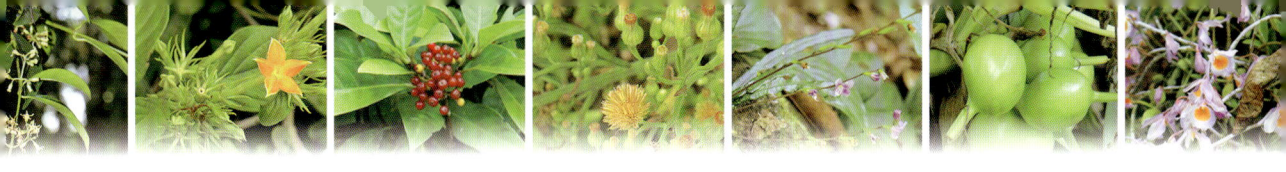

【化学成分】

（1）黄酮类化合物：5-羟基-8-甲氧基-6,7-亚甲二氧基黄酮、5-羟基-6,7,3′,4′-四甲氧基黄酮、5-羟基-4′,6,7-三甲氧基黄酮、5,3′-二羟基-6,7,4′-三甲氧基黄酮、5,7,4′-三羟基-6-甲氧基黄酮、5,7,4′-三羟基-8-甲氧基黄酮[1]等。

（2）生物碱类化合物：二氢阿魏酰酪胺、反式-N-对羟基香豆酰酪胺、N-[2-(3,4-二羟基苯基)-2-羟乙基]-3-(4-甲氧基苯基)丙-2-烯酰胺、N-反式香豆酰基章鱼胺[1]等。

（3）香豆素类化合物：7-羟基-6-甲氧基香豆素、秦皮素[1]等。

【药理活性】镇咳活性[2]、抗氧化活性[3-4]、杀虫活性、抗菌活性[4]、神经保护活性[5]等。

【苗族民间应用】果入药，幼果捣烂加热敷于牙痛部位用于牙痛。

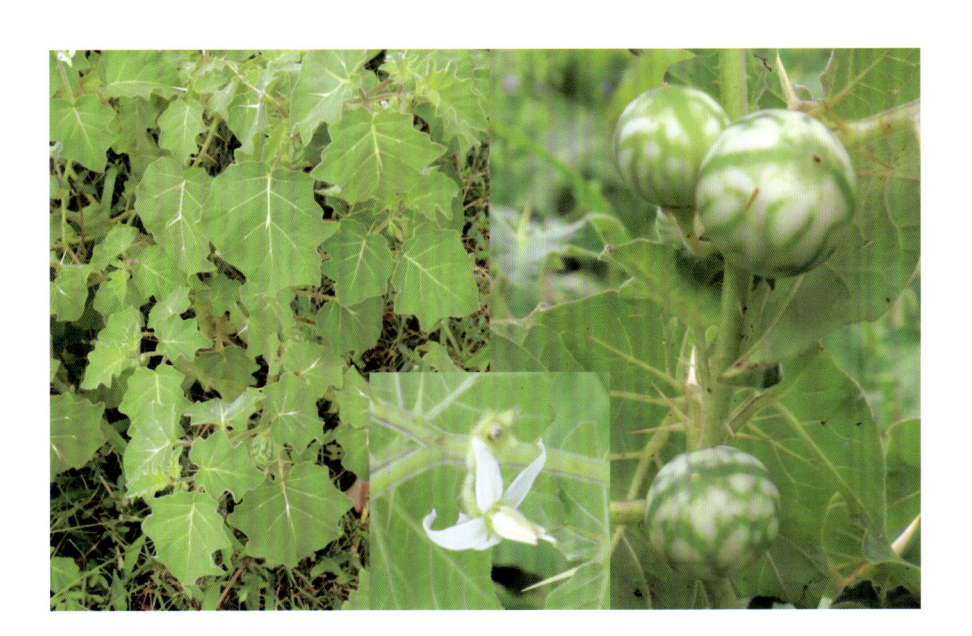

参考文献

[1] 刁克鹏, 李伟, 向康林, 等. 中草药, 2020, 51（15）: 3845.

[2] Raja W, Nosalova G, Ghosh K, et al. Journal of Ethnopharmacology, 2014, 156: 41.

[3] Raja W, Ghosh K, Ray B. Planta Medica Letters, 2015, 2（1）: e57.

[4] Tr PK, Hl R, Mr R, et al. Asian Journal of Pharmaceutical and Clinical Researchs, 2017, 10（11）: 163.

[5] Verma S, Kuhad A, Bhandari R, et al. Naunyn–Schmiedeberg's Archives of Pharmacology, 2020, 393（9）: 1715.

野茄

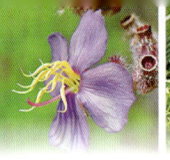

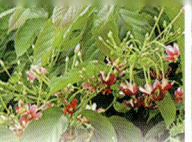

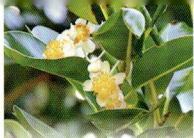

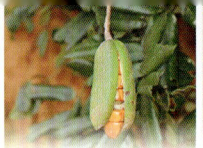

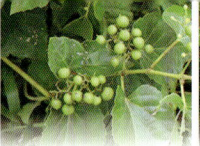

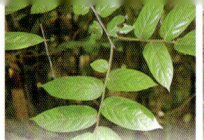

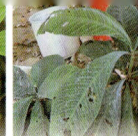

苗语 gemz guas ndaengv [ke:m³³ kwa:³⁵ dɛŋ⁵³] 金瓜藤（野茄子）

【来源】茄科茄属植物，野茄 *Solanum undatum* Lam.

【形态特征】草本至亚灌木。小枝、叶背、叶柄、花序均密被灰褐色绒毛。小枝具皮刺。上部叶常假双生，不相等；叶卵形至卵状椭圆形，先端渐尖，急尖或钝，基部多少偏斜，边缘浅波状圆裂，裂片通常5~7，上面尘土状灰绿色，密被绒毛；中脉两面具细直刺，侧脉每边3~4条，两面具细直刺或无刺；叶柄具直刺，绒毛逐渐脱落。蝎尾状花序腋生，有时有细直刺；能孕花着生于花序的基部；不孕花蝎尾状，与能孕花并出，排列于花序的上端；能孕花：较不育花大；萼钟形，外面密被绒毛及细直刺，萼片5，三角状披针形，先端渐尖；花冠辐状，紫蓝色，5裂，裂片宽三角形，以花瓣间膜相连接。浆果球状，果柄顶端膨大，成熟时黄色。种子扁圆形。

【分布】在埃及、阿拉伯、印度、越南、马来西亚、新加坡有分布。在我国，分布于云南、广东、广西、海南、台湾。在海南，分布于三亚、乐东、昌江、白沙、五指山、保亭、定安、万宁、澄迈、文昌、海口等。

【化学成分】

（1）甾体类化合物：甲基原薯蓣皂苷、原薯蓣皂苷、anguiviosides XV、smilaxchinoside A[1]、neochlorogenin 6-*O*-β-D-xylopyranosyl(1→3)-β-D-quinovopyranoside、torvosides K~M、neochlorogein 6-*O*-α-L-rhamnpyranosyl(1→3)-β-D-quinovopyranoside[2]等。

（2）黄酮类化合物：kampferol-3-*O*-(2″-β-D-galactopyranosyl)-β-D-glucopyranoside、quercetin-3-*O*-(2″-β-D-galactopyranosyl)-β-D-glucopyranoside、3′,4′,5-三羟基-7-甲氧-6-*C*-β-D-葡萄糖黄酮苷、brainoside B、camsibriside A[1]、异鼠李素-3-*O*-β-D-葡萄糖苷、金丝桃苷[2]等。

（3）木脂素类化合物：syringaresinol、radulignan[2]等。

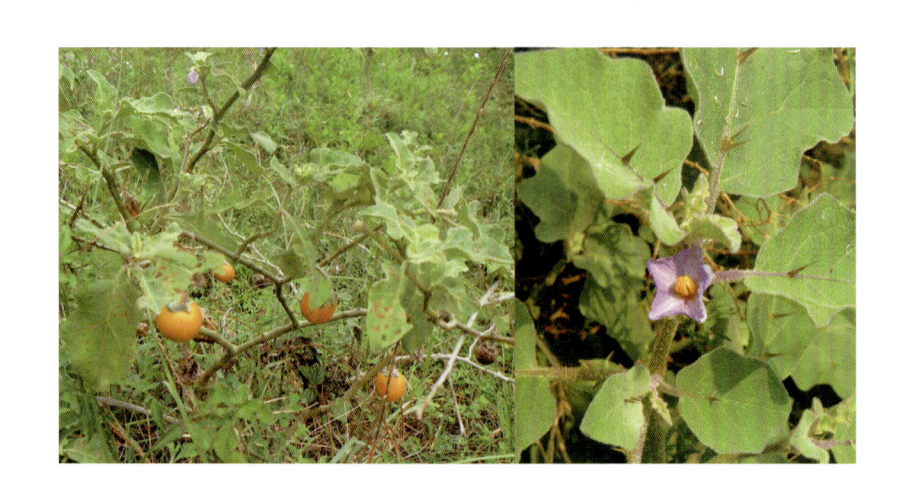

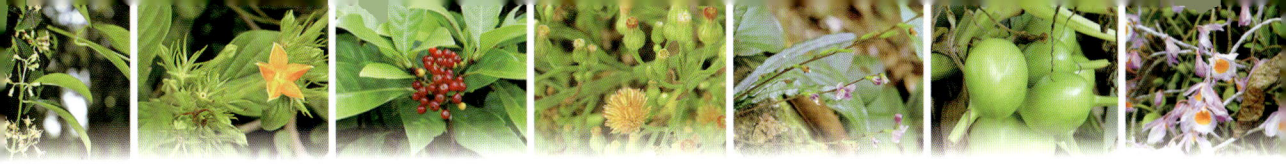

（4）其他类化合物：澳洲茄边碱[1]、N-p-coumaroyltyramine、methyl salicylate 2-O-β-D-glucopyranosyl-(1→2)-β-D-glucopyranoside[2]等。

【药理活性】抗肿瘤活性[1]、抗菌活性[2]等。

【苗族民间应用】叶入药，用于虫蛀牙驱虫、止牙痛。

参考文献

[1] 张文娜. 中国中药杂志，2015，40（2）：264.

[2] Qin X J, Lunga P K, Zhao Y L, et al. Chinese Journal of Natural Medicines，2016，14（4）：308.

白花曼陀罗

苗语 ndoz loz maanc bec [do:³³ lo:³³ ma:n⁴² ʔbe:⁴²] 陀罗曼呗（陀罗曼白）

【来源】茄科曼陀罗属植物，白花曼陀罗 *Datura metel* L.。

【形态特征】草木或亚灌。全体近无毛；茎基部稍木质化。叶卵形或广卵形，顶端渐尖，基部不对称圆形、截形或楔形，边缘有不规则的短齿或浅裂，或者全缘而波状；侧脉每边 4~6 条。花单生于枝杈间或叶腋；花萼筒状，筒部无棱，基部稍膨大，顶端紧围花冠筒，浅裂，裂片狭三角形或披针形；花冠长漏斗状，筒中部之下较细，向上扩大呈喇叭状，裂片顶端有小尖头，白色。蒴果近球状或扁球状，疏生粗短刺，不规则 4 瓣裂。种子多数，淡褐色。

【分布】原产于美洲，亚洲有栽培或逸为野生。在我国，分布于广东、广西、海南、台湾、福建、云南、贵州等。在海南，分布于三亚、乐东、白沙、五指山、保亭、万宁、儋州、文昌、海口等。

【化学成分】

（1）甾体类化合物：baimantuoluolines D~F、withatatulin D、withafastuosin F、withametelin G[1]、baimantuoluosides D-G[2]、baimantuoluoline G、baimantuoluoside H[3]、莨菪内半缩醛[4]、daturafoliside G、daturametelin I~J、daturataturins A~B[5]等。

（2）黄酮类化合物：紫杉叶素、(+)-儿茶素、kaempferol-3-O-α-L-rhamnopyranoside、紫云英苷、异槲皮苷、紫杉叶素-3-O-α-L-呋喃阿拉伯糖苷、(2R,3R)-(+)-glucodistylin、(2S,3S)-(−)-glucodistylin、异鼠李素-3-O-β-D-吡喃葡萄糖-7-O-α-L-吡喃鼠李糖苷、芹菜素-7-O-β-D-吡喃葡萄糖苷、香叶木素-7-O-β-D-葡萄糖苷、木樨草素-7-O-β-D-(6″-乙酰基)-吡喃葡萄糖苷、银椴苷、木樨草素-7-O-β-D-龙胆二糖苷、2,3,6,7-tetrahydroxyxanthone[6]等。

（3）生物碱类化合物：大麻酰胺 D、大麻酰胺 E、顺式-大麻酰胺 E、大麻酰胺 F、大麻酰胺 L、大麻酰胺 G、大海米菊酰胺 K、N-trans-feruloyl tryptamine[4]、melongenamide

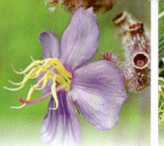

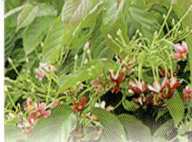

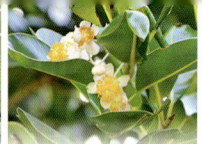

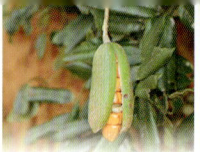

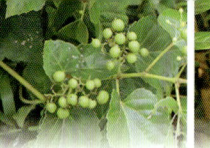

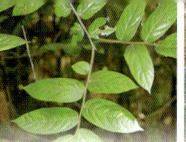

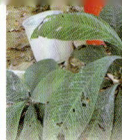

D、thoreliamide C、cis-grossamide K[5]、N-反式-对-香豆酰基酪胺、N-反式-对-香豆酰基章鱼胺、eleutherazine B、naphthisoxazol A、1-甲氧甲酰-β-咔巴啉、(1S,2R)-N-formylephedrine、(1R,2S)-N-formylephedrine、3-吲哚甲醛、bacilsubteramide A、金色酰胺醇酯[6]等。

（4）倍半萜类化合物：(6R,9R)-3-oxo-α-ionol-9-O-β-D-glucopyranoside、solavetivone-14-O-β-D-glucopyranoside、daturaterpenoids A~D[7]等。

（5）木脂素类化合物：异落叶松脂素[1]、(−)-开环异落叶松脂素-4-O-β-D-葡萄糖苷、落叶松脂醇-4′-O-β-D-葡萄糖苷、落叶松树脂醇-9-O-β-D-吡喃型葡萄糖苷、臭矢菜素 A[5]等。

（6）其他类化合物：曼陀罗醇酮[4]、秦皮素[4]、异嗪皮啶[5]等。

【药理活性】抗炎活性[6]、抗肿瘤活性[7]、镇痛活性[8]、止咳平喘活性[9]、降血糖活性[10]、抗银屑病活性[11]、免疫抑制活性[12]等。

【苗族民间应用】叶入药，捣烂热敷于乳房，用于治疗乳房生疮。

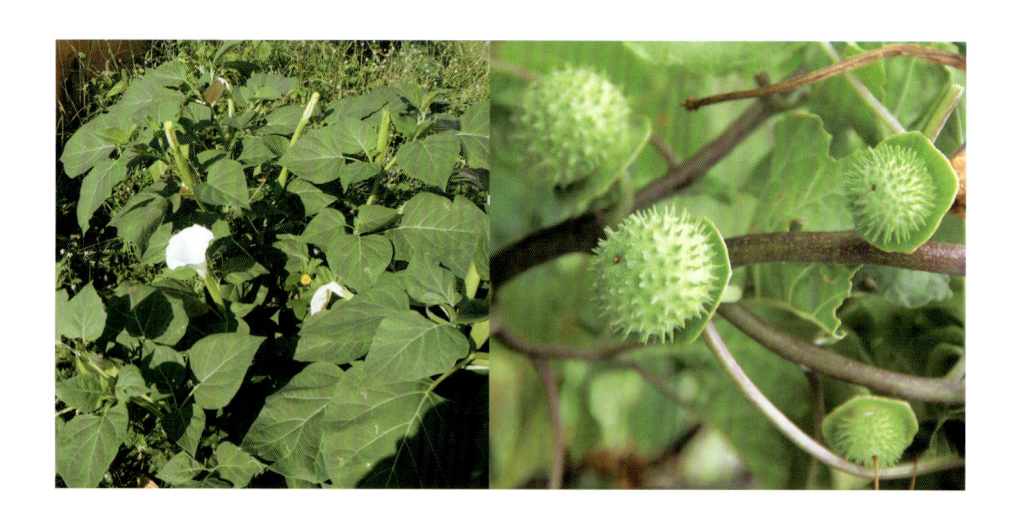

参考文献

[1] Yang B Y, Wang Q H, Xia Y G, et al. Helvetica Chimica Acta, 2008, 91 (5)：964.

[2] Yang B Y, Xia Y G, Wang Q H, et al. Archives of Pharmacal Research, 2010, 33 (8)：1143.

[3] Kuang H X, Yang B Y, Xia Y G, et al. Molecules, 2011, 16 (7)：5833.

[4] 杨炳友, 刘艳, 王欣, 等. 中草药, 2013, 44 (14)：1877.

[5] 杨炳友, 姜海冰, 刘艳, 等. 中药材, 2018, 41 (1)：93.

[6] 刘艳, 荣晓惠, 谭金燕, 等. 中草药, 2021, 52 (14)：4141.

[7] Liu Y, Guan W, Lu Z K, et al. Fitoterapia, 2019, 134：417.

[8] 张红星, 祁青. 湖北中医杂志, 2010, 32 (2)：29.

[9] 叶焰. 福建中医药, 2008, 39 (2)：7.

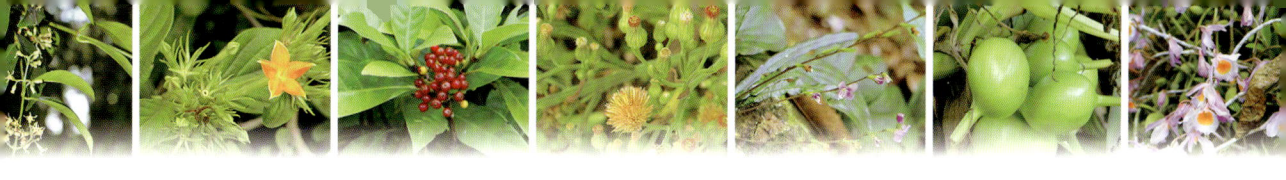

［10］Murthy B K，Nammi S，Kota M K，et al. Journal of Ethnopharmacology，2004，91（1）：95.

［11］王秋红，肖洪彬，杨炳友，等. 中国实验方剂学杂志，2008，14（2）：49.

［12］Yang B Y，Zhou Y Q，Liu Y，et al. Natural Product Communications，2017，12（7）：1021.

番薯

【苗语】ndoiz nomz ［do:i³³ no:m³³］ 推秾（薯叶）

【来源】旋花科番薯属植物，番薯 *Ipomoea batatas* (L.) Lam.

【形态特征】一年生草本。具圆形、椭圆形或纺锤形的地下块根。茎平卧或上升；多分枝；茎节易生不定根。叶片形状、颜色多样，通常为宽卵形，全缘或3~7裂，基部心形或近于平截，顶端渐尖，两面被疏柔毛或近无毛；叶柄长短不一，被疏柔毛或无毛。聚伞花序腋生；花序梗，无毛或有时被疏柔毛；苞片小，披针形；萼片长圆形或椭圆形，不等长；花冠粉红色、白色、淡紫色或紫色，钟状或漏斗状。蒴果卵形或扁圆形，有假隔膜。种子1~4粒。

【分布】原产于美洲热带地区，现已在热带、亚热带地区广泛栽。在我国南北大部分地区有栽培。在海南各地常见栽培。

【化学成分】

（1）黄酮类化合物：7,3′,4′-三甲氧基槲皮素[1]、槲皮素[3,5]、银椴苷、紫云英苷、鼠李柠檬素、鼠李素、山柰酚、槲皮素-3-*O*-β-D 葡萄糖[4]等。

（2）三萜类化合物：乙酰-β-香树醇、表木栓醇[2]等。

（3）甾体类化合物：β-谷甾醇、胡萝卜苷[3,5]、豆甾醇、β-谷甾醇-3-*O*-β-D-(6′-*O*-癸酰基)吡喃葡萄糖苷[5]等。

（4）苯丙素类化合物：咖啡酸乙酯、咖啡酸[2]、咖啡酸十八烷酯、2,4-二羟基苯丙烯酸[4]等。

（5）树脂糖苷类化合物：simonin Ⅳ[2]等。

（6）其他类化合物：延胡索酸、琥珀酸[1]、正二十四烷、十四烷酸[3]等。

【药理活性】抗氧化活性、抗肿瘤活性[6]、降血脂活性[7,9]、抗菌活性[8]、抗动脉粥样硬化活性[9]等。

【苗族民间应用】叶入药，叶捣烂外敷用于蝎子咬伤。

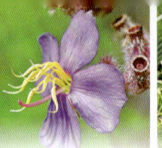

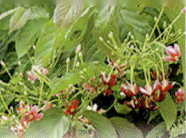

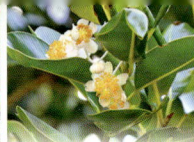

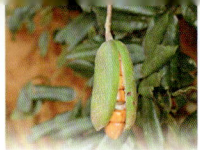

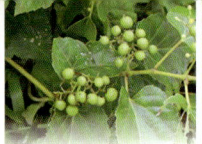

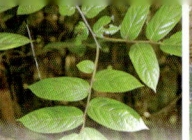

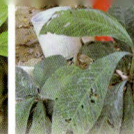

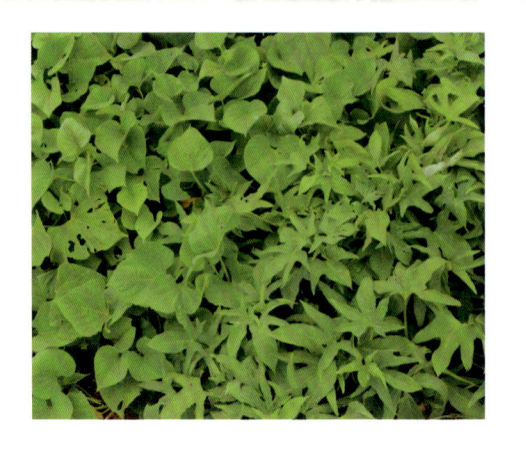

参考文献

[1] 刘法锦，金幼兰，彭源贵，等. 中国中药杂志，1991，16（9）：551.

[2] 尹永芹，孔令义. 中国天然药物，2008，6（1）：33.

[3] 吕玲玉，史高峰，李春雷，等. 中药材，2009，32（6）：896.

[4] 尹永芹，沈志滨，孔令义. 时珍国医国药，2008，19（11）：2603.

[5] 刘玉朋. 吉林大学硕士学位论文，2013.

[6] 钟伟. 华南理工大学硕士学位论文，2015.

[7] 高荫榆，罗丽萍，王应想，等. 食品科学，2005，26（2）：197.

[8] 谢丽玲，佘纲哲，李剑欢，等. 汕头大学学报，1996，11（2）：78.

[9] Ntchapda F, Tchatchouang F C, Miaffo D, et al. Journal of Integrative Medicine, 2021, 19（3）：243.

菟丝子

苗语 xat gons meiq vangz [ɕat⁴⁴ ko:n³⁵ mei¹¹ vaŋ³³] 噻根美汪（断根藤黄）

【来源】旋花科菟丝子属，菟丝子 *Cuscuta chinensis* Lam.

【形态特征】一年生寄生草本。茎缠绕，黄色，纤细，无叶。花序侧生，少花或多花簇生成小伞形或小团伞花序；总花序梗近于无；苞片及小苞片小，鳞片状；花萼杯状，中部以下连合，裂片三角状，顶端钝；花冠白色，壶形，裂片三角状卵形，顶端锐尖或钝，宿存。蒴果球形，近全被宿存的花冠包围，成熟时整齐的周裂。种子2~4粒，淡褐色，卵形，表面粗糙。

【分布】在伊朗，阿富汗，日本，朝鲜，斯里兰卡，马达加斯加，澳大利亚等有分布。在我国，分布于南北大部分地区。在海南，分布于琼中、万宁。

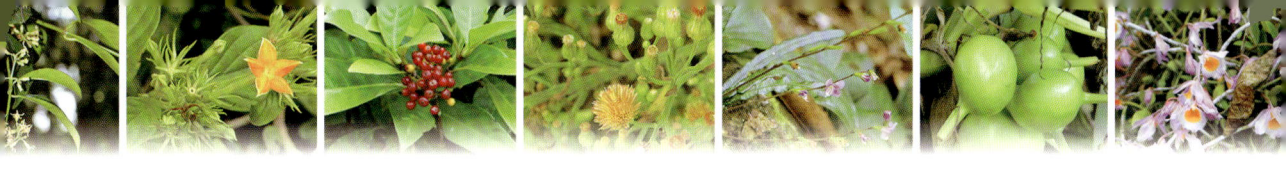

【化学成分】

（1）黄酮类化合物：山柰酚、异鼠李素[1]、紫云英苷、金丝桃苷、槲皮素[1,3]、quercctin 3-O-apiosyl-(1→2)-galactoside[3]、kaempferol 3,7-di-O-β-D-glucopyranoside[5]等。

（2）木脂素类化合物：neocuscutoeides A~C[2]、cuscutosides A~B、(+)-表松脂酚、(+)-pinoresinol 4-O-glucoside[3]、(+)-松脂素[3-4]、(−)-medioresinol、7-methoxy-7-epi-medioresinol-4-O-β-D-glucoside[4]、cuscutosides C~D、2′-hydroxyl asarinin 2′-O-β-D-glucopyranosyl-(1→6)-β-D-glucopyranoside[5]等。

（3）苯丙素类化合物：绿原酸、反式-4-羟基肉桂酸[3]、新绿原酸、隐绿原酸、肉桂酸[5]等。

（4）三萜类化合物：3β,25-epoxy-3α-hydroxyolean-12-en-28-oic acid、22β-angeloyloxylantanolic acid、22β-dimethylacryloyloxylantanolic acid、3β,25-epoxy-3-hydroxylup-20(29)-en-28-oic acid[4]等。

（5）其他类化合物：arbutin、cuscutamine[3]、phaseic acid、7α-Hydroxysitosterol[4]等。

【药理活性】 抗骨质疏松活性[1]、神经保护活性[6]、降血糖活性[7]、血管内皮细胞保护活性[8]、抗氧化活性[9]、雌激素样活性[10]、保肝活性[11]等。

【苗族民间应用】 全草入药，与中华青牛胆茎、猪蹄一起煲汤用于跌打损伤。

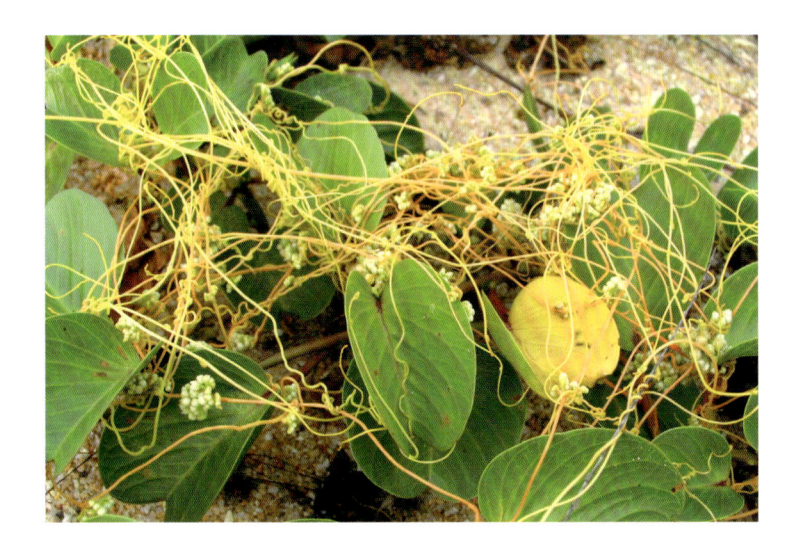

参考文献

[1] Yang L, Chen Q, Wang F, et al. Journal of Ethnopharmacology, 2011, 135（2）：553.

[2] Xiang S X, He Z S, Ye Y. Chinese Journal of Chemistry, 2001, 19（3）：282.

[3] Yahara S, Domoto H, Sugimura C, et al. Phytochemistry, 1994, 37（6）：1755.

[4] Wang J, Tan D, Wei G, et al. Chemistry of Natural Compounds, 2016, 52（6）：1133.

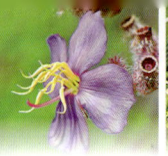

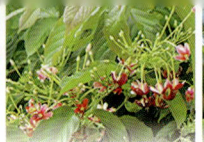

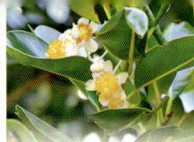

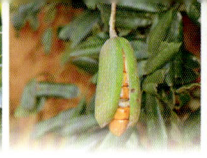

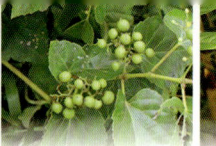

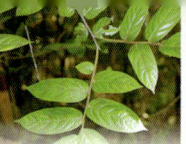

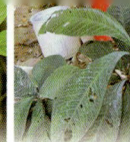

[5] He X H, Yang W Z, Meng A H, et al. Journal of Asian Natural Products Research, 2010, 12（11）: 934.

[6] 真国辉. 大连理工大学硕士学位论文, 2006.

[7] 黄长盛, 谭婷婷, 邢聘婷. 现代中西医结合杂志, 2016, 25（20）: 2199.

[8] 刘海云, 崔艳茹, 刘海菊, 等. 时珍国医国药, 2014, 25（1）: 51.

[9] 秦晶晶, 钱慧琴, 魏婧, 等. 食品工业科技, 2019, 40（23）: 151.

[10] 张馨元, 孙向明, 宋辉, 等. 中国药学杂志, 2021, 56（1）: 23.

[11] 郭澄, 苏中武, 李承祜, 等. 时珍国药研究, 1992, 3（2）: 62.

野甘草

苗语 nguaz ims / fut ndork nguav [ŋwa³³ im³⁵ / fut⁴⁴ dɔk⁴⁴ŋwa:⁵³] 蔴音 / 付陀蔴（草苦 / 发炎草）

【来源】玄参科野甘草属植物，野甘草 *Scoparia dulcis* L.

【形态特征】草本或半灌木状。茎多分枝，枝有棱角及狭翅，无毛。叶对生或轮生，菱状卵形至菱状披针形，顶端钝，基部长渐狭成短柄，叶前半部有齿，有时近全缘，两面无毛；枝上部叶较小而多。花单朵或多朵成对生于叶腋；花梗细，无毛；无小苞片；萼分生，齿4，卵状矩圆形，顶端有钝头，具睫毛；花冠小，白色，有极短的管，瓣片4，上方1枚稍稍较大，钝头。蒴果卵圆形至球形，室间、室背均开裂，中轴胎座宿存。

【分布】原产于美洲热带。在我国，分布于广东、广西、云南、福建。在海南，分布于三亚、乐东、东方、昌江、白沙、保亭、陵水、万宁、琼中、儋州、澄迈等。

【化学成分】

（1）二萜类化合物：scopadulcic acids A~B[1]、scoparic acid A[2]、scoparic acids B~C[3]、scoparinol、dulcinol[4]、scopadulin[5]、scopadulciol[6]、4-*epi*-scopadulcic acid B、dulcidiol、scopanolal[7]、dulcinodal、scopadiol decanoate[8]、4-*epi*-7α-*O*-acetylscoparic acid A、7α-hydroxyscopadiol、7α-*O*-acetyl-8,17β-epoxyscoparic acid A、4-*epi*-7α-hydroxydulcinodal-13-one、4-*epi*-scopadulcic acid B[9]、scoparicols A~B[10]等。

（2）黄酮类化合物：金合欢素[6]、dillenetin 3-*O*-(6″-*O*-*p*-coumaroyl)-β-D-glucopyranoside、高车前素、大蓟苷[9]、芹菜素、野黄芩素、野黄芩苷、木樨草苷[10]、5,7-dihydroxy-3′,4′,6,8-tetramethoxyflavone[12]、apigenin 7-*O*-α-L-2,3-di-*O*-acetylrhamnopyranosyl-(1→6)-β-D-glucopyranoside[13]等。

（3）苯丙素类化合物：反式-4-羟基肉桂酸[11]、β-D-glucopyranoside[13]等。

（4）生物碱类化合物：6-methoxybenzoxazolinone[6, 14]、薏苡素[15]等。

（5）三萜类化合物：glutinol[6]、ifflaionic acid[14]、白桦脂酸[15]、dulcioic acid[16]等。

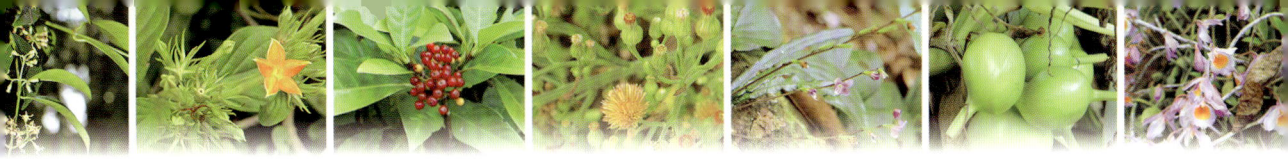

【药理活性】抗病毒活性[5]、抗肿瘤活性[7,12]、神经保护活性[13]、抗炎活性、镇痛活性[17]、抗溃疡活性[18]、抗糖尿病活性[9]、抗氧化活性[19]、肝脏保护活性[20]、抗诱变活性[21]等。

【苗族民间应用】全草入药，煮水用于小孩腹泻。

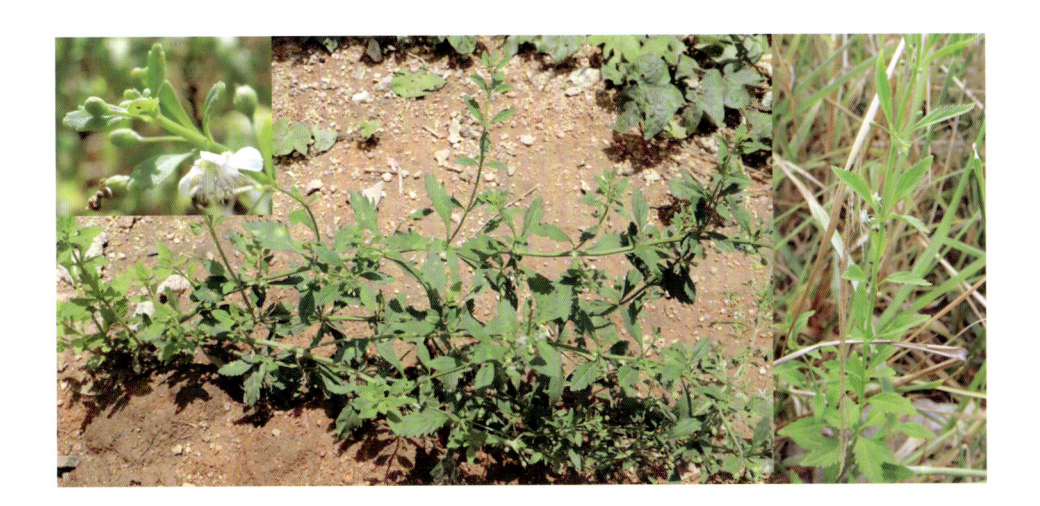

参考文献

[1] Hayashi T, Kishi M, Kawasaki M, et al. Tetrahedron Letters, 1987, 28 (32): 3693.

[2] Kawasaki M, Hayashi T, Arisawa M, et al. Chemical & Pharmaceutical Bulletin, 1987, 35 (9): 3963.

[3] Hayashi T, Kawasaki M, Okamura K, et al. Journal of natural Products, 1992, 55 (12): 1748.

[4] Ahmed M, Jakupovic J. Phytochemistry, 1990, 29 (9): 3035.

[5] Hayashi T, Kawasaki M, Miwa Y, et al. Chemical & Pharmaceutical Bulletin, 1990, 38 (4): 945.

[6] Hayashi T, Asano S, Mizutani M, et al. Journal of Natural Products, 1991, 54 (3): 802.

[7] Monira A, Islam SKN, Gray A I, et al. Journal of Natural Products, 2003, 66 (7): 958.

[8] Ahsan M, Haque M R, Islam SKN, et al. Phytochemistry Letters, 2012, 5 (3): 609.

[9] Liu Q, Yang Q M, Hu H J, et al. Journal of Natural Products, 2014, 77 (7): 1594.

[10] Sun W Y, Zhang Y, Li Y Y, et al. Phytochemistry Letters, 2020, 38: 25.

[11] Kawasaki M, Hayashi T, Arisawa M, et al. Phytochemistry, 1988, 27 (11): 3709.

[12] Hayashit T, Uchida K, Hayshi K, et al. Chemical & Pharmaceutical Bulletin, 1988, 36 (12): 4849.

[13] Li Y, Chen X, Satake M, et al. Journal of Natural Products, 2004, 67 (4): 725.

[14] Chen C M, Chen M T. Phytochemistry, 1976, 15 (12): 1997.

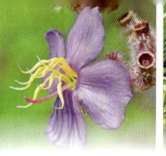

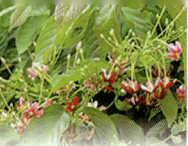

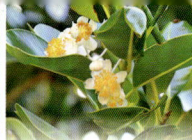

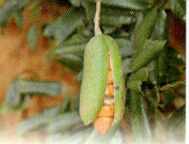

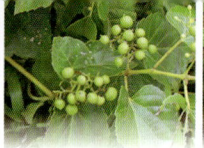

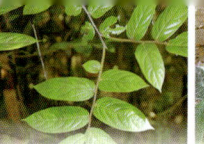

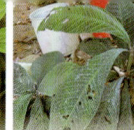

［15］李奇勋，李运昌，聂瑞麟，等. 云南植物研究，1981，3（4）：475.

［16］Mahato S B, Das M C, Sahu N P. Phytochemistry, 1981, 20（1）: 171.

［17］Freire SMF, Torres LMB, Roque N F, et al. Memórias do Instituto Oswaldo Cruz, 1991, 86: 149.

［18］刘波. 中国医科大学硕士学位论文，2002.

［19］Ratnasooriya W D, Jayakody J, Premakumara G, et al. Fitoterapia, 2005, 76（2）: 220.

［20］Praveen T K, Dharmaraj S, Bajaj J, et al. Indian Journal of Pharmacology, 2009, 41（3）: 110.

［21］Freitas P, Dias A, Moreira V R, et al. Genetics & Molecular Research, 2015, 14（3）: 9745.

毛麝香

苗语 giap daengs forngs ［kjap⁴⁴ tɛŋ³⁵ fɔŋ³⁵］ 架瞪丰（熊精风）

【来源】玄参科毛麝香属植物，毛麝香 *Adenosma glutinosum* (L.) Druce

【形态特征】草本。茎圆柱形，上部四方形，中空，常有分枝。叶对生，上部的多少互生；叶片披针状卵形至宽卵形，其形状、大小多变，先端锐尖，基部楔形至截形或亚心形，边缘具不整齐的齿，上面被平伏长柔毛；下面被长柔毛，具稠密的黄色腺点，腺点脱落后留下褐色凹。花单生叶腋或在茎、枝顶端集成较密的总状花序；花梗被长柔毛及腺毛；苞片叶状但较小，在花序顶端的近条形而全缘；小苞片条形，被长柔毛及腺毛；萼5深裂，宿存，被长柔毛、腺毛及腺点；花冠紫红色或蓝紫色，上唇卵圆形，先端截形至微凹，下唇3裂，少有4裂，先端钝圆或微凹。蒴果卵形，先端具喙，有2纵沟。种子矩圆形，褐色至棕色。

【分布】在南亚、东南亚及大洋洲有分布。在我国，分布于江西、福建、广东、海南、广西和云南。在海南，分布于三亚、乐东、昌江、白沙、五指山、保亭、陵水、万宁、琼中、儋州、澄迈、屯昌、琼海、海口等。

【化学成分】

（1）三萜类化合物：乌苏酸、白桦脂酸、白桦脂醇、3β-羟基-乌苏烷-11-烯-13β,28-内酯、30-醛基-白桦脂酸[1]等。

（2）酚性化合物：对羟基苯甲酸、反式-对羟基肉桂酸、对羟基苯甲醛、1,3,5-三甲氧基苯、3,5-二甲氧基苯乙酮[1]等。

（3）苯丙素类化合物：芝麻素、早熟素Ⅱ[1]等。

（4）甾体类化合物：β-谷甾醇、豆甾醇[1]等。

（5）黄酮类化合物：5,6-二羟基-7,8,4′-三甲氧基黄酮[1]等。

（6）单萜类化合物：7-羟基胡椒酮[1]等。

（7）醌类化合物：大黄素甲醚[1]等。

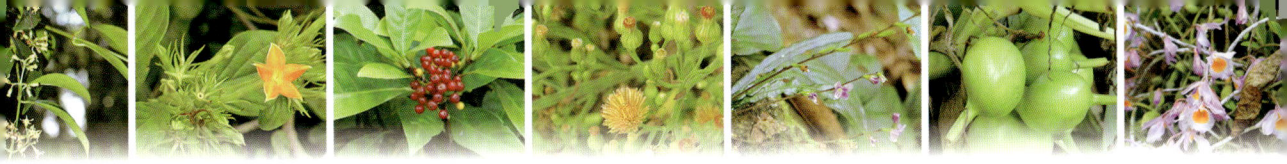

（8）其他类化合物：富马酸、己二烯二酸、棕榈酸、正二十六醇[1]。

【药理活性】抗肿瘤活性[2]等。

【民间应用】全草入药，煮水洗澡用于小孩惊厥。

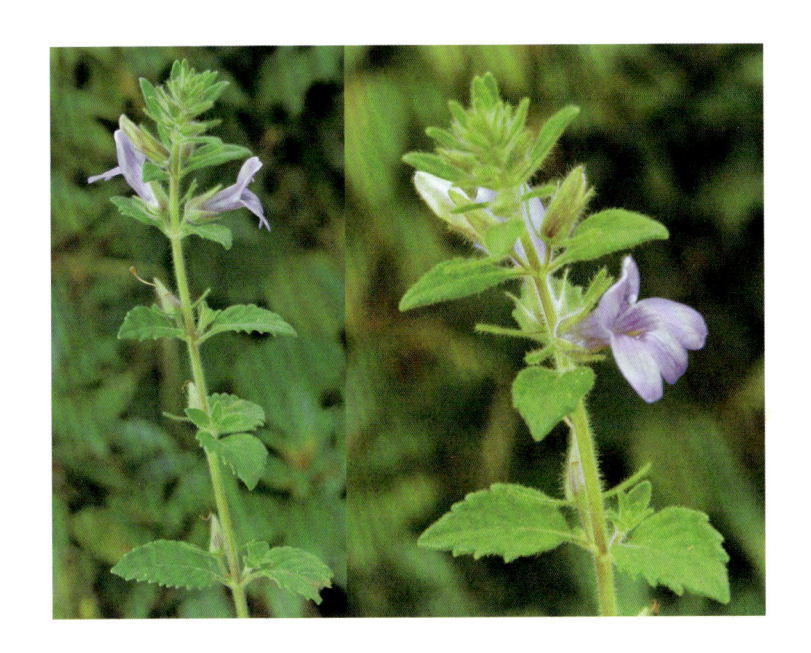

参考文献

[1] 谭冰心. 广州中医药大学硕士学位论文，2017.

[2] 陈碧强，林毅，明艳林，等. 华侨大学学报（自然科学版），2009，30（4）：425.

椭圆线柱苣苔

【苗语】dhang baanc gins [ʔdaŋ⁴⁴ ba:n⁴² kin³⁵] 当办苡（笃办小）

【来源】苦苣苔科线柱苣苔属植物，椭圆线柱苣苔 *Rhynchotechum ellipticum* (Wall. ex D. Dietr.) A. DC.

【形态特征】亚灌木。叶柄、花序梗、苞片、花梗及茎顶部密被锈色柔毛，不分枝。叶对生，纸质，倒披针形或长椭圆形，顶端渐尖或短渐尖，基部渐狭，边缘有小齿，两面幼时密被锈色柔毛，以后上面变无毛，下面脉上的毛宿存；侧脉每侧13~26条，近平行。聚伞花序1~2个，腋生，3~4回分枝，花多数；苞片狭披针形；花萼5裂，裂片线状披针形，外面密被淡褐色柔毛；花冠白色或带粉红色，无毛，上唇长2深裂，下唇长3深裂，裂片卵形，顶端圆形。浆果熟后白色，宽卵球形，长5~6毫米。

363

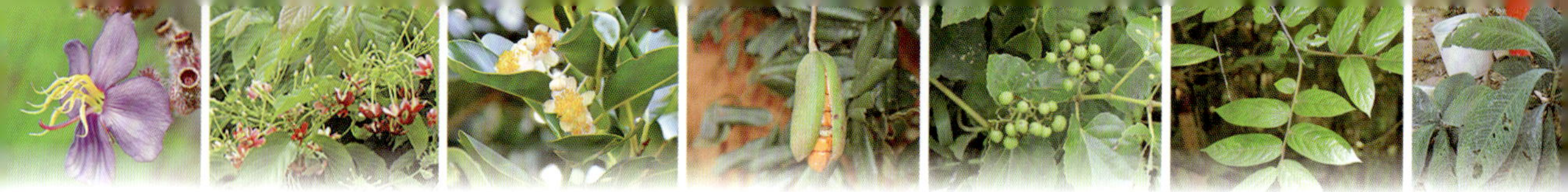

【分布】在越南、老挝、柬埔寨、泰国、缅甸、不丹、马来西亚、印度有分布。在我国，分布于云南、四川、贵州、广西、广东、海南、福建、西藏。在海南，分布于三亚、乐东、东方、白沙、五指山、保亭、陵水、万宁、琼中、儋州、定安等。

【化学成分】

（1）三萜类化合物：熊果酸、齐墩果烷-3-O-β-D-葡萄糖苷[1]等。

（2）甾体类化合物：β-谷甾醇、豆甾醇、胡萝卜苷[1]等。

（3）其他类化合物：正十八烷酸[1]等。

【药理活性】降血糖活性[1]等。

【民间应用】全草入药，煮水洗澡，用于小孩长水痘。

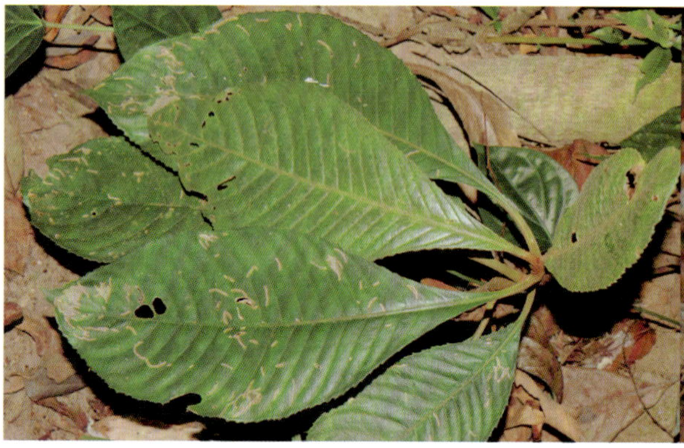

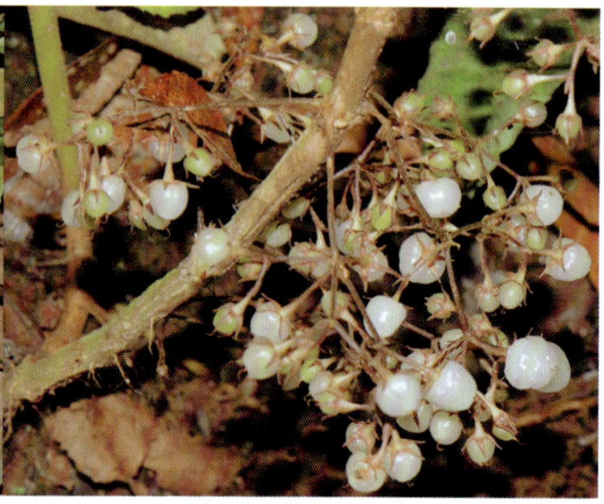

参考文献

[1]田璞玉. 河南大学硕士学位论文，2012.

烟叶唇柱苣苔

苗语 giap mbaz nomz [kjap44 ba33 no:m33] 架葩秾（熊耳朵）

【来源】苦苣苔科唇柱苣苔属植物，烟叶唇柱苣苔 *Chirita heterotricha* Merr.

【形态特征】多年生草本。顶部节间被柔毛。叶对生或簇生；叶片草质，椭圆形、长椭圆形或长圆状倒卵形，顶端微尖，基部渐狭，下延成柄，全缘或有不明显小齿，两面被疏柔毛；侧脉每侧5~7条；叶柄扁，被柔毛。花序腋生，不分枝或2~3回分枝，有花2~15朵；花序梗被柔毛和腺毛；苞片对生，狭三角形至宽披针形，被柔毛；花萼5深裂，裂片线状披针形，外面疏被短柔毛和短腺毛；花冠淡紫色或白色，外面疏被短柔毛，上唇较下唇短。蒴果线形，近无毛。种子褐色，纺锤形。

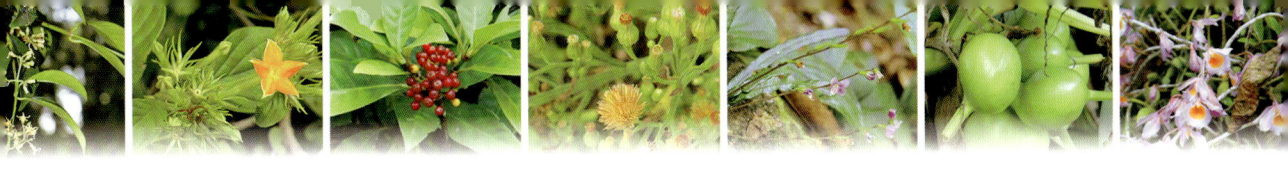

【分布】仅在我国海南省有分布。海南特有种，分布于三亚、乐东、东方、昌江、白沙、五指山、保亭、万宁、琼中等。

【苗族民间应用】全草入药，用于风热感冒、咳嗽。

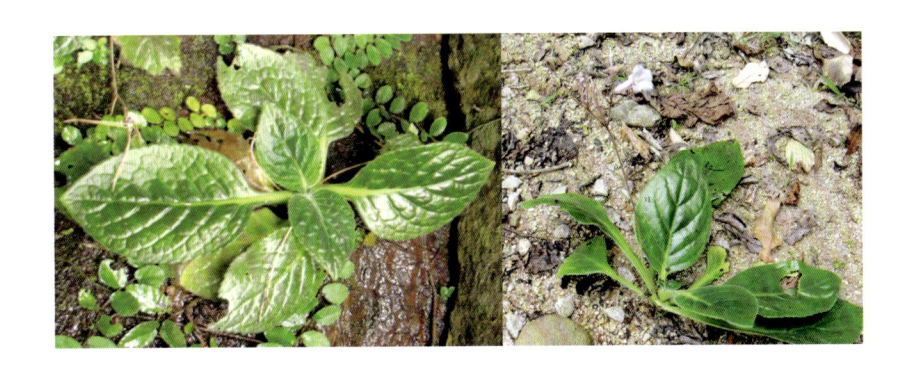

木蝴蝶

苗语 dhang benv qiang [ʔdaŋ⁴⁴ ʔbeːn⁵³ gjaŋ⁴⁴] 当变秧（笃扁树）

【来源】紫葳科木蝴蝶属植物，木蝴蝶 *Oroxylum indicum* (L.) Bentham ex Kurz

【形态特征】小乔木。树皮灰褐色。奇数羽状复叶，常 2~3 回，叶常着生于茎干近顶端；小叶三角状卵形，顶端短渐尖，基部近圆形或心形，偏斜，两面无毛，全缘；侧脉 5~6 对。总状聚伞花序顶生；花大、紫红色；花萼钟状，紫色，膜质，果期近木质，光滑，顶端平截，具小苞片；花冠肉质，檐部下唇 3 裂，上唇 2 裂，裂片微反折，花冠在傍晚开放，有恶臭气味。蒴果木质，常悬垂于树梢，2 瓣开裂。种子多数，圆形，具翅。

【分布】在越南、老挝、泰国、柬埔寨、缅甸、印度、马来西亚、菲律宾、印度尼西亚有分布。在我国，分布于广东、广西、海南、云南、四川、贵州、福建和台湾等。在海南，分布于乐东、东方、五指山、保亭、陵水、琼中、儋州等。

【化学成分】

（1）黄酮类化合物：白杨素、黄芩苷元、黄芩苷元-7-*O*-双葡萄糖苷[1]、木蝴蝶苷 A、木蝴蝶苷 B[2]、黄芩苷元-7-*O*-β-龙胆二糖苷、白杨素-7-*O*-β-葡萄糖醛酸苷、芹菜素[3]、千层纸素 A、白杨素-7-*O*-β-D-葡萄糖苷、白杨素-7-*O*-β-D-葡萄糖醛酸乙酯苷、异鼠李素、高车前素[4]、8,8″-双黄芩苷元、6-甲氧基藤黄菌素、野黄芩素[5]、木蝴蝶定[6]、黄芩苷元-6-葡萄糖醛酸酐、野黄芩苷[7]、5-羟基-6,7-二甲氧基黄酮、白杨素-7-*O*-β-龙胆二糖苷[8]、白杨黄素-7-*O*-二葡萄糖苷[9]、白杨黄素-6-*C*-β-D-吡喃葡萄糖基-8-*C*-α-L-阿拉伯吡喃糖苷、短叶松素[10]、二氢木蝴蝶素 A-7-*O*-甲基葡萄糖醛酸苷、5-羟基-4′,7-二

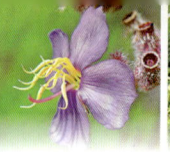

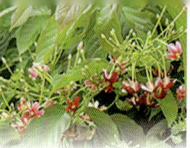

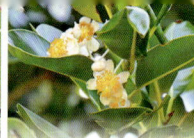

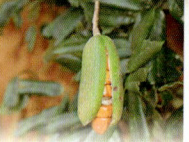

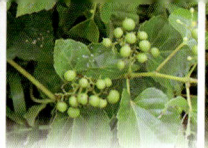

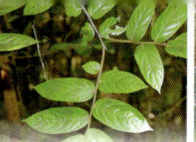

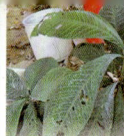

甲氧基黄酮、二氢木蝴蝶素 A[11]等。

（2）环己醇类化合物：4-羰基连翘环己醇、连翘环己醇、连翘环己醇酮、棘木苷、5,6-二氢化-6-甲氧基-连翘环己醇酮、5,6-二氢化-棘木苷、5,6-二氢化-连翘环己醇酮[12]等。

【药理活性】抗氧化活性[10]、胃保护活性[11]、抗菌活性、抗炎活性[13]、抗诱变活性[14]、镇咳祛痰活性[15]、保肝活性[16]、降血糖活性[17]、抗肿瘤活性[18]、促进伤口愈合活性[19]等。

【苗族民间应用】种子入药，煮水喝作凉茶。

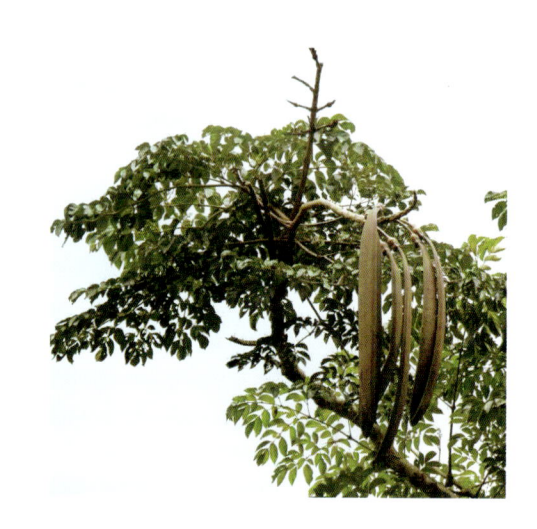

参考文献

[1] 袁媛，骆厚鼎，陈俐娟. 色谱，2008，26（4）：489.

[2] 陈仲良，赵志远. 药学学报，1964，11（11）：762.

[3] 陈亮亮，宋晓凯，侯文彬，等. 中草药，2007，38（2）：186.

[4] 文景兵，张庆文，殷志琦，等. 中国药学杂志，2011，46（3）：170.

[5] Dindal B, Mohantal B C, Arima S, et al. Natural Product Sciences, 2007, 13（3）：190.

[6] Nair A, Joshi B S. Proceedings of the Indian Academy of Sciences–Chemical Sciences, 1979, 88（5）：323.

[7] Subramanian S S, Nair A. Phytochemistry, 1972, 11（1）：439.

[8] Tomimori T, Imoto Y, Ishida M, et al. Japanese Journal of Pharmacognosy, 1988, 42（1）：98.

[9] Li J C, David E G, Jonathan J. Journal of Chromatography A, 2003, 98（8）：95.

[10] Yan R Y, Cao Y Y, Chen C Y, et al. Fitoterapia, 2011, 82（6）：841.

[11] Hari B K, Manjulatha G, Suresh K A, et al. Bioorganic & Medicinal Chemistry Letters, 2010, 20（1）：117.

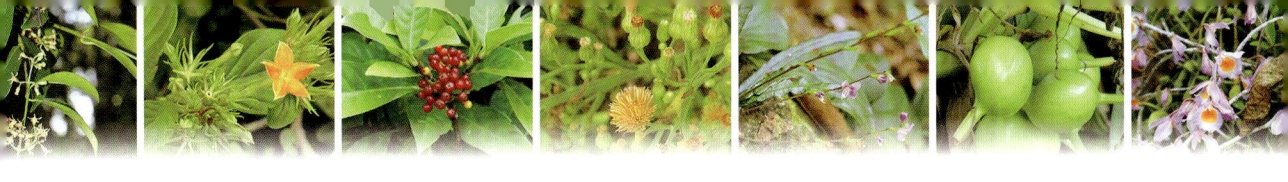

[12] Teshima K I, Kaneko T, Ohtani K, et al. Natural Medicines, 1996, 50(4): 307.

[13] 胡庭俊, 刘姗姗, 赵灵颖, 等. 中国畜牧兽医, 2010, 37(3): 225.

[14] Nakahara K, Onishi-Kameyama M, Ono H, et al. Journal of the Agricultural Chemical Society of Japan, 2001, 65(10): 2358.

[15] 潘勇, 韦健全, 郑子敏, 等. 右江民族医学院学报, 2008, 30(4): 550.

[16] Sudipta D, Dutta C M, Chandra M S, et al. Journal of Pharmacy Research, 2012, 5(5): 2690.

[17] Tamboli A M, Karpe S T, Shaikh S A, et al. Pharmacologyonline, 2011, 2: 890.

[18] Rajkumar V, Guha G, Kumar R A. Journal of Pharmacy Research, 2011, 4(7): 2054.

[19] Singh H, Singh V, Kumar D, et al. Natural Products Journal, 2011, 1(2): 128.

小驳骨

苗语 dip dungv nguav gins [tip⁴⁴ tuŋ⁵³ ŋwa:⁵³ kin³⁵] 滴瞪蘇茛（接骨草小）

【来源】爵床科爵床属植物，小驳骨 *Justicia gendarussa* N. L. Burman

【形态特征】草本或亚灌木。茎圆柱形，直立，无毛，节膨大；枝多数，对生，嫩枝常深紫色。叶纸质，狭披针形至披针状线形，顶端渐尖，基部渐狭，全缘；侧脉每边6~8条，呈深紫色或有时半透明；叶柄短或近无柄。穗状花序顶生，下部间断，上部较密；苞片对生，在花序下部的1~2对呈叶状，披针状线形，内含花2至数朵；萼裂片披针状线形，无毛或被疏柔毛；花冠白色或粉红色，上唇长圆状卵形，下唇浅3裂。蒴果，无毛。

【分布】在印度、斯里兰卡、中南半岛至马来半岛有分布。在我国，分布于福建、广东、香港、海南、广西、云南、台湾。在海南，分布于三亚、乐东、白沙、保亭、万宁、澄迈、海口等。

【化学成分】

（1）生物碱类化合物：13-hydroxyl gusanlung A、albendazole、[5-(propylsulfonyl)-1*H*-benzimidazol-2-yl]-carbamic acid methyl ester、[5-(propyl sulfinyl)-1*H*-benzimidazol-2-yl]-carbamic acid methyl ester、枸杞酰胺[1]、gusanlungs A~B[1-2]、1,2,3-三甲氧基-5-硝基苯、4-硝基苯酚[3]等。

（2）三萜类化合物：齐墩果酸[1,4]、桦木醇[2]、驳骨萜A、熊果酸、3β-羟基-11α,12α-环氧齐墩果-28,13β-内酯、桦木酮[4]等。

（3）黄酮类化合物：kumatakenin[1]、芫花素[1-2]、6″-*O*-乙酰基异牡荆黄素、异鼠李素、槲皮素、异牡荆黄素-2″-*O*-鼠李糖苷、异牡荆素、芹菜素、槲皮素-3-*O*-β-D-葡萄糖醛酸苷[2]、patuletin-3-*O*-glucoside、commicarpiflavonol glucoside A[3]等。

（4）香豆素类化合物：genglycosides A~F、indidene F、秦皮苷、scopoletin 7-*O*-β-D-glucopyranoside、cleomiscosin A、秦皮素、东莨菪内酯、fraxidin、isofraxidin、scoparone[5]等。

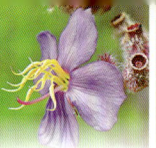

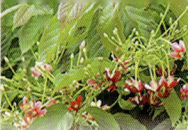

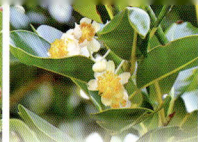

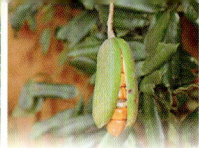

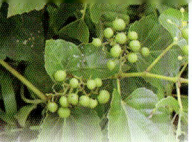

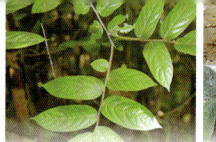

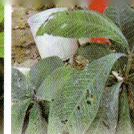

（5）甾体类化合物：β-谷甾醇[1]、胡萝卜苷[1-2]、22E,24R-ergosta-7,22-diene-3β,5α,6β,9α-tetraol[2]、过氧化麦角甾醇[4]等。

（6）木脂素类化合物：刺五加苷 E[1-2]、2-(4-hydroxy-3-methoxyphenyl)-3-(2-hydroxy-5-methoxyphenyl)-3-oxo-1-propanol[2]、(+)-松脂素-O-β-D-吡喃葡萄糖苷[3]、9α-hydroxypinoresinol、(−)-丁香脂素[6]等。

（7）酚性化合物：apocynin、4′-羟基苯乙酮、2,4-二羟基苯乙酮、2,5-二羟基苯乙酮、1,3,5-三甲氧基苯、丁香酮[3]、香草醛、丁香酸、3,4-二羟基-5-甲氧基苯甲酸[6]等。

（8）苯丙素类化合物：咖啡酸[1]、松柏醛、阿魏酸、芥子醛、紫丁香苷[6]等。

（9）其他类化合物：甘油单棕榈酸酯、棕榈酸[1]、当药苷、马钱子苷、脱水莫诺苷元[4]等。

【药理活性】抗炎活性[3, 7-8]、抗肿瘤活性[5]、镇痛活性[8]、抗氧化活性、保肝活性[9]、免疫抑制活性[10]、抑制血管生成活性[11]等。

【苗族民间应用】茎叶入药，捣烂外敷用于扭伤、接骨、跌打损伤。

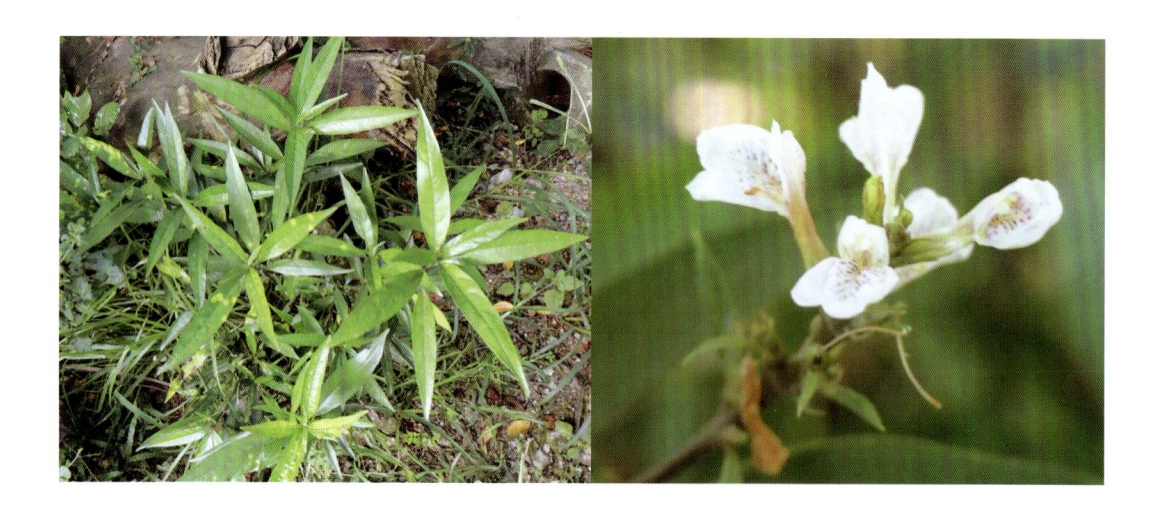

参考文献

[1] Lu S, Zhang G. Natural Product Research, 2008, 22（18）：1610.

[2] 李胜华. 中草药, 2018, 49（17）：3998.

[3] 张海新, 夏召, 许天启, 等. 天然产物研究与开发, 2020, 32（7）：1148.

[4] 孙彦君, 陈豪杰, 高美玲, 等. 中草药, 2020, 51（2）：293.

[5] Sun Y J, Gao M L, Chen H J, et al. Molecules, 2019, 24（8）：1456.

[6] 陈豪杰, 孙彦君, 高美玲, 等. 中华中医药杂志, 2021, 36（6）：3564.

[7] Saleem T M, Azeem A K, Dilip C, et al. Asian Pacific Journal of Tropical Biomedicine, 2011,

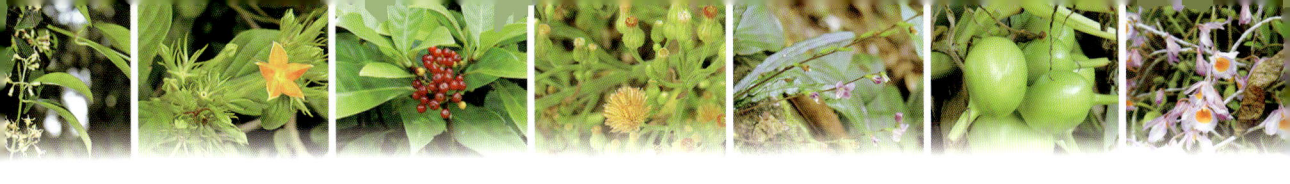

1（2）：147.

[8] Jothimanivannan C, Kumar R S, Subramanian N. International Journal of Pharmacology, 2010, 6（3）：278.

[9] Krishna K L, Mruthunjaya K, Jagruti A, et al. International Journal of Pharmacology, 2010, 6（2）：72.

[10] Arokiyaraj S, Perinbam K, Agastian P, et al. Indian Journal of Pharmacology, 2007, 39（4）：180.

[11] Periyanayagam K, Umamaheswari B, Suseela L, et al. American Journal of Infectious Diseases, 2009, 5（3）：180.

黑叶小驳骨

苗语 dip dungv nguav loq [tip⁴⁴ tuŋ⁵³ ŋwa:⁵³ lo:¹¹] 滴瞪蒜芦（接骨草大）

【来源】爵床科爵床属植物，黑叶小驳骨 *Justicia ventricosa* Wallich ex Hooker

【形态特征】多年生草本或亚灌木。除花序外，全株无毛。茎圆柱形，节膨大，枝多数，对生，嫩枝绿色。叶纸质，椭圆形或倒卵形，顶端短渐尖或急尖，基部渐狭，叶面深绿；侧脉每边6~7条，两面凸起。穗状花序顶生，密生；苞片大，覆瓦状重叠，阔卵形或近圆形，被微柔毛；萼裂片披针状线形；花冠白色或粉红色，上唇长圆状卵形，下唇浅3裂。蒴果，被柔毛。

【分布】在越南、泰国、缅甸有分布。在我国，分布于广东、海南、香港、广西、云南。在海南，分布于三亚、保亭、陵水、万宁等。

【化学成分】

（1）三萜类化合物：西米杜鹃醇[1]、丁香树脂醇[2]等。

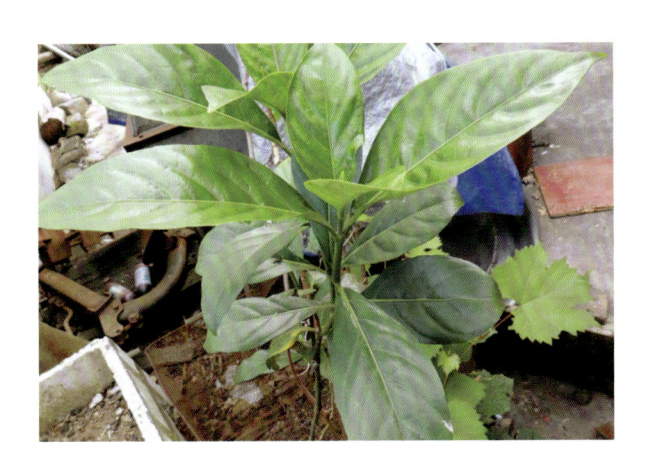

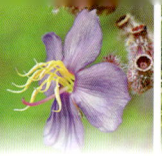

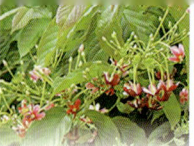

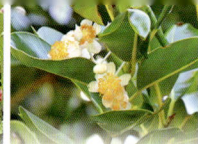

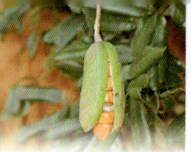

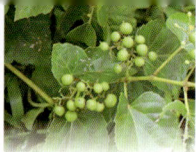

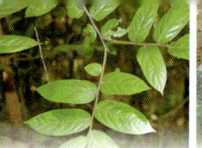

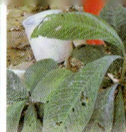

（2）挥发油：十六酸甲酯、棕榈酸、棕榈酸乙酯、十七酸甲酯、十七酸、亚油酸甲酯、10-十八碳烯酸甲酯、11-十八碳烯酸甲酯和硬脂酸甲酯[1]等。

（3）其他类化合物：β-谷甾醇[1]、对羟基苯甲酸、1,2,4-三甲氧基苯、胡萝卜苷[2]等。

【药理活性】抗炎活性、镇痛活性[3]、抗骨性关节炎活性[4]等。

【民间应用】叶入药，捣烂外敷用于关节扭伤、接骨、关节炎等。

参考文献

[1] 章小丽，余正文，郭芳琴，等. 天然产物研究与开发，2004，16（2）：131.
[2] 关永霞，杨小生，佟丽华，等. 天然产物研究与开发，2004，16（6）：516.
[3] 谢珍连，甘广玉，罗爱月，等. 中国医院药学杂志，2018，38（17）：1792.
[4] 刘文奇，刘洪波，刘娇莹，等. 海峡药学，2014，26（11）：41.

狭叶叉柱花

苗语 camz nzuiz fangz [tsʰam³³ dzui³³ faŋ³³] 参椎芳（蟾蜍花）

【来源】爵床科叉柱花属植物，狭叶叉柱花 *Staurogyne stenophylla* Merr. et Chun

【形态特征】多年生草本。茎短，直立，密被长柔毛；苞片、小苞片和花萼的外面被稀疏柔毛。叶对生，常集生于枝端，叶柄被长柔毛；叶片纸质，线形或披针状线形，先端钝，基部渐狭，上面深绿色近无毛，背面苍白色，被疏长柔毛，边全缘或浅波状；侧脉8~13对。总状花序腋生，不分枝或基部有分枝1~2；花单朵互生；总梗及花轴被柔毛；花梗花后延长；苞片线形，具1脉；小苞片线形；花萼裂片线状三角形，两侧的略短小，边缘有缘毛；花冠粉红色，花冠管喉部渐扩大，冠檐裂片略不等，下方中裂片近圆形，其余裂片圆形。蒴果卵状长圆形。

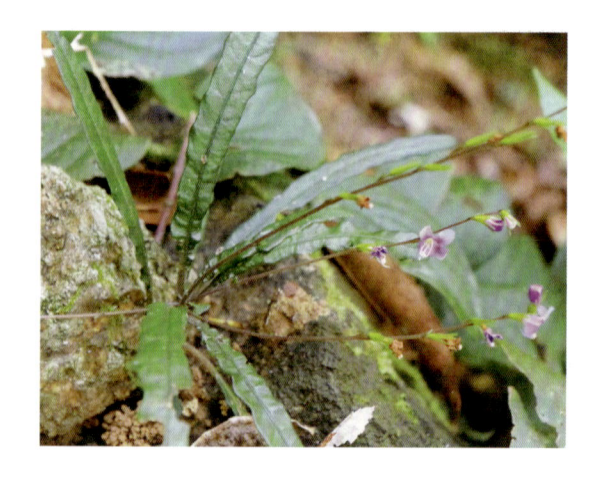

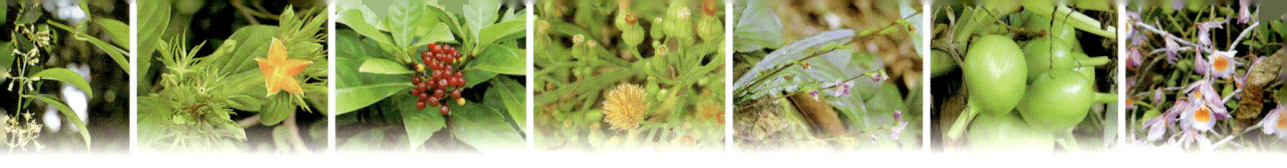

【分布】海南特有种，分布于三亚、五指山、保亭、琼海等。

【苗族民间应用】全草入药，煮水喝用于补肾。

碗花草

苗语 dhang blaen umv [ʔdaŋ⁴⁴ plɛn⁴⁴ um⁵³] 当办蒽（笃翻暗）

【来源】爵床科山牵牛属植物，碗花草 *Thunbergia fragrans* Roxb.

【形态特征】多年生草本。茎细，攀援，被倒硬毛或无毛；有块根。叶形变大，先端渐尖，基部圆，有时截形至近心形，两侧基部戟形、箭形或具2~3开展的裂片，两面初被柔毛，后渐稀疏，仅脉上被毛；掌状脉5出；叶柄纤细，被柔毛。花通常单生叶腋，花梗被柔毛；小苞片卵形，先端急尖，被疏柔毛；花萼具13枚大小不等的齿，无毛；花冠冠檐裂片倒卵形，先端平截，波状，白色。蒴果无毛。种子腹面平滑。

【分布】印度、斯里兰卡、中南半岛、印度尼西亚、菲律宾有分布，我国产于四川、云南、贵州、广东、广西、海南。在海南，分布于三亚、乐东、东方、昌江、白沙、保亭、万宁、琼中、儋州、澄迈、屯昌、文昌、海口等。

【药理活性】降血糖活性[1]。

【苗族民间应用】全草入药，煮水洗或叶子磨粉外敷用于无名脓肿、毒蛇咬伤。

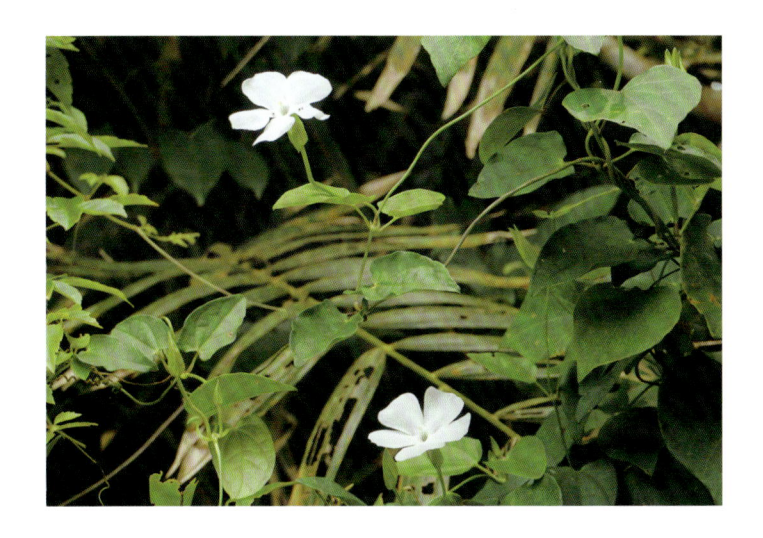

参考文献

[1] Chidambaranathan R S，Peeran S H. International Journal of Current Pharmaceutical Research，2015，7（4）：38.

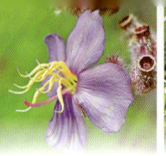

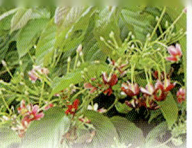

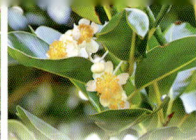

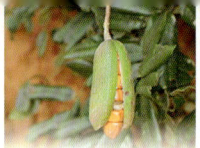

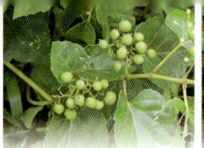

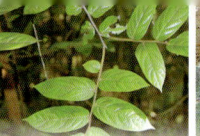

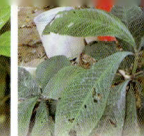

马缨丹

苗语 ov dai nguav [o:⁵³ tai⁴⁴ ŋwa:⁵³] 喔呆蒗（姐妹草）

【来源】马鞭草科马缨丹属植物，马缨丹 *Lantana camara* L.

【形态特征】直立或蔓性灌木。小枝呈四方形，有短柔毛，通常有短钩刺。单叶对生，叶片卵形至卵状长圆形，顶端急尖或渐尖，基部心形或楔形，边缘有钝齿，表面有粗糙的皱纹和短柔毛，背面有小刚毛，侧脉约5对。花序梗粗壮，长于叶柄；苞片披针形，外部有粗毛；花萼管状，膜质，顶端有极短的齿；花冠黄色、橙黄色、深红色。果圆球形，成熟时紫黑色。

【分布】原产于美洲热带地区，在热带地区均有分布。在我国，分布于台湾、福建、广东、广西、海南。在海南，分布于三亚、乐东、东方、陵水、万宁、儋州等。

【化学成分】

（1）挥发油：α-姜黄烯、β-石竹烯、石竹烯氧化物、桉油烯醇[1]等。

（2）三萜类化合物：camangeloyl acid、methylcamaralate、camaryolic acid[2]、camarolic acid、lantrigloylic acid、lantanilic acid、camarinic acid、熊果酸[3]、白桦脂酸、羽扇豆醇乙酸酯、3β-乙酰基齐墩果酸、野鸦椿酸、大豆皂醇E[4]、24-羟基马缨丹乙素、24-羟基马缨丹丁素、24-羟基马缨丹烯X、22β-齐墩果酸、3β-羟基马缨丹甲素、3β-羟基马缨丹乙素、22-羟基齐墩果酮酸[5]、lancamarolide、11α-hydroxy-3-oxours-12-en-28-oic acid[6]等。

（3）黄酮类化合物：槲皮素-3-*O*-β-D-葡萄糖苷、3,7-二甲氧基槲皮素、木樨草素-7-*O*-β-D-葡萄糖苷、5,6,7-三羟基-4′-甲氧基二氢黄酮、异野樱素[7]、异牡荆素、芹菜素7-*O*-β-半乳糖醛酸酐、木樨草素4′-*O*-β-葡萄糖苷、芹菜素7-*O*-β-葡萄糖苷、牡荆素[8]等。

（4）环烯醚萜类化合物：黄夹子苦苷、8-表马钱素、山栀子苷甲酯、lamiridoside[9]等。

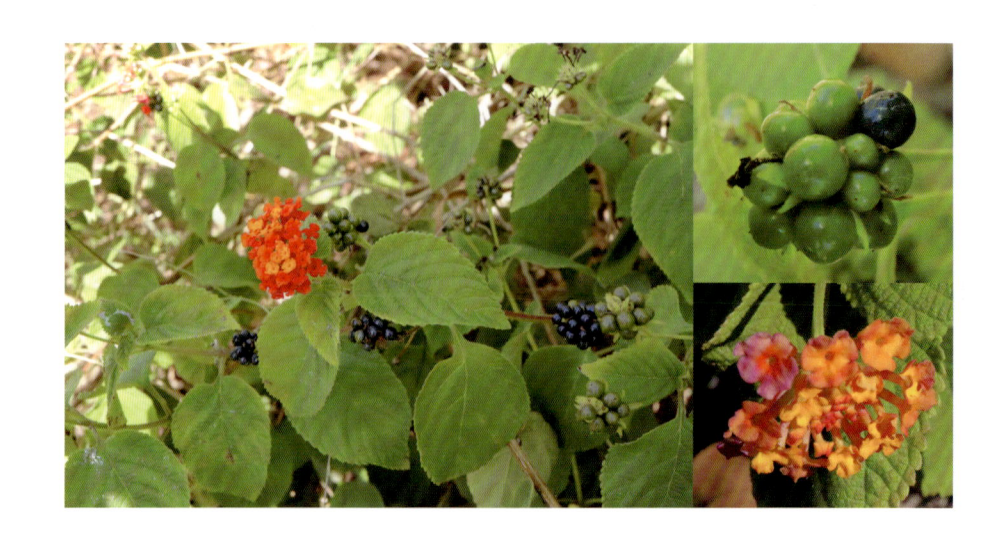

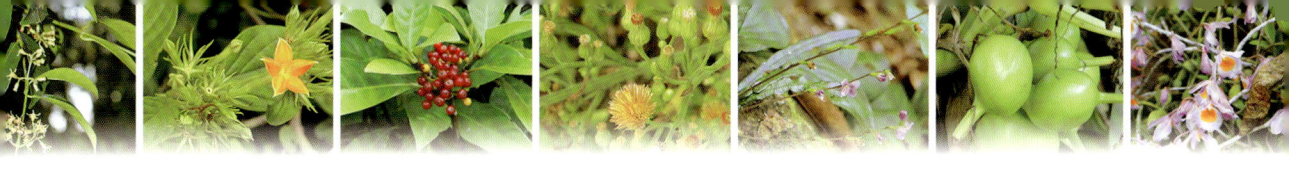

（5）寡糖类化合物：水苏糖、毛蕊花糖、毛蕊花四糖、马缨丹糖A、马缨丹糖B[10]等。

【药理活性】降血糖活性[5]、抗氧化活性[7]、保肝活性[8]、抗菌活性[10]、抗肿瘤活性[11]、抗寄生虫活性[12]、止泻活性[13]、抗焦虑活性[14]等。

【苗族民间应用】根入药，煮水，用于身体皮肤发痒。

参考文献

［1］韩萌，罗兰，袁忠林，等. 应用昆虫学报，2016，53（4）：874.

［2］Begum S，Wahab A，Siddiqui B S. Chemical & Pharmaceutical Bulletin，2003，51（2）：2000.

［3］Begum S，Zehra S，Siddiqui B，et al. Chemistry & Biodiversity，2008，5（9）：1856.

［4］陈柳生，王如意，周伟明. 中国药学杂志，2013，48（23）：1990.

［5］Abdjul D B，Yamazaki H，Maarisit W，et al. Phytochemistry，2017，144：106.

［6］Sabira B，Anjum A，Bina S S，et al. Chemistry & biodiversity，2015，12（9）：1435.

［7］陈柳生，周伟明，王如意，等. 中国实验方剂学杂志，2013，19（22）：100.

［8］Abou El-Kassem LT，Mohammed R S，El Souda SS，et al. Zeitschrift für Naturforschung C，2012，67（7-8）：381.

［9］潘文斗，大谷和弘. 药学学报，1992，7（7）：515.

［10］Patil S P，Kumbhar S T. Beni-Suef University Journal of Basic and Applied Sciences，2018，7（4）：511.

［11］Shamsee Z R，Al-Saffar A，Al-Shanon A F，et al. Molecular Biology Reports，2019，46（1）：381.

［12］Begum S，Ayub A，Zehra S Q，et al. Chemistry & Biodiversity，2014，11（5）：709.

［13］Tadesse E，Engidawork E，Nedi T，et al. BMC Complementary and Alternative Medicine，2017，17（1）：1.

［14］Kazmi I，Afzal M，Ali B，et al. Asian Pacific Journal of Tropical Medicine，2013，6（6）：433.

马鞭草

苗 语 mbaz sorngv nguav / max bens nguav ［ba³³ sɔŋ⁵³ ŋwa:⁵³ / ma:³¹ ʔbe:n³⁵ ŋwa:⁵³］葩送蒗/玛变蒗（吧冷草/马癫草）

【来源】马鞭草科马鞭草属植物，马鞭草 *Verbena officinalis* L.

【形态特征】多年生草本。茎上部四方形，近基部为圆形；节上有硬毛。叶常对生，卵圆形至倒卵形或长圆状披针形，基生叶的边缘常有粗锯齿和缺刻，茎生叶常3深裂，裂片边缘有不整齐锯齿，两面被硬毛。穗状花序顶生、腋生；花小，无柄，初时密集，果时

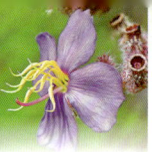

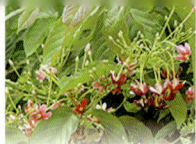

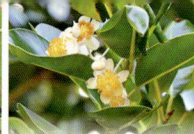

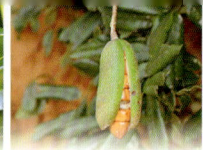

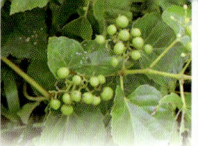

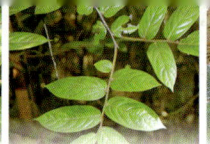

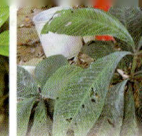

疏离；苞片稍短于花萼，具硬毛；花萼被硬毛，具 5 脉；花冠淡紫色、蓝色，外面有微毛，裂片 5。果长圆形，成熟时 4 瓣裂。

【分布】在温带、亚热带、热带地区有分布。在我国，分布于南北大多地区。在海南，分布于三亚、白沙、五指山、琼中、儋州、临高、澄迈、屯昌、琼海、文昌等。

【化学成分】

（1）挥发油：乙酸、芳樟醇、反-石竹烯、反-β-金合欢烯、律草烯、α-姜黄烯、十五烷、γ-芹子烯、β-没药烯、β-杜松烯[1]等。

（2）黄酮类化合物：香叶木素、8-羟基-柚皮素-4′-甲基醚、甘草素[2]、木樨草素、山柰酚、槲皮素、芹菜素、4′-羟基汉黄芩素[3]等。

（3）环烯醚萜类化合物：戟叶马鞭草苷[2]、macrophylloside、3′-acetylsweroside、三叶草苷、当药苦苷、龙胆苦苷[4]等。

（4）酚性化合物：二氢咖啡酸丙酯、2-(3,4-二羟基苯基)-乙醇乙酸酯[2]、异毛蕊花苷、阿克替苷、parvifloroside B、campneoside I[5]等。

（5）其他类化合物：2-羟基-3-甲氧基蒽醌[2]、十六酸甲酯、十六酸乙酯[5]等。

【药理活性】抗菌活性、抗氧化活性[6]、抗肿瘤活性[7]、调节免疫活性[8]、神经保护活性[9]、抗早孕活性[10]、镇咳活性、抗炎活性、祛痰活性[11]等。

【苗族民间应用】全草入药，配伍车前草煮水用于肾炎。

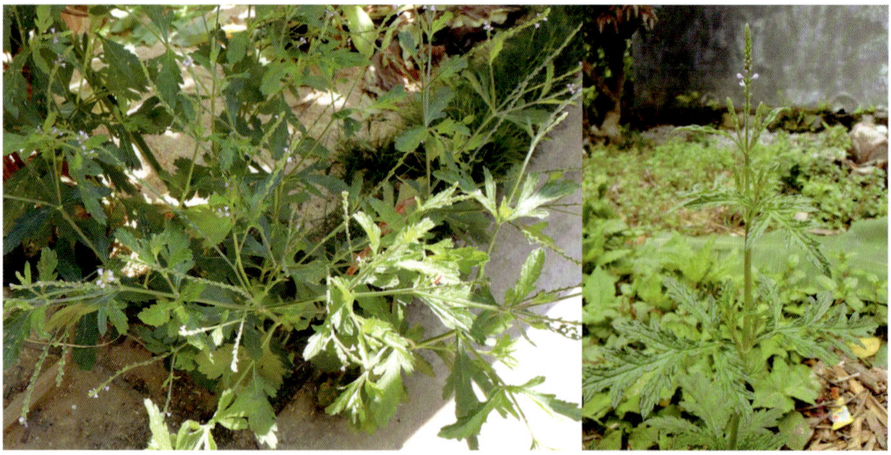

参考文献

[1] 杨再波. 理化检验（化学分册），2008, 44（6）：514.

[2] 马金华, 杨勇勋. 西南民族大学学报（自然科学版），2019, 45（6）：579.

[3] 陈改敏, 张建业, 张向沛, 等. 中药材，2006, 29（7）：677.

[4] 徐伟, 辛菲, 刘明, 等. 沈阳药科大学学报，2010, 27（10）：793.

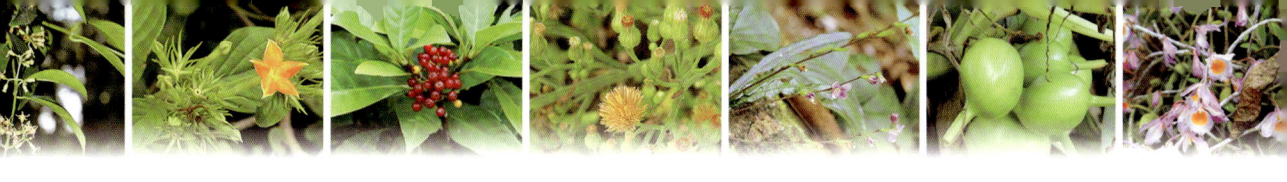

[5] 辛菲, 金艺淑, 沙沂, 等. 中国现代中药, 2008, 10（10）: 21.

[6] Casanova E, García-Mina J M, Calvo M I. Plant Foods for Human Nutrition, 2008, 63（3）: 93.

[7] 张立平, 徐昌芬. 现代预防医学, 2009, 36（8）: 1523.

[8] 王文佳, 王平, 俞琦, 等. 贵阳中医学院学报, 2008, 30（4）: 17.

[9] Lai S W, Yu M S, Yuen W H, et al. Neuropharmacology, 2006, 50（6）: 641.

[10] 欧宁, 王海琦, 袁红宇, 等. 中国药科大学学报, 1999, 30（3）: 209.

[11] 任非, 袁志芳, 段坤峰, 等. 中国药房, 2013, 24（31）: 2887.

蔓荆

苗语 naemv ziv forngs / nguaz nomz glunz ［nεm⁵³ tɕi⁵³ fɔŋ³⁵ / ŋwa³³ no:m³³ klun³³］ 恁指风 / 蒗秾坤（点指疯 / 草叶圆）

【来源】马鞭草科牡荆属植物，蔓荆 *Vitex trifolia* L.

【形态特征】灌木。小枝四棱形，密生细柔毛。通常三出复叶，偶有单叶；小叶片卵形、倒卵形或倒卵状长圆形，顶端钝或短尖，基部楔形，全缘，表面绿色，无毛或被微柔毛，背面密被灰白色绒毛；侧脉常8对；小叶无柄或有时中间小叶基部下延成短柄。圆锥花序顶生，花序梗密被灰白色绒毛；花萼钟形，顶端5浅裂，外面有绒毛；花冠淡紫色或蓝紫色，顶端5裂，二唇形，下唇中间裂片较大。核果近圆形，成熟时黑色；果萼宿存，外被灰白色绒毛。

【分布】在印度、越南、菲律宾、澳大利亚等有分布。在我国，分布于福建、台湾、广东、广西、云南、海南等。在海南，分布于三亚、万宁等。

【化学成分】

（1）二萜类化合物：vitetrifolins A~C、dihydrosolidagenone、abietatriene 3β-ol[1]、rotundifuran[1-2]、vitexilactone、vitetrifolins D~E、(*rel* 5*S*,6*R*,8*R*,9*R*,10*S*)-6-acetoxy-9-hydroxy-13(14)-labden-16,15-olide[2]等。

（2）三萜类化合物：乌苏酸、2α,3α-二羟基-12-烯-28-乌苏酸、白桦酸、蒲公英赛醇、2α,3β,19-三羟基-12-烯-28-乌苏酸[3]、齐墩果酸[4]等。

（3）黄酮类化合物：槲皮素、芹菜素[4]、木樨草素[4,7]、5-羟基-3,7,3′,4′-四甲氧基黄酮[5]、3,6,7-三甲基槲皮万寿菊素、紫花牡荆素[6]、蔓荆子黄素[7]等。

（4）酚性化合物：对羟基苯甲酸乙酯、3,4-二羟基苯甲酸[4]、香草酸、对羟基苯甲酸[4-5]等。

（5）苯丙素类化合物：咖啡酸、顺式对羟基肉桂酸乙酯、反式对羟基肉桂酸乙酯[4]等。

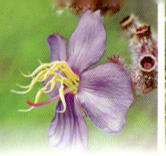

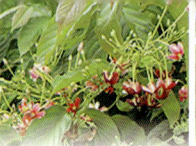

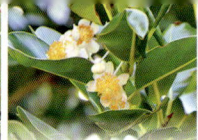

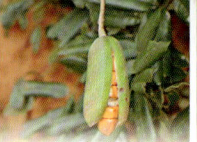

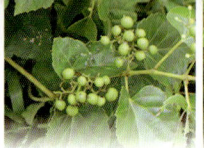

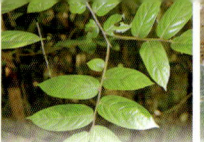

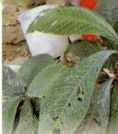

（6）木脂素类化合物：去四氢铁杉脂素[7]等。

（7）甾体类化合物：β-谷甾醇、3β-羟基-5α,8α-过氧化麦角甾-6,22-二烯[5]等。

（8）醌类化合物：大黄素甲醚、大黄素、大黄酚[7]等。

（9）其他类化合物：软脂酸[4]、10-甲基二十烷[5]、正三十三烷、黄荆胺A[7]等。

【药理活性】降血糖活性[5]、抗炎活性[8]、抗氧化活性[9]、解热活性[10]、抗肿瘤活性[11]等。

【苗族民间应用】枝叶入药，煮水用于感冒。

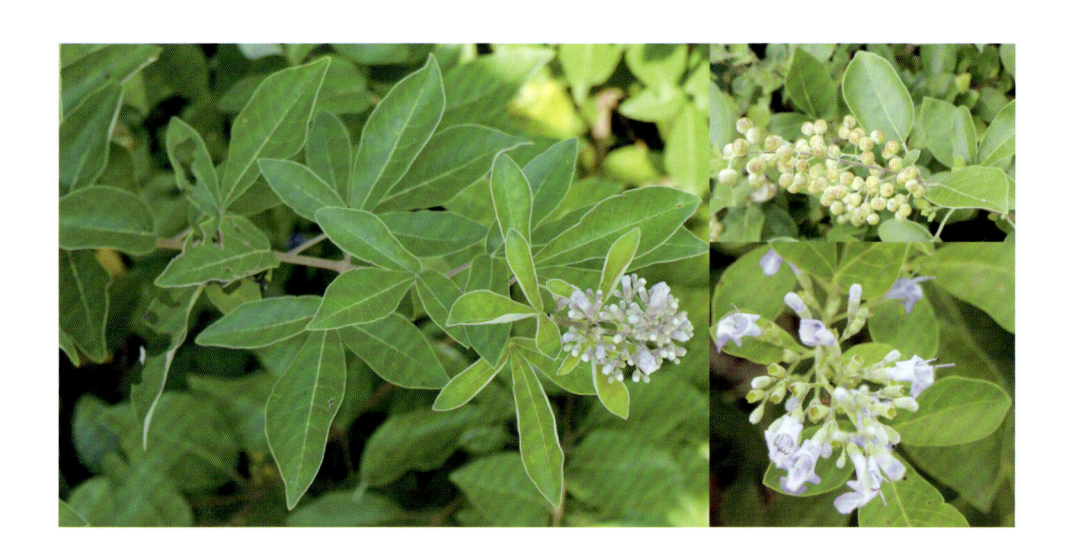

参考文献

[1] Ono M, Sawamura H, Ito Y, et al. Phytochemistry, 2000, 55（8）：873.

[2] Li W X, Cui C B, Cai B, et al. Journal of Asian Natural Products Research, 2005, 7（2）：95.

[3] 陈永胜, 谢捷明, 姚宏, 等. 中药材, 2010, 33（6）：908.

[4] 陈永胜, 林小燕, 钟林静, 等. 天然产物研究与开发, 2011, 23（6）：1011.

[5] 吕晓发, 温炳钦, 陈靖湄, 等. 广东药科大学学报, 2021, 37（4）：17.

[6] 曾宪仪, 方乍浦, 吴永忠, 等. 中国中药杂志, 1996, 21（3）：167.

[7] 闫利华, 徐丽珍, 林佳, 等. 中草药, 2009, 40（4）：531.

[8] Matsui M, Adib-Conquy M, Coste A, et al. Journal of Ethnopharmacology, 2012, 143（1）：24.

[9] 马艳妮, 刘红燕. 山东中医杂志, 2014, 33（8）：670.

[10] 隋在云, 王爱洁. 中药药理与临床, 2007, 23（5）：138.

[11] 曹晓诚, 肖立红, 肖荞, 等. 中草药, 2014, 45（9）：1284.

黄荆

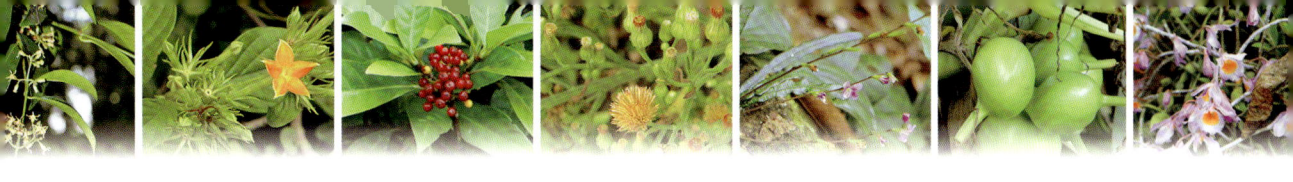

苗 语 nguaz nomz ndaov [ŋwa³³ no:m³³ da:u⁵³] 蔴秾套（草叶长）

【来源】 马鞭草科牡荆属植物，黄荆 *Vitex negundo* L.

【形态特征】 灌木或小乔木。小枝四棱形，密生灰白色绒毛。掌状复叶，小叶常5；小叶片长圆状披针形至披针形，顶端渐尖，基部楔形，全缘或具少数粗锯齿，表面绿色，背面密生灰白色绒毛；中间小叶最大，两侧小叶逐渐变小；中间3小叶具柄，外侧的2片小叶无柄或近于无柄。聚伞花序排成圆锥花序，顶生，花序梗密生灰白色绒毛；花萼钟状，宿存，顶端有5裂齿，外被灰白色绒毛；花冠淡紫色，外被微柔毛，顶端5裂，二唇形。核果近球形。

【分布】 在东南亚、非洲东部有分布。在我国，主要分布于长江以南各地区。在海南，分布于三亚、乐东、东方、五指山、保亭、万宁、澄迈等。

【化学成分】

（1）木脂素类化合物：negundins A~B、(+)-diasyringaresinol、vitrofolals E~F[1]等。

（2）二萜类化合物：9-*epi*-vitexnegundin、8,13-diepi-manoyl oxide、8-*epi*-sclareol、sclareol、9,13-epoxy-labd-14-ene、vitedoin B[2]等。

（3）黄酮类化合物：荭草素、异荭草素、牡荆苷[3]等。

（4）三萜类化合物：2β,3α-diacetoxyoleana-5,12-dien-28-oic acid、3β-acetoxyolean-12-en-27-oic acid、2α,3β-diacetoxy-18-hydroxyoleana-5,12-dien-28-oic acid、2β,3α-dihydroxyoleana-5,12-dien-28-oic acid[4]等。

（5）其他类化合物：argyol、predicularis-lactone[2]、vitedoamine A[3]等。

【药理活性】 酶抑制活性[1]、抗炎活性[4-5]、镇痛活性[5]、抗菌活性[6]、抗肿瘤活性[7]等。

【苗族民间应用】 枝叶入药，用于解热。

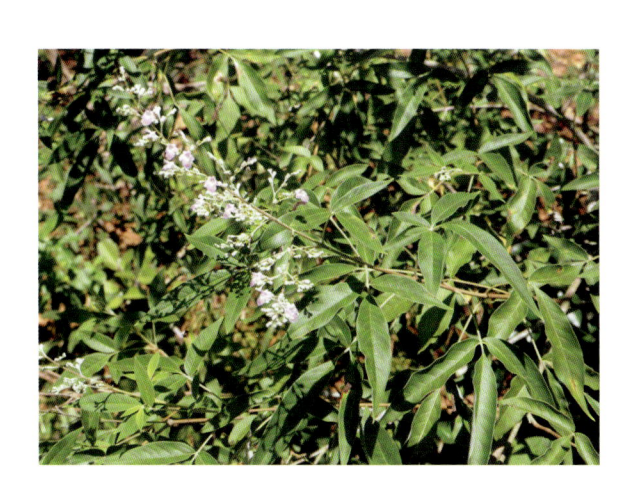

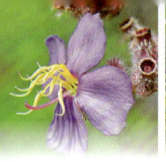

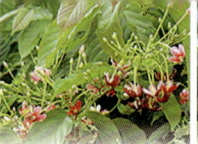

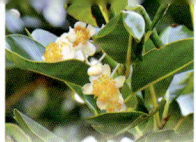

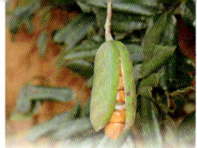

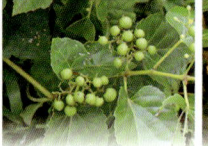

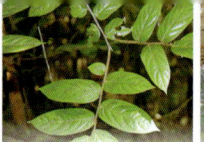

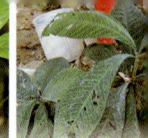

参考文献

[1] Malik A, Anis I, Khan S B, et al. Chemical & Pharmaceutical Bulletin, 2004, 52（11）: 1269.

[2] Trung N T, Nguyen T P, Vo V G, et al. Journal of Saudi Chemical Society, 2021, 25（8）: 101298.

[3] 李妍岚, 曾光尧, 周美辰, 等. 中南药学, 2009, 7（1）: 24.

[4] Chawla A S, Sharma A K, Handa S S, et al. Journal of Natural Products, 1992, 55（2）: 163.

[5] 孔靖, 冯学珍, 陈君, 等. 内蒙古中医药, 2010, 29（22）: 34.

[6] 熊彪, 周毅峰, 李健, 等. 湖北农业科学, 2006, 45（6）: 741.

[7] 莫清华, 周应军, 向红琳, 等. 湖南师范大学学报: 医学版, 2008, 5（1）: 14.

牡荆

苗语 ngux ziv forngs [ŋu³¹ tɕi⁵³ fɔŋ³⁵] 五指疯（五指疯）

【来源】马鞭草科牡荆属植物，牡荆 *Vitex negundo* var. *cannabifolia* (Sieb. et Zucc.) Hand.-Mazz.

【形态特征】灌木或小乔木。小枝四棱形。叶对生，掌状复叶，小叶5枚，少有3枚；小叶片披针形或椭圆状披针形，顶端渐尖，基部楔形，边缘有粗锯齿，表面绿色，背面淡绿色，常被柔毛。圆锥花序顶生；花冠淡紫色。果实近球形，黑色。

【分布】在日本有分布。在我国，分布于大部分地区。在海南，分布于乐东等地。

【化学成分】

（1）二萜类化合物：牡荆内酯、15-羟基脱氢松香酸、(3S,5S,8R,9R,10S)-3-乙酰氧基-14,15,16-三降-13,9-半日花烷交酯[1]等。

（2）三萜类化合物：白桦酸[1]、熊果酸[1,3]、2α,3α,24-三羟基乌苏烷-12-烯-28-酸[3]等。

（3）黄酮类化合物：北美草素-7-甲醚、金合欢素、8-羟基-5,7,3',4'-四甲氧基黄酮[1]、紫花牡荆素、5-羟基-6,7,3',4'-四甲氧基黄酮[1-3]、5,4'-二羟基-6,7,8,3'-四甲氧基黄酮[2]、7,4'-二羟基黄酮、刺芒柄花素[3]、芹菜素[3,4]、槲皮素、5,4'-二羟基-3,6,7-三甲氧基黄酮[4]、木樨草素-4'-O-(6″-O-对羟基苯甲酰基)-β-D-葡萄糖苷、木樨草素-7-O-β-D-葡萄糖苷[5]等。

（4）木脂素类化合物：6-羟基-4β-(4-羟基-3-甲氧基苯基)-3α-羟甲基-5-甲氧基-3,4-二氢-2-萘醛、泡桐素、芝麻素[1]、6-羟基-4β-(4-羟基-3-甲氧基苯基)-3α-羟甲基-7-甲氧基-3,4-二氢-2-萘醛、异落叶松脂素[1-3]、去四氢铁杉脂素[2]等。

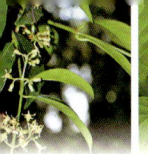

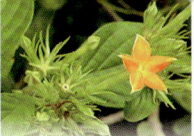

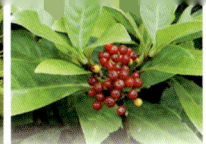

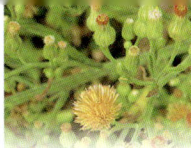

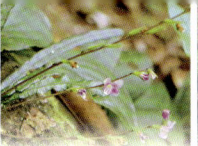

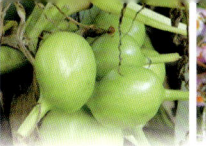

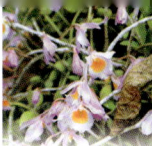

（5）苯丙素类化合物：对羟基肉桂酸、对甲氧基肉桂醛[1]、灰毡毛忍冬素F、1,4-二羟基（3R,5R)-二咖啡酰氧基环己甲酸甲酯[4]等。

（6）酚性化合物：对羟基苯甲醛、香草醛[1]、对羟基苯甲酸[1, 3-4]、对羟基苯甲酸乙酯[2]等。

（7）其他类化合物：β-谷甾醇[1, 4]、胡萝卜苷、caryolandiol、椒二醇[4]等。

【药理活性】抗氧化活性[6]、抗菌活性[7]、抗炎活性[8]、抗肿瘤活性[9]、止咳平喘活性[10]、降血脂活性[11]等。

【苗族民间应用】枝叶煮水，用于感冒。

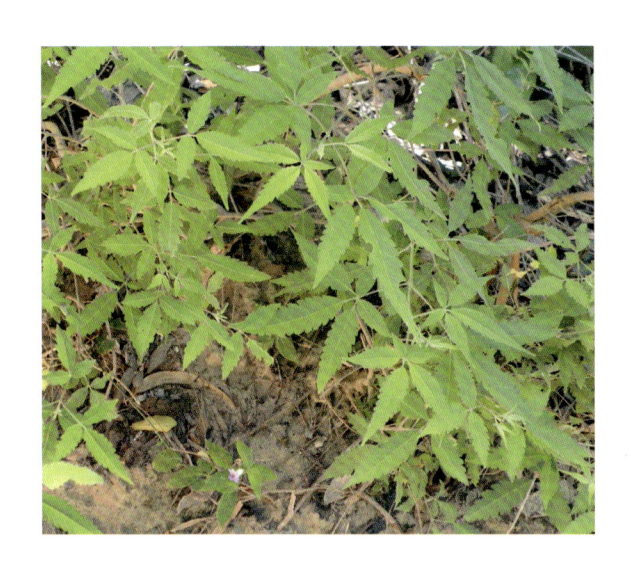

参考文献

[1] 徐金龙. 第二军医大学硕士学位论文，2012.

[2] 宋妍，杨雪，葛红娟，等. 中国实验方剂学杂志，2014，20（19）：116.

[3] 顾湘，杨雪，葛红娟，等. 西北药学杂志，2015，30（2）：114.

[4] 李曼曼，黄正，霍会霞，等. 世界科学技术－中医药现代化，2015，17（3）：578.

[5] 李曼曼，李月婷，黄正，等. 中草药，2015，46（12）：1723.

[6] 黄琼，黎贵卿，陈海燕，等. 食品科技，2010，35（3）：182.

[7] 凌玮玮，张正竹，凌铁军，等. 食品工业科技，2010，31（12）：75.

[8] 王红英，王瑾，马文卓，等. 西北药学杂志，2017，32（3）：326.

[9] 黄灵，顾钧，陆建华，等. 肿瘤，2017，37（12）：1289.

[10] 黄敬耀，徐彭，朱家谷，等. 江西中医学院学报，2002，14（4）：13.

[11] 罗其富，周弟先，朱炳阳，等. 中成药，2005，27（3）：60.

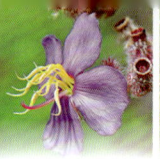

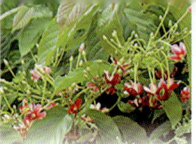

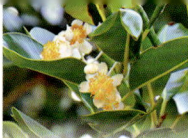

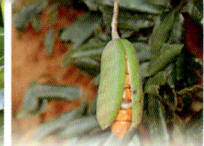

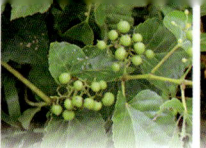

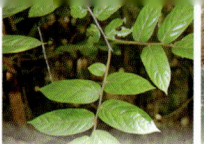

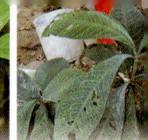

赪桐

苗语 qiais qio diq [gjai³⁵ gjo:⁴⁴ ti:¹¹] 苒哟滴（菜篱红）

【**来源**】马鞭草科赪桐属植物，赪桐 *Clerodendrum japonicum* (Thunb.) Sweet

【**形态特征**】灌木。老枝近于无毛或被短柔毛；小枝四棱形；叶柄间密被长柔毛。叶对生，圆心形，顶端尖或渐尖，基部心形，边缘有疏齿，表面被疏毛，背面密被锈黄色腺体；叶面脉基部密被锈褐色柔毛，背面脉上有疏柔毛；叶柄具密的锈色柔毛。大型圆锥花序由二歧聚伞花序组成，顶生；苞片宽卵形、各种披针形；小苞片线形；花萼红色，外面疏被短柔毛，散生腺体，深 5 裂，裂片卵形或卵状披针形，外面有 1~3 条细脉，脉上具短柔毛；花冠红色，偶有白色，花冠管外面具微毛，顶端 5 裂，裂片长圆形。果实椭圆状球形，幼时绿色，熟后蓝黑色，常分裂成 2~4 个分核，宿存萼增大，初包被果实，后向外反折呈星状。种子长圆形。

【**分布**】在印度、孟加拉国、不丹、中南半岛、马来西亚、日本有分布。在我国，分布于东南、华南、西南等地区。在海南，分布于三亚、乐东、东方、昌江、白沙、五指山、保亭、陵水、万宁、儋州、澄迈、屯昌、琼海、文昌等。

【**化学成分**】

（1）甾体类化合物：β-谷甾醇、胡萝卜苷、粗毛豚草素、豆甾-4-烯-6β-醇-3-酮[1]等。

（2）黄酮类化合物：芹菜素、8-methoxy-5,7,3′,4′-tetrahydroxyflavone、芹菜素-7-*O*-β-D-葡萄糖苷[1]等。

（3）生物碱类化合物：japonicum cyclic pentapeptide A、japonicum cyclic pentapeptide B、hydroxyhomodestruxin B、hydroxydestruxin B、细胞松弛素 O[2]等。

（4）木脂素类化合物：7α-hydroxy syringaresinol、(−)-桉皮树脂醇、(−)-丁香树脂醇[2]等。

（5）苯丙素类化合物：咖啡酸乙酯[1]、马蒂罗苷、2″-*O*-乙酰基马蒂罗苷、单乙酰基马蒂罗苷、赪桐苷 A、反式-对羟基肉桂酸、顺式-对羟基肉桂酸[2]等。

（6）酚性化合物：4,6-二对羟基苯乙酰基-D-葡萄糖、2-甲氧基对苯酚-4-β-D-吡喃葡萄糖苷、4-羟基-2-甲基氧苯甲酸甲酯[1]、3,4-二羟基苯甲醛、对羟基苯乙醇、对羟基苯甲酸、对羟基苯甲醛[2]等。

（7）其他类化合物：木栓酮、6-methoxycoumarin、十六碳酸、连翘环己醇酮[1]、9-*epi*-blumenol B、(6*R*,9*S*)-3-oxo-α-ionol、(−)-去氢催吐萝芙叶醇、megastigm-5-en-3,9-diol、(2*R*)-butylitaconic acid、5-羟甲基糠醛、富马酸[2]等。

【**药理活性**】抗炎活性[3-4]、抗补体活性[5]、抗菌活性[6]、抗氧化活性[7]等。

【**苗族民间应用**】根、叶入药，煮水用于咙沙哑；配伍其他药源捣烂外敷用于乳腺癌；叶入药，用于关节痛。

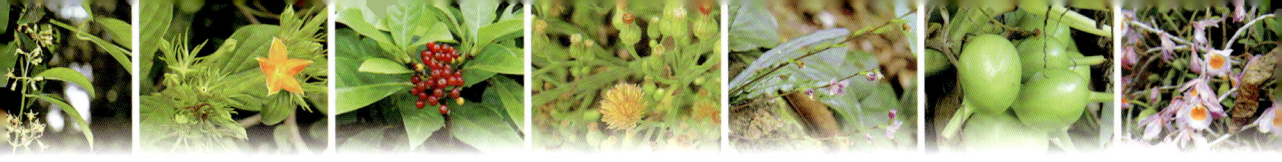

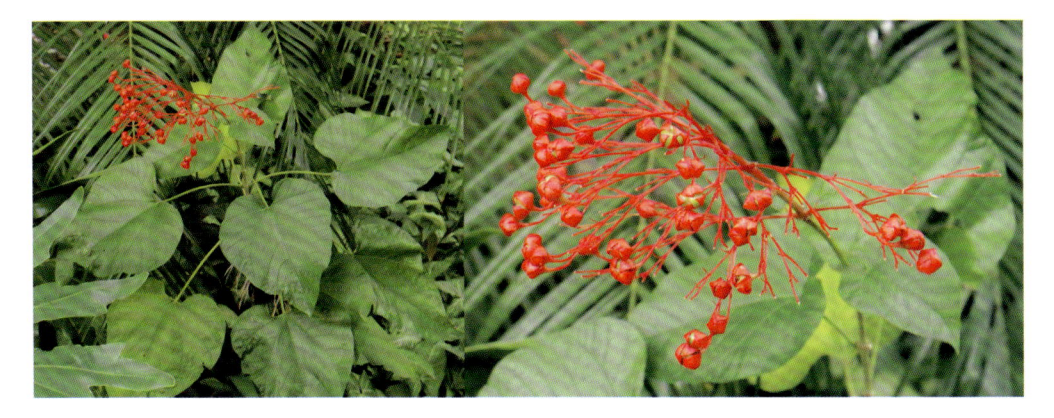

参考文献

［1］尚冀宁. 兰州大学硕士学位论文，2010.
［2］张树琳. 广西师范大学硕士学位论文，2018.
［3］陈俊，唐云丽，梁洁，等. 广西中医药大学学报，2013，16（2）：11.
［4］唐云丽，刘君君，谢海玉，等. 中华中医药杂志，2020，35（8）：4135.
［5］焦杨，邹录惠，邱莉，等. 中国药科大学学报，2016，47（4）：469.
［6］罗泽萍，潘立卫，李丽. 南方农业学报，2019，50（12）：2778.
［7］黄丽华，陈诗敏，陈刚. 农业与技术，2020，40（11）：29.

海南赪桐

苗 语 nguaz nomz ngiouz / nguaz nomz ndaov [ŋwa³³ no:m³³ njou³³ / ŋwa³³no:m³³ da:u⁵³] 蒜秾油 / 蒜秾套（草叶柔 / 草叶长）

【来源】马鞭草科赪桐属植物，海南赪桐 *Clerodendrum hainanense* Hand.–Mazz.

【形态特征】灌木。幼枝略四棱形，绿色，疏被细毛或近无毛；老枝圆柱形，淡黄褐色或灰白色，光滑无毛，具皮孔。叶片膜质至薄纸质，倒卵状披针形、倒披针形或狭椭圆形，顶端短尾尖，基部狭楔形或楔形，全缘，两面无毛，背面密被淡黄色小腺点；侧脉6~11对；叶柄具沟。圆锥状聚伞花序，常顶生，主轴上有分枝3~6，每聚伞花序有花3~7朵；小苞片线形或钻形；花萼裂片三角状披针形，紫红色或淡红色；花冠白色，花冠管细长，裂片倒卵形，外被细毛和腺点。果实球形，成熟时紫色。

【分布】在我国，分布于海南、广西、广东。在海南，分布于乐东、东方、白沙等。

【苗族民间应用】茎叶入药，用于内伤。

大青

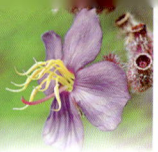

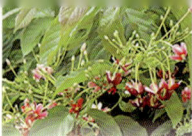

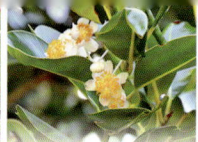

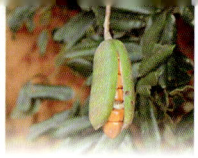

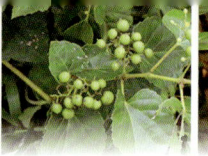

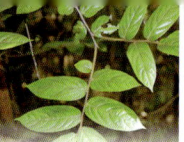

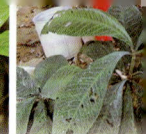

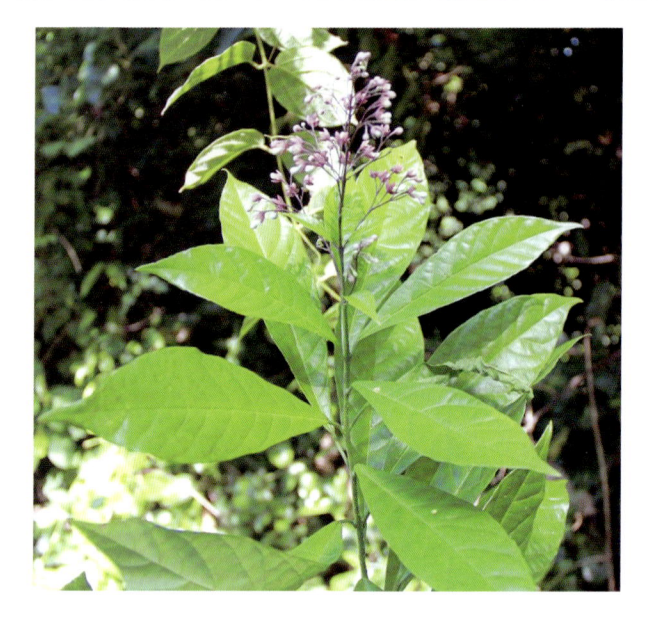

苗语 dhang mayv mengs [ʔdaŋ⁴⁴ ma:i⁵³ me:ŋ³⁵] 当卖萌（笃卖青）

【来源】马鞭草科赪桐属植物，大青 *Clerodendrum cyrtophyllum* Turcz.

【形态特征】灌木或小乔木。幼枝被短柔毛，枝黄褐色。叶对生，纸质，形状变化较大，顶端渐尖或急尖，基部圆形或宽楔形，通常全缘，两面无毛或沿脉疏生短柔毛，背面常有腺点；侧脉 6~10 对。聚伞花序，生于枝顶或腋生；苞片线形；萼杯状，外面被黄褐色短绒毛，顶端 5 裂，裂片三角状卵形，宿存，果熟后宿萼为红色；花冠白色，有香味，花冠管细长，顶端 5 裂，裂片卵形。果实球形或倒卵形，绿色，成熟时蓝紫色。

【分布】在朝鲜、越南和马来西亚有分布。在我国，分布于华东地区、中南地区、华南地区、云南、贵州。在海南，分布于三亚、乐东、东方、昌江、白沙、五指山、保亭、陵水、万宁、琼中、儋州、澄迈、琼海、文昌、海口等。

【化学成分】

（1）黄酮类化合物：3'-甲氧基蓟黄素、滨蓟素、3'-甲氧基蓟黄素-4'-葡糖苷[1]等。

（2）甾体类化合物：22-脱氢赪桐甾醇 3β-*O*-β-D-葡糖苷[1, 3]、β-谷甾醇[2-3]、stigmasta-5,22,25-trien-7-on-3β-ol、stigmasta-5,22-dien-3β-ol、22-dehydroclerosterol[3]等。

（3）生物碱类化合物：clerodendiods A~B[4]等。

（4）环烯醚萜类化合物：栀子苷、哈巴苷、哈巴俄苷[4]等。

（5）酚性化合物：类叶升麻苷、darendoside B、对羟基苯乙醇-β-D-葡萄糖苷、苯乙

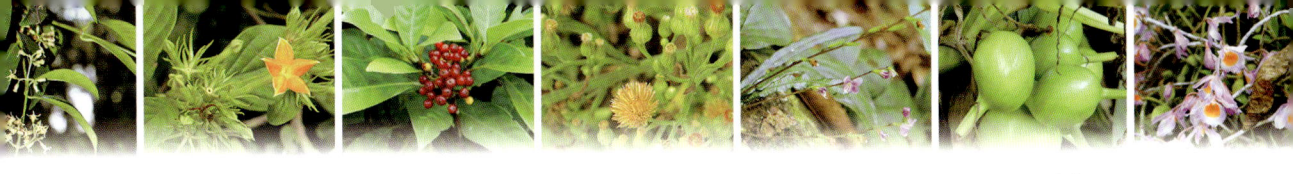

醇-β-D-葡萄糖苷、4-羟基-2,6-二甲氧基苯基-β-D-葡萄糖苷、香草酸、没食子酸[2]、martynoside、sequinoside K、diacetylmartynoside[4]等。

（6）木脂素类化合物：syringaresinol-4′-O-β-D-glucopyranoside、连翘苷[2]等。

（7）其他类化合物：琥珀酸、甘露醇、腺苷[2]等。

【药理活性】抗氧化活性[1]、抗肿瘤活性[3]、抗炎活性[5]等。

【苗族民间应用】叶入药，煮水用于感冒、甲肝。

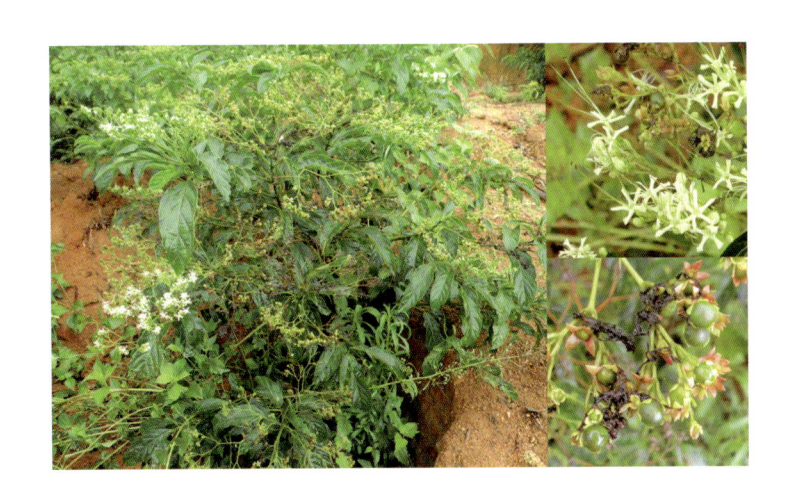

参考文献

[1] 周婧. 海南大学硕士学位论文, 2014.

[2] 李艳. 沈阳药科大学硕士学位论文, 2008.

[3] Wang P, Guo F, Tan J, et al. Chemistry of Natural Compounds, 2012, 48（4）: 594.

[4] Wang P, Sun L, Tan J, et al. Fitoterapia, 2012, 83（8）: 1494.

[5] Nguyen T H, Nachtergael A, Nguyen T M, et al. Journal of Ethnopharmacology, 2020, 254: 112739.

臭牡丹

【苗语】qiais qioc bec [gjai³⁵ gjo:⁴² ʔbe:⁴²] 苒哟呗（菜篱白）

【来源】马鞭草科赪桐属植物，臭牡丹 *Clerodendrum bungei* Steud.

【形态特征】灌木。植株有臭味；花序轴、叶柄密被褐色、黄褐色或紫色的柔毛；小枝近圆形；皮孔明显。叶对生，纸质，宽卵形或卵形，顶端尖或渐尖，基部宽楔形、截形或心形，边缘具锯齿，两面常疏生短柔毛，背面散生腺点，基部脉腋有腺体；侧脉4~6对。

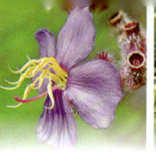

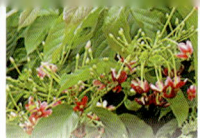

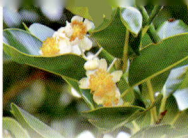

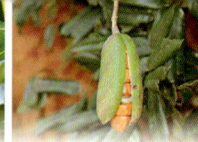

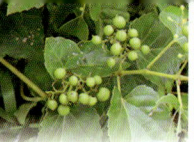

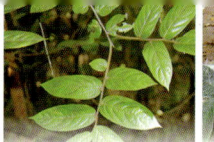

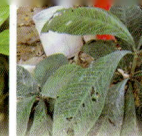

聚伞花序，密集顶生；苞片叶状，披针形或卵状披针形；小苞片披针形；花萼钟状，被短柔毛及腺体，萼齿三角形或狭三角形；花冠淡红色、红色或紫红色，裂片倒卵形。核果近球形，熟后为蓝黑色。

【分布】在印度、越南、马来西亚有分布。在我国，广泛分布于华北、西北、西南、东南、华南等地区。在海南，分布于昌江、保亭、澄迈等。

【化学成分】

（1）三萜类化合物：羊毛甾二烯醇、3-表粘霉醇[1]、木栓酮[2]、蒲公英萜醇[2-3]、算盘子酮、算盘子醇酮、算盘子二醇[3]、赪桐酮、α-香树脂醇[4]、白桦脂酸[5]等。

（2）二萜类化合物：bungones A~B[6]、3,12-O-β-D-diglucopyranosyl-11,16-dihydroxyabieta-8,11,13-triene、uncinatone、teuvincenone F[7]、16-O-β-D-glucopyranosyl-3β-20-epoxy-3-hydroxyabieta-8,11,13-triene[8]、bungnate A、bungnate B、villosin C、19-hydroxyteuvincenone F、12-O-β-D-glucopyranosyl-3,11,16-trihydroxy-abieta-8,11,13-triene[9]等。

（3）苯乙醇苷类化合物：毛蕊花糖苷[5]、bunginoside A、acetylmartynosides A~B、verbascoside、martynoside、darendosides A~B[9]、cistanosides C~D、leucosceptoside A、campneosides I~II、cistanoside F[10]等。

（4）黄酮类化合物：5,7,4′-三羟基黄酮[5]、柚皮素-7-芸香糖苷、香蜂草苷、芹菜素[11]等。

（5）甾体类化合物：赪桐甾醇[2,5]、β-谷甾醇[3]、臭牡丹甾醇[4]、赪桐甾醇3-O-β-D-吡喃葡萄糖苷[5]等。

（6）其他类化合物：cleroindicin A、cleroindicin E、cleroindicin F[5]、茴香酸、香草酸、麦芽醇[12]、clerobungin A、(+)-rengyolone、cleroindicin E[13]等。

【药理活性】抗肿瘤活性[7]、镇静催眠活性[14]、局部麻醉活性[15]、镇痛活性、抗炎活性、抗过敏活性[16]、抗补体活性[17]、抗菌活性[18]、降血糖活性[19]等。

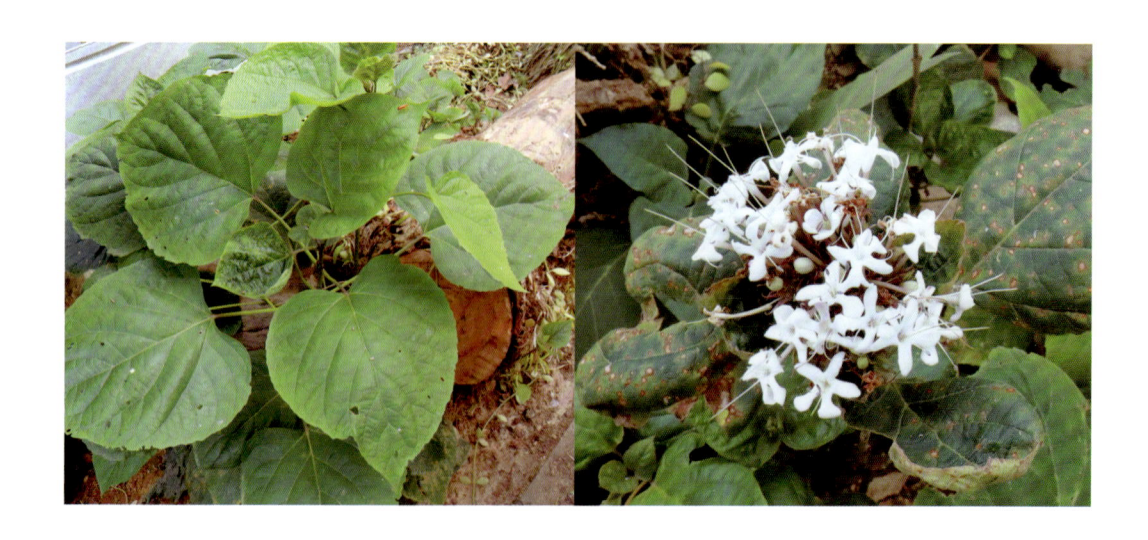

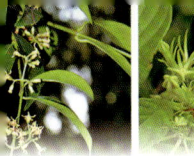

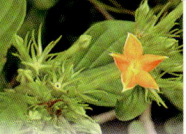

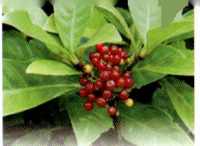

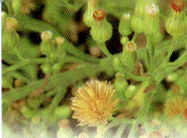

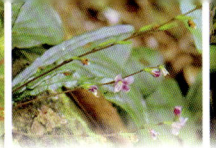

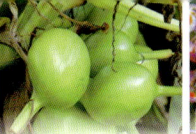

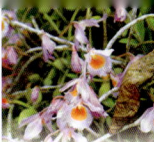

【苗族民间应用】茎入药，泡酒或煮水用于风湿。

参考文献

[1] 阮金兰，林一文，蒋壬生. 同济医科大学学报，1992，21（2）：129.
[2] 阮金兰，傅长汉. 中草药，1997，28（7）：395.
[3] 高黎明，魏小梅，何仰清. 中国中药杂志，2003，28（11）：49.
[4] 董晓萍，乔蓉霞，郭力，等. 天然产物研究与开发，1999，11（5）：8.
[5] Yang H，Hou A J，Mei S X，et al. Journal of Asian Natural Products Research，2002，4（3）：165.
[6] Fan T，Min Z，Iinuma M. Chemical & Pharmaceutical Bulletin，1999，47（12）：1797.
[7] Liu S S，Zhu H L，Zhang S W，et al. Journal of Natural Products，2008，71（5）：755.
[8] Sun L，Wang Z Z，Ding G，et al. Phytochemistry Letters，2014，7：221.
[9] Liu Q，Hu H J，Li P F，et al. Phytochemistry，2014，103：196.
[10] 李友宾，李军，李萍，等. 药学学报，2005，40（8）：722.
[11] 闫海燕. 西北师范大学硕士学位论文，2006.
[12] 周沛椿，庞祖焕，郝惠峰，等. 植物学报，1982，24（6）：564.
[13] Zhu H C，Huan L J，Chen C M，et al. Tetrahedron Letters，2014，55（14）：2277.
[14] 刘建新，叶和杨，连其深，等. 赣南医学院学报，2001，21（3）：241.
[15] 刘建新，周青，连其深，等. 赣南医学院学报，2001，21（4）：366.
[16] 周红林，刘建新，周俐，等. 中国新药杂志，2006，15（23）：2027.
[17] Kim S K，Cho S B，Moon H I. Phytotherapy Research，2010，24（11）：1720.
[18] 林娜，魏琴，谷玉兰，等. 宜宾学院学报，2011，11（6）：96.
[19] 黄小龙，方良子，舒骏，等. 中华中医药杂志，2020，35（6）：3178.

长叶紫珠

【苗 语】nzip ngueic cunq [dzip⁴⁴ ŋwei⁴² tshun¹¹] 积媚蠢（闭眼芽）
【来源】马鞭草科紫珠属植物，长叶紫珠 *Callicarpa longifolia* Lam.
【形态特征】灌木。小枝稍四棱形，被黄褐色绒毛。叶片长椭圆形，顶端尖或尾状尖，基部楔形或下延成狭楔形，边缘有尖齿，表面无毛，背面有黄褐色毛和黄色腺点；侧脉10~12对，主脉和侧脉在背面明显隆起；叶柄被黄褐色绒毛。聚伞花序，4~5次分歧；花序梗纤细，被黄褐色绒毛；花萼杯状，被灰白色细毛，近截形或波状；花冠紫色，稍被细毛。果实球形，被毛。
【分布】在印度尼西亚、菲律宾、马来西亚、越南、缅甸、印度等有分布。在我国，分布

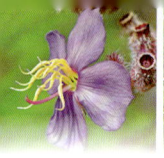

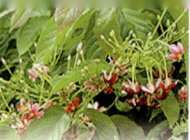

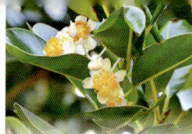

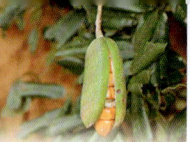

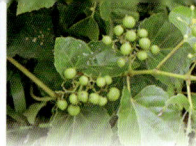

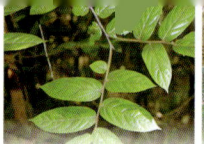

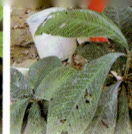

于台湾、广东、云南、海南等。在海南，分布于三亚、乐东、昌江、白沙、五指山、保亭、万宁、琼中、儋州、澄迈、屯昌等。

【苗族民间应用】茎叶入药，用于外伤消炎，也可作凉茶。

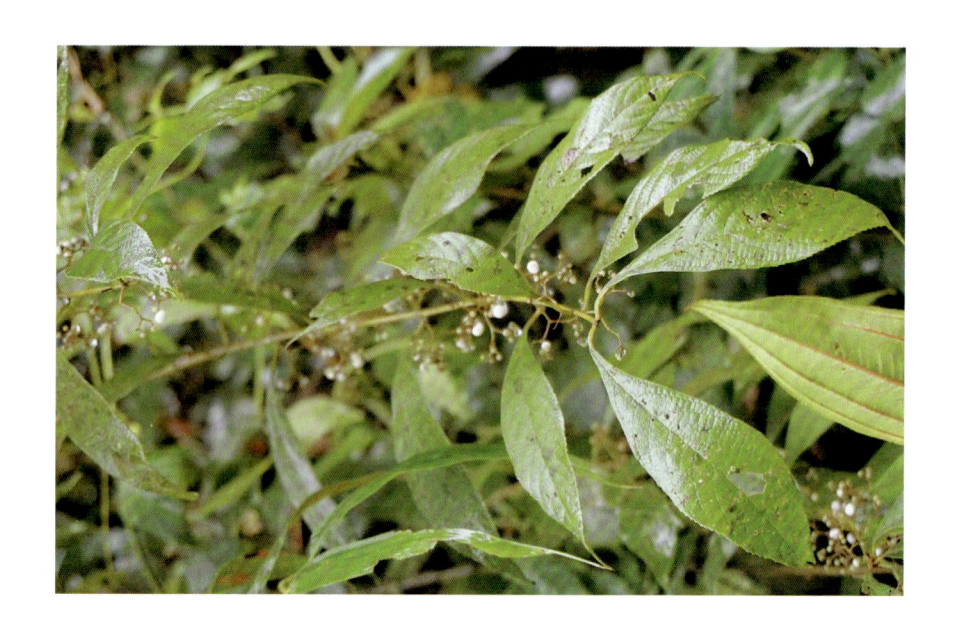

尖尾枫

苗语 dhyuv vat loq [ʔdi:u^{53} vat^{44} lo:^{11}] 丢呕芦（酒摇大）

【来源】马鞭草科紫珠属植物，尖尾枫 *Callicarpa longissima* (Hemsl.) Merr.

【形态特征】灌木或小乔木。小枝紫褐色，四棱形，幼嫩部分稍被毛，节上有毛环。叶披针形或椭圆状披针形，顶端尖锐，基部楔形，上面仅主脉和侧脉有毛，下面无毛，有黄色腺点，边缘有小齿或全缘；侧脉12~20对。花序被毛，5~7次分歧，花小而密集；花萼无毛，有腺点，萼齿波状或近截平；花冠淡紫色，无毛。果实扁球形，无毛，有腺点。

【分布】在越南有分布。在我国，分布于台湾、福建、江西、广东、广西、四川、海南等。在海南，分布于乐东、东方、白沙、保亭、陵水等。

【化学成分】

（1）二萜类化合物：callilongisins A~D、3-oxoanticopalic acid[1]、*seco*-hinokiol[2]、andrographlide、neoandrographlide、longissimoside E[3-4]等。

（2）三萜类化合物：乌苏酸[1-3]、乌发醇、高根二醇[2]、齐墩果酸、野鸦椿酸、山楂酸[2-3]、2α,3α-dihydroxy-urs-12-en-28-oic acid[3]等。

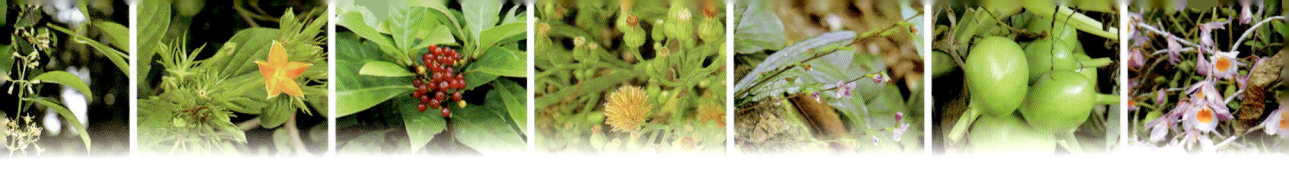

（3）苯丙素类化合物：longissimosides A~D、orobanchoside、leucosceptoside A、isocampneoside Ⅱ、methyl caffeate、forsythoside B、alyssonoside、poliumoside、peiioside A[3-4]等。

（4）木脂素类化合物：lappaol F、isolappaol A、lappaol E、matairesinol、arctigan A[3]等。

（5）黄酮类化合物：5-hydroxy-3,6,7,4′-tetramethoxyflavone、artemetin[1]、金合欢素[2]、芹菜素、luteolin-7-*O*-β-D-glucopyranoside[3]等。

（6）甾体类化合物：β-谷甾醇[2]、胡萝卜苷[2-3]、豆甾醇[3]等。

【药理活性】抗炎活性[1]、抗补体活性[5]、美白活性[6]等。

【苗族民间应用】茎叶入药，煮水洗，用于外伤消炎。

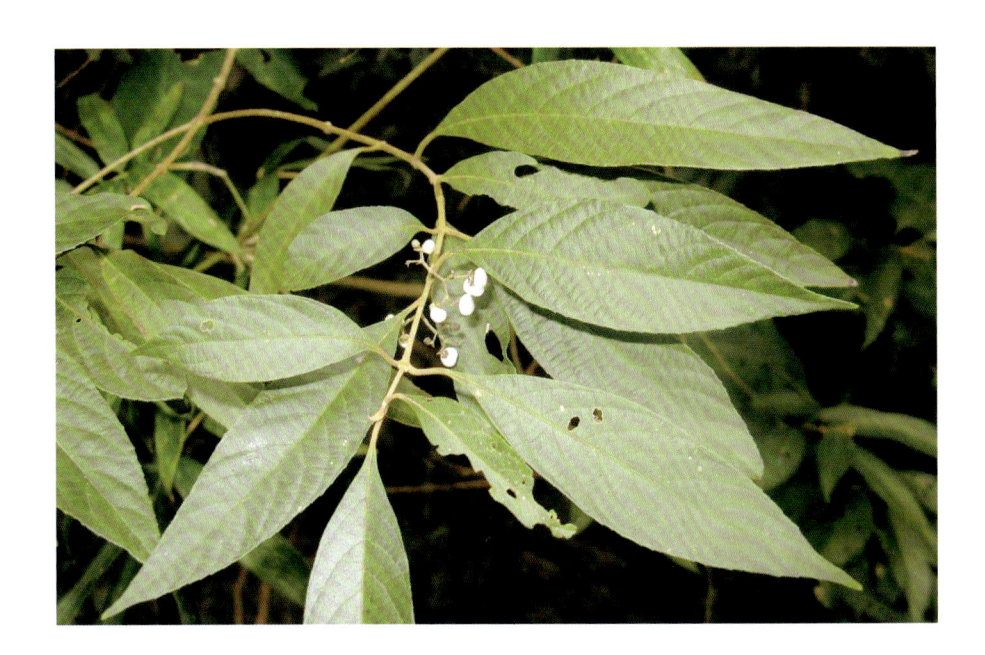

参考文献

［1］Liu Y W，Cheng Y B，Liaw C C，et al. Journal of Natural Products，2012，75（4）：689.

［2］高微，刘布鸣，黄艳，等. 中国实验方剂学杂志，2013，19（19）：153.

［3］袁经权. 暨南大学硕士学位论文，2015.

［4］Yuan J Q，Qiu L，Zou L H，et al. Helvetica Chimica Acta，2015，98（4）：482.

［5］焦杨，邹录惠，邱莉，等. 中国药科大学学报，2016，47（4）：469.

［6］Yamahara M，Sugimura K，Kumagai A，et al. Journal of Natural Medicines，2016，70（1）：28.

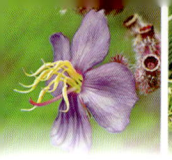

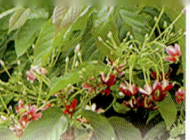

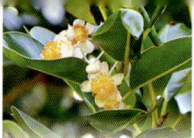

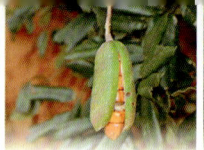

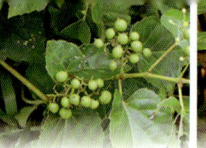

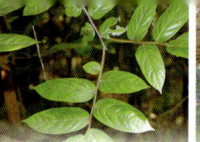

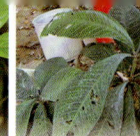

裸花紫珠

【苗语】nomz mbuv qiang [no:m³³ bu:⁵³ gjaŋ⁴⁴] 秾吥秧（叶灰树）

【来源】马鞭草科紫珠属植物，裸花紫珠 *Callicarpa nudiflora* Hook. et Arn.

【形态特征】灌木至小乔木。小枝灰褐色茸毛；老枝无毛，皮孔明显。叶片卵状长椭圆形至披针形，顶端短尖或渐尖，基部钝或近圆形，边缘具疏齿或微波状，表面深绿色，除主脉具毛外，近无毛，背面密生灰褐色毛；侧脉14~18对；叶柄具灰褐色茸毛。聚伞花序，6~9次分歧，具灰褐色茸毛；苞片线形或披针形；花萼杯状，通常无毛，顶端截平或有不明显的4齿；花冠紫色或粉红色，无毛。果实近球形，红色。

【分布】在印度、越南、马来西亚、新加坡有分布。在我国，分布于广东、广西、海南。在海南，分布于乐东、东方、昌江、白沙、陵水、万宁、琼中、儋州、澄迈、屯昌、琼海、海口等。

【化学成分】

（1）黄酮类化合物：木樨草苷、6-羟基木樨草素-7-O-β-D-吡喃葡萄糖苷、木樨草素-7,4'-二-O-葡萄糖苷[1]、木樨草素-4'-O-β-D-吡喃葡萄糖苷[1, 4]、山奈酚、木樨草素-7-O-葡萄糖苷[2]、木樨草素[2, 4-5]、异鼠李素[2, 5]、木樨草苷、柯伊利素-7-O-β-D-吡喃葡萄糖苷[4]、芹菜素、5,4'-二羟基-3,7,3'-三甲氧基黄酮、3,7-二甲氧基-槲皮素[5]等。

（2）二萜类化合物：nudiflopenes A~I[3]、*ent*-12,15-epoxy-3,4-*seco*-4,8,12,14-labdatetraen-3-oic acid、14α-hydroxy-7,15-isopimaradien-18-oic acid、14α-hydroxy methyl ester-7,15-isopimaradien-18-oic acid[3]、3,12-O-β-D-二吡喃葡萄糖基-11,16-二羟基-8,11,13-三烯[4]等。

（3）倍半萜类化合物：(3R,4R,5R)-5-hydroxycaryophyll-8(13)-ene 3,4-epoxide、caryophyllenol-Ⅱ、humulene diepoxide A、caryolane-1β,9α-diol、(−)-clovane-2,9-diol、pubinernoid A[3]等。

（4）苯乙醇苷类化合物：连翘酯苷、alyssonoside[1]、松果菊苷、acteoside[2]、异毛蕊花糖苷[4]、连翘酯苷E[5]等。

（5）环烯醚萜类化合物：梓醇、益母草苷[1]、nudifloside[1-2]、6'-O-caffeoyl-3,4-dihydrocatalpol、裸花紫珠梓醇A、7-O-E-p-coumaroyl-8-*epi*-loganic acid[2]等。

（6）三萜类化合物：熊果酸、齐墩果酸[2]、2α,3α,19α,24-四羟基齐墩果烷-12-烯-28-O-β-D-吡喃葡萄糖苷、2α,3α,19,23-四羟基齐墩果烷-12-烯-28-O-β-D-木糖-(1→2)-β-D-吡喃葡萄糖苷、2α,3α,19α-三羟基乌苏烷-12-烯-28-O-β-D-木糖-(1→2)-β-D-吡喃葡萄糖苷[4]等。

（7）苯丙素类化合物：阿魏酸[2]、对羟基桂皮酸[5]等。

（8）香豆素类化合物：6,7-二羟基香豆素[2]等。

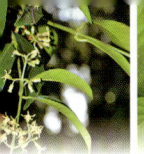

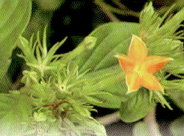

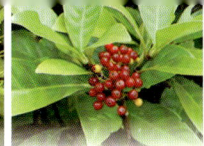

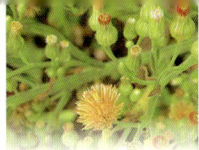

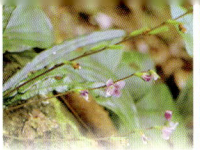

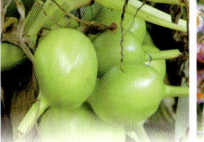

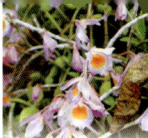

（9）木脂素类化合物：sesamin、paulownin[3]等。

（10）甾体类化合物：β-谷甾醇[2]、胡萝卜苷[4]等。

【药理活性】抗肿瘤活性[1,4]、抗病毒活性[2]、抗炎活性[3]、保肝活性、降血糖活性[4]、止血活性[6]、抗菌活性[7]、促进伤口愈合活性[8]、抗氧化活性[9]、抗银屑病活性[10]等。

【苗族民间应用】叶入药，新鲜叶捣烂外敷用于痔疮。

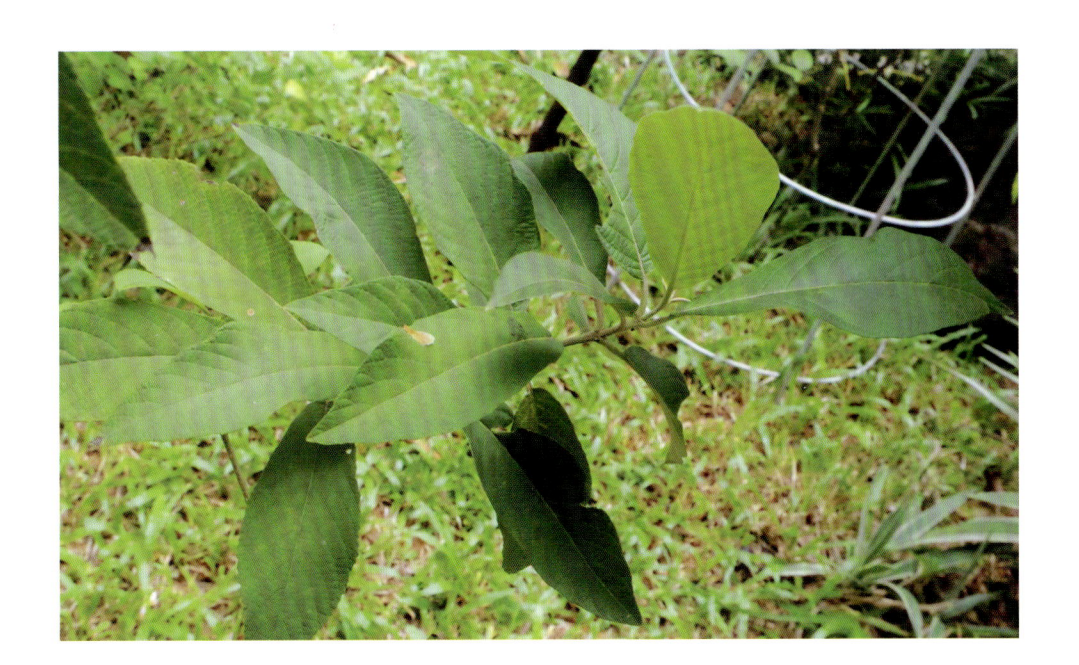

参考文献

［1］马燕春，张旻，徐文彤，等. 中国中药杂志，2014，39（16）：3094.

［2］周芹芹. 济南大学硕士学位论文，2017.

［3］孙晓丛. 南开大学硕士学位论文，2017.

［4］黄波. 南昌大学硕士学位论文，2014.

［5］杨建琼，李亚梅，杨义芳，等. 中药材，2020，43（7）：1617.

［6］罗晨煖. 南昌大学硕士学位论文，2016.

［7］杨郴，谷陟欣，谭云洪，等. 中华中医药杂志，2014，29（11）：3630.

［8］罗喻超，刘辰鹏，黄明浩，等. 天然产物研究与开发，2019，31（4）：711.

［9］潘争红，黄思思，黄胜，等. 广西植物，2016，36（9）：1107.

［10］巴立娜. 中国医药导报，2018，15（21）：14.

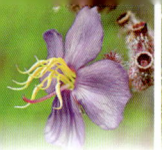

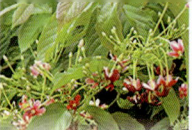

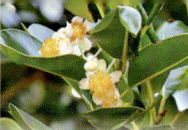

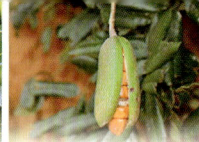

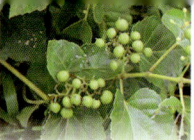

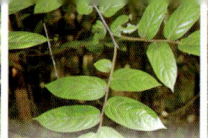

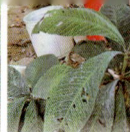

红紫珠

苗语 nomz umv zous [no:m³³ um⁵³ tsou³⁵] 秾喻走（叶暗珠）

【来源】马鞭草科紫珠属植物，红紫珠 *Callicarpa rubella* Lindl.

【形态特征】灌木。小枝被黄褐色毛及腺毛。叶片倒卵形或倒卵状椭圆形，顶端尾尖或渐尖，基部心形，有时偏斜，边缘具齿，叶面稍被毛，叶背被黄褐色毛及腺毛，有黄色腺点；侧脉6~10对；叶柄极短或近无柄。聚伞花序被黄褐色毛及腺毛；苞片细小；花萼被黄褐色毛或腺毛，具黄色腺点，萼齿钝三角形或不明显；花冠紫红色、黄绿色或白色，外被细毛和黄色腺点。果实紫红色。

【分布】在印度、缅甸、越南、泰国、印度尼西亚、马来西亚有分布。在我国，分布于安徽、浙江、江西、湖南、广东、广西、海南、四川、贵州、云南。在海南，分布于乐东、昌江、白沙、五指山、陵水等。

【化学成分】

二萜类化合物：rubellawus A~D、14α-hydroxyisopimaric acid、isopimaric acid[1]、6,7-dehydrosandaracopimaric acid[1-2]、(14S)-14-methoxy-7,15-isopimaradien-18-oic acid、rubellacrns A~I、14α-hydroxy-7,15-isopimaradien-18-oic acid、7-hydroxysandaracopimaric acid、(7R)-7-methoxy-8(14),15-isopimaradien-18-oic acid[2]等。

【药理活性】抗炎活性[1-2]等。

【苗族民间应用】叶入药，与尖尾枫配伍用于跌打损伤。

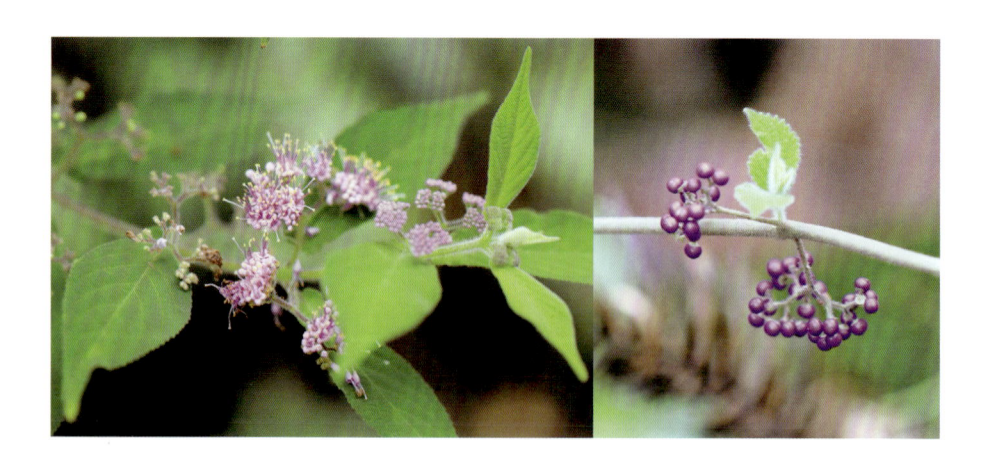

参考文献

[1] Wu X W, Wang Q, Li Q, et al. Chemistry & Biodiversity, 2020, 17（12）: e2000798.

[2] Li Q, Wu X W, Wang Q, et al. Fitoterapia, 2020, 147（9）: 104774.

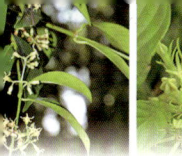

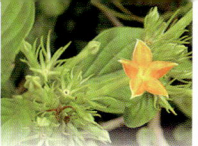

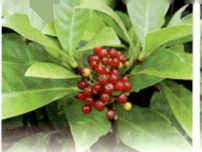

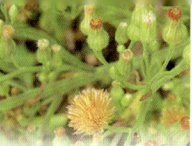

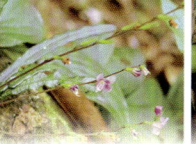

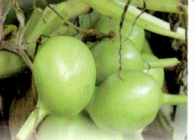

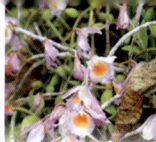

水珍珠菜

【苗 语】maoz mix forngs [ma:u^{33} mi^{31} fɔŋ^{35}] 猫米疯（猫米疯）

【来源】唇形科刺蕊草属植物，水珍珠菜 *Pogostemon auricularius* (L.) Kassk.

【形态特征】一年生草本。基部平卧，节上生根，上部上升，多分枝，具槽，密被黄色长硬毛。叶草质，长圆形或卵状长圆形，先端钝或急尖，基部常圆形或浅心形，边缘具整齐的锯齿，上面绿色，下面较淡，两面被黄色糙硬毛及满布凹陷腺点；侧脉5~6对；叶柄短，密被黄色糙硬毛，上部叶近无柄。穗状花序，先端尾状渐尖；苞片卵状披针形，边缘具糙硬毛；花萼钟形，小，仅萼齿边缘具疏柔毛，具黄色腺点，萼齿5，短三角形；花冠淡紫色至白色，无毛。坚果近球形，褐色，无毛。

【分布】在印度、斯里兰卡、缅甸、泰国、老挝、柬埔寨、越南、马来西亚、印度尼西亚、菲律宾有分布。在我国，分布于江西、福建、台湾、广东、广西、云南、海南。在海南，分布于三亚、乐东、五指山、陵水、万宁、琼中等。

【化学药理】

（1）杂萜类化合物：pogostemins A~C [1]等。

（2）间苯三酚类化合物：pogostemonons A~C [2]、pogostemon D [3]等。

（3）三萜类化合物：pogostem [3]等。

【药理活性】抗肿瘤活性 [1-3]等。

【苗族民间应用】全草入药，煮水用于感冒发热。

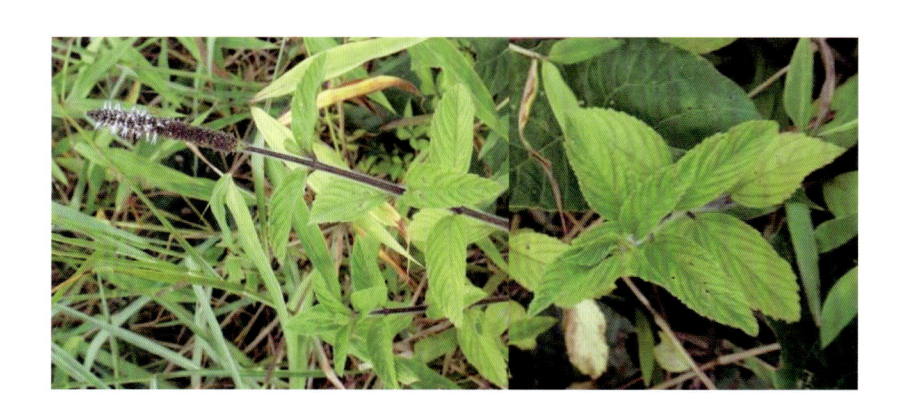

参考文献

[1] Thi N H, Thi T, Viet H D, et al. Fitoterapia, 2018, 130: 100.

[2] Tran L, Ho D V, Le D V, et al. Phytochemistry Letters, 2018, 28: 88.

[3] Ho D V, Tran L, Le D V, et al. Chemistry of Natural Compounds, 2019, 55（5）: 890.

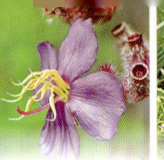

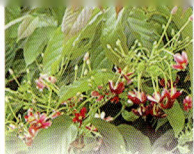

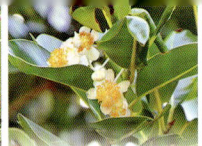

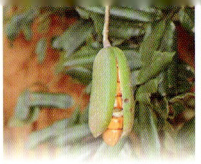

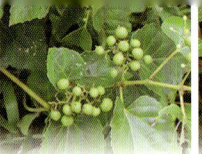

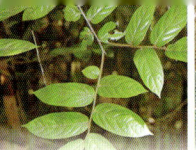

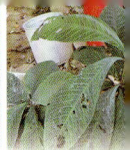

紫苏

苗 语 mbaz hox diq [ba³³ xo³¹ ti:¹¹] 葩火滴（喇叭红）

【来源】 唇形科紫苏属植物，紫苏 *Perilla frutescens* (L.) Britt.

【形态特征】 一年生草本。茎绿色或紫色，钝四棱形，密被长柔毛。叶膜质或草质，阔卵形或圆形，先端短尖或突尖，基部圆形或阔楔形，边缘在基部以上有粗锯齿，两面绿色或仅下面紫色，上面被疏柔毛，下面被贴生柔毛；侧脉7~8对；叶柄密被长柔毛。总状花序由2朵花的轮伞花序组成，顶生、腋生，花序密被长柔毛，偏向一侧；苞片宽卵圆形或近圆形，先端具短尖，外被红褐色腺点；花梗密被柔毛；花萼钟形，10脉，下部被长柔毛，有黄色腺点，萼檐二唇形，上唇宽大，3齿，下唇较上唇稍长，2齿；花冠白色至紫红色，冠筒短，冠檐近二唇形，上唇微缺，下唇3裂。坚果近球形，灰褐色，具网纹。

【分布】 在不丹、印度、中南半岛、印度尼西亚、日本、朝鲜有分布，在我国各地区均有栽培。在海南各地均有栽培。

【化学成分】

（1）黄酮类化合物：野黄芩苷[1]、黄芩素-7-甲醚[1, 3]、芹菜素、木樨草素[1, 3-4]、shisoflavanone A、5,8-二羟基-7-甲氧基黄烷酮[3]、木樨草素-7-O-葡萄糖苷、金圣草黄素[4]等。

（2）三萜类化合物：熊果酸、科罗索酸、3-epicorosolic acid、pomolic acid、山香二烯酸、3-*epi*-maslinic acid[5]等。

（3）苯丙素类化合物：咖啡酸乙烯酯、迷迭香酸甲酯[1]、秦皮乙素[1, 3]、咖啡酸、迷迭香酸[1, 4]、咖啡酸-3-O-葡萄糖苷、迷迭香酸-3-O-葡萄糖苷[4]等。

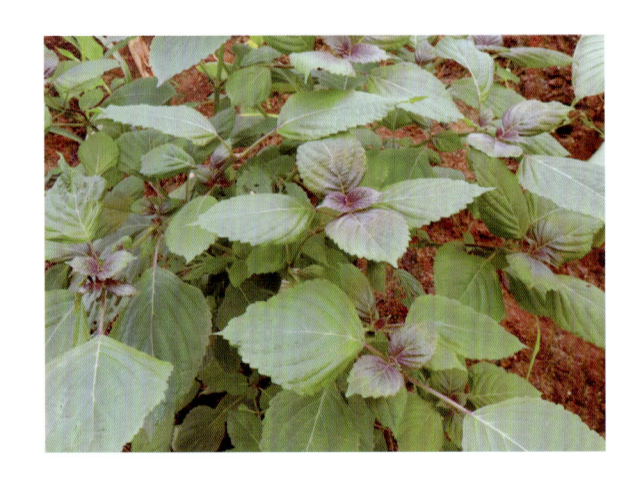

（4）木脂素类化合物：5-methoxyisolariciresinol、syringaresinol mono-β-D-glucoside、 lyoniresinol[2]等。

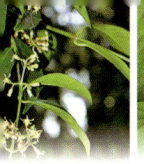

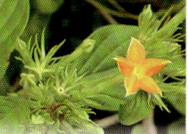

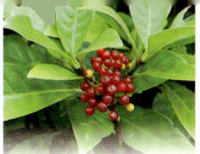

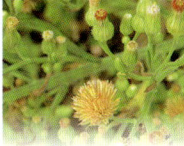

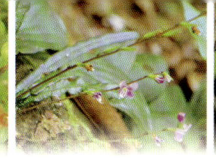

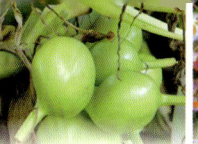

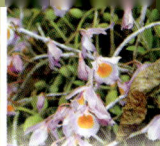

（5）环烯醚萜类化合物：patrinalloside、patrinoside-aglucone[2]等。

（6）酚性化合物：对羟基苯乙酮[1]、原儿茶酸[3]等。

（7）其他类化合物：3-吲哚甲醛[1]、(+)-isololiolide、dehydrovomifoliol、sericoside[1]等。

【药理活性】抗炎活性[3]、抗氧化活性[4]、抗肿瘤活性[5]、镇静活性[6]、抗抑郁活性[7]、保肝活性[8]、降血糖活性[9]、抗过敏活性[10]等。

【苗族民间应用】叶入药，泡水用于感冒。

参考文献

［1］霍立娜，王威，刘洋，等．中草药，2016，47（1）：26.

［2］叶宇，梁克利．哈尔滨商业大学学报（自然科学版），2017，33（5）：523.

［3］Nakajima A，Yamamoto Y，Yoshinaka N，et al. Journal of the Agricultural Chemical Society of Japan，2015，79（1）：138.

［4］Lee J H，Park K H，Lee M H，et al. Food Chemistry，2013，136（2）：843.

［5］Banno N，Akihisa T，Tokuda H，et al. Bioscience Biotechnology，and Biochemistry，2004，68（1）：85.

［6］金建明，王正山．泰州职业技术学院学报，2012，12（6）：102.

［7］Takeda H，Tsuji M，Matsumiya T，et al. Nihon Shinkei Seishin Yakurigaku Zasshi，2002，22（1）：15.

［8］耿芹，郑床木，管政，等．食品科学，2014，35（17）：260.

［9］何佳奇，李效贤，熊耀康．中华中医药学刊，2011，29（7）：1667.

［10］王钦富，王永奇，于超，等．中草药，2006，37（10）：1532.

肾茶

苗语 maoz nzat domq [ma:u³³ dzat⁴⁴ to:m¹¹] 猫哉苳（猫嘴胡）

【来源】唇形科肾茶属植物，肾茶 *Clerodendranthus spicatus* (Thunb.) C. Y. Wu ex H. W. Li

【形态特征】多年生草本。茎直立，四棱形，具浅槽及细条纹；叶、叶柄、花序轴、苞片背面、花梗均被短柔毛。叶纸质，卵形、菱状卵形或卵状长圆形，先端急尖，基部宽楔形至截状楔形，边缘具齿，上面绿色，下面灰绿色，两面均被腺点；侧脉4~5对。总状花序由6朵花的轮伞花序组成，顶生；苞片圆卵形，先端急尖，全缘，边缘具缘毛；花萼卵珠形，外面被微柔毛及锈色腺点，二唇形，上唇圆形，下唇具4齿；花冠浅紫或白色，外面被微柔毛，上唇疏被锈色腺点，冠筒狭管状，二唇形，上唇大，外反，3裂，

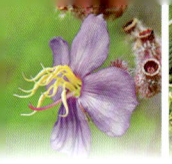

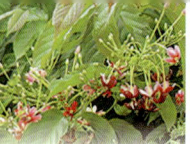

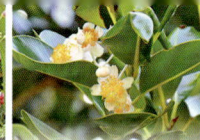

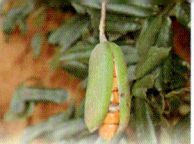

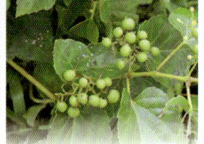

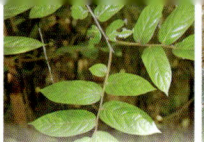

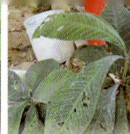

中裂片较大，下唇直伸，长圆形，微凹。小坚果卵形，深褐色，具皱纹。

【分布】在印度、缅甸、泰国、印度尼西亚、菲律宾、澳大利亚有分布。在我国，分布于广东、海南、广西、云南。在海南，分布于乐东、白沙、五指山、保亭、万宁、琼中、琼海等。

【化学成分】

（1）二萜类化合物：staminols C~D、orthosiphonones C~D、14-deoxo-14-O-acetylorthosiphol Y、orthosiphols A~B、orthosiphols X~Y、nororthosiphonolide A、neoorthosiphol B、orthosiphonone A、secoorthosiphols B~C、3-O-deacetylorthosiphol I、2-O-deacetylorthosiphol J[1]等。

（2）黄酮类化合物：3,3′,5 三羟基-4′,7-二甲氧基-二氢黄酮、5,3′-二羟基-6,7,4′-三甲氧基二氢黄酮、5-羟基-6,7,3′,4′-四甲氧基黄烷酮、6-羟基-5,7,4′-三甲氧基黄酮、甜橙素、5-羟基-6,7,3′,4′-四甲氧基黄酮、5,6,7,4′-四甲氧基黄酮[2]等。

（3）三萜类化合物：熊果酸[2-3]、白桦脂酸、委陵菜酸、蔷薇酸[3]等。

（4）苯丙素类化合物：丹参素甲酯、咖啡酸乙酯、迷迭香酸甲酯[2]等。

（5）木脂素类化合物：丁香脂素、hedyolisol、松脂素[2]等。

（6）倍半萜类化合物：6-epi-1-oxo-15-hydroxyverbesindiol、吐叶醇[2]等。

（7）酚性化合物：3,4-二羟基苯乙醇、原儿茶醛[2]等。

（8）其他类化合物：N-反式阿魏酰酪胺[2]、胡萝卜苷[3]等。

【药理活性】抗炎活性[1]、抗肿瘤活性[4]、利尿排石活性[5]、降尿酸活性[6]、神经保护活性[7]、抗菌活性[8]、降血糖活性[9]、抗氧化活性、保肝活性[10]等。

【苗族民间应用】全草入药，与车前草一起煮水用于肾结石。

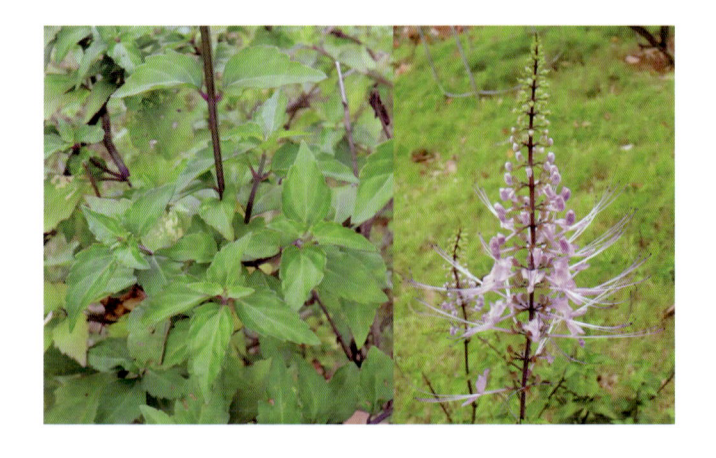

参考文献

[1] Nguyen M T T, Awale S, Tezuka Y, et al. Journal of Natural Products, 2004, 67 (4): 654.

[2] 张荣荣. 海南大学硕士学位论文, 2017.

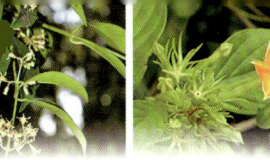

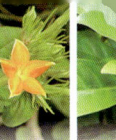

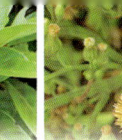

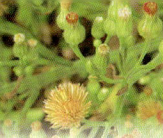

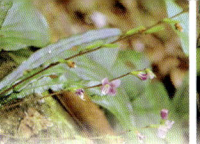

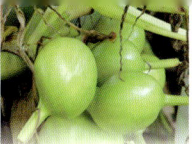

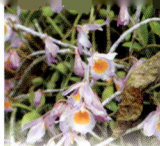

［3］谭俊杰，谭昌恒，陈伊蕾，等. 天然产物研究与开发，2009，21（4）：60.

［4］龙贺明，罗艳，程海燕，等. 赣南医学院学报，2017，37（2）：179.

［5］晁玉凡. 中国人民解放军海军军医大学硕士学位论文，2019.

［6］黄幼霞，蔡英健，吴宝花. 世界临床药物，2016，37（11）：744.

［7］游建军，李光，李宇赤，等. 中国实验方剂学杂志，2015，21（4）：139.

［8］易富，何宇佳，梁凯，等. 西南国防医药，2013，23（10）：1058.

［9］刘广建，黄荣桂，郑兴中，等. 中国中西医结合肾病杂志，2007，8（1）：32.

［10］Yam M F，Basir R，Asmawi M Z，et al. The American Journal of Chinese Medicine，2007，35(1)：115.

广防风

苗语 mbaz hox bec ［ba³³ xo:³¹ ʔbe:⁴²］ 葩火呗（喇叭白）

【来源】唇形科广防风属植物，广防风　*Anisomeles indica* (L.) Kuntze

【形态特征】草本。茎直立，四棱形，具浅槽，密被白色短柔毛；具分枝。叶草质，阔卵圆形，先端急尖或短渐尖，基部截状阔楔形，边缘有不规则的齿，腹面绿色，被短伏毛，背灰绿色，密被白色短绒毛；苞叶叶状，向上渐变小。穗状花序由轮伞花序组成，顶生；苞片线形；花萼钟形，外面被长硬毛、腺柔毛及黄色腺点，齿5，三角状披针形，边缘具纤毛，有时紫红色，果时增大；花冠淡紫色，外面无毛，冠筒自基部向上渐变宽大，冠檐二唇形，上唇直伸，长圆形，全缘，下唇3裂，中裂片倒心形，边缘微波状，侧裂片较小，卵圆形。坚果黑色，具光泽，近圆球形。

【分布】在印度、马来西亚、菲律宾有分布。在我国，分布于广东、广西、海南、贵州、云南、西藏、四川、湖南、江西、浙江、福建、台湾。在海南，分布于三亚、东方、昌江、白沙、万宁、琼中、儋州等。

【化学成分】

（1）二萜类化合物：ovatodiolide[1-2]、4-methylene-5β-hydroxyovatodiolide、4α-hydroperoxy-5-enovatodiolide、4,5-epoxovatodiolide[2]等。

（2）黄酮类化合物：芹菜素、apigenin 7-*O*-β-D-(6″-*cis*-*p*-coumaroyl)glucoside、anisofolin A、anisofolin B、prunin-6″-*p*-coumarate[2]等。

（3）三萜类化合物：maslinic acid、常春藤皂苷元、阿江榄仁酸[2]等。

（4）酚性化合物：*p*-hydroxycinnamic methyl ester、3,4-dihydroxycinnamic methyl ester、anisovatodside[2]、香草酸[3]等。

（5）苯丙素类化合物：香草酸、咖啡酸、阿魏酸[3]等。

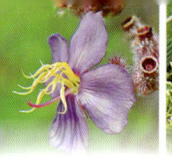

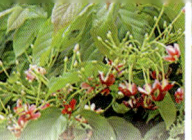

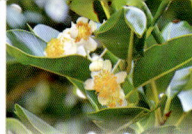

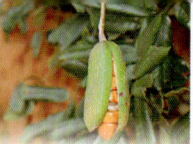

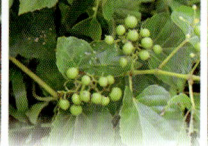

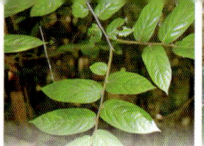

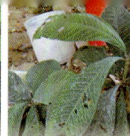

（6）苯乙醇类化合物：圆齿列当苷、3′-O-methyl isocrenatoside、isocrenatoside[3]、广防风苷A[3-4]等。

【药理活性】 抗病毒活性[1]、抗炎活性[5]、镇痛活性、抗过敏活性[6-7]、抗焦虑活性、镇静活性[7]、抗氧化活性[8]、抗菌活性[9]、抗肿瘤活性[10]等。

【苗族民间应用】 茎叶入药，煮水洗或熏蒸用于驱风寒；烤热外敷，用于妇女怀孕腿肿。

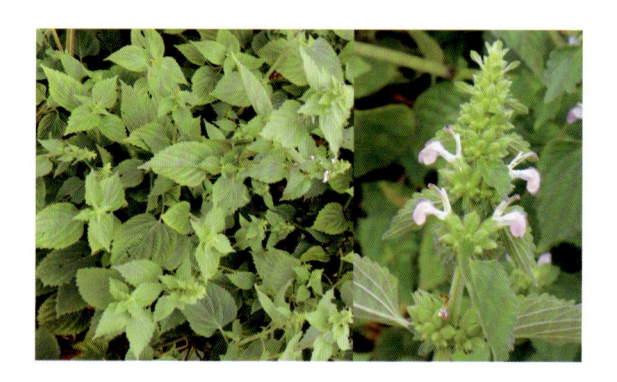

参考文献

[1] Quader M, Rashid M A. Fitoterapia, 2000, 71（5）：574.

[2] Chen Y L, Lan Y H, Hsieh P W, et al. Journal of Natural Products, 2008, 71（7）：1207.

[3] 陈一, 叶彩云, 赵勇. 中草药, 2017, 48（19）：3941.

[4] 王玉兰, 栾欣. 中草药, 2004, 35（12）：1325.

[5] Dharmasiri M G, Ratnasooriya W D, Thabrew M I. Pharmaceutical Biology, 2002, 40（6）：433.

[6] Dharmasiri M G, Ratnasooriya W D, Thabrew M I. Pharmaceutical Biology, 2003, 41（1）：37.

[7] Josim U M, Ali R, Md. A, et al. Frontiers in Pharmacology, 2018, 9：246.

[8] Chang L L, Chen C C, Ke H J, et al. International Journal of Molecular Sciences, 2012, 13（5）：6220.

[9] Rao Y K, Lien H M, Lin Y H, et al. Food Chemistry, 2012, 132（2）：780.

[10] Liao Y F, Rao Y K, Tzeng Y M. Food & Chemical Toxicology, 2012, 50（8）：2930.

益母草

苗语 ngoic loq [ŋo:i⁴² lo:¹¹] 哎芦（爱大）

【来源】 唇形科益母草属植物，益母草 *Leonurus japonicus* Houtt.

【形态特征】 草本。茎直立，常四棱形，微具槽；具糙毛；多分枝。叶形变化大；茎下

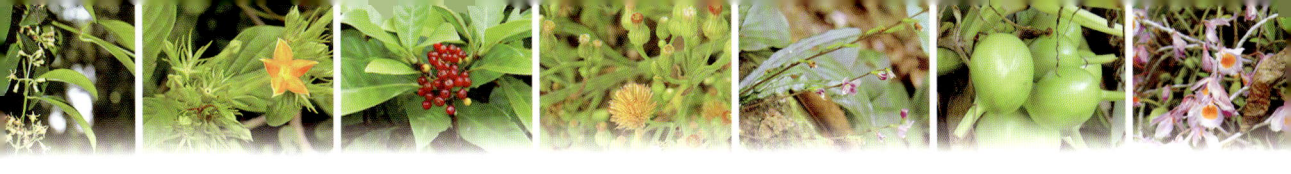

部叶卵形，基部宽楔形，掌状3裂，裂片上再分裂，上面有糙毛，下面被疏柔毛及腺点；叶柄纤细，具翅，被糙伏毛；茎中部叶菱形，较小，常分裂成3个长圆状线形的裂片；花序最上部的苞叶线形或线状披针形，近无柄，全缘或具疏齿。花8~15朵组成腋生轮伞花序，多数轮伞花序再组成长穗状花序；小苞片刺状；花萼管状钟形，外面被微柔毛，齿5，前2齿靠合，较长，后3齿较短；花冠粉红色至淡紫红色，冠檐二唇形，上唇直伸，长圆形，全缘，边缘具纤毛，下唇略短，3裂，中裂片倒心形，先端微缺，侧裂片卵圆形，细小。小坚果长圆状三棱形，淡褐色，光滑。

【分布】在俄罗斯，朝鲜，日本，热带亚洲，非洲，以及美洲有分布。在我国，广泛分布于全国各地。在海南，分布于三亚、东方、保亭、临高、定安、昌江、白沙、五指山、万宁、儋州、澄迈、海口等。

【化学成分】

（1）二萜类化合物：hispanolone、13-*epi*-preleoheterin、*iso*-preleoheterin[1]、leojaponin[1,3]、3α-acetoxy-15-*O*-methylleopersin C、leosibirinone A[2]、isoleojaponin[3]、leonuketal[4]、益母草酮A、益母草酮B[7]等。

（2）生物碱类化合物：水苏碱、益母草碱[8]等。

（3）黄酮类化合物：芦丁、芫花素、cosmosiin、isoquercitrin[2]、2'''-syringylrutin[2,5]、槲皮素-3-*O*-β-D-葡萄糖苷、槲皮素-3-*O*-刺槐糖苷、山奈酚-3-*O*-β-D-吡喃半乳糖苷、山奈酚-3-*O*-β-刺槐双糖苷、apigenin-7-*O*-β-D-glucopyranoside[5]等。

（4）苯乙醇苷类化合物：leonosides E~F、verbascoside、2-(3,4-dihydroxyphenethy)-*O*-α-arabinopyranosyl-(1→2)-α-L-rhamnopyranosyl-(1→3)-6-*O*-β-D-glucopyranoside[5]、异熏衣草叶苷、熏衣草叶苷[7]等。

（5）三萜类化合物：28-去甲羽扇豆-20(29)-烯-3β,17β-二醇、28-去甲羽扇豆-20(29)-烯-3β-羟基-17β-氢过氧化物、枣烯醛酸、二氢白桦脂醇、messagenk acid C[6]等。

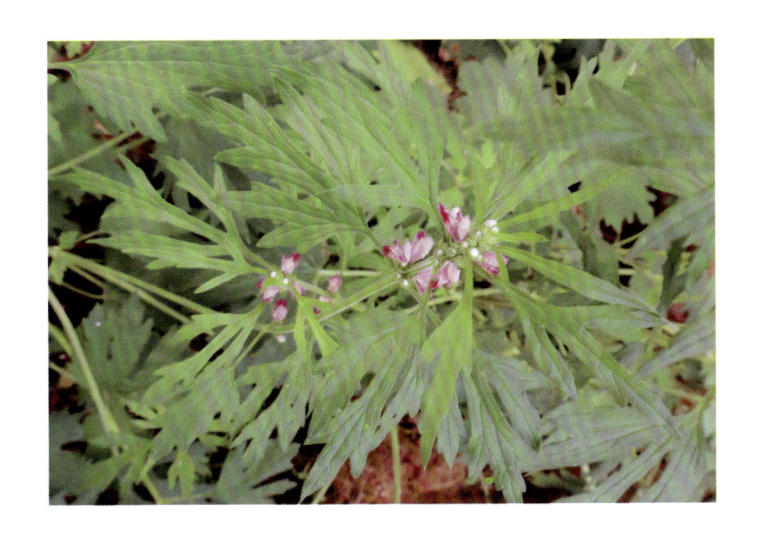

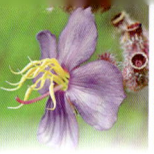

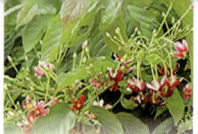

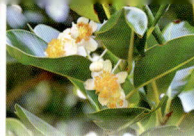

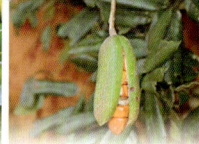

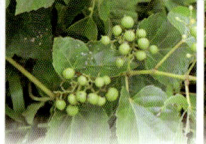

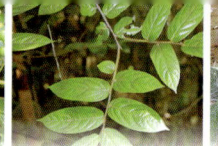

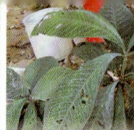

（6）倍半萜类化合物：staphylionoside E、7α(*H*)-eudesmane-4,11(12)-diene-3-one-2β-hydroxy-13-β-D-glucopyranoside、9-hydroxy-megastigma-4,7-dien-3-one-9-*O*-glucopyranoside[5]等。

（7）其他类化合物：益母草木脂素、苯甲酸、丁香酸、腺苷、豆甾醇[7]等。

【药理活性】血管舒张活性[4]、保肝活性[5]、抗血小板聚集活性[6]、抗心肌缺血活性[9]、抗氧化活性[10]、肾脏保护活性[11]、抗菌活性[12]等。

【苗族民间应用】全草入药，煮水用于痛经，产后祛风、散淤血。

参考文献

[1] Romero-González R R, Ávila-Núñez J L, Aubert L, et al. Phytochemistry, 2006, 67（10）: 965.

[2] Seo H K, Kim J S, Kang S S. Helvetica Chimica Acta, 2010, 93（10）: 2045.

[3] Wu H, Wang S, Xu Z, et al. Molecules, 2015, 20（1）: 839.

[4] Xiong L, Zhou Q M, Zou Y, et al. Organic Letters, 2015, 17（24）: 6238.

[5] Li Y, Chen Z, Feng Z, et al. Carbohydrate Research, 2012, 348: 42.

[6] 周勤梅. 成都中医药大学硕士学位论文, 2014.

[7] 蔡晓菡. 沈阳药科大学硕士学位论文, 2005.

[8] 晁志, 马丽玲, 周秀佳. 第一军医大学学报, 2004, 24（11）: 1223.

[9] 李素云, 姜水印, 卫洪昌, 等. 上海中医药大学学报, 2006, 20（1）: 61.

[10] 熊莺, 杨解人. 中国实验方剂学杂志, 2008, 14（7）: 34.

[11] 王建芳. 中国医学创新, 2010, 7（24）: 148.

[12] Xiong L, Peng C, Zhou Q M, et al. Molecules, 2013, 18（1）: 963.

藿香

苗语 nguaz ndaangs [ŋwa³³ da:ŋ³⁵] 蔴糖（草香）

【来源】唇形科藿香属植物，藿香 *Agastache rugosa* (Fisch. et Mey.) Kuntze

【形态特征】多年生草本。茎直立，四棱形，上部被细毛，下部无毛。叶对生，纸质，心状卵形至长圆状披针形，向上渐小，先端尾状长渐尖，基部心形，稀截形，边缘具粗齿，腹面，近无毛，被微柔毛及点状腺体。轮伞花序多花，在茎、枝顶端组成密集的圆筒形穗状花序；花序基部的苞叶较小，披针状线形，长渐尖；苞片与苞叶相似但较小；轮伞花序梗被腺微柔毛；花萼管状倒圆锥形，被微柔毛及黄色小腺体，浅紫色或紫红色，萼齿三角状披针形，后3齿长，前2齿稍短；花冠淡紫蓝色，外被微柔毛；冠檐二唇形，上唇直伸，先端微缺，下唇3裂，中裂片较宽大，边缘波状。坚果卵状长圆形，腹面具棱，先端具短硬毛，成熟后褐色。

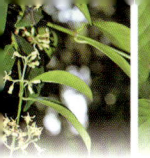

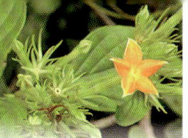

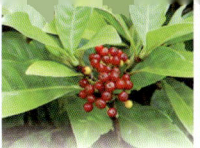

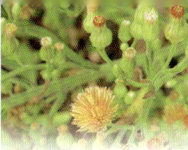

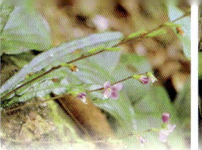

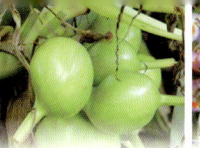

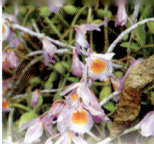

【分布】在朝鲜、日本、俄罗斯有分布。在我国，广泛分布于全国各地。在海南各地均有栽培。

【化学成分】

（1）二萜类化合物：去氢藿香酚[1]、agastaquinone[3]等。

（2）黄酮类化合物：刺槐素、藿香苷[1]、tilianin[1-2]、金合欢素、芹菜素[2]等。

（3）三萜类化合物：山楂酸、齐墩果酸、3-乙酰基齐墩果醛[1]、熊果酸[2]等。

（4）木脂素类化合物：agastinol、agastenol[4]等。

（5）其他类化合物：胡萝卜苷[1]、β-谷甾醇[1-2]、原儿茶酸、棕榈酸甲酯[2]等。

【药理活性】促凝血活性[2]、抗肿瘤活性[3,5]、抗菌活性[5]、抗骨质疏松活性[6]、抗病毒活性[7]、抗炎活性[8]、抗氧化活性[9]、抗动脉粥样硬化活性[10]等。

【苗族民间应用】全草入药，捣烂敷于伤处，用于止血。

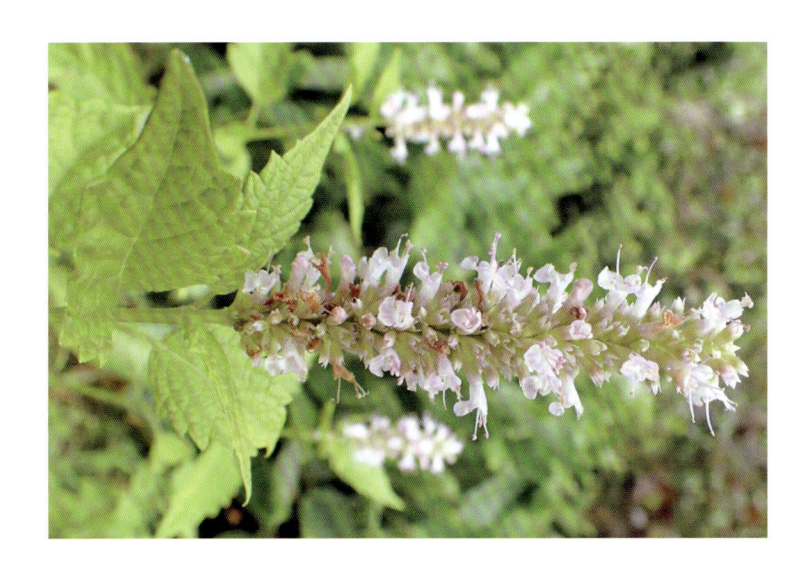

参考文献

[1] 邹忠梅，丛浦珠. 药学学报，1991，26（12）：906.

[2] Cao P R, Xie P Y, Wang X B, et al. BMC Complementary & Alternative Medicine, 2017, 17（1）: 93.

[3] Lee H K, Oh S R, Kim J I, et al. Journal of Natural Products, 1995, 58（11）: 1718.

[4] Lee C, Kim H, Kho Y. Journal of natural products, 2002, 65（3）: 414.

[5] Haiyan G, Lijuan H, Shaoyu L, et al. Saudi Journal of Biological Sciences, 2016, 23（4）: 524.

[6] Jang S A, Hwang Y H, Kim T, et al. Foods, 2020, 9（9）: 1181.

[7] Min B S, Hattori M, Lee H K, et al. Archives of Pharmacal Research, 1999, 22（1）: 75.

[8] Oh H M, Kang Y J, Kim S H, et al. Archives of Pharmacal Research, 2005, 28（3）: 305.

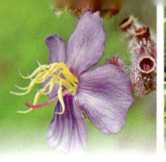

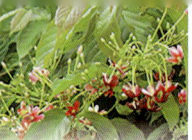

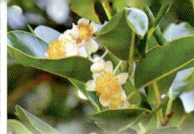

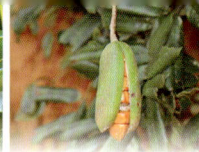

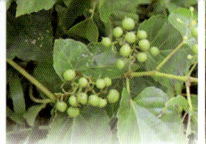

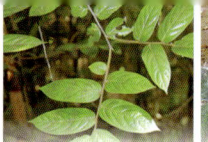

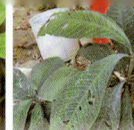

［9］魏金凤, 王士苗, 沈丹, 等. 中国实验方剂学杂志, 2014, 20（23）：117.

［10］Hong J J, Choi J H, Oh S R, et al. FEBS Letters, 2001, 495（3）：142.

绉面草

苗语 nguix buungz nguav ［ŋui³¹ ʔbu:ŋ³³ ŋwa:⁵³］ 媚蹦麻（蜂巢草）

【来源】唇形科绣球防风属植物，皱面草 *Leucas zeylanica* (L.) R. Br.

【形态特征】多年生草本。茎多毛枝，具刚毛，四棱形，具沟槽；叶片纸质，长圆状披针形，先端渐尖，基部楔形而狭长，基部以上疏生锯齿，上面疏生糙毛，下面脉上糙毛较密，具淡黄色腺点；侧脉 3~4 对；叶柄密被刚毛。轮伞花序，腋生，着生于枝上端，小圆球状，少花，各部疏被刚毛，有少数苞片；苞片线形，疏生刚毛，先端尖；花萼管状钟形，略弯曲，外面在下部无毛，上部具稀疏刚毛，萼口偏斜，齿 8~9 枚；花冠白色，外面上部密生柔毛，中部以下近无毛，冠檐二唇形，上唇直伸，盔状，外密被白色长柔毛，下唇较上唇长近一倍，3 裂，中裂片最大，椭圆形，侧裂片细小，卵圆形。小坚果椭圆状三棱形，褐色。

【分布】在印度、斯里兰卡、缅甸、马来西亚、印度尼西亚、菲律宾有分布。在我国，广泛分布于广东、广西、海南。在海南，分布于文昌、定安、昌江、琼中、万宁、海口、三沙等。

【化学成分】

（1）二萜类化合物：leucasinoside、19-*O*-β-D-carboxyglucopyranosyl-12-*O*-β-D-glucopyranosyl-11,16-dihydroxyabieta-8,11,13-triene、12,19-*O*-β-D-diglucopyranosyl-11,16-dihydroxyabieta-8,11,13-triene[1]、adenica、6β-acetoxy 9α,13-epoxy-16-norlabd-13*E*-en-15-al[2] 等。

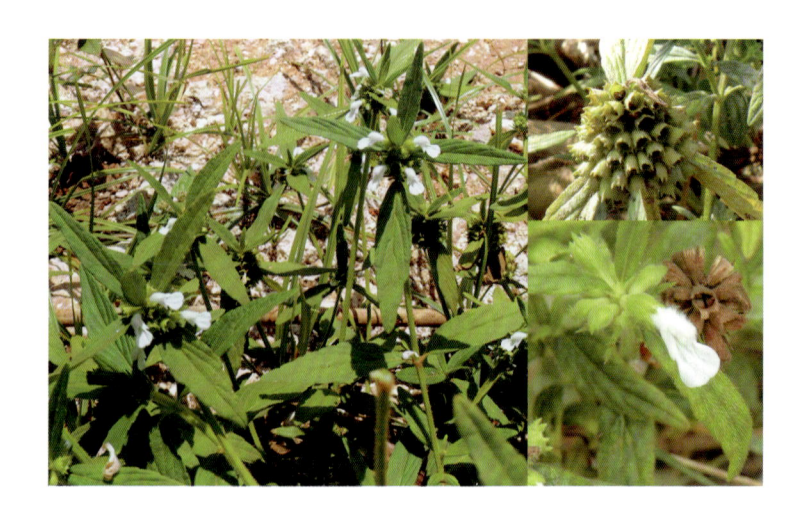

（2）黄酮类化合物：apigenin-7-*O*-(6″-*E*-p-coumaroyl)-β-D-glucopyranoside、torosaflavone A、drymariatin C、daidzein、chrysoeriol、linarigenin[2]等。

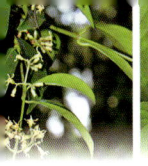

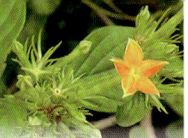

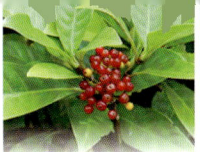

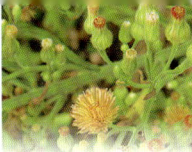

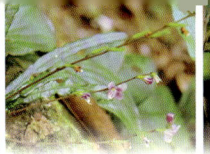

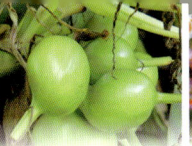

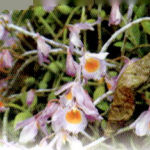

（3）生物碱类化合物：uracil、L-phenylalanine、aurantiamide acetate[2]等。

（4）其他类化合物：isololiolide、4-hydroxyphthalide、ethyl-D-galactopyranoside、β-sitosterol、stigmasterol、ethyl caffate、catechol、evofolin B、tyrosol[2]、leuctriterpencoside、(−)-epiloliolide、(*E*)-4-{(1*S*,3*R*,4*R*)-1-hydroxy-4,5,5-trimethyl-7-oxabicyclo[4.1.0]heptan-1-yl}but-1-en-3-one[3]等。

【药理活性】抗炎活性[1]、降血糖活性[3]等。

【苗族民间应用】全草入药，与车前草、积雪草、白茅根配伍用于喉咙痛，扁桃体发炎。

参考文献

[1] Zhang X P, Gui M, Zhang C Y, et al. Records of Natural Products, 2016, 10（5）：645.

[2] Nidhal N, Zhou X M, Chen G Y, et al. Biochemical Systematics and Ecology, 2020, 89：104006.

[3] Chen G Y, Zhang B, Zhao T, et al. Natural Product Research, 2020, 34（13）：1874.

半枝莲

苗语 qiais glaangz [gjai³⁵ kla:ŋ³³] 苒哥郎（菜肠）

【来源】唇形科黄芩属植物，半枝莲 *Scutellaria barbata* D. Don

【形态特征】多年生草本。茎直立，四棱形，无毛；不分枝或多少分枝。叶片三角状卵圆形或卵圆状披针形，有时卵圆形，先端急尖，基部宽楔形或近截形，边缘生浅齿，上面绿色，下面淡绿色有时带紫色，两面沿脉疏被毛；侧脉2~3对；叶具短柄，疏被毛。花单生于茎、枝上部叶腋；序轴上部疏被毛；苞叶叶状，较小，上部苞叶变小，椭圆形至长椭圆形，上面疏被毛；花梗被微柔毛，中部有一对针状小苞片；花萼外面沿脉被微柔毛，边缘具缘毛；花冠紫蓝色，外被短柔毛；冠筒基部囊大，向上渐宽；冠檐2唇形，上唇盔状，半圆形，下唇3裂，中裂片梯形，全缘，2侧裂片三角状卵圆形。小坚果褐色，扁球形，具小疣状凸起。

【分布】在印度，尼泊尔，缅甸，老挝，泰国，越南，日本及朝鲜有分布。在我国，分布于河北、山东、陕西、河南、江苏、浙江、台湾、福建、江西、湖北、湖南、广东、广西、四川、贵州、云南等。在海南，分布于琼海、海口等。

【化学成分】

（1）二萜类化合物：scubatines A~F、scutebata E、scutolide K、scutebata P、scutebata[1]、barbatins F~G、scutebatas A~C、scutebata P[2]、scutebatins A~C、6-*O*-nicotinoylscutebarbatine G、scutebarbatine F、scutebarbatine A~B、scutebarbatine X~Y[3]等。

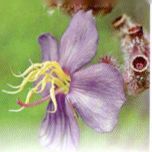

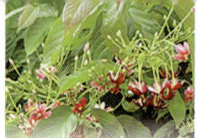

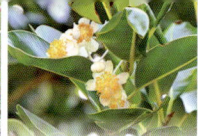

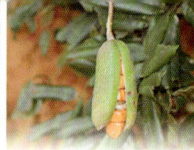

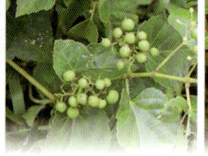

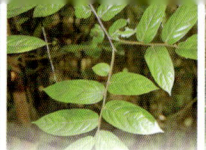

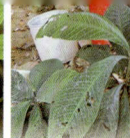

（2）黄酮类化合物：木樨草素、芹菜素-7-O-β-D-葡萄糖醛酸苷、芹菜素-7-O-β-D-葡萄糖醛酸甲酯、芹菜素-7-O-β-D-葡萄糖苷、山柰酚-3-O-β-D-芦丁糖苷[4]、5,7,4′-三羟基-8-甲氧基黄酮、芹菜素[4-5]、5-羟基-7,3′,4′,5′-四甲氧基黄酮、5,7,4′-三羟基-6-甲氧基黄酮[5]等。

（3）三萜类化合物：齐墩果酸、熊果酸[5]等。

（4）其他类化合物：反式-4-甲基肉桂酸、对羟基苯甲醛、对羟基苯乙酮[5]等。

【药理活性】抗肿瘤活性[1-2,10]、抗炎活性[3]、抗病毒活性[5]、降血糖活性[6]、解热活性[7]、抗衰老活性[8]、抗菌活性[9]、免疫调节活性[10]等。

【苗族民间应用】全草入药，用洗米水捣烂，外敷用于淋巴结发炎。

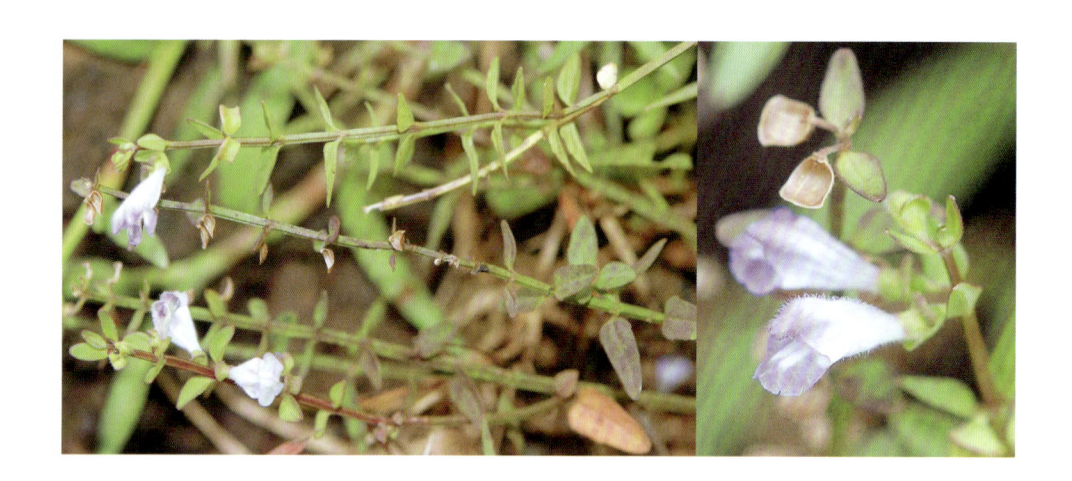

参考文献

[1] Yuan Q Q, Song W B, Wang W Q, et al. Fitoterapia, 2017, 119：40.

[2] Wang M, Chen Y, Hu P, et al. Natural Product Research, 2020, 34（10）：1345.

[3] Yeon E T, Lee J W, Lee C, et al. Journal of Natural Products, 2015, 78（9）：2292.

[4] 何枢衡, 张祎, 葛丹丹, 等. 沈阳药科大学学报, 2011, 28（3）：182.

[5] 周凌凌. 南京农业大学硕士学位论文, 2015.

[6] 康乐, 吕景蒂, 乔静怡, 等. 时珍国医国药, 2018, 29（12）：2925.

[7] 佟继铭, 陈光晖, 高巍, 等. 中国民族民间医药杂志, 1999,（38）：166.

[8] 周潋, 林敬明, 王素丽, 等. 南方医科大学学报, 2017, 37（6）：821.

[9] Tang Q L, Kang A R, Lu C X. International Journal of Pharmacology, 2016, 12（2）：116.

[10] 宋高臣, 于英君, 王喜军. 世界科学技术（中医药现代化）, 2011, 13（4）：641.

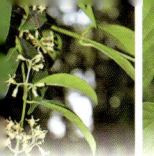

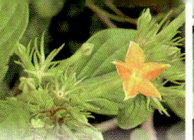

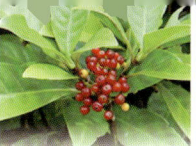

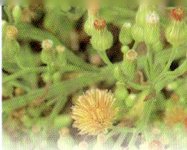

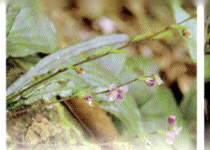

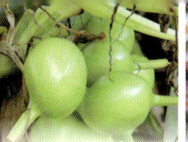

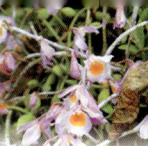

海菜花

苗 语 vorms ndiv qiais giay [vɔm³⁵ di:⁵³ gjai³⁵ kja:i⁴⁴] 碗底苪家（水底白菜）

【来源】 水鳖科水车前属，海菜花 *Ottelia acuminata* (Gagnep.) Dandy.

【形态特征】 草本。茎短缩。叶基生，叶形变化较大，先端钝，基部心形或少数渐狭，全缘或有细锯齿；叶柄长短因水深浅而异，柄上及叶背沿脉常具肉刺。花单生，雌雄异株；佛焰苞无翅，具2~6棱，无刺或有刺。雄佛焰苞：具雄花40~50朵；萼片3，绿色或深绿色，披针形；花瓣3，白色，基部黄色或深黄色，倒心形。雌佛焰苞：具雌花2~3朵，花萼、花瓣与雄花相似。果为三棱状纺锤形，褐色，棱上有明显的肉刺和疣凸。种子多数，无毛。

【分布】 在我国，分布于广东、海南、广西、四川、贵州、云南。在海南各地均有分布。

【苗药民间应用】 茎入药，茎煮水作凉茶；茎、少花柊叶块根、白花鱼藤枝条配合使用，用于月经不调。

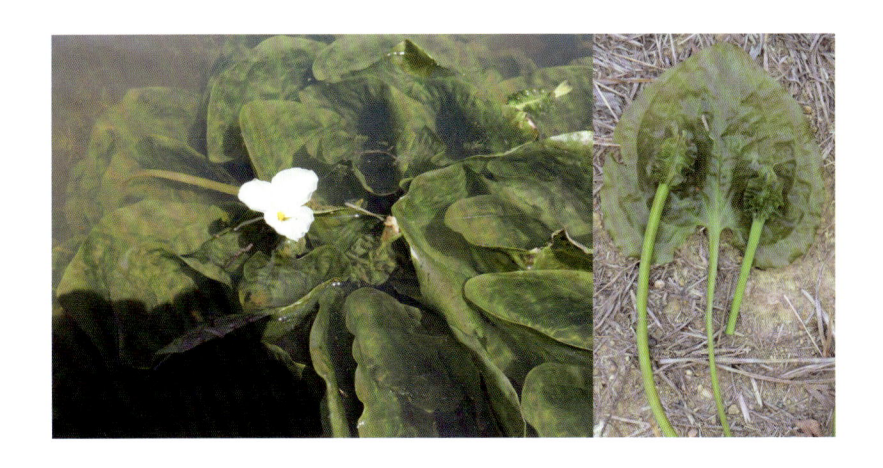

密花杜若

苗 语 deus gaz zaus [te:u³⁵ ka³³ tsau³⁵] 凋嘎糟（赵家州）

【来源】 鸭跖草科杜若属植物，密花杜若 *Pollia thyrsiflora* (Bl.) Endl. ex Hassk.

【形态特征】 多年生草本。根状茎粗壮、横走，节上生根。地上茎上升，疏被短硬毛。叶鞘彼此重叠，密被短细硬毛；叶片倒披针形或长椭圆形，上面无毛，背面被短细硬毛；叶柄无或有带翅的柄。圆锥花序短，缩藏在叶丛中，总梗无或有；蝎尾状聚伞花序多个；

403

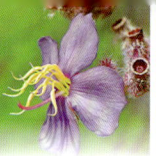

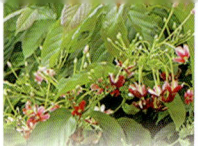

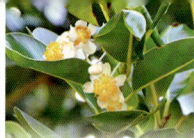

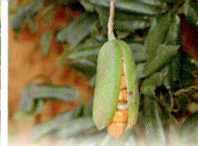

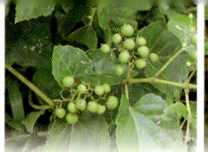

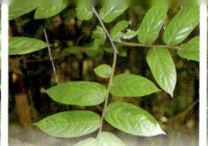

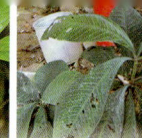

花序总轴和花序轴无毛或有短细硬毛；总苞片圆状三角形；苞片卵形、早落；花梗被毛；萼片浅舟状，卵状椭圆形，外面被短柔毛，宿存；花瓣白色，卵圆形。果卵球状，熟后黑色，被宿存萼片包围。

【分布】在巴布亚新几内亚、印度尼西亚、菲律宾、越南、老挝、柬埔寨、缅甸、泰国、马来西亚及印度等有分布。在我国，分布于海南、云南。在海南，分布于保亭、定安、昌江、文昌等。

【苗族民间应用】全草入药，用于小孩高烧不退。

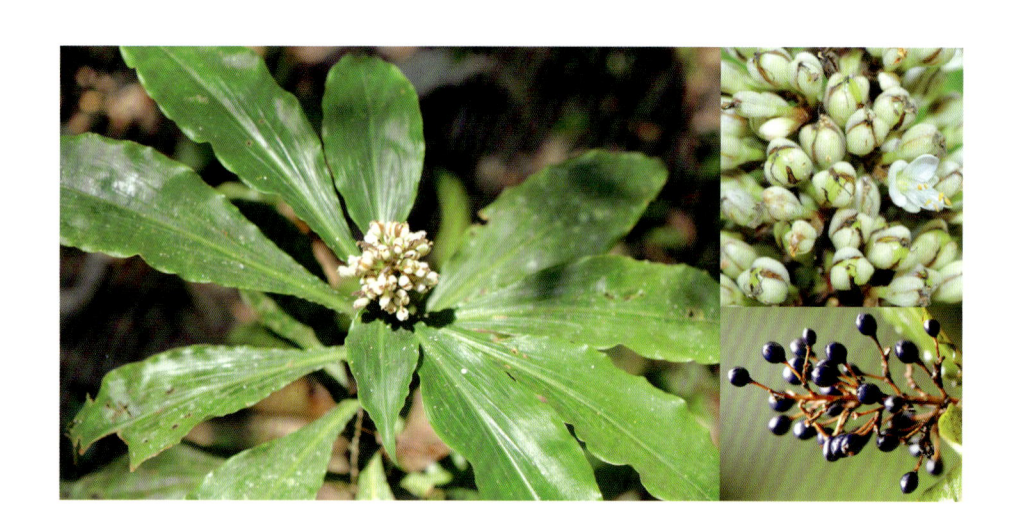

凤梨

【苗语】ndumz ndaux [dum³³ dau³¹] 吨逃（菠萝）

【来源】凤梨科凤梨属植物，凤梨 *Ananas comosus* (L.) Merr.

【形态特征】草本。茎短。叶多数，莲座式排列，剑形，顶端渐尖，全缘或有锐齿，腹面绿色，背面粉绿色，边缘和顶端常带褐红色，生于花序顶部的叶变小，常呈红色。花序于叶丛中抽出，松球状，结果时增大；苞片基部绿色，上半部淡红色，三角状卵形；萼片宽卵形，肉质，顶端带红色；花瓣长椭圆形，端尖，上部紫红色，下部白色。聚花果肉质。

【分布】原产于热带美洲，现在热带地区广泛栽培。在我国，台湾、广东、广西、福建、海南、云南、贵州有栽培。在海南各地均有栽培。

【化学成分】

（1）苯丙素类化合物：菠萝酰酯、对羟基肉桂酸[1]、1-*O*-对羟基肉桂酰单甘油酯[1-2]、

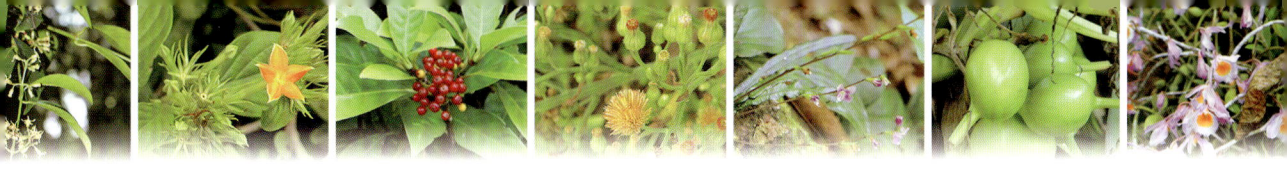

1-O-阿魏酰单甘油酯、1-O-阿魏酸-3-O-对羟基肉桂酰甘油酯、1,3-二氧阿魏酰甘油酯[2]等。

（2）黄酮类化合物：菠萝叶酯 A、小麦黄素、金圣草黄素[2]等。

（3）其他类化合物：β-谷甾醇、胡萝卜苷[1]、2,4-二氯苯甲酸[2]、ananasic acid[3]、1-O-β-D-葡萄糖-N-正二十二碳酰基-正十六碳-4,10(E,E)-二烯鞘胺醇苷[4]等。

【药理活性】 抗菌活性[2]、抗肿瘤活性[5]、降血糖活性[6]、降血脂活性[7]、心脏保护活性[8]等。

【苗族民间应用】 叶入药，捣烂与稀饭一起服下用于腮腺炎。

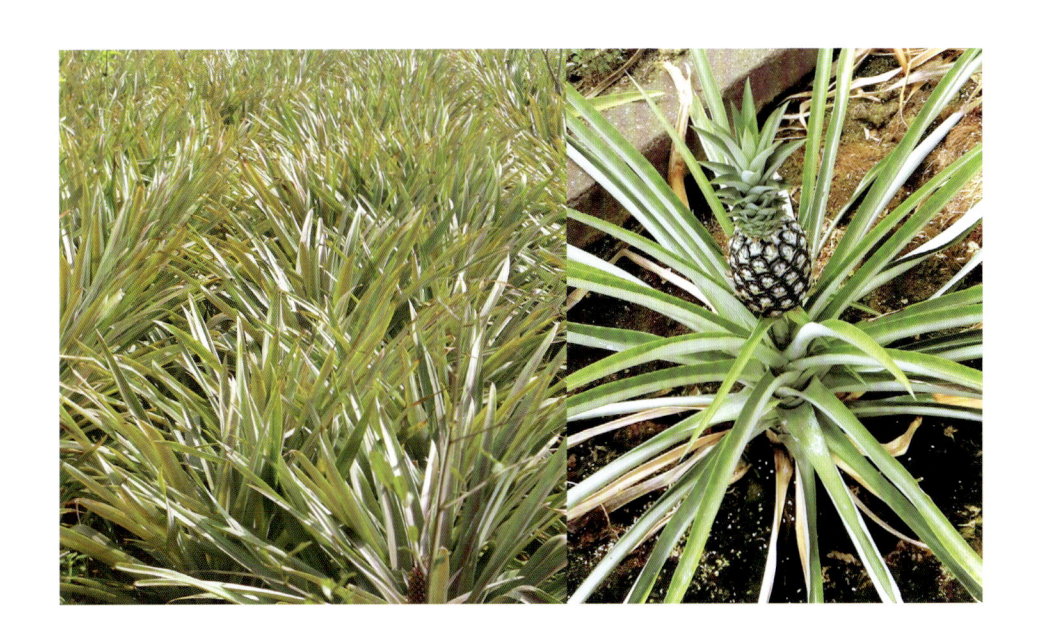

参考文献

[1] 王伟，丁怡，邢东明，等. 中国中药杂志，2006，31（15）：1242.

[2] 黄筱娟，陈文豪，纪明慧，等. 中草药，2015，46（7）：949.

[3] Takata R H, Scheuer P J. Tetrahedron，1976，32（10）：1077.

[4] 王金萍，王宏英，杜力军，等. 中国中药杂志，2007，32（5）：401.

[5] Loo G. Journal of Nutritional Biochemistry，2003，14（2）：64.

[6] 谢伟东. 中国协和医科大学博士学位论文，2005.

[7] 高翔，李天骞，潘五九. 中医药信息，2008，25（4）：24.

[8] Saxena P，Panjwani D. Journal of Acute Disease，2014，3（3）：228.

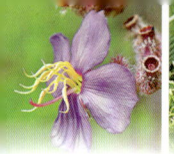

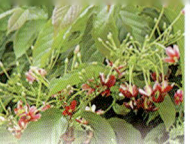

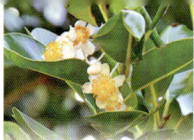

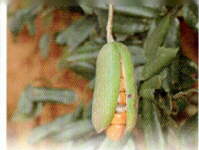

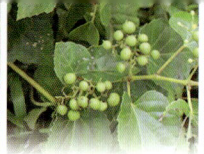

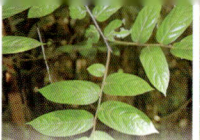

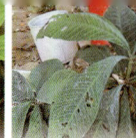

大蕉

【苗 语】dyus mbuv [ti:u³⁵ bu:⁵³] 丢怀（蕉灰）

【来源】芭蕉科芭蕉属植物，大蕉 *Musa* × *paradisiaca* L.

【形态特征】多年生草本。杆丛生；具匍匐茎，假茎厚而粗重，多少被白粉。叶直立或上举，长圆形，叶面深绿，叶背淡绿，被明显的白粉，基部近心形或耳形，先端锐尖或尖；叶柄长，多白粉；叶翼闭合。穗状花序下垂；花序轴无毛；苞片卵形或卵状披针形，脱落，外面呈紫红色，每苞片有花二列，雄花脱落；花被片黄白色，合生花被片较离生花被片长，长圆形或近圆形，先端具小尖、锥尖或卷曲成一囊。果序由多段果束组成；果长圆形，果身直或微弯曲，棱角明显；果肉细腻，紧实，未成熟前味涩，成熟后味甜或略带酸味，缺香气或微具香气。无种子或具少数种子。

【分布】在印度、马来亚，热带地区广泛栽培。在我国福建、云南、广东、广西、海南、台湾有栽培。在海南各地均有栽培。

【苗族民间应用】茎心入药，用于高血压、头疼。

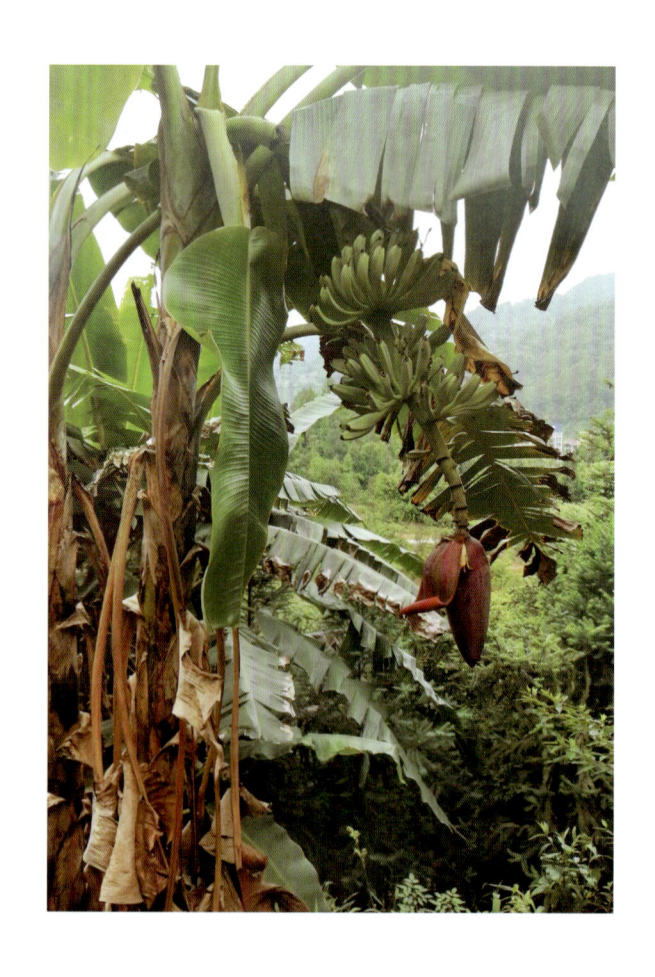

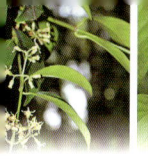

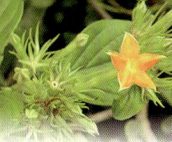

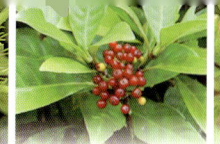

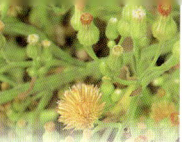

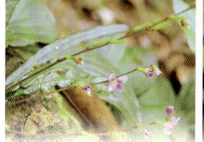

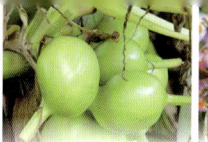

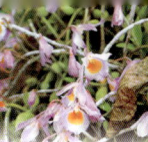

光果姜

苗 语 ndangz oi bec / gaz ndangz oi fangz bec [daŋ³³ o:i⁴⁴ ʔbe:⁴² / ka³³ daŋ⁴⁴ o:i⁴⁴ faŋ³³ ʔbe:⁴²] 汤哎呗 / 嘎汤哎芳呗（藤爱白 / 家藤爱花白）

【来源】姜科姜属植物，光果姜 *Zingiber nudicarpum* D. Fang

【形态特征】多年生草本。根状茎白色。叶片长圆状披针形，先端渐尖，基部狭，光滑无毛；叶舌先端微缺；叶柄短。穗状花序纺锤形，从根状茎上直接抽出；总花梗直立，被鳞片状鞘；苞片密生，倒卵形，深红色，先端圆钝；苞片膜质，长圆形；花白色或淡黄色；花萼膜质，先端具3浅齿；花冠管裂片披针形，中间裂片较大，兜状；唇瓣具紫色斑点，中央裂片卵形，白色，先端具裂片2~4，侧裂片卵形，先端微缺。

【分布】在我国，分布于广西、海南。在海南，分布于保亭、陵水、琼中等。

【苗族民间应用】根状茎入药，作凉药。

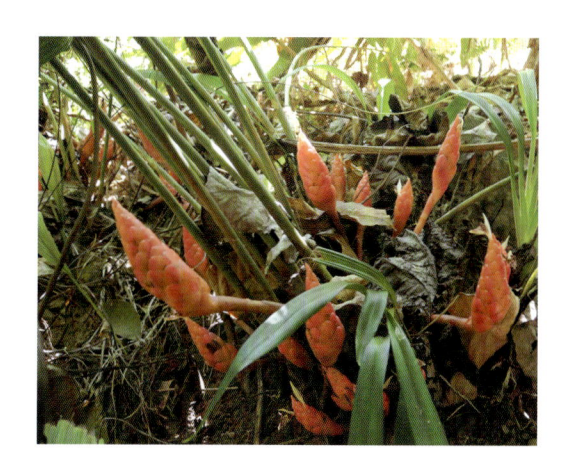

闭鞘姜

苗 语 mbaz gorngs giai [ba³³ kɔŋ³⁵ kjai⁴⁴] 趴公家（雷公屌）

【来源】姜科闭鞘姜属闭鞘姜植物，闭鞘姜 *Costus speciosus* (J. König) Smith

【形态特征】多年生草本。基部近木质，顶部常分枝，旋卷。叶片长圆形或披针形，顶端渐尖或尾状渐尖，基部近圆形，叶背密被绢毛。穗状花序顶生，椭圆形或卵形；苞片卵形，革质，红色，被短柔毛，具增厚及稍锐利的短尖头；小苞片淡红色；花萼革质，红色，3裂，幼时被绒毛；花冠管短，裂片长圆状椭圆形，白色或顶部红色；唇瓣宽喇叭

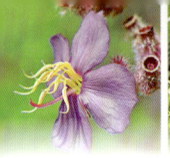

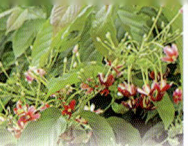

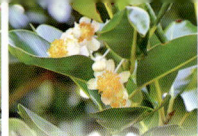

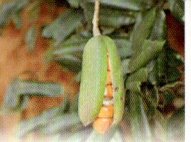

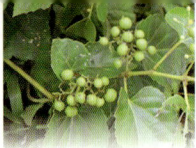

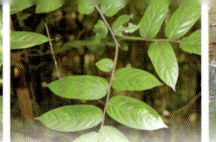

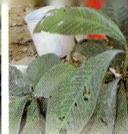

形，纯白色，顶端具裂齿及皱波状。蒴果稍木质，红色。种子黑色，光亮。

【分布】原产于热带亚洲，在我国，分布于台湾、广东、广西、云南、海南。在海南，分布于乐东、东方、陵水、万宁、琼中、儋州等。

【化学成分】

（1）甾体类化合物：β-sitosterol-β-D-glucopyranoside、dioscin、gracillin、3-O-[α-L-rhamnopyranosyl(1→2)-β-D-glucopyranosyl]、26-O-[β-D-glucopyranosyl]-22α-methoxy-(25R)-furost-5-en-3β,26-diol、methyl protodioscin、protodioscin[1]等。

（2）三萜类化合物：环阿屯烷醇、25-烯-环阿屯醇[2]、环阿屯烯醇、环劳顿醇[3]等。

（3）黄酮类化合物：芦丁、槲皮苷、槲皮素[4]等。

（4）苯醌类化合物：6-methyl-dihydrophytylplastoquinone、dihydrophytylplastoquinone[5]等。

（5）脂肪酸类化合物：14-氧代二十八酸、14-氧代二十三酸、11-甲基十三烷酸十四酯[6]、24-羟基三十一烷-27-酮、24-羟基三十烷-27-酮[7]、8-羟基三十烷-25-酮[8]等。

【药理活性】雌激素样活性[9]、子宫收缩活性[10]、降血糖活性[11]、抗炎活性[12]、肝脏保护活性[13]等。

【苗族民间应用】根状茎入药，配伍其他中草药煮水，用于肾水肿、胃肿瘤等。

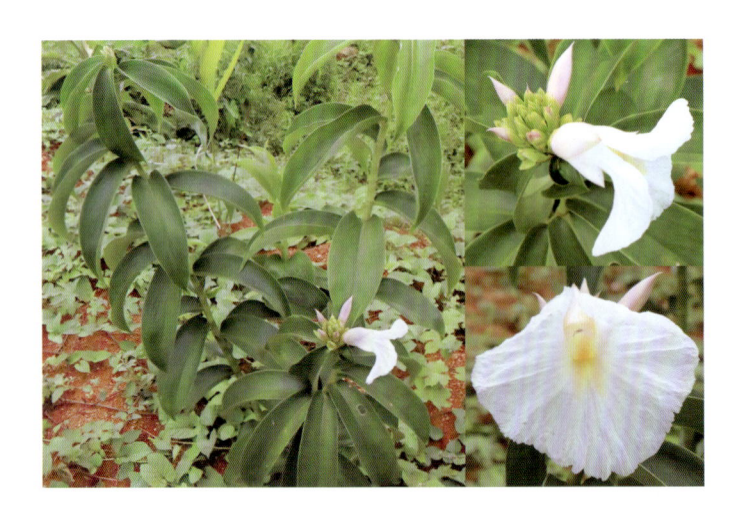

参考文献

［1］Singh S B，Thakur R S. Journal of Natural Products，1982，45（6）：667.

［2］乔春峰，李秋文，董辉，等. 中国中药杂志，2002，27（2）：123.

［3］Gupta M，Singh S，Shukla Y. Planta Medica，1988，54（3）：268.

［4］Chang Y Q，Tan S N，Yong J W H，et al. Journal of Separation Science，2011，34（4）：462.

［5］Mahmood U，Shukla Y N，Thakur R S. Phytochemistry，1984，23（8）：1725.

［6］Bandara B M R，Hewage C M，Karunaratne V，et al. Planta Medica，1988，54（5）：477.

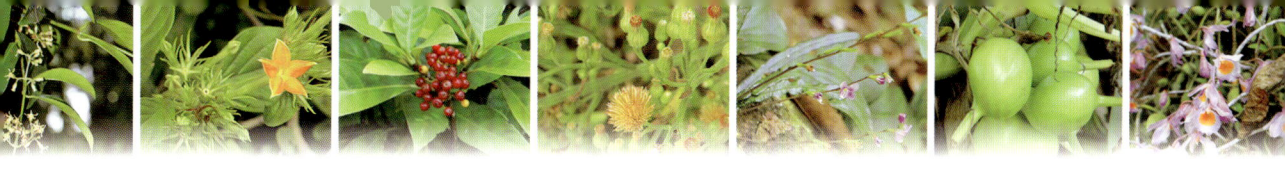

［7］Gupta M M，Lal R N，Shukla Y N. Phytochemistry，1981，20（11）：2553.

［8］Gupta M M，Verma R K，Akhila A. Phytochemistry，1986，25（8）：1899.

［9］Singh S，Sanyal A K，Bhattacharya S K，et al. The Indian Journal of Medical Research，1972，60（2）：287.

［10］Kupittayanant P，Chudapongse N，Wray S，et al. Reproductive Sciences，2011，18（6）：516.

［11］Bavarva J H，Narasimhacharya A. Phytotherapy Research，2008，22（5）：620.

［12］Thameem D. Frontiers in Bioscience，2011，3（3）：1079.

［13］Bhuyan B，Zaman K. Pharmacologyonline，2008，（3）：119.

海南山姜

苗语 dhang qoic loq ［ʔdaŋ⁴⁴ goːi⁴² loː¹¹］ 当开芦（筜开大）

【来源】姜科山姜属植物，海南山姜 *Alpinia hainanensis* K. Schumann

【形态特征】多年生草本。叶片带形，顶端渐尖并有一旋卷的尾状尖头，基部渐狭，两面均无毛，无柄或具短假柄；叶舌膜质，顶端急尖。总状花序；花序轴"之"字形，被黄色、粗硬的绢毛，顶部具长圆状卵形的苞片，膜质，顶渐尖，无毛；小苞片顶有小尖头，红棕色；小花梗很短；花萼筒钟状，顶端具2齿，一侧开裂至中部以上，外被黄色长柔毛，具缘毛；花冠无毛；唇瓣倒卵形，顶浅2裂。

【分布】在我国，分布于广东、海南。在海南，分布于乐东、白沙、海口、万宁、儋州等。

【苗族民间应用】根状茎入药，用于关节扭伤、挫伤、骨折。

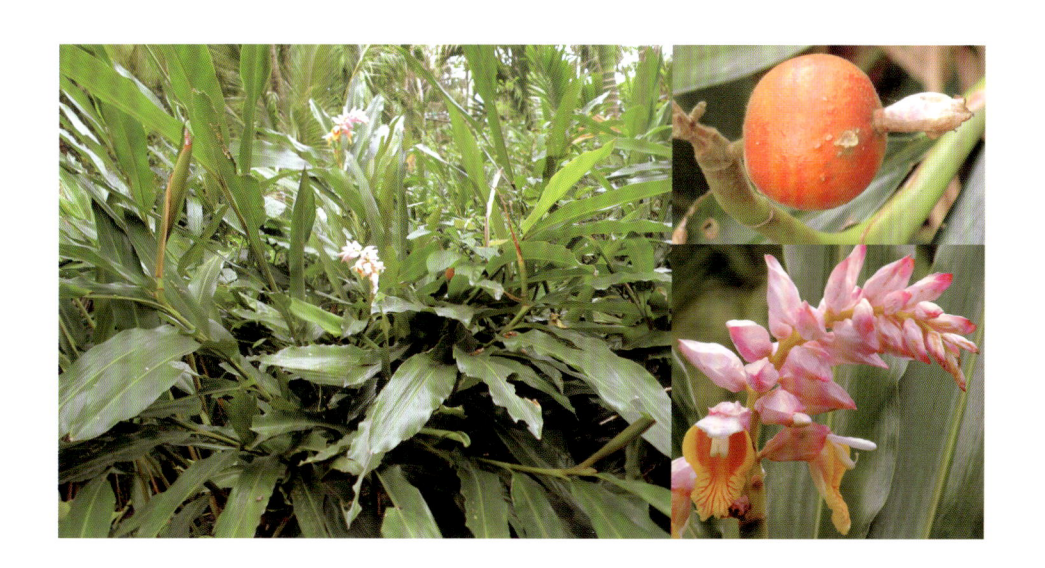

益智

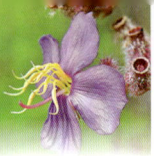

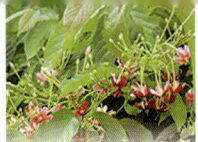

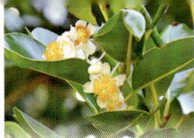

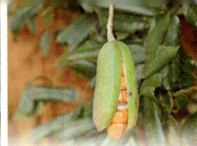

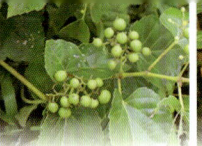

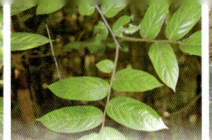

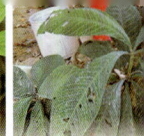

苗 语 lauz lis [lau³³ li:³⁵] 捞篱（楼篱）

【来源】 姜科山姜属植物，益智 *Alpinia oxyphylla* Miq.

【形态特征】 多年生草本。茎丛生；根茎短。叶片披针形，顶端渐狭，具尾尖，基部近圆形，边缘具脱落性小刚毛；叶柄短；叶舌膜质，2裂，被淡棕色疏柔毛。总状花序，帽状总苞片在开花脱落，花序轴被短柔毛；小花多数；苞片极短，膜质，棕色；花萼筒状，一侧开裂至中部，先端具3齿裂，外被短柔毛；花冠裂片长圆形，后方的1枚稍大，白色，外被疏柔毛；唇瓣倒卵形，粉白色具红色脉纹，先端边缘皱波状。蒴果鲜时球形，干时纺锤形，被短柔毛，表面棕色或灰棕色，果皮上有隆起的维管束线条，顶端有花萼管残迹。种子不规则扁圆形，略有钝棱，表面灰褐色或灰黄色，外被淡棕色膜质的假种皮。

【分布】 在我国，分布于广东、广西、云南、福建、海南。在海南，分布于三亚、昌江、白沙等。

【化学成分】

（1）倍半萜类化合物：valencene、nootkanol[1]、nootkanone[1-2]、益智醇A~C、oxyphyllens A~B、异香附醇[2]、epinootkaol、oxyphyllols D~E[3]、7-表-香科酮[4]、(9*E*)-humulene-2,3,6,7-diepoxide、(−)-oplopanone、3(12),7(13),(9*E*)-humula-triene-2,6-diol[5]、oxyphyllones A~B[6]、oxyphyllanene A~G、oxyphyllenone A、teuhetenone A、teucrenone、7-*epi*-teucrenone B、(±)1β,4β-dihydroxyeudesman-11-ene、7α(*H*),10β-eudesm-4-en-3-one-11,12-diol[7]等。

（2）降倍半萜类化合物：oxyphyllenotriol A、oxyphyllone G[3]、oxyphyllenodiols A~B、oxyphyllenones A~B[2, 8]、oxyphyllones E~F[9]等。

（3）黄酮类化合物：白杨素[1]、杨芽黄素[1-2, 4]、伊砂黄素[2]等。

（4）二芳基庚烷类化合物：益智醇[1]、益智酮甲[1, 4, 10]、益智酮乙、益智新醇[10]等。

（5）甾体类化合物：β-谷甾醇[1]、胡萝卜苷[1, 11]、胡萝卜苷棕榈酸酯[4]、豆甾醇、谷甾醇棕榈酸酯[11]等。

（6）挥发油：挥发油中含有64个化学成分，其中含量较高的有：*p*-cymene、valencene、linalool、myrtenal、β-pinene、α-pinene、furopelargone、terpinen-4-ol[1]等。

（7）其他类化合物：(*E*)-labda-8(17),12-diene-15,16-dial[2]、异香草醛[5]、1*S*-羟乙基苯基-1-*O*-β-D-吡喃葡萄糖苷[8]、棕榈酸、4-甲氧基-1,2-二氢环丁基苯[11]等。

【药理活性】 抗炎活性[2, 7-8]、抗菌活性[12]、抗糖尿病肾病活性[13]、神经保护活性[14]、改善胃肠功能[15]、血管生成抑制活性[16]、镇静催眠活性[17]等。

【苗族民间应用】 果入药，煮水喝用于胸闷气短。

参考文献

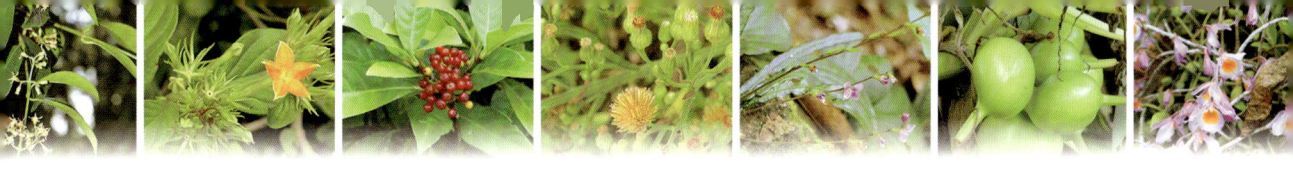

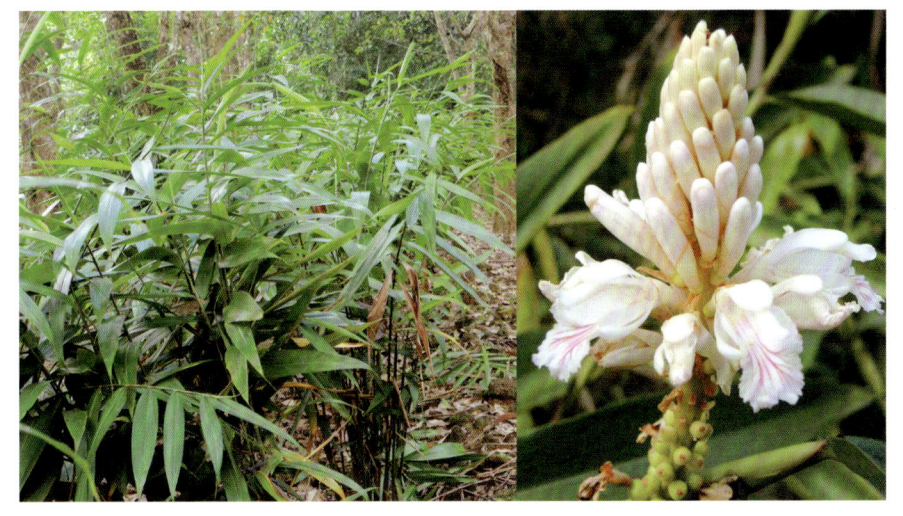

[1] 罗秀珍, 余竞光, 徐丽珍, 等. 药学学报, 2000, 35 (3): 204-207.

[2] Morikawa T, Matsuda H, Toguchida I, et al. Bioorganic & Medicinal Chemistry, 2002, 65 (10): 1468.

[3] Lv X Q, Luo J G, Wang X B, et al. Chemical & Pharmaceutical Bulletin, 2011, 59 (3): 402.

[4] 刘楠, 于新宇, 赵红, 等. 中草药, 2009, 40 (1): 29.

[5] 徐俊驹, 谭宁华, 曾广智, 等. 中国中药杂志, 2009, 34 (8): 990.

[6] Xu J J, Tan N H, Xiong J, et al. Chinese Chemical Letters, 2009, 20 (8): 945.

[7] Xu J, Ji C J, Zhang Y M, et al. Bioorganic & Medicinal Chemistry Letters, 2012, 43 (28): 1660.

[8] Muraoka O, Fujimoto M, Tanabe G, et al. Bioorganic & Medicinal Chemistry Letters, 2001, 11 (16): 2217.

[9] 徐俊驹, 谭宁华, 曾广智, 等. 中国天然药物, 2010, 8 (1): 6.

[10] 张起凤, 罗仕德. 中草药, 1997, 28 (3): 131.

[11] 邸磊, 王治元, 王志, 等. 植物资源与环境学报, 2011, 20 (2): 94.

[12] 高林林, 王倩, 张竞雯, 等. 食品安全质量检测学报, 2019, 10 (14): 4659.

[13] 莫菁莲, 刘世坤, 谢毅强. 中国热带医学, 2016, 16 (5): 463.

[14] 赵骞. 西南交通大学硕士学位论文, 2017.

[15] 房磊臣, 刘嫱, 高新征, 等. 中国药房, 2017, 28 (16): 2220.

[16] 高晓平, 陈丽晓, 殷志琦, 等. 中国药科大学学报, 2015, 46 (1): 85.

[17] 刘冰, 于宏伟, 李梅, 等. 时珍国医国药, 2015, 26 (1): 53.

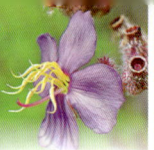

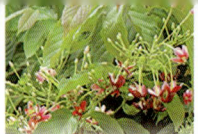

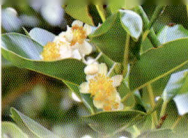

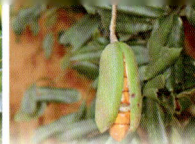

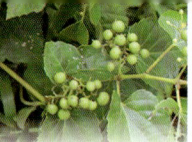

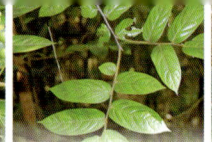

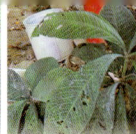

长柄豆蔻

【苗 语】dhang qoic gins [ʔdaŋ⁴⁴ go:i⁴² kin³⁵] 当开苋（笃开小）

【来源】姜科豆蔻属植物，长柄豆蔻 *Amomum longipetiolatum* Merr.

【形态特征】多年生草本。根茎鞭状，被鞘状鳞片。叶片长圆状披针形，顶端渐尖，基部急尖，叶背被绢毛；叶柄较长；叶舌圆形。穗状花序椭圆形由根茎抽出，通常有花3~4朵；总花梗短或无；苞片近膜质；花大，白色；花萼管状，膜质，被短柔毛，裂齿3，长圆形；花冠管纤细，裂片3，膜质，线形，具斑点；唇瓣倒卵形，具斑点，中部红色。蒴果近球形，果皮被褐色短绒毛。

【分布】在我国，分布于广西和海南。在海南，分布于三亚、万宁、儋州、白沙等。

【苗族民间应用】茎叶入药，煮水用于小孩黄疸。

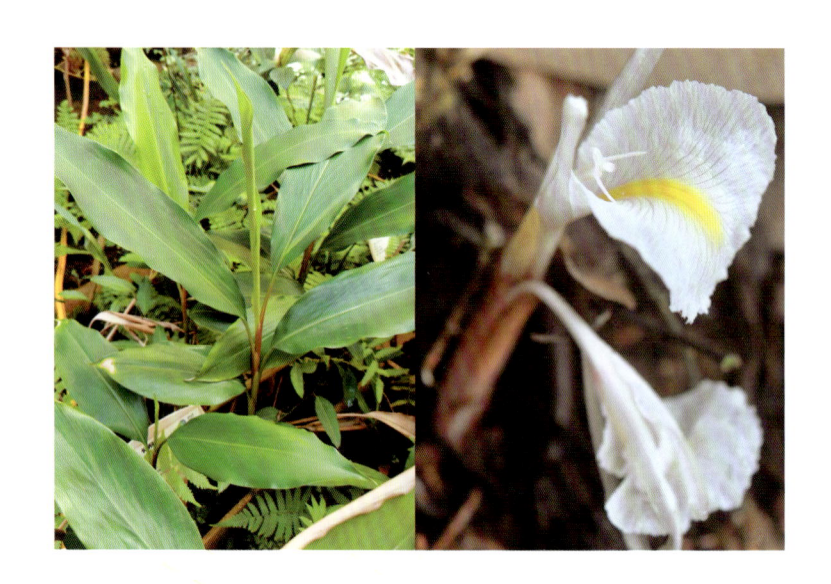

海南假砂仁

【苗 语】dhang ndumj mbangs [ʔdaŋ⁴⁴ dum⁵¹ baŋ³⁵] 当吞旁（笃半胖）

【来源】姜科豆蔻属植物，海南假砂仁 *Amomum chinense* Chun & T.L.Wu

【形态特征】多年生草本。根茎匍匐状，节上被鞘状鳞片。叶片长圆形或椭圆形，顶端尾状渐尖，基部急尖，两面均无毛；叶柄短；叶舌膜质，紫红色，微2裂，无毛；叶鞘有明显的凹陷、方格状网纹。穗状花序陀螺状，有花20余朵；总花梗上鳞片宿存；苞片卵

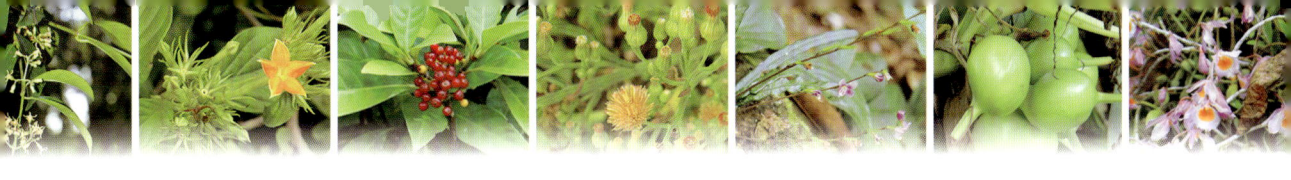

形，紫色；小苞片管状；花萼管顶端具三齿，基部被柔毛，染红；花冠管稍突出，裂片倒披针形，顶端兜状；唇瓣白色，三角状卵形，中脉黄绿色，两边有紫色的脉纹。蒴果椭圆形，被短柔毛及柔刺。

【分布】我国产于广东、海南。在海南，分布于三亚、五指山、万宁、东方、儋州等。

【苗族民间应用】根状茎入药，用于风湿，骨折。

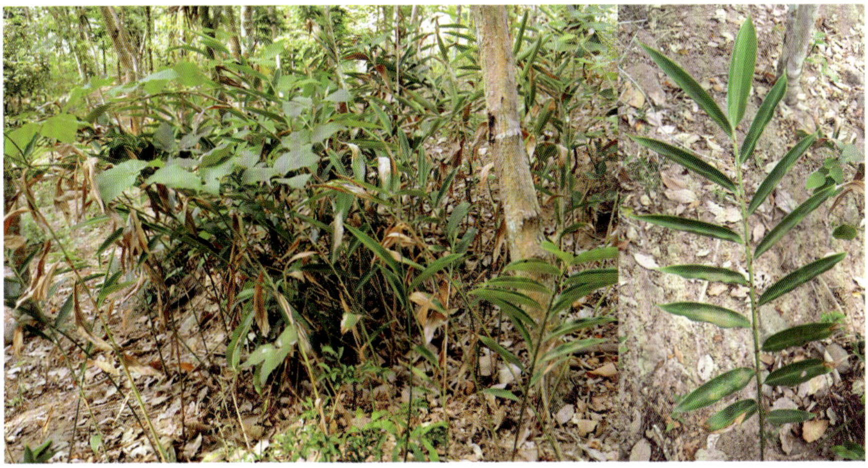

莪术

苗语 duungq mengs [tu:ŋ^{11} me:ŋ^{35}] 盹萌（姜青）

【来源】姜科姜黄属植物，莪术 *Curcuma phaeocaulis* Valeton

【形态特征】多年生草本。根状茎圆柱形，肉质，具樟脑香味，淡黄色或白色；根细长或末端膨大成块根。叶直立，椭圆状长圆形至长圆状披针形，中部常有紫斑，无毛；叶柄较叶片为长。花葶由根茎单独发出，常先叶而生，被鳞片状鞘；穗状花序；苞片卵形至倒卵形，顶端钝，下部的绿色，顶端的红色，上部的较长为紫色；花萼白色，顶端3裂；花冠管裂片长圆形，黄色，不相等，后方的1片较大，顶端具小尖头；唇瓣黄色，近倒卵形，顶端微缺。

【分布】在印度、马来西亚等有分布。在我国，分布于广东、广西、海南、四川、云南、福建、江西和台湾等。在海南，分布于乐东、保亭、儋州等。

【化学成分】

（1）倍半萜类化合物：新蓬莪术环氧酮、curdionolide B、(−)-phaeocaulin A、(+)-phaeocaulin A、(4*S*,5*S*)-13-hydroxygermacrone 4,5-epoxide、phagermadiol[1]、(+)/(−)-phaeo-

413

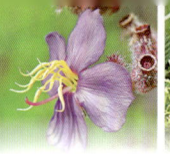

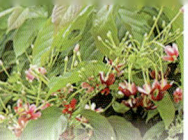

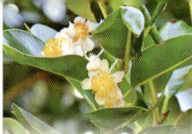

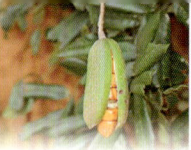

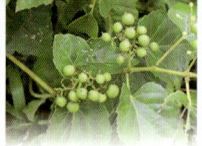

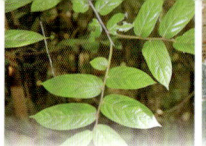

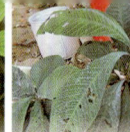

caulines A~G[2]、phasalvione、phaeocaudione、phaeocauone、8β-methoxy-isogermafurenolide[3]等。

（2）二芳基庚烷类化合物：phaeoheptanoxide[3]、1,7-双(4-羟基苯基)-1,4,6-庚三烯-3-酮、(1R,5S,6S)-1,5-环氧-6-羟基-1,7-双(3-甲氧基-4-羟基苯基)-庚烷[4]等。

（3）生物碱类化合物：8β(H)-elema-1,3,7(11)-trien-8,12-lactam、phaeusmane I[3]等。

（4）其他类化合物：3-methyl-4-(3-oxo-butyl)-benzoic acid[3]等。

【药理活性】抗血小板聚集活性[1]、舒张血管活性[2]、抗炎活性[3]、抗氧化活性[5,7]、抗肿瘤活性[6]、抗菌活性[7]等。

【苗族民间应用】根状茎入药，捣烂外敷用于消炎止痛。

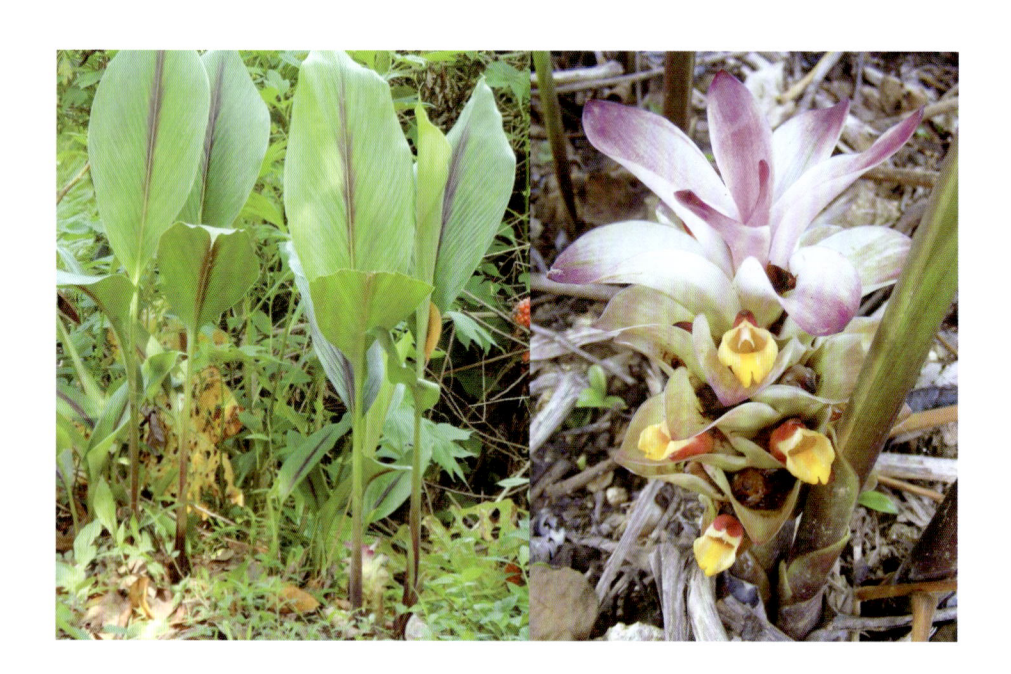

参考文献

[1] 李小翠，陈金凤，熊亮，等. 中草药，2021，52（1）：28.

[2] Liu F, Chen J F, Qiao M M, et al. Bioorganic Chemistry, 2020, 99: 103820.

[3] Ma J H, Zhao F, Wang Y, et al. Organic & Biomolecular Chemistry, 2015, 13（30）：8349.

[4] 陈金凤，熊亮，刘菲，等. 中草药，2020，51（1）：16.

[5] 李洋益，高刚，张艳，等. 基因组学与应用生物学，2018，37（4）：1614.

[6] Chen X P, Pei L X, Zhong Z F, et al. Phytomedicine, 2011, 18（14）：1238.

[7] 王茜，苟学梅，高刚，等. 食品工业科技，2015，36（8）：97.

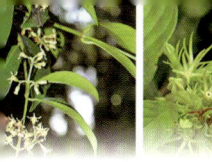

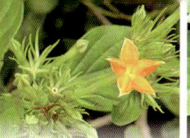

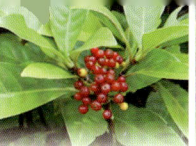

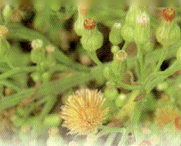

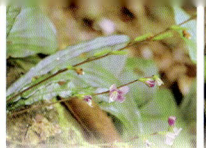

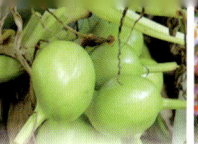

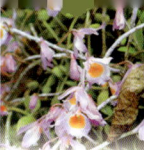

少花柊叶

苗语 dhang hep bec [ʔdaŋ⁴⁴ xe:p⁴⁴ ʔbe:⁴²] 当嘿呗（笃叶白）

【来源】 竹芋科柊叶属植物，少花柊叶 *Phrynium oliganthum* Merrill

【形态特征】 草本。叶片长圆状椭圆形，顶端具急尖头，基部近圆形，两面均无毛，侧脉多而密，在背面显露；叶枕圆柱形；叶柄长；叶鞘较叶柄短。头状花序自叶鞘基部生出；苞片椭圆形，绿色，顶端皱缩，无毛或基部被疏长毛；花淡黄色；花萼披针形；花冠管略短于花萼，裂片长圆形。蒴果长圆形或倒卵状长圆形；果皮脆壳质，栗色，光亮。种子3粒，其中2粒发育，1粒退化。

【分布】 在越南有分布。在我国，分布于海南、福建、广东。在海南，分布于三亚、五指山、万宁、琼海等。

【苗族民间应用】 本种叶柄与海菜花茎、白花鱼藤配伍，用于月经不调。

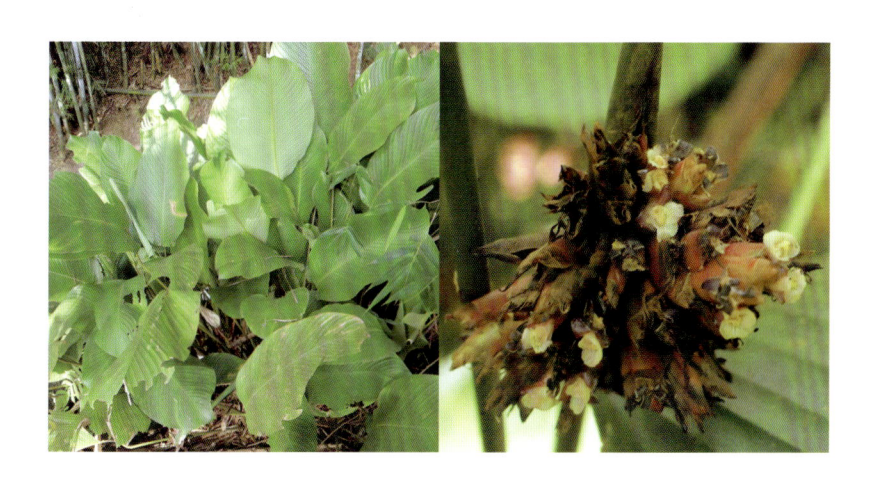

山菅

苗语 gemz gaams zams / nguaz nzeuv [ke:m³³ ka:m³⁵ tsam³⁵ / ŋwa³³ dze:u⁵³] 金甘沾 / 蔴俏（野甘针 / 草剪刀）

【来源】 百合科山菅属植物，山菅 *Dianella ensifolia* (L.) DC.

【形态特征】 多年生草本。根状茎，圆柱状，横走。叶二列状排列，狭条状披针形，基部稍收狭成鞘状，套叠或抱茎，先端长渐尖，边缘和背面中脉具锯齿。总状花序组成顶生圆锥花序，分枝疏散；花常多朵生于侧枝上端；花淡黄色、绿白色至淡紫色；具长短不

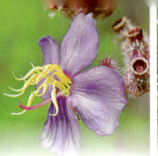

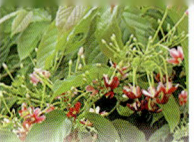

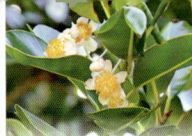

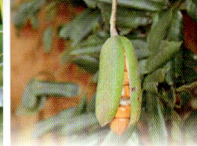

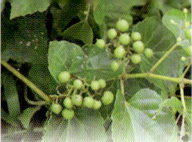

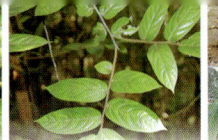

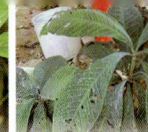

一的花梗，常稍弯曲；苞片小；花被片 6，条状披针形，内轮的具 5 脉，外轮的具 5~7 脉。种子 5~6 粒，黑色。

【分布】在日本、澳大利亚、中南半岛、东南亚、南亚、太平洋岛屿、马达加斯加岛有分布。在我国，分布于云南、四川、贵州、江西、浙江、福建、广西、广东、海南和台湾。在海南各地均有分布。

【化学成分】

（1）三萜类化合物：22-hydroxy-cyclolaudenol、cycloneolitsol、cyclopholidono[1]等。

（2）黄酮类化合物：(–)-4′-hydroxy-7-methoxyflavan、(–)-4′-hydroxy-7-methoxy-8-methylflavan、(2S)-3′,4′-dihydroxy7-methoxyflavan、(2R)-7,4′-dihydroxy-5-methoxy-8-methylflavan、tupichinol A、柚皮素、杜鹃素[2]、(2S)-2′-hydroxy-4′,7-dimethoxy-8-methylflavan[3]、(2S)-2′,4′-dihydroxy-7-methoxyflavan、5,7-dihydroxy-4′-methoxyflavan、amentoflavone[4]等。

（3）酚性化合物：methyl orsellinate、rhizinonic acid、5,7-dihydroxy-2-methylchromome、5,7-dihydroxy-2,8-dimethylchromone[2]、7-acetyl-4R,8-dihydroxy-6-methyl-1-tetralone、methyl β-orcinolcarboxylate、dianellose[4]等。

（4）甾体类化合物：stigmastenone、β-sitosterol[4]等。

【药理活性】抗肿瘤活性[1, 3]等。

【苗族民间应用】根状茎入药，用于小孩腹泻。

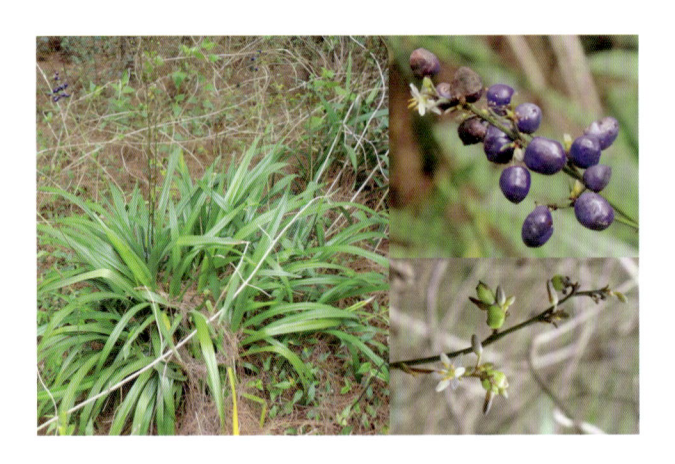

参考文献

[1] Tang B Q, Li C W, Sun J B, et al. Natural Product Research, 2017, 31（8）: 966.

[2] Tang B Q, Chen Z Y, Sun J B, et al. Biochemical Systematics & Ecology, 2017, 72: 12.

[3] Tang B Q, Huang S S, Liang Y E, et al. Natural Product Research, 2017, 31（13）: 1561.

[4] Hong NLT, Thuy LNT, Thi C B, et al. Natural Product Research, 2021, 35（18）: 3063.

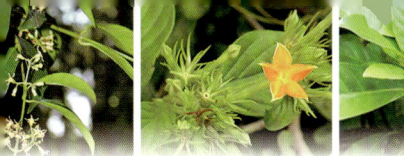

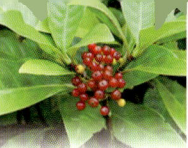

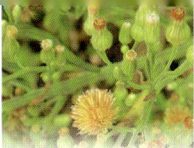

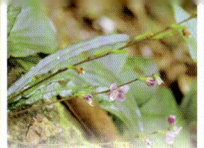

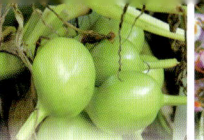

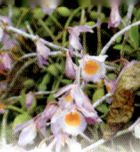

小花吊兰

苗语 vorms qiais cayj [vɔm³⁵ gja:i³⁵ tsha:i⁵¹] 碗苺菜（水菜菜）

【来源】百合科吊兰属植物，小花吊兰 *Chlorophytum laxum* R. Br.

【形态特征】多年生草木。叶基生，近两列着生；叶片线性，常呈弧状弯曲，基部扩大，抱茎，膜质，半透明，有一条明显的中脉。花茎从叶腋抽出，常2~3个，直立或弯曲，纤细，有时分叉，长短变化较大；花梗下部具关节位；花小，单生或成对着生，绿白色；花被6裂。蒴果三棱状扁球形；每室通常具种子1粒。

【分布】在非洲、亚洲热带广泛分布。在我国，分布于广东、海南。在海南，分布于三亚、乐东、昌江、白沙、保亭、万宁、临高、文昌、海口等。

【化学成分】

（1）二萜类化合物：chlorophytoside A [1-2] 等。

（2）甾体类化合物：海可皂苷元、豆甾醇、β-谷甾醇、胡萝卜苷[2]、(25*R*)-spirosta-3,5-dien-12β-ol、豆甾醇-3-*O*-β-D-葡萄糖苷、薯蓣皂苷元[4]等。

（3）黄酮类化合物：4′-*O*-吡喃葡萄糖异牡荆素、4′,5,7-三羟基-6,8-二甲基黄酮[3]、洋芹素-6-*C*-双葡萄糖苷、7-2″-di-*O*-β-glucopyranosylisovitexin[4]等。

（4）其他类化合物：2-甲基-2,4-*O*-异亚丙基-赤藻糖醇、棕榈酸、正十八烷酸[3]、正十一烷、棕榈酸甲酯、正十三烷醇、正十七烷醇、二十八烷醇[4]等。

【药理活性】抗肿瘤活性[4]、抗炎活性、镇痛活性[5]等。

【苗族民间应用】全草入药，配猪肚炖，用于胃痛。

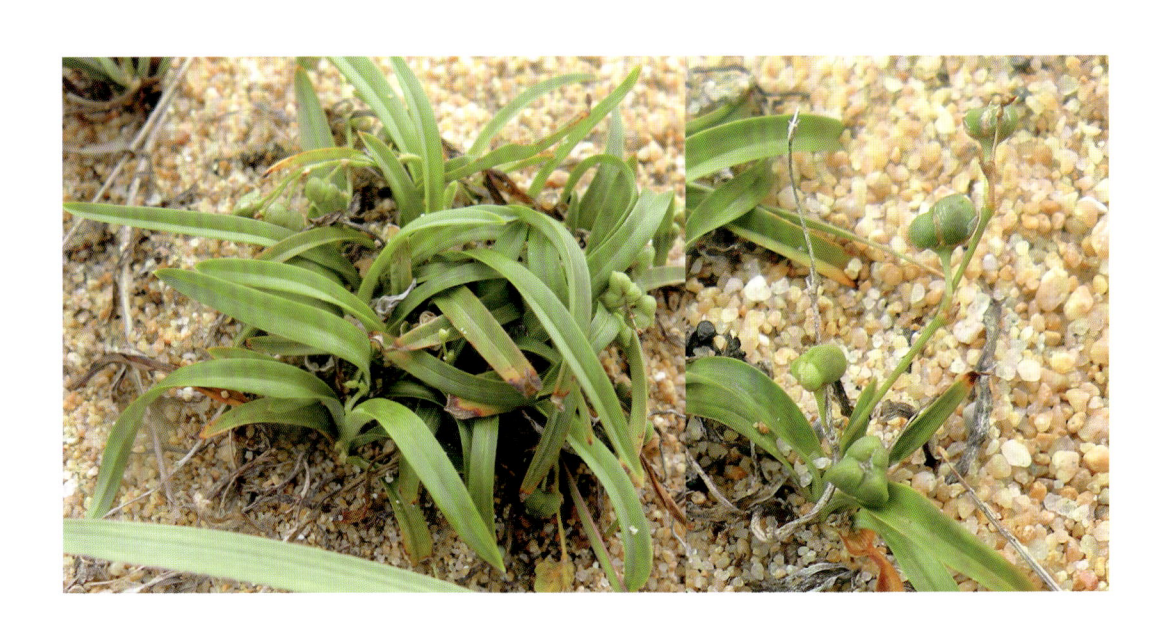

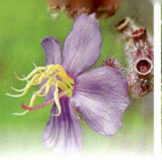

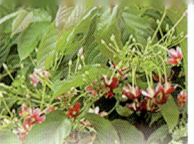

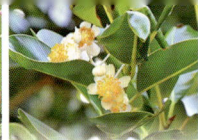

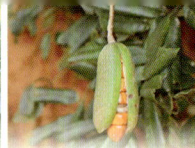

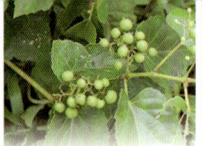

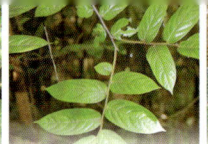

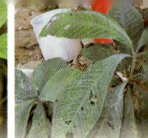

参考文献

[1] Gao Y H，Mei Q X，Wu H F，et al. Chinese Chemical Letters，2005，16（7）：925.

[2] 吴惠妃. 广州中医药大学硕士学位论文，2006.

[3] 蔡鸿飞. 广州中医药大学硕士学位论文，2008.

[4] 褚晨亮. 广州中医药大学博士学位论文，2018.

[5] 梅全喜，钟希文，张晓君，等. 中药材，2000，23（11）：632.

蜘蛛抱蛋

【苗语】 giai hac orm nguav [kjia⁴⁴ xa:⁴² ɔm⁴⁴ ŋwa:⁵³] 家蛤呕蕨（睾丸肿草）

【来源】百合科蜘蛛抱蛋属植物，蜘蛛抱蛋 *Aspidistra elatior* Bulme

【形态特征】草本。根状茎近圆柱形，具节和鳞片。叶单生，矩圆状披针形、披针形至近椭圆形，先端渐尖，基部楔形，边缘多少皱波状，两面绿色，有时具黄白色斑点或条纹。具总花梗；苞片3~4枚，其中2枚位于花的基部，宽卵形，淡绿色，有时有紫色细点；花被钟状，外面带紫色或暗紫色，内面下部淡紫色或深紫色，上部6~8裂；花被筒裂片近三角形，向外扩展或外弯，先端钝，内面具4条肥厚的肉质脊状隆起，中间的2条细而长，两侧的2条粗而短，紫红色。

【分布】在日本有分布。在我国华南地区有栽培。在海南，分布于东方、保亭、昌江、万宁等。

【化学成分】

甾体类化合物：aspidsaponins A~D[1]、aspidsaponins E~H[2]等。

【药理活性】抗肿瘤活性[1, 3]、抗炎活性[2]、抗感染活性[3]等。

【苗族民间应用】全草入药，煮水洗澡有利于小孩强筋健骨。

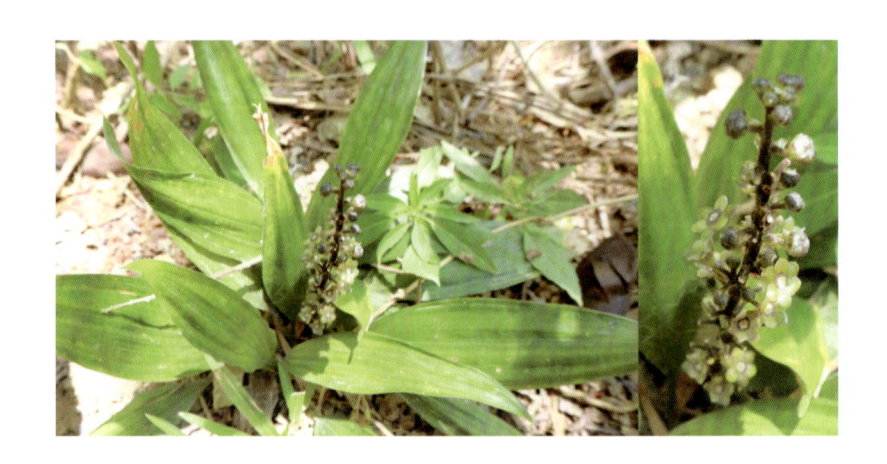

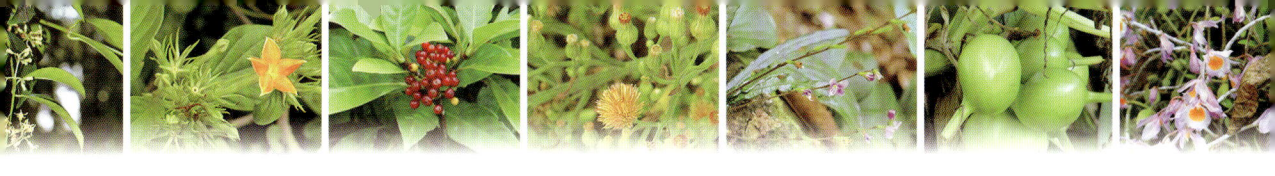

参考文献

[1] Zuo S Q, Liu Y N, Yang Y, et al. Phytochemistry Letters, 2018, 25: 126.

[2] Sun Z Y, Zuo S Q, Yang X, et al. Phytochemistry Letters, 2019, 34: 68.

[3] Xu X C, Zhang Z W, Chen Y E, et al. Zeitschrift fur Naturforschung C, 2015, 70 (1-2): 7.

天门冬

苗语 nguaz deis [ŋwa³³ tei³⁵] 蒗嘚（草丝）

【来源】百合科天门冬属植物，天门冬 *Asparagus cochinchinensis* (Lour.) Merr.

【形态特征】多年生攀援草本。全株无毛。根粗在中部或近末端成纺锤状膨大。茎平滑，常弯曲或扭曲，分枝具棱或狭翅。叶状枝的形状、大小变化很大，叶状枝通常每3枚成簇，扁平或呈锐三棱形，稍镰刀状；茎上的鳞片状叶基部延伸为硬刺，在分枝上的刺较短或不明显。花常2朵腋生，有的4~5朵，花被淡绿色；花梗中部常具关节。雄花：花丝不贴生于花被片上。雌花：雌花大小与雄花相近。浆果球形，熟时红色。种子1粒。

【分布】在朝鲜、日本、老挝和越南等有分布。在我国，分布于华东、华南、中南、西南各地区。在海南，分布于三亚、乐东、昌江、五指山、陵水、万宁、琼中、儋州、文昌、海口等。

【化学成分】

（1）甾体类化合物：asparagusosides A~G、spongipregnoloside B、dioseptemloside F、methylprotodioscin、dioscin F、dioscin E、dioscin、dumoside[1]、aspacosides A~E、nicotianoside B、immunoside、shatavarin IV[2]、asparacoside、asparacosins A~B[3]等。

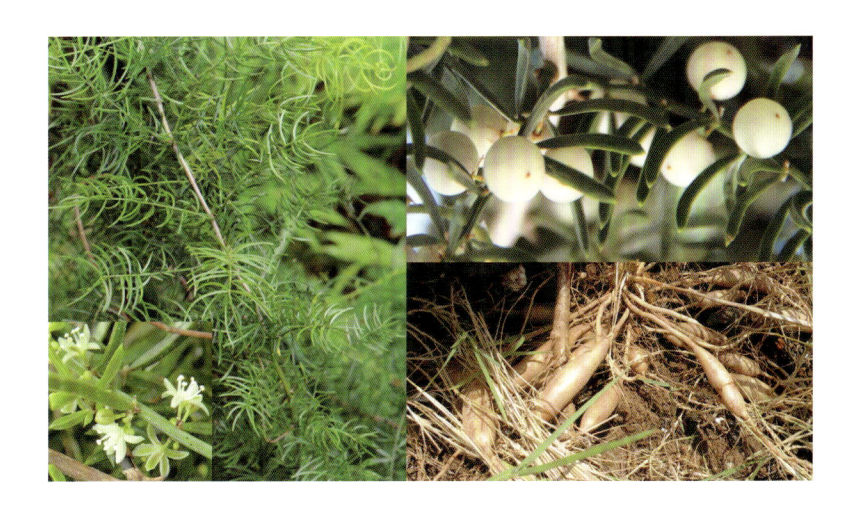

（2）酚性化合物：3″-methoxyasparenydiol、3′-hydroxy-4′-methoxy-4′-dehydroxynyasol、asparenydiol、nyasol、3″-methoxynyasol、*trans*-coniferyl alcohol[3]等。

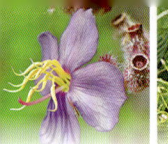

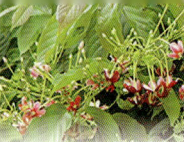

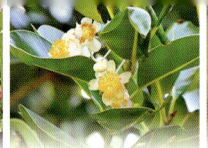

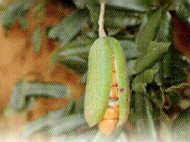

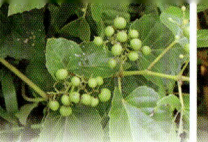

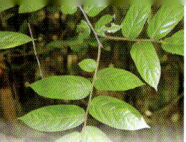

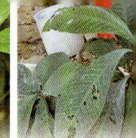

【药理活性】抗肿瘤活性[1-2, 4]、抗氧化活性[4]、抗疲劳活性[5]、肝脏保护活性[6]等。

【苗族民间应用】块根入药，煮水用于尿道炎、肺炎、气管炎。

参考文献

［1］Liu B，Li B，Zhou D，et al. Bioorganic Chemistry，2021，115：105237.

［2］Zhu G L，Hao Q，Xing L，et al. Steroids，2021，172：108874.

［3］Zhang H J，Sydara K，Tan G T，et al. Journal of Natural Products，2004，67（2）：194.

［4］Zhao Q S，Xie B X，Yan J，et al. Carbohydrate Polymers，2012，87（1）：392.

［5］朱晓亚. 食品科技，2019，44（9）：263-269.

［6］李琴山，李艳菊，刘洋. 中国公共卫生，2011，27（11）：1455.

海南重楼

苗语 catq ziv lenz [tshat¹¹ tɕi⁵³ le:n³³] 擦指莲（七指莲）

【来源】延龄草科重楼属植物，海南重楼 *Paris dunniana* H. Léveillé

【形态特征】多年生草本。根状茎粗，肉质，圆柱状，生由环节。茎直立，不分枝，绿色或暗紫色；基部有1~3枚膜质鞘。叶4~8枚轮生于茎顶端，排成一轮；叶倒卵状长圆形，先端具尖头；具三主脉和网状细脉；叶柄较长。单花生于叶轮中央，花梗似茎的延续；花被片离生，宿存，排成2轮，每轮5~8片；萼片绿色，膜质，长圆状披针形；花瓣绿色，丝状，长于萼片。蒴果成熟时淡绿色，近球形，开裂。外种皮橙黄色，肉质。

【分布】在我国，分布于云南、贵州、广西和海南。在海南，分布于白沙、五指山等。

【苗族民间应用】根状茎入药，用于关节疼痛，关节炎。

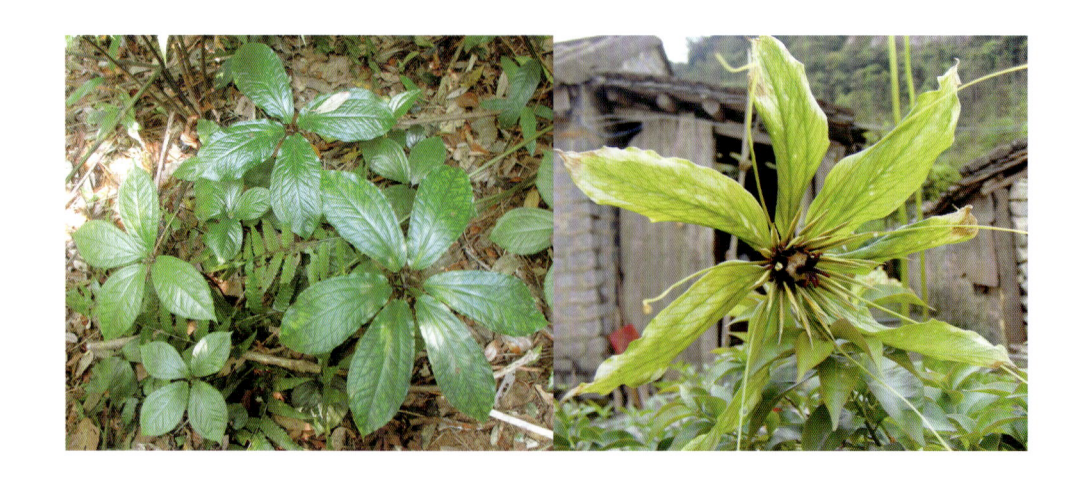

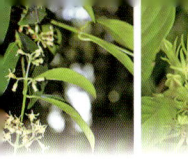

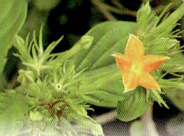

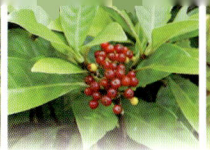

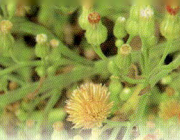

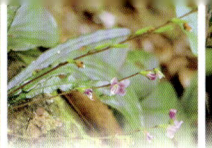

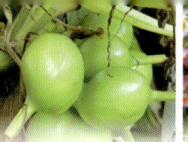

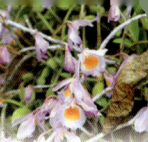

肖菝葜

苗语 dhang raangv mbiangv [ʔdaŋ⁴⁴ za:ŋ³³ bjaŋ⁵³] 当嚷趴样（筜阳净）

【来源】菝葜科菝葜属植物，肖菝葜 *Heterosmilax japonica* Kunth

【形态特征】攀援灌木。无毛；小枝有钝棱。叶纸质，卵形、卵状披针形或近心形，先端渐尖或短渐尖，有短尖头，基部近心形；主脉5~7条；叶柄在下部1/3~1/4处有卷须和狭鞘。伞形花序有花多朵，生于叶腋或褐色的苞片内；总花梗扁；花序托球形；花梗纤细。雄花：花被筒矩圆形或狭倒卵形，顶端有3枚钝齿。雌花：花被筒卵形。浆果球形而稍扁，熟时黑色。

【分布】在我国，分布于浙江、福建、湖南、台湾、江西、陕西、甘肃、安徽、四川、云南、广东、海南。在海南，分布于昌江、陵水、万宁等。

【化学成分】

（1）醌类化合物：大黄酸[1-2]等。

（2）黄酮类化合物：3,5-dihydroxy-7-methoxy-6-methyl-3-(4-hydroxybenzyl)chroman-4-one[3]、柚皮素[5]等。

（3）生物碱类化合物：(R)-4-甲基-(2,4-二羟基-3,3-二甲基丁酰胺基)丁酸甲酯、3S-1,2,3,4-四氢-β-咔啉-3-羧酸[4]、大泽米苷[5]等。

（4）甾体类化合物：胡萝卜苷、β-谷甾醇[1-2, 5]等。

（5）酚性化合物：对羟基苯甲酸[1-2]、3,3′,5,5′-tetrahydroxy-4′-methoxystilbene[5]等。

（6）其他类化合物：单棕榈酸甘油酯、山嵛酸、二十八烷[1]、棕榈酸[1-2]、正二十四烷酸、正二十烷酸[2]、乙基-β-D-木二糖苷[4]、α-L-正丁基山梨糖苷[5]等。

【药理活性】抗炎活性[2]等。

【苗族民间应用】根状茎入药，用于祛风活血，去色斑。

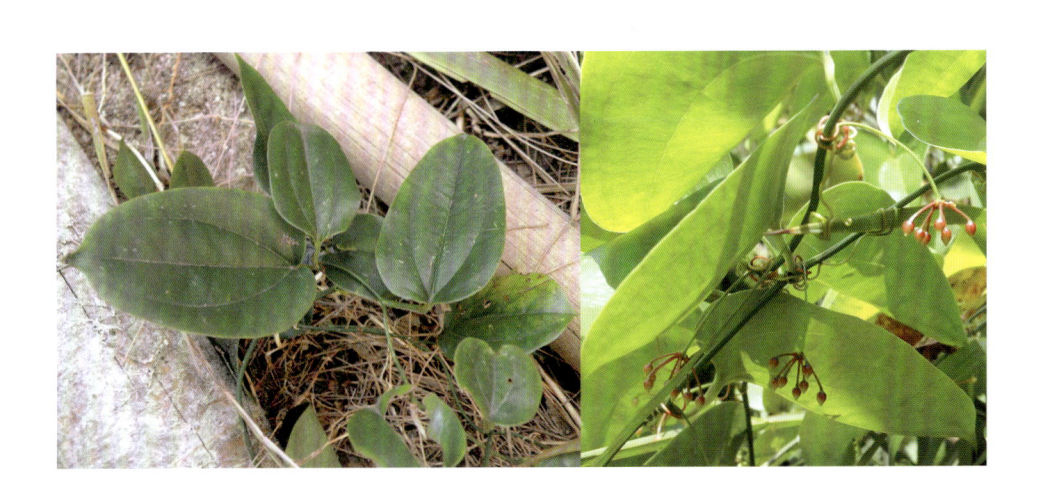

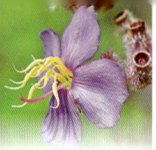

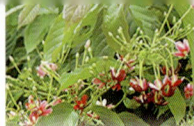

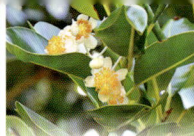

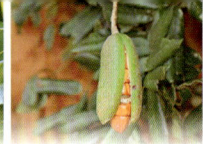

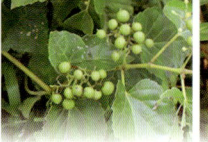

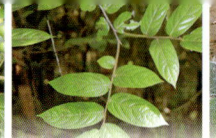

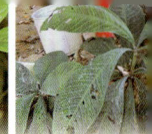

参考文献

[1] 于江泳, 张思巨, 刘丽. 中国药学杂志, 2005, 40（1）: 19.

[2] 王涛. 广东药学院硕士学位论文, 2007.

[3] 王涛, 宋丽华, 刘芳, 等. 长治医学院学报, 2015, 29（5）: 331.

[4] 陈超志. 广东药科大学硕士学位论文, 2017.

[5] 乔蕾, 袁久志, 程海燕, 等. 中药材, 2007, 30（10）: 1242.

海芋

【苗语】qioc houc [gjo:⁴² xou⁴²] 扣后（芋藕）

【来源】天南星科海芋属植物, 海芋 *Alocasia odora* (Roxb.) K. Koch

【形态特征】多年生草本。具匍匐根茎；具直立的地上茎；基部长不定芽。叶多数, 大型；叶片亚革质, 草绿色, 箭状卵形, 边缘波状；前裂片三角状卵形, 先端锐尖；Ⅰ级侧脉 9~12 对；后裂片多少圆形, 弯缺锐尖, 有时几达叶柄, 后裂片部分联合, 幼株叶片联合较多；叶柄绿色或污紫色, 螺状排列, 粗厚, 长, 基部具鞘。花序柄 2~3 枚丛生, 圆柱形, 常绿色, 有时污紫色；佛焰苞管部绿色, 卵形或短椭圆形；檐部蕾时绿色, 花时黄绿色、绿白色, 凋萎时变黄色、白色, 舟状, 长圆形, 略下弯, 先端喙状；肉穗花序芳香, 雌花序白色；不育雄花序绿白色；能育雄花序淡黄色；附属器淡绿色至乳黄色。浆果红色, 卵状, 粗 5~8 毫米。种子 1~2 粒。

【分布】在孟加拉国、印度至马来半岛、中南半岛及菲律宾、印度尼西亚均有分布。在我国, 分布于江西、福建、台湾、湖南、广东、海南、广西、四川、贵州、云南等。在海南, 分布于三亚、乐东、白沙、五指山、保亭、儋州等。

【化学成分】（1）生物碱类化合物: alocasins A~E、hyrtiosulawesine、hyrtiosin B[1]、2-(5-hydroxy-1*H*-indol-3-yl)-2-oxo-acetic acid、5-hydroxy-1*H*-indole-3-carboxylic acid methyl ester[2]、alomacrorrhizas A-B[3]、triglochinin、isotriglochinin[4]、gigantines A~B[5]、uracil、1,2-dihydro-6,8-dimethoxy-7-hydroxy-1-(3,5-dimethoxy-4-hydroxyphenyl)-*N1,N2*-bis-[2-(4-hydroxyphenyl)ethyl]-2,3-naphthalene dicarboxamide、cannabisin F[6]、*N-trans*-feruloyltyramine、grossamide[7]、cisgrossamide、5-methyluracil、(*Z*)-3-[2-(3-hydroxy-5-methoxyphenyl)-3-(hydroxymethyl)-7-methoxy-2,3-dihydrobenzofuran-5-yl]-*N*-(4-hydroxyphenethyl) acryl amide[8] 等。

（2）萜类化合物: 3-*epi*-betulinic acid、3-*epi*-ursolic acid[6]、(6*R*,9*R*)-blumenol B、(6*S*,7*E*)-6-hydroxy-4,7-megastigmadien-3,9-dione、(*E*)-6-hydroxy-2,6-dimethylocta-2,7-dienoic acid[8] 等。

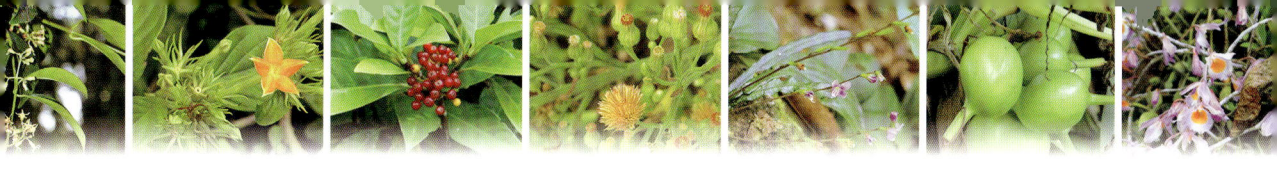

（3）苯丙素类化合物：siringenin、dihydrosiringenin、dihydroconiferin、*threo*-1-*C*-syringylglycerol、β-hydroxypropiovanillone、dihydroferulic acid、ferulic acid[8]等。

（4）木脂素类化合物：glycosmisic acid[7]、(+)-lyoniresinol-3α-*O*-β-D-glucopyranoside、(+)-lyoniresinol、(+)-lyoniresin-4-yl β-D-glucopyranoside、8,8'-bisdihydro siringenin glucoside[8]等。

（5）酚性化合物：vanillic acid、protocatechuic acid、borneol acetate、methyl 4-hydroxybenzoate[7]、2,6-dimethoxy *p*-hydroquinone 1-*O*-β-D-glucopyranoside、3-methoxy-4-hydroxybenzoic acid、3,4-dihydroxybenzoic acid[8]等。

【药理活性】抗肿瘤活性[8]、抗炎活性[8-9]、镇痛活性[9]等。

【苗族民间应用】茎叶捣烂涂抹，用于被蜂蜇伤。

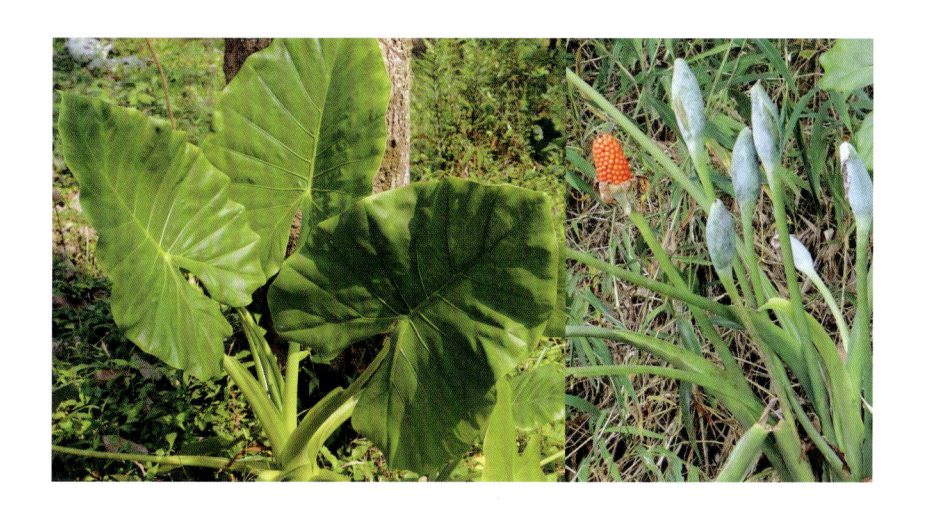

参考文献

[1] Zhu L H, Chen C, Wang H, et al. Chemical & Pharmaceutical Bulletin, 2012, 60 (5)：670.

[2] Elsbaey M, Ahmed KFM, Elsebai M F, et al. Zeitschrift fur Naturforschung C, 2017, 72 (1-2)：21.

[3] Tien N Q, Ngoc P H, Minh P H, et al. Journal of Chemistry, 2005, 43 (4)：513.

[4] Nahrstedt A. Phytochemistry, 1975, 14 (5-6)：1339.

[5] 赵寅. 中南民族大学硕士学位论文, 2012.

[6] 朱玲花, 孟令杰, 叶文才, 等. 时珍国医国药, 2013, 24 (12)：2859.

[7] 朱玲花, 黄肖生, 叶文才, 等. 中国药学杂志, 2012, 47 (13)：1029.

[8] 黄文杰. 广东药科大学硕士学位论文, 2017.

[9] 卢桂明, 黄国均, 蒋桂华, 等. 四川中医, 2005, 23 (10)：44.

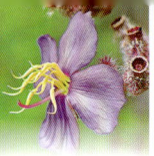

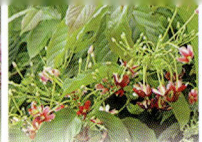

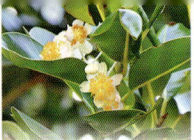

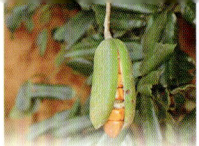

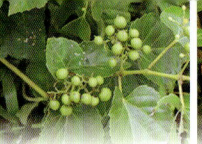

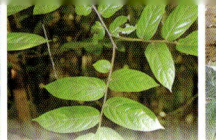

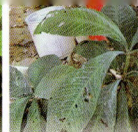

金钱蒲

【苗语】gumz bouz [kum³³ ʔbou³³] 甘吥（甘抱）

【来源】天南星科菖蒲属植物，金钱蒲 *Acorus gramineus* Soland.

【形态特征】多年生草本。根茎较短，横走或斜伸，芳香，外皮淡黄色，节间很短；根茎上部多分枝，呈丛生状。叶基对折；两侧具膜质叶鞘棕色，上延至叶片中部以下，脱落；叶片质地较厚，线形，绿色，先端长渐尖；平行脉多数。具长花序柄；叶状佛焰苞短；肉穗花序黄绿色，圆柱形。果序粗，果熟后黄绿色。

【分布】在菲律宾、印度、日本、朝鲜、俄罗斯及中南半岛有分布。在我国，大部分地区有分布。在海南，分布于乐东、昌江、白沙、五指山、陵水、万宁、琼中、儋州等。

【化学成分】

（1）挥发油：主要成分为 β-细辛醚和 α-细辛醚[1]。

（2）生物碱类化合物：菖蒲碱甲、4-羟双氢鞘氨醇、5-丁基尿苷[2]、acortatarins A~B[3]、尿嘧啶、N-反式-对羟基苯乙基香豆酰胺、胸腺嘧啶、烟酸[9]等。

（3）二萜类化合物：tatarol、tataroside[4, 9]等。

（4）倍半萜类化合物：1-hydroxy-7(11),9-guaiadien-8-one、菖蒲醇酮[5]、tatanone A、菖蒲螺烯酮[8]、菖蒲烯二醇[10]等。

（5）醌类化合物：1,8-二羟基-3-甲基蒽醌、1,3,8-三羟基-6-甲基蒽醌[5]、2,5-二甲氧基对苯醌、两型曲霉醌 A[9]等。

（6）三萜类化合物：环木菠萝烯酮[6]、3,7-dihydroxy-11,15,23-trioxo-lanost-8,16-dien-26-oic acid、3,7-dihydroxy-11,15,23-trioxo-lanost-8,16-dien-26-oic acid methyl ester、羽扇豆醇[7]等。

（7）黄酮类化合物：5-羟基-3,7,4′-三甲氧基黄酮、山奈酚-3-O-芸香糖苷、isoschaftoside[7]等。

（8）木脂素类化合物：(+)-galbacin[5]、(7S,8R)-4,9′-dihydroxyl-3,3′-dimethoxyl-7,8-dihydrobenzofuran-1′-propylneoligan-9-O-β-D-glucopyranoside、7′-hydroxylariciresinol-9-acetate[7]、galgravin、桉脂素[8]等。

（9）苯丙素类化合物：2,4,5-三甲氧基-2′-丁氧基-1,2-苯丙二醇[6]、细辛酮[6, 8]、反式桂皮酸[7]、顺式-甲基异丁香酚、甲基丁香酚[8]等。

（10）甾体类化合物：(22E,24R)-ergosta-5,7,22-trien-3β-ol[7]、β-谷甾醇[9, 10]等。

（11）其他类化合物：5-丁氧甲基糠醛[6]、5-羟甲基糠醛[6, 9]、丁二酸、对羟基苯甲酸[9]等。

【药理活性】抗氧化活性[3]、抗疲劳活性[6]、抗菌活性[10]、抗阿尔茨海默病[11]、抗

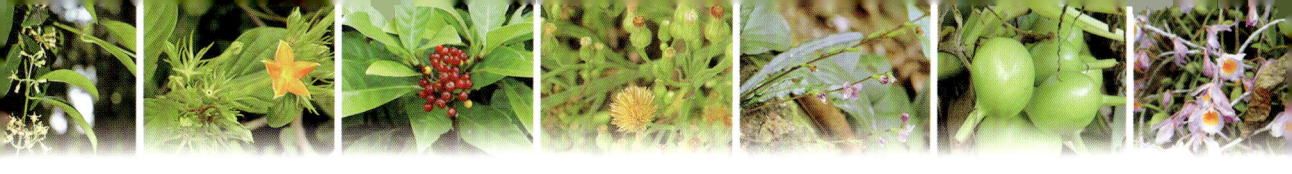

抑郁活性[12]、抗癫痫活性[13]、抗炎活性[14]、抗肿瘤活性[15]、抑制血小板聚集活性[16]等。

【民间应用】全草入药，用于干咳，头疼。

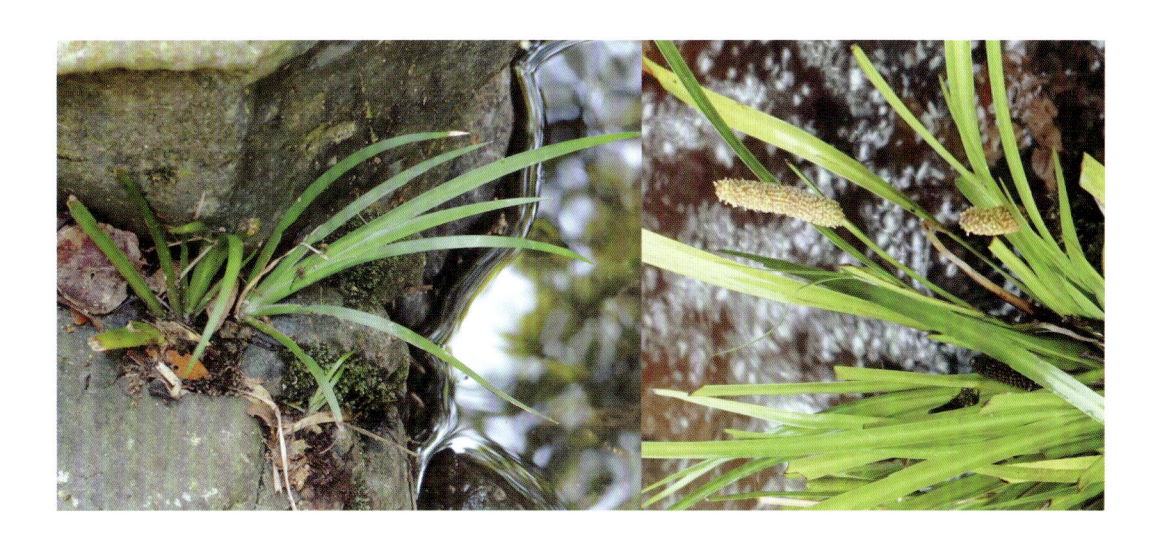

参考文献

[1] 罗球珠，杨棣华，巫资粦，等. 中国药物经济学，2021，16（8）：116.

[2] 胡小玲，唐怡，袁金斌. 中国药房，2019，30（5）：642.

[3] Tong X G, Zhou L L, Wang Y H, et al. Organic Letters, 2010, 12（8）: 1844.

[4] Wang M F, Lao A N, Wang H C. Chinese Chemical Letters, 1997, 8（1）: 37.

[5] 朱梅菊，谭宁华，嵇长久，等. 中国中药杂志，2010，35（2）：173.

[6] 朱梅菊，谭宁华，熊静宇，等. 中国中药杂志，2012，37（19）：2898.

[7] 仝晓刚，程永现. 天然产物研究与开发，2011，23（3）：404.

[8] 倪刚，于德泉. 中国中药杂志，2013，38（4）：569.

[9] 李广志，陈峰，沈连钢，等. 中草药，2013，44（7）：808.

[10] 梁虹. 宁夏医科大学硕士学位论文，2014.

[11] 王博林，宣玲，戴世杰，等. 中国中药杂志，2017，42（24）：4847.

[12] 王小萌，吴全娥，石鑫，等. 医学综述，2019，25（10）：2064.

[13] Hao L, Zhi S, Liao D G, et al. Phytotherapy Research, 2015, 29（7）: 996.

[14] Lim H W, Kumar H, Kim B W, et al. Food and Chemical Toxicology, 2014, 72（1）: 265.

[15] 陈璐. 西南大学硕士学位论文，2016.

[16] 陈奕芝，方若鸣，魏刚，等. 中国中西医结合杂志，2004，24（S1）：16.

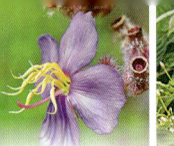

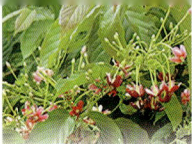

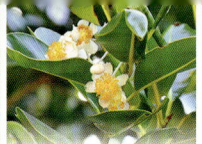

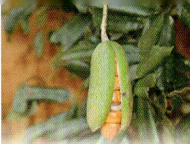

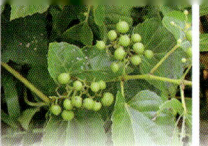

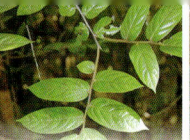

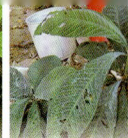

麒麟叶

苗语 gaz dhanx saans nguav [ka³³ ʔdan³¹ sa:n³⁵ ŋwa:⁵³] 嘎胆散蒎（背后筋草）

【来源】 天南星科麒麟叶属植物，麒麟叶 *Epipremnum pinniatum*（L.）Engler

【形态特征】 藤本。茎圆柱形，多分枝。气生根具发达的皮孔，紧贴于树皮或石面上。叶柄上部有膨大的关节；叶鞘膜质，逐渐撕裂，脱落；叶片薄革质，幼叶狭披针形或披针状长圆形，基部浅心形；成熟叶宽长圆形，基部宽心形，沿中肋有 2 行星散的小穿孔，叶片两侧不等地羽状深裂，裂片线形，基部和顶端等宽或略狭，裂片弯狭长渐尖；裂片上有叶片的Ⅰ级侧脉 1~3 条，Ⅱ级侧脉与Ⅰ级侧脉成极小的锐角，后逐渐与之平行。花序柄圆柱形，基部有鞘状鳞叶包围；佛焰苞外面绿色，内面黄色，渐尖；肉穗花序圆柱形，顶端钝。种子肾形。

【分布】 在印度、菲律宾，马来半岛，大洋洲有分布。在我国，分布于海南、广东、广西、云南、台湾。在海南，分布于三亚、保亭、万宁、儋州等。

【化学成分】

降倍半萜类化合物：gusanlungionoside C、citroside A、gusanlungionosides A~B、actinidioionoside、roseoside、7,8-dihydroroseoside、sedumoside J、sedumoside G[1]等。

【药理活性】 抗炎活性[1]、抗氧化活性[2]等。

【苗族民间应用】 全株入药，捣烂加白酒热敷用于腰椎间盘突出。

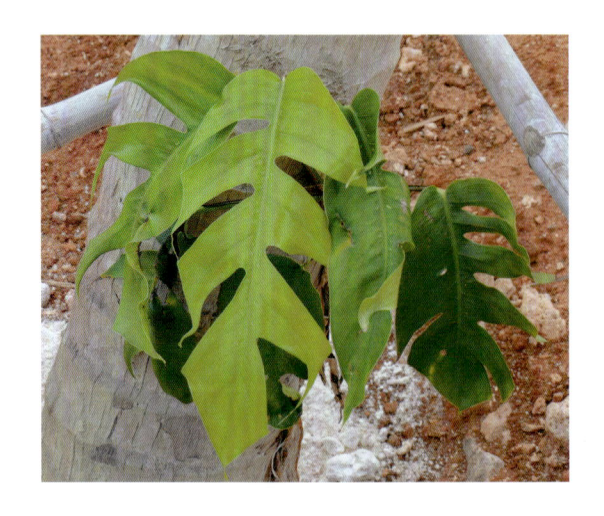

参考文献

[1] Pan S P, Pirker T, Kunert O, et al. Frontiers in Pharmacology, 2019, 10：1351.

[2] 罗泽萍，潘立卫. 湖北农业科学, 2016, 55（18）：4783.

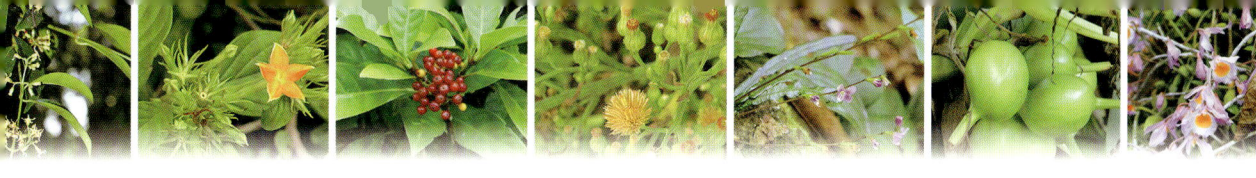

狮子尾

苗语 gemz ndoiz nduns / gumz nhais meiq loq [ke:m³³ do:i³³ dun³⁵ / kum³³ ŋai³⁵ mei¹¹ lo:¹¹] 金堆盹 / 甘乜美芦（野番薯 / 螃蟹藤大）

【来源】天南星科崖角藤属植物，狮子尾 *Rhaphidophora hongkongensis* Schott

【形态特征】藤本。附生于地面、石上、树上。茎稍肉质，粗壮，圆柱形，具沟槽，节具气生根；分枝常披散。幼株茎肉质，绿色，匍匐面扁平，背面圆形，气生根与叶柄对生。叶片纸质或亚革质，常镰状椭圆形，有时为长圆状披针形或倒披针形，由中部向叶基渐狭，先端锐尖至长渐尖，表面绿色，背面淡绿色；Ⅰ级、Ⅱ级侧脉多数，近边缘处向上弧曲；幼株叶片斜椭圆形，先端锐尖，基部一侧狭楔形，另一侧圆形；叶柄腹面具槽，具关节；叶鞘长达关节；肉穗花序顶生和腋生；花序柄圆柱形；佛焰苞绿色至淡黄色，卵形，渐尖，蕾时卷，花时脱落；花序圆柱形，向上略狭，顶钝，粉绿色或淡黄色。浆果黄绿色。

【分布】在缅甸、越南、老挝、泰国有分布。在我国，分布于福建、广东、广西、贵州、云南、海南。在海南，分布于三亚、乐东、白沙、保亭、万宁、澄迈等。

【化学成分】

（1）三萜类化合物：羽扇豆醇乙酸酯、桦木醇、桦木酸[1]、羽扇豆醇[1-2]等。

（2）黄酮类化合物：ficubee A、ficubee B、artelastin[1]等。

（3）甾体类化合物：β-谷甾醇、胡萝卜苷[1-2]、豆甾醇[2]等。

（4）其他类化合物：硬脂酸[1]、对羟基苯甲酸[2]等。

【民间应用】全株入药，用于风湿，骨痛。

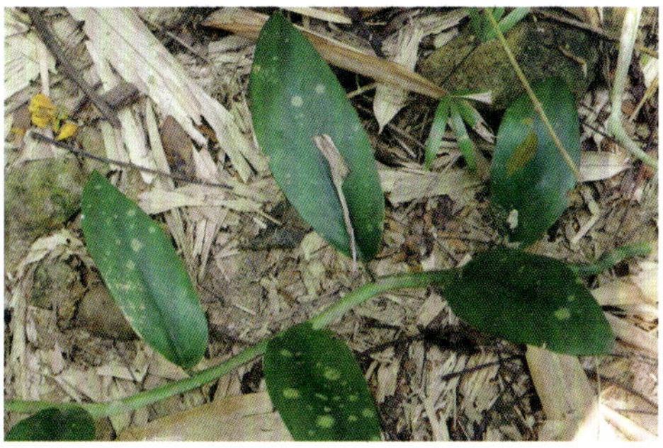

参考文献

[1] 吴晓青，陈睿，方冬梅，等. 应用与环境生物学报，2011，17（1）：24.

[2] 李婷婷，王德智，钟惠民. 青岛科技大学学报（自然科学版），2007，28（4）：294.

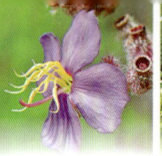

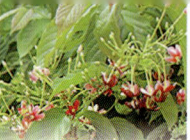

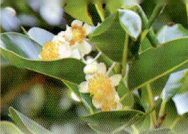

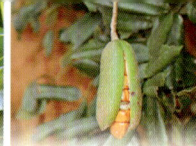

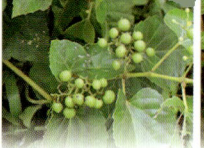

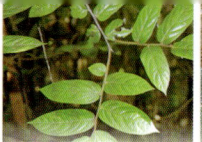

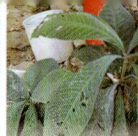

海南藤芋

苗语 qiang ndaengv nomz en ［gjaŋ⁴⁴ dɛŋ⁵³ no:m³³ e:n⁴⁴］秧藤秾蒽（树顶叶挺）

【来源】 天南星科藤芋属植物，海南藤芋 *Scindapsus maclurei* (Merr.) Merr. et Metc.

【形态特征】 藤本。茎粗壮。叶片革质，全缘，长圆状卵形或卵状椭圆形，锐尖或短渐尖，基部心形或圆形，稍不等大，上面深绿色，背面浅绿色；侧脉多数，密，平行，纤细，背面稍隆起，至边缘弧曲上升；叶二列；叶柄覆瓦状排列，基部扩大，对折抱茎；叶鞘近达顶部。佛焰苞杏黄色，革质，披针形，渐尖，蕾时卷；肉穗花序圆柱形，无梗。浆果倒金字塔形，具棱，顶平；内具种子1粒。

【分布】 在越南、泰国有分布。在我国，分布于海南。在海南，分布于三亚、乐东、昌江、保亭、万宁、儋州等。

【苗族民间应用】 全株入药，捣烂加白酒热敷用于腰椎间盘突出。

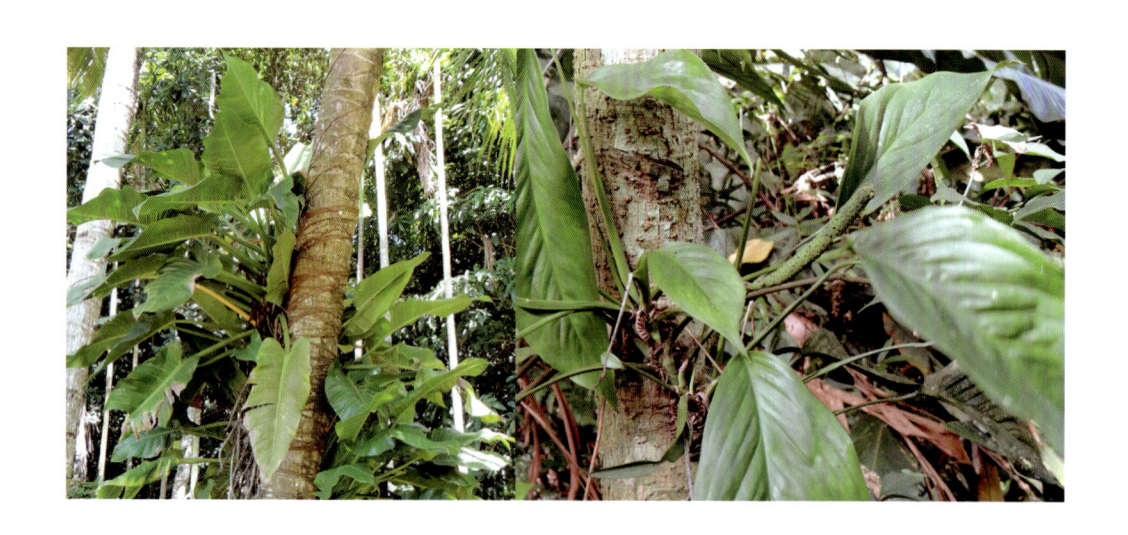

石柑子

苗语 nguaz nomz paengq ［ŋwa³³ no:m³³ phɛŋ¹¹］蒜秾捧（草叶扁）

【来源】 天南星科石柑属植物，石柑子 *Pothos chinensis* (Raf.) Merr.

【形态特征】 附生藤本。茎淡褐色，近圆柱形，具纵条纹；节上常束生气生根。枝下部常具鳞叶1枚；鳞叶线形，锐尖，具多数平行纵脉。叶片纸质，表面深绿色，背面淡绿色，倒卵状披针形至披针状长圆形，先端渐尖至长渐尖，常有芒状尖头，基部钝；侧脉4对，

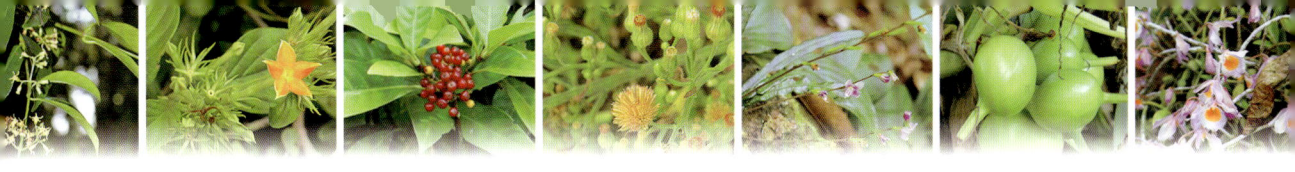

最下一对基出，弧曲上升；细脉多数，近平行；叶柄倒卵状长圆形至长楔形。肉穗花序短、腋生，椭圆形至近圆球形，淡绿色、淡黄色；基部具苞片4~6枚，苞片卵形，上部的渐大，纵脉多数；佛焰苞卵状，绿色，锐尖。浆果熟后黄绿色至红色，卵形或长圆形。

【分布】在越南、老挝、泰国等有分布。在我国，分布于台湾、湖北、广东、广西、四川、贵州、云南、海南等。在海南，分布于五指山、陵水、定安、乐东、白沙、保亭、万宁、澄迈等。

【化学成分】

（1）生物碱类化合物：N-反式桂皮酰对羟基苯乙胺、N-顺式香豆酰酪胺、N-反式阿魏酸酰对羟基苯乙胺、N-顺式阿魏酸酰对羟基苯乙胺、吲哚-3-醛[1]、aurantiamide acetate、N-反式阿魏酰酪胺、芥酸酰胺[2]、N-反式香豆酰酪胺[1-3]、新海胆灵A[3]等。

（2）萜类化合物：黑麦草内酯、去氢催吐萝芙木醇、(3S,5R,8R,9R)-5,8-epoxy-6-megastigmene-3,9-diol、(3R,6R,7E)-3-hydroxy-4,7-megastigmadien-9-one[1]、19α-羟基熊果酸[2]等。

（3）酚性化合物：苯甲酸、对甲氧基苯甲酸、对甲基苯甲酸、对羟基苯甲酸、香草酸、丁香酸、对羟基苯甲醛、丁香醛、对羟基苯乙醇[4]等。

（4）苯丙素类化合物：3,4,5-三甲氧基肉桂酸、3,4-二甲氧基肉桂酸、阿魏酸、对羟基肉桂酸、香兰素、对甲氧基苯丙酸、对羟基苯丙酸[4]等。

（5）香豆素类化合物：7-羟基-8-甲氧基香豆素、6-羟基-7-甲氧基香豆素[1]等。

（6）木脂素类化合物：(−)-杜仲树脂酚[1]、(±)-丁香脂素[3]、厚朴酚、扁柏脂素[5]等。

（7）黄酮类化合物：大豆苷元[1]、甘草素、牡荆苷[3]等。

（8）甾体类化合物：豆甾醇[2]、24-丙基胆甾-7,22-二烯-3-醇、β-谷甾醇、胡萝卜苷[5]等。

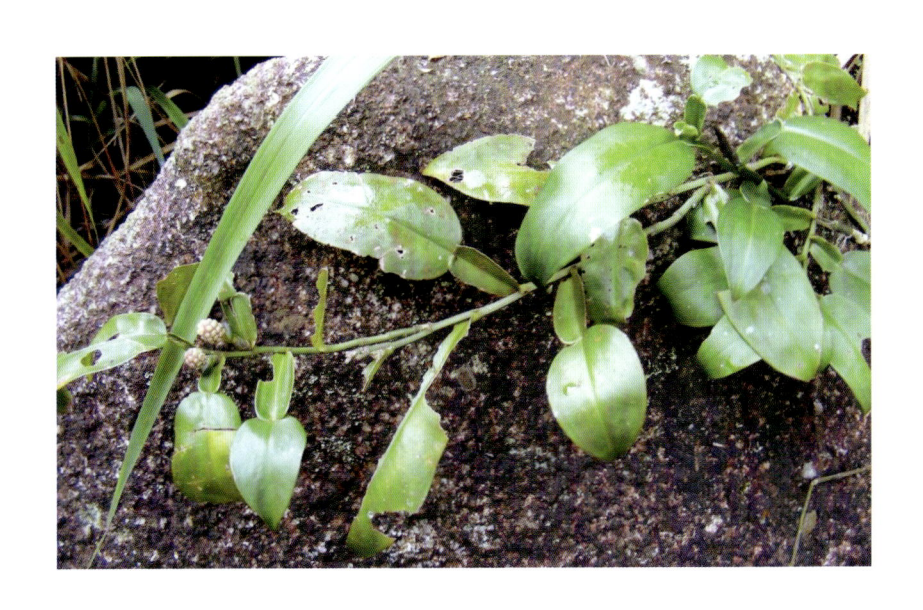

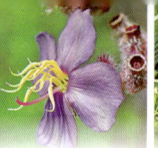

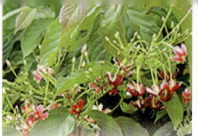

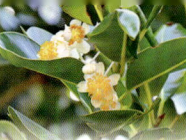

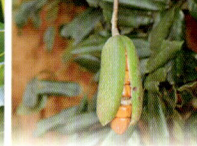

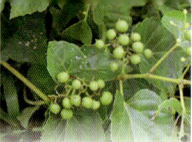

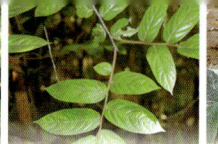

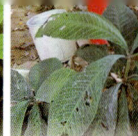

（9）其他类化合物：E-4-hydroxyhex-2-enoic acid、壬二酸、葵二酸[2]、正三十一烷、棕榈酸、油酸、亚油酸、α-亚麻酸、单硬脂酸甘油酯、1-棕榈酸单甘油酯[5]等。

【药理活性】抗炎活性[2]、抗肿瘤活性[6-7]、抗氧化活性[8]、降血糖活性[9]、蛇毒抑制活性[10]等。

【苗族民间应用】全株入药，配伍火索麻煮水洗，用于坐骨神经痛。

参考文献

［1］纪明昌，肖世基，蒋舜媛，等. 中草药，2015，46（1）：28.

［2］陈雪. 广州中医药大学，2017.

［3］帕丽古丽·毕山汗，张涛，波拉提·马卡比力，等. 国际药学研究杂志，2018，45（1）：61.

［4］纪明昌，郭大乐，蒋舜媛，等. 天然产物研究与开发，2015，27（4）：609.

［5］孙浩理，丁刚，宋波，等. 中国药学杂志，2015，50（14）：1186.

［6］黄琳芸，余胜民，钟鸣，等. 时珍国医国药，2007，18（7）：1590.

［7］黄琳芸，郭力城，余胜民，等. 中国民族医药杂志，2012，18（2）：40.

［8］尹文清，张岩，曾立，等. 食品工业，2009，30（3）：7.

［9］覃振林，韦海英，廖冬燕，等. 中国实验方剂学杂志，2011，17（4）：108.

［10］陈典成，和七一，刘锦花，等. 重庆师范大学学报（自然科学版），2019，36（1）：96.

百足藤

苗语 nguaz dorpq blaanz [ŋwa³³ tɔp¹¹ plaːn³³] 蔴朵波兰（草蜈蚣爬）

【来源】天南星科石柑属植物，百足藤 *Pothos repens* (Lour.) Druce

【形态特征】附生藤本。披散或下垂；分枝较细，营养枝具棱，常曲折，节上具气生根；花枝圆柱形，具纵条纹，节常不具气生根。叶片披针形，向上渐狭；具平行纵脉，细脉网结，极不明显；叶柄长楔形，具平行纵脉，先端微凹；幼枝上叶片较小。总花序柄腋生、顶生；苞片3~5枚，披针形，覆瓦状排列或较远离；花序柄细长，基部有1枚线形小苞片；佛焰苞绿色，线状披针形，锐尖，具长尖头；肉穗花序细圆柱形，果时延长；花密，花被片6，黄绿色。浆果卵形，成熟后红色。

【分布】在越南有分布。在我国，分布于广西、广东、海南及云南等。在海南，分布于三亚、东方、昌江、陵水、定安、乐东、白沙、保亭、万宁、儋州、澄迈等。

【苗族民间应用】全株入药，捣烂外敷于患处，用于虫蛇咬伤。

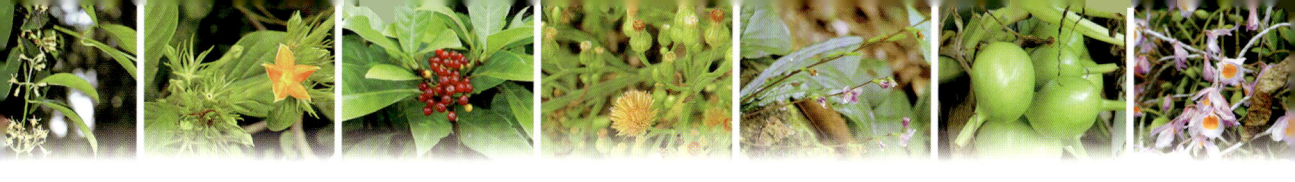

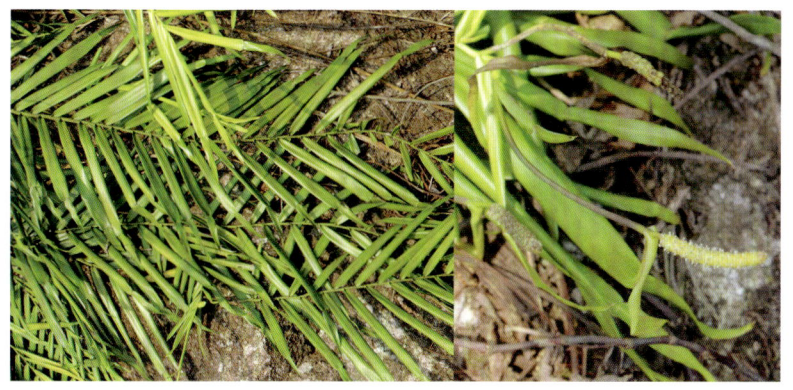

文殊兰

苗语 giai hac orm nguav / mbaz gorngs cunj [kjai⁴⁴ xa:⁴² ɔm⁴⁴ ŋwa:⁵³ / ba³³ kɔŋ³⁵ tshun⁵¹] 家蛤嗡蔴 / 葩公蠢（鸡巴肿草 / 雷公蒜）

【来源】石蒜科文殊兰属植物，文殊兰 *Crinum asiaticum* L. var. *sinicum* (Roxb. ex Herb.) Baker

【形态特征】多年生草本。地上具被膜假鳞茎，长柱形。叶片宽大肥厚，常年浓绿，叶20~30枚，多列，叶带状披针形，边缘波状，顶端渐尖，具一急尖的尖头。花葶直立，花序伞形，花10~24朵，佛焰苞状总苞片披针形，膜质，小苞片狭线形；花高脚碟状，芳香；花被管纤细，绿白色；花被裂片线形，向顶端渐狭，白色。蒴果近球形。通常种子1粒。

【分布】在我国，分布于福建、广东、广西、海南、香港。在海南，分布于三亚、东方、昌江、陵水、定安、乐东、白沙、保亭、万宁、儋州、澄迈等。

【化学成分】

（1）生物碱类化合物：文殊兰明碱、norgalanthamine、hamayne、3-*O*-acetylhamayne、lycorine、hippadine、platorinine[1]、uridine、君子兰宁碱、lycorenan、文殊兰亭碱、多花水仙碱[2]等。

（2）黄酮类化合物：7,4′-二羟基黄烷、7,4′-二羟基-8-甲基黄烷、杜鹃素[3]等。

（3）甾体类化合物：stigmast-4-ene-3β,6β-diol、stigmasterol-3-*O*-glucopyranoside、β-谷甾醇、胡萝卜苷[3]等。

（4）其他类化合物：byzantionoside B、(6*R*,9*R*)-3-oxo-α-ionol-9-*O*-β-D-glucopyranoside、正丁基吡喃果糖苷[3]等。

【药理活性】抗炎活性[3]、抗癫痫活性[4]、抗肿瘤活性[5]等。

【苗族民间应用】全草入药，与毒鼠子配伍用于无名肿毒、肉瘤、睾丸炎。

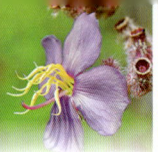

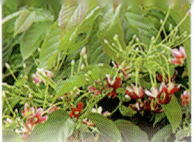

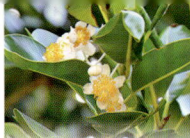

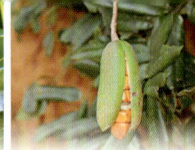

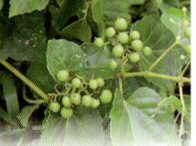

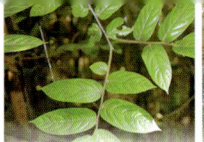

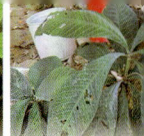

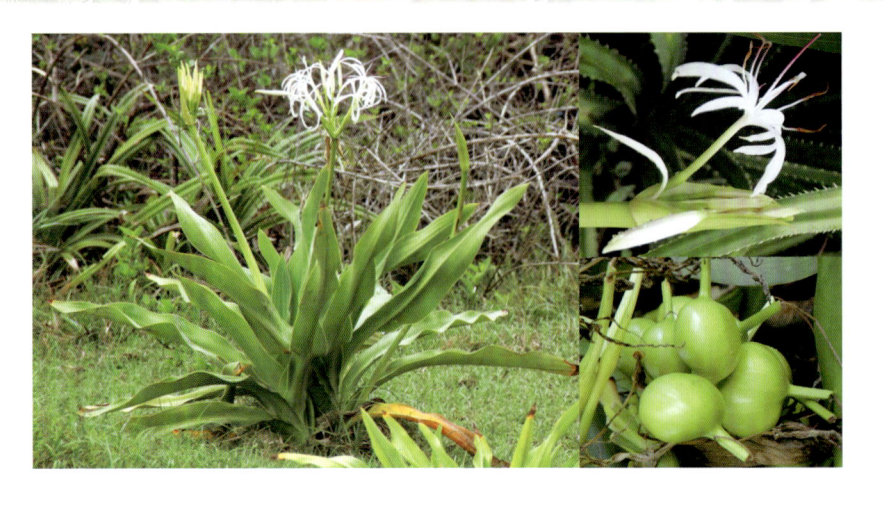

参考文献

[1] Noriyuki K, Noriko K, Mariko K, et al. Chemical & Pharmaceutical Bulletin, 2011, 59（12）: 1545.

[2] 韩笑. 哈尔滨商业大学硕士学位论文, 2014.

[3] 王昕, 范青飞, 周兰, 等. 天然产物研究与开发, 2018, 30（8）: 1354.

[4] 陈百灵. 河北医科大学硕士学位论文, 2018.

[5] 吴迪. 哈尔滨商业大学硕士学位论文, 2014.

红葱

苗语 horngz camq / corngq diq [xɔŋ³³ tsham¹¹ / tshɔŋ¹¹ ti:¹¹] 红参 / 葱滴（红贪 / 葱红）

【来源】鸢尾科红葱属植物，红葱 *Eleutherine plicata* Herb.

【形态特征】多年生草本。鳞茎卵圆形，鳞片肥厚，紫红色，无膜质包被。根柔嫩，黄褐色。叶宽披针形或宽条形，基部楔形，顶端渐尖，4~5 条纵脉明显，叶表面明显皱褶。花茎有分枝 3~5 个，分枝处生有叶状的苞片；聚伞花序生于花茎顶端；苞片 2，卵圆形，膜质；花白色，无明显的花被管，花被片 6，2 轮排列，倒披针形。

【分布】原产于西印度群岛。在我国，分布于云南、广东、广西、海南。在海南，分布于昌江、万宁等。

【化学成分】

（1）醌类化合物：红葱醌 A、elecanacin、3-[2-(乙酰氧基)丙基]-2-羟基-8-甲氧基-1,4-萘醌、2-乙酰基-1,8-二甲氧基-3-甲基萘[1]、8-羟基-3,4-二甲氧基-1-甲基蒽醌-2-羧酸甲酯、异红葱乙素[2]、红葱乙素、3,4-dimethoxy-8-hydroxy-1-methyl-anthra-9,10-quinone-2-carboxylic acid methyl ester、4,8-dihydroxy-3-methoxy-l-methylonthra-9,10-quinone-2-carboxylic acid methyl ester[3]等。

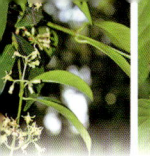

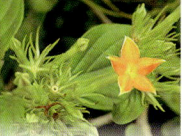

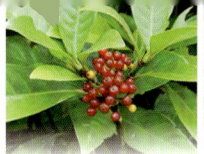

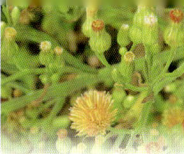

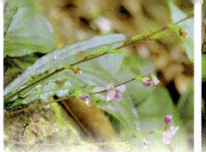

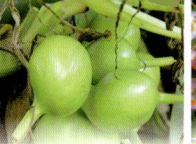

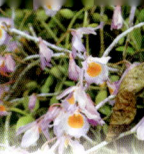

（2）倍半萜类化合物：大根香叶烯B[3]等。

（3）其他类化合物：dihydroeleutherinol[1]、红葱酚B[2]、3,5-dimethoxybiphenyl-4′-ol、亚油酸乙酯、karwinaphthol A、3-heptadecyl-5-methoxyphenol、phaffiaol[3]等。

【药理活性】抗菌活性[1]、血管舒张活性[2-3]、抗氧化活性[4,7]、抗炎镇痛活性、壮阳活性[5]、酪氨酸酶抑制活性[6]、胃黏膜损伤的保护活性[7]等。

【苗族民间应用】全草入药，煮水擦洗患处，可消肿止疼。

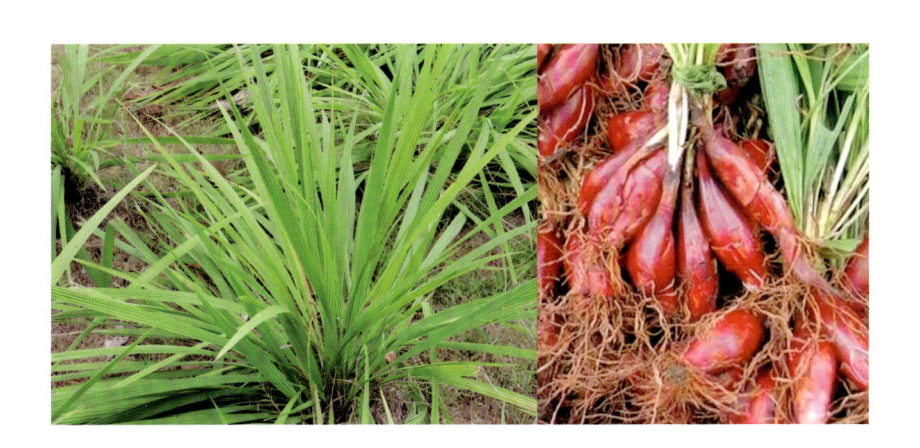

参考文献

［1］王一平，陈德力，刘洋洋，等. 中草药，2019，50（7）：1523.
［2］陈德力，李榕涛，刘洋洋，等. 中国中药杂志，2018，43（18）：3683.
［3］吴佳妮，陈德力，刘洋洋，等. 中草药，2018，49（13）：2967.
［4］Luo Y L, Liu Y, Lu L Y, et al. Medicinal Plant，2017，8（6）：21.
［5］闵庆喜，吴佩芳，朱全红，等. 中国临床药理学杂志，2015，31（1）：44.
［6］何云，王庆华，王晓艺，等. 中国民族民间医药，2014，23（10）：13.
［7］戴娇娇，闵庆喜，钟彩红，等. 中药药理与临床，2013，29（6）：89.

细花百部

【苗 语】deiv ndoiz [tei⁵³ do:i³³] 嘚堆（虱子薯）
【来源】百部科百部属植物，细花百部 *Stemona parviflora* C. H. Wright
【形态特征】藤本。块根肉质，长纺锤形。茎多分枝，分枝细而坚韧，具细纵条纹；茎下

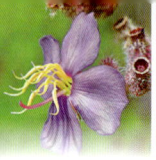

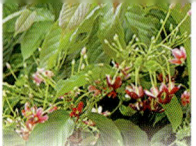

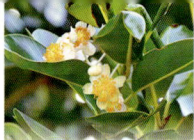

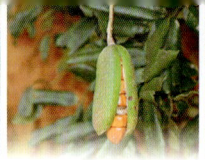

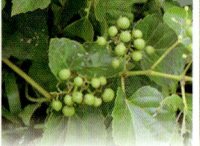

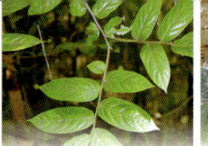

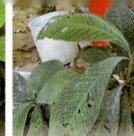

部木质化。叶互生，披针形，顶端长渐尖，边缘微波状，上面亮绿色，下面淡绿色；基出 5 脉，近平行，横脉细密而平行；叶柄细，有时弯曲状。总状花序腋生；具小花 2~6 朵；花柄纤细，中部具一关节；苞片小，钻状；花紫红色，花被片宽卵状披针形，顶端急尖，具 7~9 条脉。果卵形，顶端具短喙。种子长圆形或卵形，表面具多数纵纹，一端具膜质附属物。

【分布】在我国，分布于广东、海南。在海南，分布于三亚、昌江、白沙、保亭、陵水、万宁等。

【化学成分】

（1）生物碱类化合物：parvineostemonine[1]、oxystemofoline、methoxystemofoline、stemofoline[2]、3β-nbutylstemonamine、8-oxo-3β-n-butylstemonamine、3-n-buctylneostemonine、10-epi-3-n-butylneostemonine、8-oxo-oxymaistemonine、protostemonine N_4-oxide、parvistemonine A、(19S)-hydroxy-21-methoxystemofoline、protostemonamide、protostemonine、(+)-oxystemofoline、stemofoline、protostemotinine、isooxymaistemonine、oxymaistemonine、isostemonamide、stemonamide、stemonamine、(2′R)-hydroxystemofoline、methoxystemofoline、isoprotostemonine、(2′S)-hydroxystemofoline、didehydroprotostemonine、(−)-stemonine、(12R)-dihydroprotostemonine[3-4]、parvistemins A~D[5]等。

（2）联苄和菲类化合物：parviphenanthrines A~F、parvistilbines A~B、stemanthrenes A~C、racemosol、9,10-dihydro-1,5,6-trimethoxy-2,7-phenanthrenediol、stilbostenin E、stilbostemin G、(−)-3,3′-bisdemethylpinoresinol、(+)-eudesmin、wampetin[6]等。

（3）其他类化合物：parviester A~C、(3β,5α,6β)-stigmast-7-ene-3,5,6-triol、3β-stigmasta-5,11-dien-3-ol、oxypeucedaninhydrate、4-hydroxy-benzenepropanol-α-benzoate、4-hydroxy-3-(4-hydroxy-3,5-dimethoxyphenyl)propyl benzoic acid ester、iso-lyohebecarpiin A、3-phenylpropyl 3,4-dihydroxybenzoate、(E)-4-hydroxycinnamic acid methyl ester、syringaresinol、(E)-ferulic acid methyl ester、(2E)-3-(4-methoxyphenyl)-2-propenoic acid ethyl ester[6]等。

【苗族民间应用】根部入药，与大百部根配伍煮水用于咳嗽。

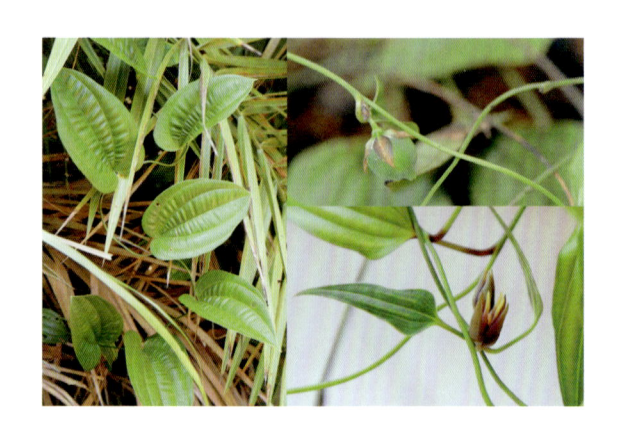

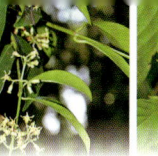

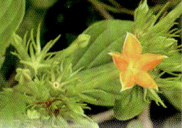

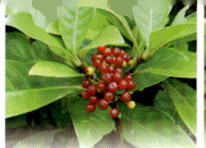

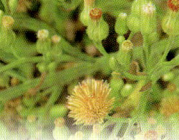

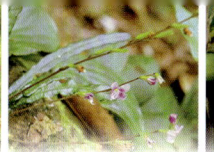

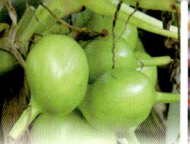

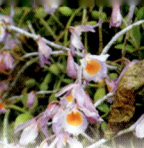

参考文献

[1] Ke C P, He Z S, Yang Y P, et al. Chinese Chemical Letters, 2003, 14（2）：173.

[2] Lin W H, Xu R S, Zhong Q X. Acta Chimica Sinica, 1991, 49（10）：1034.

[3] Huang S Z, Kong F D, Ma Q Y, et al. Journal of Natural Products, 2016, 79（10）：2599.

[4] 林文翰, 徐任生, 钟琼芯. 化学学报, 1991, 49（9）：927.

[5] Yang X, Gulder TAM, Reichert M, et al. Tetrahedron, 2007, 63（22）：4688.

[6] Huang S Z, Kong F D, Chen G, et al. Phytochemistry, 2019, 159：208–215.

大百部

苗 语 deiv ndoiz loq [tei^{53} do:i^{33} lo:^{11}] 嘚堆芦（虱子薯大）

【来源】百部科百部属植物，大百部 *Stemona tuberosa* Lour.

【形态特征】多年生草本。块根常纺锤状。茎常具少数分枝，攀援状，下部木质化，分枝表面具纵槽。叶纸质或薄革质，常对生或轮生，卵状披针形、卵形或宽卵形，顶端渐尖至短尖，基部心形，边缘稍波状。花单生或2~3朵排成总状花序，腋生，花序柄与叶柄分离或贴生；苞片小，披针形；花被片黄绿色带紫色脉纹，顶端渐尖，内轮比外轮稍宽，具7~10脉。蒴果光滑，顶端具喙。种子多数，表面具多数纵纹。

【分布】在泰国、缅甸、柬埔寨、老挝、越南、菲律宾、孟加拉国、印度有分布。在我国，分布于广东、广西、海南、湖南、江西、福建、台湾、湖北、四川、云南。在海南，分布于三亚、乐东、昌江、白沙、保亭、陵水、万宁、琼海、文昌等。

【化学成分】

（1）生物碱类化合物：tuberostemonines A~K、tuberospironine、tuberostemonine[1]、stemoamide、tuberostemonol、stemoamide[2]、stemoenonine、9a-*O*-methylstemoenonine、oxystemoninine、stemoninoamide[3]、1,9-epoxy-9a-hydroxystenine、tuberostemolines A~B、tuberostemoninol C、oxotuberostemonine A、bisdehydrotuberostemonines D~E、neotuberostemonine、sessilifoline B、stemoxazolidinone F 和 tuberostemoninol A[4]等。

（2）联苄和菲类化合物：stemophenanthrenes A~C、isopinosylvin A[5]、stilbostemins N~Y、stemanthraquinone[6]、3,5-dihydroxy-2′-methoxy-4-methylbibenzyl、3-hydroxy-2′,5-dimethoxy-2-methylbibenzyl[7]、stilbostemin B 3′-β-D-glucopyranoside、stilbostemin H 3′-β-D-glucopyranoside、stilbostemin I 2″-β-D-glucopyranoside[8]等。

（3）其他类化合物：dehydro-δ-tocopherol[9]等。

【药理活性】止咳活性[3]、抗菌活性[6]、神经保护活性[8]、抗氧化活性[9]、抗肿瘤活性[10]等。

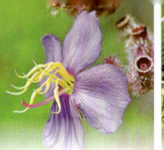

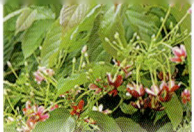

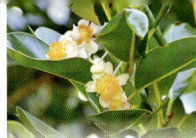

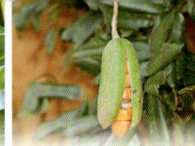

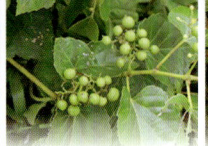

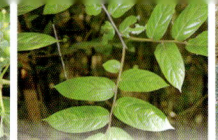

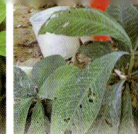

【苗族民间应用】块根入药，用于咳嗽、咽炎。

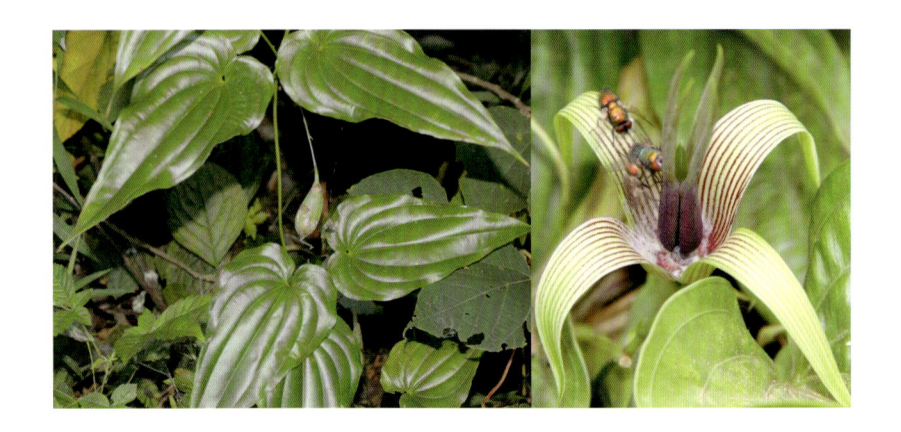

参考文献

[1] Jiang R W，Hon P M，Zhou Y，et al. Journal Natural Products，2006，69（5）：749.

[2] Lin W，Ye Y，Xu R S. Journal Natural Products，1992，55（5）：571.

[3] Lin L G，Li K M，Tang C P，et al. Journal Natural Products，2008，71（6）：1107.

[4] Gao Y，Wang J，Zhang C F，et al. Tetrahedron，2014，70（4）：967.

[5] Khamko V A，Quang D N，Dien P H. Natural Product Research，2013，27（24）：2328.

[6] Lin L G，Yang X Z，Tang C P，et al. Phytochemistry，2008，69（2）：457.

[7] Zhao W，Qin G，Ye Y，et al. Phytochemistry，1995，38（3）：711.

[8] Lee K Y，Sung S H，Kim Y C. Journal Natural Products，2006，69（4）：679.

[9] Brem B，Seger C，Pacher T，et al. Phytochemistry，2004，65（19）：2719.

[10] 林思，朱华，秦慧真，等. 中国实验方剂学杂志，2021，27（19）：73.

虎尾兰

【苗语】naangs ndup ndaux ［na:ŋ^{35} dup^{44} dau^{31}］曩吐逃（蛇皮头）

【来源】龙舌兰科虎尾兰属植物，虎尾兰 *Sansevieria trifasciata* Prain

【形态特征】多年生草本。有横走根状茎。叶基生，常1~2枚，偶有3~6枚成簇，硬革质，直立，扁平，长条状披针形，有白绿相间的横带斑纹，边缘绿色，向下部渐狭成柄；叶柄长短不等，具槽。总状花序，花3~8朵簇生于花葶顶端；花葶基部有淡褐色的膜质鞘；花淡绿色或白色；花梗中部具关节；花被管状，花被片下部合生成管，花被管与裂片近等长。浆果球形。

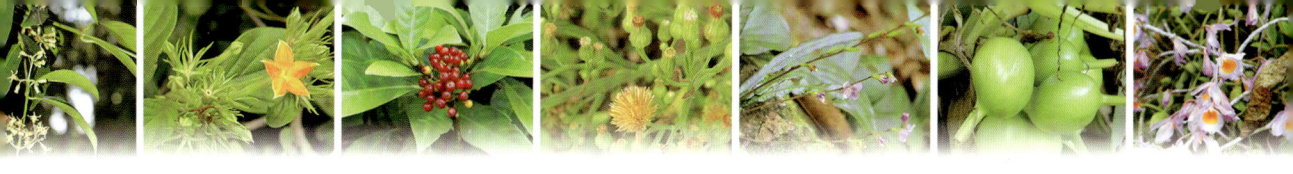

【分布】原产于非洲西部，现在热带地区常见栽培。在海南，分布于五指山等。

【化学成分】

（1）甾体类化合物：罗斯考皂苷元、(25S)-罗斯考皂苷元、新罗斯考皂苷元、虎尾兰皂苷元、阿巴马皂苷元[1]、(23S)-spirosta-5,25（27）-diene-lβ,3β,23-triol 1-O-{O-(4-O-acetyl-α-L-rhamnopyranosyl)-(1→2)-O-[β-D-xylopyranosyl-(1→3)]-α-L-arabinopyranoside}[2]、lβ,3β-dihydroxypregna-5,16-dien-20-one1-O-{O-α-L-rhamnopyranosyl-(1→2)-O-[β-D-xylopyranosyl-(1→3)]-β-D-glucopyranoside}、lβ,3β-dihydroxypregna-5,16-dien-20-one 1-O-{O-α-L-rhamnopyranosyl-(1→2)-O-[β-D-xylopyranosyl-(1→3)]6-O-acetyl-β-D-glucopyranoside}[3]、spirosta-5,25(27)-dien-1β,3β-diol-1-O-α-L-rhamnopyranosyl-(1→2)-α-L-arabinopyranoside[4]、trifasciatosides A~J[5]、trifasciatosides K~L、trifasciatosides M~N[6]等。

（2）黄酮类化合物：trifasciatines A~B[4]、trifasciatine C[6]等。

（3）其他类化合物：1-(stearoyl)-glycerol[4]、aconitic acid、1-methyl aconitic acid、1,2-(dipalmitoyl)-3-O-β-D-galactopyranosylglycerol[6]等。

【药理活性】抗肿瘤活性[5]、镇痛活性、解热活性[7]、抗溃疡活性[8]等。

【苗族民间应用】叶入药，烤热敷于足底用于无名疼痛。

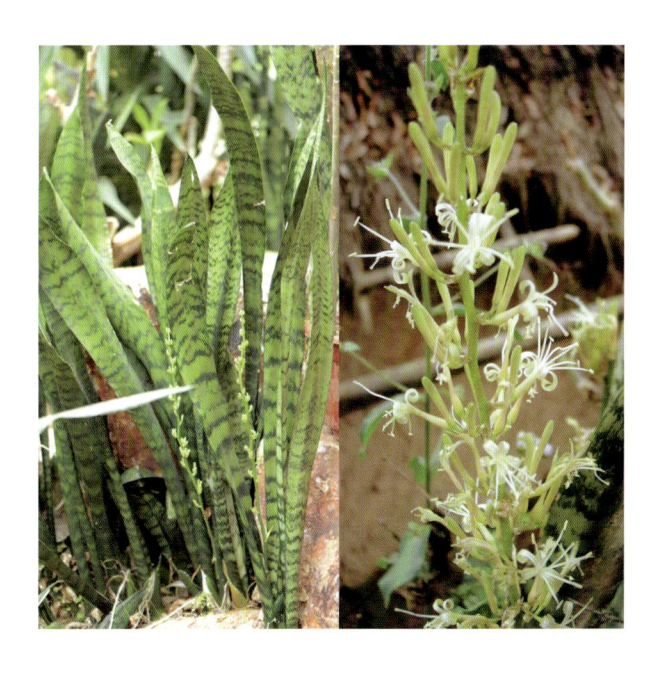

参考文献

[1] González A G, Freire R, García-Estrada M G, et al. 1972, 28（5）：1289.

[2] Mimaki Y, Inoue T, Kuroda M, et al. Phytochemistry, 1996, 43（6）：1325.

[3] Mimaki Y, Inoue T, Kuroda M, et al. Phytochemistry, 1997, 44（1）：107.

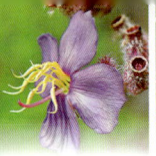

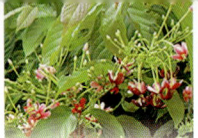

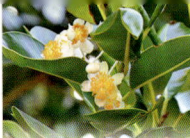

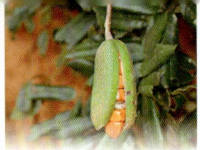

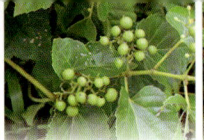

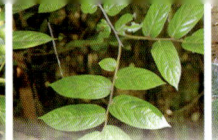

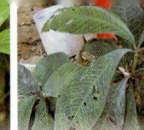

［4］Tchegnitegni B T, Teponno R B, Tanaka C, et al. Phytochemistry Letters, 2015, 12: 262.

［5］Teponno R B, Tanaka C, Jie B, et al. Chemical & Pharmaceutical Bulletin, 2016, 64（9）: 1347.

［6］Tchegnitegni B T, Teponno R B, Jenett-Siems K, et al. Zeitschrift für Naturforschung C, 2017, 72（11-12）: 477.

［7］Anbu J, Jayaraj P, Varatharajan R, et al. African Journal of Traditional Complementary & Alternative Medicines, 2009, 6（4）: 529.

［8］Ighodaro O, Adeosun A, Ojiko B, et al. Journal of Intercultural Ethnopharmacology, 2017, 6（2）: 234.

长花龙血树

苗语 qiang mbiaic [gjaŋ⁴⁴ bjai⁴²] 秧趴呀（树芽）

【来源】龙舌兰科龙血树属植物，长花龙血树 *Dracaena angustifolia* Roxb.

【形态特征】灌木状。茎不分枝或少分枝；有疏的环状叶痕；皮灰色。叶生于茎上部或近顶端，条状倒披针形；基部渐窄成柄状，有时柄明显；中脉在中部以下明显。圆锥花序，花2~3朵簇生或单生；花序轴无毛；花绿白色；花梗上部或近顶端具关节；花被圆筒状，花被片下部合生成筒。浆果，熟后橘黄色；每果具种子1~2粒。

【分布】在中南半岛、东南亚国家，以及巴布亚新几内亚和澳大利亚有分布。在我国，分布于云南、台湾、海南。在海南，分布于万宁、儋州等。

【化学成分】

（1）甾体类化合物：namogenins A~C、namonins A~D、namonin E、namonin F[1]、angudracanosides A~F[2]、drangustosides A~B、alliospiroside A[3]等。

（2）黄酮类化合物：tazettone H、(2*R*)-3′,7-dihydroxy-5′,5-dimethoxy-8-methylflavone、(2*R*)-4′,7-dihydroxy-3′,5-dimethoxy-8-methylflavone、(3*S*)-3,5,7-trihydroxy-4′-methoxy-homoisoflavonone、7-dihydroxy-6-methyl-3-(4′-hydroxybenzyl)chroman-4-one、5,7-dihydroxy-3-(4′-hydroxybenzyl)chromone[4]等。

（3）苯丙素类化合物：肉桂酸、对羟基肉桂酸乙酯[3]等。

（4）酚性化合物：对羟基苯甲醛、对羟基苯甲酸、ethyl 4-hydroxybenzoate、benzoic acid、methyl 2,3-dimethoxy-4-hydroxybenzoate[3]等。

【药理活性】抗肿瘤活性[1]、抗菌活性[2]、抗炎活性[3-4]等。

【苗族民间应用】根入药，煮水用于清热解毒。

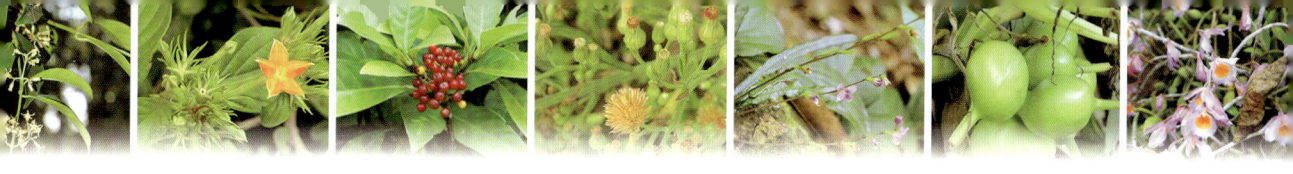

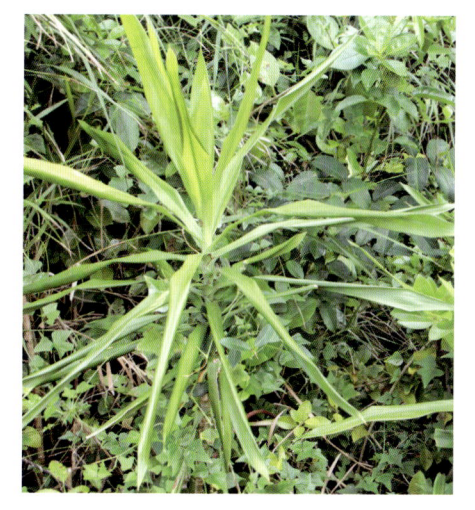

参考文献

[1] Kadota S, Banskota A H, Tezuka Y, et al. Journal of Natural Products, 2001, 64（9）：1127.

[2] Xu M, Zhang Y J, Li X C, et al. Journal of Natural Products, 2010, 73（9）：1524.

[3] Huang H C, Lin M K, Hwang S Y, et al. Molecules, 2013, 18（8）：8752.

[4] Zhao T, Nong X H, Zhang B, et al. Phytochemistry Letters, 2020, 36：115.

朱蕉

苗语 saz zouc ben [sa³³ tsou⁴² ʔbeːn⁴⁴] 莎奏鞭（沙筷变）

【来源】 龙舌兰科朱蕉属植物，朱蕉 *Cordyline fruticosa* (Linn) A. Chevalier

【形态特征】 灌木状。茎直立，单生或有时于稍部分枝。叶聚生于茎或枝的上端，长圆形或长圆状披针形，绿色或带紫红色；叶柄有槽，基部宽，抱茎。圆锥花序；侧枝基部有大苞片，每朵花有3枚苞片；花淡红色、青紫色或黄色；花梗常极短；外轮花被片下部紧贴内轮形成花被筒，上部盛开时外弯或反折。

【分布】 广泛栽种于世界热带地区。在我国广东、广西、福建、海南、台湾等有栽培。在海南，分布于万宁、五指山、琼中、三亚、海口、三沙等。

【化学成分】

（1）甾体类化合物：fruticosides H~J[1]等。

（2）黄酮类化合物：quercetin 3-*O*-β-D-glucopyranoside、quercetin 3-rutinoside、杜鹃素、apigenin 8-*C*-β-D-glucopyranoside、quercetin 3-*O*-[6-*trans*-*p*-coumaroyl]-β-D-glucopyranoside[1]等。

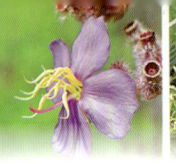

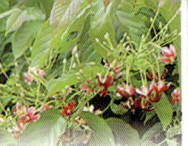

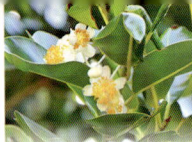

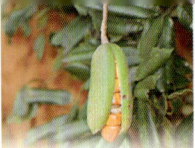

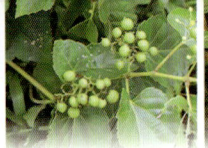

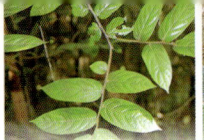

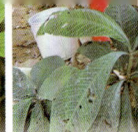

【药理活性】抗肿瘤活性、抗菌活性[1]等。
【苗族民间应用】叶入药,用于妇女月经过多;煮水洗,用于治疗无名肿毒。

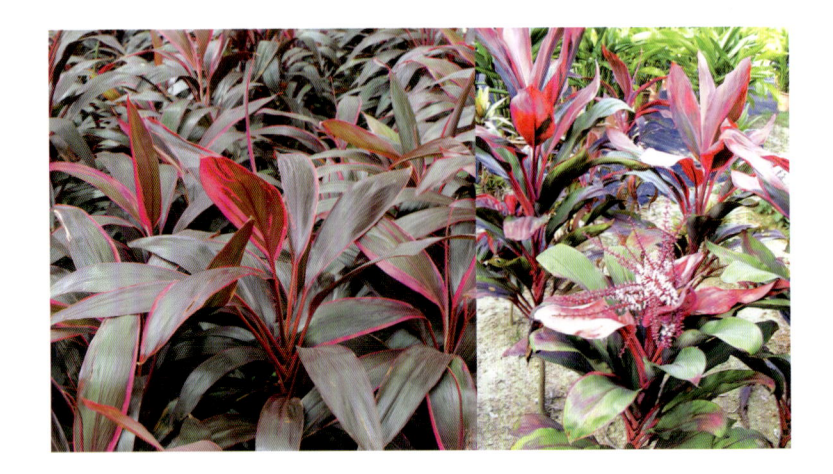

参考文献

[1] Fouedjou R T, Teponno R B, Quassinti L, et al. Phytochemistry Letters, 2014, 7: 62.

桄榔

苗语 rumz rez [zum³³ ze:³³] 润也(楠椰)

【来源】棕榈科桄榔属植物,桄榔 *Arenga westerhoutii* Griffith

【形态特征】乔木。茎粗壮,有疏离环状叶痕。叶簇生茎顶,羽状全裂;羽片2列,线形,基部两侧常有不均等的耳垂,顶端有啮蚀状齿或2裂,上面绿色,下面苍白色;叶鞘具黑色纤维。花序腋生,从上至下具若干花序;花序梗粗壮,下弯,分枝多,佛焰苞多个,螺旋状排列于花序轴;雄花花萼及花瓣各3片;雌花花萼及花瓣各3片,花后膨大。果近球形,钝3棱,顶端凹陷,成熟时灰褐色。种子3粒,黑色,卵状三棱形。

【分布】在越南、老挝、柬埔寨、马来西亚、缅甸、泰国有分布。在我国,分布于云南、海南、广西。在海南,分布于三亚、乐东、昌江、保亭、万宁、琼中、琼海等。

【化学成分】

(1)二萜类化合物:arenterpenoids A~C、pseudaminic acid、paniculoside、agittarioside b、orychoside B、12α-(β-D-glucopyranosyl)-7β-hydroxy-kaurenolide[1]等。

(2)生物碱类化合物:4'-hydroxy-*N*-(4-hydroxy-3-methoxybenzoyl)-3',5'-dimethoxybenzamide[2]等。

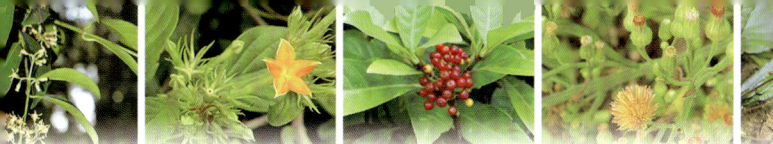

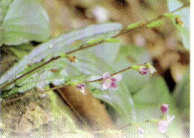

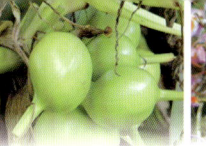

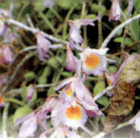

（3）木脂素类化合物：(+)-lyonirenisol-3a-*O*-β-D-glucopyranoside，(−)-lyonirenisol-3a-*O*-β-glucopyranoside[2]等。

（4）黄酮类化合物：甘草苷[2]等。

（5）其他类化合物：[5-(hydroxymethyl)furan-2-yl]methanediol[2]、2-(2-乙基己基)苯-1,2-二羧酸、2-*O*-丁基-1-*O*-(2′-乙基己基)苯-1,8-二羧酸酯、portulasoid、乙基-α-D-呋喃阿拉伯糖苷、乙基-*O*-β-D-吡喃木糖苷、丁基-β-D-木糖苷、正丁基-*O*-β-D-吡喃果糖苷[3]等。

【药理活性】抗氧化活性[4]、改善急性腹膜炎[5]、镇痛活性、抗炎活性[2,6]、抗类风湿性关节炎[7]等。

【苗族民间应用】果入药，用于霍乱。

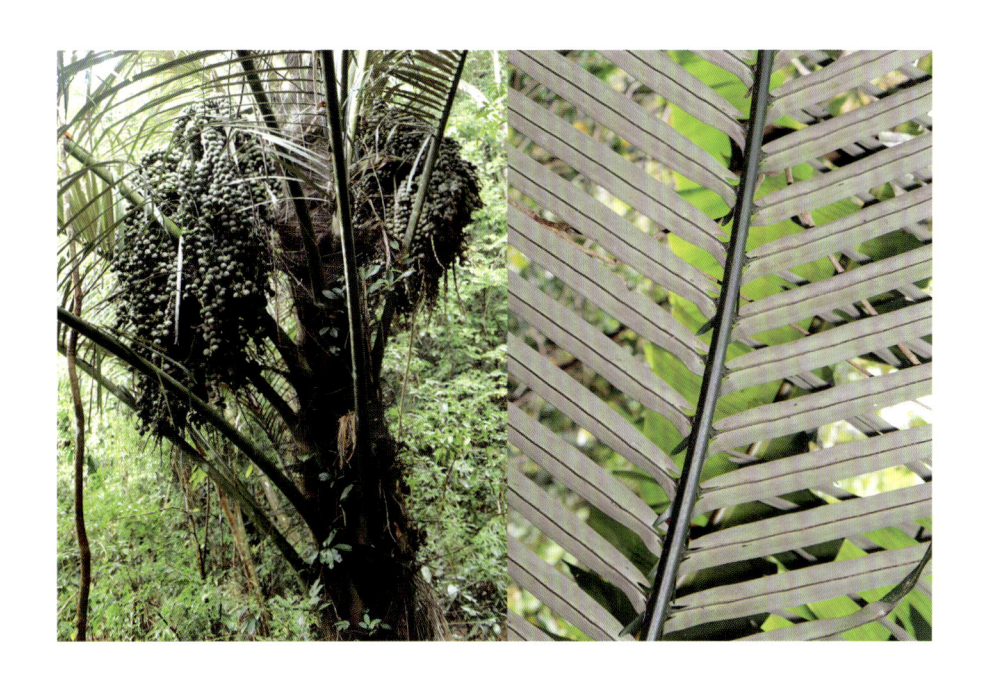

参考文献

[1] Liu J F, Huo J H, Wang C, et al. Molecules, 2018, 24（1）：87.

[2] Li F J, Huo J H, Zhuang Y, et al. Journal of Ethnopharmacology, 2019, 248：112349.

[3] 刘吉飞, 王昶, 霍金海, 等. 中药材, 2018, 41（11）：2571.

[4] Badmus A A, Yusof Y A, Chin N L, et al. Journal of Agricultural Science and Technology B, 2016, 6（3）：209.

[5] 李凤金, 王博, 霍金海, 等. 中国药房, 2018, 29（23）：3217.

[6] 李凤金, 王博, 霍金海, 等. 中国药房, 2019, 30（1）：59.

[7] 李凤金, 霍金海, 王伟明. 中药药理与临床, 2021, 37（4）：72.

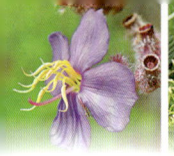

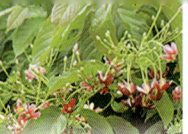

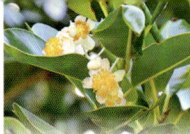

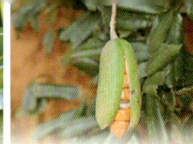

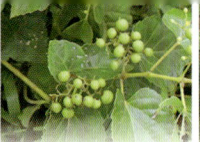

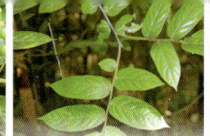

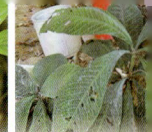

黄藤

苗语 gaz ndangz vangz [ka³³ daŋ³³ vaŋ³³] 嘎糖王（家藤黄）

【来源】棕榈科黄藤属植物，黄藤 *Daemonorops jenkinsiana* (Griffith) Martius

【形态特征】攀援藤本。叶羽状全裂，顶端具爪状刺的纤鞭；叶轴下部的上面密生直刺；叶轴背面中下部具单生刺，上部为2~5个合生的刺；叶柄背面具疏刺，上面常具合生的直刺；叶鞘被红褐色鳞秕状物和扁平刺；羽片多，线状剑形，上面具刚毛，边缘具纤毛，先端钻状、具刚毛状的尖。雌雄异株；花序直立，开花前呈纺锤形，具短喙，外面具三角形直刺，里面的佛焰苞少刺或无刺；开花结果后佛焰苞脱落；花序分枝上的二级佛焰苞及小佛焰苞均为阔卵形，渐尖。雄花：花序上的花密集；雄花长圆状卵形；花萼杯状；浅3齿；花冠3裂。雌花：花序的小穗轴明显"之"字形，每侧有花4~7朵；总苞为杯状。中性花：小窠稍凹陷，呈半圆形；花冠裂片披针形。果球形，熟后草黄色，顶端具短粗的喙；鳞片18~20纵列；中央有宽的沟槽。种子近球形，压扁。

【分布】在我国，分布于广东、香港、海南、广西。在海南，分布于五指山、保亭、陵水、万宁、琼中等。

【苗族民间应用】全草入药，具清热解毒的功效，用于咽喉炎。嫩茎尖可作蔬菜食用。

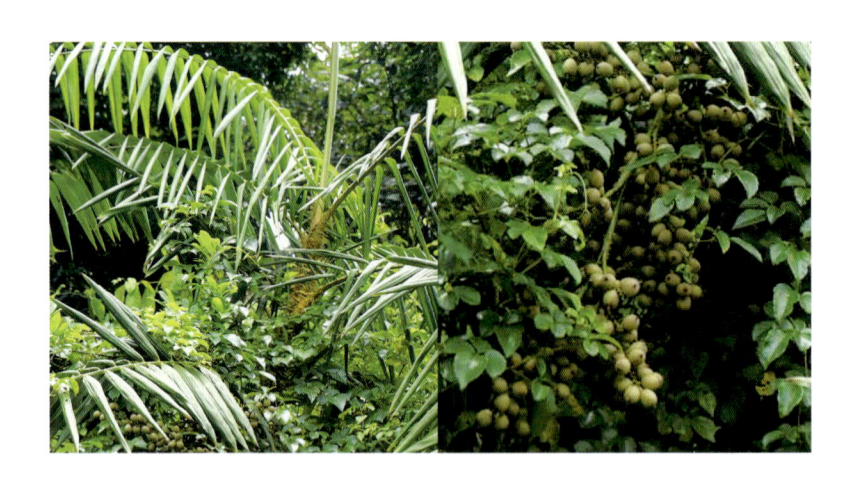

白藤

苗语 gaz ndangz duyx [ka³³ daŋ³³ tu:i³¹] 嘎糖怼（家藤丝）

【来源】棕榈科省藤属植物，白藤 *Calamus tetradactylus* Hance

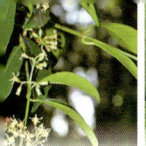

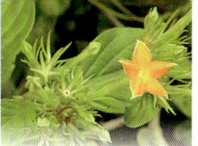

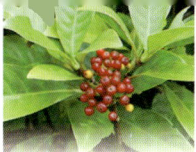

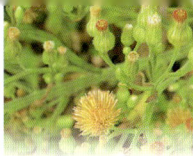

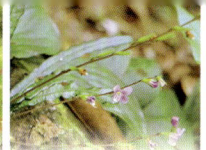

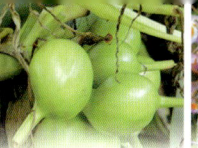

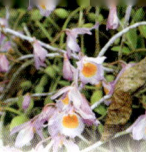

【形态特征】攀援藤本。叶羽状全裂，顶端不具纤鞭；羽片裂片每侧7~11片，顶端4~6片聚生，两侧的单生或2~3片成束，裂片披针状或长圆状披针形，顶端和边缘具刚毛状刺；叶脉3条，两面无刺；叶柄很短，无刺或具少量皮刺；叶轴三棱形，被疏刺；叶鞘无刺或少刺，具纤鞭。雌雄花序异型。雄花：花序部分三回分枝；一级佛焰苞管状，疏被小爪刺；二级佛焰苞管状漏斗形，一侧延伸为渐尖头；小佛焰苞基部为圆筒状，上部为漏斗状；小穗状花序每侧具花4~6朵；雄花小，花萼杯状，上部3裂，裂片三角形。雌花：花序二回分枝；一级无刺或具少刺，开口斜截；分枝花序常3~4个；二级佛焰管状，上部稍扩大，斜截，具纤毛；小佛焰苞基部管状，上部为斜漏斗形，开口处具短纤毛；小穗状花序下部每侧有花5~6朵，上部花少；雌花小；花萼基部圆筒状，具3裂，裂片宽三角形。果球形，顶端具锥状喙；鳞片21~23纵列，中央有沟槽，淡黄色，具红褐色的尖。种子为不规则的球形，背面具小瘤突和沟或宽的洼穴，种脊面中央有一个圆而深的合点孔穴。

【分布】在越南有分布。在我国，分布于福建、广东、香港、海南和广西。在海南，分布于三亚、乐东、东方、白沙、保亭、万宁、儋州、澄迈、琼海、文昌、海口等。

【苗族民间应用】茎尖白心入药，放竹筒内煮水熏蒸眼睛，用于麦粒肿。

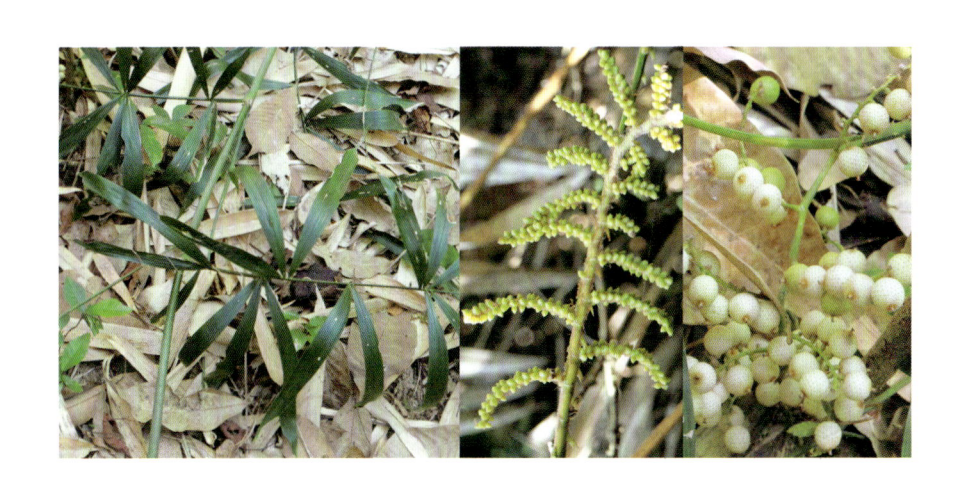

槟榔

苗语 ba longz [ʔba⁴⁴ loːŋ³³] 吧龙（槟榔）

【来源】棕榈科槟榔属植物，槟榔 *Areca catechu* L.

【形态特征】乔木。茎直立，具明显的环状叶痕。叶簇生于茎顶，羽片多数，两面无毛，狭长披针形，上部的羽片合生，顶端有不规则齿裂。雌雄同株，花序多分枝，花序轴扁，

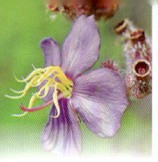

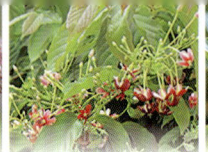

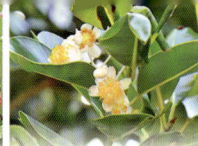

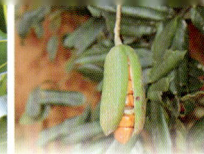

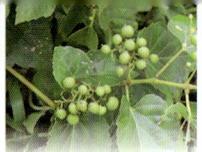

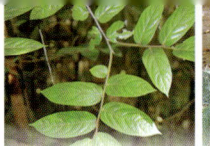

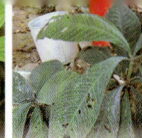

分枝曲折，上部纤细，着生 1~2 列雄花，而雌花单生于分枝的基部。雄花：小，无梗，常单生，偶成对着生；萼片卵形；花瓣长圆形。雌花：较大；萼片卵形；花瓣近圆形。果实长圆形或卵球形，熟后橙黄色，中果皮厚，纤维质。种子卵形，基部截平。

【分布】原产于马来西亚，现在亚洲热带广泛栽培。在我国云南、广西、海南及台湾有栽培。在海南，分布于三亚、乐东、昌江、保亭、万宁、琼中、琼海等。

【化学成分】

（1）生物碱类化合物：arecatemines A~C、槟榔碱、槟榔次碱、去甲槟榔碱、去甲槟榔次碱、尼古丁、neoechinulin A、echinulin、烟酸甲酯、烟酸乙酯、methyl N-methylpiperidine-3-carboxylate、ethyl N-methylpiperidine-3-carboxylate[1-4]等。

（2）黄酮类化合物：异鼠李素、(±)-5,4′-二羟基-7,3′,5′-三甲氧基二氢黄酮[5]、槲皮素、5,7,4′-三羟基-3′,5′-二甲氧基二氢黄酮、甘草素[6]等。

（3）鞣质类化合物：儿茶素、原花青素 A1、原花青素 B2、原花青素 B7、α-epicatechin-(4β→6)-epicatechin-(4β→8)-catechin、arecatannin C1、arecatannin A3、arecatannin B2[4, 7]等。

（4）三萜类化合物：环阿尔廷醇[6]、乔木萜醇、乔木萜醇甲醚、羊齿烯醇、芦竹素[8-9]等。

（5）甾体类化合物：过氧麦角甾醇、豆甾-4-烯-3-酮[6]等。

（6）其他类化合物：阿魏酸、反式藜芦醇、香草酸[6]、大黄酚、大黄素甲醚[8]等。

【药理活性】抗菌活性[5]、促消化活性[10]、抗抑郁活性[11]、降血压活性[12]、抗炎活性[13]、驱虫活性[14]、抗氧化活性[15]等。

【苗族民间应用】花、根入药，槟榔花、蜜糖和猪肚煮汤治疗胃痛；根用于驱虫。

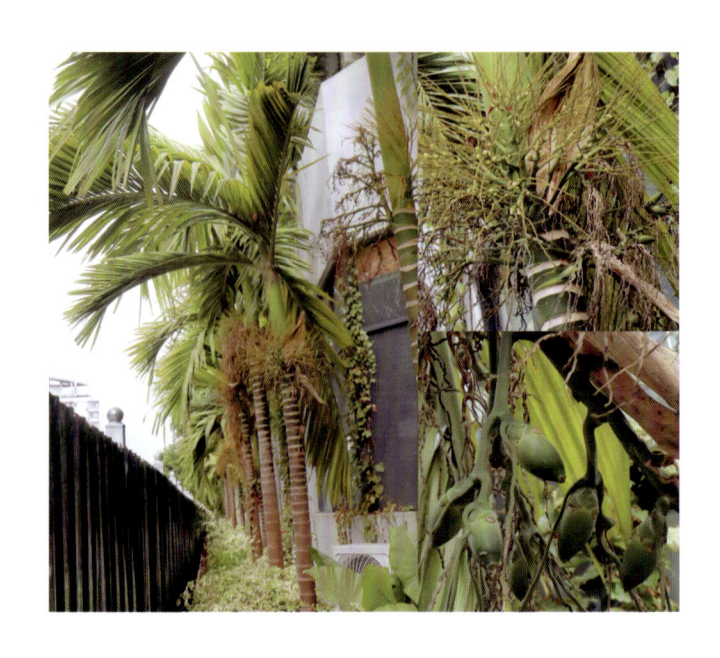

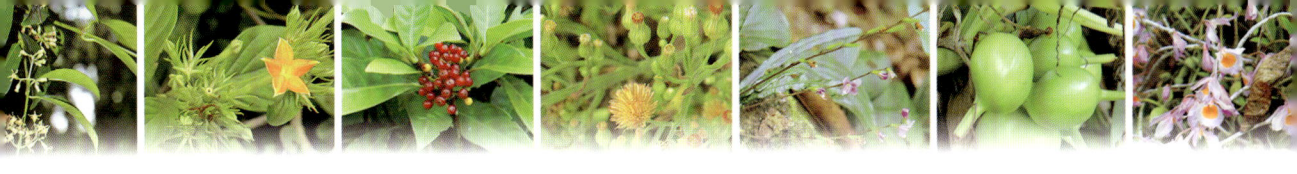

参考文献

[1] Holdsworth D K, Jones R A, Self R. Phytochemistry, 1998, 48（3）: 581.

[2] Wei P, Yu J L, Chong B Z, et al. Tropical Journal of Pharmaceutical Research, 2015, 14（4）: 635.

[3] Tang S N, Zhang J, Liu D, et al. Journal of Asian Natural Products Research, 2017, 19（12）: 1155.

[4] 牟肖男, 杨文强, 王文婧, 等. 暨南大学学报：自然科学与医学版, 2014, 35（1）: 56.

[5] 张兴, 梅文莉, 曾艳波, 等. 热带亚热带植物学报, 2009, 17（1）: 74.

[6] 杨文强, 王红程, 王文婧, 等. 中药材, 2012, 35（3）: 400.

[7] Ma Y T, Hsu F L, Lan S, et al. Journal of the Chinese Chemical Society, 2013, 43（1）: 77.

[8] 何细新, 李亚军, 胡小鹏, 等. 中药新药与临床药理, 2010, 21（6）: 634.

[9] Yenjit P, Issarakraisila M, Intana W, et al. Postharvest Biology & Technology, 2010, 55（2）: 129.

[10] 郭喜军. 中国中西医结合消化杂志, 2009, 17（5）: 300.

[11] 何嘉泳, 黄保, 辛志添, 等. 中药材, 2013, 36（8）: 1331.

[12] Gilani A H, Ghayur M N, Houghton P J, et al. International Journal of Pharmacology, 2006, 2（1）: 33.

[13] Khan S, Mehmood M H, Ali A, et al. Journal of Ethnopharmacology, 2011, 135（3）: 654.

[14] 李韦, 王定发, 周璐丽, 等. 养殖与饲料, 2015（2）: 6.

[15] 张丹. 食品工业科技, 2015, 36（2）: 102.

矮琼棕

【苗语】baz laus quoyj [ʔba³³ lau³⁵ gwɔi⁵¹] 吧捞块（耙掘榈）

【来源】棕榈科琼棕属植物，矮琼棕 *Chuniophoenix humilis* C. Z. Tang et T. L. Wu

【形态特征】丛生灌木。茎细，紫褐色，被残存的褐色叶鞘。叶扇状半圆形，裂片4~7片，线形，中央裂片较大，最外侧裂片最小；叶柄无刺，上面具深凹槽；叶鞘包茎，嫩叶鞘草绿色，有紫褐色纵条纹。花序腋生；主轴上有苞片3~5枚，管状；小苞片从苞片内抽出，每小苞内有花1~2朵；花两性，淡黄色，略有香气；花萼筒状，膜质；花瓣3片，披针形。果实扁球形，熟时鲜红色。种子近球形，表面有不规则的凹凸沟槽纹。

【分布】在越南有分布。在我国，分布于海南。在海南，分布于陵水等。

【苗族民间应用】白心清凉解暑，可作特种蔬菜。

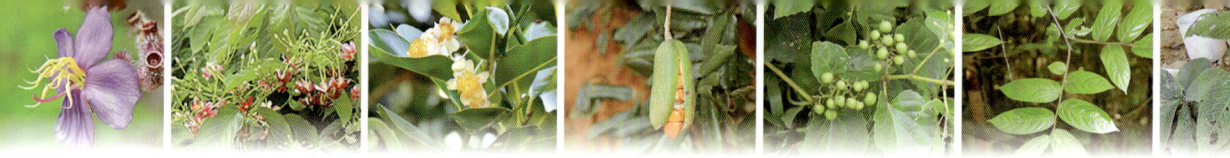

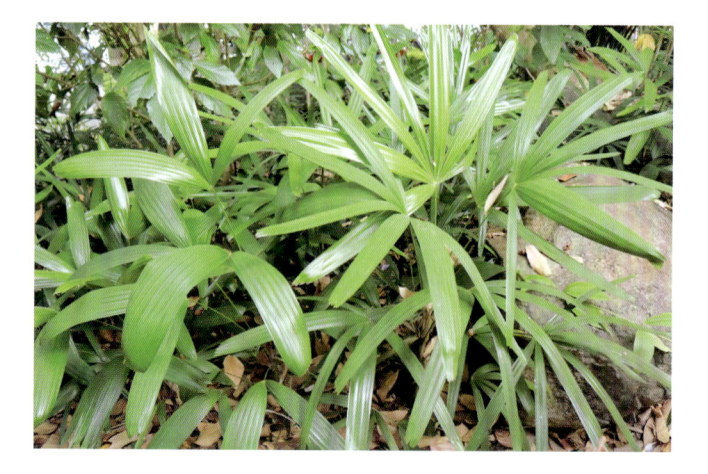

穗花轴榈

【苗语】baz laus quoyj boc [ʔba³³ lau³⁵ gwɔi⁵¹ ʔbo:⁴²] 吧捞块波（耙掘榈矮）

【来源】棕榈科轴榈属植物，穗花轴榈 *Licuala fordiana* Becc.

【形态特征】丛生灌木。叶片半圆形，裂片楔形，裂至基部，16~18片，先端具钝的小齿裂；叶柄长，下部两侧具刺。花序具2~3个不分枝的或基部分叉的小穗状花序；小穗轴密被鳞秕花；花2~3朵聚生于小穗轴周围的小瘤突上；花近纺锤形；花萼管状钟形，基部收缩且具稀疏的丛卷毛，上部3齿裂，顶端具淡褐色的丛卷毛；花冠长于花萼。果实球形。

【分布】在我国，分布于广东和海南。在海南，分布于三亚、乐东、东方、白沙、陵水、临高、琼海等。

【苗族民间应用】树心可作特种蔬菜。

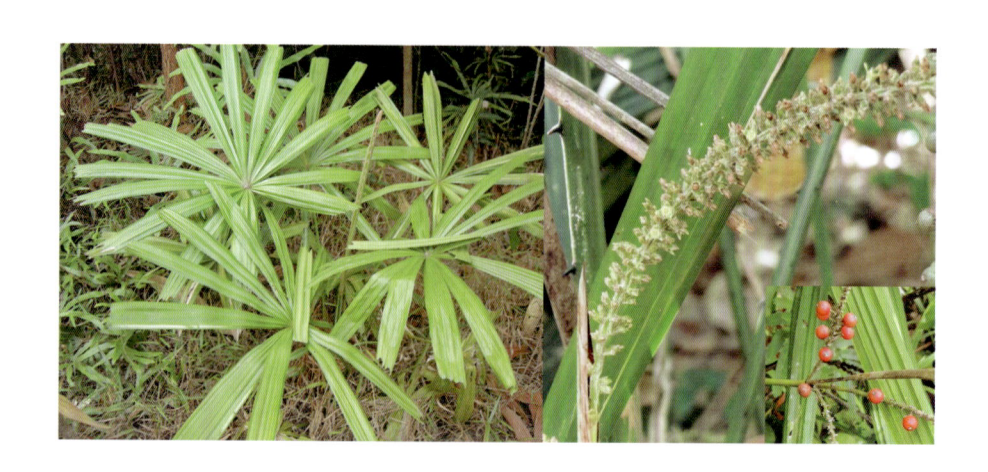

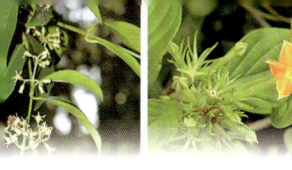

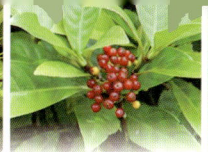

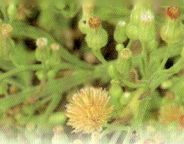

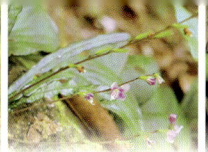

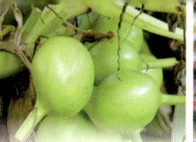

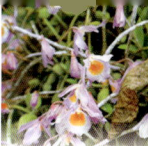

小露兜

【苗语】vorms ndumz ndaux [vɔm³⁵ dum³³ dau³¹] 碗盹岛（水菠萝）

【来源】露兜树科露兜树属植物，小露兜 Pandanus fibrosus Gagnepain ex Humbert

【形态特征】多年生草本。具分枝。叶窄条形，叶缘和下面中脉有向上的锐刺。雌雄异株；雄花序穗状，分枝；佛焰苞中上部边缘具小刺或无；花丝束状；雌花序头状，长椭圆形；佛焰苞边缘疏生小刺或无。聚花果椭圆形或圆球形，具多数核果；核果倒圆锥形，成熟后分离；具宿存柱头，尖刺状。

【分布】在越南有分布。在我国，分布于海南、台湾。在海南，分布于三亚、陵水、万宁、琼中、定安、保亭等。

【苗族民间应用】嫩茎入药，煮水用于胃病，利尿。

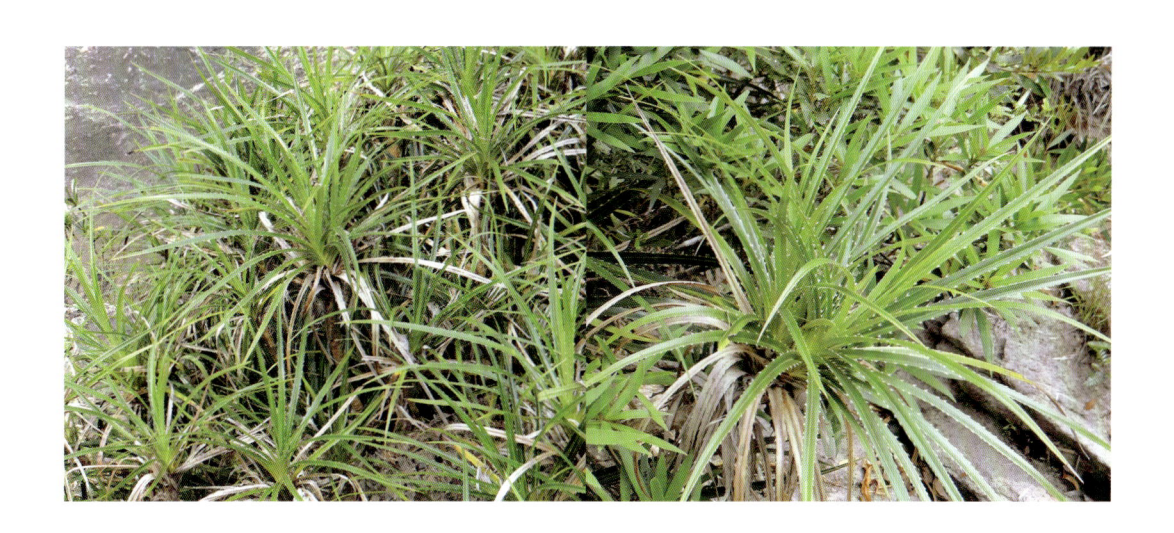

光叶仙茅

【苗语】nguaz ndaangv qaans [ŋwa³³ da:ŋ⁵³ ga:n³⁵] 蔴汤款（草船冠）

【来源】仙茅科仙茅属植物，光叶仙茅 Curculigo glabrescens (Ridl.) Merr.

【形态特征】多年生草本。根状茎短。叶披针形或长圆状披针形，向两端渐狭，常无毛；叶柄上面有槽，背面与侧面近无毛或疏被短柔毛。花茎短，近直立，多少被毛；总状花序缩短，密生数朵花；苞片披针形，多少被毛；花黄色，具短梗；花被裂片近长圆形，边缘内卷，外轮较内轮的略大。浆果卵形或长圆状卵形，顶端具喙，多少被毛。种子表

447

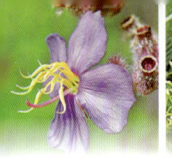

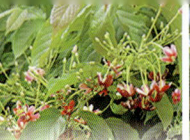

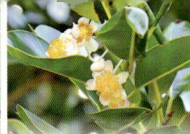

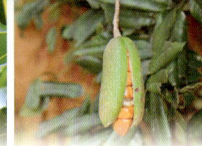

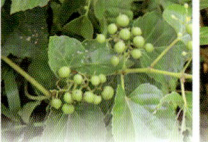

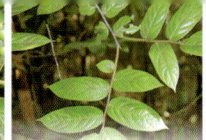

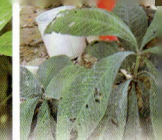

面粗糙。

【分布】海南特有种。在海南，分布于三亚、乐东、白沙、五指山、保亭、陵水、万宁、临高、儋州、琼海等。

【化学成分】

酚性化合物：绒叶仙茅苷 H、苔黑酚葡萄糖苷、仙茅苷I、curcapital、4-乙氧基-3-羟甲基苯酚、2,6-二甲氧基苯甲酸[1]等。

【药理活性】抗抑郁活性[2]等。

【苗族民间应用】根状茎、全草入药，根状茎用米汤捣烂，用于肠道炎症；全草煮水洗澡用于儿童遗尿症，感冒。

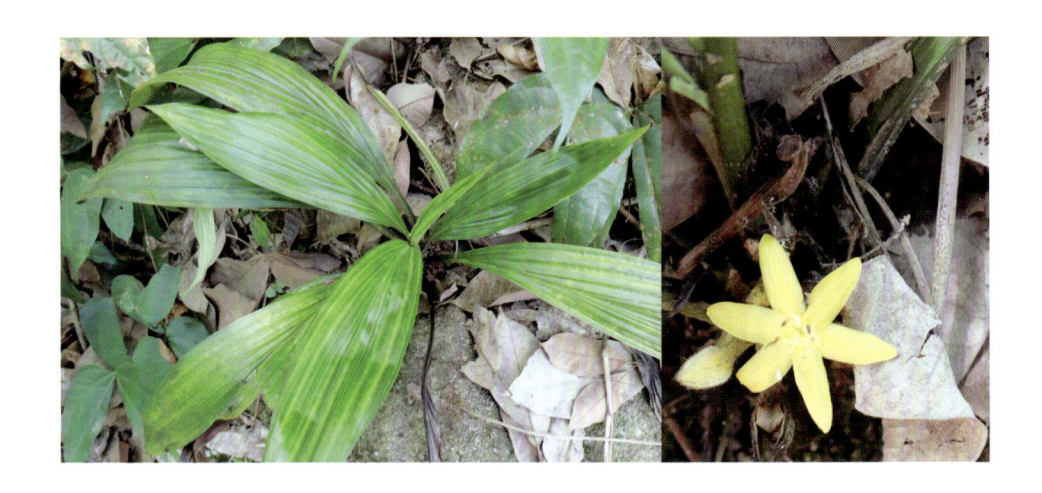

参考文献

[1] 朱翠翠. 安徽大学硕士学位论文，2010.

[2] Zhang Y, Ge J F, Wang F F, et al. Brain Research Bulletin, 2017, 135: 77.

仙茅

【苗 语】nguaz ndaangv dems [ŋwa³³ da:ŋ⁵³ te:m³⁵] 蒎汤点（草船尖）

【来源】仙茅科仙茅属植物，仙茅 *Curculigo orchioides* Gaertn.

【形态特征】多年生草本。根状茎近圆柱状。叶线形、线状披针形或披针形，大小变化大，顶端长渐尖，基部渐狭成短柄或近无柄，两面散生疏柔毛或无毛。花茎短，大部分藏于鞘状叶柄基部，被毛；苞片披针形，具缘毛；总状花序稍呈伞房状，常具花 4~6 朵；花黄色；花被裂片长圆状披针形，2 轮。浆果近纺锤状，顶端有长喙。种子表面具凸纹。

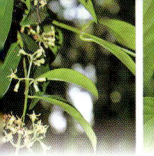

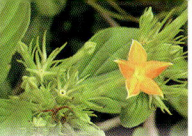

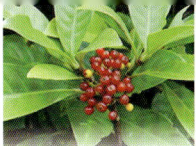

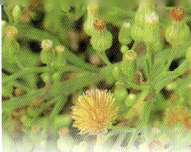

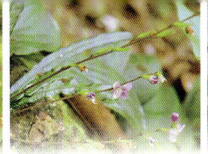

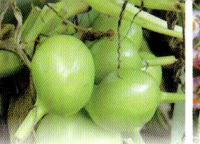

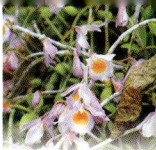

【分布】在老挝、日本、越南和印度等有分布。在我国，分布于浙江、江西、福建、台湾、湖南、广东、广西、四川、云南、贵州和海南等。在海南，分布于乐东、昌江、琼中、儋州、澄迈、屯昌、东方、琼海等。

【化学成分】

（1）酚及酚苷类化合物：仙茅苷 A~D[1]、仙茅苷 F~H[2]、间甲氧基苯酚、对羟基苯甲醛、2-羟基-6-甲氧基苯甲酸[3]、orcinosides I~J、仙茅素 J~N[4]、orcinosides A~C[5]、丁香酸、orcinol glucoside[6]等。

（2）三萜及其苷类化合物：12α,16β-dihydroxycycloartane-3,24-dione[6]、仙茅皂苷 N~O[7]等。

（3）其他类化合物：(3S,5R,6S,7E,9R)-megatigma-7-ene-3,5,6,9-tetrol、actinidioionoside、(6S,9R)-roseoside、(−)-angelicoidenol 2-O-β-D-lucopyranoside、(−)-angelicoidenol-2-O-β-apiofuranosyl-(1→6)-β-D-glucopyranoside、tetillapyrone[(7R,9S,10R)-3-methyl-5-(4-hydroxyl-5-hydroxylmethyltetrahydrofuryl)]-6-hydroxypyran-2-one[8]等。

【药理活性】抗病毒活性[2]、黄嘌呤氧化酶抑制活性[4]、抗骨质疏松活性[9]、抗氧化活性[10]、抗炎活性[11]、免疫调节活性[12]、降血糖活性[13]等。

【苗族民间应用】全草入药，用于风寒感冒。

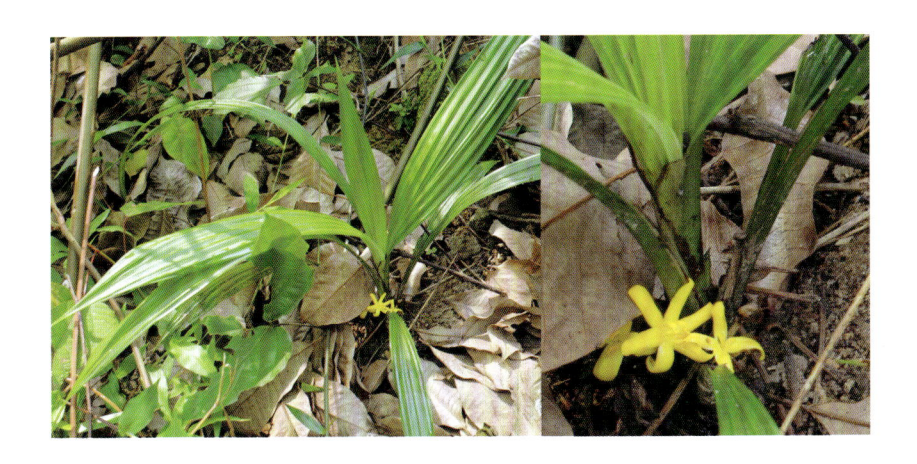

参考文献

[1] Valls J J, Richard T, Larronde F, et al. Fitoterapia, 2006, 77（6）：416.

[2] Zuo A X, Shen Y, Jiang Z Y, et al. Fitoterpia, 2010, 81（7）：910.

[3] 王方方，汪冶. 山地农业生物学报, 2012, 31（4）：372.

[4] Chen X L, Zuo A X, Deng Z T, et al. Fitoterapia, 2017, 122：144.

[5] Zuo A X, Shen Y, Jiang Z Y, et al. Helvetica Chimica Acta, 2010, 93（3）：504.

[6] Jiao W, Chen X, Wang H, et al. Fitoterapia, 2013, 84：1.

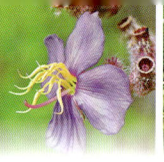

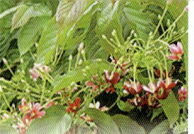

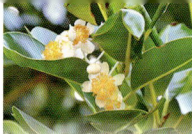

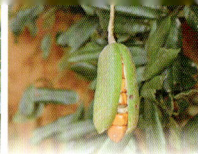

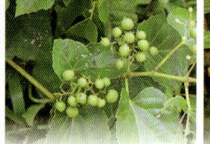

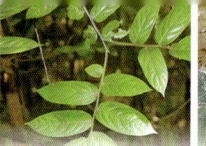

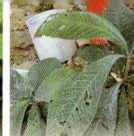

［7］Zuo A X, Shen Y, Jiang Z Y, et al. Journal of Asian Natural Products Research, 2012, 14（5）: 407.

［8］张健, 李源栋, 刘秀明, 等. 云南大学学报（自然科学版）, 2019, 41（2）: 367.

［9］Jiao L, Cao D P, Qin L P, et al. Phytomedicine, 2009, 16（9）: 874.

［10］Hejazi I I, Khanam R, Mehdi S H, et al. Food and Chemical Toxicology, 2018, 115: 244.

［11］Ku S K, Kim J S, Seo Y B, et al. The American Journal of Chinese Medicine, 2012, 40（6）: 1241.

［12］Murali V P, Kuttan G. Immunopharmacol Immunotoxicol, 2016, 38（4）: 264.

［13］Ooi D J, Azmi N H, Lmam M U, et al. Journal of Food and Drug Analysis, 2018, 26（4）: 1253.

纯色万代兰

苗语 maanc ndayc lonz ［ma:n⁴² da:i⁴² lo:n³³］ 曼呔仑（万代兰）

【来源】兰科万代兰属植物, 纯色万代兰 *Vanda subconcolor* Tang et Wang

【形态特征】多年生草本。叶二列, 稍肉质, 带状, 中部以下"V"字形对折, 向外弯垂, 先端具2~3个不等长的尖齿状缺刻, 基部具宿存而抱茎的鞘。花序不分枝, 疏生花3~6朵; 花序柄被2枚鞘; 花苞片宽卵形, 先端钝; 具花梗; 花质地厚, 萼片和花瓣背面白色, 内面黄褐色, 具明显的网格状脉纹; 中萼片倒卵状匙形, 先端钝, 边缘多少皱波状, 基部收狭; 侧萼片菱状椭圆形, 边缘稍皱波状, 基部收狭; 花瓣与中萼片相似, 较小; 唇瓣白色, 3裂; 侧裂片内面密被紫色斑点, 卵状三角形, 先端钝; 中裂片卵形, 基部宽, 中上部缢缩, 先端扩大, 先端黄褐色, 稍凹, 上面具4~6条紫褐色条纹; 距圆锥形。

【分布】在我国, 分布于海南、云南。在海南, 分布于三亚、乐东、白沙、五指山、东方等。

【苗族民间应用】全草入药, 用米水捣烂外敷, 用于无名肿毒。

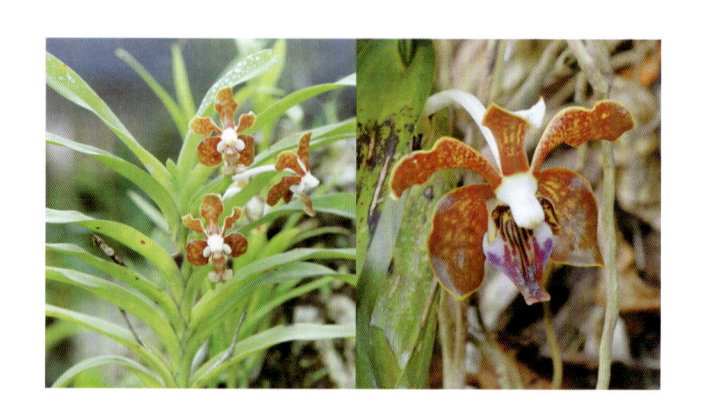

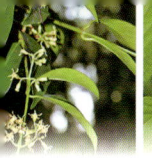

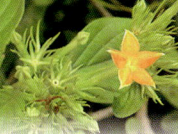

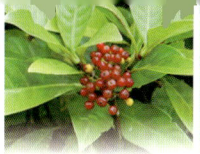

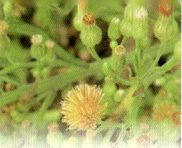

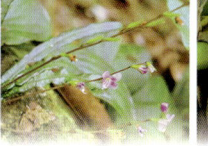

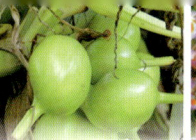

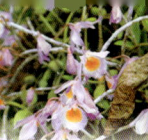

绿花带唇兰

苗语 dhaen hep lonz [ʔdɛn⁴⁴ xe:p⁴⁴ lo:n³³] 等嘿仑（短叶兰）

【来源】兰科带唇兰属植物，绿花带唇兰 *Tainia hookeriana* Hook.f.

【形态特征】草本。假鳞茎卵球形，紫红色或暗褐绿色，在根状茎上彼此紧靠，被鞘，顶生叶1枚。叶长椭圆形，先端渐尖，基部具长柄，背面具5条隆起的主脉。花葶长，基部具2枚套叠的鞘，向上疏生2枚膜质鞘；总状花序疏生数朵花；苞片膜质，狭披针形；花黄绿色带橘红色条纹和斑点；萼片长圆状披针形，先端渐尖，具7条脉；花瓣长圆形，比萼片稍短，先端急尖，具7条脉；唇瓣倒卵形，白色带淡红色斑点和黄色先端，前部3裂；2侧裂片近直立，卵状长圆形，先端钝并稍内弯；中裂片近心形或卵状三角形，先端急尖，具3条褶片；距从两侧萼片基部之间伸出，末端钝。

【分布】在越南、马来西亚、印度、泰国有分布。在我国，分布于海南和台湾。在海南，分布于昌江、儋州等。

【苗族民间应用】假鳞茎入药，煮水用于清热解毒。

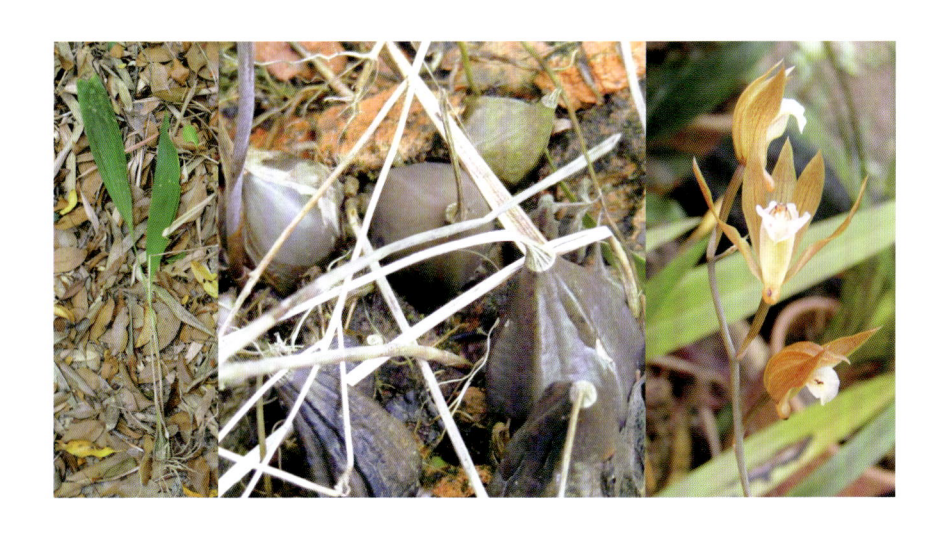

大叶寄树兰

苗语 qiang ndaengv lonz [gjaŋ⁴⁴ dɛŋ⁵³ lo:n³³] 秧汤仑（树顶兰）

【来源】兰科寄树兰属植物，大叶寄树兰 *Robiquetia spathulata* (Bl.) J. J. Sm.

【形态特征】多年生草本。茎粗壮，常下垂。叶二列，长圆形，先端钝且不等侧2裂，基

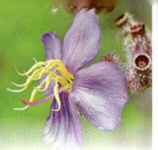

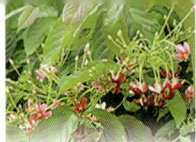

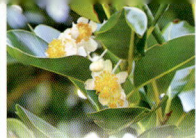

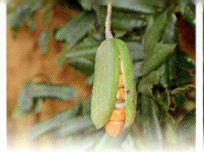

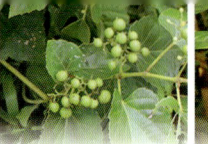

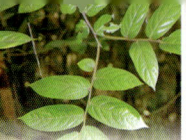

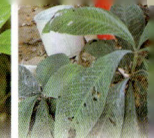

部具抱茎的鞘。总状花序与叶对生，下垂，不分枝；花序柄基部具3~4枚鞘；小花多数密生；苞片向外伸展或反折，狭披针形，先端长渐尖；花黄色带紫褐色斑点和条纹；中萼片卵形，先端钝；侧萼片斜卵形，先端钝；花瓣卵形，较小，先端钝；唇瓣3裂；侧裂片直立，近卵状三角形，先端钝；中裂片肉质，朝上内弯，稍狭披针形，先端钝，上面中央具2条联合的脊突；距中部缢缩，下部扩大成球状。蒴果长圆柱形，长2~3厘米，直径5~8毫米，具长约2毫米的柄。

【分布】在印度、缅甸、泰国、老挝、越南、柬埔寨、马来西亚、新加坡、印度尼西亚等有分布。在我国，分布于海南。在海南，分布于东方、保亭、万宁等。

【苗族民间应用】全草入药，煮水洗用于妇科炎症。

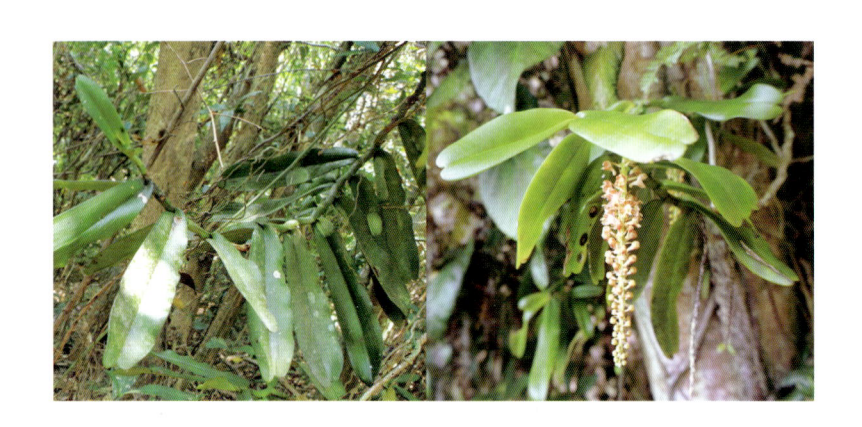

火焰兰

苗 语 nguaz lan diq [ŋwa³³ lan⁴⁴ ti:¹¹] 蒃兰滴（草光红）

【来源】兰科火焰兰属植物，火焰兰 *Renanthera coccinea* Lour.

【形态特征】多年生草本。茎攀援，质地坚硬，圆柱形，常不分枝。叶2列，舌形或长圆形，先端稍不等2圆裂，基部抱茎并且下延为抱茎的鞘。花序与叶对生；圆锥花序或总状花序疏生多数花，常具数个分枝；苞片小，宽卵状三角形，先端锐尖；花萼红色，开展；中萼片狭匙形，先端钝，具4条主脉，边缘稍波状，内面具橘黄色斑点；侧萼片长圆形，先端钝，具5条主脉，基部收狭为爪，边缘明显波状；花瓣与中萼片相似但较小，先端近圆形，边缘内侧具橘黄色斑点；唇瓣3裂；侧裂片直立，近半圆形或方形，先端近圆形，基部具一对胼胝体；中裂片卵形，先端锐尖，从中部下弯；距圆锥形。

【分布】在缅甸、泰国、老挝、越南有分布。在我国，分布于海南、广西、云南。在海南，分布于三亚、东方、昌江、万宁等。

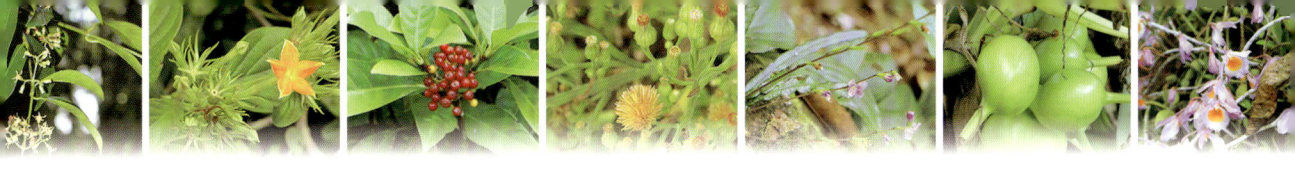

【苗族民间应用】全草入药，煮水喝用于脚麻。

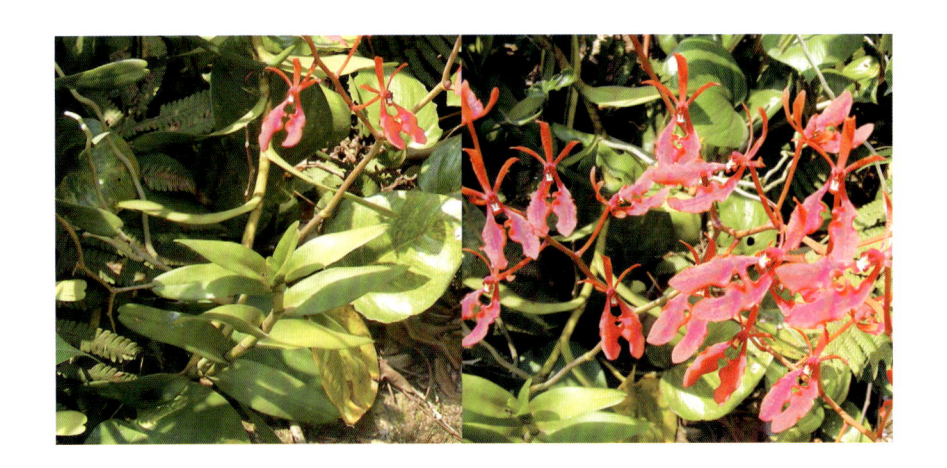

美花石斛

苗语 gumz guas nhimq [kum³³ kwa:³⁵ ŋim¹¹] 甘瓜引（南瓜籽）

【来源】兰科石斛属植物，美花石斛 *Dendrobium loddigesii* Rolfe

【形态特征】多年生草本。茎柔弱，常下垂，细圆柱形，有时分枝，具多节。叶纸质，2列，互生于茎上，长圆状披针形或稍斜长圆形，先端锐尖而稍钩转，基部具鞘；叶鞘膜质。花白色或紫红色，每束1~2朵侧生于具叶的老茎上部；花序柄基部被1~2枚膜质鞘；花苞片膜质，卵形，先端钝；花梗淡绿色；中萼片卵状长圆形，先端锐尖，具5条脉；侧萼片披针形，先端急尖，基部歪斜，具5条脉；萼囊近球形；花瓣椭圆形，与中萼片近等长，先端稍钝，全缘，具3~5条脉；唇瓣近圆形，上面中央金黄色，周边淡紫红色，边缘具短流苏，两面密被短柔毛。

【分布】在老挝、越南、马来西亚等有分布。在我国，分布于广东、广西、海南、贵州、云南等。在海南，分布于东方、保亭等。

【化学成分】

（1）菲类化合物：拖鞋状石斛素、2,4,7-三羟基-9,10-二氢菲[1]等。

（2）苯丙素及其衍生物：二氢松柏醇、3,5′-二甲氧基-3′,4,9′-三羟基-7′,9-环氧-8,8′-木酚素、丁香脂素、5-(4-羟基-3-甲氧基苯乙基)-2-(4-羟基-3-甲氧基苯基)苯并二氢呋喃-3,7-二醇、5-(4″-羟基-3″-甲氧基苯乙基)-2-(4′-羟基-5′-甲氧基苯基)-7-甲氧基苯并二氢吡喃-3-醇、松柏醛[1]等。

（3）酚性化合物：异香草醛、2-甲氧基-5-羟甲基苯酚、4-羟基-3-甲氧基苯乙醇、

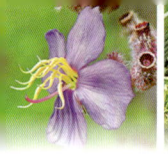

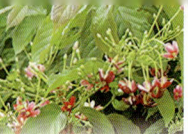

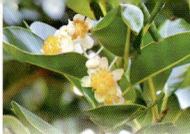

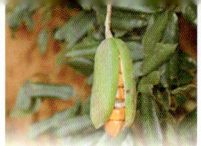

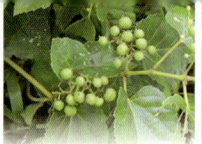

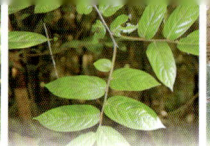

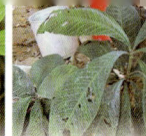

3,6,9-三羟基-3,4-二氢蒽-1(2H)-酮[1]等。

【药理活性】抗氧化活性、促胶原蛋白分泌活性[1]等。

【苗族民间应用】茎入药，煮水、泡水或泡酒用于补肾。

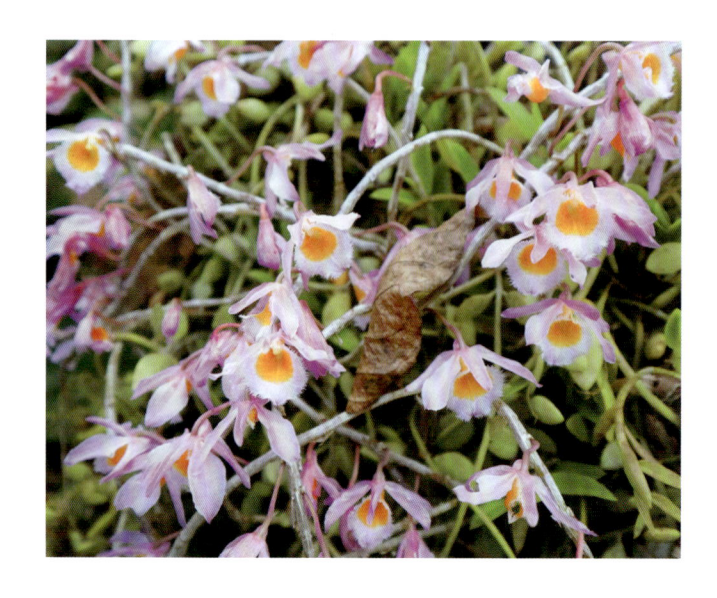

参考文献

[1]颜莎,马瑞婧,杨柳,等. 天然产物研究与开发,2019,31（4）:615-620.

血叶兰

苗 语 daamv cayq bhyns [ta:m⁵³ tsha:i¹¹ pi:n³⁵] 丹采彬（三七斑）

【来源】兰科血叶兰属植物，血叶兰 *Ludisia discolor* (Ker-Gawl.) A. Rich.

【形态特征】多年生草本。根状茎伸长，匍匐，具节。茎直立，近基部具叶 2~4 枚。叶片卵形或卵状长圆形，鲜时较厚，肉质，先端急尖或短尖，上面墨绿色，具 5 条金红色脉，背面淡红色；叶柄下部扩大成抱茎的鞘。总状花序顶生，具多数花，花序轴被短柔毛；苞片卵形或卵状披针形，带淡红色，膜质，先端渐尖，边缘具细缘毛；花白色或带淡红色；中萼片卵状椭圆形，与花瓣黏合呈兜状；侧萼片偏斜卵形或近椭圆形；花瓣近半卵形，先端钝；唇瓣下部与蕊柱的下半部合生成管，上部常扭转，中部稍扩大，顶部扩大成长方形片，唇瓣基部具囊，囊 2 浅裂。

【分布】在缅甸、越南、泰国、马来西亚、印度尼西亚有分布。在我国，分布于广东、香港、海南、广西和云南。在海南，分布于三亚、乐东、东方、保亭等。

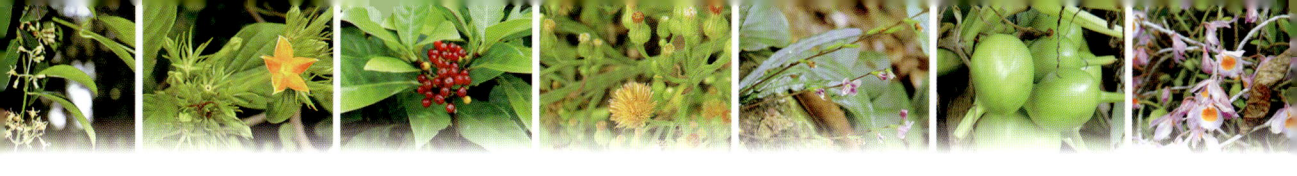

【苗族民间应用】全草入药，煮水或炖汤用于咳嗽。

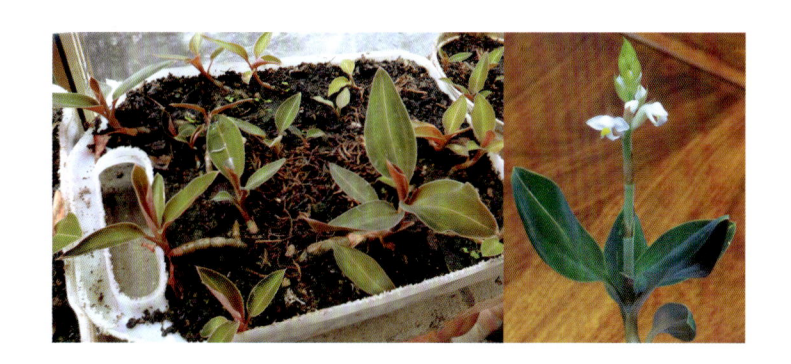

单穗水蜈蚣

苗 语 nguaz dorpq cayx [ŋwa³³ tɔp¹¹ tsha:i³¹] 蒴朵采（草蜈蚣菜）

【来源】莎草科水蜈蚣属植物，单穗水蜈蚣 Kyllinga nemoralis (J. R. Forster & G. Forster) Dandy ex Hutchinson & Dalziel

【形态特征】多年生草本。具匍匐、细长、多节的根状茎；茎由根状茎的每节上抽出；茎细弱，平滑，锐三棱形。叶常短于茎，柔弱，边缘具疏锯齿。叶鞘短，褐色，或具紫褐色斑点，最下面的叶鞘无叶片。苞片3~4枚，叶状，较花序长很多；穗状花序单生，偶有2~3个聚生，圆卵形或球形，具多数小穗；小穗近于倒卵形或披针状长圆形，顶端渐尖，具花2朵，上方的1朵不发育；鳞片膜质，半月形，苍白色或浅黄色，具锈色斑点，背面龙骨状凸起具翅，翅延伸出鳞片顶端呈稍外弯的短尖。小坚果长圆形或倒卵状长圆形，平凸状，棕色，具密的细点，顶端具很短的短尖。

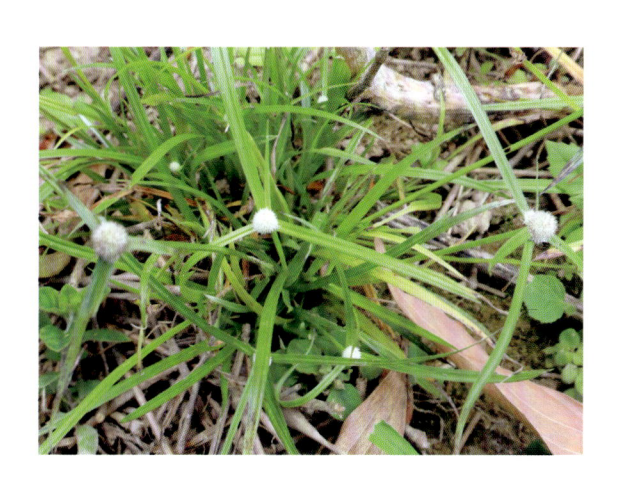

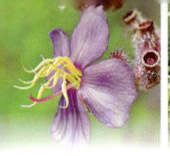

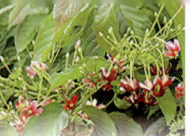

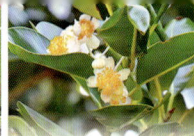

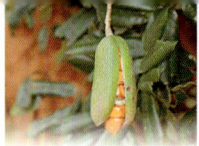

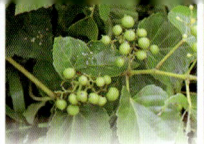

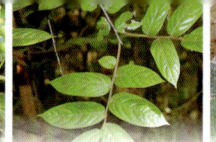

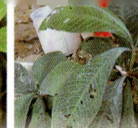

【分布】在印度、缅甸、泰国、越南、马来亚、印度尼西亚、菲律宾、日本、澳大利亚及美洲热带地区有分布。在我国,分布于广东、广西、海南、云南。在海南,分布于三亚、乐东、东方、白沙、五指山、保亭、万宁、琼中、儋州、澄迈、文昌等。

【药理活性】肝脏保护活性[1]、抗氧化活性、抗菌活性[2]、镇痛活性[3]等。

【苗族民间应用】全草入药,用于风湿,蜈蚣咬伤。

参考文献

[1] Somasundaram A, Karthikeyan R, Velmurugan V, et al. Journal of Ethnopharmacology, 2010, 127 (2): 555.

[2] Thangaraj S, Sundaraj R, Srinivasan P. Indian Journal of Pharmaceutical Sciences, 2014, 76 (2): 170.

[3] Amor E C, Quanico J P, Perez G G. Pharmaceutical Biology, 2009, 47 (7): 624.

玉蜀黍

【苗语】gaz meiv / dorngs maij [ka^{33} mei^{53} / toŋ^{35} mai^{51}] 嘎媚 / 苓麦(家米 / 须米)

【来源】禾本科玉蜀黍属植物,玉蜀黍 *Zea mays* L.

【形态特征】一年生草本。秆直立,基部各节具气生支柱根。叶鞘具横脉;叶舌膜质;叶片宽大,线状披针形,基部圆形呈耳状,无毛或具柔毛,边缘微粗糙。顶生大型圆锥花序为雄性,主轴与总状花序轴及其腋间均被细柔毛;雄性小穗孪生,小穗柄不等长,被细柔毛;两颖近等长,膜质,被纤毛;外稃及内稃透明膜质,稍短于颖;雌花序腋生,被多数宽大的鞘状苞片所包藏;雌性小穗孪生,16~30纵行排列于粗壮的序轴上,两颖等长,宽大,具纤毛;外稃及内稃透明膜质,雌蕊具极长而细弱的线形花柱。颖果球形或扁球形,成熟后露出颖片和稃片之外。

【分布】在热带和温带地区广泛种植。在我国南北各地区均有栽培。在海南各地常见栽培。

【化学成分】

(1) 黄酮类化合物:2″-O-α-L-rhamnosyl-6-C-(6-deoxy-xylo-hexos-4-ulosyl) luteolin、金圣草素、芹菜素[1]、刺芒柄花素、2″-O-α-L-鼠李糖基-6-C-(3-脱氧葡萄糖基)-3′-甲氧基木樨草素[2]、2″-O-α-L-鼠李糖基-6-C-岩藻糖基-3′-甲氧基木樨草素[3]、7,4′-二羟基-5-甲氧基黄酮-2″-O-α-L-鼠李糖基-6-C-岩藻糖苷、6,4′-二羟基-3′,5′-二甲氧基黄酮-7-O-葡萄糖苷[4]、6-C-β-boivinopyranosyl-7-O-β-glucopyranoside、chrysoeriol 6-C-β-L-boivinopyranoside[5]、6-乙酰基-木樨草素[6]、木樨草素、3′,5-二羟基-4′-甲氧基黄酮-7-O-鼠李糖苷[9]等。

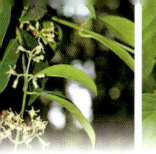

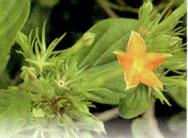

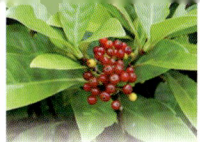

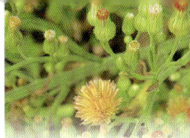

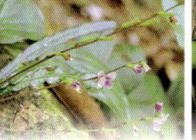

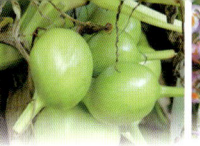

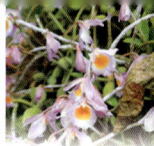

（2）倍半萜类化合物：6β,12β-二羟基-4(5),7(8)-玉米二烯、8α,10α-二羟基-4(5),7(12)-玉米二烯[7]等。

（3）甾体类化合物：β-谷甾醇、豆甾醇、过氧麦角甾醇、豆甾-5-烯-3β,7-二醇、豆甾-5,22-二烯-3β,7-二醇、豆甾-4-烯-3β,6β-二醇、豆甾-4,22-二烯-3β,6β-二醇[9]等。

（4）其他类化合物：鼠李糖尿素苷、1,3-二鼠李糖尿素苷[6]、环己甲酸甲酯、氮乙酰对羟基苯乙胺[7]、正十六烷酸、黑麦草素、3,4-二羟基苯甲酸甲酯、β-谷甾醇[8]、硬脂酸[9]等。

【药理活性】抗肿瘤活性[7,13]、抗痛风活性[10]、降血糖活性、降血脂活性[11]、抗氧化活性[12]、抗菌活性[14]等。

【苗族民间应用】"须"即雌蕊煮水，用于肾结石。

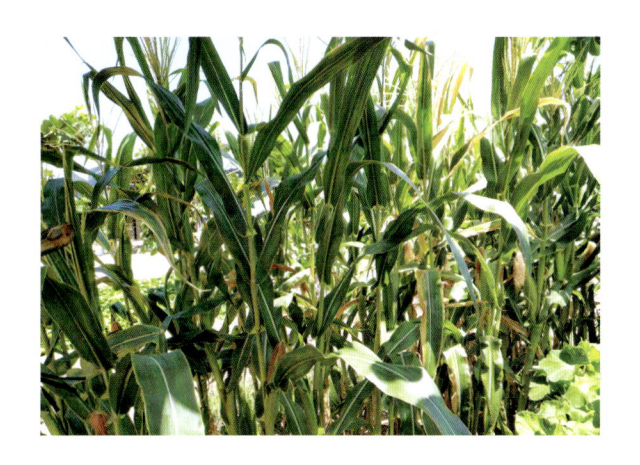

参考文献

[1] Elliger C A，Chan B G，Waiss Jr AC，et al. Phytochemistry，1980，19（2）：293.

[2] 张慧恩，徐德平. 中药材，2007，30（2）：164.

[3] 任顺成，丁霄霖. 中草药，2004，35（8）：21.

[4] 任顺成，丁霄霖. 河南工业大学学报（自然科学版），2007，28（4）：34.

[5] Suzuki R，Okada Y，Okuyama T. Journal of Natural Products，2003，35（4）：564.

[6] 徐燕，梁敬钰，邹忠梅，等. 化学学报，2008，6（10）：1235.

[7] 李晓雪，赵明，马耀玲，等. 中草药，2021，52（12）：3480.

[8] 李晓雪，马耀玲，王丹，等. 齐齐哈尔大学学报（自然科学版），2020，36（4）：54.

[9] 田京歌. 天津大学硕士学位论文，2014.

[10] 林贺，董金香，邱智东，等. 现代食品科技，2015，31（4）：13.

[11] 孙秋，王海英，张铁林，等. 中医药学报，2016，44（4）：25.

[12] Liu J，Wang C，Wang Z，et al. Food Chemistry，2011，126（1）：261.

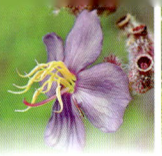

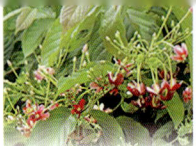

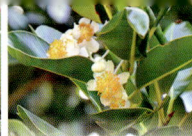

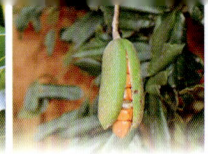

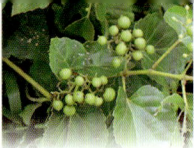

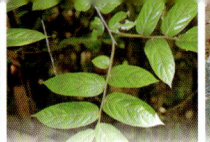

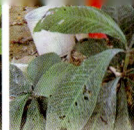

［13］Yang J，Li X，Xue Y，et al. International Journal of Biological Macromolecules，2014，64：276.
［14］苑国婵. 长春理工大学硕士学位论文，2008.

牛筋草

苗语 ngongz saans nguav [ŋo:ŋ³³ sa:n³⁵ ŋwa:⁵³] 秾散蔴（牛筋草）

【来源】禾本科䅟属植物，牛筋草 *Eleusine indica* (L.) Gaertn.

【形态特征】一年生草本。秆丛生，直立或基部倾斜，下部节上常分枝。叶鞘两侧压扁而具脊，松弛，无毛或疏生疣毛；叶舌膜质，上缘截平，有纤毛；叶片平展，线形，无毛或上面被疣基柔毛。花序由1~10枚穗状花序指状或近指状排列于秆顶，其中常有1~2枚单生于其花序下方；小穗含小花3~9朵；颖披针形，具脊，脊粗糙；第一颖较小，第二颖稍长；外稃披针形，先端急尖；第一外稃，卵形，膜质，具脊，脊上有狭翼；内稃短于外稃，具脊，脊上被短纤毛。囊果卵形或长卵形，具钝3棱，有明显的波状皱纹；鳞被2，折叠。

【分布】在温带和热带地区有分布。在我国，分布于南北各地区。在海南，分布于乐东、东方、昌江、白沙、五指山、三沙等。

【化学成分】

(1) 黄酮类化合物：schaftoside[1]、牡荆素[1-2]、异牡荆素[2]等。

(2) 甾体类化合物：胡萝卜苷、6′-*O*-palmitoyl-3-*O*-β-D-glucopyranosyl-β-sitosterol[3]等。

【药理活性】抗炎活性[1, 8]、利尿活性[2]、抗疟原虫活性[4]、抗利什曼虫活性[5]、抗肿瘤活性[6]、抗菌活性[7]、抗氧化活性[8]等。

【苗族民间应用】全草入药，用于风湿，眼镜蛇咬伤。

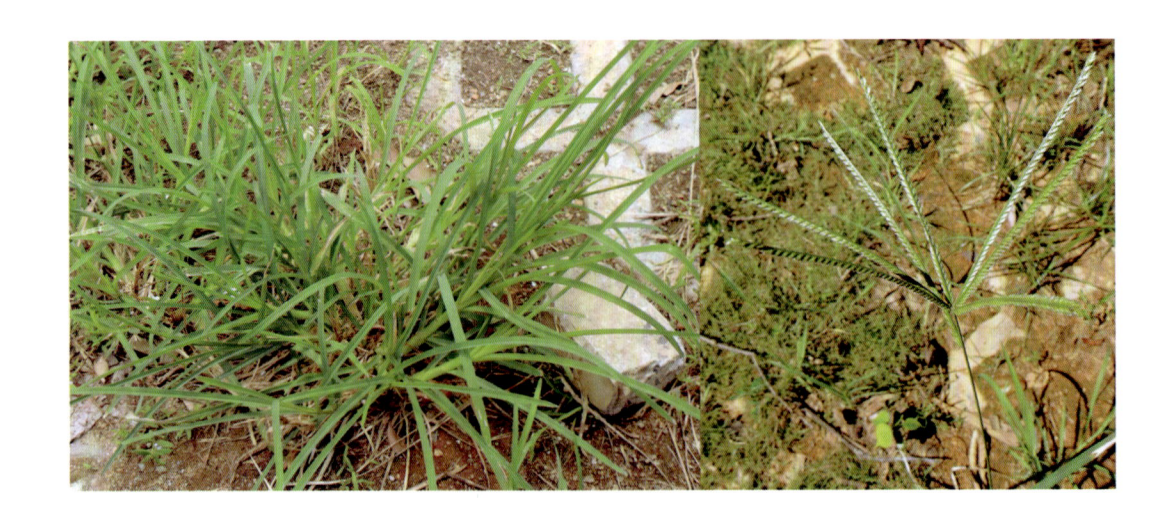

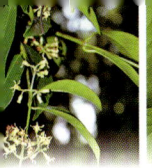

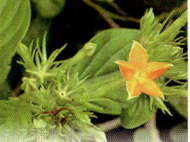

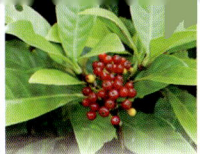

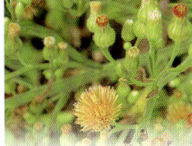

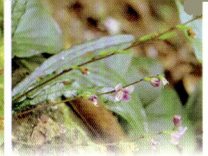

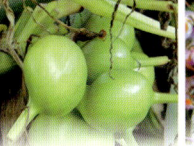

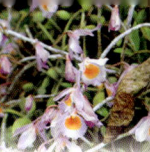

参考文献

[1] De Melo GO, Muzitano M F, Legora-Machado A, et al. Planta Medica, 2005, 71（4）: 362.

[2] Desai A V, Patil V M, Patil S S, et al. World Journal of Pharmaceutical Research, 2017, 6（8）: 1292.

[3] Phuong N M, Van Sung T, Ripperger H, et al. Planta Medica, 1994, 60（5）: 498.

[4] Ettebong E O, Nwafor P A, Okokon J E. Asian Pacific journal of Tropical Medicine, 2012, 5（9）: 673.

[5] Okokon J E, Udoh A E, Ettebong E O, et al. International Journal of Clinical Pharmacology Research, 2014, 4（3）: 165.

[6] Hansakul P, Ngamkitidechakul C, Ingkaninan K, et al. Songklanakarin Journal of Science & Technology, 2009, 31（3）: 273.

[7] Ettebong E O, Bassey A I. Journal of Medicinal Plants Studies, 2017, 5（4）: 99.

[8] Sagnia B, Fedeli D, Casetti R, et al. Plos One, 2014, 9（8）: e103999.

香茅

苗语 gaz ndaoz dei [ka³³ da:u³³ tei⁴⁴] 嘎叨嘚（家臊味）

【来源】禾本科香茅属植物，香茅 *Cymbopogon citratus* (DC.) Stapf

【形态特征】多年生草本。秆簇生成丛，粗壮，直立，节下方被蜡粉。叶鞘近革质，圆形，无毛；叶舌质厚，鳞片状，长圆形；叶片扁平，阔线形，顶端长渐尖，两面光滑，边缘粗糙，基部圆形或心形而抱茎。伪圆锥花序疏散，复生；多回复出，分枝细长，顶端的稍下垂；总状花序成对，不等长，具4~6节；小佛焰苞淡红色，线形；小穗常具芒；无柄小穗线形至线状披针形，被短毛；第一颖披针状线形，先端钝，常有不规则的裂齿；第二颖舟形，背稍弯；第一外稃膜质，长圆形，与颖近等长，有短缘毛；第二外稃线形、狭线形，先端急尖，常全缘而无芒，或有时具2裂和不外露的小尖头；有柄小穗中性或雄性，与无柄小穗近等长。

【分布】在热带、亚热带地区广泛栽培。在我国，广东、海南、广西、云南有栽培。在海南，各地常见栽培。

【化学成分】

（1）挥发油：香茅叶挥发油以开链单萜类化合物为主，其中香茅醇、香叶醇、香茅醛、芳樟醇的含有量占其总成分的70.0%[1]。

（2）三萜类化合物：cymbopogonol[2]、cymbopogone[3]等。

（3）黄酮类化合物：异金雀花素、swertiajaponin、isoorientin 2-*O*-rhamnoside、荭草

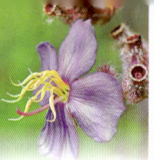

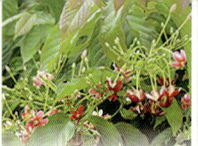

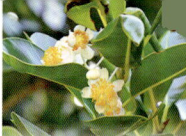

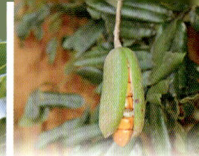

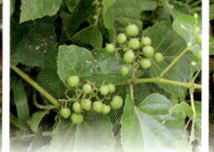

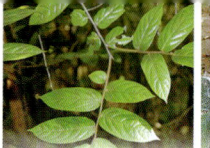

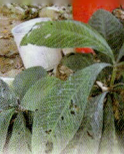

苷[4]等。

（4）苯丙素类化合物：绿原酸、咖啡酸[4]等。

【药理活性】抗氧化活性[1,4]、抗炎活性、抗菌活性[5]、抗肿瘤活性、免疫调节活性[6]、肝脏保护活性[7]、酪氨酸酶抑制活性[8]、抗焦虑活性[9]等。

【苗族民间应用】叶入药，煮水洗澡可为小孩退热；泡酒擦关节可祛风湿。

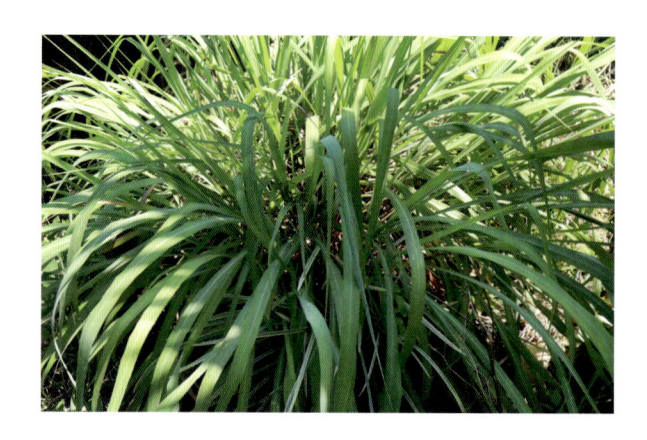

参考文献

［1］赵琳静，王斌，乔妍，等. 中成药，2016，38（4）：841.

［2］Hanson S W, Crawford M, Koker MES, et al. Phytochemistry, 1976, 15: 1074.

［3］Crawford M, Hanson S W, Koker MES. Tetrahedron Letters, 1975, 16（35）：3099.

［4］Cheel J, Theoduloz C, Rodríguez J, et al. Journal of Agricultural and Food Chemistry, 2005, 53（7）：2511.

［5］Boukhatem M N, Ferhat M A, Kameli A, et al. Libyan Journal of Medicine, 2014, 19（9）：25431.

［6］Bao X L, Yuan H H, Wang C Z, et al. Pharmaceutical Biology, 2015, 53（1）：117.

［7］Koh P H, Mokhtar RAM, Iqbal M. Human & Experimental Toxicology, 2012, 31（1）：81.

［8］Saeio K, Chaiyana W, Okonogi S. Drug Discoveries & Therapeutics, 2011, 5（3）：144.

［9］Blanco M M, Costa C, Freire A O, et al. Phytomedicine, 2009, 16（2-3）：265.

白茅

【苗 语】qaans [qa:n³⁵] 敢（茅草）

【来源】禾本科白茅属植物，白茅 *Imperata cylindrica* (L.) Raeusch.

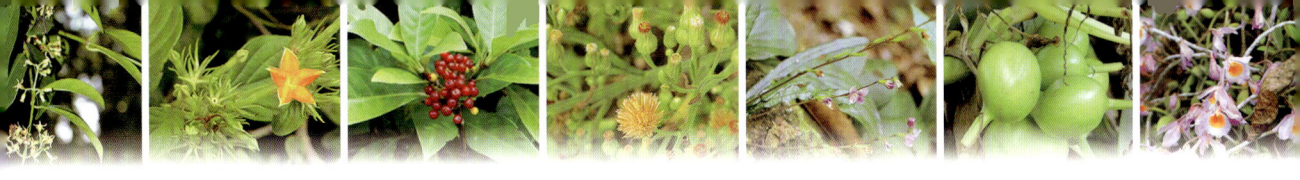

【形态特征】多年生草本。秆直立，具1~3节，节上常有长柔毛。叶鞘聚集，无毛或有时上部边缘及鞘口具毛，枯萎后在基部破碎呈纤维状；叶舌干膜质；叶片线形或线状披针形，硬而直立，边缘有小锯齿，顶端渐尖或急尖，腹面及边缘粗糙，背面光滑。圆锥花序穗状圆柱形，稠密；小穗圆柱状披针形，基盘具白色丝状柔毛；小穗通常孪生，具不等长的柄，柄的顶端呈杯状；两颖近等长，下部近草质，上部近膜质，背部疏生丝状长柔毛；第一颖较狭，背面脉稍隆起；第二颖略宽；第一小花退化；第二小花两性，内外稃近等长，均为透明膜质，内稃宽阔。颖果椭圆形。

【分布】在东半球温带、亚热带及热带地区有分布。在我国，各地区均有分布。在海南，分布于保亭、陵水、万宁、琼中等。

【化学成分】

（1）三萜类化合物：羊齿烯醇、西米杜鹃醇、粘霉酮[1]、芦竹素、白茅素[1,5,7]、木栓酮[5]等。

（2）苯丙素类化合物：1-(3,4,5-三甲氧基苯基)-1,2,3-丙三醇、1-O-对香豆酰基甘油酯、4-甲氧基-5-甲基香豆素-7-O-β-D-吡喃葡萄糖苷[1]、graminones A~B[2]、4,7-二甲氧基-5-甲基香豆素[3,5]、反式对羟基桂皮酸[5]、对羟基桂皮酸[6]、绿原酸[7]等。

（3）色酮类化合物：5-hydroxy-2-(2-phenylethyl)chromone、flidersiachromone、5-hydroxy-2-[2-(2-hydroxyphenyl)ethyl]chromone、5-hydroxy-2-styrylchromone[4]等。

（4）黄酮类化合物：5-甲氧基黄酮[5]等。

（5）酚性化合物：对羟基苯甲酸、3,4-二羟基苯甲酸、香草酸、3,4-二羟基丁酸、水杨苷[1]、对羟基苯甲酸乙酯[5]等。

（6）其他类化合物：β-谷甾醇、5-羟甲基糠醛[5]、α-联苯双酯[6]等。

【药理活性】神经保护活性[4]、抗补体活性[5]、止血活性[8]、免疫调节活性[9]、降血压活性[10]、抑菌活性[11]、抗炎活性[12]、抗肿瘤活性[13]、降血糖和降血脂活性[14]等。

【苗族民间应用】全草入药，放竹筒内煮水熏蒸眼睛，用于麦粒肿。

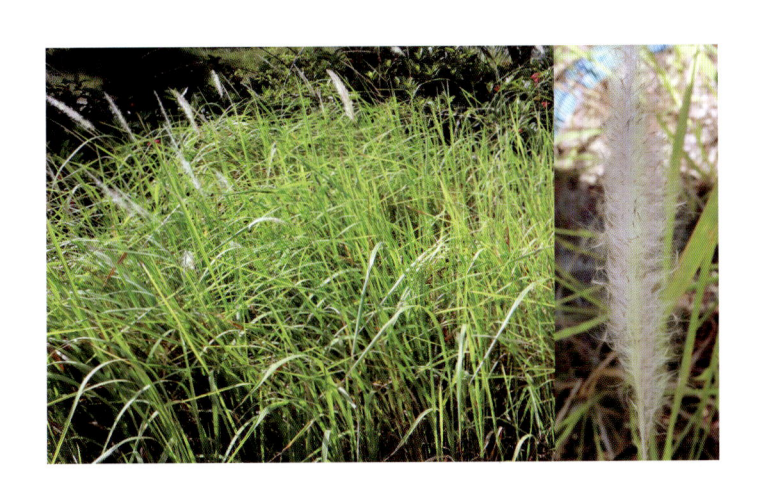

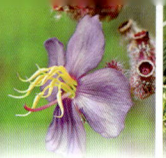

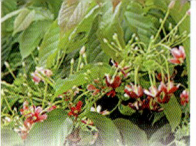

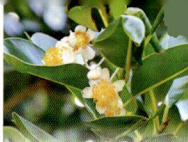

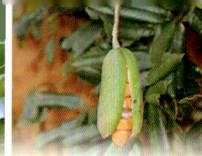

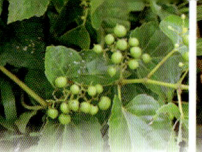

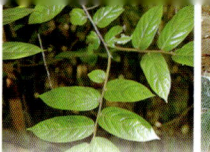

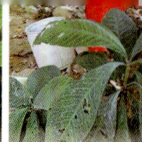

参考文献

[1] 刘轩，张彬锋，俞桂新，等. 中国中药杂志，2012, 37（15）：2296.

[2] Matsunaga K, Shibuya M, Ohizumi Y. Journal of Natural Products, 1994, 57（12）：1734.

[3] 王明雷，王素贤，孙启时，等. 中国药学：英文版，1996, 5（1）：53.

[4] Yoon J S, Lee M K, Sung S H, et al. Journal of Natural Products, 2006, 69（2）：290.

[5] 付丽娜，陈兰英，刘荣华，等. 中药材，2010, 33（12）：1871.

[6] 王明雷，王素贤，孙启时，等. 中国药物化学杂志，1996, 6（3）：192.

[7] 冯丽华，江丰，汪玢. 江西化工，2005,（4）：104.

[8] 徐丹洋，张振，陈佩东，等. 中成药，2010, 32（12）：2114.

[9] 吕世静，黄槐莲. 中国中药杂志，1996, 21（8）：488.

[10] 时银英，白玉昊，兰志琼. 陕西中医学院学报，2008, 31（6）：57.

[11] 李昌灵，张建华. 怀化学院学报，2012, 31（11）：34.

[12] 岳兴如，侯宗霞，刘萍，等. 中国临床康复，2006, 10（43）：85.

[13] 包永睿，王帅，孟宪生，等. 时珍国医国药，2013, 24（7）：1584.

[14] 崔珏，李超，尤健，等. 食品科学，2012, 33（19）：302.

淡竹叶

【苗 语】saanq gais zork [sa:n¹¹ kai³⁵ tsɔk⁴⁴] 散该做（山节竹）

【来源】禾本科淡竹叶属植物，淡竹叶 *Lophatherum gracile* Brongn.

【形态特征】多年生草本。须根中部常膨大呈纺锤形小块根。秆直立，疏丛生，具5~6节。叶鞘平滑或外侧边缘具纤毛；叶舌质硬，褐色，背有糙毛；叶片披针形，有时被柔毛或小刺毛，基部收窄成柄状。圆锥花序，分枝；小穗线状披针形，具极短柄；颖顶端钝，边缘膜质，第一颖较第二颖稍短；第一外稃，具7脉，顶端具尖头，内稃较短；不育外稃向上渐狭小，互相密集包卷，顶端具短芒。颖果长椭圆形。

【分布】在印度、斯里兰卡、缅甸、马来西亚、印度尼西亚、新几内亚岛及日本等有分布。在我国，分布于江苏、安徽、浙江、江西、福建、台湾、湖南、广东、广西、四川、云南、海南等。在海南，分布于三亚、东方、保亭等。

【化学成分】

（1）黄酮类化合物：苜蓿素、苜蓿素-7-*O*-β-D-葡萄糖苷[1, 4–5]、牡荆素[2, 5–6]、日当药黄素[3–4]、木樨草素-7-甲醚-6-*C*-β-D-半乳糖苷、木樨草素-7-*O*-β-D-葡萄糖苷、牡荆苷[4]、异荭草苷[4–6]、木樨草素[4–5]、salcolins A-B、阿福豆苷、苜蓿素-7-*O*-新橙皮糖苷[5]、异牡荆素[5–6]、当药黄素[5, 7]、荭草苷[6–7]、luteolin 6-*C*-α-L-arabinopyranosyl-7-*O*-β-D-glucopyranoside、luteolin 6-*C*-β-D-glucopyranosiduronic acid(1→2)-α-L-arabinofuranoside [7]、3′-甲氧基木樨草素 6-*C*-β-D-半乳糖醛酸基-(1→2)-α-L-阿拉伯糖苷 [8] 等。

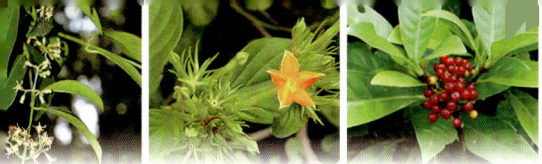

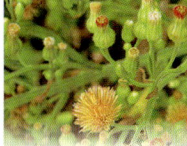

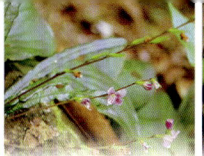

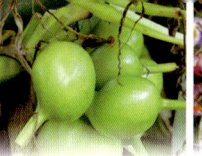

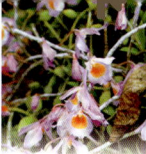

（2）苯丙素类化合物：反式对羟基桂皮酸 [1]、反式对香豆酸 [3]、对甲氧基肉桂酸 [5] 等。

（3）酚性化合物：3,5-二甲氧基-4-羟基苯甲醛 [1]、香草酸 [2]、对羟基苯甲醛 [3] 等。

（4）三萜类化合物：白茅素、羊齿烯醇 [4] 等。

（5）甾体类化合物：β-谷甾醇、胡萝卜苷 [4-5] 等。

（6）其他类化合物：胸腺嘧啶、腺嘌呤 [2]、三十九烷酸、三十一烷酸 [3]、尿嘧啶 [4] 等。

【药理活性】抗菌活性 [6]、抗病毒活性 [7]、抗氧化活性 [9]、保肝活性 [10]、收缩血管的活性 [11]、心肌保护活性 [12] 等。

【苗族民间应用】全草入药，煮水喝，用于肾炎，小便不利。

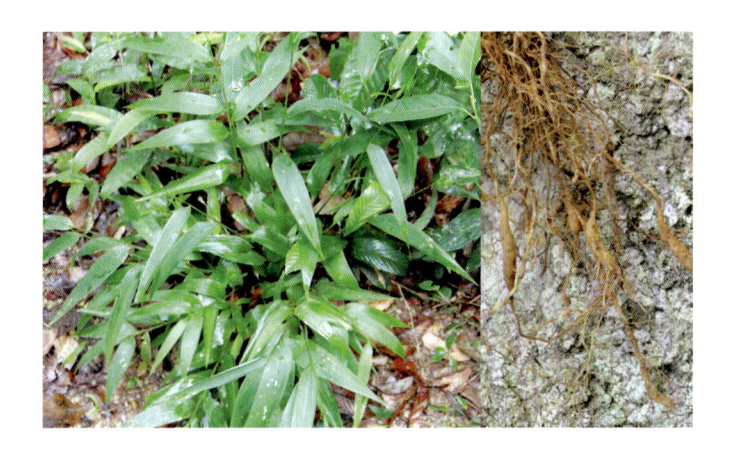

参考文献

[1] 陈泉，吴立军，王军，等. 沈阳药科大学学报，2002，19（1）：23.

[2] 陈泉，吴立军，阮丽军. 沈阳药科大学学报，2002，19（4）：257.

[3] 殷婕，邬云霞，吴启南，等. 西北药学杂志，2010，25（6）：413.

[4] 张慧艳. 北京中医药大学硕士学位论文，2010.

[5] 张靖，王英，张晓琦，等. 中国天然药物，2009，7（6）：428.

[6] 薛月芹，宋杰，叶素萍，等. 华西药学杂志，2009，24（3）：218.

[7] Wang Y，Chen M，Zhang J，et al. Planta Medica，2011，78（1）：46.

[8] 赵慧男，陈梅，范春林，等. 中国中药杂志，2014，39（2）：247.

[9] 李志洲. 中成药，2008，30（3）：434.

[10] 林冠宇，姚楠，何蓉蓉，等. 中国实验方剂学杂志，2010，16（7）：177.

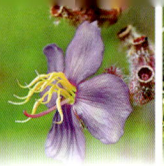

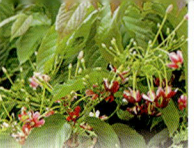

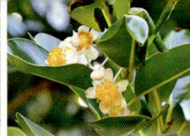

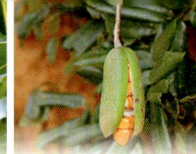

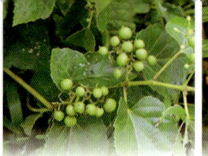

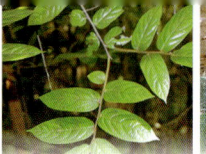

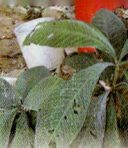

[11] 孙涛, 刘静, 曹永孝. 中药药理与临床, 2010, 26（5）: 57.

[12] 付彦君, 陈靖. 长春中医药大学学报, 2013, 29（6）: 965.

[13] 邵莹, 吴启南, 周婧, 等. 中国药理学通报, 2013, 29（2）: 241.

芦苇

苗语 lauz bic [lau³³ bi⁴²] 捞币（竹细）

【来源】禾本科芦苇属植物，芦苇 *Phragmites australis* (Cav.) Trin. ex Steud.

【形态特征】多年生草本。根状茎发达，横走，节间中空。秆直立，中空，具20多节，最长节间位于下部4~6节，节下方被腊粉。叶2列，互生，叶鞘圆筒状，下部叶鞘短于节间，上部叶鞘长于节间；叶舌边缘密生一圈短纤毛，两侧具缘毛，易脱落；叶片披针状线形，顶端长渐尖成丝状，边缘粗糙。穗状花序排列成大型圆锥花序，顶生，微下垂，下部梗腋间具白色柔毛；花序分枝多数，着生稠密下垂的小穗；小穗含花4；颖具3脉，第一颖较第二颖短；第一外稃雄性，不孕；第二外稃具3脉，顶端长渐尖，基盘延长，两侧密生丝状柔毛，与小穗轴连接处具明显关节，熟后易自关节脱落；内稃两脊粗糙。颖果椭圆形至长圆形。

【分布】在全球广泛分布。在我国，分布于南北各地区。在海南，分布于海口、儋州等。

【化学成分】

（1）黄酮类化合物：木樨草素-6-*C*-双葡萄糖苷、木樨草素-5′-*C*-三葡萄糖苷、木樨草素-7-甲氧基-6-*C*-葡萄糖苷、芦丁、槲皮素-3-*O*-葡萄糖苷、异鼠李素-3-*O*-芸香糖苷[1]等。

（2）酚性化合物：对羟基苯甲醛、香草醛[2]、阿魏酸[3]等。

（3）醌类化合物：大黄素甲醚[2]等。

（4）甾体类化合物：胡萝卜苷、β-谷甾醇[2]等。

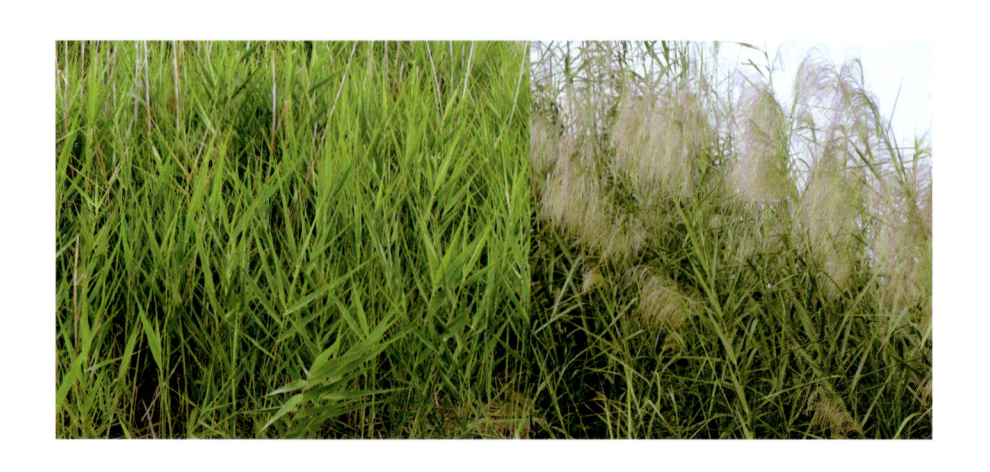

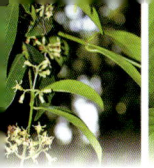

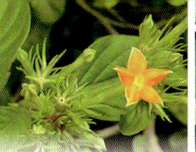

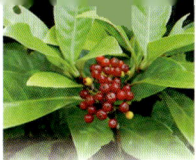

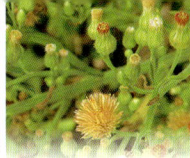

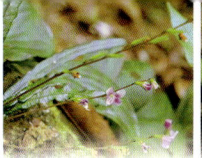

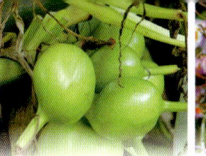

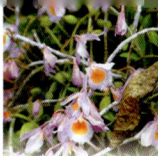

（5）三萜类化合物：西米杜鹃醇[2]等。

（6）木脂素类化合物：3α-O-β-D-吡喃葡萄糖基南烛木树脂酚[2]等。

（7）其他类化合物：5-羟甲基糠醛[2]等。

【药理活性】抗菌活性、抗氧化活性[4, 5]、保肝活性[6]等。

【民间应用】全草入药，用于清热解毒。

参考文献

[1] 戴军，王洪新，华春雷. 无锡轻工业学院学报，1994，13（1）：34.

[2] 骆昉，李娜，曹桂东，等. 沈阳药科大学学报，2009，26（6）：441.

[3] 张国升，李前荣，尹浩，等. 中草药，2005，36（3）：333.

[4] 余晓红，许伟，邵荣，等. 食品科学，2009，30（23）：185.

[5] 许伟，郭海滨，邵荣，等. 安徽农业科学，2010，38（29）：16158.

[6] 李立华，张国升，戴敏，等. 安徽中医学院学报，2005，24（2）：24.

薏苡

苗语 vorms quc / angz quc qiaus [vɔm³⁵ gu:⁴² / aŋ³³ gu:⁴² qiau³⁵] 碗酷 / 昂酷桥（水六 / 仍六石）

【来源】禾本科薏苡属植物，薏苡 *Coix lacryma-jobi* L.

【形态特征】一年草本。秆粗壮，直立，多分枝。叶鞘短于其节间，无毛；叶舌干膜质；叶片，宽线形至线状披针形，基部圆形或近心形，顶端渐尖，边缘粗糙，两面无毛。总状花序腋生成束，具梗；雌小穗位于小穗基部，包藏于骨质念珠状总苞内；总苞卵圆形，坚硬，成熟后白色、灰色或蓝紫色，有光泽；有时顶端喙状；雄小穗颖卵状长圆形，常孪生于总状花序上部，近覆瓦状排列成2行，颖具多脉；第一颖边缘脊上有狭翼，翼缘具纤毛。

【分布】在温暖地区广泛分布。在我国，大多数地区有分布。在海南，分布于白沙、陵水、万宁、琼中等。

【化学成分】

（1）脂肪酸及其酯类化合物：α-单亚麻酯[1, 10]、亚油酸、油酸、棕榈酸、硬脂酸[2, 10]等。

（2）生物碱类化合物：coixlactam、coixspirolactams A~C[3-4, 10]、coixspirolactams D~E、coixspiroenone、coixol、isoindol-1-one[4, 10]等。

（3）三萜类化合物：friedlin、isoarborinol[5, 10]等。

（4）黄酮类化合物：圣草素[6, 10]、柚皮素、异甘草素、芒柄花黄素、高北美圣草

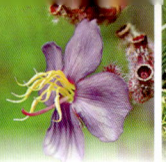

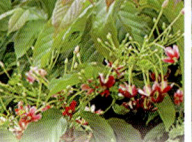

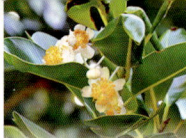

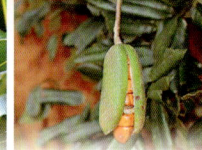

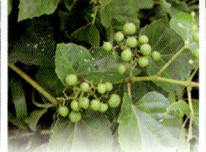

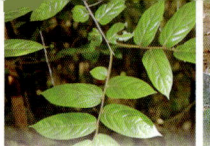

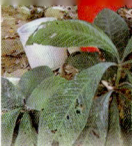

素、橙皮素、甘草素[7, 10]等。

（5）木脂类化合物：丁香脂素、4-酮松脂酚、松脂烯醇、浙贝素、ficusal、薏苡仁糖苷A[10]等。

（6）甾体类化合物：阿魏酰豆甾醇、阿魏酰菜子甾醇、α-谷甾醇、β-谷甾醇、γ-谷甾醇、豆甾醇、油菜甾醇、feruliyl phytosterol等。

【药理活性】 抗病毒活性[1, 10]、抗肿瘤活性[1, 3-4, 10]、抗氧化活性[3, 10]、抗炎活性[6-7, 10]、免疫增强活性[8, 10]、降血糖活性[9-10]等。

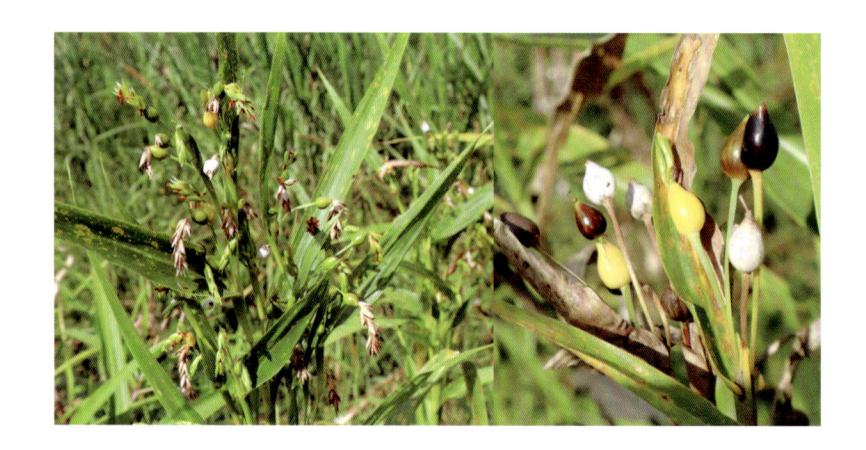

参考文献

［1］Tokuda H, Matsumoto T, Konoshima T, et al. Planta Medica, 1990, 56（6）: 653.

［2］雷正杰, 张忠义, 王鹏, 等. 中药材, 1999, 22（8）: 405.

［3］Lee M Y, Lin H Y, Cheng F, et al. Food and Chemical Toxicology, 2008, 46（6）: 1933.

［4］Chung C P, Hsu C Y, Lin J H, et al. Journal of Agricultural and Food Chemistry, 2011, 59（4）: 1185.

［5］Yamada H, Yanahira S, Kiyohara H, et al. Phytochemistry, 1985, 25（1）: 129.

［6］Huang D W, Chung C P, Kuo Y H, et al. Journal of Agricultural and Food Chemistry, 2009, 57（22）: 10651.

［7］Chen H J, Chung C P, Chiang W, et al. Food Chemistry, 2011, 126（4）: 1741.

［8］苗明三. 中医药学报, 2002, 30（5）: 49.

［9］徐梓辉, 周世文, 黄林清, 等. 中国糖尿病杂志, 2002, 10（1）: 42.

［10］戴好富, 刘凡值, 王宇光, 等. 薏苡的现代研究. 中国农业出版社, 2020, 12.

第二部分

海南苗族医药民间验方

一、急诊科

1. **解弩箭毒方**（黄德清、谭玉兰）
   配方：柊叶鲜根（5克）
   用法：中箭毒后，心脏麻痹，可挖取此解药生吃，解箭毒。

2. **解弩箭毒**（黄德清、谭玉兰）
   配方：苎麻鲜根（5克）
   用法：中箭毒后，心脏麻痹，可挖取此解药生吃，解箭毒。

3. **解青竹蛇毒**（邓家萍）
   配方：梵天花鲜全草（1000~1500克）
   用法：以水2升，煮沸后清洗伤口。

4. **解青蛇、蜈蚣、蝎子毒**（蒋明清）
   配方：虎尾兰鲜全草（50~100克）
   用法：鲜草药浸泡洗米水后，擦拭伤口处。

5. **解蜜蜂毒**（邓家红）
   配方：火炭母鲜全草（适量）
   用法：水没过药，煎沸后放温洗患处，一日洗数次，二至三日可痊愈。

6. **解蝎子毒**（邓家萍）
   配方：梵天花鲜叶子（适量）
   用法：用嘴巴嚼烂敷于伤口处。

7. **解蜈蚣毒**（马玉兰）
   配方：野生菠萝鲜芯（25克）
   用法：嫩茎芯捣烂后用凉开水浸泡，擦洗伤口并敷于患处。

8. **解蜘蛛毒**（盘文才）
   配方：单根木（100克）、洗米水（适量）
   用法：将药材捣烂，浸泡洗米水，擦洗伤口处。

9. **解红山蟾蜍毒**（盘文才）
   配方：黄葵花（50克）、单根木（50克）、洗米水（适量）
   用法：将药材捣烂，浸泡洗米水，擦洗伤口处。

10. **解无中毒**（陈敬新）
    配方：苎麻根（25克），鹊肾树枝皮（25克）
    用法：以水500毫升，煮煎取250毫升，滤渣，当茶温饮，一日二服。

二、感染科

1. **解狗咬伤感染**（陈文才）
   配方：朱蕉鲜叶（50克）、土红糖（15克）
   用法：朱蕉叶和红糖捣烂，用芭蕉叶包裹放在火上烤热，敷于伤口处，包扎。
2. **解狗咬伤感染**（邓家萍）
   配方：大种地胆头鲜全草（500~1000克）
   用法：叶子捣烂与凉稀饭混合，敷于伤口处，根部煎水清洗伤口。
3. **解老鼠咬伤感染**（陈文才）
   配方：柠檬桉鲜树皮（50~100克）
   用法：将树皮切碎捣烂加清水煮沸后，擦拭伤口。

三、肿瘤科

1. **体内肿瘤**（陈文才）
   配方：癞蛤蟆（1只）、海南地不容薯（100克）、崖姜（100克）、未蒸过的酒糟（20克）
   用法：混合捣烂，入锅炒热，包扎疼痛处，七日一个疗程。
2. **白血病**（邓开美）
   配方：鸡血藤藤茎（250克）
   用法：以2升水，煮沸滤渣后，用药水煮饭吃。
3. **妇女乳腺癌**（盘启深）
   配方：牛尿茶鲜叶（50克）、槟榔托去毛用薯（50克）、四方拳草（50克）、酒糟（100克）
   用法：混合捣烂后，烧热包扎于患处。
4. **子宫癌**（盆玉妹）
   配方：乌毛蕨头骨叶、细花百部薯、水竹笋、山笋、白藤根、地胆根，每种各取10克
   用法：煎水内服，代茶饮用。

四、消化内科

1. **膈肌痉挛打嗝**（陈高祥）
   配方：九节鲜根（60克）或干根（20克）
   用法：以0.5升水，大火烧开转小火煎煮20分钟后关火，一日一剂，日服三次，当天见效。

2. 胃炎、十二指肠溃疡（邓桂连）

    配方：金不换鲜薯（25 克）、黄连藤鲜藤（20 克）

    用法：以水 1 升，煎取半，一日三服。

3. 胃溃疡（邓金香）

    配方：九里香干药（5 克）、两面针干药（10 克）、海螵蛸干药（25 克）、干姜干药（5 克）、甘草干药（5 克）

    用法：研磨成粉，开水送服，一次 3 克，一日三服。

4. 消化道出血、大便带血（邓开金）

    配方：五加皮鲜根（100 克）、锡叶藤鲜根（100 克）、牛大力藤鲜根（100 克）

    用法：以水 1 升，煎取半，一日三服，一次一碗。

5. 胃痛（盆明芳）

    配方：羊角树根枝、小种灯心草全草、大种灯心草全草、万年红藤根、山菠萝，每种各取 50 克。

    用法：以水 500 毫升，煎取半，一日三服。

6. 胃酸、反胃、呕吐（陈敬新）

    配方：鲫鱼胆根部、大种野菠萝嫩芯、对叶榕树皮，各取 10 克。

    用法：以水 500 毫升，煎取 150 毫升，一日三服。

7. 急性肠胃炎（陈敬新）

    配方：毛叶轮环藤鲜根（2~3 克）

    用法：用块根洗干净直接嚼烂生吃。

8. 阑尾炎（邓金香）

    配方：三叶鬼针鲜全草（30~60 克）、败酱草鲜全草（30~60 克）

    用法：以水 1 升，煎取 0.5 升，一日三服。

9. 长期嗝气（蒋明清）

    配方：桃金娘鲜根茎（30~50 克）

    用法：以水 500 毫升，煎取 200 毫升，一日三服。

10. 细菌性痢疾（廖萍杏）

    配方：刺苋菜鲜根（3 株）、一点红鲜全草 50 克

    用法：以水 500 毫克，煎取 200 毫升，一日一服。

11. 阑尾炎（盆玉金）

    配方：马齿苋（120 克）、绿豆（50 克）

    用法：煎汤，一日三服。

12. （腹）肚内疮（邓开美）

    配方：活蟾蜍（1 只）、金不换薯（10 克）、七日酒糟（一杯）

用法：捣烂敷于肿胀疼痛处。
13. 大便出血（蒋明清）
    配方：仙人掌（50克）、朱蕉根茎（50克）
    用法：以水1升，煎取0.5升，一日三服。
14. 便血（盆玉金）
    配方：荔枝果肉（6个）、核桃仁（6个）、大枣肉（6个）、黑茶叶（9克）
    用法：用水煎服，代茶饮。

五、普通外科

1. 脱肛（邓家洁）
    配方：红蓖麻鲜叶（适量）、白背叶鲜叶（适量）
    用法：先将蓖麻叶捣烂擦涂肛门处，后用上述两种药煮水洗，一日两次。
2. 痔疮适应证、痔疮初起（邓家洁）
    配方：旱莲草鲜全草（250克）、红糖（适量）
    用法：以水750毫升，煎取一碗半，加红糖日服二次，连服四至五日。
3. 创伤出血（邓家洁）
    配方：旱莲草嫩叶（适量）
    用法：捣烂外敷于伤口处，包扎。
4. 烫伤、烧伤（李仁光）
    配方：深度发酵发酸的酒糟
    用法：用酒糟敷于伤口处。
5. 外伤散血（盆其才）
    配方：小驳骨鲜叶（适量）
    用法：打烂加热包扎于患处，每日二次，每次敷4个小时。
6. 筋脉断（枪伤、刀伤、箭伤）（陈敬新）
    配方：无头藤鲜全草（100~200克）
    用法：部分煮水清洗伤口，部分捣烂敷于伤口处，包扎。

六、肝胆科

1. 肝炎（邓桂连）
    配方：田基黄（30克）、淡竹鲜叶（30克）、猪笼草鲜全草（30克）、白茅鲜根（30克）、肝炎草鲜全草（30克）、椰树鲜根（15克）

用法：以水 2 升，煎取 1 升，一日三服。

2. 急慢性肝炎、转氨酶增高、肝硬化腹水（邓家洁）

    配方：白面杆鲜根（适量）、鲜猪骨（骨去脂，适量）

    用法：白面杆根切片，猪骨打碎，水五碗煎取一碗分 2~3 次服，每日一剂，1~2 个月一个疗程。

3. 急性黄疸型肝炎（邓金香）

    配方：积雪草鲜全草（30 克）、白茅鲜根（30 克）、地耳草鲜全草（15 克）

    用法：以水 1 升，煎取 0.5 升，一日三服。

4. 肝硬化（邓金香）

    配方：毛草龙根（30~60 克）、鸡内金（10 克）、天胡荽（10 克）

    用法：以 1 升水，煎取 500 毫升，一日三服。

5. 肝腹水（肝炎）（邓开金）

    配方：粘手风鲜叶杆（200 克）、金银花鲜全草（200 克）、水柳鲜根（200 克）、水油柑鲜根（200 克）、水波萝鲜全草（200 克）、水韭菜鲜全草（200 克）、茅草鲜根（200 克）、黄荆鲜叶杆（200 克）、铜纯风鲜全草（200 克）

    用法：煮水封闭蒸熏并擦洗全身，内服 100 毫升，七日一个疗程。

6. 急性肝硬化（廖萍杏）

    配方：岗稔子根（100 克）

    用法：以水 500 毫升，煎取 150 毫升，加白糖送服，每日一剂，连服 5~7 日。

7. 慢性肺炎（廖萍杏）

    配方：白背叶根（20 克）、金钱草全草（35 克）、吐烟草全草（40 克）

    用法：以水没过药，大火煮沸后用文火慢熬，煎取 150 毫升，一日一服。

8. 乙肝（盆其才）

    配方：水柳根茎（100 克）、水油甘根茎 50 克、车前草全草 20 克、薏苡根 30 克、水茅根许量

    用法：以水 500 毫升，煎取 150 毫升，一日三服。

9. 黄疸病（陈玉梅）

    配方：水油甘根（15 克）、水柳根（15 克）、水茅根（15 克）、水底白菜全草（10 克）、水葱全草（20 克）、水芭蕉全草（20 克）、车前草全草（15 克）

    用法：以水 1 升，煎取 300 毫升，一日三服。

10. 急性黄疸型传染性肝炎（廖萍杏）

    配方：吐烟草全草（150 克）、金钱草全草（100 克）

    用法：以水 1 升，煎取 0.5 升，一日二服，七日一个疗程。

11. 乙肝（李仁光）

    配方：大叶千斤拔（50 克）、猪肝（1 块）

    用法：煲汤喝，食肉饮汤。

七、呼吸科

1. 肺炎（邓桂连）

    配方：白花蛇舌草全草（3 克）、鱼腥草全草（20 克）、陈皮（5 克）

    用法：以水 0.5 升，煎取半，一日三服。

2. 肺炎（邓金香）

    配方：一点红、爵床、卤地菊

    用法：以 1 升，煎取 500 毫升，一日三服。

3. 咳血（邓金香）

    配方：旱莲草（30 克）、白及（15 克）

    用法：以水 500 毫升，煎取 150 毫升，一日三服。

4. 气管炎（邓开美）

    配方：活壁虎（2 只）、蜂蜜（半杯）

    用法：壁虎捣烂后，用蜂蜜冲泡内服。

5. 肺结核（盆其才）

    配方：金丝草全草（100 克）、猪肺（一小块）

    用法：煲汤，饮汤食肉，每日三次，每次食用 200~250 克。

6. 百日咳、肺炎（盆其才）

    配方：艾纳香干药全草（20 克）、山菅干药全草（20 克）

    用法：以水 500 毫升，煎取 150 毫升，一日三服。

7. 急性扁桃体炎（邓桂连）

    配方：蒲公英鲜全草（50 克）

    用法：以水 0.5 升，煎取一半，一日三服。

8. 急性扁桃体炎（邓家洁）

    配方：车前草鲜嫩叶（100 克）、蜜蜂糖适量

    用法：将车前草捣烂，加蜜蜂糖用纱布包好含于口内。

9. 急性扁桃体炎（廖萍杏）

    配方：车前草全草（50 克）、雷公根鲜根（50 克）、蜂窝草全草（50 克）、茅草根鲜根（50 克）

    用法：以水 500 毫升，煎取 100 毫升，一日二服，连服三日。

10. 流行性感冒（盘文球）

    配方：崩大碗全草、地胆头全草、苍耳草根、白花蛇舌草全草，每种各取 25 克

    用法：以水 500 毫升，煎取 150 毫升，每日 1~3 次，连服 2~3 日。

11. 风热感冒（盘文球）

    配方：山金银花藤叶（15 克）、鸡矢藤藤叶（15 克）、野菊花全草（15 克）、白花天灯笼藤叶（25 克）、桑根叶（25 克）

    用法：以水 500 毫升，煎取 150 毫升，一日一服。

12. 风寒感冒（盘文球）

    配方：葱头根（5 个）、生姜（15 克）、薄荷全草（10 克）、苏叶全草（10 克）

    用法：以水 500 毫升，煎取 100 毫升，一日一服。

13. 中暑（盘文球）

    配方：崩大碗全草（50 克）、地胆头全草（25 克）、红糖（15 克）

    用法：以水 300 毫升，煎取 200 毫升，加红糖调服。

14. 适应烧伤症、烧伤后口干口渴（邓家洁）

    配方：崩大碗鲜全草（100 克）、鱼腥草鲜根（200 克）

    用法：以四碗水，煎取二碗，代茶饮。

八、泌尿科

1. 血淋、小便涩，痛有血（邓家红）

    配方：车前子（6~9 克）

    用法：晒干研成细末，温水冲泡，一日三服。

2. 尿路结石，小便淋沥痛不可忍（邓家红）

    配方：鸡内金（15 克）

    用法：入锅炒香，研成细末，温开水冲泡。

3. 泌尿系统感染（邓家洁）

    配方：珍珠草鲜全草（50 克）、车前草鲜全草（50 克）

    用法：以水 500 毫升，煎取 100 毫升，一日一服，连服 3~5 一个疗程，孕妇慎用。

4. 轻度肾结石（邓开金）

    配方：薏苡鲜根（150 克）、茅草鲜根（150 克）

    用法：以水 1 升，煎取 0.5 升，一日三服，一次一碗。

5. 尿闭（邓开美）

    配方：车前草鲜全草（400 克）

    用法：用洗米水浸泡车前，一日三服浸提液。

6. 泌尿系统感染、结石（盆其才）

    配方：车前草全草（25~50克）

    用法：以水500毫升，煎取150毫升，一日三服。

7. 膀胱炎（邓桂连）

    配方：鱼腥草鲜全草（10克）、灯心草鲜全草（10克）、车前草鲜全草（30克）

    用法：以水1升，煎取0.5升，一日三服。

8. 急性肾炎水肿（廖萍杏）

    配方：樟柳头根茎（30~50克）、寮刁竹全草（15克）

    用法：以水500毫升，煎取100毫升，晾温后服用，连服三日，后每隔1~2日服一剂，服至消肿。

9. 淋症（蒋明清）

    配方：玉米须（50克）、白茅根（50克）、鸭胆子（10粒）、灯心全草（50克）、益母草全草（20克）、白花蛇舌草全草（100克）、金钱草全草（100克）、车前子（10克）

    用法：以水2.5升，煎取1升，一日三服。

10. 尿血、尿淋（蒋明清）

    配方：白茅根（100克）、救必应皮（100克）、仙人掌（100克）、车前草全草（100克）、旱莲草全草（150克）、大飞扬全草（150克）。

    用法：以水3升，煎取1.5升，一日三服

11. 尿黄（李仁光）

    配方：假蒟鲜根（100克）

    用法：以水1升，煎取0.5升，一日三服，一次一碗

12. 尿闭（马玉兰）

    配方：叶下珠全草（10克）、牛筋草根（10克）

    用法：以水500毫升，煎取150毫升，一日三服。

13. 放尿黄如茶样色（盘文球）

    配方：鹿耳草全草（25克）、山鸡矢藤全草（25克）、白藤尾芯（3枝）、车前草全草（25克）、土灯笼根（25克）、雷公根全草（25克）、蜈蚣草全草（25克）、倒钩草根（10克）

    用法：煮水，代茶饮。

14. 闭尿（盆玉妹）

    配方：车前草全草（15克）、薏苡根（15克）、水茅根（15克）、水柑根（15克）、水柳根（15克）

    用法：以水煎服，代茶饮。

15. 放黑尿（盘文才）

    配方：酸藤根、锡叶藤、毛鸡藤、小儿槟榔、水柳，上述药材均取根、藤，每种各250克

    用法：以水 20 升，煮沸晾温后，取 100 克，一日三服，其余药水擦洗全身。

16. 慢性肾炎

    配方：猫须草

    用法：煮水服用。

17. 前列腺炎（邓金香）

    配方：鱼腥草鲜全草（30 克）

    用法：以水 400 毫升，煎取 200 毫升。

18. 慢性前列腺炎（廖萍杏）

    配方：紫茉莉根去粗皮切碎（100 克）

    用法：以水 500 毫升，煎取 150 毫升，每日一剂，七日一个疗程。

19. 前列腺炎（陈高明）

    配方：茅草根、大种稻全草、金丝草全草，每种各取 150 克

    用法：鲜药切段，以水 1 升，煎取 0.5 升，一日三服，七日一个疗程。

20. 前列腺炎（邓桂连）

    配方：鱼腥草全草（100 克）

    用法：以水 0.5 升，煎取半，一日三服。

九、牙科

1. 牙肿及流血不止（邓家萍）

    配方：地胆头鲜根（10~20 克）

    用法：捣烂浸清水，含于口内。

2. 牙痛上火（陈敬新）

    配方：暗罗鲜枝和皮（10~20 克）

    用法：嚼烂，压于口内牙痛处 2 个小时，3~4 个小时后换新药嚼，一日 3~4 次。

十、耳鼻喉科

1. 中耳炎，流脓不止（邓家红）

    配方：白粉藤鲜全藤（适量）

    用法：水没过药，煮开后晾 20 分钟，以温药水滴入耳内，一日滴数次。

2. 咽喉肿痛（邓金香）

   配方：土茯苓根（60~120 克）、金银花全草（9~15 克）

   用法：以 1 升水，煎取 0.5 升，一日三服。

3. 鼻炎（盘文才）

   配方：鹅不食草鲜叶：鲜良姜 =1：1

   用法：捣碎取汁，滴入鼻中，一日三次。

4. 鼻炎（盆其才）

   配方：含羞草全草（适量）

   用法：用米酒捣烂捣碎取汁，滴入鼻中，每天三次。

十一、儿科

1. 小儿厌食、面黄肌瘦（陈高祥）

   配方：大蚯蚓（1~2 条）

   用法：将大蚯蚓破开洗净，剁烂加 3 片生姜、米、盐、猪排骨，熬成粥食用。

2. 小儿口腔发炎（邓家红）

   配方：叶下珠嫩叶（适量）

   用法：火温热后，用纱布包好，吊脖子下，口内发红的，药用叶下珠，口内发白的，药用珠子草。

3. 小儿出马牙（邓开美）

   配方：山茶油

   用法：涂在牙根上。

4. 小儿阴囊肿痛（陈高祥）

   配方：白扁豆叶（60 克）

   用法：将白扁豆叶捣烂浸泡洗米水，20 分钟后用鸡毛或棉签蘸药水擦涂在阴囊患处。

5. 小孩发烧（黄香花）

   配方：芒果树叶、山橙叶、香茅草、阳桃叶、黄皮叶，上述药材每种各取 1000 克

   用法：煮至药水发黄，倒入澡盆，擦洗小孩全身，一日两次，早晚各一次。

6. 婴儿奶癣（邓玉凤）

   配方：野朱槿鲜叶（5 克）

   用法：捣碎鲜叶配凉剩饭，敷于患处，晚上使用。

7. 小孩出水痘（蒋明清）

   配方：木豆鲜茎叶（1000 克）

   用法：煮水为小孩洗澡，擦拭全身。

8. 小儿腹胀

    配方：益智仁 15 克，沉香 15 克，砂仁 8 克，草豆蔻 6 克，白豆蔻 6 克，生姜 5 克

    用法：煎煮 30 分钟，兑蔗糖服用。

十二、妇科

1. 月经过多（邓桂连）

    配方：旱莲草鲜全草（30 克）

    用法：以水 0.5 升，煎取半，一日三服。

2. 子宫出血、便血（邓金香）

    配方：卷柏炭、地榆炭、侧柏炭、荆芥炭、槐花，取上述干药各 9 克

    用法：干药研磨成粉，一次取 4 克，开水送服。

3. 子宫脱垂（邓金香）

    配方：排钱草鲜全草（30 克）

    用法：排钱草加入鸡煲中，以文火慢炖，食肉喝汤。

4. 月经不正常（邓开金）

    配方：小榕树鲜叶（1000 克）

    用法：以水 2 升，煎取 1 升，一日三服，一次 150 毫升，3~5 日见效。

5. 卵巢肿痛（陈高祥）

    配方：万年红藤干（30 克）、小种山竹树木片（30 克）、红/白棕茎叶（20 克）、蒲公英全草（20 克）、车前草全草（20 克）、鱼腥草全草（20 克）、小叶艾草全草（20 克）、光叶葡萄藤（30 克）

    用法：以 1 升水，煎取 0.5 升，一次 150 毫升。

6. 白带多（李仁光）

    配方：狐狸尾、大青白、大青黑、小艾、水芭蕉、矮蕉根、红椰根、水茅草、水油柑、水柳，上述药材均取鲜根茎，每种各取 10 克

    用法：先煎若干种鲜药口服，一日三服，一次一小碗，如病情未见好转，再加几种鲜药，以此类推。

7. 闭经（蒋明清）

    配方：益母草鲜全草（250 克）、鸡血藤鲜藤根（250 克）、黄姜（100 克）、红糖（400 克）

    用法：以水 2 升，煎取 1 升，一日三服。

8. 血崩（李仁光）

    配方：灯心草、矮蕉根、鸡冠花、下山虎，上述药材均取鲜根茎，每种各取 10 克

用法：以水 1 升，煎取 0.5 升，一日三服，一次一碗。

9. 白带过多（廖萍杏）

    配方：扁豆鲜豆（50 克）、鸡冠花鲜花（50 克）

    用法：以水 500 毫升，煎取 150 毫升，一日一服。

10. 月经过多（廖萍杏）

    配方：岗稔子根（100 克）

    用法：以水 500 毫升，煎取至 150 毫升，一日一服，服至经停。

11. 便秘、尿急、尿黄、腹痛、白带多等（马亚金）

    配方：刺苋、地稔、马𠯷（bèi）儿、王不留行、香附、白花蛇舌草，上述药材均用全草，每种各 50 克

    用法：药材晒干，以中火煮沸，小火煮半小时，饭后服用，一日三服，一次一碗。

12. 小血崩（盆玉妹）

    配方：扁豆藤根（30 克）、鸡冠花全草（30 克）、百部薯（50 克）

    用法：以水 500 毫升，煎取 150 毫升半。

十三、生殖科

1. 不孕不育（邓开金）

    配方：山野小阳桃鲜根（300 克）

    用法：以水 1 升，煎取 0.5 升，一日三服，一次 150 毫升，三日一个疗程。

2. 外阴瘙痒（邓桂连）

    配方：百部鲜根（30 克）、黄连藤鲜藤（30 克）

    用法：以水 1 升，煮沸，擦洗外阴瘙痒处。

3. 男女缩阳症（蒋明清）

    配方：红地瓜藤全草（250 克）

    用法：用火烤热烫阴部，一日数次；以水煎服，代茶饮用。

十四、眼科

1. 眼睛上云，即角膜云翳（马玉兰）

    配方：一点红全草（20 克）

    用法：捣碎后用火烤热敷于眼部，凉后包扎于手腕部，症状在左眼则包扎右手腕，症状在右眼则包扎左手腕。

2. 眼伤（黄德清、谭玉兰）
   配方：海金沙叶（30克）、葫芦茶叶（30克）、细圆藤叶（30克）
   用法：以水0.5升，煎取半，用药水擦拭眼部伤口。

十五、心血管科

1. 冠心病（盘文才）
   配方：朱蕉、白种桑树、红种桑树、绿种桑树、铁树、大青，上述药材均取根部，每100克
   用法：以水1.5升，煎取0.5升，一日三服。

2. 胸箭（胸部疼痛、气血不畅）（陈玉梅）
   配方：单根木皮（10克）、小种山竹全草（10克）、苏木格（10克）、朱蕉叶（10克）、豪猪刺（3克）、挑山栏扁担尾部（5克）
   用法：以水500毫升，煎取150毫升，一日三服。

3. 急病：心脏发作、发痧等（陈敬新）
   配方：鸦胆子（2~3粒）
   用法：捣烂用凉开水浸泡，喝一小口，其余的药水从上到下擦洗、涂抹。

4. 心头痛（陈玉梅）
   配方：益母草（三叶艾型、嫩叶3片）、红芝麻心（三叶型、嫩叶3片）、鸡蛋清（1个）
   用法：益母草和红芝麻心捣碎冲鸡蛋清，再用红芝麻心叶包裹，放入炭火中烤热吃。

5. 心头动（心慌、心悸）（陈玉梅）
   配方：人种红参（5克）、木豆根（15克）、广防风根（15克）、猪心半个（半边）
   用法：药材切碎，放入猪心，用小碗蒸煮，饮汤食肉，不食草药，一日三次，轻症者连服2~3日，重症者连服5~7日。

6. 顶心风（心绞痛）（盘文才）
   配方：粪箕藤、薛荔果、鸟不站树，上述药材均取根部，每种150克
   用法：以水1升，煎取0.5升，一日三服。

7. 心肌梗死（盘文才）
   配方：红葱头、猪心
   用法：煮汤服用。

8. 高血压或不明原因引起的晕倒（陈高祥）
   配方：鸭胆果子（5~6粒）
   用法：捣碎用开水冲泡，代茶饮。

十六、风湿科

1. 关节、风湿痛（陈敬新）
   配方：沉香枝和叶（50~100 克）
   用法：将枝叶用炭火烤热，置于手掌中揉碎，敷于患处，包扎 0.5~1 个小时。
2. 关节、风湿痛（陈敬新）
   配方：黄荆鲜叶（100~200 克）
   用法：鲜叶洒上白酒用火烤，置于手掌中揉碎，敷于患处，包扎。
3. 手骨节痛（邓家萍）
   配方：晒不死草尾巴嫩叶（视情况定量）
   用法：与食盐一同捣烂用叶子包裹，再用炭火烧热，包扎痛处，一日两次。
4. 风湿（陈开轩）
   配方：蜂蜜（适量）
   用法：泡酒数月后，外用拍打痛处或内服。
5. 风湿肿痛、跌打损伤（廖萍杏）
   配方：香茅草全草（鲜药用 500~1000 克或干药用 50~100 克）
   用法：水煮外用擦洗患处或全身，每日洗 1~2 次。
6. 腿脚气血不通，中风（盘文才）
   配方：五指毛桃
   用法：煮水或煲汤服用。
7. 痛风（盘文才）
   配方：猫须草、高良姜、车前草适量
   用法：煎服。

十七、骨科

1. 骨折（黄德清、谭玉兰）
   配方：落地生根鲜叶、辣木鲜叶、葫芦茶鲜叶、沉香鲜叶、水柳鲜叶、大叶千斤拔鲜叶、木棉鲜树皮、草寇鲜根、过江龙鲜叶、顶花杜茎山鲜叶、九节鲜叶，每种各取 100 克
   用法：捣烂加适量白酒倒入锅中炒热，敷于骨折处，包扎。
2. 骨折（邓桂连）
   配方：水蜈蚣草鲜全草（30 克）、买麻藤鲜叶（30 克）、沉香树鲜二层皮（30 克）、木棉树鲜二层皮（30 克）

用法：混合捣烂，敷于骨折处，扶正包扎。

3. 跌打扭伤（邓家红）

    配方：沉香鲜叶（150克）、山姜麻鲜姜（150克）

    用法：混合捣烂，用芭蕉叶包裹，在炭火上加热后，外敷于扭伤患处，包扎。

4. 跌打扭伤（邓家洁）

    配方：鹅不食草鲜全草、樟树鲜叶、韭菜鲜叶，视情况定量

    用法：混合捣烂，敷于伤处，包扎。

5. 踝关节挫扭伤肿痛（邓家洁）

    配方：牛筋草鲜全草（100克）、含羞草鲜全草（100克）

    用法：以四碗水，煎取二碗，加酒少许，温洗患处。

6. 骨折（邓金香）

    配方：小叶买麻藤鲜茎皮叶（250~500克）

    用法：鲜药捣烂后入锅用酒炒热，骨折扶正后热敷患处，夹板固定，一日换药一次。

7. 脚痛、骨痛、扭伤筋（马玉兰）

    配方：接骨草鲜全草、草寇鲜块茎、广防风鲜叶杆、黄姜，上述鲜药材各取500克

    用法：煮水，将患处浸泡在药水里擦洗。

8. 骨折（盘文球）

    配方：鹅不食草全草（200克）、红芝麻叶（400克）、了哥王叶杆（400克）、酒糟（100克）

    用法：捣碎入锅炒热后，冲酒糟包扎于患处。

9. 骨折（盆玉妹）

    配方：落叶生根鲜全草、木棉鲜皮、鸡矢藤鲜叶藤、九节树鲜根、白粉藤鲜藤、葫芦茶鲜全草、松根藤鲜藤、无头藤鲜藤

    用法：混合切碎，入锅炒热，包扎于患处。

10. 腰椎间盘突出（盘文才）

    配方：曼陀罗果实、叶子

    用法：果实烤干，研末，用鲜叶盛敷于患处。

11. 骨质增生（马玉兰）

    配方：黄姜（250克）、酒

    用法：黄姜冲酒炒，每天外用包一次。

12. 扭伤、碰伤（盆其才）

    配方：大枣（叶）、过简树（叶）、木棉树（皮）、鹅掌藤（叶）、小驳骨（叶），适量

    用法：混合捣烂，加热后外敷于伤处。

十八、皮肤疾病

1. 黄水疮（邓家萍）
   配方：柚子鲜叶（500 克）、满天星鲜叶（500 克）
   用法：以水 3 升，煮沸，擦洗全身，一日两次。
2. 大脓疮（邓家萍）
   配方：猪仔藤鲜根，视情况定量
   用法：根刮二层皮，捣烂后加少量凉稀饭，敷于患处，包扎。
3. 带状疱疹（邓开金）
   配方：白种鱼泡草（250 克）、红种鱼泡草（250 克）、小种鱼泡草（250 克）
   用法：重症者，煎水擦洗全身；轻症者，捣烂药材冲二次洗米水擦拭患处；痒者，用开水熨烫患处后，再用药冲洗米水擦拭。
4. 皮肤病（马亚金）
   配方：小飞扬（120 克）、小叶鸟不归（65 克）、乌桕叶（65 克），均全草
   用法：水煮，用药水擦洗患处，一日两次。
5. 皮肤过敏（盘启深）
   配方：花藤鲜全草（1000 克）
   用法：煮水擦洗全身。
6. 生疮（盆玉金）
   配方：乌毛蕨幼嫩叶（10 克）
   用法：捣碎敷于患处。
7. 脚趾生疮（盘文才）
   配方：冷水草（250 克）
   用法：清洗患处后，用鲜叶捣烂加少量凉稀饭，敷于患处。
8. 荨麻疹（曾启财）
   配方：鼹鼠（1 只）、糯米（50 克）
   用法：糯米浸水后取一小口米水内服，其余米水擦洗患处；鼹鼠用火烧净毛，再烤熟后吃，一般 1~2 次用药后见效。
9. 带状疱疹（盘文才）
   配方：胆木 10 克、血竭 5 克、白矾 5 克、鲜韭菜汁
   用法：前三味药煎煮 1 个小时后，汤液放凉，加入鲜韭菜汁，每天涂抹患处。
10. 湿疹（盘文才）
    配方：降香心材、血竭、胆木
    用法：煎煮，涂抹患处。

11. 毒疮和无名肿痛（陈高祥）

    配方：白扁豆鲜叶、光叶葡萄鲜叶、食盐，各取适量

    用法：根据患部面积用量，用两种鲜叶加少许食盐捣烂敷于患处，一日一次。

12. 解无名肿痛（盆其才）

    配方：火炭母鲜全草（适量）

    用法：煮水用来洗患处，每日三次。

十九、口腔

1. 口腔溃烂（陈高明）

    配方：株钱草全草（100克）

    用法：捣烂添加二次洗米水浸泡15分钟，出药水后用棉签擦拭患处，严重者可口含草药10分钟。

2. 口腔溃疡（盘文才）

    配方：大叶山楝鲜树皮

    用法：药材泡酒，含于口中3~5分钟，慢慢服下。

二十、内分泌科

糖尿病（盘明芳）

配方：苣荚菜全草（100克）

用法：以水1升，煎取0.5升，代茶饮用。

二十一、神经科

1. 面瘫（陈高祥）

    配方：指甲草茎皮（适量）

    用法：捣烂外敷，反向使用，如歪向左脸就用药敷右脸颊。

2. 神经衰弱（邓家洁）

    配方：木棉树鲜二层皮（15克）

    用法：以200毫升煎煮，煎取100毫升，每日睡前服一剂。

3. 手足麻木（盆其才）

    配方：山菅（全草）、沙仁（全草）、沉香（叶）、黄荆（叶）、赪桐（叶），适量

    用法：捣烂后加热，敷于患处。

第三部分

海南苗族民间医药传承人

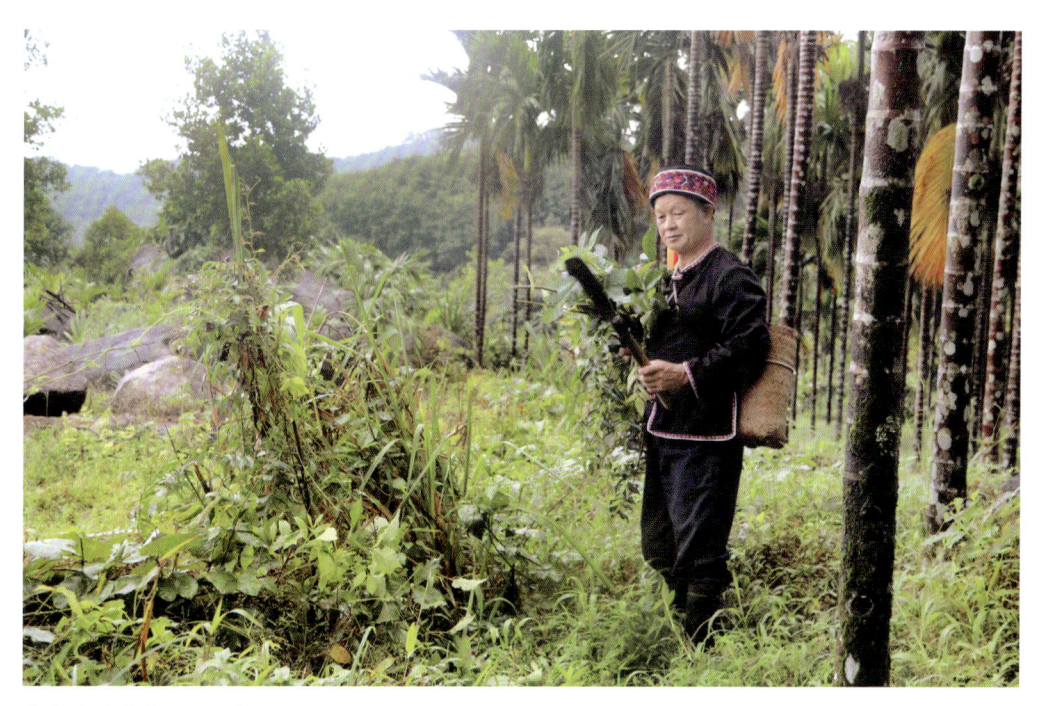

盘文才（琼中，1954）

出生于苗医世家，师承盘德天、陈老、盘德香，从医50年，主治外科、风湿、痛风、破伤止血。

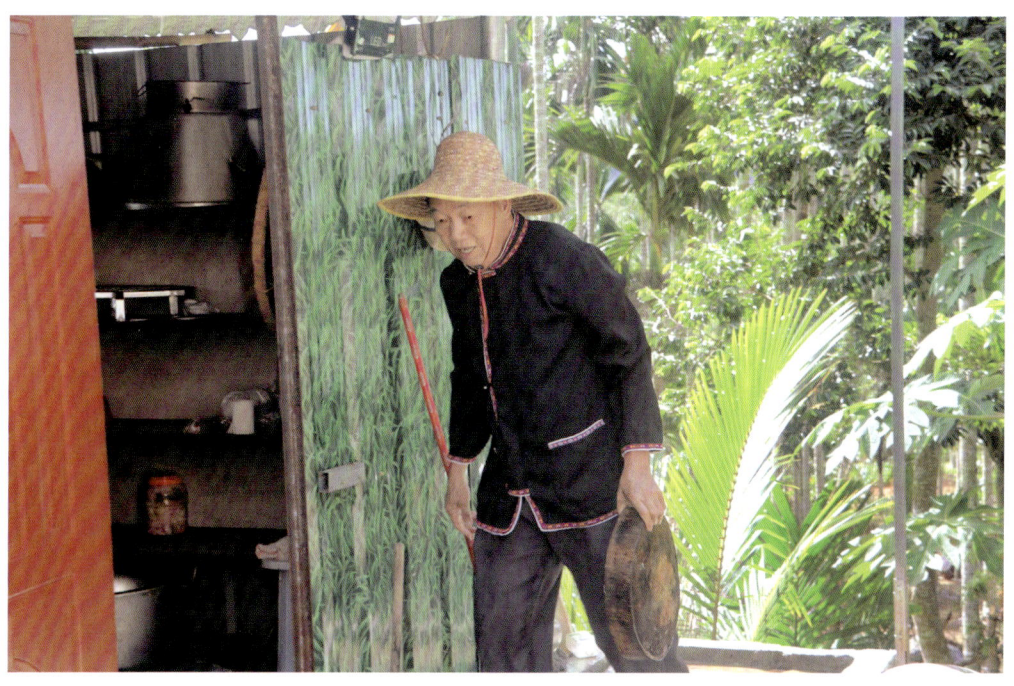

陈敬新（乐东，1950）

1978年毕业于广东中医院，执业医师，五指山市南圣镇卫生院原院长，曾参加了国家卫生考察团，主治皮肤病、胃病、外伤、肝病和疟疾。

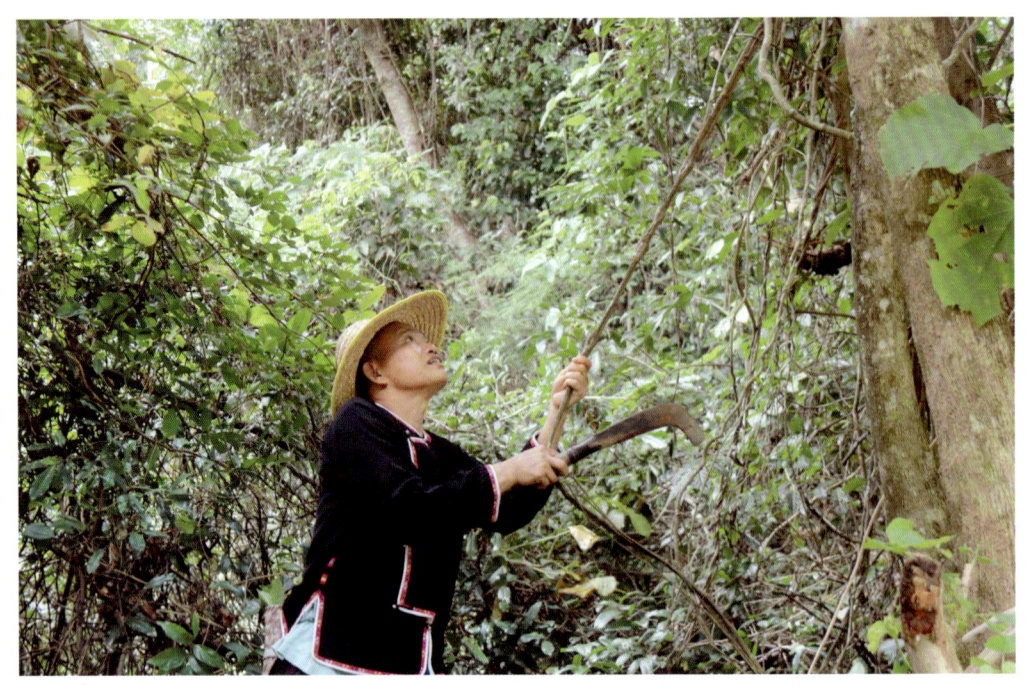

黄德清（三亚，1964）
出生于苗医世家，师承家族长辈，拜访多市、县苗医，主治胃病、肝病、类风湿、骨折、毒蛇咬伤等。

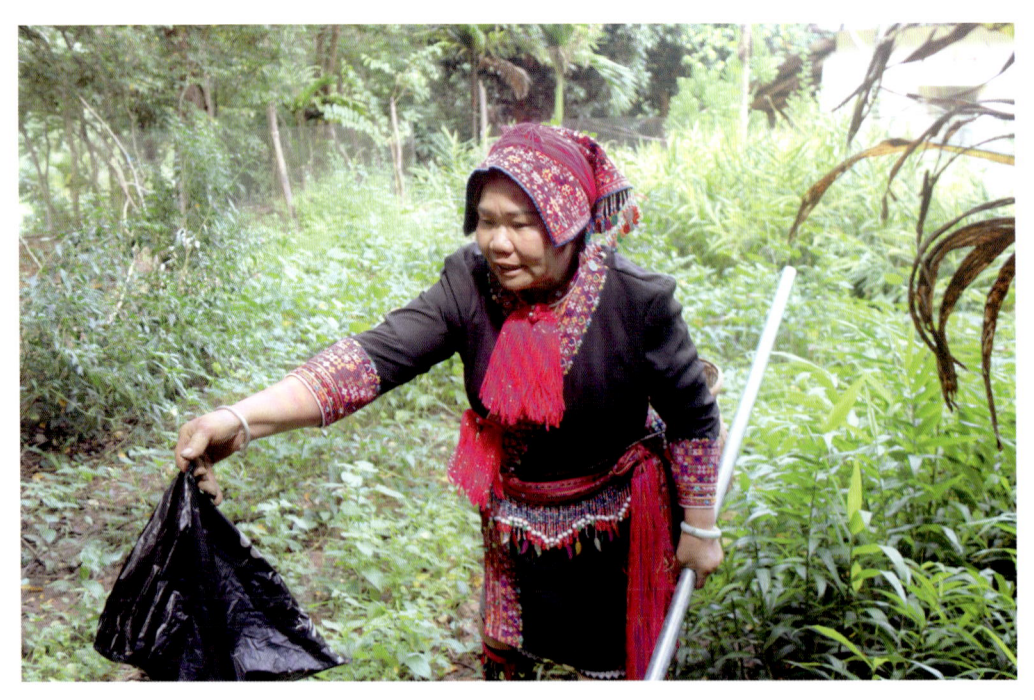

谭玉兰（三亚，1966）
随夫黄德清行医采药数十年。

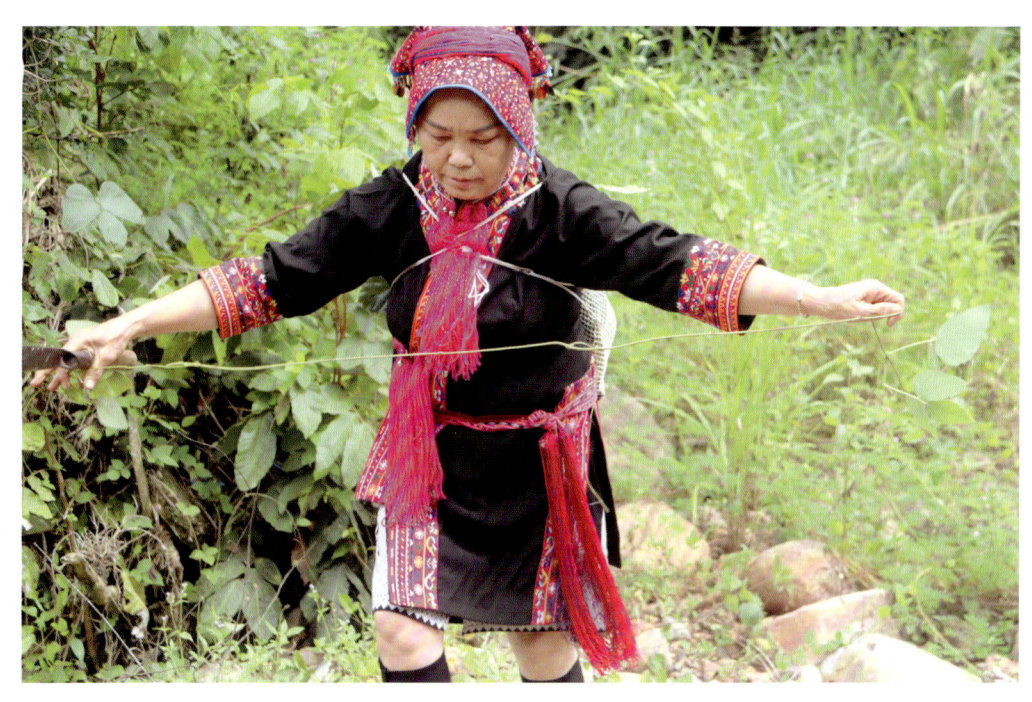

盆玉妹（1965·11）
师承家族长辈，擅长调制药酒，主治关节炎、风湿、骨痛风、胃病、摔伤、骨折、肾结石、胆结石、妇科病等。

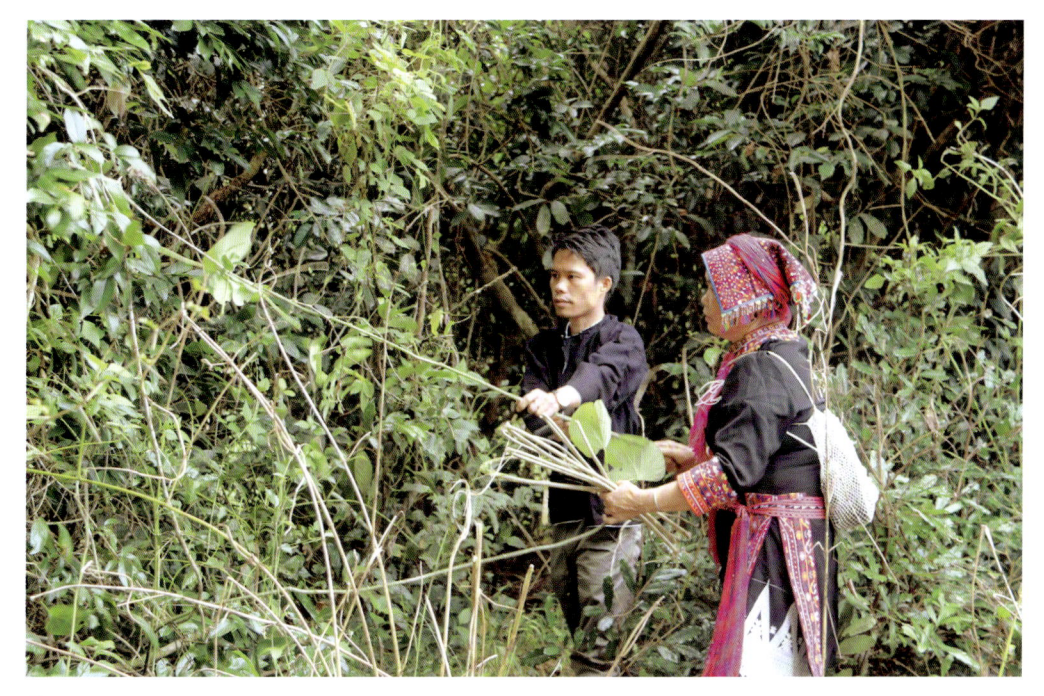

蒋志全（1987·8）
自幼随母亲盆玉妹上山采药。

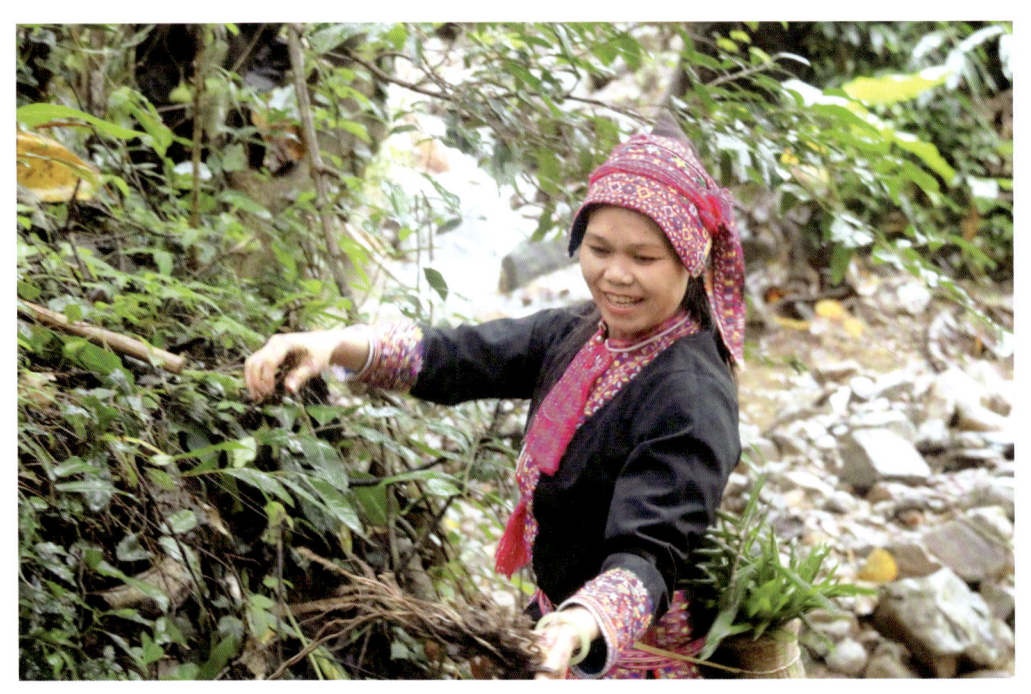

马亚金（白沙，1974·2）
自幼跟随奶奶和母亲上山采药，后又跟随陈秀英学医，擅长火灸，主治皮肤病、烫伤、骨科等。

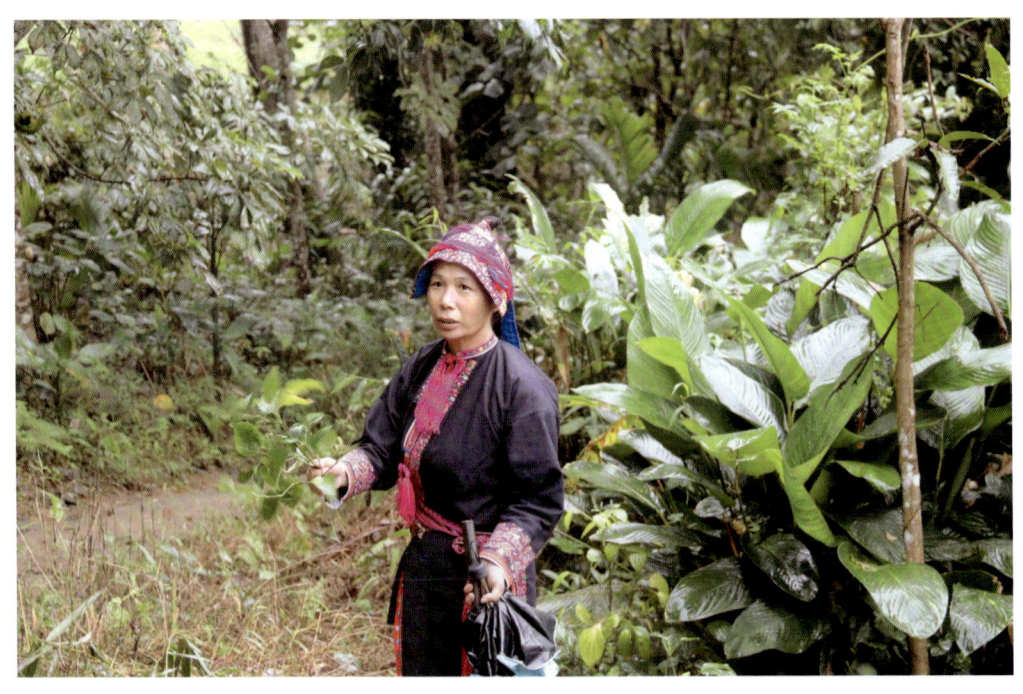

马玉兰（白沙，1966·4）
自幼随父母和长辈上山采药行医，主治痛风、骨质增生、尿闭、乳肿、皮肤病等。

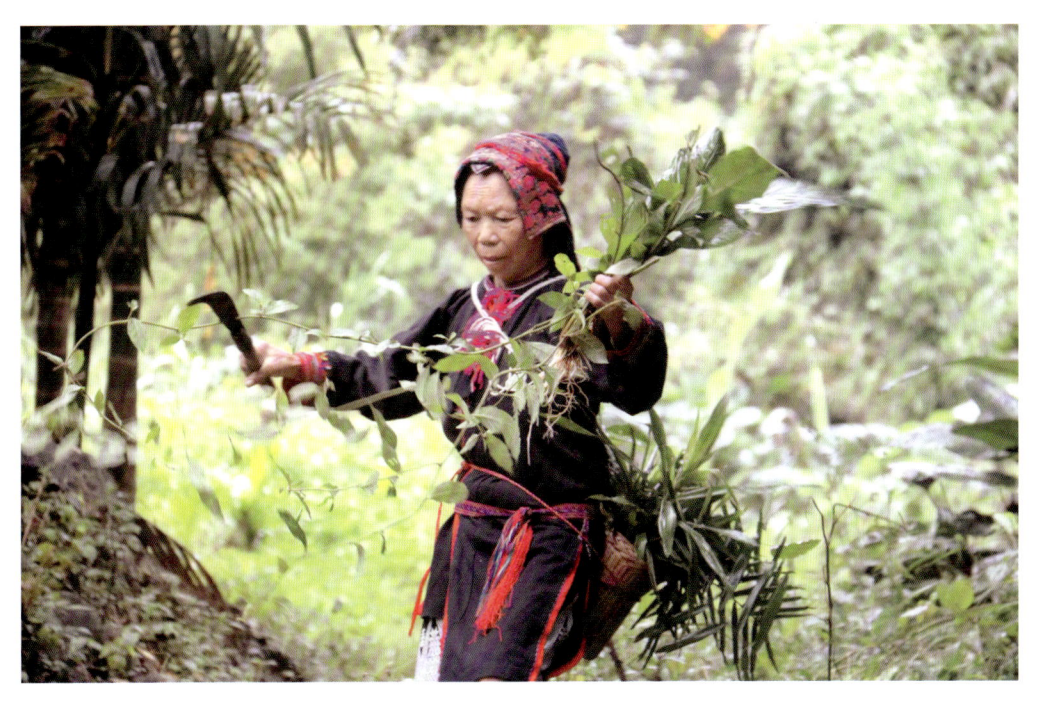

邓伯英（白沙，1948·4）
苗医世家传承人，上山采药行医，风雨无阻。

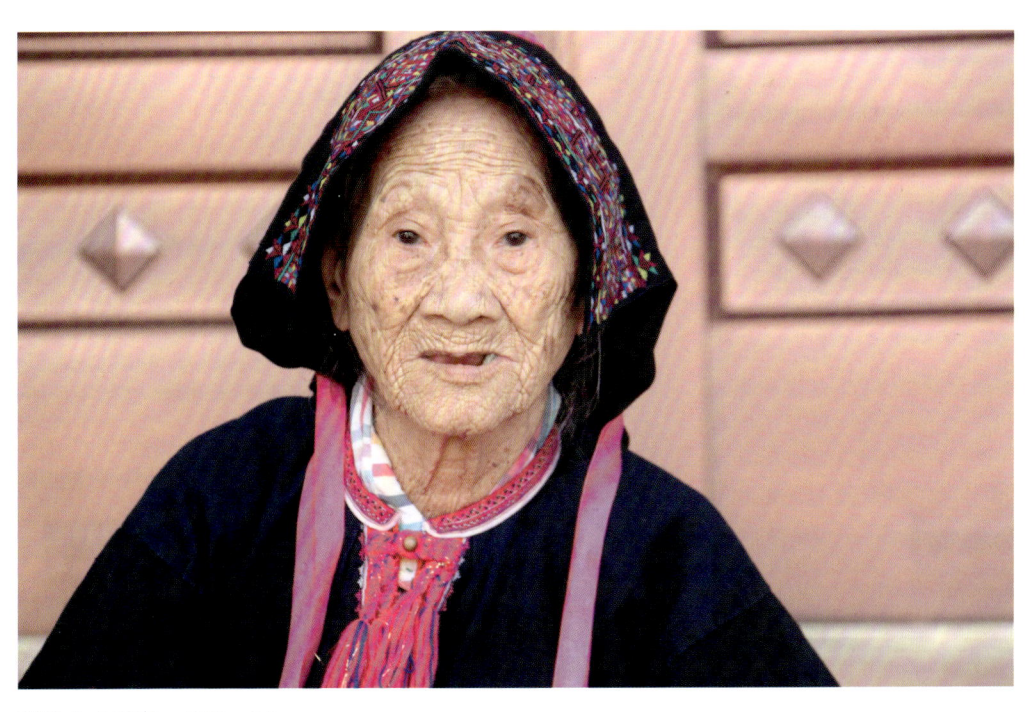

邓妹小（乐东，1928·8）
随夫行医采药70多年，擅长接骨、火灸、解毒等。

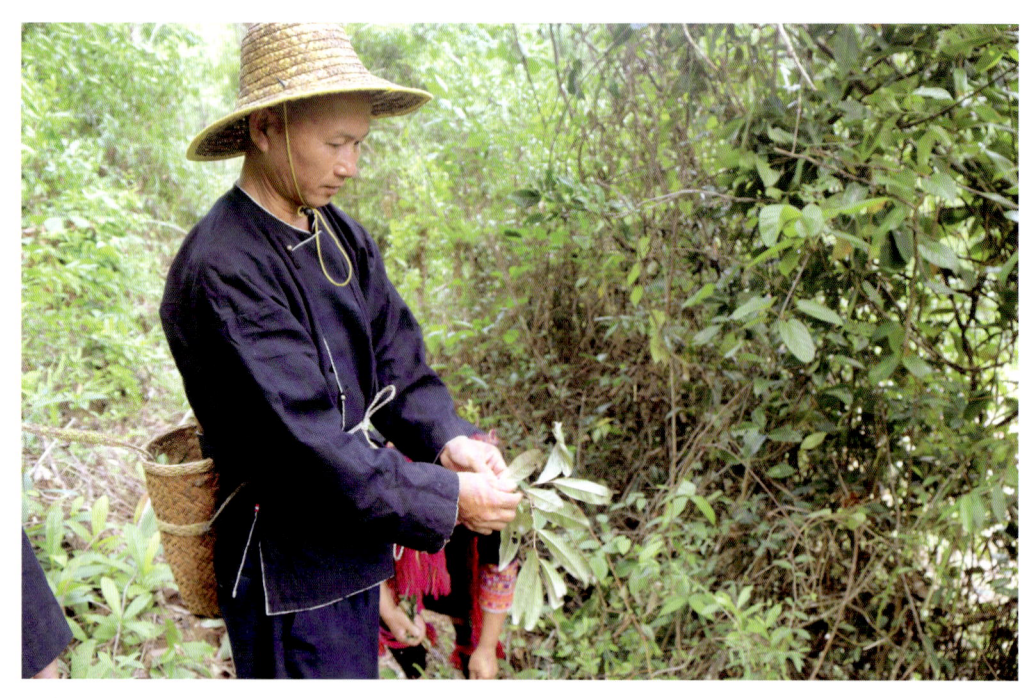

李仁光（乐东，1962·12）
随父母采药学医，1989年得万冲蛇药王陈打公指点，主治腰骨盘突出、骨质增生、颈椎病、骨折、毒蛇咬伤等。

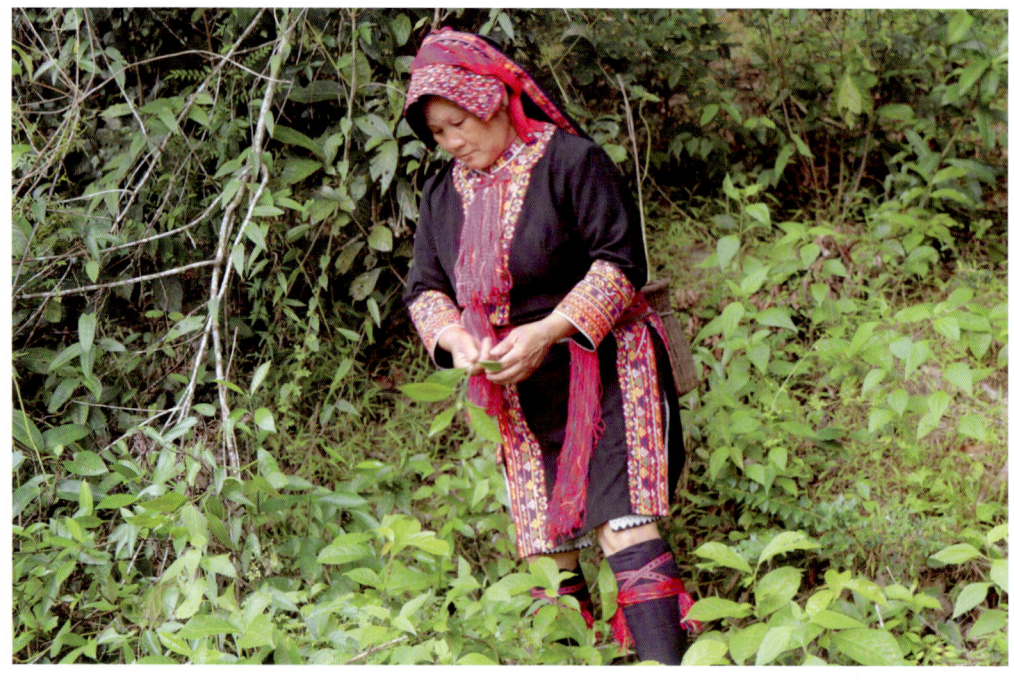

邓春花（乐东，1962·1）
师承家族长辈，随夫采药行医数十年，又带儿子李文胜识药学医十余年。

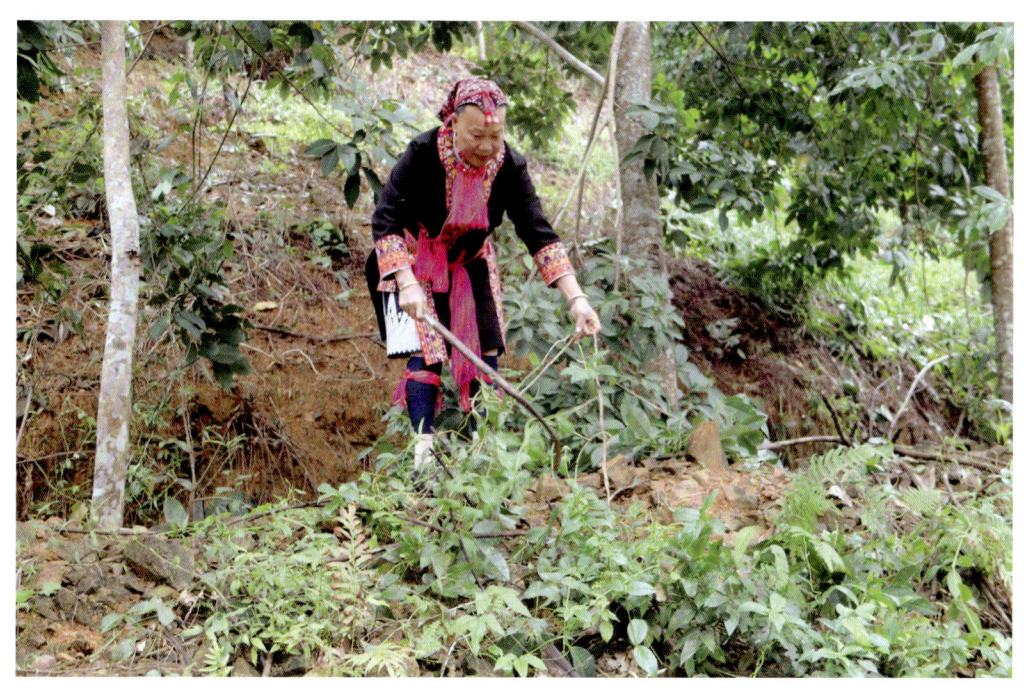

邓开金（屯昌，1954·3）

自幼跟随父亲采药学医，从医数十年，主治乙肝、肝腹水、带状疱疹、不孕不育、失阴失阳等。

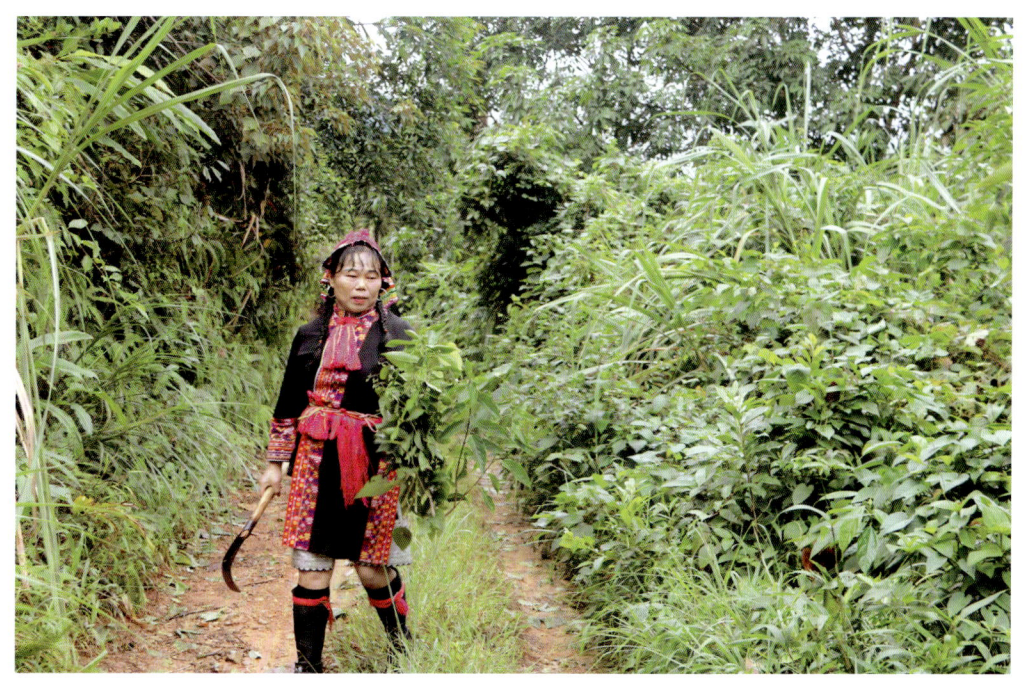

邓开美（屯昌，1967·3）

1990年跟随盘玉兰学医，从医30多年，主治儿科、妇科疾病等。

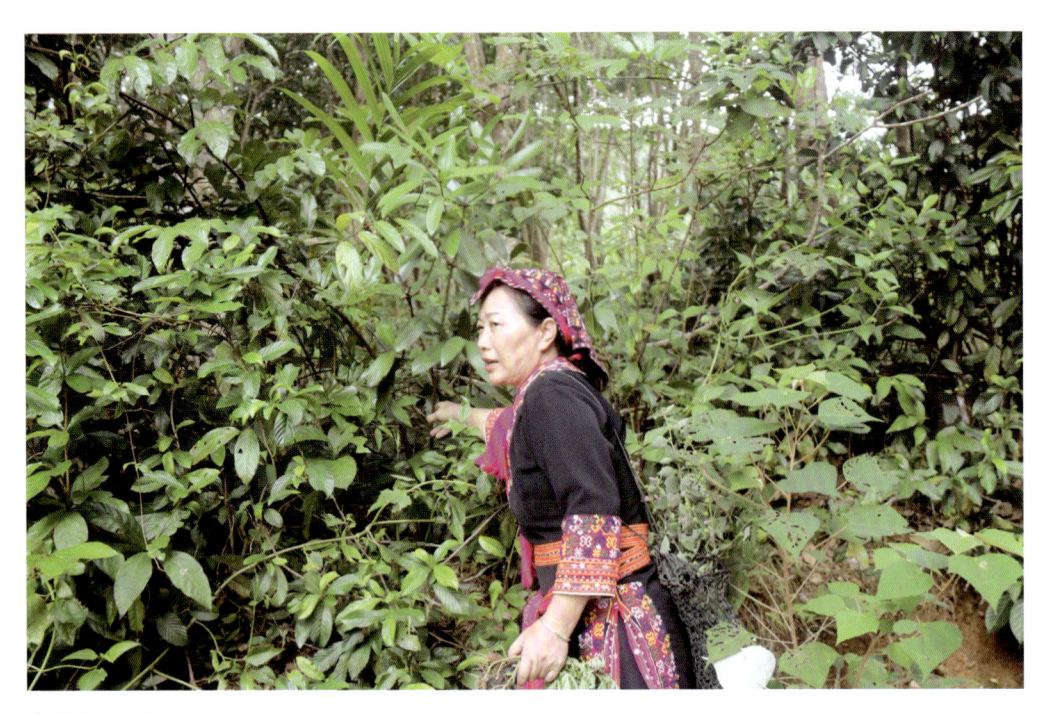

廖萍杏（万宁，1967·4）
1990年跟随盘德昌学医，临床经验30多年，主治急性肾炎、肾水肿、细菌性痢疾、乙肝、白带增多、前列腺炎、便秘、急性扁桃腺炎、急性肝硬化、月经过多等。

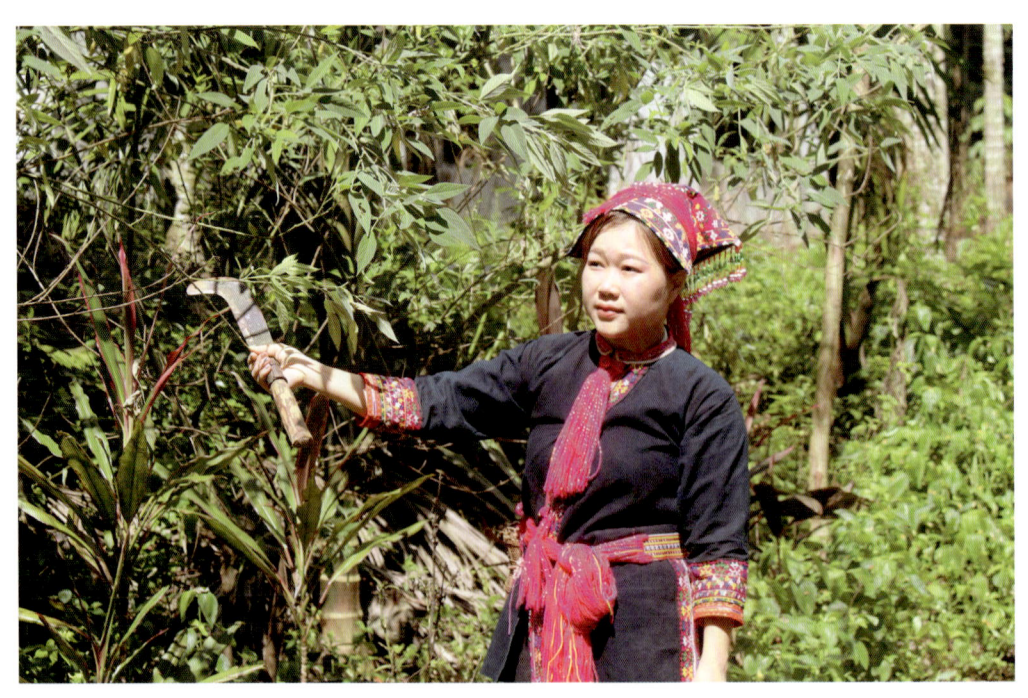

邓家洁（万宁，1993·6）
2008年跟随母亲廖萍杏、父亲邓运辉采药学医。

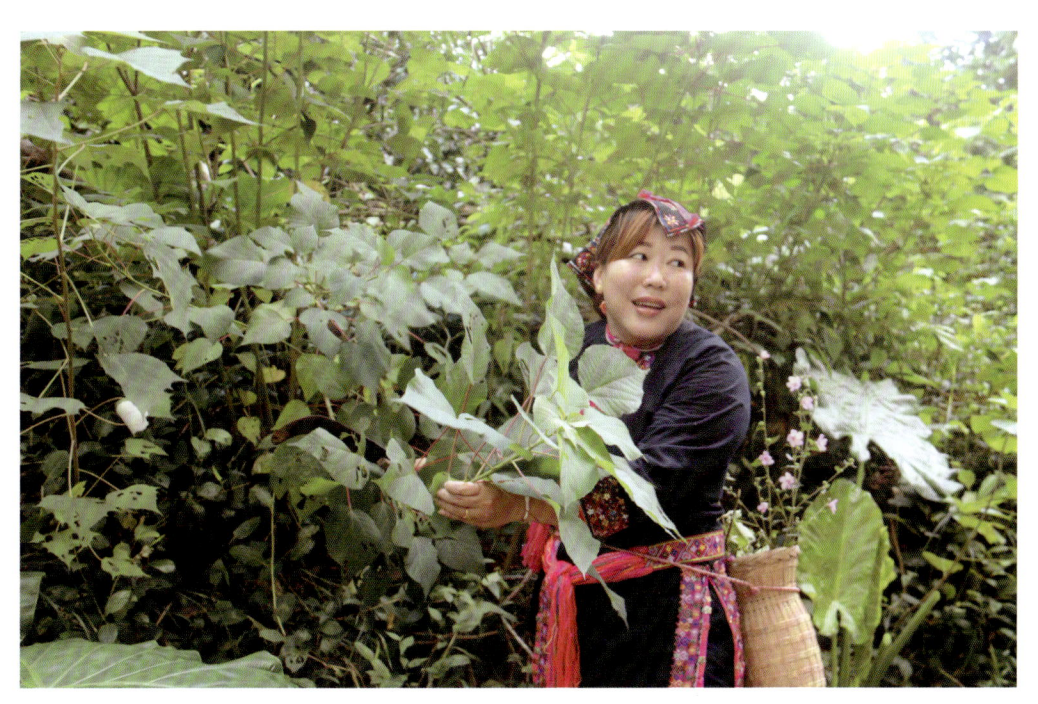

邓家萍（万宁，1986·11）
1998年跟随母亲廖萍杏、父亲邓运辉采药学医。

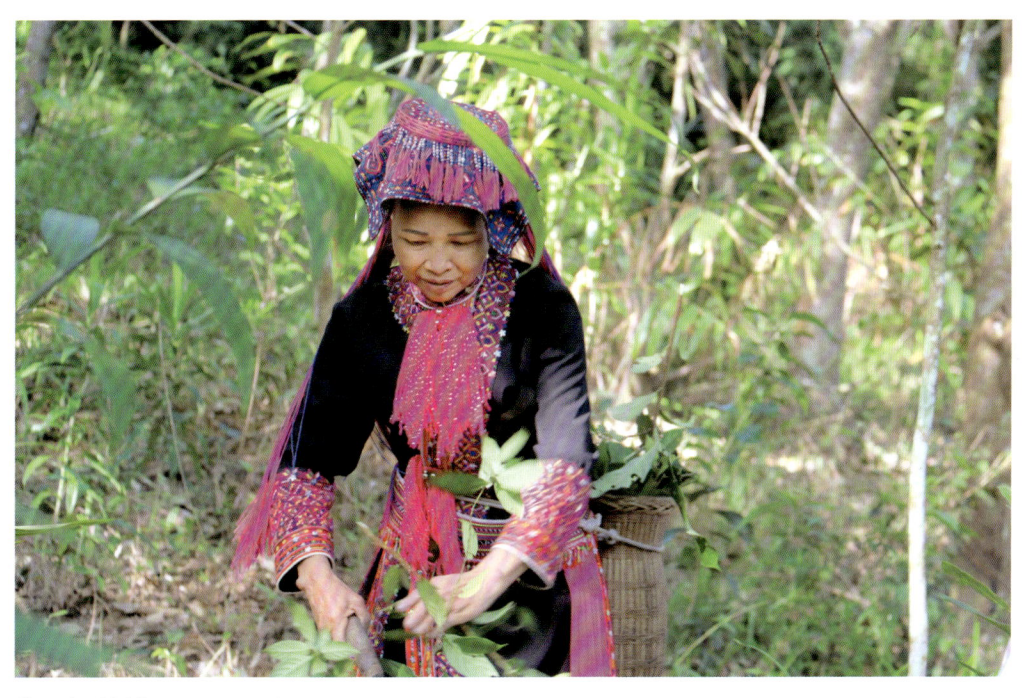

盆玉金（保亭，1958·12）
师承父亲盆亚尾，学医30多年，主治肝病、肺病、心脏病、胃病等。

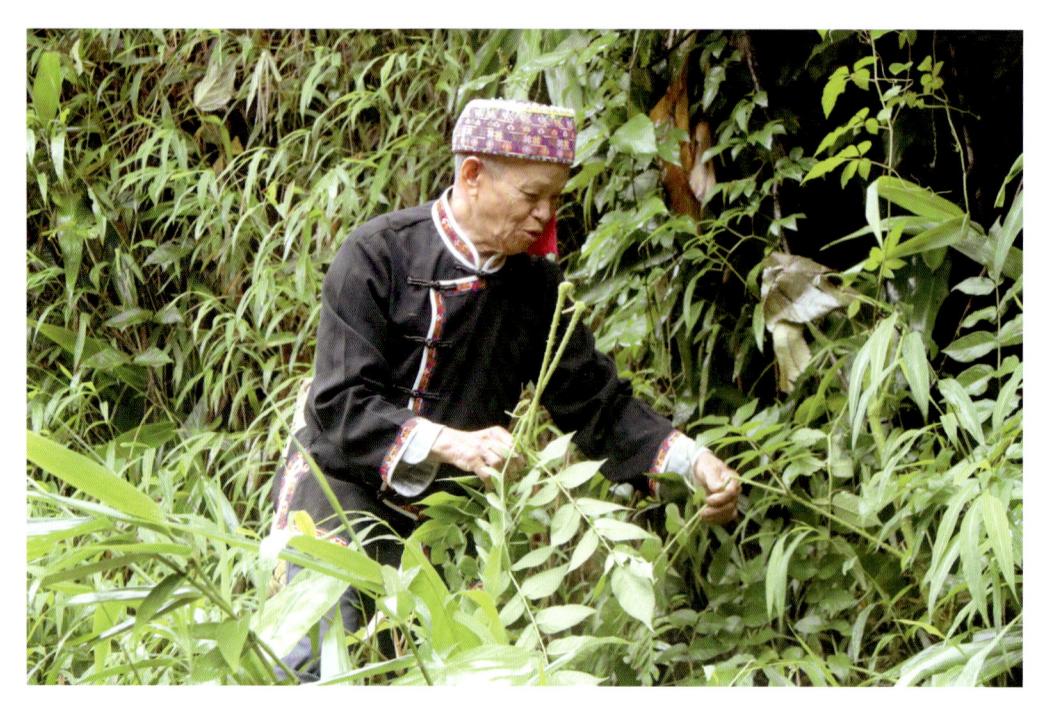

盆升权（琼中，1946·9）
师承家族长辈，主治胃病、肝病等。

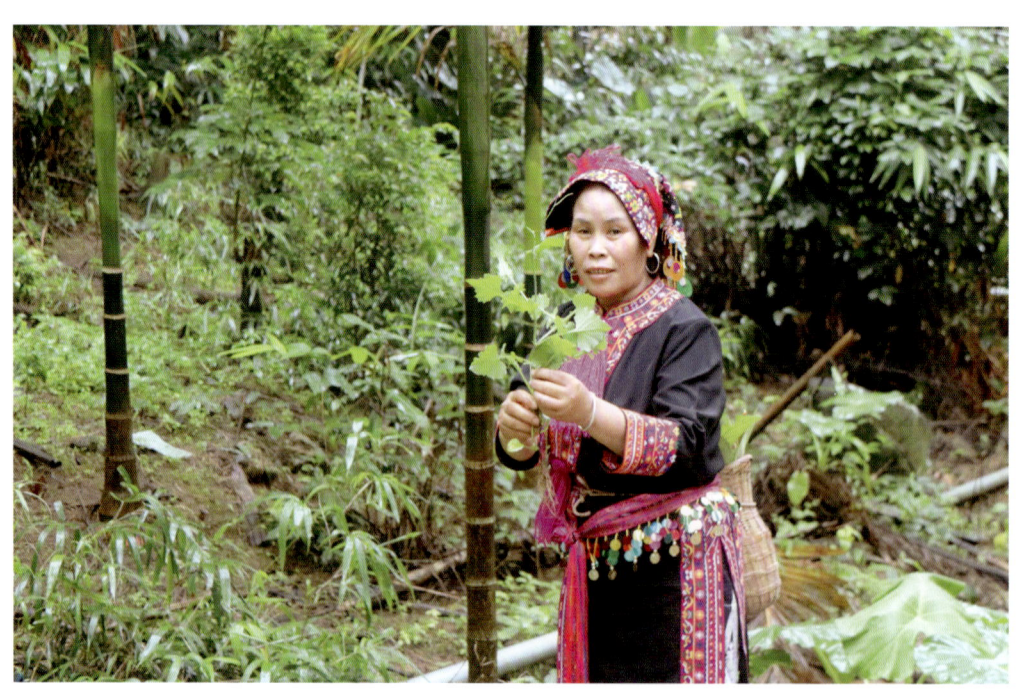

黄香花（东方，1974·9）
自幼跟随爷爷、奶奶采药行医，主治内伤和妇科疾病等。

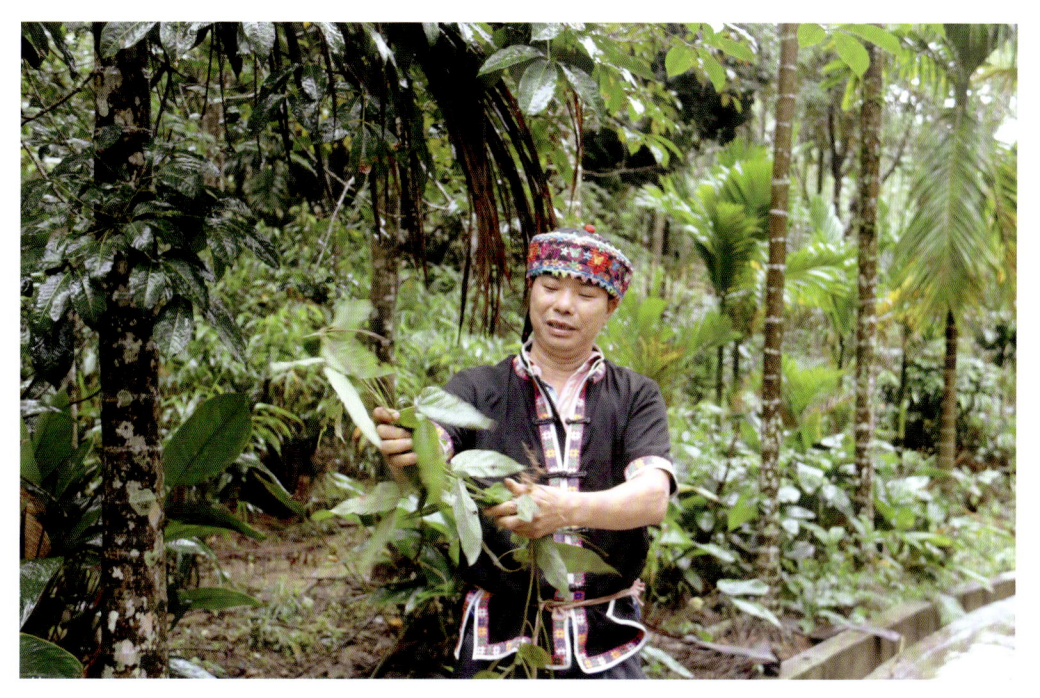

盆明芳（琼中，1969·4）
师承家族长辈，主治胃病、头痛等。

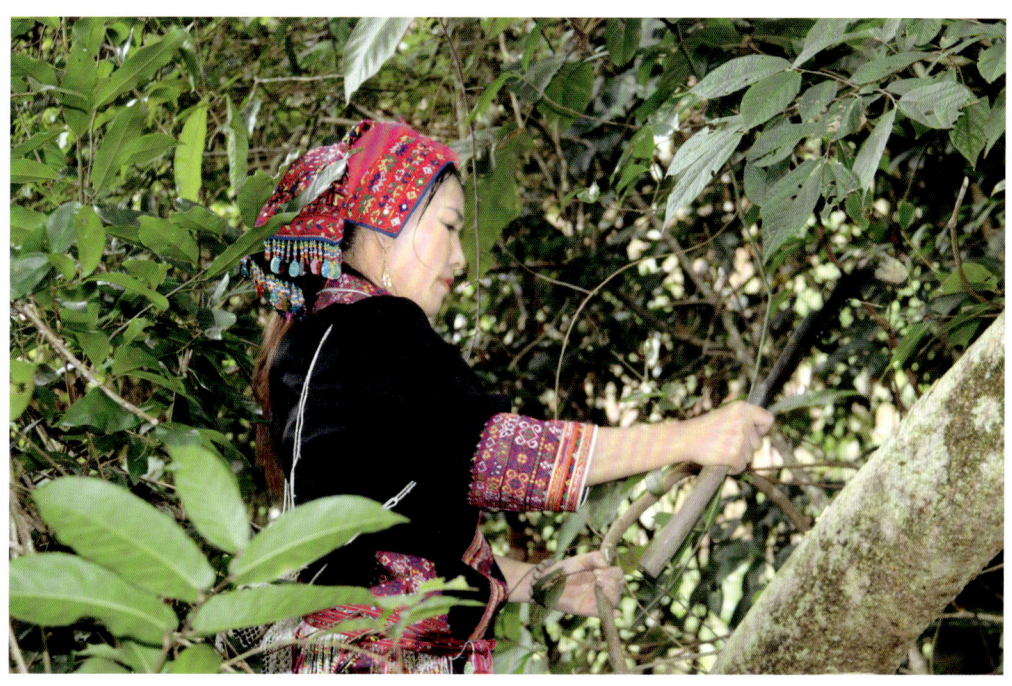

邓玉凤（三亚，1976·11）
18岁跟随奶奶采草药，边采药边为村民治病，后又跟随妈妈黄金英学习，主治风湿骨痛、脑梗死、泌尿系统疾病、妇科疾病等。

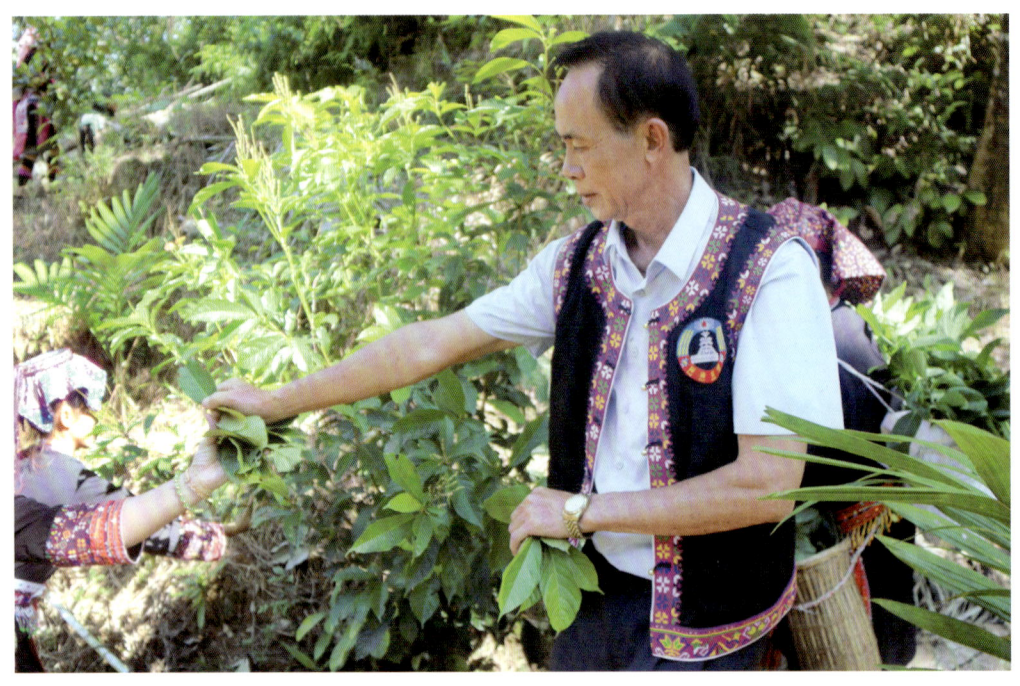

盆其才（保亭，1962·6）

自幼随父行医，已有40多年，主治腰痛、坐骨神经痛、骨质增生、皮肤病、手足麻木、鼻炎等。

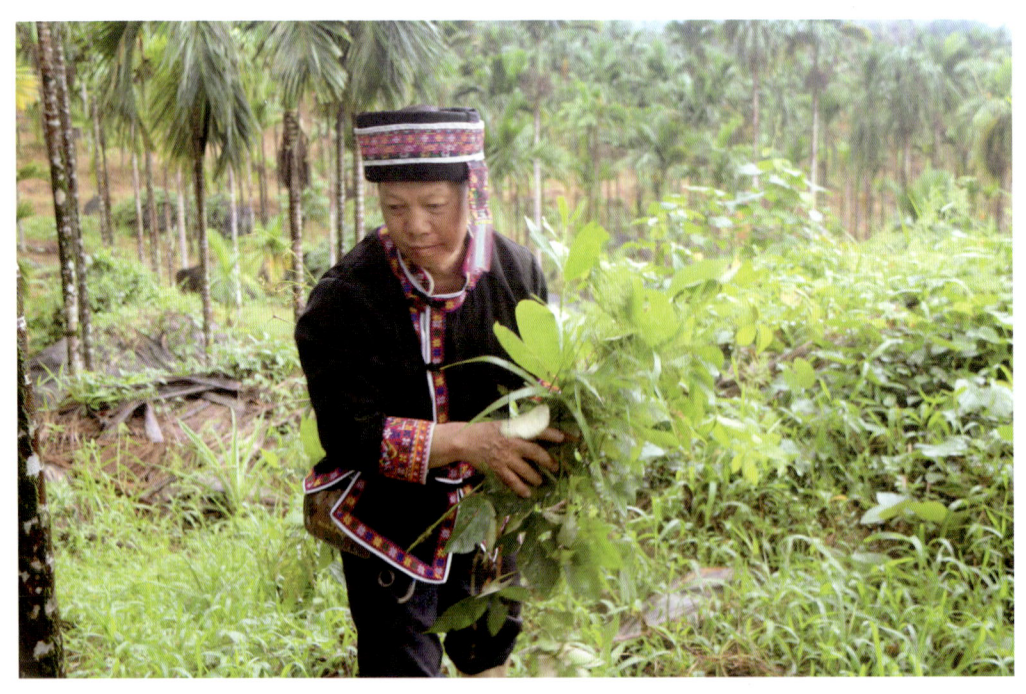

盘文球（琼中，1960·10）

1984年开始从事乡村医生工作，师从王业，主治骨折、妇科疾病、儿科疾病、呼吸道疾病等。

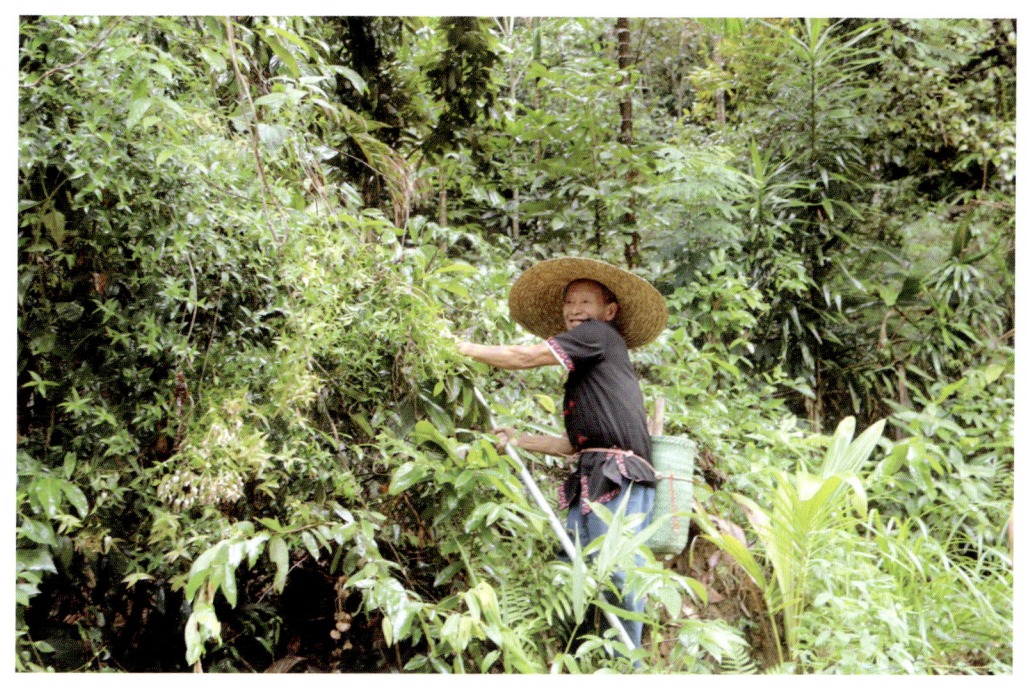

盘启深（琼海，1946·9）

1968年从事乡村医生工作，1969年到琼海卫生学校进修学习半年，主治骨质增生、子宫脱垂、皮肤过敏、高血压等。

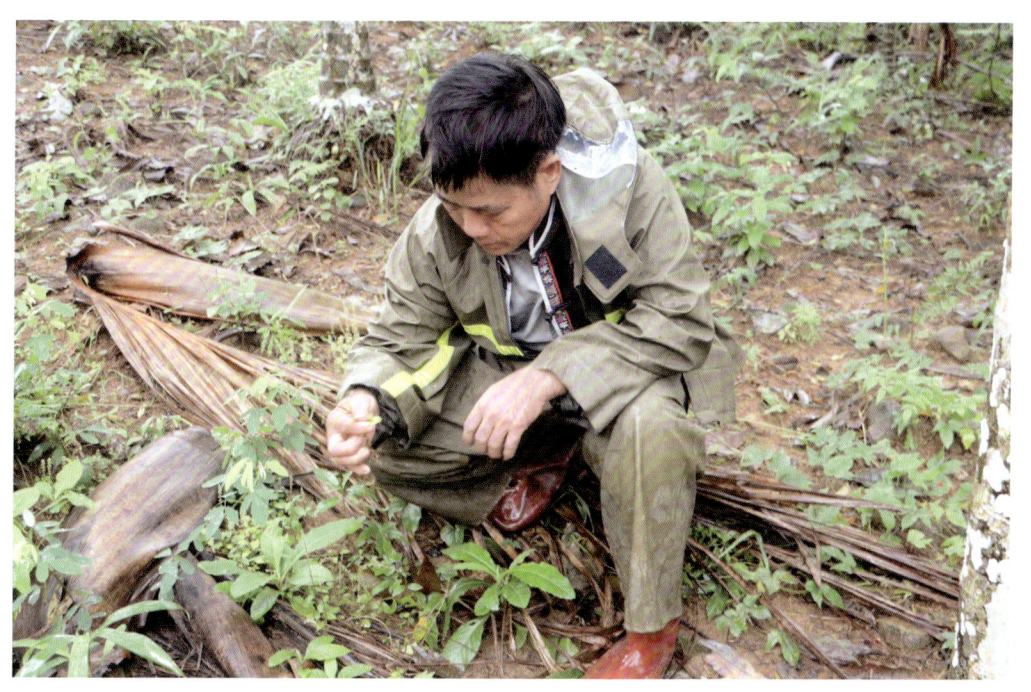

蒋明清（琼中，1966·12）

1990年跟着4位药师学习，主治铁打骨折及铁打内伤，内痔疮，内伤等。

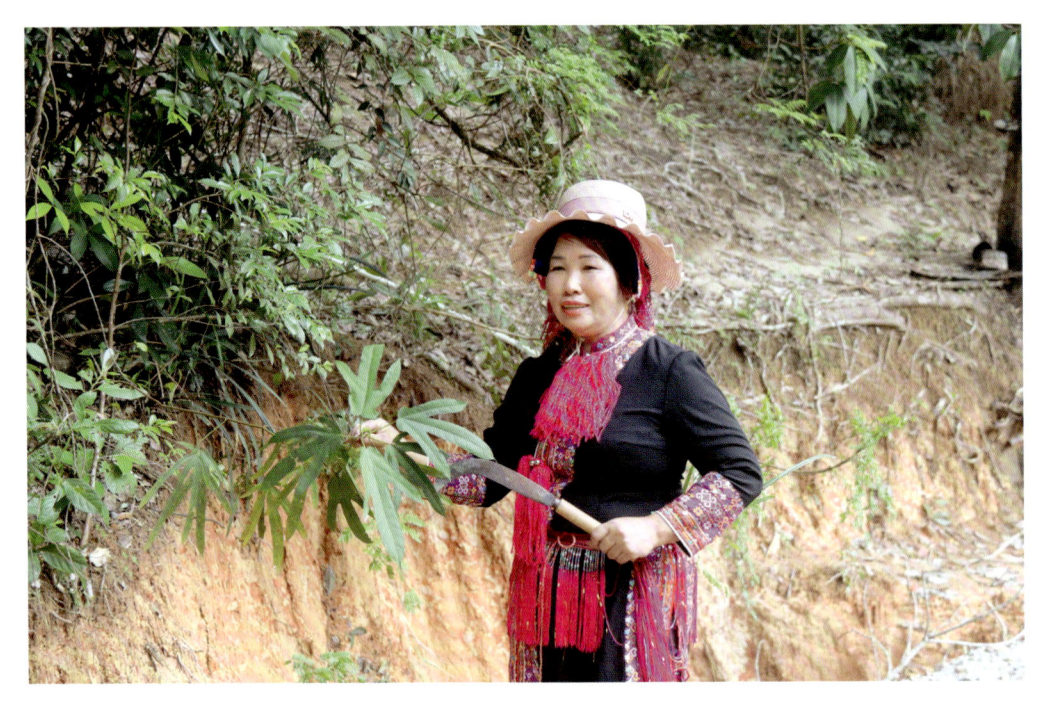

邓妹连（三亚，1964·7）
30 岁随母亲学医，擅长调配内外伤药。

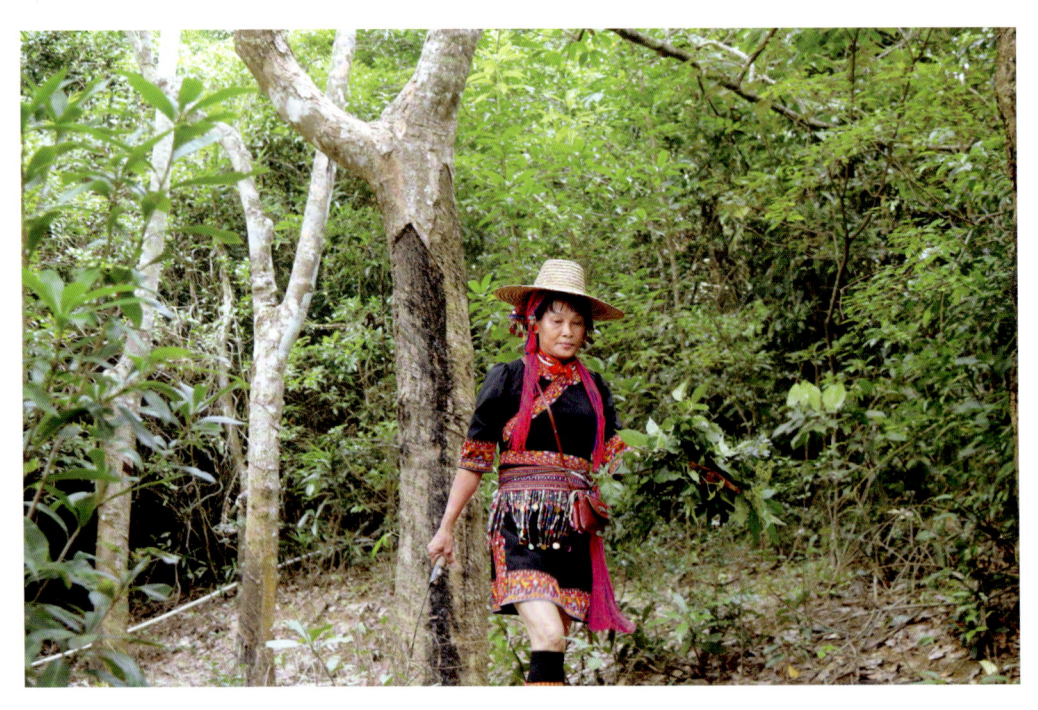

邓金香（三亚，1971·9）
25 岁随父母、亲戚学医，擅长肝病、胃病用药。

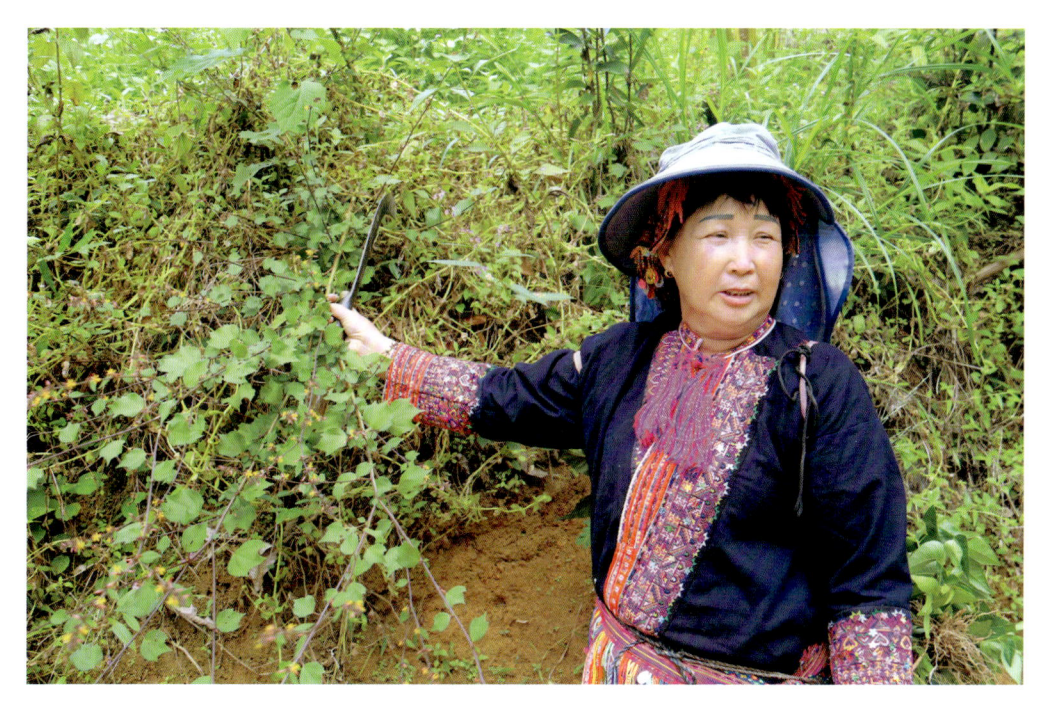

邓桂连（三亚，1960·1）
1982年跟随叔叔上山采药治病，主治肝病、肾病、胃病等。

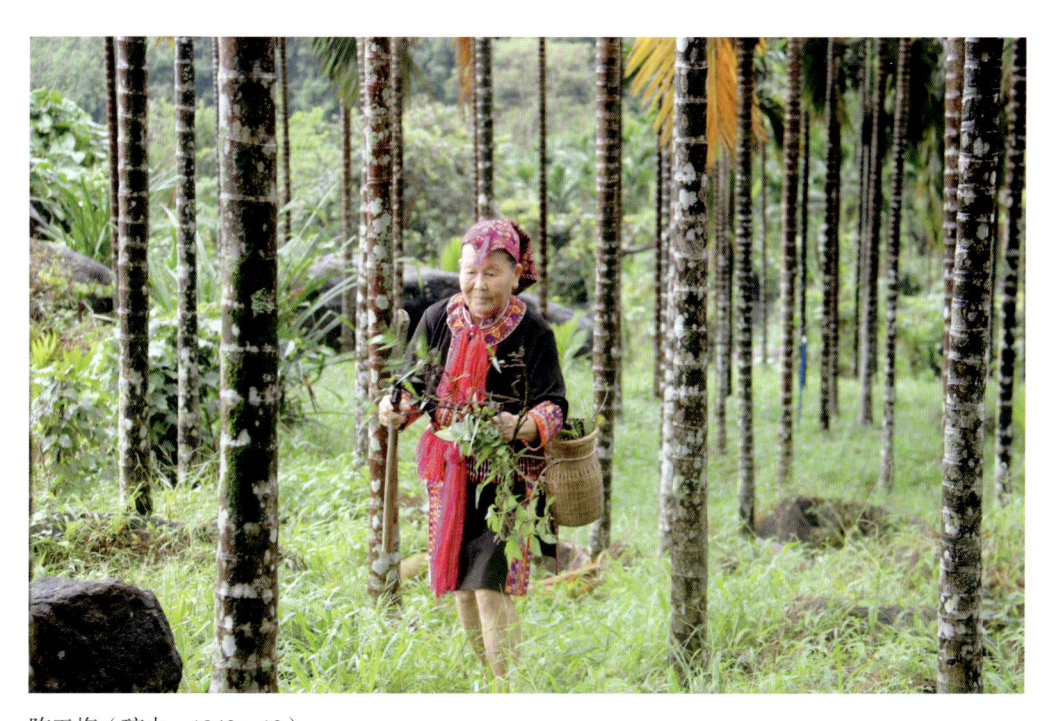

陈玉梅（琼中，1943·12）
师承父亲陈南茂，舅舅吴永和姐姐陈玉莲，从小随父行医，有60多年从医经历，主治风湿、伤风头病、半身不遂、中风、水肿、黄疸、糖尿病等。

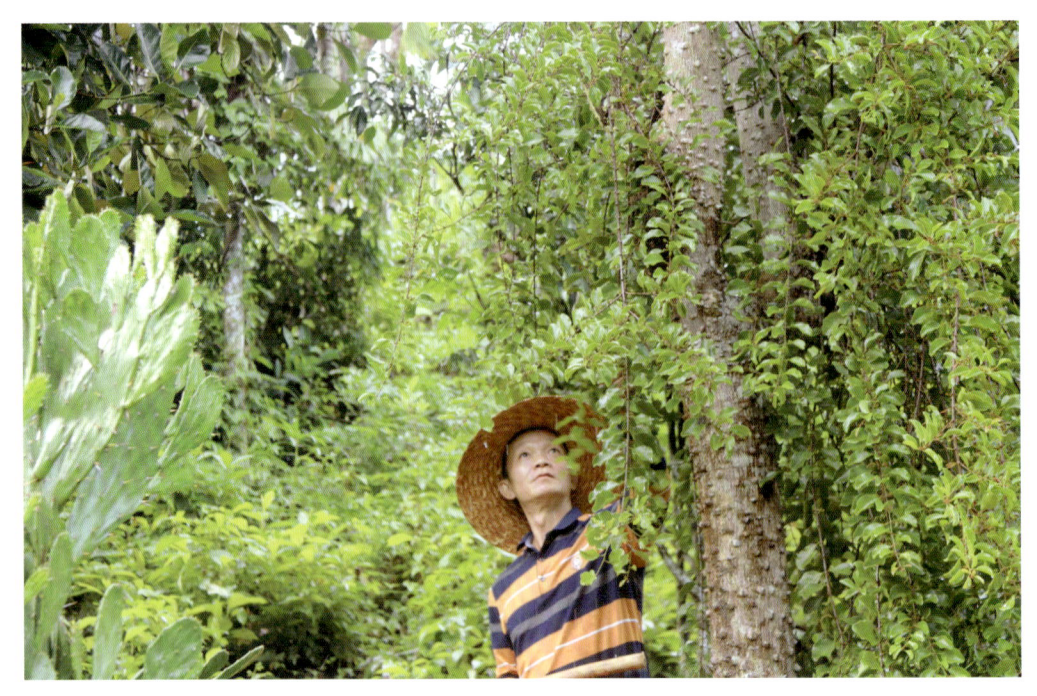

陈学贵（琼海，1963·6）
1992年跟随伯父盘运钦和父亲陈日新学医，主治骨折、腰椎间盘突出、毒蛇咬伤、痔疮、胃病、足骨痛风、眼病、带状疱疹、半身不遂、肠道炎等。

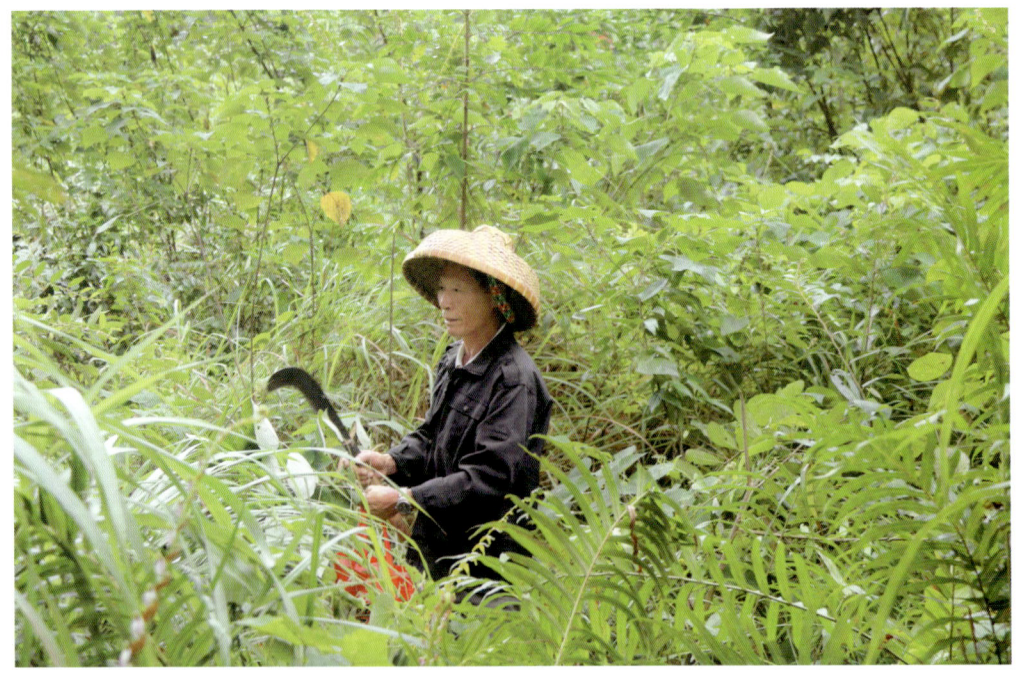

陈文才（儋州，1962·9）
1985年跟随父亲学医，后一直在本地医治病人，主治骨折、肝硬化、中毒等。

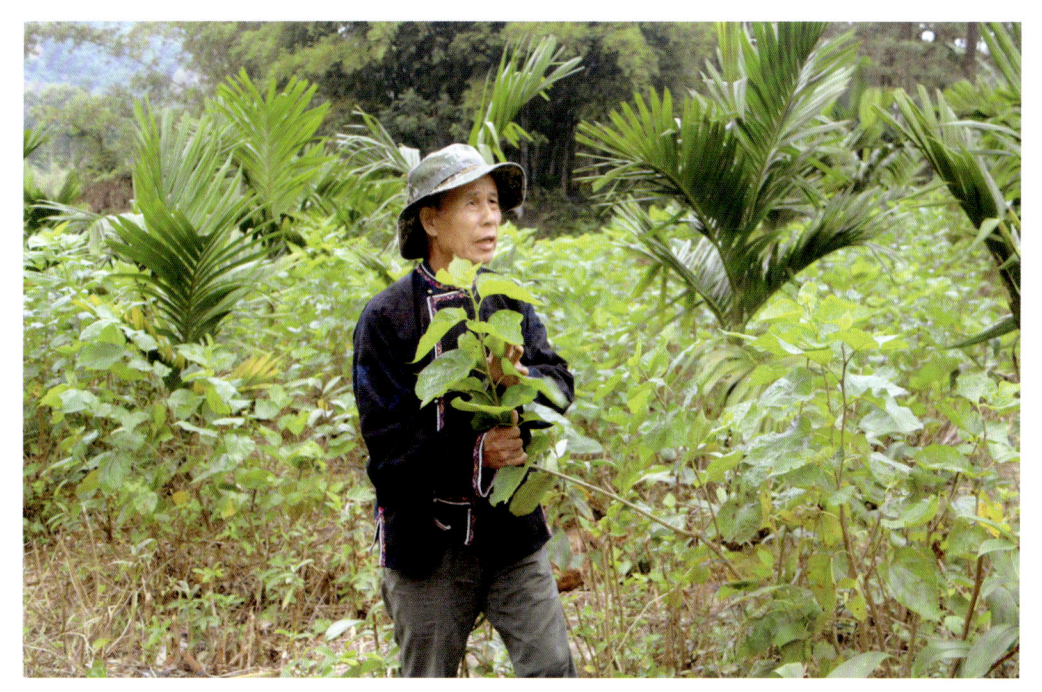

陈高祥（琼中，1954·8）

1971—1975年在部队学医担任卫生员，1984年从事乡村医生工作，师从父母和舅舅，主治肝硬化、肝腹水、卵巢囊肿、尿道感染、尿道结石等。

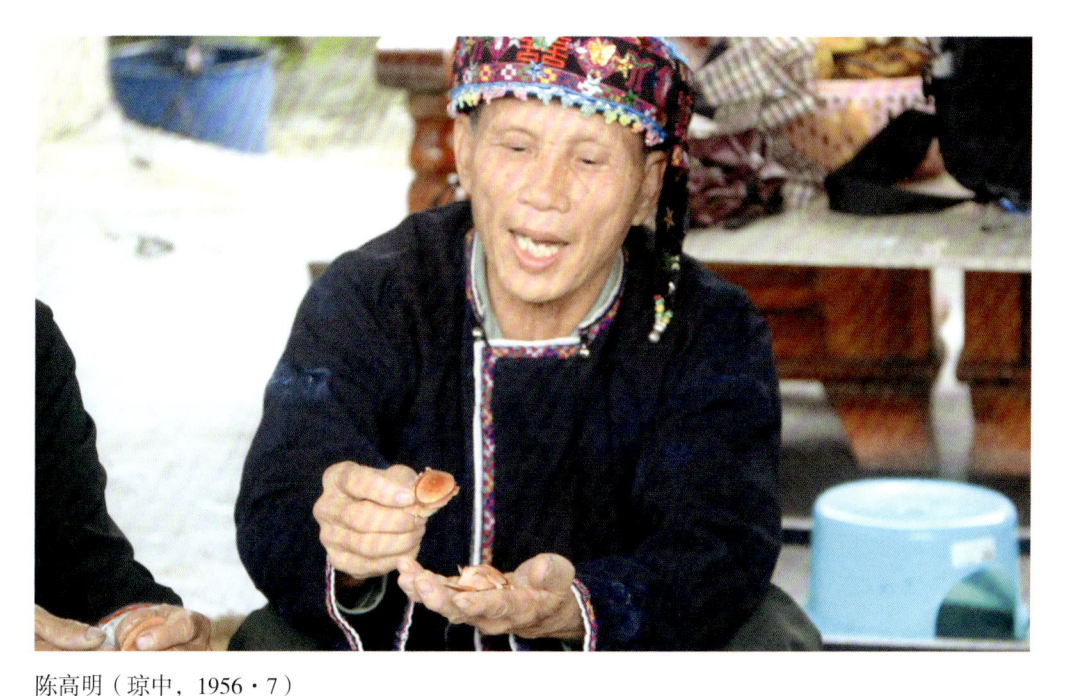

陈高明（琼中，1956·7）

1977年开始学医，师从邓文学、邓文贵、盘德民、陈金美、黎日经，主治肝病、便秘便血、肠胃炎、内外痔、肾结石、颈椎病、腰椎间盘突出、风湿病等。

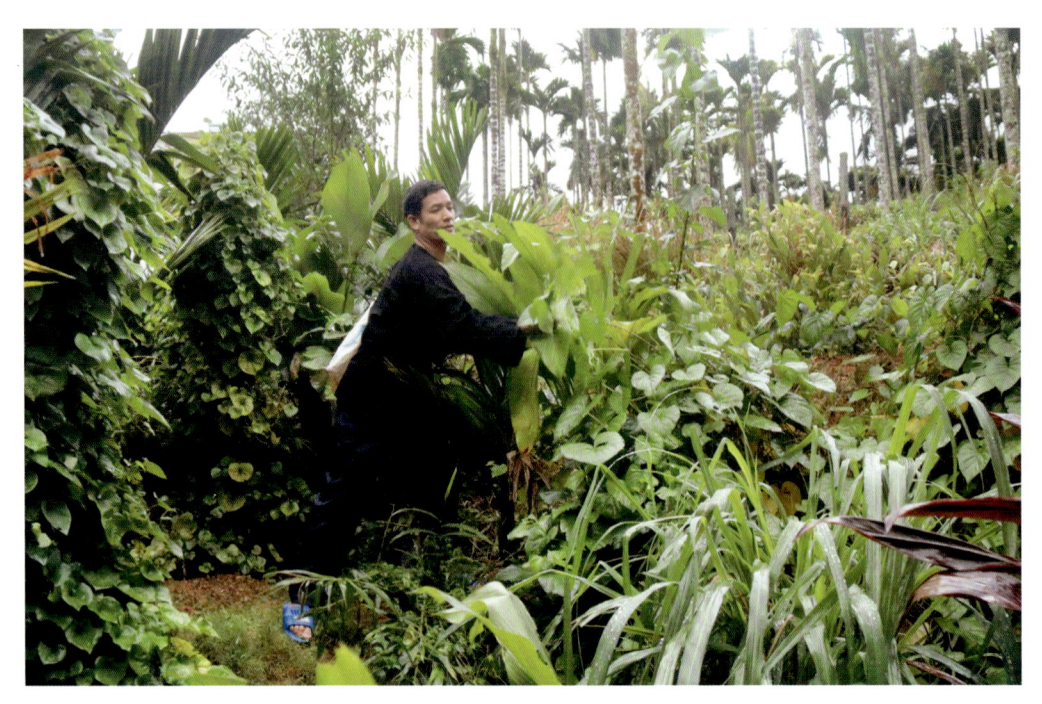

曾启财（五指山，1966·3）

1986年开始学医，师从父母，现从事乡村医生工作，主治肝硬化、肝腹水、肺结石、肾区疼痛、肾结石等。

第四部分

海南苗族药材、制药和工具

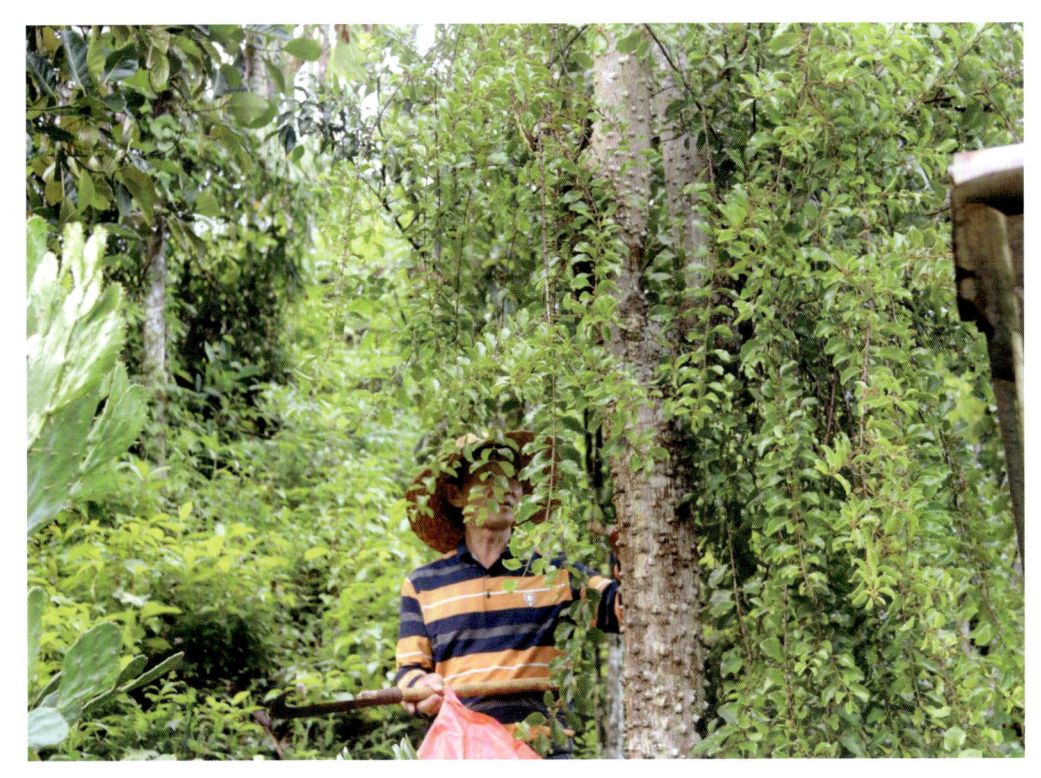

陈学贵（琼海）和他的自种草药园。

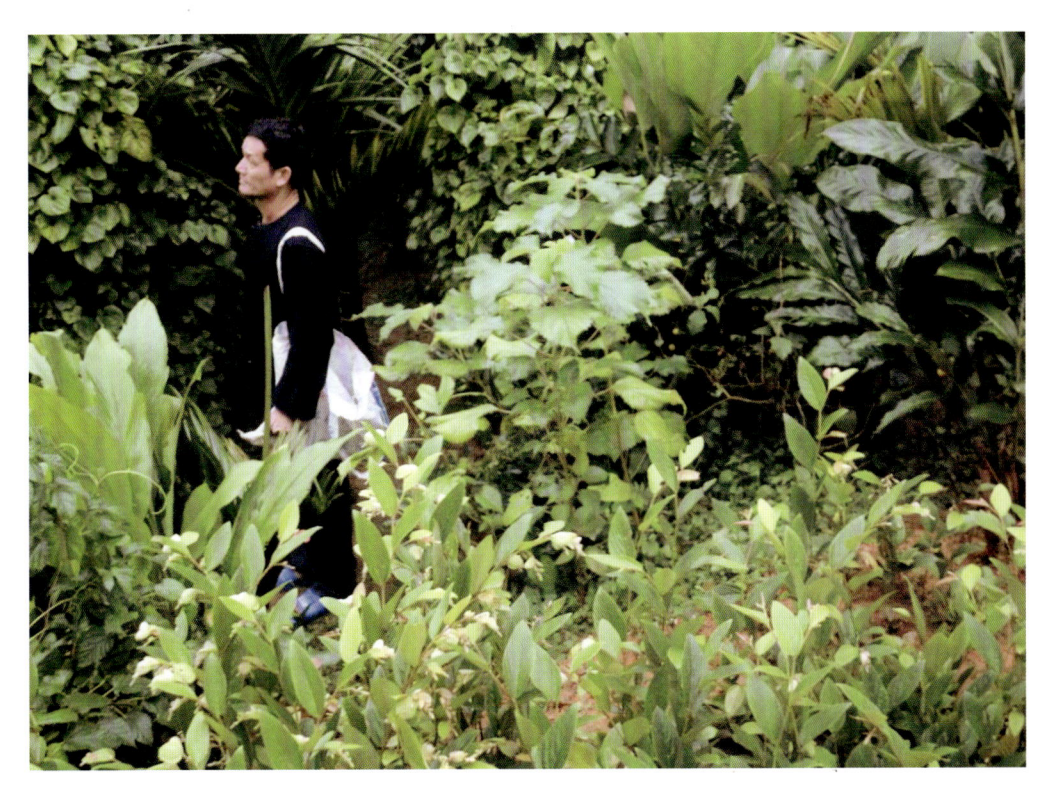

曾启财（五指山）和他的自种草药园。

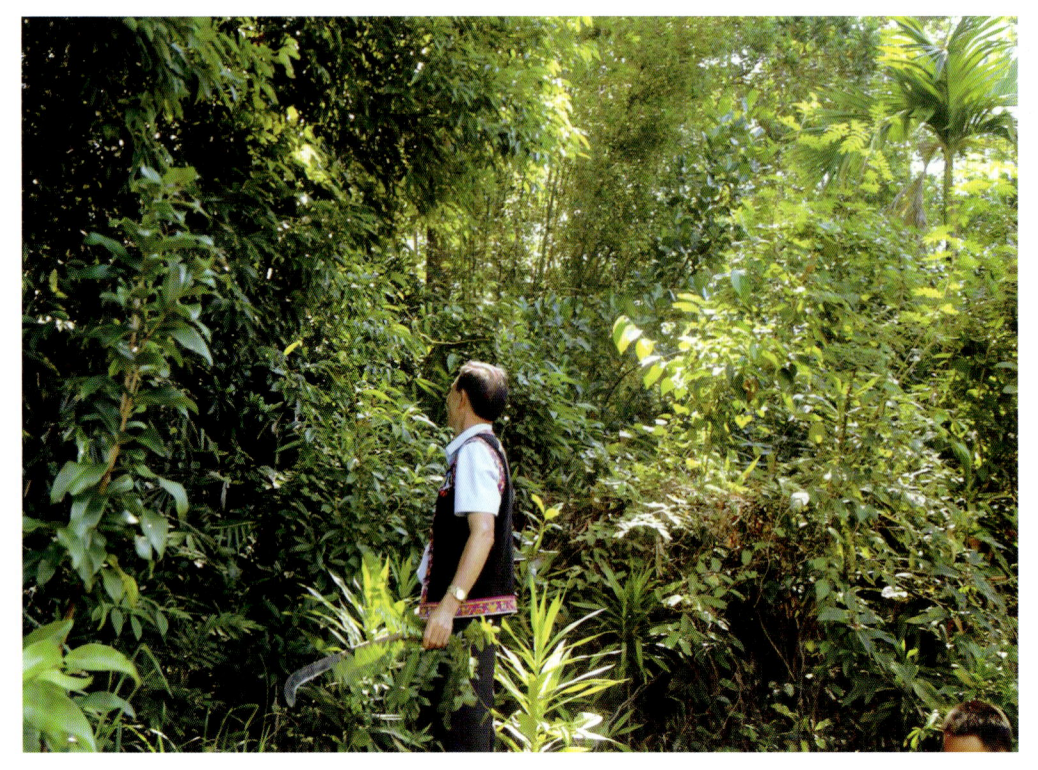

盆其才（保亭）和他的自种草药园。

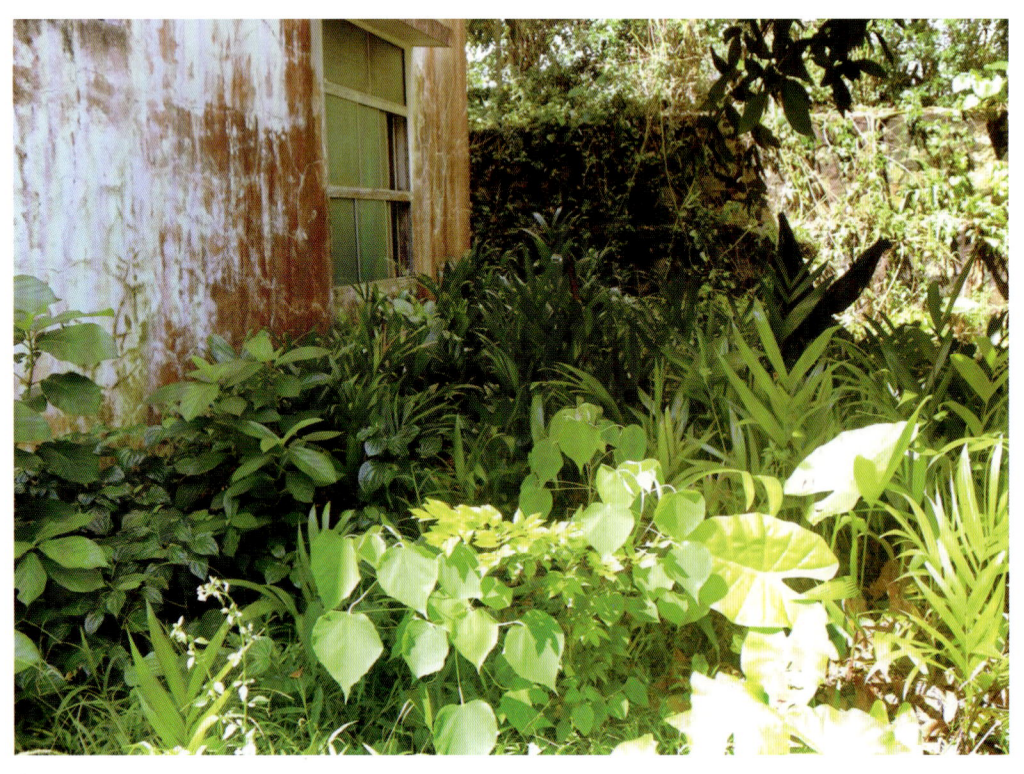

廖萍杏（万宁）的自种草药园。

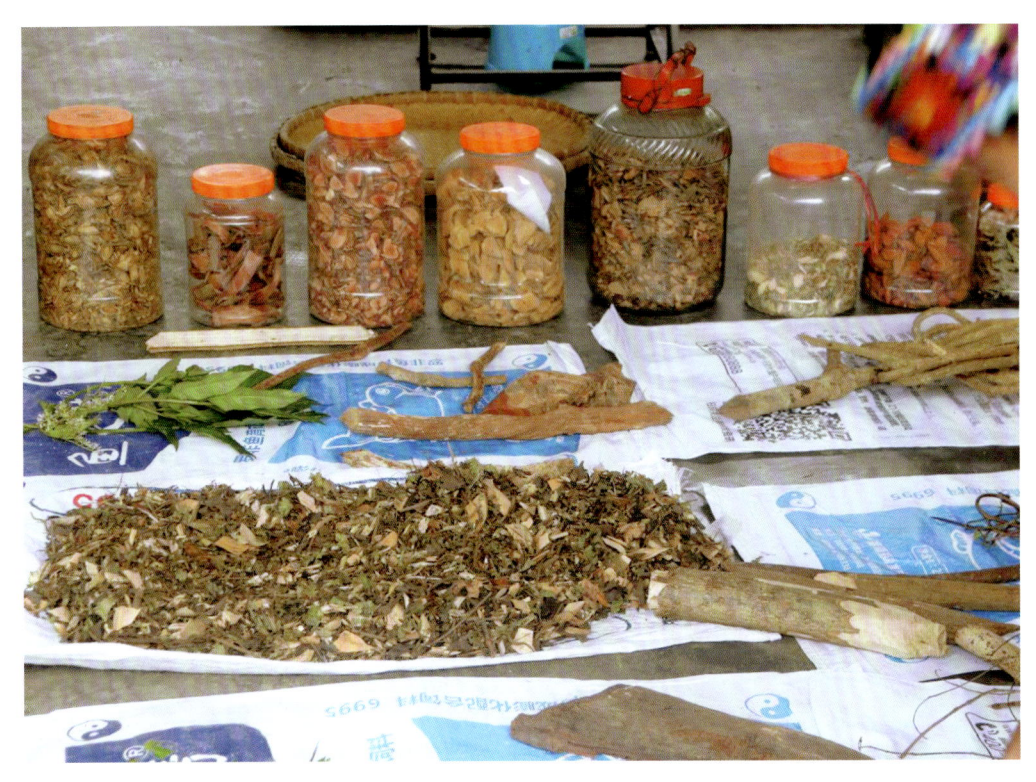

陈高明（琼中）的备用药材。

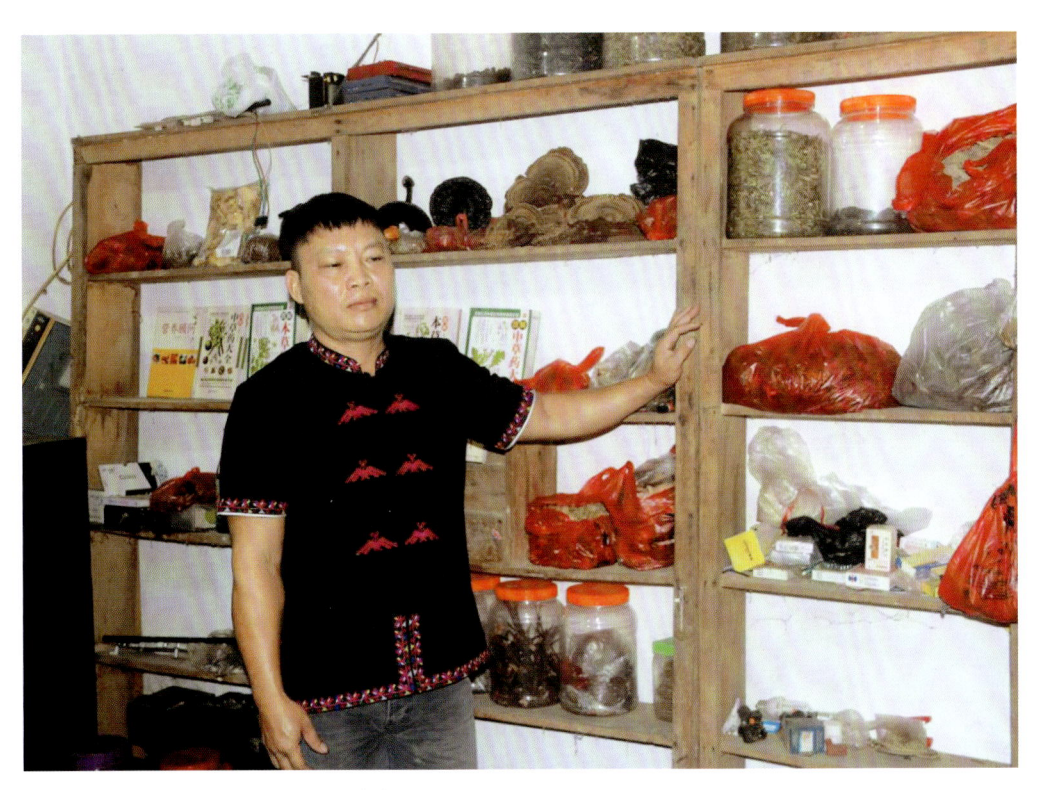

陈开轩（琼海）和他的备用药材储存间。

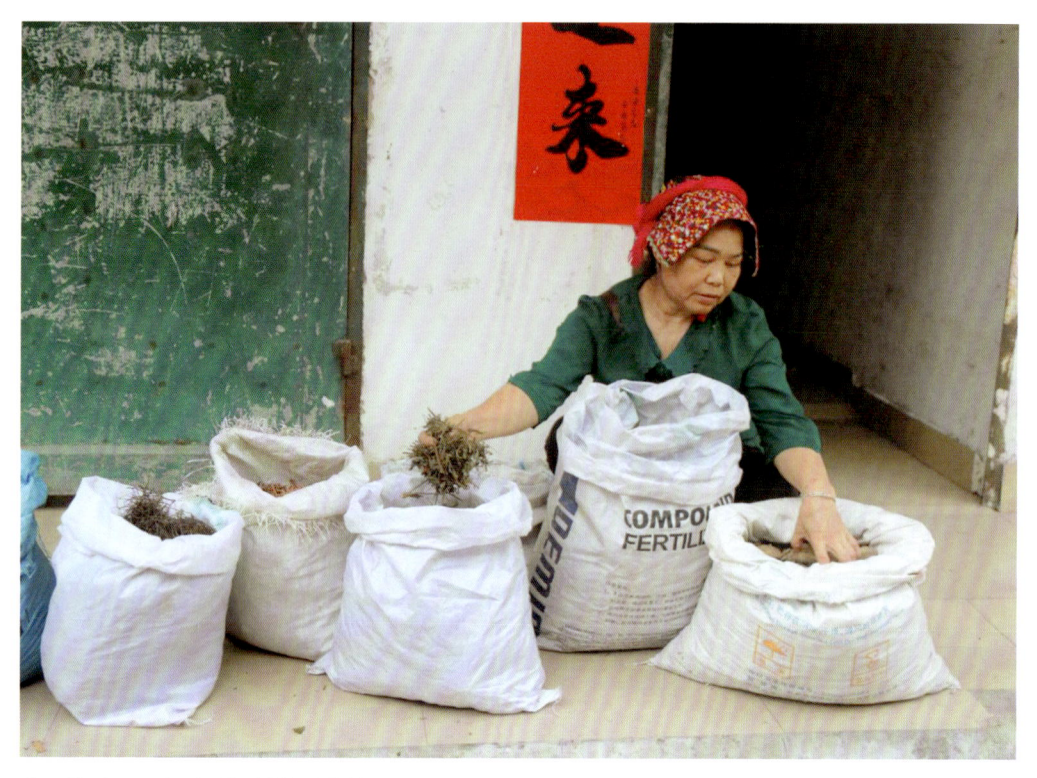

盆玉妹（三亚）晾晒调制药酒药材。

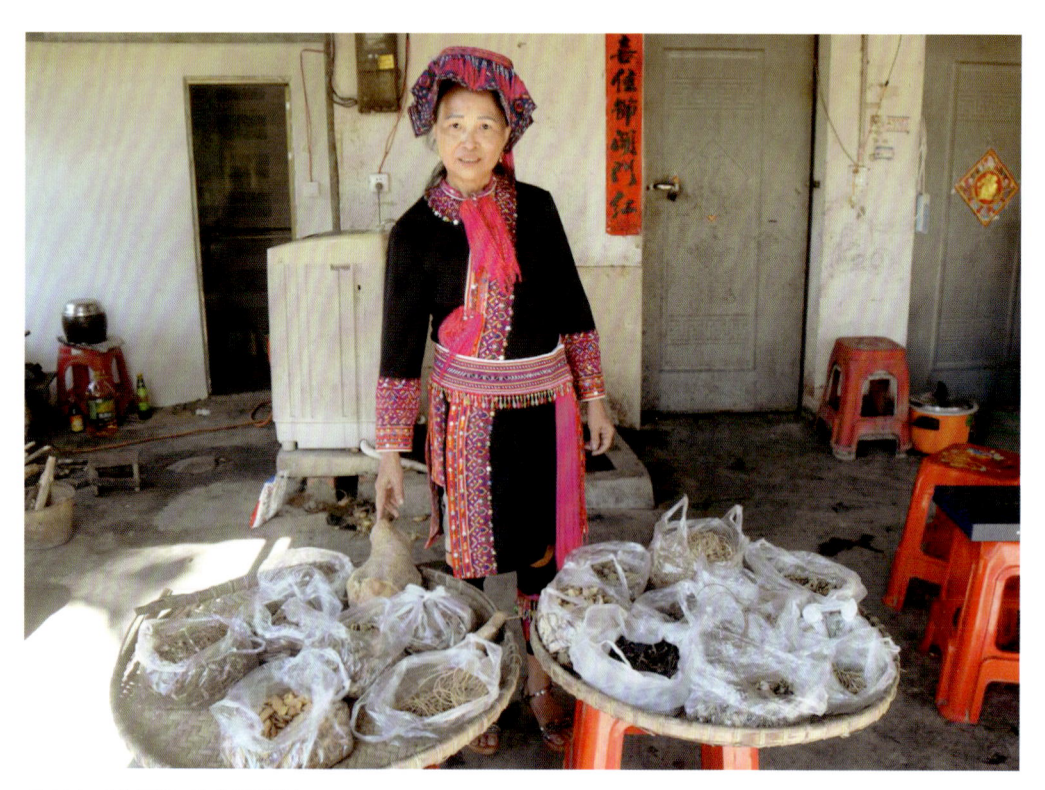

盆玉金（保亭）的备用药材。

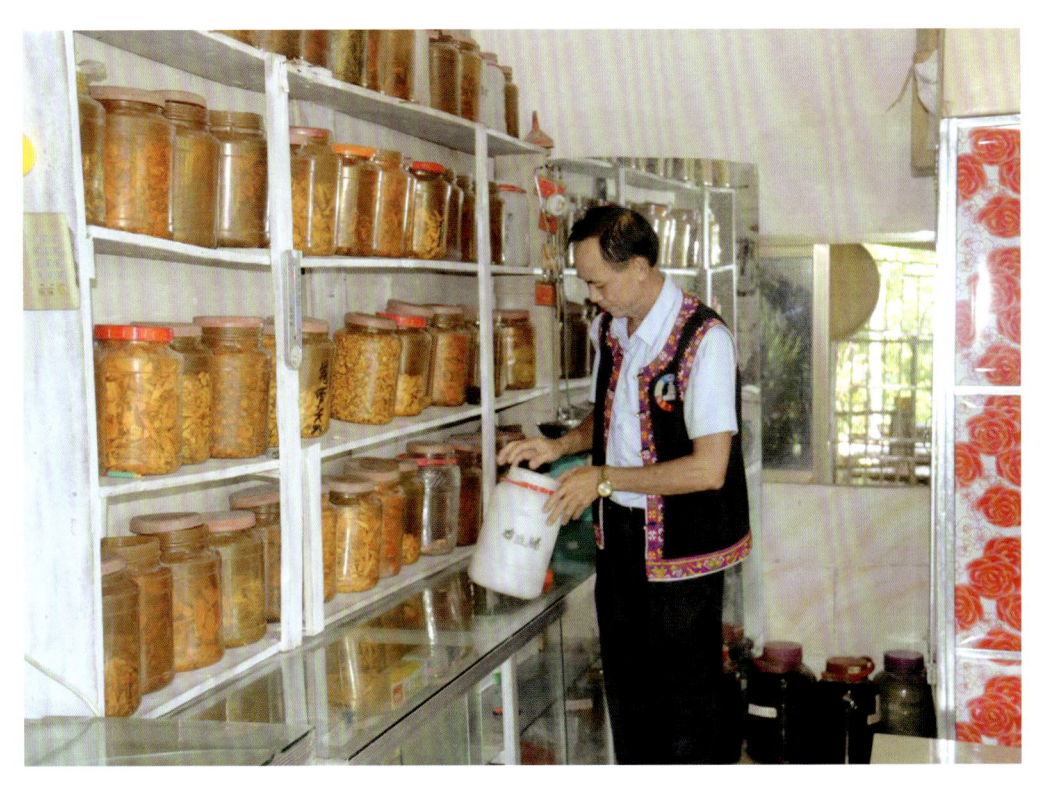

盆其才（保亭）和他的备用药材储存间。

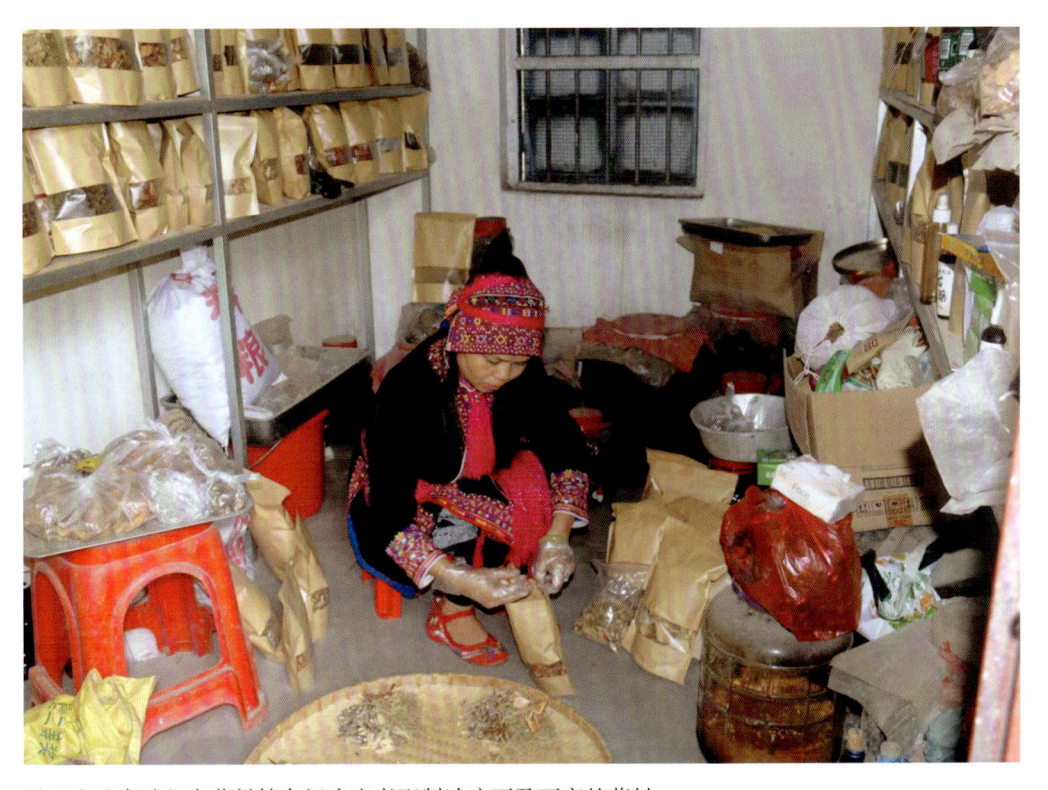

马亚金（白沙）在药材储存间为患者配制治疗不孕不育的药材。

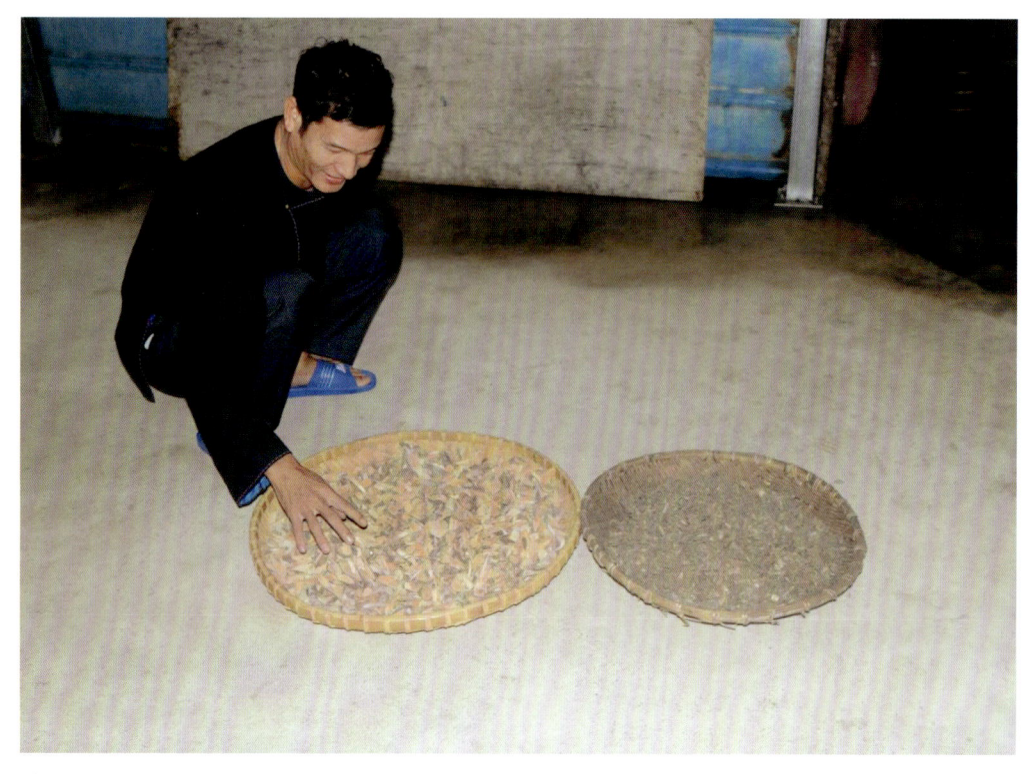

曾启财（五指山）晾晒用于胃病的药材。

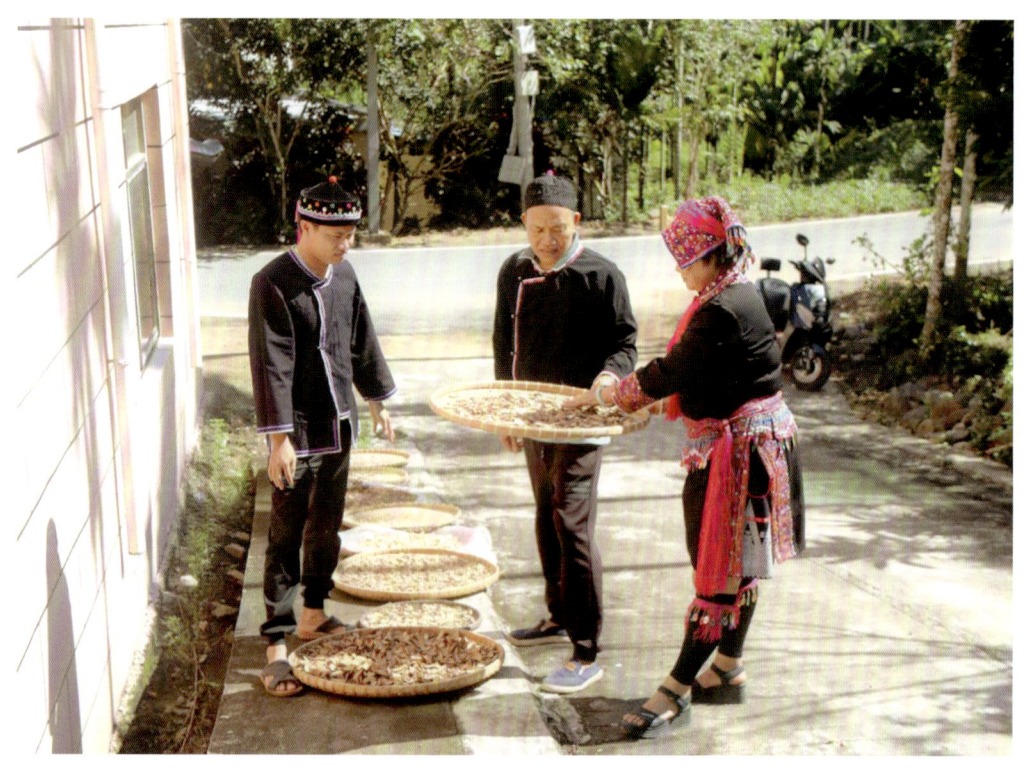

黄德清（三亚）与妻子、儿子一起晾晒药材。

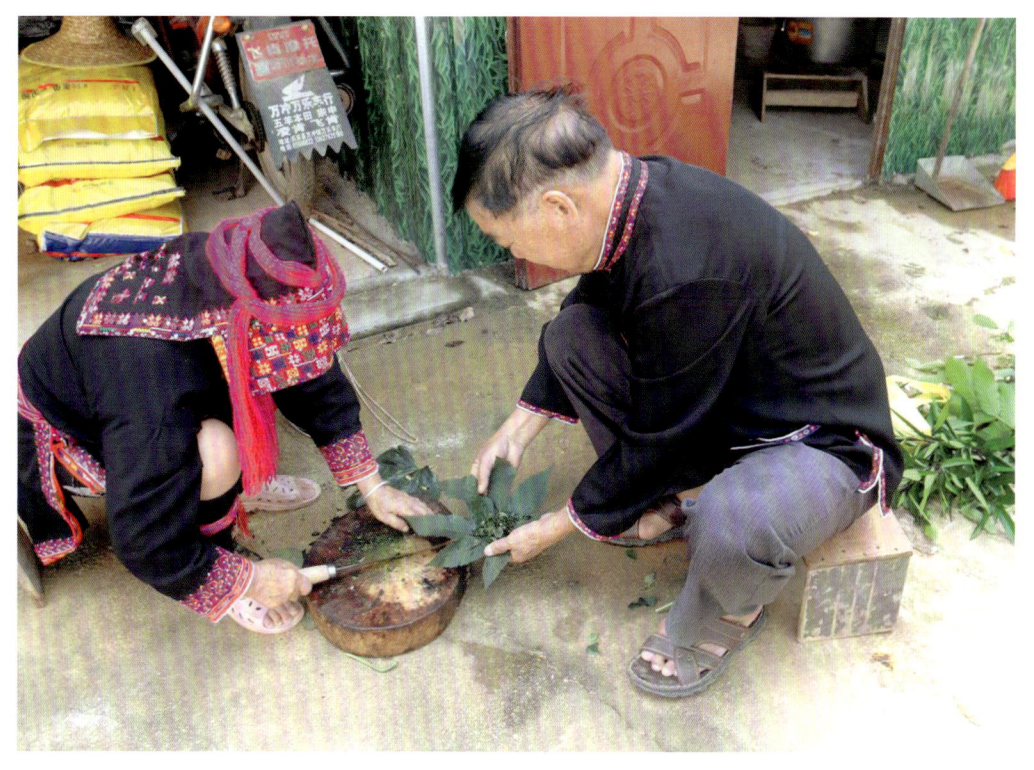

陈敬新（乐东）与妻子一起制作用于毒疮的药物。

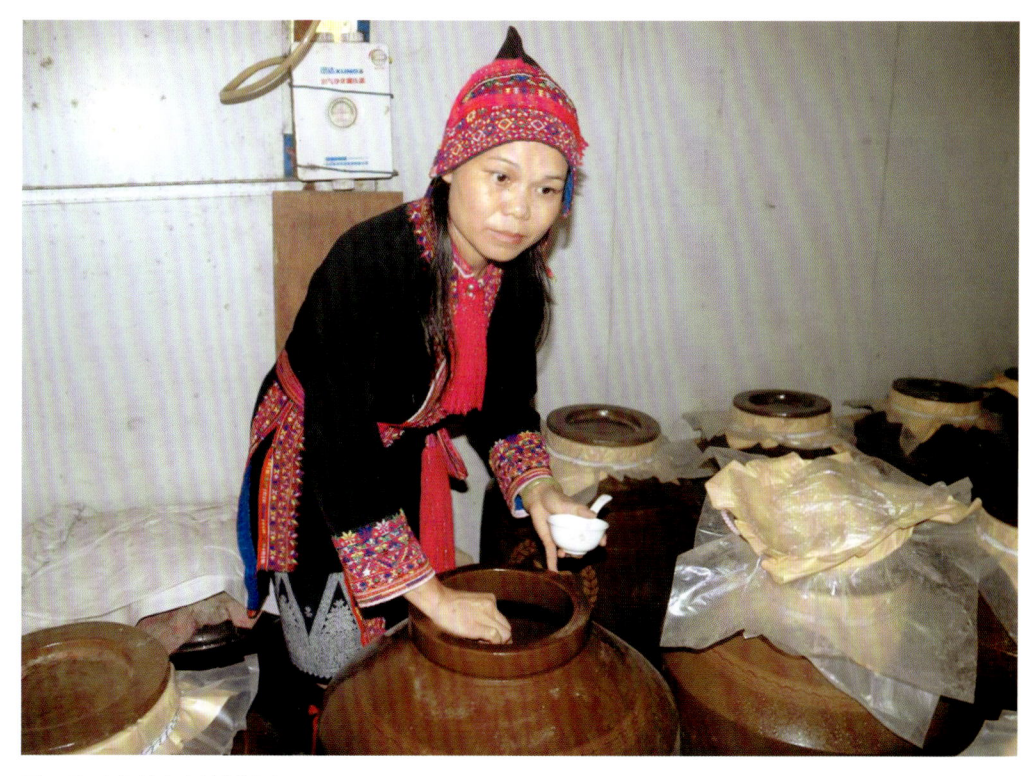

马亚金（白沙）调制药酒。

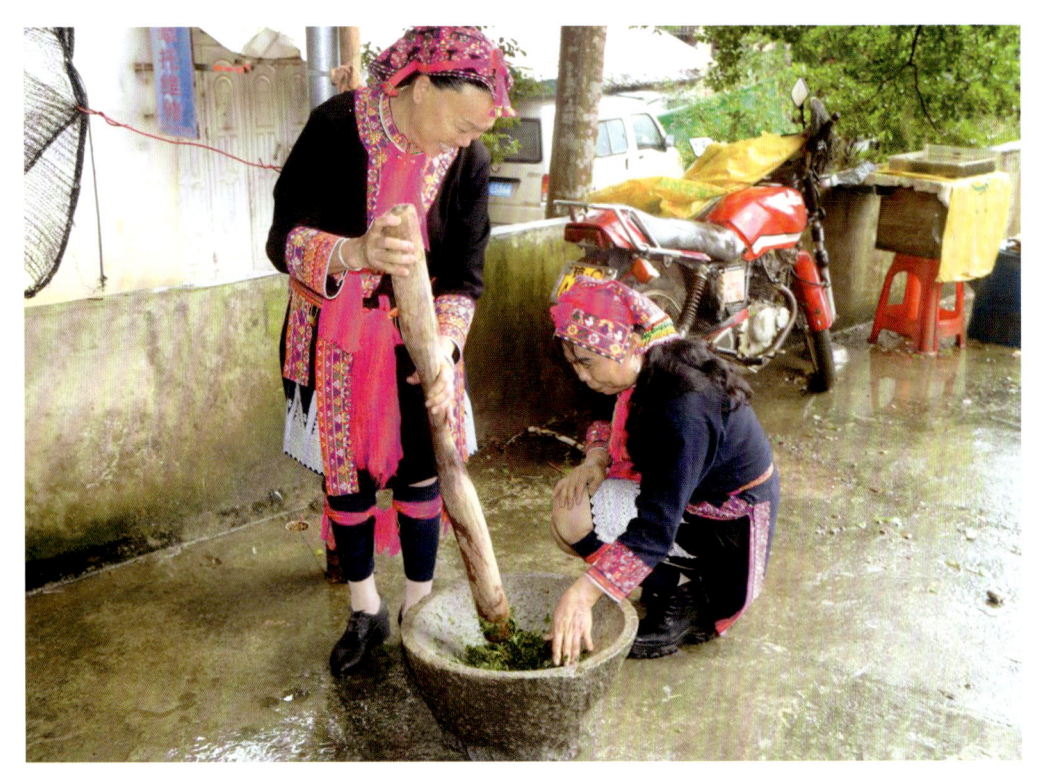

用大型木杵和药臼捣烂新药。

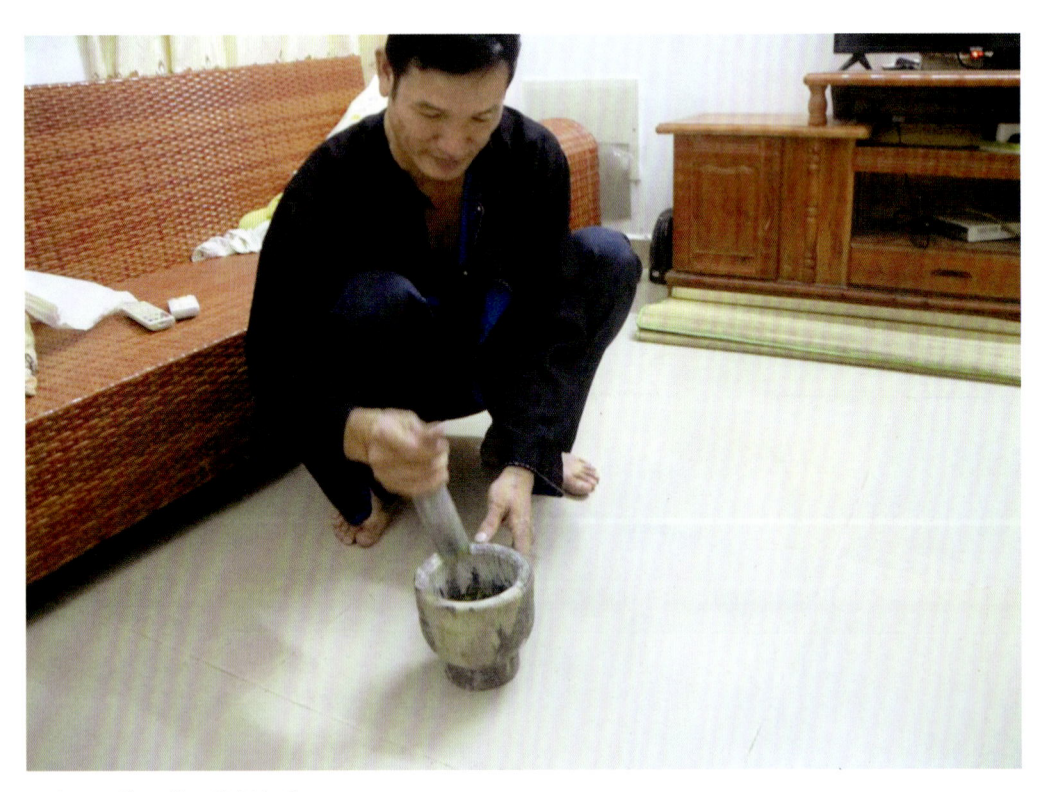

用小型石杵和药臼捣烂新药。

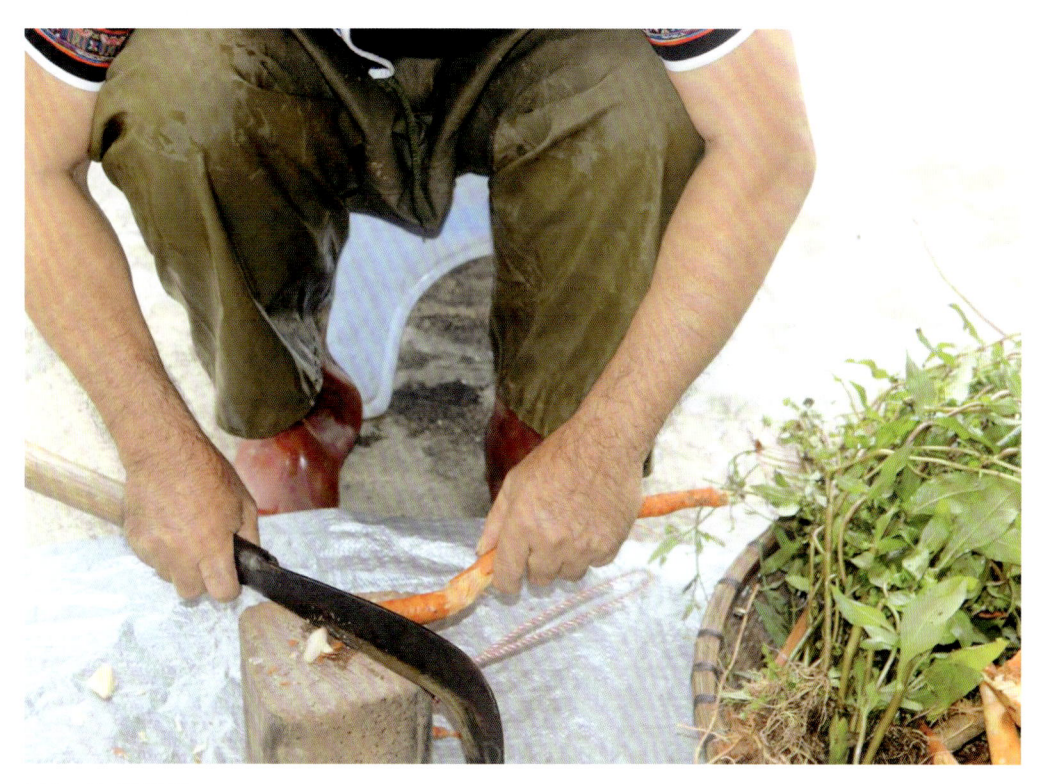

用勾刀切段鲜药。

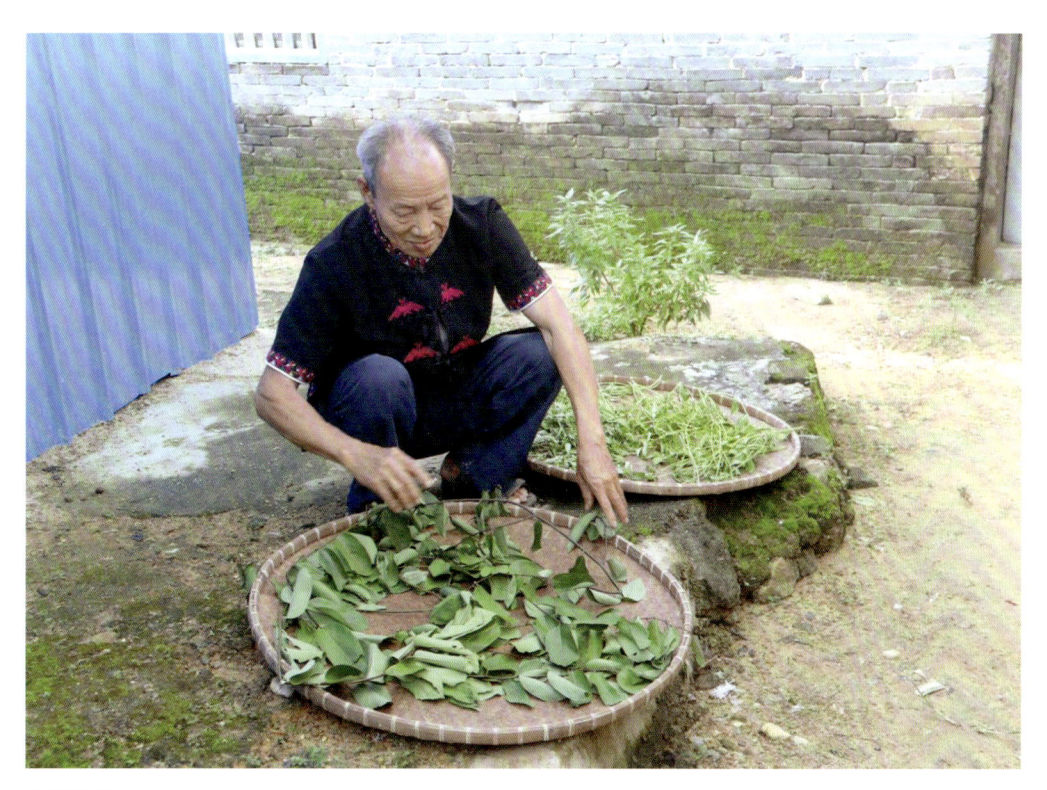

晾晒鲜药。

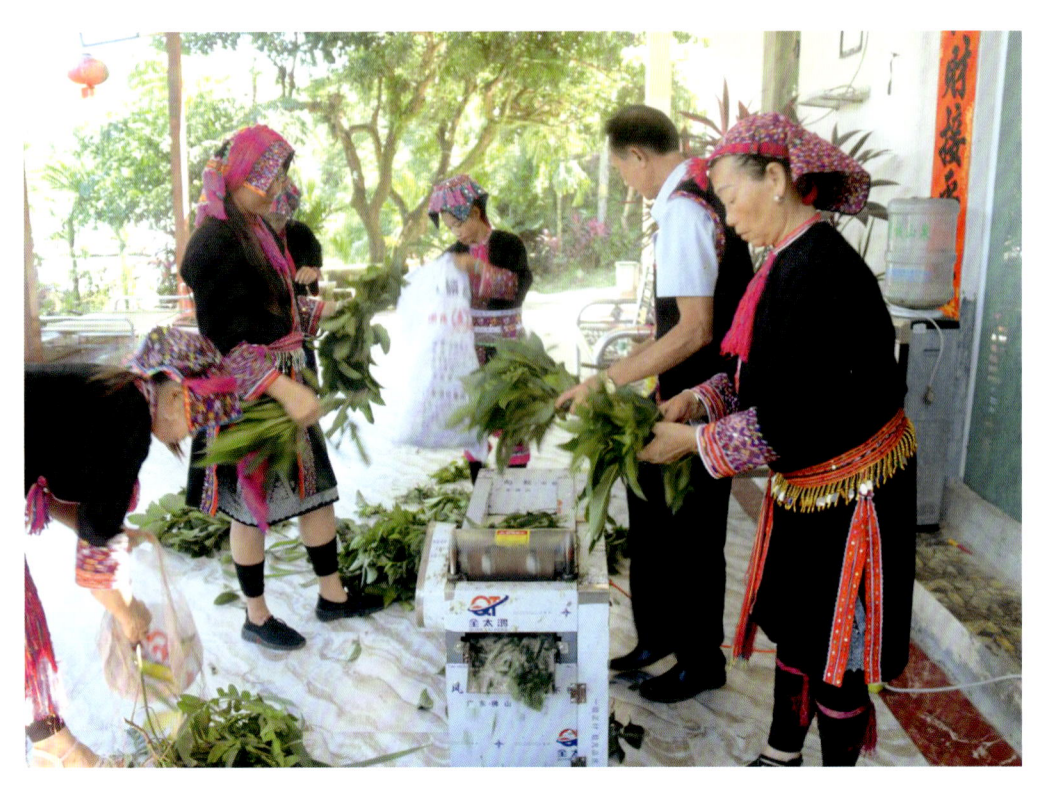

用机器切割鲜药。

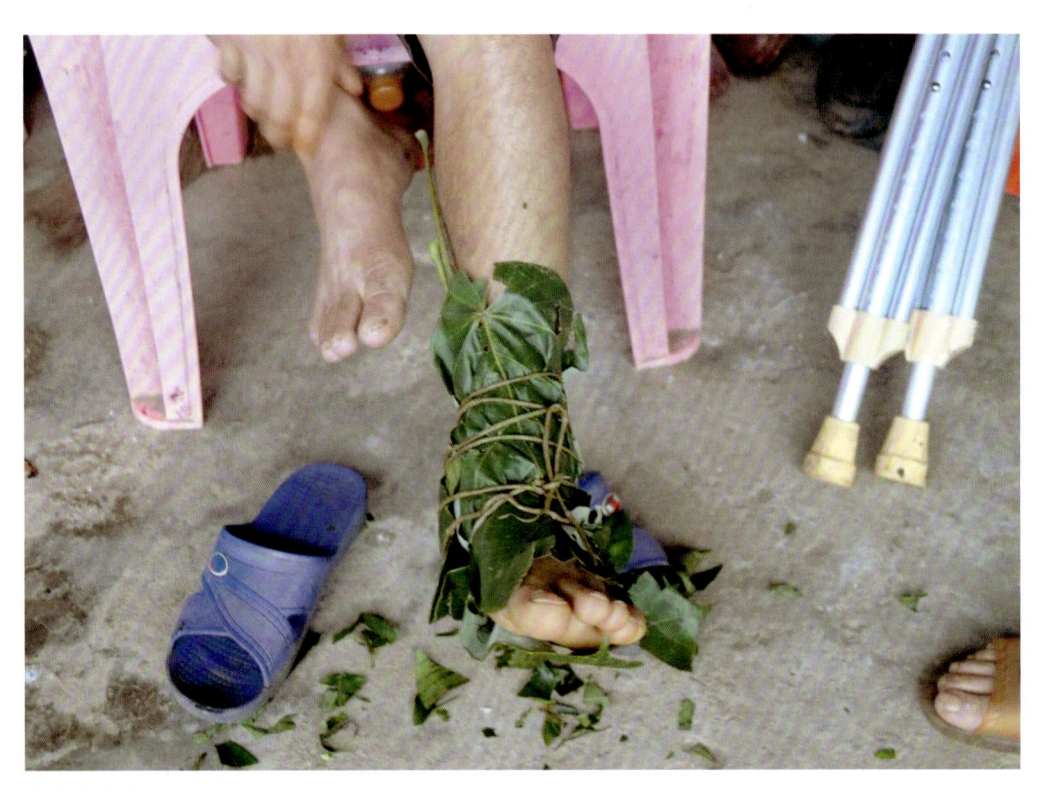

为患者接骨。

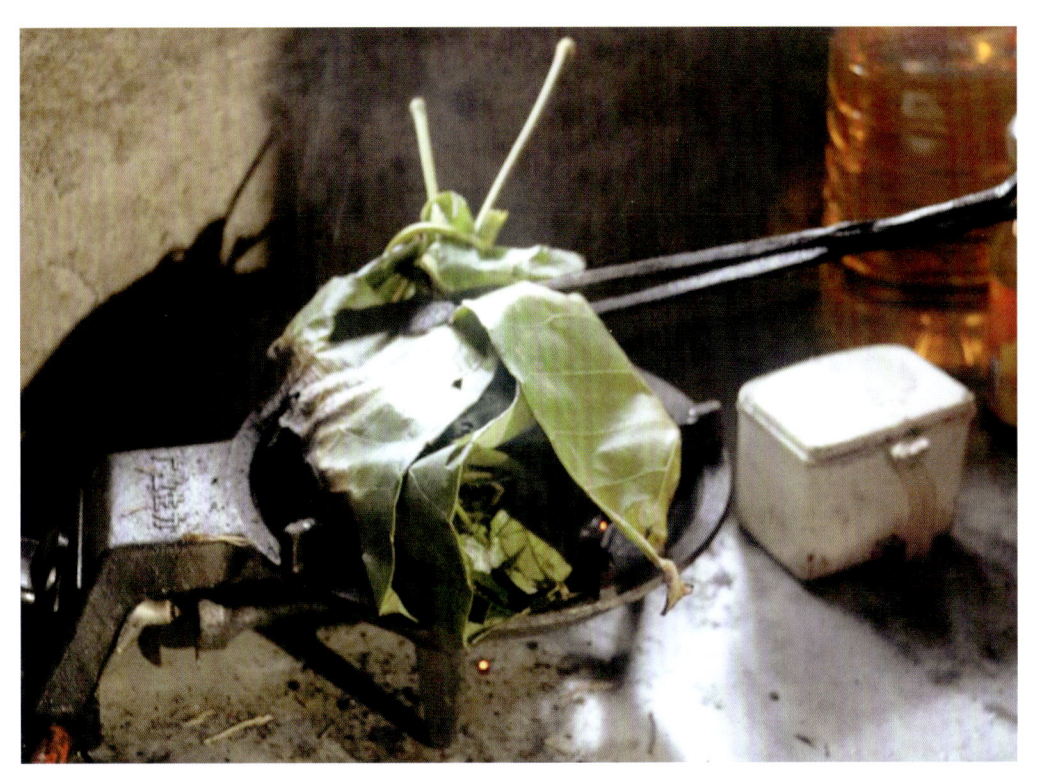

用炭火加热接骨药。

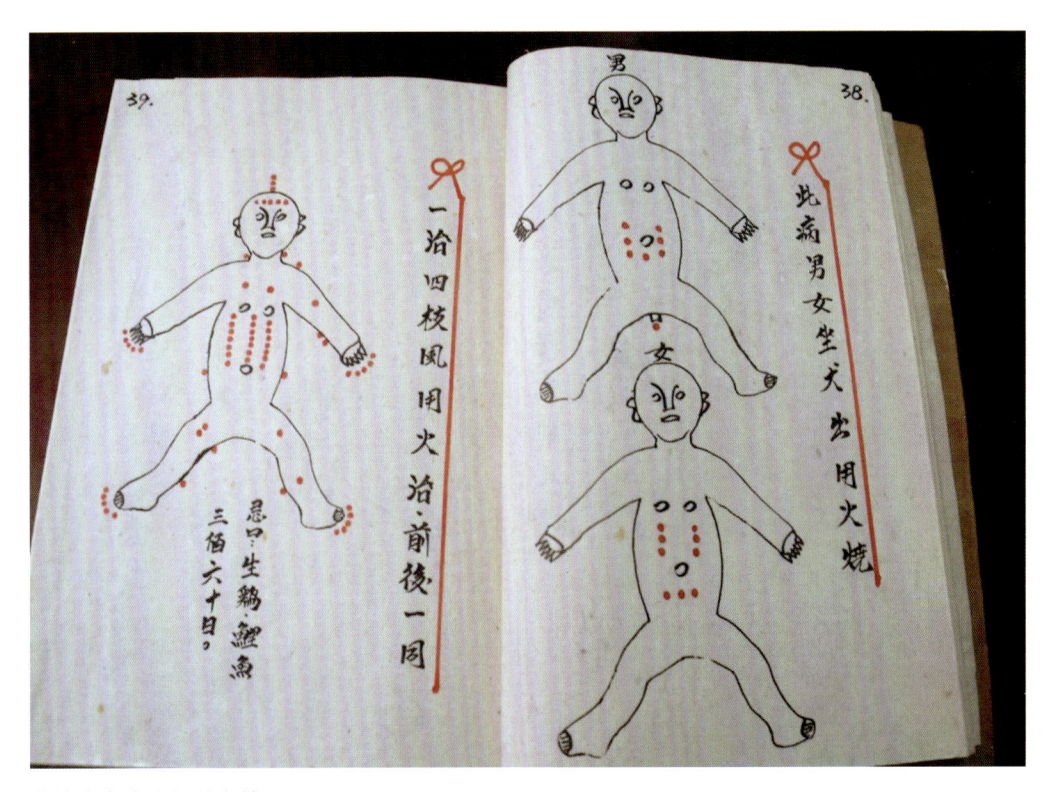

苗族火灸疗法相关书籍。

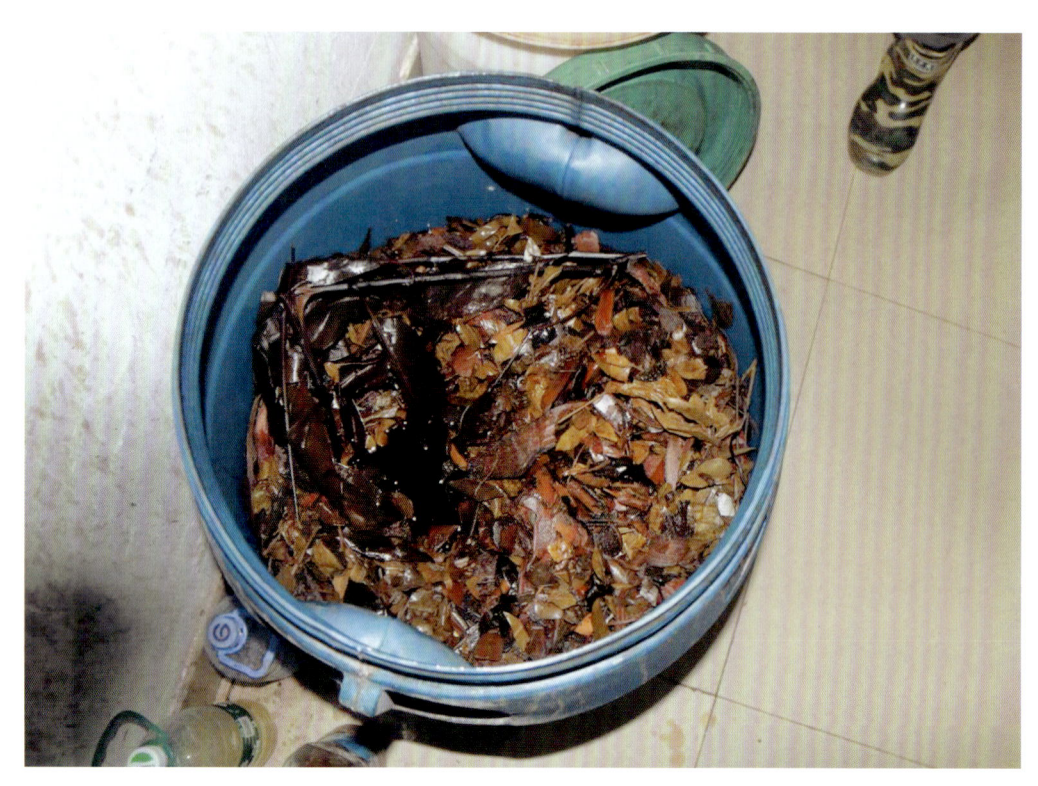

用数十种药材浸泡风湿药酒。

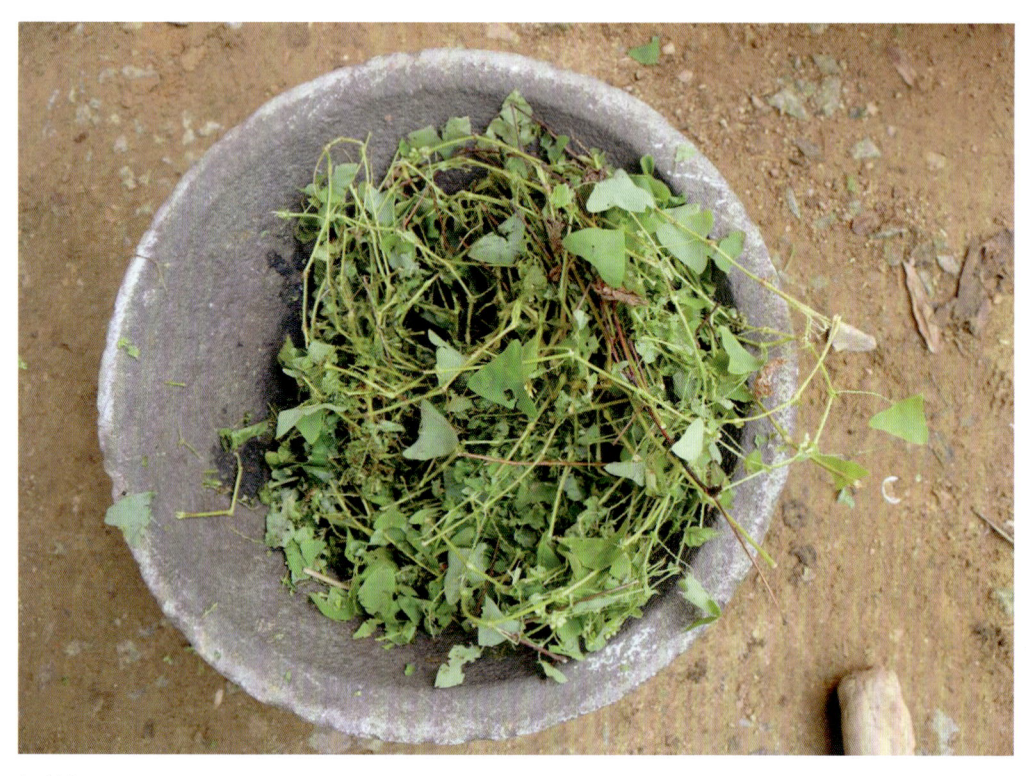

扛板归。

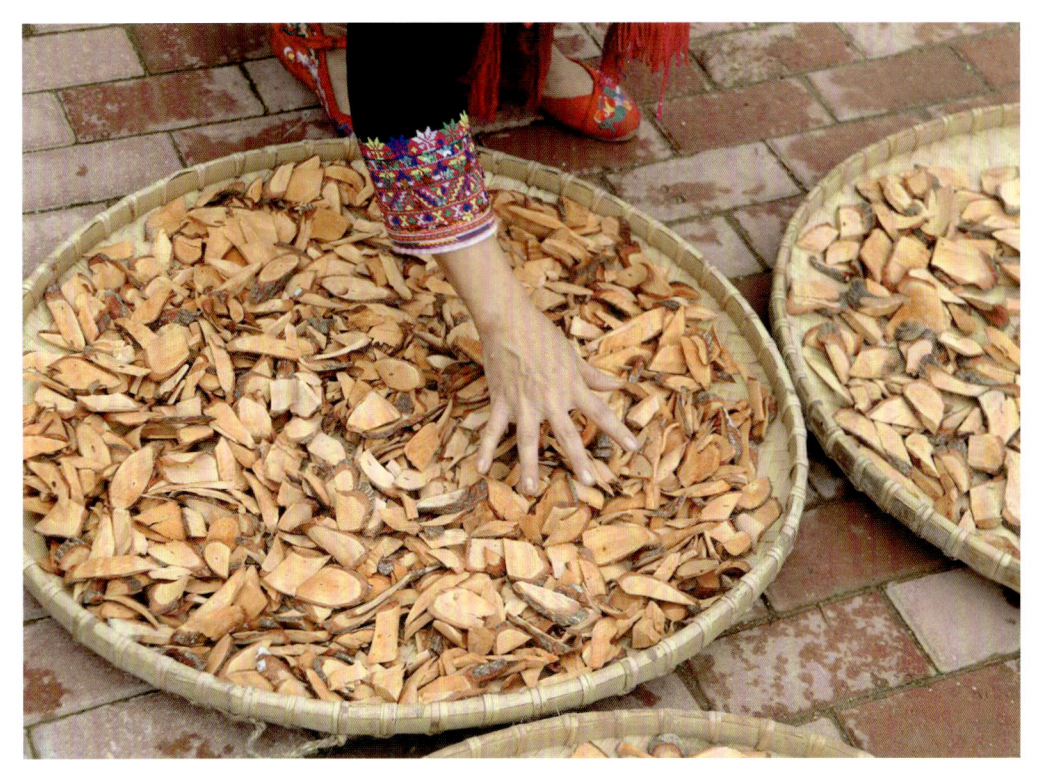

杜仲。

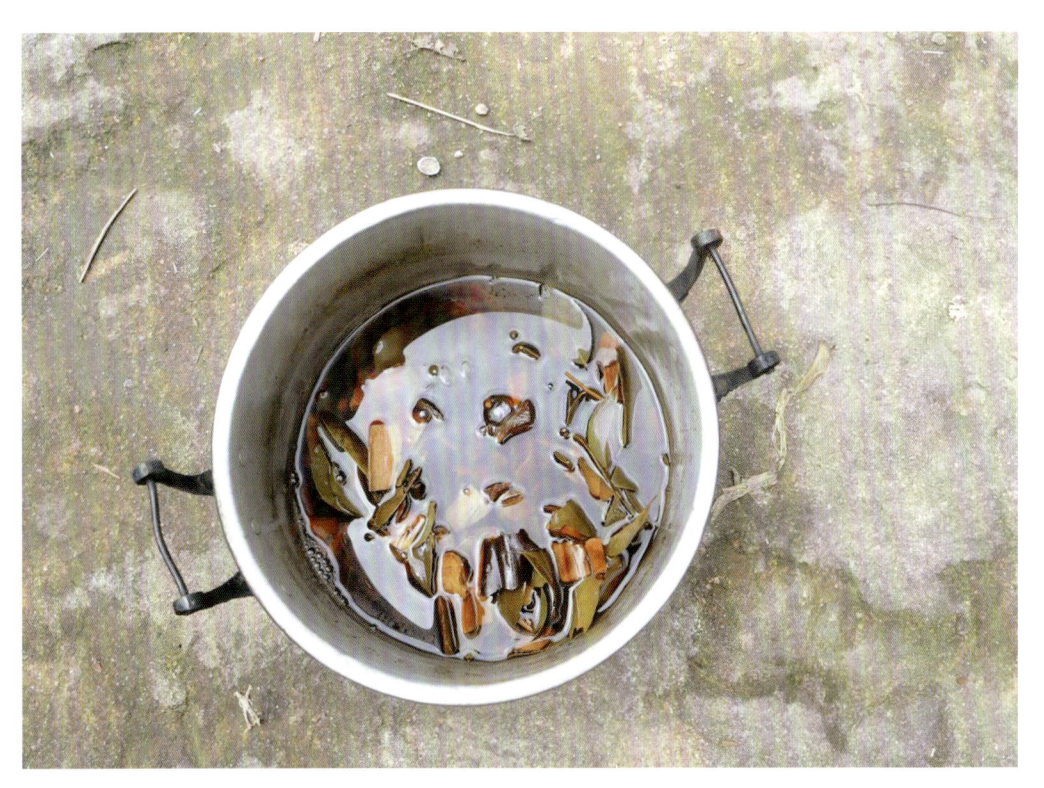

由七种药材制作的解无名中毒汤。

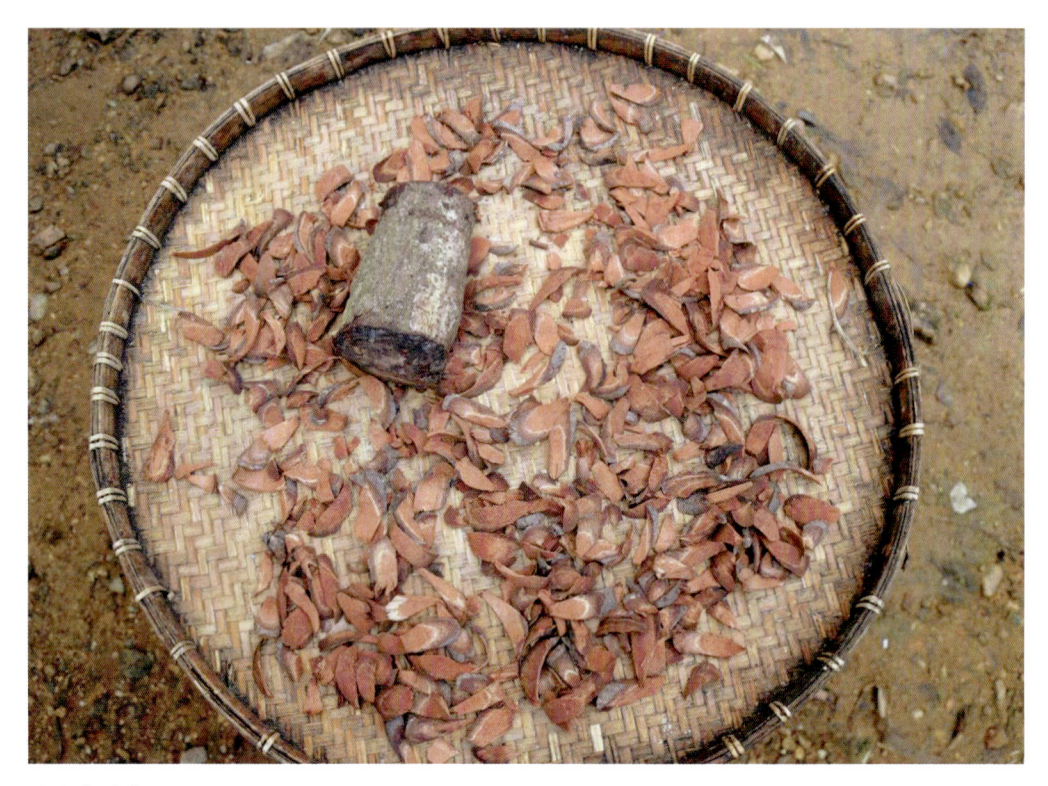

鸡血藤干药。

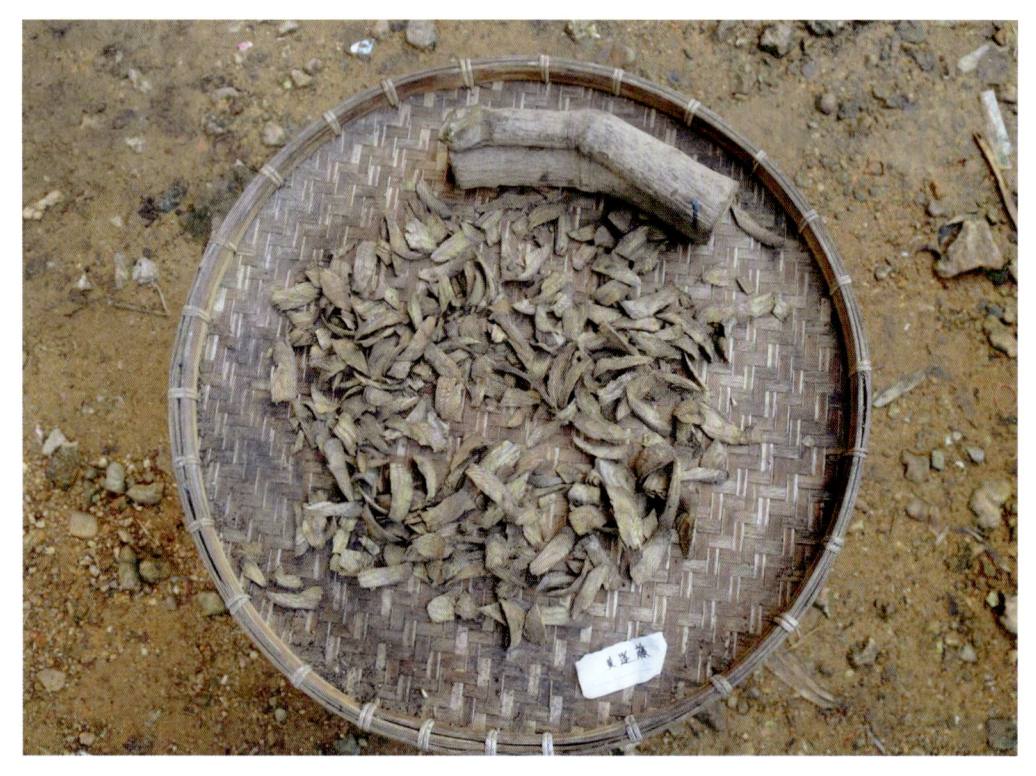

黄连藤干药。

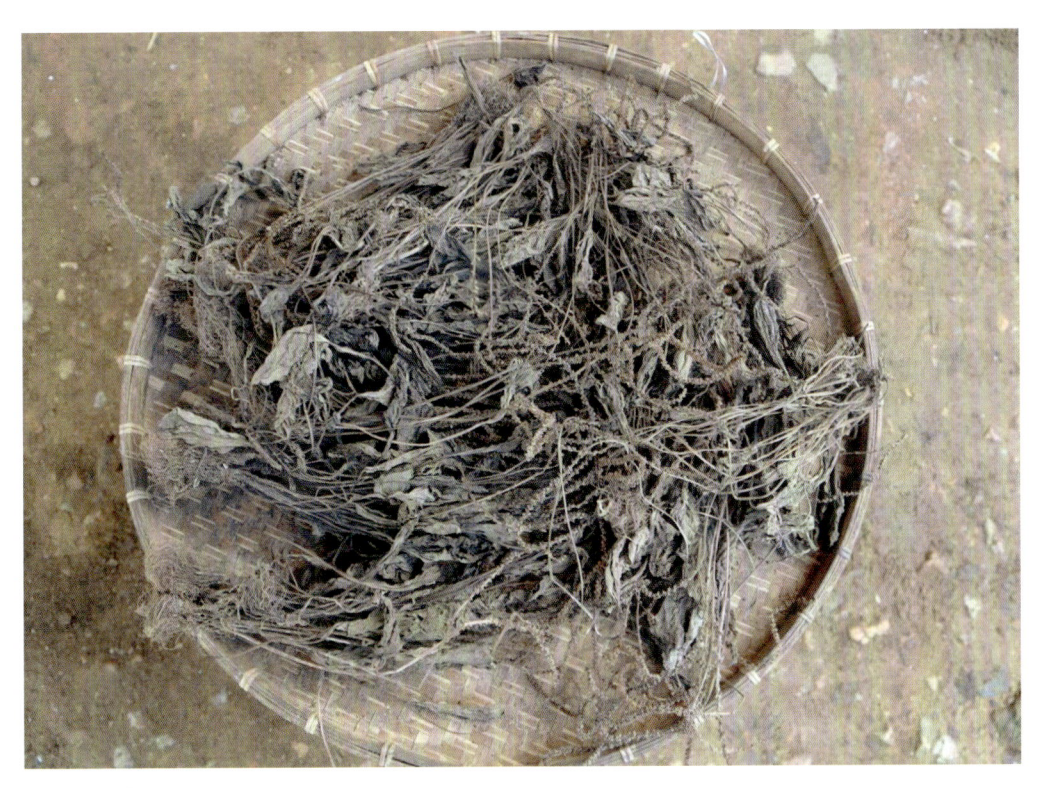

车前草干药。

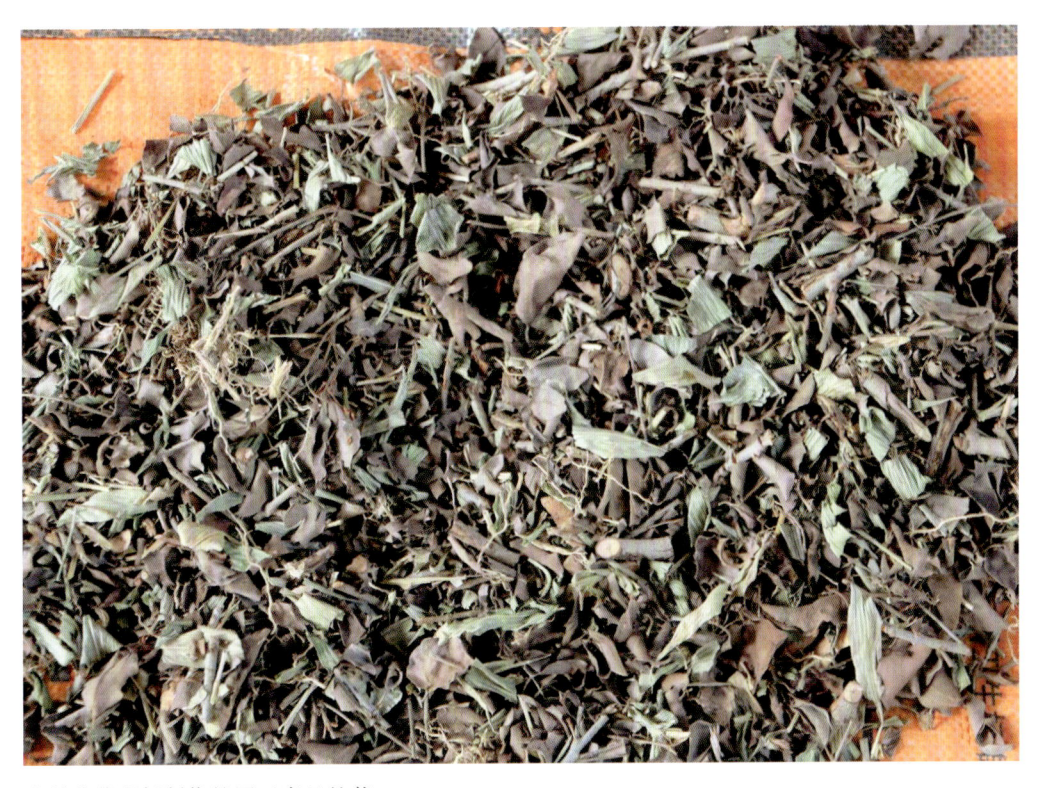

多种草药配伍制作的用于痛经的茶。

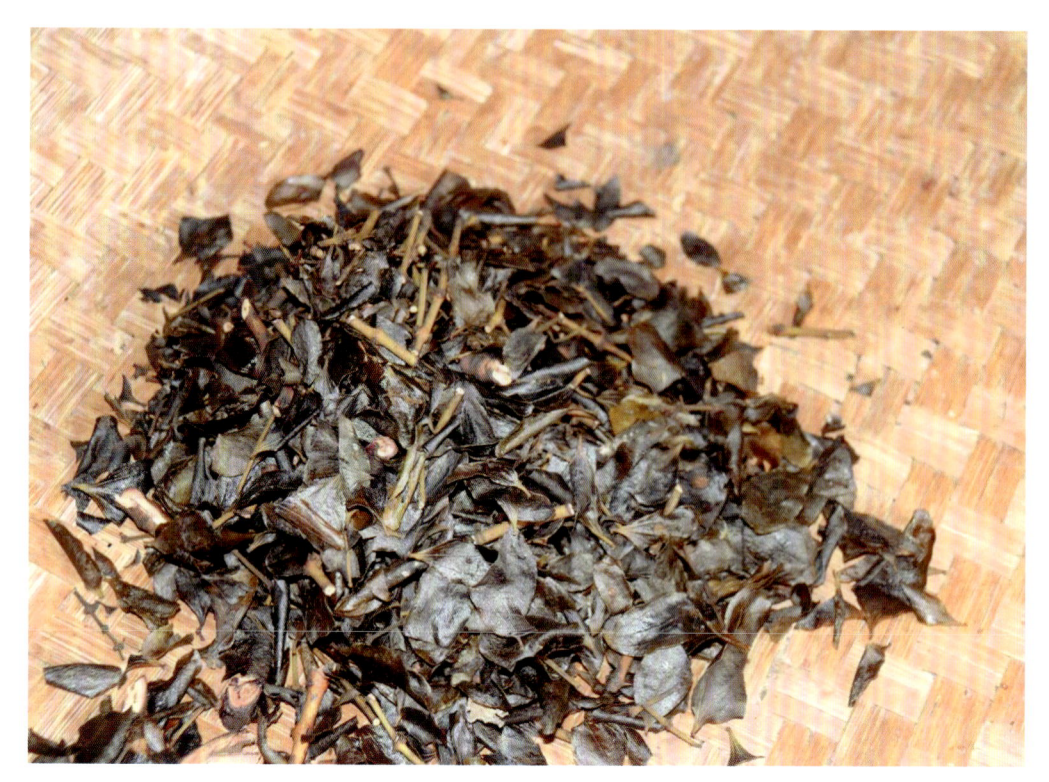

养生茶（油茶树寄生）。

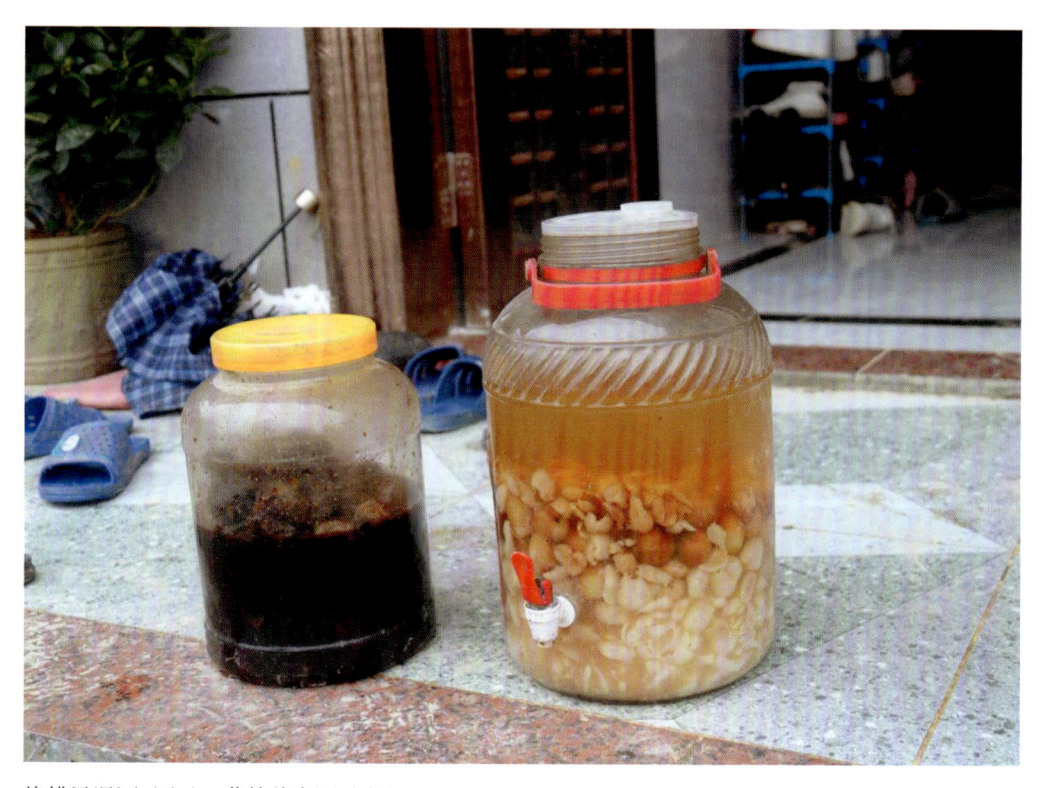

蜂蜡风湿酒（左）、荔枝美容酒（右）。

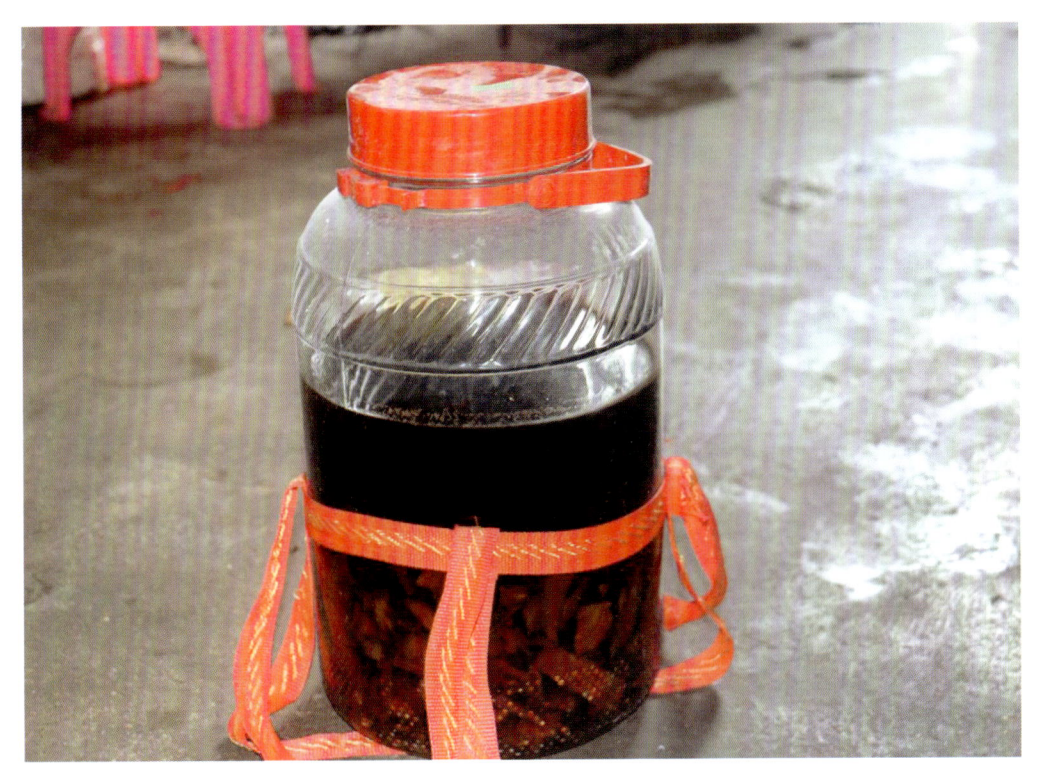

用于痛风的药酒。

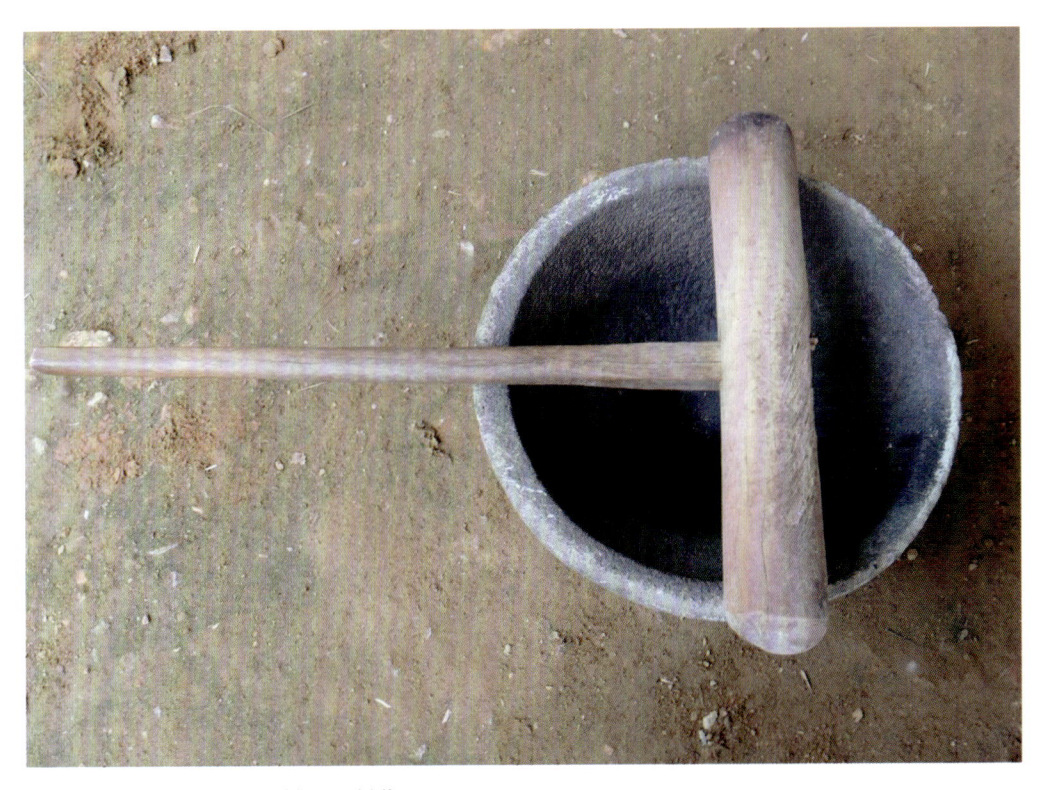

药材捣碎工具——大型木槌和石制药臼。

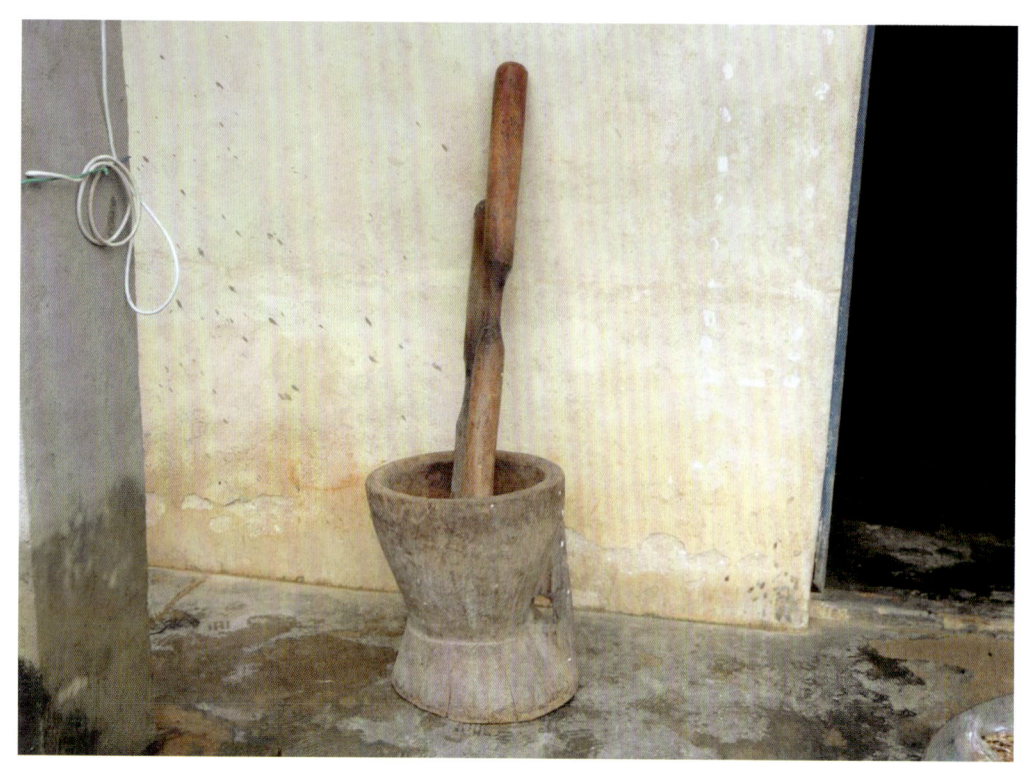

药材捣碎工具——大型木槌和木制药臼。

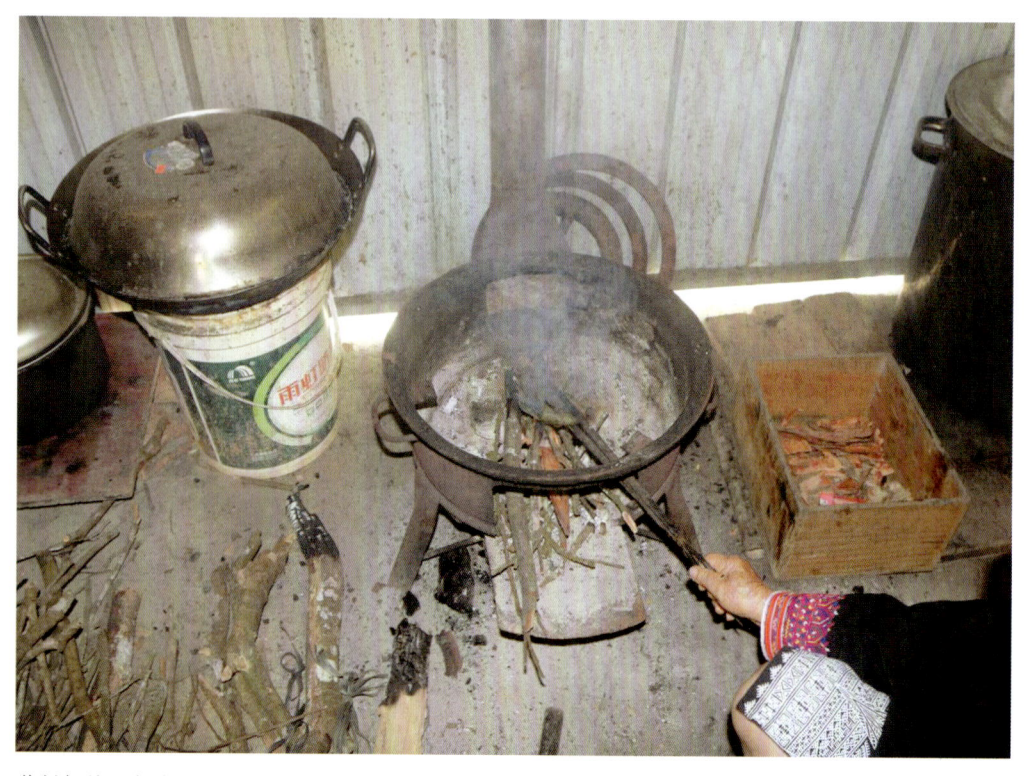

药材加热和熬煮炮制设备。

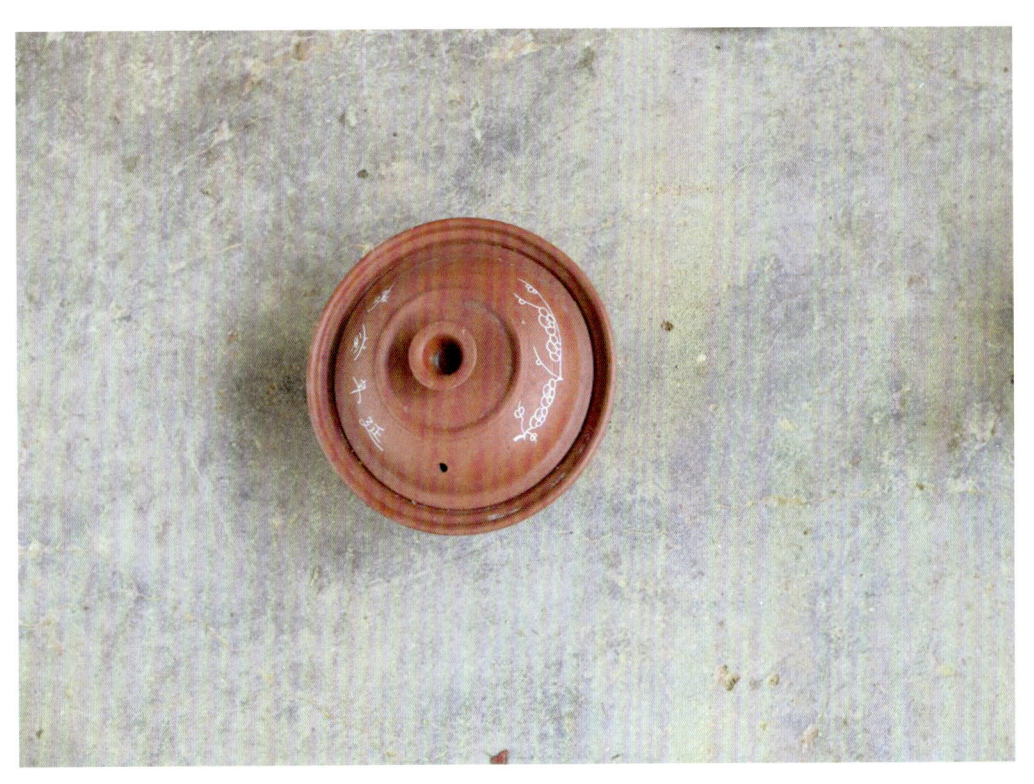

药材煎煮工具——煲药陶罐。

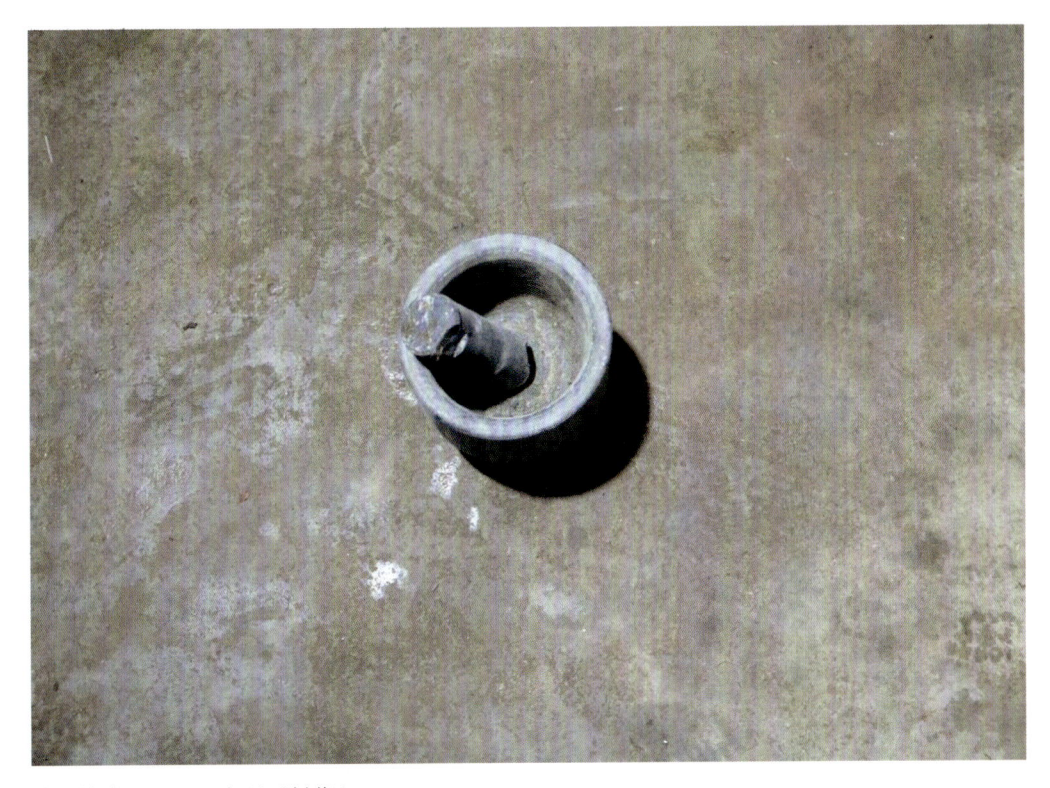

药材捣碎工具——小型石制药臼。

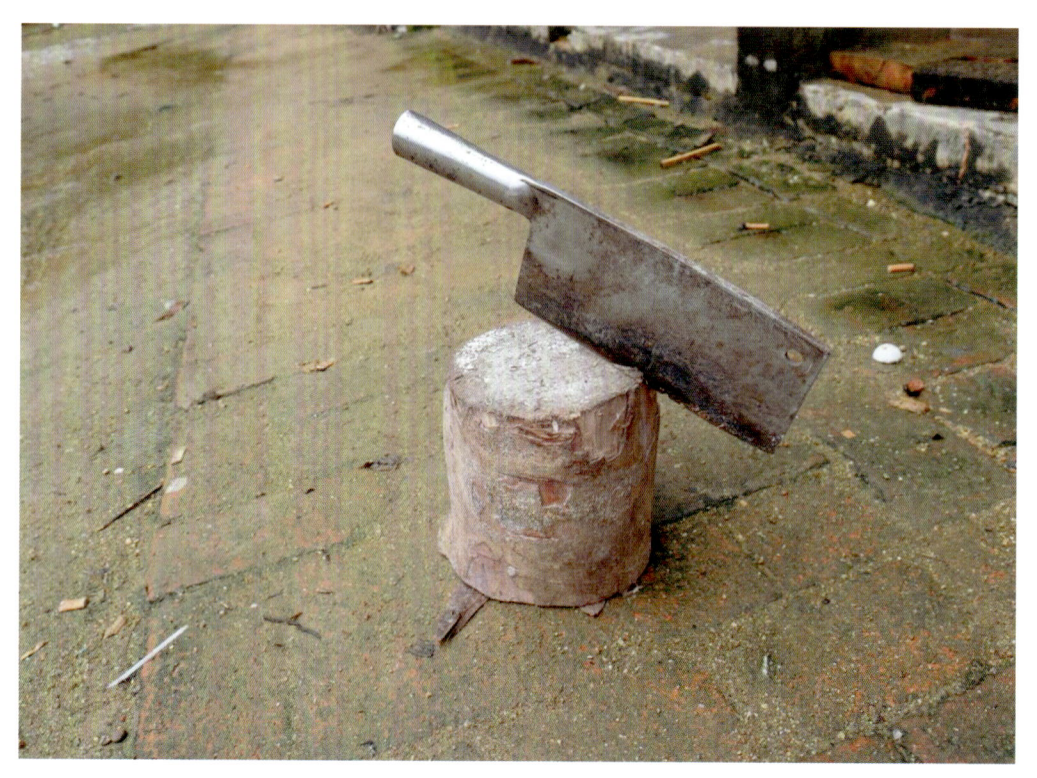

药材加工工具——砧板和切刀。

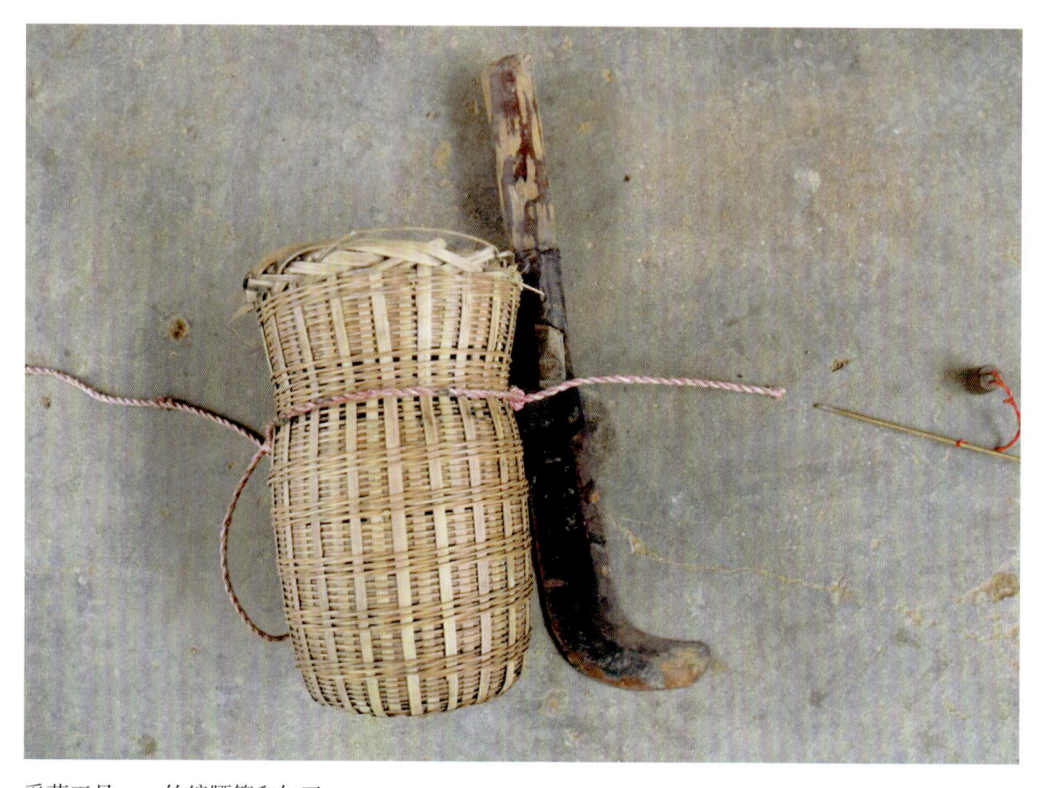

采药工具——竹编腰篓和勾刀。

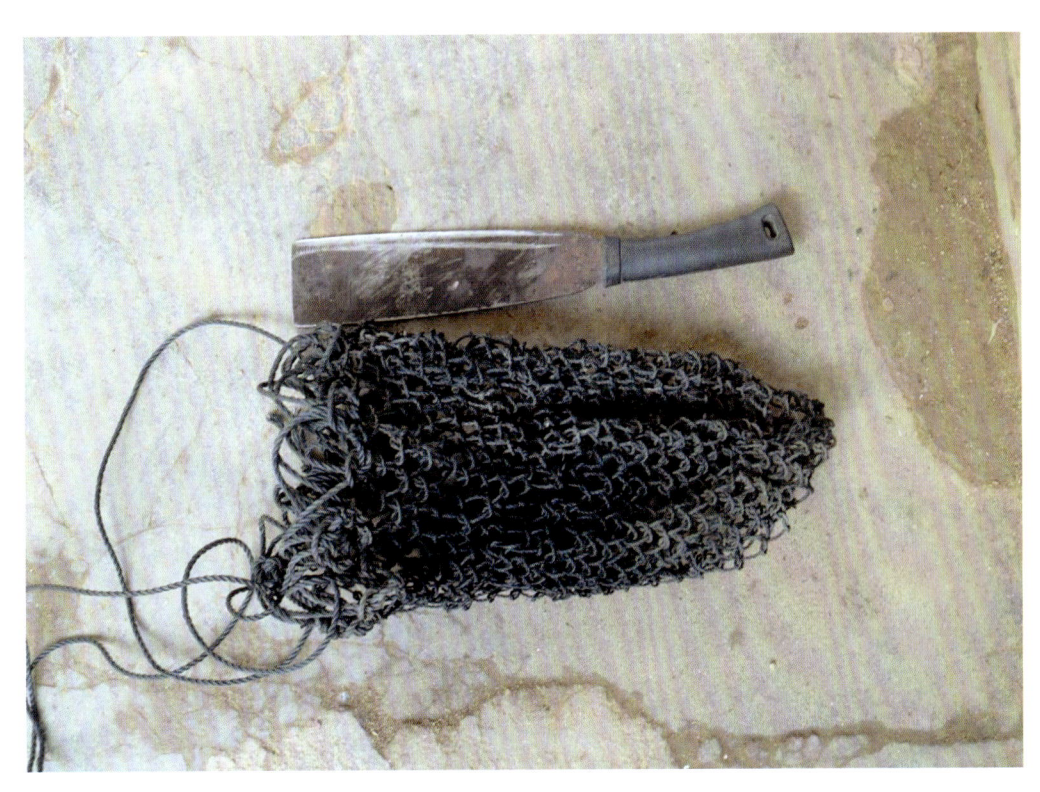

采药工具——绳编腰篓和砍刀。

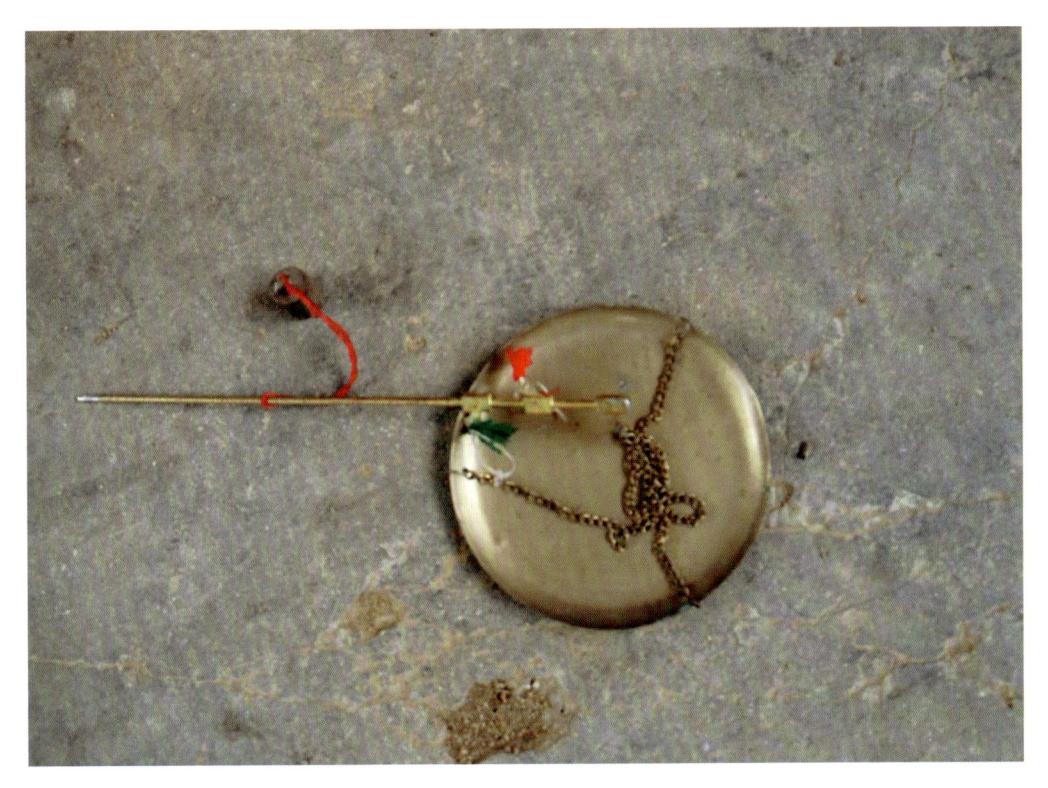

药材调配工具——药秤。

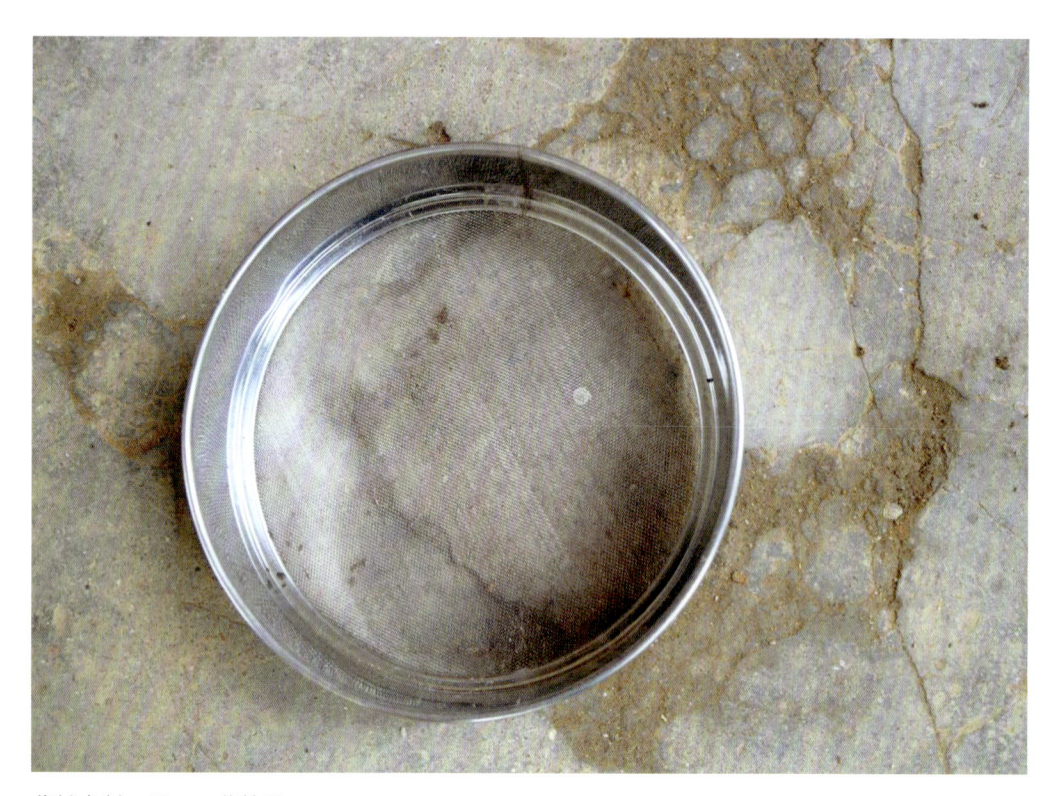

药材净制工具——药筛子。

《海南苗族医药志》苗语简介

应《海南苗族医药志》一书编委之邀为该书草药加注苗语名称，笔者也深感为难，因为海南苗族历来是有语言无文字的民族，海南苗语发音又比汉语复杂得多，如果草率地使用汉字谐音来记录海南苗语，很难准确表达苗语的发音。所以笔者查阅有关海南苗语语音系统的相关资料，以汉语拼音为基础，参照一些少数民族的文字设计方案设计了这套海南苗语拼音方案，用于记录海南苗语。为了成书后相关学者田间调查收录苗药之便，对应的苗语发音也标上音标。

海南苗语声母表

字母	bh	p	mb	m	f	v	b	bi
音标	[p	pʰ	ɓ	m	f	v	ʔb	ʔbj*]
字母	bl	pl	mbl	bi	pi	mbi	mi	w
音标	[pl	pʰl	ɓl	pj	pʰj	bj	mj	w*]
字母	g	k	q	ng	h	y	j	wh
音标	[k	kʰ	g	ŋ	x	j*	ʔj	ʔw]
字母	gl	kl	ql	gi	ki	qi	ngi	hi
音标	[kl	kʰl	gl	kj	kʰj	gj	ŋj	xj*]
字母	gu	ku	qu	ngu	hu	yu		
音标	[kw	kʰw	gw	ŋw	xw*	jw*]		
字母	d	t	nd	n	l	dh	nz	nh
音标	[t	tʰ	d	n	l	ʔd	dz	ŋ]
字母	di	ti	ndi	ni	li	dhi	tu	lu
音标	[tj*	tʰj	dj	nj	lj*	ʔdj*	tʰw	lw]
字母	z	c		zi	ci	x		su
音标	[ts	tsʰ	s	tɕ	tʰɕ	ɕ	z	sw*]

说明：①复合声母带"i"或"u"和其他韵母相拼时充当韵母的韵头，不和其他韵母相拼时元当韵母。
②带 * 的声母仅用于拼现代汉语介词。
③"z"摩擦得轻，部分人的发音为"j"。
④部分地区的塞音复辅音保留塞音、边音腭化，如 mblauz ~ mbiauz。

海南苗语韵母列表

字母	a	aa	oo	o	ee	e	i	y	u	uu	or	ae	er	ur
音标	[a	a:#	o#	o:	e#	e:	i	i:	u	u:#	ɔ	ɛ	ə*	y*]

字母	ai	ay	oi	ei	ui	uy	oy	ey
音标	[ai	a:i	o:i	ei	ui	u:i	ɔi	əi]

字母	au	ao	ou	eu	iu	yu	oo	aeu
音标	[au	a:u	ou	e:u	iu	i:u	ɔ:u	ɛu]

字母	am	aam	om	em	im	ym	um	uum	orm	aem
音标	[am	a:m	o:m	e:m	im	i:m	um	u:m	ɔm	ɛm]

字母	an	aan	on	en	in	yn	un	uun	orn	aen	ern	urn
音标	[an	a:n	o:n	e:n	in	i:n	un	u:n	ɔn	ɛn	ən*	yn*]

字母	ang	aang	oong	ong	eeng	eng	ing	yng	ung	uung	orng	aeng	erng
音标	[aŋ	a:ŋ	oŋ*	o:ŋ	eŋ*	e:ŋ	iŋ	i:ŋ	uŋ	u:ŋ	ɔŋ	ɛŋ	ɔŋ*]

字母	ap	aap	op	eep	ep	ip	yp	up	uup	orp	oorp
音标	[ap	a:p	o:p	ep	e:p	ip	i:p	up	u:p	ɔp	ɔ:p]

字母	at	aat	ot	eet	et	it	yt	ut	uut	ort	aet	oort
音标	[at	a:t	o:t	et	e:t	it	i:t	ut	u:t	ɔt	ɛt	ɔ:t]

字母	ak	aak	ook	ok	eek	ek	ik	uk	ork	aek	oork
音标	[ak	a:k	ok	o:k	ek	e:k	ik	uk	ɔk	ɛk	ɔ:k]

说明：①带"#"的单元音韵母不单独设韵母用于书写，一律将单字母元音不分长短音来使用。带"*"的韵母仅用于拼写汉语使用。

②[e]和[ɛ]、[o]和[ɔ]构成的复合韵母长短音互补，个别韵母上均出现长短音；[a]、[i]、[u]构成的复合韵母几乎均分长短音。带介音[j]或[w]的韵母也不少，在本方案中合到相应的声母上去了。

③有i、u、m、n、ŋ、p、t、k八个韵尾，在本方案中在表达长短音时，对个别韵尾进行替换，以达到简练美观的目的；另外p、t、k韵尾是唯闭音，在本方案中做韵尾时发音保留为[p]、[t]、[k]。

海南苗语声调列表

调类	1	2	3	4	5	6	7	-7
调值	44	35	53	42	33	11	31	51
字母调号	不标	s	v	c	z	d	x	b
字例	ma	mas	mav	mac	maz	mad	max	mab
	吗	不	骂	密	麻	吧	马	马
	Ndaat	ndaats	dhapv dhap	dhapv dhap	ndaatd	horpb		
	摔	翅膀	咬紧	轻咬	洗	喝		

说明：①带p、t、k韵尾的第1调值实际为42(不标)，第3调和第5调没有对应的词，仅在形容词叠词变调时出现，用于表达强度的强弱。

②第8调（-7）与汉语拼音第4一致，没有实词，仅由第7调调值升高所致；20世纪90年代前有一小部分村寨在该调上有实词，现在鲜有发现。

③海南苗语的变调较多，但是很有规律，在此就不赘述了。

文字样品：raux taengv dhak aeng,mbux taengv bat qiauz.

有请得应，无请不求。

李文辉

2021年11月

后 记

《海南苗族医药志》是第一本由官方整理与编纂，科学、全面地介绍海南苗族医药的著作，该书采集到的每一种药材、每一副药方背后，都凝结着苗族先民与自然界万物和谐共生的故事，是时间和智慧的结晶。

本书的编撰和出版工作得到海南省民族宗教事务委员会的大力支持，彭家典副主任具体领导本项工作。中国热带农业科学院热带生物技术研究所、海南上岛苗族传统技艺研究院和海南苗药科技有限公司同人，特别感谢：盘明昌（苗）、陈启扬（苗）、邓文才（苗）、马惠明（苗）、梁妹珍（女、苗）、徐晓友、吴达泮、王越、梁青、张伟、吴坤宇（苗）、邓金梅（女、苗）、邓春花（女、苗）、陈雄（苗）、盘明江（苗）、蒋永明（苗）、盘明云（苗）、盘明德（苗）、杨畅琼（苗）、邓才文（苗）、左家驹、胡昆海等以及全省几十位民间苗族医药传承人、热心于苗族文化事业的友人和广大苗族同胞给予大力支持和帮助，在此一并表示深深的感谢！

由于编者水平有限，书中不足之处，敬请广大读者提出批评意见。

盘明海

2022 年 8 月